普通高等教育案例版系列教材

供临床、预防、基础、口腔、麻醉、影像、药学、检验、护理、法医等专业使用

妇产科学

案例版

第 2 版

主　审　林仲秋

主　编　石　红　胡丽娜

副主编　谭季春　刘丽丽　王　浩

编　者　（以姓氏笔画为序）

王　浩　广东药科大学附属第一医院	王雨艳　锦州医科大学附属第一医院
王敬民　大连医科大学附属第一医院	甘晓玲　重庆医科大学附属第二医院
石　红　大连医科大学附属第一医院	刘丽丽　锦州医科大学附属第一医院
纪红景　大连医科大学附属第一医院	严　滨　大连医科大学附属第一医院
杨丽华　昆明医科大学第二附属医院	何志晖　广州医科大学附属第一医院
张　蕊　惠州市第二妇幼保健院	陈　萱　哈尔滨医科大学附属第二医院
林仲秋　中山大学孙逸仙纪念医院	周红林　昆明医科大学第二附属医院
赵　琳　南京医科大学附属苏州科技城医院	胡万芹　昆明医科大学第二附属医院
胡丽娜　重庆医科大学附属第二医院	董晓静　重庆医科大学附属第二医院
谢玲玲　中山大学孙逸仙纪念医院	谭季春　中国医科大学附属盛京医院

科学出版社

北　京

郑 重 声 明

　　为顺应教学改革潮流和改进现有的教学模式，适应目前高等医学院校的教育现状，提高医学教育质量，培养具有创新精神和创新能力的医学人才，科学出版社在充分调研的基础上，首创案例与教学内容相结合的编写形式，组织编写了案例版系列教材。案例教学在医学教育中，是培养高素质、创新型和实用型医学人才的有效途径。

　　案例版教材版权所有，其内容和引用案例的编写模式受法律保护，一切抄袭、模仿和盗版等侵权行为及不正当竞争行为，将被追究法律责任。

图书在版编目（CIP）数据

妇产科学：案例版 / 石红，胡丽娜主编 . —2 版 . —北京：科学出版社，2022.7

普通高等教育案例版系列教材

ISBN 978-7-03-070133-6

Ⅰ . ①妇⋯　Ⅱ . ①石⋯ ②胡⋯　Ⅲ . ①妇产科学 – 医学院校 – 教材　Ⅳ . ① R71

中国版本图书馆 CIP 数据核字（2021）第 212721 号

责任编辑：李　植 / 责任校对：宁辉彩
责任印制：苏铁锁 / 封面设计：陈　敬

科 学 出 版 社 出版
北京东黄城根北街 16 号
邮政编码：100717
http://www.sciencep.com

北京凌奇印刷有限责任公司 印刷
科学出版社发行　各地新华书店经销

*

2008 年 1 月第 一 版　开本：850×1168　1/16
2022 年 7 月第 二 版　印张：26
2022 年 7 月第三次印刷　字数：990 000
POD 定价：99.00 元
（如有印装质量问题，我社负责调换）

前　言

自校门踏入医院工作伊始，就常常听到科室的老师说"医生是做出来的，不是读出来的"。

这句话很直白，也不全面。这里所说的"读书"，当然不限于纸质版专著、教材或杂志，还包括从互联网、线上线下会议、国内国际交流等所获得的知识。在科学快速发展的今天，知识日新月异，不"读书"或少"读书"，知识很快就会被更新。所以说，勤奋"读书"非常重要！

以上想表达的意思，是不能只"读书"而忽视临床实践。我们有时可以见到某些"专家"，在各种场合夸夸其谈，"GOG×××"，"ESMO……"似乎信手拈来，然而碰到具体案例就"原形毕露"，只能泛泛而谈，不能给出明确答案，甚至各种不合理见解层出不穷。这种医生，我称之为"文献医生"。

对于手术，"心灵手巧"才能站在比较高的层次。勤奋"读书"、善于总结，"心"才能"灵"。多动手、勤实践，自然"熟能生巧"。对于诊病，"读书"同样重要，勤实践就在于"案例"的积累和总结。

本教材是科学出版社根据高等医学院校的教学现状，经充分调研后采用先进的教学模式，独创案例与教学内容相结合的模式而编写出版的教材。教材的编写依据教育部《普通高等学校本科专业类教学质量国家标准》中"鼓励应用引导式、问题式、交互式等模式教学，鼓励引入基于问题式学习和案例教学法教学模式，以问题和案例为主导开启启发式教学，并利用网络丰富教学及考试资源，开展数字化、网络化等新型教育模式的尝试"的要求而编写的，在大多数章节，以"案例"为引导，然后提出"问题"，进而介绍本学科教学大纲规定的理论知识内容，再对"案例"进行分析，这是本教材有别于其他教材的特点和特色。

通过"案例"引导教学，避免了单纯介绍理论知识的枯燥，丰富了教学内容，提高了学生的学习兴趣；"案例"来源于实践，可以让学生提早接触临床；"案例"与教学内容相结合，可以启发学生的临床思维，有利于理论联系实际。

本教材的编写模式是教材编写的一种新尝试，编写的出发点在于贴合医生的成长过程，既重视"读书"，也重视"实践"。

林仲秋
2020 年 6 月

i

目　　录

第一章 绪 论

妇产科学是研究女性生殖系统生理特点与病理变化及生育调控的一门临床医学学科，它是一门涉及面较广和整体性较强的学科。在医学教育中，妇产科学是与内科学、外科学及儿科学并列的临床四大主干课程之一。

一、妇产科学的范畴

妇产科学包括产科学和妇科学两大部分。产科学是研究妇女在妊娠、分娩、产褥过程中所发生的生理、心理、病理变化，并对病理改变进行预防、诊断和处理的一门学科，通常包括生理产科学、病理产科学、胎儿医学三大部分。妇科学是研究女性在非妊娠期生殖系统的一切生理和病理变化，并对病理改变进行预防、诊断、处理的一门学科，通常包括妇科学基础、女性生殖器炎症、女性生殖器肿瘤、生殖内分泌疾病、女性生殖器损伤和发育异常等。

随着现代科学与医学技术的飞速发展，母胎医学（maternal-fetal medicine）和肿瘤生殖学（oncofertility）得到迅速发展，成为现代妇产科学的重要组成部分。二者均是基础学科与临床多学科密切结合的新兴交叉学科。母胎医学是以母胎统一管理的理论体系为基础，利用现代技术手段对胚胎发育、胎儿生理与病理、围生儿及孕产妇疾病进行预防、诊断及治疗的学科。肿瘤生殖学是肿瘤学与生殖学整合的交叉学科，研究如何在保证治疗疾病的前提下，更加有效保护患者的生育力，实现延长生命和保护生育能力间的平衡。

二、妇产科学的特点

首先，妇产科学是研究女性特有的生理特点与病理变化及生育调控的学科，前提是女性特有，根源在性激素。女性激素参与调控女性的身体发育、生理功能及健康维持。在排卵及月经来潮的生殖内分泌学、妊娠及生产过程中各种功能维持上的围生医学，以及各种激素依赖性肿瘤的肿瘤学或肿瘤生殖学方面，都与女性激素有关。不仅如此，雌激素受体几乎遍布女性全身各个脏器组织，因此雌激素紊乱也成为很多疾病的主要原因，如围绝经期综合征、骨质疏松、糖脂代谢异常、高血压、尿失禁等发病率均在绝经后迅速上升。

当今，临床医学各学科分工日趋明确，妇产科学也已成为一门独立的学科，但女性生殖系统是整个机体密不可分的一部分。女性的生理、心理和病理特征有其独特性，也有与整体系统的密切相关性。例如，女性的妊娠过程，不仅女性内生殖器官发生明显的变化，同时也启动全身各系统的同步协调性变化。再如，乳腺腺管和腺泡发育，为哺乳做准备；心排血量增加，维持胎儿的生长发育；血容量增加，部分凝血因子增加，血液处于高凝状态，纤维蛋白溶解活性降低，为预防产后出血打下基础；肾血浆流量及肾小球滤过率增加，有利于代谢产物的排出；垂体、肾上腺、甲状腺等分泌相应的激素，与胎盘激素一起维持正常的妊娠；等等。反之，这些系统中的任何一个环节出现功能异常，均可能影响妊娠的最终结局，如高血压、糖尿病、红斑狼疮、甲状腺功能异常等全身性疾病均与妊娠期病理密切相关。母胎医学、妇科泌尿学等新兴交叉学科将迅速发展。

妇产科学虽然分为产科学和妇科学两部分，但两者有着共同的基础——女性生殖系统，两学科的很多疾病存在关联、互为因果。例如，产褥感染治疗不彻底，往往导致慢性盆腔炎，而盆腔炎可引起异位妊娠、不孕；子宫内膜异位症可影响受孕，而剖宫产手术不当也是腹壁子宫内膜异位症的主要发病原因；等等。妊娠期合并妇科肿瘤，以及妇科肿瘤患者的生育力保护等也显示了产科学和妇科学不可分割的关系。

妇产科学同时也是综合性很强的临床医学学科。其范畴涉及生理和病理，诊治兼具内科和外科，同时还涉及以预防为主的女性保健学，以及遗传学、胚胎学、胎儿医学、新生儿学、再生医学等。其既包括正常的妊娠分娩处理，又包括疾病的诊断治疗；既有如生殖内分泌学的内科学，又有如妇科肿瘤的外科学；并包括建立于性激素在女性一生各阶段变化的生理作用的基础上，认识疾病发生发展的性别差异，制订女性各阶段好发疾病的预防和治疗策略的预防医学。因而，妇产科学是理论知识性和操作技能性都很强的临床医学学科。正确认识妇产科学的特点，对全面掌握妇产科学理论与实践极为重要。

三、妇产科学的新进展

伴随科学技术和基础学科的不断进步，妇产科学近 20 年来进展迅猛。

1. 围生医学的发展 根据世界卫生组织（WTO）提出的"儿童优先，母亲安全"的要求，产科学由以往以母亲为中心的理论体系，转向母胎统一管理的理论体系，提出母子双赢的目标，从而使围生医学、胎儿医学、新生儿学等分支学科获得迅速的发展。产前诊断技术不断创新及胎儿宫内手术等各种胎儿干预技术降低了出生缺陷率。3D/4D 高清彩色多普勒超声和 MRI 等现代先进的影像学技术、无创产前基因检测（non-invasive prenatal genetic testing，NIPT）技术在产前诊断和妊娠期监护的应用、产科医生与新生儿科医生及内、外科医生的多学科合作，提高了国民素质，降低了围生期母婴死亡率。

2. 辅助生殖技术的进展 促排卵药物和方案的完善、超声排卵监护、显微受精技术、未成熟卵体外培养及囊胚的培养、高分辨连续观察系统（high-resolution time-lapse cinematography，hR-TLC）在胚胎动态评估方面的应用、卵子精子及胚胎与卵巢组织的冷冻储存、现代化先进的基因及染色体分析技术在着床前诊断和胚胎植入前基因筛查中的应用，使生殖医学跃升到高端医学的地位。

3. 妇科微创技术的普及 随着医学工程科技的进步，腹腔镜、宫腔镜、阴道镜已广泛应用于临床，机器人手术正迅速在妇科领域开展。微/无创手术理念、冷刀宫腔镜、单孔/自然腔道腹腔镜手术和机器人手术将妇科手术推向更高的境界。

4. 妇科肿瘤学的迅速发展 宫颈癌筛查方法的改进，人乳头瘤病毒（HPV）疫苗的临床应用，使其预防及早期诊断有了新的突破。鳞状细胞癌抗原（SCC）联合 HE4、CA125、CEA 等肿瘤标志物及 3D/4D 超声、MRI、PET/CT 等先进影像学技术的应用，恶性肿瘤的分子标志物测定，分子分型和靶向治疗的开展，使妇科肿瘤的诊治由循证医学进一步向精准医学迈进。放疗技术的进步，手术方法和切除范围的改进，各种新的化疗药物、靶向药物及免疫治疗的研发和应用，使妇科恶性肿瘤的综合治疗效果有了明显的改善。其中，突出的成就是侵蚀性葡萄胎和绒毛膜癌已成为唯一化疗能根治的妇科肿瘤；卵巢癌在手术和化疗的基础上，联合术后靶向药物维持治疗明显延长了生存期；宫颈癌保留生育功能的手术日益成熟。

5. 女性生殖内分泌学的内容不断充实 女性内分泌功能失常相关疾病的诊治方法不断完善。围绝经期妇女的性激素替代治疗逐步规范化，并且不断地补充循证医学的证据。与雌激素缺乏相关的中老年女性盆底功能障碍性疾病的诊治已成为一门新的学科，称为妇科泌尿学，近年在其病因及治疗方法学研究上有了新的突破性进展。绝经后脂质糖代谢异常、骨质疏松的防治策略不断完善。

6. 再生医学、器官移植技术的开展 间充质干细胞移植在子宫内膜粘连、阴道成形术后及卵巢早衰防治方面的应用，卵巢组织移植、子宫器官移植等新技术的应用使女性生殖器官结构和功能重建成为可能。

总之，妇产科学在现代先进技术和相关学科发展的协助下，伴随互联网、大数据、云计算在医疗领域的应用，未来必将实现向个体化的、集疾病防治与健康维护为一体的精准健康医学转变。

四、结合案例分析，更好地学习妇产科学

妇产科学课程的学习包括理论学习和临床实习两个阶段。扎实的理论知识是临床实践的基础。由于医学内容枯燥难懂，没有接触临床的医学生，对妇产科理论往往难以理解。妇产科学是一门实践性很强的学科，只有通过临床实践才能将理论知识融会于临床实际，培养正确的临床思维和基本技能。本教材在不改变现有教学体制、教学核心内容不变的前提下，增加临床真实案例或标准化案例，融典型案例于教材中，并辅以案例分析。案例引导教学，使教学内容更生动，学生学习主动性更强，以提高学习效率。同时，学生必须意识到临床治疗存在患者的个体差异和疾病进展程度的差异，治疗方针需要个体化和全面考虑，并随机应变调整方案，了解相关学科的知识和进展也是有必要的。学会在临床实践中学习并巩固课本的理论知识，通过实际案例分析，学习诊断和鉴别诊断思路；通过观摩手术视频，认识正常解剖关系和疾病病理变化，并了解手术方式和过程。案例学习过程中，要学习理解医疗不仅是治疗疾病，而且是治疗患者，不仅要重视医疗技术的学习，而且要乐于接触患者，关注患者的身心需求，力求提供以患者为中心的、包括人文关怀在内的高质量医疗服务，逐步将自己培养成为一名优秀的医生。

（石　红）

第二章 女性生殖系统解剖

第一节 骨 盆

女性骨盆（pelvis）是躯干和下肢之间的骨连接，是支持躯干和保护盆腔脏器的重要器官，又是胎儿娩出时必经的骨性产道，其大小、形状直接影响分娩。通常女性骨盆较男性骨盆宽而浅，有利于胎儿娩出。

一、骨盆的组成

（一）骨盆的骨骼

骨盆由骶骨（sacrum）、尾骨（coccyx）及左右两块髋骨（hip bone）组成。每块髋骨又由髂骨（ilium）、坐骨（ischium）及耻骨（pubis）融合而成；骶骨由 5～6 块骶椎融合而成，其前面呈凹形，上缘向前方突出，形成骶岬（promontory），骶岬为骨盆内测量对角径的重要标志；尾骨由 4～5 块尾椎合成（图 2-1）。

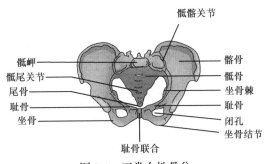

图 2-1　正常女性骨盆

（二）骨盆的关节

骨盆的关节包括耻骨联合（pubic symphysis）、骶髂关节（sacroiliac joint）和骶尾关节（sacrococcygeal joint）。在骨盆的前方，两耻骨之间由纤维软骨连接，称耻骨联合。骶髂关节位于骶骨和髂骨之间，在骨盆后方。骶尾关节为骶骨与尾骨的联合处，有一定的活动度，分娩时尾骨后移可加大出口前后径。

（三）骨盆的韧带

连接骨盆各部之间的韧带中有两对重要的韧带，一对是骶、尾骨与坐骨结节之间的骶结节韧带（sacrotuberous ligament），另一对是骶、尾骨与坐骨棘之间的骶棘韧带（sacrospinous ligament）。骶棘韧带宽度即坐骨切迹宽度，是判断中骨盆是否狭窄的重要指标（图 2-2）。妊娠期受性激素影响，韧带松弛，有利于分娩时胎儿通过骨产道。

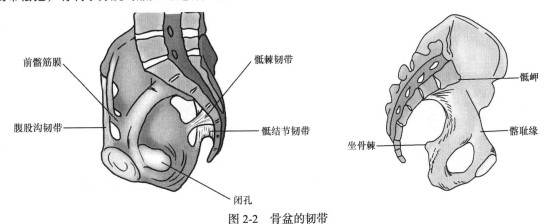

图 2-2　骨盆的韧带

二、骨盆的分界

以耻骨联合上缘、髂耻缘及骶岬上缘的连线为界，将骨盆分为假骨盆和真骨盆两部分。假骨盆又称大骨盆，位于骨盆分界线之上，为腹腔的一部分，其前为腹壁下部，两侧为髂骨翼，其后为第5腰椎。假骨盆与产道无直接关系，但假骨盆某些径线的长短关系到真骨盆的大小，测量假骨盆的这些径线可作为了解真骨盆的参考。真骨盆又称小骨盆，位于骨盆分界线之下，是胎儿娩出的骨产道（bony birth canal）。真骨盆有上、下两口，即骨盆入口（pelvic inlet）与骨盆出口（pelvic outlet）。两口之间为骨盆腔（pelvic cavity）。骨盆腔的后壁是骶骨与尾骨，两侧为坐骨、坐骨棘、骶棘韧带，前壁为耻骨联合和耻骨支。坐骨棘位于真骨盆中部，肛门指诊或阴道指诊可触及，是分娩过程中衡量胎先露部下降程度的重要标志。耻骨两降支的前部相连构成耻骨弓。骨盆腔呈前浅后深的形态，其中轴为骨盆轴，分娩时胎儿循此轴娩出。

三、骨盆的类型

根据形状（按 Calwel 与 Moloy 分类）骨盆分为4种基本类型（图2-3）。

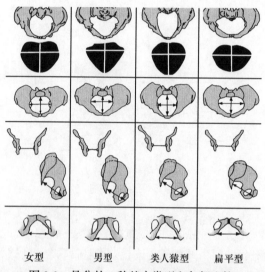

女型　　　　男型　　　类人猿型　　　扁平型

图2-3　骨盆的4种基本类型和各部比较

（一）女型（gynecoid type）

骨盆入口呈横椭圆形，髂骨翼宽而浅，入口横径较前后径稍长，耻骨弓较宽，两侧坐骨棘间径≥10cm。此型最常见，为女性正常骨盆，于我国妇女中占52.0%～58.9%。

（二）扁平型（platypeloid type）

骨盆入口前后径短而横径长，呈扁椭圆形。耻骨弓宽，骶骨失去正常弯度，变直向后翘或呈深弧形，故骶骨短骨盆浅。此型较常见，于我国妇女中占23.2%～29.0%。

（三）类人猿型（anthropoid type）

骨盆入口呈长椭圆形，骨盆入口、中骨盆和骨盆出口的横径均较短，前后径稍长。坐骨切迹较宽，两侧壁稍内聚，坐骨棘较突出，耻骨弓较宽，骶骨向后倾斜，故骨盆前部较窄而后部较宽。骶骨往往有6节且较直，故较其他类型的骨盆深。此型于我国妇女中占14.2%～18.0%。

（四）男型（android type）

骨盆入口略呈三角形，两侧壁内聚，坐骨棘突出，耻骨弓较宽，坐骨切迹窄，呈高弓形，骶骨较直而前倾，致出口后矢状径较短。因男型骨盆呈漏斗形，往往造成难产。此型较少见，我国妇女仅占1.0%～3.7%。

上述4种基本类型只是理论上的归类，在临床上所见多是混合型骨盆。骨盆的形态、大小除种族差异外，其生长发育还受遗传、营养与性激素的影响。

第二节 外生殖器

女性外生殖器（external genitalia）又称外阴（vulva），指生殖器官的外露部分，包括两股内侧从耻骨联合到会阴之间的组织（图 2-4）。

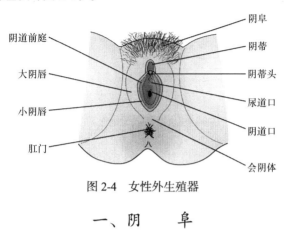

图 2-4 女性外生殖器

一、阴 阜

阴阜（mons pubis）为耻骨联合前方的皮肤隆起，皮下富有脂肪。青春期该部皮肤开始生长阴毛，分布呈尖端向下的三角形。阴毛的密度和色泽存在种族和个体差异。

二、大 阴 唇

大阴唇（labium majus）是邻近两股内侧的一对纵长隆起的皮肤皱襞，起自阴阜，止于会阴。两侧大阴唇前端为子宫圆韧带终点，后端在会阴体前相融合，分别形成阴唇的前、后联合。大阴唇外侧面与皮肤相同，内有皮脂腺和汗腺，青春期长出阴毛；其内侧面皮肤湿润似黏膜。大阴唇皮下脂肪层含有丰富的血管、淋巴管和神经，受伤后易出血形成血肿。两侧大阴唇，未婚妇女自然合拢；经产妇由于受分娩的影响而向两侧分开；绝经后由于激素水平低而呈萎缩状，阴毛稀少。

三、小 阴 唇

小阴唇（labium minus）是位于大阴唇内侧的一对薄皱襞。表面湿润、色褐、无毛，富含神经末梢，故非常敏感。两侧小阴唇在前端相互融合，并分为前后两叶包绕阴蒂，前叶形成阴蒂包皮，后叶形成阴蒂系带。小阴唇后端与大阴唇后端相汇合，在正中线形成阴唇系带。

四、阴 蒂

阴蒂（clitoris）位于两侧小阴唇顶端的联合处，是与男性阴茎相似的海绵体组织，具有勃起性。阴蒂分为三部分，前为阴蒂头，显露于外阴，富含神经末梢，极敏感；中为阴蒂体；后为两个阴蒂脚，附着于两侧耻骨支。

五、阴 道 前 庭

阴道前庭（vaginal vestibule）为两侧小阴唇之间的菱形区。其前为阴蒂，后为阴唇系带。在此区域内，前方有尿道外口，后方有阴道口，阴道口与阴唇系带之间有一浅窝，称舟状窝（又称阴道前庭窝），经产妇因受分娩影响，此窝不复见。在此区域内尚有以下各部。

（一）前庭球

前庭球（vestibular bulb）又称球海绵体，位于前庭两侧，由具有勃起性的静脉丛构成，其前部与阴蒂相接，后部与前庭大腺相邻，表面被球海绵体肌覆盖。

（二）前庭大腺

前庭大腺（major vestibular gland）又称巴氏腺（Bartholin gland），位于大阴唇后部，被球海绵体肌覆盖，如黄豆大，左右各一。腺管细长（1～2cm），向内侧开口于前庭后方小阴唇与处女膜之间的沟内。性兴奋时分泌黏液起润滑作用。正常情况下不能触及此腺。若因腺管口闭塞，形成囊肿或脓肿，则能看到或触及。

（三）尿道口

尿道口（urethral orifice）位于阴蒂头后下方的前庭前部，略呈圆形，边缘折叠而合拢。其后壁上有一对并列腺体，称为尿道旁腺（paraurethral gland），其分泌物有润滑尿道口的作用。尿道旁腺开口小，常有细菌潜伏。

（四）阴道口及处女膜

阴道口（vaginal orifice）位于尿道口后方的前庭后部。其周缘覆有一层较薄的黏膜皱襞，称为处女膜（hymen）。膜的两面均为鳞状上皮所覆盖，其间含有结缔组织、血管与神经末梢，有一孔，多在中央，孔的形状、大小及膜的厚薄因人而异。处女膜可在初次性交或剧烈运动时破裂，分娩时进一步破裂，产后仅留有处女膜痕。

第三节　内生殖器

女性内生殖器（internal genitalia）包括阴道、子宫、输卵管及卵巢，后两者合称子宫附件（uterine adnexa）（图 2-5）。

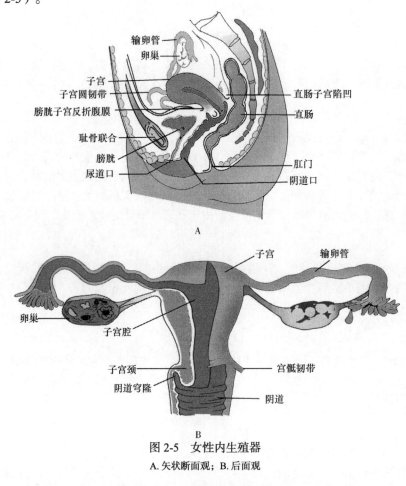

图 2-5　女性内生殖器

A. 矢状断面观；B. 后面观

一、阴　道

阴道（vagina）系性交器官，也是月经血排出及胎儿娩出的通道。

（一）位置和形态

阴道位于真骨盆下部中央，呈上宽下窄的管道，前壁长 7 ～ 9cm，与膀胱和尿道相邻；后壁长 10 ～ 12cm，与直肠贴近。上端包绕子宫颈，下端开口于阴道前庭后部。环绕子宫颈周围的部分称为阴道穹隆（vaginal fornix）。按其位置分为前、后、左、右四部分，其中阴道后穹隆最深，与盆腔最低部位的直肠子宫陷凹紧密相邻，临床上可经此处穿刺、引流或作为手术入路。

（二）组织结构

阴道壁由黏膜、肌层和纤维组织膜构成，有很多横纹皱襞，故有较大伸展性。阴道黏膜呈淡红色，由复层鳞状上皮细胞覆盖，有渗出物，无腺体，受性激素影响有周期性变化。阴道肌层由外纵及内环的两层平滑肌构成，肌层外覆纤维组织膜，其弹性纤维成分多于平滑肌纤维。阴道壁富有静脉丛，损伤后易出血或形成血肿。

二、子 宫

女性从青春期到更年期，子宫内膜受卵巢激素的影响，发生周期性改变并产生月经。性交时，子宫为精子到达输卵管的通道；孕期为胎儿发育、生长所在；分娩时，子宫收缩使胎儿及其附属物娩出。

（一）形态

子宫（uterus）是有腔、壁厚的肌性器官（图2-6），呈前后略扁的倒置梨形，重约50g，长7～8cm，宽4～5cm，厚2～3cm，子宫腔容量约5ml。子宫上部较宽称子宫体（corpus uteri），其上端隆突部分称子宫底（fundus of uterus），子宫底两侧为子宫角（cornua uteri），与输卵管相通。子宫下部较窄呈圆柱状称子宫颈（cervix uteri）。子宫体与子宫颈的比例因年龄而异，婴儿期为1:2，成年妇女为2:1，老年人为1:1。

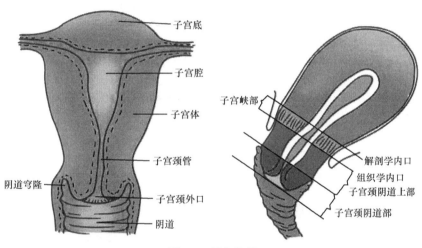

图2-6 子宫各部

子宫腔（uterine cavity）为上宽下窄的三角形，两侧通输卵管，尖端朝下通子宫颈管。在子宫体与子宫颈之间形成最狭窄的部分称子宫峡部（isthmus uteri），在非妊娠期长约1cm，其上端因解剖上较狭窄，称解剖学内口；其下端因结膜组织在此处由子宫腔内膜转变为子宫颈黏膜，称组织学内口。妊娠期子宫下部逐渐伸展变长，妊娠末期可达7～10cm，形成子宫下段，是软产道的一部分，也是剖宫产术常用切口部位。子宫颈内腔呈梭形称子宫颈管（cervical canal），成年妇女长2.5～3.0cm，其下端称子宫颈外口。子宫颈下端伸入阴道内的部分称子宫颈阴道部；在阴道以上的部分称子宫颈阴道上部。未产妇的子宫颈外口呈圆形；经产妇的子宫颈外口受分娩影响形成横裂，而分为前唇和后唇。

（二）组织结构

子宫体和子宫颈的结构不同。

1. 子宫体　子宫体壁由三层组织构成，由内向外可分为子宫内膜、肌层和浆膜层。

（1）子宫内膜：衬于子宫腔表面，无内膜下层组织。分为3层：致密层、海绵层和基底层。内膜表面2/3为致密层和海绵层，因受卵巢性激素影响发生周期性变化，统称功能层；基底层为靠近子宫肌层的1/3内膜，不受卵巢性激素影响，不发生周期性变化。

（2）子宫肌层：较厚，非孕时厚度约为0.8cm。肌层由大量平滑肌束、少量弹性纤维与胶原纤维组成。肌束纵横交错似网状，可分三层：外层纵行，内层环形，中层交叉排列。肌层中含有血管，子宫收缩时压迫血管，可有效制止子宫出血。

（3）子宫浆膜层：为覆盖子宫底及前后面的脏腹膜，与肌层紧贴，但在子宫前面近子宫峡部处，腹膜与子宫壁结合较疏松，向前反折覆盖膀胱，形成膀胱子宫陷凹。在子宫后面，腹膜沿子宫壁向下，至子宫颈后方及阴道后穹隆再折向直肠，形成直肠子宫陷凹（rectouterine pouch），亦称道格拉斯陷凹（Douglas pouch）。

2. 子宫颈　主要由结缔组织构成，含少量平滑肌纤维、血管及弹性纤维。子宫颈管黏膜为单层高柱状上皮，黏膜内腺体能分泌碱性黏液，形成黏液栓，堵塞子宫颈管。黏液栓成分及性状受性激素影响发生周期性变化。子宫颈阴道部由复层鳞状上皮覆盖，表面光滑。子宫颈外口柱状上皮与鳞状上皮交界处是宫颈癌的好发部位。

（三）位置

子宫位于盆腔中央、膀胱与直肠之间，下端接阴道，两侧有输卵管和卵巢。当膀胱空虚时，成人子宫的正常位置为轻度前倾前屈位，主要靠子宫韧带及骨盆底肌和筋膜的支托作用。正常情况下，子宫颈下端位于坐骨棘水平稍上方，低于此水平即为子宫脱垂。

（四）子宫韧带

子宫韧带共有 4 对（图 2-7）。

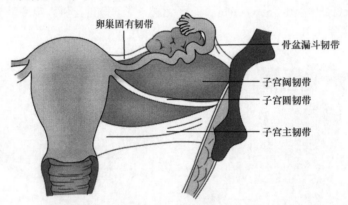

图 2-7　子宫各韧带

1. 子宫圆韧带（round ligament of uterus）　呈圆索状而得名，由结缔组织与平滑肌组成，全长 12～14cm。起于子宫角的前面、输卵管近端的下方，在子宫阔韧带前叶的覆盖下向前外侧伸展达两侧骨盆壁，再穿过腹股沟管终止于大阴唇前端。有维持子宫呈前倾位置的作用。

2. 子宫阔韧带（broad ligament of uterus）　位于子宫两侧的双层腹膜皱襞，呈翼状，由覆盖子宫前后壁的腹膜自子宫侧缘向两侧延伸达盆壁而成。阔韧带分为前后两叶，其上缘游离，内 2/3 包裹输卵管（伞部无腹膜遮盖），外 1/3 移行为骨盆漏斗韧带（infundibulopelvic ligament）或称卵巢悬韧带（suspensory ligament of ovary），卵巢动静脉由此穿行。在输卵管以下、卵巢附着处以上的子宫阔韧带称输卵管系膜。卵巢与子宫阔韧带后叶相接处称卵巢系膜。卵巢内侧与子宫角之间的阔韧带稍增厚称卵巢固有韧带或卵巢韧带。在子宫体两侧的阔韧带中有丰富的血管、神经、淋巴管及大量疏松结缔组织，称子宫旁组织。子宫动静脉和输尿管均从子宫阔韧带基底部穿过。

3. 子宫主韧带（cardinal ligament of uterus）　又称宫颈横韧带。在子宫阔韧带的下部，横行于子宫颈两侧和骨盆侧壁之间，为一对坚韧的平滑肌与结缔组织纤维束，是固定宫颈位置、防止子宫脱垂的主要结构。

4. 子宫骶韧带（uterosacral ligament of uterus）　从子宫颈后面的上侧方（相当于组织学内口水平），向两侧绕过直肠到达第 2、3 骶椎前面的筋膜。韧带含平滑肌和结缔组织，外有腹膜遮盖，短厚有力，将子宫颈向后向上牵引，维持子宫处于前倾位置。

上述韧带、盆底肌和筋膜受性激素的影响。当变薄弱或受损伤时，可导致子宫脱垂。

三、输　卵　管

输卵管（fallopian tube）为精子与卵子相遇受精的场所，也是向子宫腔运送受精卵的通道，为一对细长而弯曲的肌性管道，位于子宫阔韧带的上缘内 2/3 部，内侧与子宫角相连通，外端游离，与卵巢接近。全长 8～14cm。根据输卵管的形态由内向外分为 4 部分（图 2-8）。①间质部（interstitial portion）：或称壁内部，为位于子宫壁内的部分，长约1cm，管腔最窄；②峡部（isthmic portion）：在间质部外侧，细而较直，管腔较窄，长2～3cm；③壶腹部（ampulla portion）：在峡部外侧，管腔较宽大且弯曲，长5～8cm；④伞部（fimbrial portion）：为输卵管的末端，长1.0～1.5cm，开口于腹腔，游离端呈漏斗状，有许多指状突起称输卵管伞，有"拾卵"作用。

输卵管壁由3层构成：外层为浆膜层，系腹膜的一部分；中层为平滑肌层，常有节律性的收缩，引起输卵管由远端向近端蠕动；内层为黏膜层，由单层高柱状上皮覆盖。上皮细胞分为纤毛细胞、无纤毛细胞、楔状细胞及未分化细胞4种。纤毛细胞的纤毛摆动有助于运送受精卵；无纤毛细胞有分泌作用（又称分泌细胞）；楔状细胞可能为无纤毛细胞的前身；未分化细胞亦称游走细胞，为其他上皮细胞的储备细胞。输卵管肌肉的收缩和黏膜上皮细胞的形态、分泌及纤毛摆动均受性激素的影响，有周期性变化规律。

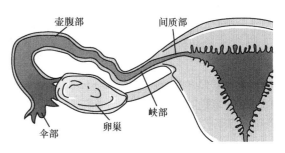

图 2-8 输卵管各部

四、卵 巢

卵巢（ovary）为一对扁椭圆形的性腺，具有产生卵子和激素的功能。卵巢的大小、形状随年龄不同而有差异。青春期前，卵巢表面光滑；青春期开始排卵后，表面逐渐凹凸不平。成年妇女的卵巢体积约4cm×3cm×1cm，质量5～6g，呈灰白色；绝经后卵巢萎缩变小、变硬。卵巢位于输卵管的后下方，卵巢系膜连接于子宫阔韧带后叶的部位有血管与神经出入卵巢，称卵巢门。卵巢外侧以骨盆漏斗韧带连于骨盆壁，内侧以卵巢固有韧带与子宫相连（图2-9）。

卵巢表面无腹膜，由单层立方上皮覆盖，称生发上皮。上皮的深面有一层致密纤维组织，称卵巢白膜。再向内为卵巢实质，又分为皮质与髓质：皮质在外层，内有数以万计的原始卵泡及致密结缔组织；髓质在中央，无卵泡，由疏松结缔组织、丰富的血管、神经、淋巴管及少量与卵巢悬韧带相连续的平滑肌纤维构成，后者对卵巢运动有作用。

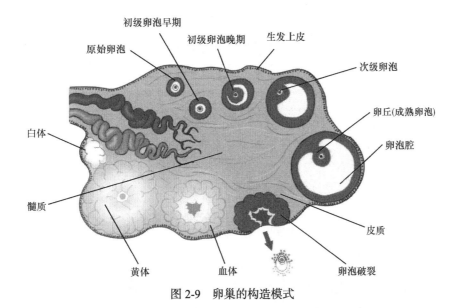

图 2-9 卵巢的构造模式

第四节 血管、淋巴及神经

一、动 脉

女性内、外生殖器官的血液供应主要来自卵巢动脉、子宫动脉、阴道动脉及阴部内动脉（图2-10）。

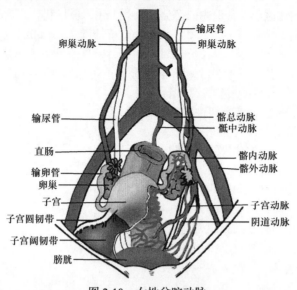

图 2-10　女性盆腔动脉

（一）卵巢动脉

卵巢动脉自腹主动脉分出。在腹膜后沿腰大肌前下行至骨盆腔，跨过输尿管与髂总动脉下段，经骨盆漏斗韧带向内横行，再经卵巢系膜进入卵巢门。卵巢动脉在输卵管系膜内进入卵巢门前分出若干支供应输卵管，其末梢在子宫角附近与子宫动脉上行的卵巢支相吻合。

（二）子宫动脉

子宫动脉为髂内动脉前干分支，在腹膜后沿骨盆侧壁向下向前行，经子宫阔韧带基底部、子宫旁组织到达子宫外侧（相当于子宫颈内口水平）约 2cm 处，横跨输尿管至子宫侧缘，此后分为上、下两支：上支较粗，沿子宫侧缘迂曲上行称子宫体支，至子宫角处又分为子宫底支（分布于子宫底部）、卵巢支（与卵巢动脉末梢吻合）及输卵管支（分布于输卵管）；下支较细，分布于子宫颈及阴道上段，称子宫颈 - 阴道支。

（三）阴道动脉

阴道动脉为髂内动脉前干分支，有许多小分支分布于阴道中下段的前后面及膀胱顶、膀胱颈。阴道动脉与子宫动脉阴道支和阴部内动脉分支吻合。阴道上段由子宫动脉子宫颈 - 阴道支供应，中段由阴道动脉供应，下段主要由阴部内动脉和痔中动脉供应。

（四）阴部内动脉

阴部内动脉为髂内动脉前干终支，经坐骨大孔的梨状肌下孔穿出盆骨腔，绕过坐骨棘背面，再经过坐骨小孔到达坐骨肛门窝，并分出 4 支。①痔下动脉：分布于直肠下段及肛门部。②会阴动脉：分布于会阴浅部。③阴唇动脉：分布于大、小阴唇。④阴蒂动脉：分布于阴蒂及前庭球。

二、静　脉

盆腔静脉均与同名动脉伴行，并在相应器官及其周围形成静脉丛，且互相吻合，故盆腔静脉感染容易蔓延。卵巢静脉出卵巢门后形成静脉丛，与同名动脉伴行，右侧汇入下腔静脉，左侧汇入左肾静脉，故左侧盆腔静脉曲张较多见。

三、淋　巴

女性生殖器官和盆腔具有丰富的淋巴系统，淋巴结一般沿相应的血管排列，其数目、大小和位置均不恒定（图 2-11），分为外生殖器淋巴与盆腔淋巴两组。

（一）外生殖器淋巴

外生殖器淋巴分深、浅两部分。

1. 腹股沟浅淋巴结　分上、下两组，上组沿腹股沟韧带排列，收纳外生殖器、会阴、阴道下段及肛门部的淋巴；下组位于大隐静脉末端周围，收纳会阴及下肢的淋巴。其输出管淋巴大部分汇入腹股沟深淋巴结，少部分汇入髂外淋巴结。

2. 腹股沟深淋巴结　位于股管内、股静脉内侧，收纳阴蒂、股静脉区及腹股沟浅淋巴，汇入闭孔、髂内等淋巴结。

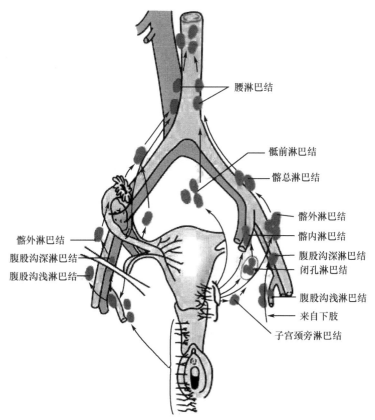

图 2-11　女性生殖器淋巴

（二）盆腔淋巴

盆腔淋巴分为3组。①髂淋巴组：由闭孔、髂内、髂外及髂总淋巴结组成。②骶前淋巴组：位于骶骨前面。③腰淋巴组：位于腹主动脉旁。

阴道下段淋巴主要汇入腹股沟浅淋巴结。阴道上段淋巴回流基本与子宫颈淋巴回流相同，大部分汇入髂外淋巴结。子宫体两侧淋巴沿圆韧带汇入腹股沟浅淋巴结。当内、外生殖器官发生感染或出现肿瘤时，往往沿各部回流的淋巴管扩散，引起相应淋巴结肿大。

四、神　　经

（一）外生殖器的神经支配

外阴部主要由阴部神经支配。由第2～4骶神经分支组成，含感觉和运动神经纤维，与阴部内动脉有相同途径，在坐骨结节内侧下方分成会阴神经、阴蒂背神经及肛门神经（又称痔下神经）三支，分布于会阴、阴唇、阴蒂及肛门周围。

（二）内生殖器的神经支配

内生殖器主要由交感神经与副交感神经所支配（图2-12）。交感神经纤维自腹主动脉前神经丛分出，进入盆腔后分为两部分。①卵巢神经丛：分布于卵巢和输卵管。②骶前神经丛：大部分在子宫颈旁形成骨盆神经丛，分布于子宫体、子宫颈、膀胱上部等。骨盆神经丛有来自第2～4骶神经的副交感神经纤维，并含有向心传导的感觉神经纤维。子宫平滑肌有自律活动，完全切除其神经后仍能有节律性收缩，临床上可见低位截瘫的产妇仍能自然分娩。

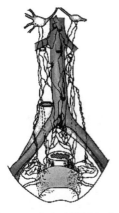

图 2-12　内生殖器神经分布

第五节　骨　盆　底

骨盆底（pelvic floor）由多层肌肉和筋膜组成，封闭骨盆出口，承托膀胱、阴道、子宫及直肠等盆腔脏器，若盆底肌肉和筋膜受损或肌肉松弛，致盆底功能障碍，可引起一系列疾病，包括压力性尿失禁、阴道松弛、子宫脱垂、大便失禁甚至性生活障碍等。

骨盆底的前方为耻骨联合下缘，后方为尾骨尖，两侧为耻骨降支、坐骨升支及坐骨结节。两侧坐骨结节前缘的连线将骨盆底分为前、后两部：前部为尿生殖三角，有尿道和阴道通过。后部为肛门三角，有肛管通过（图 2-13）。骨盆底由外向内分为 3 层。

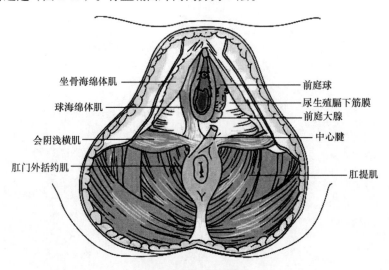

图 2-13　骨盆底肌肉

一、外　　层

外层即浅层筋膜与肌肉。在外生殖器、会阴皮肤及皮下组织的下面有会阴浅筋膜，其深面由 3对肌肉及一括约肌组成浅肌肉层。此层肌肉的肌腱汇合于阴道外口与肛门之间，形成中心腱。

（一）球海绵体肌

球海绵体肌位于阴道两侧，覆盖前庭球及前庭大腺，向前经阴道两侧附于阴蒂海绵体根部，向后与肛门外括约肌互相交织。此肌收缩时能紧缩阴道，又称阴道括约肌。

（二）坐骨海绵体肌

坐骨海绵体肌从坐骨结节内侧沿坐骨升支内侧与耻骨降支向上，最终集合于阴蒂海绵体（阴蒂脚处）。

（三）会阴浅横肌

会阴浅横肌自两侧坐骨结节内侧面中线汇合于中心腱。

（四）肛门外括约肌

肛门外括约肌为围绕肛门的环形肌束，前端汇合于中心腱。

二、中　　层

中层即尿生殖膈，由上、下两层坚韧筋膜及一层薄肌肉组成，覆盖于由耻骨弓与两坐骨结节所形成的骨盆出口前部三角形平面上，又称三角韧带。其中有尿道与阴道穿过。

在两层筋膜间有一对由两侧坐骨结节至中心腱的会阴深横肌层及位于尿道周围的尿道括约肌。

三、内　　层

内层即盆膈（pelvic diaphragm），为骨盆底最内层的坚韧层，由肛提肌及其内、外面各覆一层的筋膜组成，由前向后有尿道、阴道及直肠穿过。

（一）肛提肌

肛提肌（levator ani muscle）是位于骨盆底的成对扁肌，由一对三角形肌肉板组成，两侧肌肉互相对称，左右联合形成向下的漏斗状，其肌纤维有不同的排布，可分为耻尾肌、髂尾肌和坐尾肌，肛提肌有加强盆底托力的作用。又因部分肌纤维在阴道及直肠周围密切交织，还有加强肛门与阴道括约肌的作用。

（二）会阴

广义的会阴（perineum）是指封闭骨盆出口的所有软组织，前为耻骨联合下缘，后为尾骨尖，两侧为耻骨降支、坐骨升支、坐骨结节和骶结节韧带。狭义的会阴是指阴道口与肛门之间的软组织，厚 3 ～ 4cm，由外向内逐渐变窄呈楔形，表面为皮肤及皮下脂肪，内层为会阴中心腱，又称会阴体（perineal body）。妊娠期会阴组织变软有利于分娩。分娩时需保护会阴，防止裂伤。

第六节 邻近器官

女性生殖器官与骨盆腔其他器官不仅在位置上互相邻近，其血管、淋巴及神经也相互有密切联系，某一器官的增大、收缩、充盈或排空可以影响其他器官，而某一器官的创伤、感染、肿瘤等，也可累及邻近器官。女性生殖器的发生与泌尿系统同源，故女性生殖器发育异常时，也可能伴有泌尿系统的异常（图 2-14）。

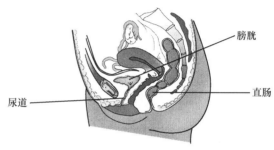

图 2-14　女性生殖器邻近器官

一、尿　道

尿道（urethra）为一肌性管道，长 4 ～ 5cm。位于阴道前面、耻骨联合后面，从膀胱三角尖端开始，穿过尿生殖膈，终止于阴道前庭部的尿道外口。尿道内括约肌为不随意肌，外括约肌为随意肌，且与会阴深横肌密切联合。由于女性尿道短且直，又接近阴道，易引起泌尿系统感染。

二、膀　胱

膀胱（urinary bladder）为一肌性空腔器官，位于耻骨联合之后、子宫之前。其大小、形状、位置及壁厚可因其盈虚及邻近器官的情况而变化。成人平均容量为 350 ～ 500ml。排空的膀胱为锥体形，全部位于盆腔内，膀胱充盈时可凸向腹腔。膀胱壁由浆膜、肌层及黏膜三层构成。膀胱可分为顶、底、体和颈 4 部分。前腹壁下部腹膜覆盖膀胱顶，向后移行达子宫前壁，两者之间形成膀胱子宫陷凹。膀胱底部内面有一三角区，称膀胱三角，三角的尖向下为尿道内口，三角底的两侧为输尿管口，两口相距约 2.5cm。此部与子宫颈及阴道前壁相邻，其间的组织在正常情况下较疏松，盆底肌肉及其筋膜受损时，膀胱与尿道可随子宫颈及阴道前壁一并脱出。由于膀胱充盈可影响子宫及阴道，妇科检查及手术前必须使膀胱排空。

三、输　尿　管

输尿管（ureter）为一对肌性圆索状长管，起自肾盂，终于膀胱，各长约 30cm，粗细不一，最细部分的直径仅 3 ～ 4mm，最粗可达 7 ～ 8mm。输尿管在腹膜后，从肾盂开始沿腰大肌前面偏中线侧下降（腰段），在骶髂关节处，经过髂外动脉起点的前方进入骨盆腔（骨盆段）继续下行，于子宫阔韧带底部向前内方走行，于邻近子宫颈约 2cm 处，在子宫动脉的后方与之交叉，又经阴道侧穹隆顶端绕向前方而入膀胱壁（膀胱段），在壁内斜行 1.5 ～ 2.0cm，开口于膀胱三角底的外侧角。输尿管壁厚约 1mm，分为黏膜、肌层及外膜 3 层，由肾、卵巢、子宫及膀胱的血管分支在相应段输尿管周围吻合成丰富的血管丛，而进入输尿管壁。妇科手术时要警惕，避免损伤输尿管，包括其外膜。

四、直　肠

直肠（rectum）上接乙状结肠，下连肛管，从左侧骶髂关节至肛门，全长 15 ～ 20cm。前为子宫及阴道，后为骶骨。直肠上段有腹膜遮盖，至直肠中段腹膜折向前上方，覆于子宫颈及子宫后壁，形成直肠子宫陷凹。直肠下部无腹膜覆盖。肛管长 2 ～ 3cm，在其周围有肛门内外括约肌及肛提肌。妇科手术及分娩处理时均应注意避免损伤肛管、直肠。

<h2 style="text-align:center">五、阑　尾</h2>

阑尾（vermiform appendix）上端连接盲肠，长 7 ～ 9cm，通常位于右髂窝内。但其位置、长短、粗细变化较大，有的下端可达右侧输卵管及卵巢部位，因此，妇女患阑尾炎时有可能累及子宫附件，应注意鉴别。妊娠期阑尾的位置可随妊娠月份的增加而逐渐向上外方移位。阑尾也是黏液性肿瘤最常见的原发部位，故卵巢黏液癌手术时应常规切除阑尾。

（陈　萱）

第三章 女性生殖系统生理

女性一生中要经历不同阶段的生理变化，主要反映在女性生殖系统，包括下丘脑、垂体、卵巢和子宫等器官发生的周期性变化。同时，女性生殖系统的生理变化与其他系统的功能也紧密相关，并相互影响。

第一节 女性一生各阶段的生理特点

女性从胎儿形成到衰老是一个渐进性的生理过程，根据其生理特点可分为 7 个阶段，但并没有截然的界限，且因遗传、环境、营养等因素而存在个体差异。

一、胎 儿 期

从卵子与精子结合到婴儿出生统称为胎儿期（fetal period）。性染色体决定胎儿的性别，即 XX 合子发育为女性。胚胎至 6 周后，原始性腺开始分化，胚胎 8～10 周性腺组织开始出现卵巢结构。原始生殖细胞分化为初级卵母细胞，在其周围围绕一层扁平细胞形成原始卵泡。卵巢形成后，因无雄激素，无副中肾管抑制因子，故中肾管退化，两条副中肾管发育形成女性生殖道。

二、新 生 儿 期

出生后 4 周内称为新生儿期（neonatal period）。女性胎儿在母体内因受胎盘及母体卵巢产生的女性激素影响，出生时新生儿外阴较丰满，乳房略隆起或有少许泌乳。出生后脱离了母体环境，血液中女性激素水平迅速下降，可出现少量阴道流血。这些变化都属于生理变化，均能在出生后短期内自然消失。

三、儿 童 期

出生 4 周至 12 岁左右称为儿童期（childhood）。儿童期早期（约 8 岁之前），为体格持续增长和发育阶段，但下丘脑 - 垂体 - 卵巢轴的功能处于抑制状态，卵泡无雌激素分泌，生殖器仍未发育呈幼稚型，表现为阴道狭长，上皮薄，无皱襞，上皮细胞内缺乏糖原，阴道酸度低，抗感染力弱，容易发生炎症；子宫小，子宫颈较长，约占子宫全长的 2/3，子宫肌层亦很薄；输卵管弯曲且很细；卵巢长而窄，卵泡发育至窦前期即停止发育而闭锁。子宫、输卵管及卵巢仍位于腹腔内，接近骨盆入口。儿童期后期（约 8 岁后），卵泡受垂体促性腺激素的影响，有一定的发育并分泌性激素，但仍未能达到成熟阶段。卵巢形态逐步变为扁卵圆形。子宫、输卵管及卵巢逐渐向骨盆腔内下降。皮下脂肪在胸、髋、肩部及耻骨前面堆积，开始呈现女性特征。

四、青 春 期

从月经初潮至生殖器官逐渐发育成熟的时期称为青春期（adolescence or puberty）。世界卫生组织（WHO）规定青春期为 10～19 岁。青春期的发动时间主要取决于遗传因素，也与体质、营养状况、心理因素和居住的地理位置等因素有关，这一时期的生理特征是身体及生殖器官发育迅速、第二性征形成、月经初潮。

（一）体格发育
此期身体迅速发育，体型发育的同时身体各器官也发生变化，逐渐向成熟过渡。

（二）生殖器官的发育（第一性征）
由于促性腺激素的作用，卵泡开始发育并分泌性激素，内、外生殖器进一步发育。外生殖器从幼稚型变为成人型；阴阜隆起，大阴唇变肥厚，小阴唇变大且有色素沉着；阴道长度及宽度增加，阴道黏膜变厚并出现皱襞；子宫增大，尤其子宫体明显增大，使子宫体占子宫全长的 2/3；输卵管变粗，弯曲度减小；卵巢增大，皮质内有不同发育阶段的卵泡，致使卵巢表面稍显凹凸不平。此时虽已初步具有生育能力，但整个生殖系统的功能尚未完善。

（三）第二性征
除生殖器官外，女性特有的征象称第二性征（secondary sexual characteristics）。表现为音调变高；乳房丰满而隆起；出现阴毛及腋毛；骨盆横径发育大于前后径；胸、肩部皮下脂肪增多，显现女性特有体态。

（四）月经初潮

女性第一次月经来潮称为月经初潮，是青春期开始的一个重要标志。青春期早期各激素水平开始有规律性波动，卵巢产生的雌激素逐渐增加，使子宫内膜增殖，当雌激素的分泌水平达到一定高度而下降时，引起子宫内膜脱落出血即月经初潮（menarche）。此期中枢对雌激素的负反馈已建立，而正反馈机制尚未成熟，即使卵泡发育成熟，但由于不能形成黄体生成素（LH）峰故不能排卵。初潮后月经周期常不规律，经 2～4 年建立规律性周期性排卵后，月经才逐渐正常。

五、性成熟期

性成熟期（sexual maturity）是指卵巢生殖及内分泌功能最旺盛的时期，又称生育期。一般自 18 岁左右开始，历时约 30 年。此期的妇女性功能旺盛，卵巢功能成熟并分泌性激素，已建立规律的周期性排卵。生殖器各部分和乳房受卵巢分泌的性激素的影响也发生周期性变化。

六、绝经过渡期

绝经过渡期（menopausal transition period）是指从开始出现绝经趋势直至最后一次月经的时期。可始于 40 岁，此期长短不一，因人而异。历时短至 1～2 年，长至 10～20 年。此期卵巢功能逐渐衰退，生殖器官逐渐萎缩。卵泡数明显减少且易发生卵泡发育不全，多数妇女在绝经前月经周期不规律，常为无排卵性月经。最终由于卵巢内卵泡自然耗竭或剩存的卵泡对垂体促性腺激素丧失反应，导致卵巢功能衰竭，月经永久性停止。绝经（menopause）指女性生命中最后一次月经。据统计，我国妇女的绝经平均年龄为 49.5 岁，80% 的妇女在 44～54 岁。1994 年 WHO 提出废除"更年期"这一术语，推荐采用"围绝经期"（perimenopausal period）一词，将其定义为从卵巢功能开始衰退直至绝经后 1 年的时期。在围绝经期，由于雌激素水平降低，可出现血管舒缩障碍和神经精神障碍的症状，表现为潮热、出汗、情绪不稳定、不安、抑郁或烦躁、失眠等，称围绝经期综合征。目前认为，科学、规范的绝经激素治疗（menopause hormone therapy，MHT）可以有效缓解绝经期症状，在绝经早期使用还可以在一定程度上预防老年慢性疾病的发生。

七、绝经后期

绝经后期（postmenopausal period）是指绝经后的生命时期。在早期阶段，虽然卵巢停止分泌雌激素，但卵巢间质仍能分泌少量雄激素，后者在外周组织如皮肤、脂肪等转化为雌酮，雌酮是绝经后妇女循环中的主要雌激素。妇女一般 60 岁后，机体逐渐老化，进入老年期（senility）。此期卵巢功能已衰竭，主要表现为雌激素水平的低落，不足以维持女性第二性征，生殖器官进一步萎缩老化。并出现骨代谢失常，引起骨质疏松，易发生骨折。

第二节　月经及月经期的临床表现

一、月　经

月经（menstruation）是指随卵巢的周期性变化，子宫内膜出现周期性脱落伴随的出血。月经是生殖功能成熟的标志之一。月经初潮是指月经第一次来潮。月经初潮年龄多在 13～15 岁。8 岁前月经来潮考虑性早熟。16 岁以后月经仍未来潮者应引起临床重视。月经初潮的早晚受遗传、营养、体重等因素影响。近年，月经初潮年龄有提前的趋势。

二、月经血的特征

月经血一般呈暗红色，其成分包括血液、子宫内膜碎片、宫颈黏液及脱落的阴道上皮细胞。月经血的主要特点是不凝固。月经血中含有来自子宫内膜的大量纤溶酶，其可使经血中的纤维蛋白溶解，故经血不凝固。只有月经量多的情况下才出现血凝块。

三、正常月经的临床表现

月经周期出血的第 1 日为月经周期的开始，两次月经第 1 日的间隔时间称 1 个月经周期（menstrual cycle），一般 28～30 日为 1 个周期，平均 28 天。正常月经持续时间为 2～8 日，多数为 3～5

日。月经量为一次月经的总失血量，正常月经量为 30～50ml，超过 80ml 为月经量过多。一般月经期无特殊症状，但由于经期盆腔充血及前列腺素的作用，有些女性可出现下腹及腰骶部下坠不适或子宫收缩痛，并可出现食欲缺乏、恶心、腹泻等胃肠功能紊乱症状，个别可有头痛、易于激动等轻度神经系统不稳定症状，但一般症状不严重，不影响工作和学习。

第三节　卵巢功能及周期性变化

一、卵巢功能

卵巢是女性的性腺，主要功能是产生卵子并排卵、合成并分泌甾体激素和多肽激素，分别称为卵巢的生殖功能和内分泌功能。

二、卵巢的周期性变化

（一）卵泡的发育及成熟

人类卵泡的发育始于胚胎时期，新生儿出生时卵泡总数大约有 200 万个。出生后不会再产生新的卵泡，其中有近 50% 的卵泡发生闭锁。儿童期卵巢的皮质含有大量的原始卵泡，此阶段卵泡的发育不依赖促性腺激素，卵泡进入自主发育和闭锁的轨道；到青春期卵泡数目降至 30 万～50 万个。进入青春期后，卵泡的发育受促性腺激素的刺激而向发育成熟推进。到了生育期，每月一批卵泡发育，经历募集、选择，其中只有一个优势卵泡可达完全成熟并排卵，其余的卵泡发育到一定程度自行退化，形成闭锁卵泡（atretic follicle）。妇女一生中只有 400～500 个卵泡发育成熟并排卵。根据卵泡的形态、大小、生长速度和组织学特征，可将卵泡的生长分为以下几个阶段（图 3-1）。

1. 原始卵泡（primordial follicle） 是由一个停止在减数分裂双线期的初级卵母细胞及环绕其周围的单层梭形前颗粒细胞层组成。

2. 窦前卵泡（preantral follicle） 包绕卵母细胞的梭形前颗粒细胞变为柱状颗粒细胞，并进行有丝分裂，即为初级卵泡（primary follicle）。初级卵泡发育完全阶段则形成窦前卵泡，窦前卵泡的组织学特征：卵母细胞增大，外围有透明带（zona pellucida），颗粒细胞进一步增殖变为多层，外围的间质细胞包绕形成卵泡膜的内泡膜层和外泡膜层。颗粒细胞层与卵泡膜细胞层之间出现基底层。此阶段出现卵泡生长发育所必备的三种特异性受体，即卵泡刺激素（follicle-stimulating hormone，FSH）、雌二醇（estradiol，E_2）、睾酮（testosterone，T）受体。

3. 窦状卵泡（antral follicle） 窦前卵泡在雌激素和 FSH 持续影响下产生功能的变化，主要为产生卵泡液、形成卵泡腔，也称次级卵泡（secondary follicle）。在 FSH 作用下，卵泡的颗粒细胞获得黄体生成素（luteinizing hormone，LH）受体，并在 LH 协同作用下，产生雌激素量较窦前卵泡明显增加。大多数窦状卵泡发生退化。

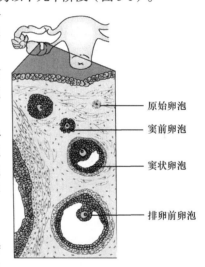

图 3-1　卵巢各发育期卵泡

原始卵泡
窦前卵泡
窦状卵泡
排卵前卵泡

4. 排卵前卵泡（preovulatory follicle） 在卵泡发育的最后阶段，此时成熟卵泡体积显著增大，直径可达 18～20mm，卵泡液急骤增加，卵泡腔增大，卵泡移行向卵巢表面突出。其结构从外向内依次为：

（1）卵泡外膜：为致密的卵巢间质组织，与卵巢间质无明显界线。

（2）卵泡内膜：从卵巢皮质层间质细胞衍化而来，细胞呈多边形，较颗粒细胞大，此层含丰富的血管。

（3）颗粒细胞：细胞呈立方形，细胞间无血管存在，其营养来自外围的卵泡内膜。颗粒细胞层与卵泡内膜层之间有一层基底膜。

（4）卵泡腔：腔内充满大量清澈的卵泡液。

（5）卵丘：突出于卵泡腔，卵细胞深藏其中，形成卵丘。

（6）放射冠：为直接围绕卵细胞的一层颗粒细胞，呈放射状排列。冠与卵细胞之间还有一层很薄的透明膜，称透明带（zona pellucida）。

（二）排卵

卵泡进入排卵前状态时，卵泡逐渐向卵巢表面移行并向外突出，当接近卵巢表面时，由于卵泡液中的蛋白酶被激活，溶解卵泡壁，并形成排卵孔（stigma），出现排卵。卵细胞和它周围的卵丘颗粒细胞一起被排出的过程称排卵（ovulation）。排卵时随卵细胞同时排出的有透明带、放射冠及小部分卵丘内的颗粒细胞（图 3-2）。排卵可能的机制：成熟卵泡分泌大量的雌二醇，峰值量的雌二醇对下丘脑、垂体起正反馈调节作用，诱发下丘脑释放大量的促性腺激素释放激素（gonadotropin-releasing hormone，GnRH），刺激垂体释放促性腺激素，出现 LH/FSH 峰。LH 峰是即将排卵的可靠标志，出现于卵泡破裂前的 36 小时。另一方面，LH 峰使卵母细胞重新启动减数分裂进程，直至完成第一次减数分裂，排出第一极体，初级卵母细胞成熟为次级卵母细胞。在 LH 峰作用下排卵前卵泡黄素化，产生少量孕酮。LH/FSH 峰与孕酮协同作用，激活卵泡液内蛋白溶酶活性，溶解卵泡壁隆起尖端部分，形成排卵孔。排卵前卵泡内前列腺素显著增加，排卵时达高峰。前列腺素可促进卵泡壁释放蛋白溶酶，也促使卵巢内平滑肌收缩，有助于排卵。排卵多发生在下次月经来潮前 14 天左右。卵子排出后，经输卵管伞部捡拾、输卵管壁蠕动及其黏膜纤毛摆动等协同作用，在输卵管内向子宫方向移动。

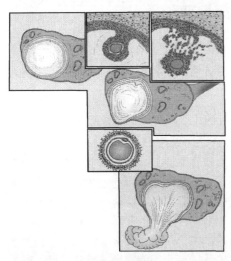

图 3-2　排卵

（三）黄体形成及退化

排卵后，卵泡液流出，卵泡腔内压下降，卵泡壁塌陷，形成许多皱襞，卵泡壁的卵巢颗粒细胞和内膜细胞向内侵入，周围由卵泡外膜细胞包围，形成黄体（corpus luteum）。卵泡颗粒细胞及卵泡膜细胞在 LH 峰作用下进一步黄素化，形成颗粒黄体细胞及卵泡膜黄体细胞。排卵后黄体细胞的直径由原来的 $12 \sim 14\mu m$ 增大至 $35 \sim 50\mu m$，排卵后 $7 \sim 8$ 日（相当于月经周期第 22 日左右），黄体体积最大，直径达 $1 \sim 2cm$，外观色黄。

若排出的卵子受精，黄体在胚胎滋养细胞分泌的人绒毛膜促性腺激素（human chorionic gonadotropin，hCG）的作用下增大，转变为妊娠黄体，至妊娠 3 个月末退化，此后，胎盘形成并分泌甾体激素维持妊娠。

若卵子未受精，在排卵后 $9 \sim 10$ 日，黄体开始退化，黄体细胞逐渐萎缩变小，周围的结缔组织及成纤维细胞侵入黄体，逐渐由结缔组织代替，组织纤维化，形成白体（corpus albicans）。正常排卵周期，黄体期仅限于 14 日内。黄体衰退后月经来潮，卵巢中又有新的卵泡发育，开始新的周期。

（四）卵巢分泌的甾体激素

卵巢合成及分泌的性激素为甾体激素（steroid hormone），主要有雌激素（estrogen）、孕激素（progesterone）和雄激素（androgen）。

1. 甾体激素的基本化学结构　甾体激素属于类固醇激素。基本化学成分是环戊烷多氢菲环。按碳原子的数目分成 3 个组。①孕激素：含 21 个碳原子，基本结构为孕烷核，如孕酮；②雄激素：含 19 个碳原子，基本结构为雄烷核，如睾酮；③雌激素：含 18 个碳原子，基本结构为雌烷核，如雌二醇、雌酮及雌三醇。

2. 甾体激素的生物合成及代谢

（1）甾体激素的生物合成：卵巢组织具有直接摄取胆固醇合成性激素的酶系。由胆固醇合成的孕烯醇酮是合成所有甾体激素的前体物质。孕烯醇酮合成雄烯二酮有 Δ^4 和 Δ^5 两条途径。卵巢在排卵前以 Δ^5 途径合成雌激素，排卵后可通过 Δ^4 和 Δ^5 两条途径合成雌激素（图 3-3）。雌激素的合成是由卵巢的卵泡膜细胞与颗粒细胞在 FSH 和 LH 的共同作用下完成的，即

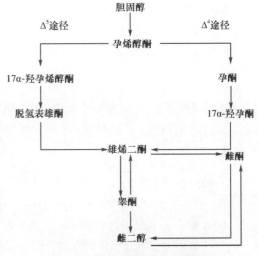

图 3-3　性激素的生物合成路径

笔记栏

所谓的两种细胞两种促性腺激素学说。雌激素主要为雌二醇与雌酮，雌三醇为其降解产物。雌激素的生物活性以雌二醇最强，雌酮次之，雌三醇最弱。

（2）甾体激素代谢：甾体激素主要在肝脏降解，并以硫酸盐或葡萄糖醛酸盐等结合形式经肾排出。

3. 性激素的周期性变化　正常妇女卵巢激素的分泌随卵巢周期而变化。

（1）雌激素：在卵泡开始发育时，雌激素分泌量很少，随着卵泡渐趋成熟，雌激素分泌也逐渐增加，于排卵前形成第一个高峰，排卵后卵泡液中雌激素释放至腹腔，使血液循环中雌激素水平暂时下降。排卵后 1～2 日，黄体开始分泌雌激素，使血液循环中雌激素含量又逐渐上升，排卵后 7～8 日黄体成熟时，又形成第二个高峰，但峰值较第一个高峰低且平坦。黄体萎缩时，雌激素水平急剧下降，在月经前达最低水平。

（2）孕激素：卵泡期卵泡不分泌孕酮，但排卵前成熟卵泡的颗粒细胞在 LH 作用下发生黄素化，可分泌少量的孕酮，排卵后孕激素分泌量开始增加，在排卵后 7～8 日黄体成熟时，分泌量达最高峰，到月经来潮时降至卵泡期水平。

（3）雄激素：女性的雄激素主要来自肾上腺，少量来源于卵巢，由卵泡膜和卵巢间质细胞合成，主要包括睾酮和雄烯二酮。排卵前血液循环中雄激素水平升高，一方面促进非优势卵泡的闭锁，另一方面提高性欲。

4. 性激素的生理作用

（1）雌激素的生理作用

1）子宫肌：促使子宫肌细胞的增生和肥大，使肌层变厚，子宫收缩力增强，并增加子宫平滑肌对缩宫素的敏感性。

2）子宫内膜：使子宫内膜增生、修复。

3）子宫颈：使子宫颈口松弛、扩张，子宫颈黏液分泌量增加、性状变稀薄、富有弹性、易拉成丝状。

4）输卵管：促进输卵管发育，增加输卵管节律性收缩的振幅。

5）阴道上皮：使阴道上皮细胞增生和角化，黏膜变厚，并增加上皮细胞内糖原的含量，使阴道维持酸性环境。

6）外生殖器：使阴唇发育、丰满、色素加深。

7）乳腺：使乳腺腺管增生，乳头、乳晕着色。

8）卵巢：雌激素对卵巢的卵泡发育是必需的，它可协助 FSH 促进卵泡发育。促进其他第二性征的发育。

9）下丘脑：雌激素通过对下丘脑和垂体的正、负反馈调节，控制垂体促性腺激素的分泌。

10）代谢作用：雌激素可降低胆固醇与磷脂的比例，促进肝脏高密度脂蛋白合成，抑制低密度脂蛋白合成，降低血中总胆固醇的水平；促进水钠潴留。当有足量的雌激素存在时，钙盐及磷盐才能在骨质中沉积，以维持正常骨质。雌激素与甲状旁腺素共同作用，维持血中钙磷平衡。

（2）孕激素的生理作用

1）子宫肌：使子宫平滑肌纤维松弛，兴奋性降低；同时降低妊娠子宫对缩宫素的敏感性，从而减少子宫收缩，有利于受精卵在子宫腔内生长发育。

2）子宫内膜：使增生期子宫内膜转化为分泌期内膜，为受精卵着床做好准备。

3）子宫颈：使子宫颈口闭合，黏液减少、变稠，拉丝度降低。

4）输卵管：抑制输卵管肌节律性收缩，减少其收缩的振幅。

5）阴道上皮：加速阴道上皮细胞脱落。

6）乳腺：在已有雌激素影响的基础上，促进乳腺腺泡发育成熟。

7）下丘脑、垂体：孕激素在月经中期具有增强雌激素对垂体正反馈作用，增强垂体 LH 峰值的分泌；而在黄体期对下丘脑、垂体有负反馈作用，影响垂体促性腺激素的分泌。

8）体温：孕激素能兴奋下丘脑体温调节中枢，使体温升高。正常妇女在排卵前基础体温低，排卵后基础体温可升高 0.3～0.5℃，这种基础体温的改变，可作为排卵监测的重要指标之一。

9）代谢作用：孕激素能促进水与钠的排泄。

5. 孕激素与雌激素的协同和拮抗作用　孕激素是在雌激素作用的基础上，进一步促使女性生殖器和乳房的发育，为妊娠准备条件，可见两者有协同作用；另一方面，雌激素和孕激素又有拮抗作用，表现在子宫收缩、输卵管蠕动、子宫颈黏液变化、阴道上皮细胞角化和脱落，以及钠和水的潴留与排泄等。

6. 雄激素的生理作用　睾酮主要来自肾上腺皮质，卵巢也分泌一部分。睾酮不仅是合成雌激素的前体，而且是维持女性正常生殖功能的重要激素。

（1）对女性生殖系统的影响：在雄激素的影响下，可减缓子宫及其内膜的生长及增殖，抑制阴道上皮的增生和角化，促使阴蒂、阴唇和阴阜的发育。但若长期使用可出现男性化的表现。此外，雄激素还与性欲有关。

（2）对机体代谢功能的影响：雄激素能促进蛋白质合成，促进肌肉的生长；使基础代谢率增加；刺激骨髓中红细胞的增生。在性成熟期前，雄激素促使长骨骨基质生长和钙储备，性成熟后可导致骨骺的关闭，使生长停止。它还可促进肾远曲小管对 Na^+、Cl^- 的重吸收而引起水肿。

7. 多肽激素　卵巢除了分泌甾体激素外，还分泌一些多肽激素和生长因子。多肽激素有抑制素（包括抑制素 A、抑制素 B）和激活素等，其对垂体 FSH 的合成和分泌具有反馈调节作用。另外，生长因子包括胰岛素样生长因子、表皮生长因子等，它们参与卵巢的局部调节。

第四节　子宫内膜及生殖器其他部位的周期性变化

随着卵巢的周期性变化，女性生殖器也发生一系列周期性变化，其中子宫内膜的周期性变化最显著。

一、子宫内膜的周期性变化

子宫内膜的周期性变化：子宫内膜组织结构分为基底层和功能层，基底层直接与子宫肌层相连，此层不受月经周期中激素变化的影响，且在月经期不发生脱落。功能层靠近子宫腔，它受卵巢激素的影响呈周期性变化，此层月经期坏死脱落。以正常一个月经周期28日为例，其组织形态的周期性改变可分为3期。

1. 增殖期（proliferative phase）　在月经周期第5～14天，与卵巢周期的卵泡期相对应。在卵巢分泌的雌激素作用下，子宫内膜上皮与间质细胞呈增殖状态。此期又分早、中、晚3期。

（1）增殖早期：在月经周期第5～7天。此期内膜较薄，仅1～2mm，腺上皮细胞呈立方形或低柱状，间质较致密，细胞呈星形。间质中的小动脉较直，其壁薄。

（2）增殖中期：在月经周期第8～10天。此期特征是间质水肿明显；腺体数增多、增长，呈弯曲形；腺上皮细胞表现增生活跃，细胞呈柱状，且有分裂象。

（3）增殖晚期：在月经周期第11～14天。此期内膜增厚至3～5mm，表面高低不平，略呈波浪形。上皮细胞呈高柱状，腺上皮仍继续生长，核分裂象增多，腺体更长，形成弯曲状。间质细胞呈星状，并相互结合成网状；组织内水肿明显，小动脉略呈弯曲状，管腔增大。

2. 分泌期（secretory phase）　在月经周期第15～28天。与卵巢周期的黄体期相对应。黄体形成后，在雌、孕激素协同作用下，子宫内膜呈分泌反应。此期也分早、中、晚3期。

（1）分泌早期：在月经周期第15～19天。此期内膜腺体更长，弯曲更明显；腺上皮细胞的核下开始出现含糖原的小泡，称核下空泡，为分泌期早期组织学特征。

（2）分泌中期：在月经周期第20～23天。此期内膜较前增厚并呈锯齿状；腺体内的分泌上皮细胞顶端胞膜破裂，细胞内的糖原排入腺腔内称顶浆分泌，为分泌期中期组织学特征。此期间质更加水肿、疏松；螺旋小动脉增生、卷曲。

（3）分泌晚期：在月经周期第24～28天。此期为月经来潮前期。内膜结构呈海绵状，腺体开口面向子宫腔，有糖原等分泌物溢出，间质更疏松、水肿，表面上皮细胞下的间质分化为肥大的蜕膜样细胞；此期螺旋小动脉迅速增长，超出内膜厚度，也更弯曲，血管管腔也扩张。

3. 月经期　在月经周期第1～4天。此期由于黄体萎缩，雌、孕激素水平下降，子宫内膜失去激素的支持，内膜中前列腺素的合成活化，前列腺素能刺激子宫肌层收缩而引起内膜功能层的螺旋小动脉持续痉挛，组织变性、坏死，血管壁通透性增加，使血管破裂及组织崩解脱落，变性、坏死的内膜与血液相混而排出，形成月经血。

二、生殖器其他部位的周期性变化

（一）阴道黏膜的周期性变化

随着月经周期雌、孕激素的周期性变化，阴道黏膜也发生周期性改变，这种改变在阴道上段的黏膜更为明显。排卵前，阴道上皮在雌激素的影响下，自底层细胞向上增生，逐渐演变为中层及表层细胞，使阴道上皮增厚；表层细胞出现角化，且角化程度在排卵期最明显。正常状态下，阴道杆菌寄生在阴道内，而阴道上皮细胞内有丰富糖原，后者经阴道杆菌分解产生乳酸，保持阴道酸性环境，以防止致病菌的繁殖。排卵后，在孕激素的作用下，阴道上皮主要是中层及角化前细胞大量脱落，阴道脱落细胞涂片见细胞堆积，以嗜碱性为主。临床上常根据阴道脱落细胞中的表层角化细胞所占的比例来判断体内雌激素的影响程度，了解卵巢功能。

（二）子宫颈黏液的周期性变化

在雌激素、孕激素的作用下，子宫颈腺细胞分泌黏液，其物理、化学性质及其分泌量均有明显的周期性改变。在卵泡期，雌激素刺激子宫颈黏液腺细胞，随着雌激素水平不断增加，至排卵期黏液分泌量增加，黏液中氯化钠含量增加势必导致水分增多，使黏液稀薄、透明，拉丝度可达 10cm 以上。若将黏液做涂片检查，干燥后可见羊齿植物叶状结晶，这种结晶在月经周期第 6～7 天开始出现，到排卵期最为清晰（图 3-4）。排卵后，受孕激素影响，黏液分泌量逐渐减少，氯化钠含量减少，性状变黏稠而混浊，拉丝度差，易断裂。涂片检查时结晶逐步模糊，至月经周期第 22 日左右完全消失，出现排列成行的椭圆体（图 3-5）。临床上，可根据子宫颈黏液的周期性变化了解卵巢功能。

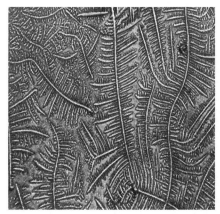

图 3-4　子宫颈黏液羊齿植物叶状结晶

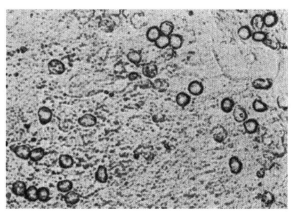

图 3-5　子宫颈黏液椭圆体结晶

（三）输卵管的周期性变化

在雌、孕激素的作用下，输卵管在形态和功能方面发生周期性变化。雌激素促进输卵管黏膜上皮纤毛细胞生长，体积增大；非纤毛细胞分泌增加；孕激素与雌激素之间存在许多相互制约的作用，如雌激素可促进输卵管发育及增强肌层的节律性收缩，而孕激素则能增加输卵管的收缩速度，减少输卵管的收缩频率。孕激素还可抑制输卵管黏膜上皮纤毛细胞的生长，降低分泌细胞分泌黏液的功能。雌、孕激素的协同作用，保证受精卵在输卵管内的正常运行。

第五节　下丘脑 - 垂体 - 卵巢轴的调节

下丘脑、垂体与卵巢之间相互调节、相互影响，形成一个完整而协调的神经内分泌系统，称为下丘脑 - 垂体 - 卵巢轴（hypothalamic-pituitary-ovarian axis，HPOA）。HPOA 控制女性发育、正常月经和性功能，也称性腺轴。HPOA 的神经内分泌活动还受到大脑高级中枢的调控，另外，其他内分泌腺体如甲状腺、肾上腺及胰腺等也能参与月经周期的调节。

一、下丘脑促性腺激素释放激素

下丘脑弓状核神经细胞分泌的促性腺激素释放激素（GnRH）是一种十肽激素，直接通过垂体门脉系统输送到腺垂体，调节垂体促性腺激素的合成和分泌。GnRH 的分泌特点是呈脉冲式，脉冲间隔 60～120 分钟。下丘脑分泌的 GnRH 对垂体呈正向调节，刺激垂体分泌 FSH 和 LH，垂体分泌 FSH 和 LH 作用于卵巢，刺激卵泡的发育和成熟。下丘脑是 HPOA 的启动中心，卵巢性激素和垂体促性腺激素对下丘脑分泌活动的反向调节作用称为反馈性调节作用。对下丘脑分泌起促进作用，增加其分泌者为正反馈；对下丘脑分泌起抑制作用，减少其分泌者为负反馈。反馈调节包括长反馈、短反馈和超短反馈三种形式。长反馈是指卵巢分泌性激素对下丘脑和垂体的反馈调节；短反馈是指垂体激素对下丘脑的反馈调节；超短反馈是指下丘脑分泌的 GnRH 对其本身合成的反馈调节。另外，来自更高神经中枢的神经递质也影响下丘脑 GnRH 的分泌，如中枢儿茶酚胺、去甲肾上腺素可刺激 GnRH 分泌增加；5-羟色胺和β-内啡肽可抑制 GnRH 的分泌。

二、腺垂体生殖激素

腺垂体（垂体前叶）分泌促性腺激素和催乳素，与生殖调节有关。

（一）促性腺激素

由腺垂体分泌的促性腺激素有卵泡刺激素和黄体生成素。其作用是促进卵巢功能，调节月经周期。两者均受 GnRH 脉冲式分泌的影响，也呈脉冲式分泌。FSH 和 LH 均为糖蛋白激素，由α和β两条肽链亚基组成。其中α亚基的氨基酸排列两者相似，而β亚基的结构两者存在差异，后者决定了它们与性腺效应受体结合的特异性。

FSH 是卵泡发育必需的激素，其主要生理功能包括：①直接促进窦前卵泡和窦状卵泡的颗粒细胞增殖与分化，分泌卵泡液，促使卵泡生长发育；②激活颗粒细胞芳香化酶，合成与分泌雌二醇；③在前一周期的黄体晚期及卵泡早期，促使卵巢内窦状卵泡群的募集；④促使颗粒细胞合成分泌胰岛素样生长因子（IGF）及其受体、抑制素、激活素等物质，并与这些物质协同作用，调节优势卵泡的选择与非优势卵泡的闭锁；⑤在卵泡晚期与雌激素协同作用，诱导颗粒细胞为排卵及黄素化做准备。

LH 的生理作用：①在卵泡期刺激卵泡膜细胞合成雄激素，主要是雄烯二酮，为雌二醇的合成提供底物；②排卵期促使卵母细胞成熟及排卵；③在黄体期维持黄体功能，促进孕激素、雌二醇和抑制素 A 的合成与分泌。

（二）催乳素

催乳素（prolactin，PRL）是由 198 个氨基酸组成的多肽激素，由腺垂体的催乳细胞分泌，具有促进乳汁合成功能。血 PRL 无周期性变化。PRL 的分泌受下丘脑分泌的催乳素抑制因子（prolactin inhibiting factor，PIF）多巴胺和促甲状腺激素释放激素（thyrotropin-releasing hormone，TRH）的调节，前者抑制 PRL 的分泌；而后者相反，促进 PRL 的分泌。因此，当 GnRH 的分泌受到抑制时，可出现促性腺激素水平下降，而 PRL 的水平上升，临床表现为闭经泌乳综合征。

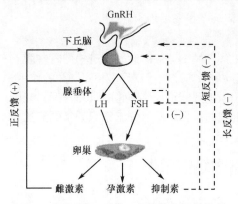

图 3-6　下丘脑 - 垂体 - 卵巢轴之间的关系

三、卵巢激素的反馈作用

卵巢性激素对下丘脑 GnRH 和垂体促性腺激素的合成和分泌具有反馈调节作用。卵泡早期小剂量雌激素对下丘脑产生负反馈，抑制 GnRH 的释放，降低垂体促性腺激素的分泌。随着卵泡发育，雌激素水平逐渐升高，在卵泡晚期，卵泡发育成熟，大量分泌的雌激素可发挥正反馈作用，刺激下丘脑 GnRH 和垂体释放大量的 LH、FSH，形成排卵前 LH 峰和 FSH 峰。黄体期，血液中雌激素和孕激素水平明显升高，对下丘脑和腺垂体产生负反馈，使 FSH 和 LH 合成和分泌又受到抑制（图 3-6）。

四、月经周期的调节机制

（一）卵泡期

前一个月经周期的黄体萎缩后，雌、孕激素降至最低水平，解除了对下丘脑及垂体的抑制，下丘脑又开始分泌 GnRH，使垂体 FSH 分泌增加，FSH 促使卵泡逐渐发育，FSH 与少量 LH 的协同作用，使卵泡雌激素分泌增加。子宫内膜在雌激素的作用下发生增殖期变化。随着雌激素逐渐增加，对下丘脑的负反馈作用增强，抑制下丘脑 GnRH 的分泌，使垂体 FSH 分泌减少。当优势卵泡发育成熟，血中雌激素水平达到第一个高峰（血清雌二醇≥732pmol/L）时，对下丘脑产生正反馈作用，使 GnRH 的释放增加，促使垂体释放大量的 LH，出现 LH 高峰，同时亦形成一个较低的 FSH 峰，促使成熟卵泡排卵。

（二）黄体期

排卵后，循环中 LH 和 FSH 在 24 小时内均急速下降，在少量 LH 和 FSH 作用下，黄体形成并逐渐发育成熟。黄体分泌的孕激素增加，使子宫内膜由增殖期转变为分泌期。当黄体成熟时，出现孕激素的分泌高峰和雌激素第二个分泌高峰。由于大量孕激素和雌激素协同作用，对下丘脑和垂体起负反馈调节，垂体分泌 LH 和 FSH 相对减少，黄体开始萎缩，孕激素和雌激素的分泌也下降。子宫内膜失去了性激素的支持，发生坏死、脱落，从而月经来潮。孕激素、雌激素和抑制素 A 的减少解除了对下丘脑、垂体的负反馈抑制，FSH、LH 分泌增加，卵泡开始发育，又重新开始下一个月经周期，如此周而复始（图 3-7）。

总之，下丘脑、垂体和卵巢之间相互依存、相互制约，调节着正常月经周期。月经周期还受其他因素的影响，如外界环境、精神因素及体液因素等，大脑皮质也参与生殖内分泌活动的调节。大脑皮质、下丘脑、垂体和卵巢之间任何一个环节发生障碍，都会引起卵巢功能紊乱，导致月经失调。

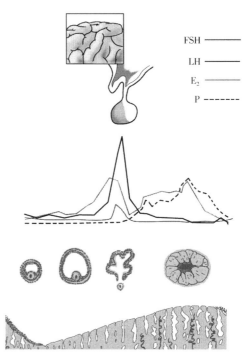

图 3-7 月经周期的调节机制

第六节 其他内分泌腺功能对月经周期的影响

下丘脑 - 垂体 - 卵巢轴也受其他内分泌腺功能的影响，如甲状腺、肾上腺及胰腺等功能的异常也可导致月经失调，甚至闭经。

一、甲 状 腺

甲状腺分泌甲状腺素（thyroxine，T_4）和三碘甲状腺原氨酸（triiodothyronine，T_3）。甲状腺激素是维持性腺正常功能所必需的激素，正常的 FSH 和 LH 的分泌必须有甲状腺激素的存在，血中甲状腺激素水平过高或过低时均会影响性腺的功能。青春期以前发生甲状腺功能减退者可有性发育障碍，导致青春期延迟。发生在青春期可出现月经失调，临床表现为月经过少、稀发甚至闭经。患者多合并不孕，自然流产和胎儿畸形发生率增加。甲状腺功能轻度亢进时，雌、孕激素分泌与释放增加，子宫内膜对激素的反应性也增加，导致子宫内膜过度增生，临床表现为月经过多、过频，甚至发生异常子宫出血。随着甲状腺功能亢进病情的加重，甾体激素的分泌、释放及代谢等过程则受到抑制，临床表现为月经稀发、月经减少，甚至闭经。

二、肾 上 腺

肾上腺不仅具有合成和分泌糖皮质激素、盐皮质激素的功能，还能合成和分泌少量雄激素和极微量雌激素、孕激素。肾上腺皮质是女性雄激素的主要来源，少量的雄激素是女性阴毛、腋毛、肌肉和全身发育所必需的。若雄激素分泌过多，可抑制下丘脑分泌 GnRH，并对抗雌激素，使卵巢功能受到抑制而出现闭经，甚至出现男性化表现。先天性肾上腺皮质增生（congenital adrenal hyperplasia，CAH）可引起促肾上腺皮质激素（ACTH）代偿性增加，促使肾上腺皮质网状带分泌雄激素增多，临床表现为女性假两性畸形或女性男性化。

三、胰 腺

胰岛分泌的胰岛素不仅参与代谢，还对女性性腺有直接和间接促性腺作用。1 型糖尿病患者常伴有卵巢功能低下。在胰岛素抵抗的高胰岛素血症患者，过多的胰岛素可促进卵巢产生过量的雄激素，从而发生高雄激素血症，导致月经失调，甚至闭经。

（刘丽丽）

笔记栏

第四章 正常妊娠

第一节 妊娠生理

妊娠（pregnancy）是胚胎（embryo）和胎儿（fetus）在母体内发育成长的过程。成熟卵子受精是妊娠的开始，胎儿及其附属物从母体内娩出是妊娠的终止。妊娠的全过程平均40周，妊娠是非常复杂且变化极为协调的生理过程。

一、受精及受精卵发育、输送与着床

（一）受精

受精（fertilization）指获能的精子与次级卵母细胞相结合形成受精卵的过程。受精一般发生在排卵后12小时内，通常在输卵管壶腹部进行，整个受精过程约需24小时。

性交时精液射入阴道内，精子离开精液经子宫颈管游移进入子宫腔，最后到达输卵管壶腹部。精子进入子宫腔与子宫内膜接触后，精子顶体表面起"去获能"作用的糖蛋白被子宫内膜白细胞产生的 α、β 淀粉酶降解，并伴有顶体膜结构中胆固醇与磷脂比率和膜电位变化，顶体膜稳定性降低，此时精子具有受精能力，此过程称为精子获能（sperm capacitation），约需7小时，获能的主要部位在子宫和输卵管。卵巢排出的卵子经输卵管伞部拾获进入输卵管壶腹部，并停留在壶腹部与峡部连接处等待精子的来临。获能的精子与卵子外围的放射冠接触后，在 Ca^{2+} 的作用下，精子顶体前膜与质膜融合，继而破裂形成小孔，然后释放顶体酶，溶解卵子外围的放射冠和透明带，称顶体反应（acrosome reaction）。发生顶体反应后的精子穿越放射冠和透明带，与次级卵母细胞融合，进入卵子。一旦精子穿过透明带后，卵子浅层细胞质内的皮质颗粒释放溶酶体酶，引起透明带结构改变，精子受体分子变性，使透明带对精子的结合能力降低，从而阻止其他精子进入透明带，此过程称透明带反应（zona reaction）。已获能的精子穿过次级卵母细胞透明带为受精的开始，精子入卵子后，卵子迅速完成第二次减数分裂，此时卵原核与精原核融合，核膜消失，染色体融合，形成二倍体的受精卵（zygote），受精过程完成。

（二）受精卵发育、输送

受精后30小时，受精卵随着输卵管蠕动和输卵管上皮纤毛推动，向子宫腔方向移动。同时开始进行反复的有丝分裂（又称卵裂，cleavage），卵裂形成的多个子细胞称卵裂球（blastomere）。由于透明带的限制，子细胞数目虽增多，但卵裂球体积并不增加，适合在狭小的输卵管腔内移动。至受精后第3日，卵裂球内含有12～16个细胞，呈实心结构，称桑葚胚（morula）。受精后第4日，桑葚胚增至100个细胞时，进入子宫腔，细胞间出现一些小的腔隙，随之融合为一个大腔，腔内充满液体，呈囊泡状，称胚泡（blastocyst）。胚泡周围一层扁平细胞称滋养细胞层，中心的腔为胚泡腔，腔内一侧的一群细胞称内细胞群，内细胞群所靠近的滋养层称极滋养层，此时早期囊胚（early blastula）形成。在受精后第5～6日，早期囊胚的透明带消失，囊胚体积迅速增大，继续分裂发育，受精后第11～12日形成晚期囊胚（late blastula）。

（三）着床

晚期囊胚埋入子宫内膜的过程称作受精卵着床（nidation），简称植入（implantation）。于受精后第5～6天开始，第11～12天完成，理想的种植部位是子宫的前壁与后壁（图4-1）。

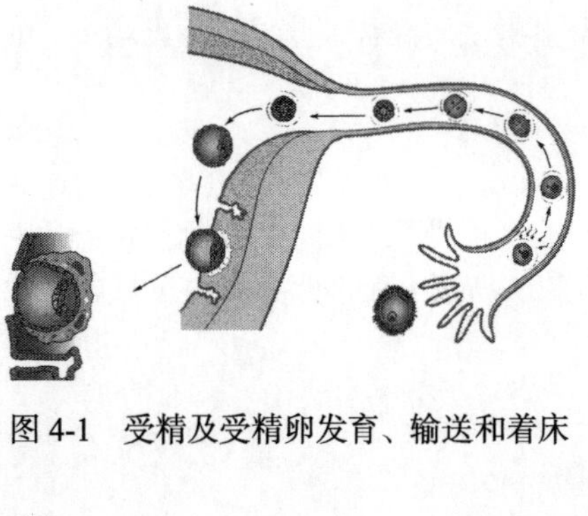

受精卵着床需经过定位、黏附与穿透3个过程。①定位（apposition）：指着床前透明带消失，胚泡黏附在内膜表面。②黏附（adhesion）：指晚期囊胚内细胞群侧的滋养层与子宫内膜上皮交错接触。③穿透（penetration）：指晚期囊胚完全埋入子宫内膜中且被内膜覆盖，滋养细胞侵入子宫内膜、肌层内1/3及血管。子宫有一个极短的窗口期允许受精卵着床，着床必须具备的条件：①透明带消失。②囊胚细胞滋养细胞

图4-1 受精及受精卵发育、输送和着床

分化出合体滋养细胞。③囊胚和子宫内膜发育同步且功能协调。④孕妇体内有足量的孕酮。

在着床过程中，滋养细胞迅速增殖，并分化为内、外两层，外层细胞间的细胞界线消失，称合体滋养层（syncytiotrophoblast，STB）；内层由单层立方细胞组成，称细胞滋养层（cytotrophoblast，CTB），细胞滋养层细胞有分裂能力，可不断产生新细胞加入合体滋养层。着床后，由于蛋白溶解酶的溶解血管作用，合体滋养细胞间形成血液腔隙，囊胚细胞开始从母体血液中获得生长发育必需的营养成分。囊胚内细胞团逐渐分化形成胚胎，滋养细胞逐渐形成胎盘组织。

受精卵着床后，内膜缺口修复，子宫内膜周期性变化停止，迅速发生蜕膜变，致密层子宫内膜细胞增大变成蜕膜细胞。按蜕膜与囊胚的位置关系，将蜕膜（decidua）分为三部分。①底蜕膜（basal decidua）：是指与囊胚极滋养层接触的子宫肌层之间的蜕膜，以后发育成胎盘的母体部分。②包蜕膜（capsular decidua）：是指覆盖在囊胚表面的蜕膜，随囊胚发育逐渐突向子宫腔，这部分蜕膜高度伸展，缺乏营养而逐渐退化，在妊娠第 14 ～ 16 周因羊膜腔明显增大，使包蜕膜和真蜕膜逐渐融合，于分娩时这两层已无法分开，子宫腔功能消失。③真蜕膜（true decidua）：除底蜕膜及包蜕膜外，所有覆盖子宫腔的蜕膜均为真蜕膜（图 4-2）。

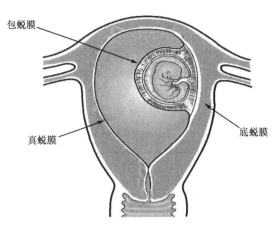

图 4-2 早期妊娠子宫蜕膜

二、胚胎、胎儿发育特征及胎儿生理特点

（一）胚胎及胎儿发育的特征

临床上计算孕周从末次月经第 1 日开始，通常比受精时间提前 2 周，比着床时间提前 3 周，全过程平均 40 周。妊娠 10 周（即受精后 8 周）内称胚胎，是各主要器官结构完成分化时期。自妊娠 11 周（受精后 9 周）开始，直至分娩前称胎儿，此期为初具人形到各组织及器官发育成熟时期。通常以妊娠 4 周为一孕龄（gestational age）单位来描述胎儿发育的特征。

4 周末：可辨认胚盘与体蒂。

8 周末：胚胎已初具人形，顶臀长 2 ～ 5cm，头占整个胎体近一半，能分辨出眼、耳、鼻、口，四肢已具雏形。各器官分化发育，原始心管形成，超声显像可见心脏搏动。

12 周末：胎儿身长约 9cm，顶臀长 6 ～ 7cm，体重约 20g。四肢可活动，肠管有蠕动，外生殖器已发育。

16 周末：胎儿身长约 16cm，双顶径约 4cm，头围约 12cm，体重约 100g。胎儿已开始出现呼吸运动，外生殖器可辨认胎儿性别，皮肤菲薄呈深红色，无皮下脂肪，头皮已长出毛发，形成成人血红蛋白。部分孕妇自觉有胎动。

20 周末：胎儿身长约 25cm，双顶径约 5cm，头围约 17cm，体重约 300g。开始有吞咽、排尿功能，皮肤暗红，全身覆盖有毳毛，皮肤表面可见胎脂出现。听诊孕妇腹部时可听到胎心音。

24 周末：胎儿身长约 30cm，双顶径约 6cm，头围约 22cm，体重约 700g。各脏器均已发育，皮下脂肪开始沉积，因量不多皮肤呈皱缩状，眼部出现眉毛及睫毛，此时出生已能呼吸。

28 周末：胎儿身长约 35cm，双顶径约 7cm，头围约 27cm，体重约 1000g。有呼吸及吞咽运动，四肢活动好，皮肤呈粉红色，皮下脂肪不多，皮肤表面有胎脂。出生后能啼哭，但易患呼吸窘迫综合征。

32 周末：胎儿身长约 40cm，双顶径约 8cm，头围约 29cm，体重约 1700g。男胎的睾丸已下降，四肢末端出现指（趾）甲，面部毳毛已脱落，皮肤呈深红色。出生后加强护理可能存活。

36 周末：胎儿身长约 45cm，双顶径约 8.5cm，头围约 33cm，体重约 2500g。皮下脂肪沉积较多，面部皱纹消失，指（趾）甲已达指（趾）端。出生后能啼哭及吸吮，生活力良好，此时出生基本可以存活。

40 周末：胎儿身长约 50cm，双顶径 > 9cm，头围约 35cm，体重约 3400g。发育成熟，女胎外生殖器发育良好，男胎睾丸已下降至阴囊内，皮肤呈粉红色，皮下脂肪多，足底皮肤有纹理，指（趾）

甲超过指（趾）端。出生后哭声洪亮，吸吮力强，能很好存活。

（二）胎儿的生理特点

1. 胎儿循环系统　胎儿在母体子宫内生长发育所需的氧气和营养物质来自胎盘，胎儿代谢后的产物也通过胎盘经母体排出。胎儿与胎盘之间连接的是含有一条脐静脉和两条脐动脉的脐带。胎儿循环系统的特殊布局既可满足出生前的需要，也可在出生后发生改变而转变为新生儿循环。

胎儿循环的解剖学及生理学特点如下。

（1）一条脐静脉：含氧量充分（80%）和营养较丰富的血（相当于动脉血）自胎盘经脐静脉进入胎儿体内，分为 3 支：一支直接进入肝脏，另一支与门静脉汇合后进入肝脏，占少部分血量的这两支的血液经肝脏血窦汇入肝静脉后进入下腔静脉；占大部分血量的第三支经静脉导管直接进入下腔静脉。流经下腔静脉的血包括来自脐静脉（动脉血）和来自胎儿膈以下的血液（静脉血）。下腔静脉将混合血送入右心房。出生后胎盘血液循环停止，脐静脉闭锁成肝圆韧带，而静脉导管闭锁成静脉韧带。

（2）两条脐动脉：来自胎儿降主动脉的血液小部分分布到盆腹腔器官和下肢，大部分经腹下动脉再经脐动脉注入胎盘与母血进行物质交换，脐动脉血的性质为混合血。出生后脐动脉闭锁并与相连的闭锁的腹下动脉形成脐正中韧带和腹下韧带。

（3）卵圆孔：位于左、右心房之间，开口处正对着下腔静脉入口，下腔静脉入右心房的血流绝大部分经卵圆孔入左心房。余下的少部分血流与来自上腔静脉的血液（静脉血）汇入右心室进入肺动脉。卵圆孔于生后数分钟开始关闭，多在出生后 6～8 周完全闭锁，成为卵圆窝。

（4）动脉导管：位于肺动脉及主动脉之间。胎儿肺循环阻力较大，约 90% 肺动脉血液经动脉导管流入主动脉，余下 5%～10% 血液经肺静脉入左心房（含氧量仍比较高），左心房的血液进入左心室，继而进入升主动脉、降主动脉直至全身。出生后肺开始呼吸，肺动脉血液大量进入肺，肺循环建立，肺动脉血液不再流入动脉导管，动脉导管因平滑肌收缩而呈关闭状态，出生后 2～3 个月完全闭锁，成为动脉韧带。

从上述胎儿循环的解剖特点可见胎儿体内无纯动脉血，而是动静脉混合血，各部分血氧含量只是程度上的差异。进入肝、心、头部及上肢的血液含氧量较高及营养较丰富，注入肺及身体下半部的血液含氧量及营养相对较少（图 4-3）。

2. 血液系统

（1）红细胞生成：胎儿血液循环约于受精 3 周末建立，此时红细胞主要来自卵黄囊；妊娠 10 周时，肝脏是红细胞生成的主要器官；以后骨髓、脾脏逐渐有造血功能，妊娠足月时骨髓能产生 90% 红细胞。妊娠 32 周胎儿红细胞生成素大量产生，故此后出生的新生儿红细胞计数均增多，约为 $6.0 \times 10^{12}/L$。早期妊娠胎儿红细胞以有核红细胞为主，随着妊娠的进展有核红细胞逐渐减少，足月时胎儿有核红细胞约占 5%。

（2）血红蛋白生成：胎儿血红蛋白在原红细胞、幼红细胞和网织红细胞内合成，包括原始血红蛋白、胎儿型血红蛋白和成人型血红蛋白。妊娠前半期，血红蛋白均为胎儿型，至妊娠最后 4～6 周，成人型血红蛋白开始增多，至临产时胎儿型血红蛋白仅占 25%。胎儿血红蛋白对氧有较高亲和力，有利于在胎盘 - 胎儿循环中使血氧由母亲一方转向胎儿，这与红细胞膜通透性增加有关。

（3）白细胞生成：妊娠 8 周开始胎儿血液循环中出现粒细胞。妊娠 12 周胎儿胸腺、脾脏可产生淋

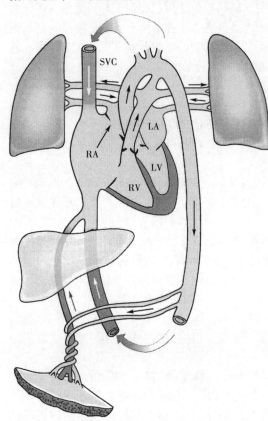

图 4-3　胎儿血液循环

RA，右心房；LA，左心房；RV，右心室；
LV，左心室；SVC，上腔静脉

巴细胞，成为机体内抗体的主要来源，构成防止病原体感染及对抗外来抗原的一道防线。妊娠足月时胎儿白细胞计数可高达（15～20）×10⁹/L。

3. 呼吸系统　胎儿的氧气供应是通过母儿血液在胎盘进行气体交换而获得的，但到出生前胎儿必须具备完整的呼吸道（包括气管、肺泡）、发育完善的肺循环及呼吸肌。妊娠 11 周开始超声可看到胎儿的胸壁运动，妊娠 16 周以后彩色多普勒可见羊水进出呼吸道的呼吸运动。胎儿呼吸运动具有使肺泡扩张及生长的作用。正常胎儿的呼吸运动是阵发性和不规则的，呼吸频率每分钟 30～70 次。胎儿窘迫时，正常呼吸运动停止，出现大喘息样呼吸运动。

4. 消化系统

（1）胃肠道：妊娠 11 周胎儿小肠已开始蠕动，妊娠 16 周时胎儿胃肠功能基本建立，胎儿可吞咽羊水，并吸收羊水中的水分、氨基酸、葡萄糖及其他可溶性营养物质，但对脂肪的吸收能力较差。胎儿吞咽活动可促进消化道的生长发育。正常情况下胎儿在宫内不排大便，只有在缺氧的情况下，使肠蠕动增加及肛门括约肌松弛，导致胎粪排出。

（2）肝：胎儿肝功能不够健全，肝内缺乏许多酶，不能结合因红细胞（胎儿红细胞寿命短，破坏多）破坏所产生的大量游离胆红素，游离的胆红素主要经胎盘由母体肝代谢后排出体外。仅小部分胆红素在肝内结合，经胆道排入小肠内氧化为胆绿素，胆绿素的降解产物导致胎粪呈墨绿色。

5. 泌尿系统　妊娠 11～14 周肾脏已有生成尿液的功能，妊娠 14 周胎儿膀胱内已有尿液并具有排尿功能。妊娠 30 周时，尿量为 10ml/h，妊娠足月时，尿量为 27ml/h。中期妊娠以后羊水的重要来源是胎儿尿液。胎儿肾对抗利尿激素（antidiuretic hormone，ADH）无反应，不能浓缩尿液。

6. 内分泌系统　胎儿甲状腺于妊娠 6 周时开始发育，是胎儿最早发育的内分泌腺，在妊娠 12 周时能合成甲状腺激素。同样，胎儿甲状旁腺在妊娠 12 周时可分泌甲状旁腺素。胎儿肾上腺于妊娠 4 周时开始发育，妊娠 7 周时可以合成肾上腺素，妊娠 20 周时肾上腺皮质增宽，主要由胎儿带组成，能产生大量甾体激素，与胎儿肝、胎盘、母体共同完成雌三醇的合成。因此，测定孕妇血或尿液雌三醇值，已成为了解胎儿胎盘功能最常用的方法。妊娠 12 周时胎儿胰腺能分泌胰岛素。

7. 生殖系统

（1）男胎：睾丸约在妊娠 9 周分化发育，至妊娠 14～18 周形成精曲小管。睾丸中的间质细胞分泌睾酮，促使中肾管发育；而支持细胞产生副中肾管抑制物质，副中肾管退化。睾酮经 5α-还原酶作用衍化为二氢睾酮，后者使外生殖器向男性分化发育。睾丸于妊娠 32 周后开始下降，足月时已降至阴囊内。

（2）女胎：卵巢发育较晚，在妊娠 11～12 周分化发育，缺乏副中肾管抑制物质使副中肾管系统发育，形成阴道、子宫、输卵管。缺乏 5α-还原酶，外生殖器向女性分化发育。女性胎儿受母体雌激素影响，子宫内膜及阴道上皮增生，宫颈腺体分泌黏液。出生后出现撤退激素性阴道出血或液性白带，无须特殊处理。

三、胎儿附属物的形成及其功能

胎儿附属物是指胎儿以外的组织，包括胎盘、胎膜、脐带和羊水。

（一）胎盘

胎盘是维持妊娠、保证胎儿生长发育的特殊器官，位于母体与胎儿之间，由胎儿与母体组织共同构成。

1. 胎盘的构成

（1）羊膜（amnion）：为半透明、光滑、无血管、无神经、无淋巴、具有一定弹性的薄膜，厚度仅为 0.02～0.05mm，疏松附着在叶状绒毛膜的内面，为胎盘最内层，也称胎盘的子面，是胎盘的胎儿部分。自内向外由单层无纤毛立方上皮细胞层、基底层、致密层、成纤维细胞层和海绵层 5 层组成。

（2）叶状绒毛膜（chorion frondosum）：是胎盘的主要结构。

1）绒毛膜的形成：绒毛膜（chorion）由滋养层和胚外中胚层构成。晚期囊胚着床后，滋养层细胞分裂增生，表面形成数百个毛状突起，为一级绒毛，又称初级绒毛干（primary villus），此时滋养层细胞分化为内层的细胞滋养细胞层（具有分裂生长功能的细胞）和外层的合体滋养细胞层（具有执行功能的细胞），绒毛的发育使其与子宫蜕膜的接触面积增大，有利于胚胎与母体间的物质交换。胚胎发育至第 2 周末或第 3 周初时，胚外中胚层逐渐伸入绒毛干内，形成绒毛间质，为二级绒毛，又称次级绒毛干。约在受精后第3周末,绒毛逐渐反复分支,其内的间质分化为结缔组织和毛细血管,形成三级绒毛干。至此,滋养层和胚外中胚层已发育成为完善的绒毛膜,胎儿血开始在绒毛中的毛细血管内循环。少部分绒毛干固定在子宫蜕膜上并与其融合,起固定胎盘的作用,称固定绒毛。绒毛干之间的间隙称为绒毛间隙,其内充满来自子宫螺旋动脉的母血,胚胎借助游离于绒毛间隙内的游离绒毛与母血进行营养物质的吸收和代谢产物的排出。此时,胎盘循环已建立。

2)绒毛膜的演变:胚胎早期绒毛膜均匀包绕在囊胚外,随着胚胎的生长,与底蜕膜相接触的绒毛,因血供充足、营养丰富而干枝茂盛,称叶状绒毛膜,构成胎盘的胎儿部分。从绒毛膜板伸出的绒毛干,反复分支,向绒毛间隙伸展,形成终末绒毛网。与包蜕膜相邻的绒毛因血供缺乏、营养不足而逐渐退化,称平滑绒毛膜。随着胎儿的长大和羊膜腔的扩大,羊膜、平滑绒毛膜和包蜕膜逐渐突向子宫腔,最后与壁蜕膜相结合,胚外体腔和子宫腔消失,子宫内只存一羊膜腔,羊膜腔内有胎儿、脐带和羊水。

3)胎盘循环:胎盘内具有母体和胎儿两套循环系统(图4-4),两者之间的血液在各自的系统中循环,其间由胎盘屏障(血管合体膜,vascular-syncytial membrane,VSM)相隔,进行母胎交换,互不相混。胎盘屏障结构为绒毛毛细血管壁及基膜、绒毛间质、细胞滋养层细胞及基膜、合体滋养层细胞。母胎间 O_2 与 CO_2、养分与废物的交换依靠渗透、扩散和细胞选择力等在胎盘屏障中进行。

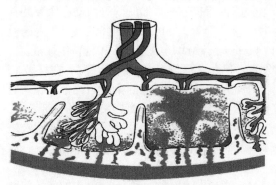

图4-4　胎盘循环

A. 胎儿胎盘循环:胎儿代谢后的血经脐动脉及其分支流入绒毛毛细血管,与绒毛间隙内的母血进行物质交换后经脐静脉回到胎儿。绒毛毛细血管压力明显高于绒毛间隙的压力,有利于母体之间的物质交换。胎儿血流经胎盘毛细血管网的血容量随着妊娠的进展不断变化,妊娠足月时,胎盘毛细血管网的血容量高达500ml左右,下段于胎儿体内的血液每分钟流经胎盘一次。足月胎盘的绒毛面积达 $12 \sim 14m^2$,相当于成人消化道的吸收面积。

B. 母体胎盘循环:子宫螺旋动脉开口于绒毛间隙的底部,来自母体的动脉血自此流入绒毛间隙,与游离绒毛的毛细血管内的胎儿血进行物质交换,再回到同样开口于绒毛间隙底部的子宫螺旋静脉流入母体。绒毛间隙血液循环靠动脉和静脉之间的压力差推动,由于绒毛间隙不整齐且其间有繁茂的游离绒毛分支阻挡,血流缓慢,有利于绒毛内的胎儿血和绒毛间隙的母体血进行充分交换;在母体循环中,单位时间流入绒毛间隙的血量对胎儿的发育非常重要。随着妊娠的进展,绒毛间隙的血流量逐渐增多,妊娠足月时,母体血液以每分钟500 ~ 600ml 的流速进入绒毛间隙。

(3)底蜕膜(basal decidua):构成胎盘的很少的母体部分。晚期囊胚着床时合体滋养细胞侵蚀溶解周围的蜕膜形成绒毛间隙,使底蜕膜成为绒毛间隙的底,称蜕膜板,部分蜕膜板向绒毛膜方向伸出形成蜕膜隔,该隔一般不超过胎盘全层的2/3,将胎盘母体面分为肉眼可见的 18 ~ 20 个胎盘小叶(母体叶)。

2. 妊娠足月胎盘的大体结构　足月妊娠的胎盘呈圆形或椭圆形盘状,重量450 ~ 650g,直径16 ~ 20cm,厚 1 ~ 3cm,中间厚、边缘薄。胎盘有胎儿面和母体面。胎儿面被覆一层光滑、半透明灰白色的羊膜,近中央处有脐带附着,脐带动、静脉从附着处分支向四周呈放射状分布,直达胎盘边缘,同时脐动、静脉各平行分支沿途又分出许多小分支垂直穿过绒毛膜板,进入绒毛干及其分支。母体面粗糙、凹凸不平、呈暗红色,表面的凹陷处的蜕膜隔将其分为母体叶(图4-5)。

3. 胎盘的生理功能　极其复杂。其功能的正常与否对保证胎儿在子宫内正常生长发育至关重要。

胎盘物质交换及转运的方式:①简单扩散(simple diffusion),又称被动扩散,是最简单、最

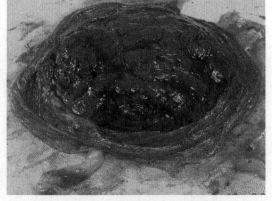

图4-5　足月胎盘大体结构(母体面)

重要的交换方式，指物质从高浓度区向低浓度区扩散，此过程不消耗能量。②易化扩散（facilitated diffusion），也是物质从高浓度区向低浓度区扩散，但需借助细胞膜上的载体才能完成，其扩散速度比简单扩散快得多，同样不消耗能量，但具有饱和现象。③主动转运（active transport），指物质从低浓度区逆向扩散至高浓度区，需借助细胞膜上的泵蛋白帮助才能完成，此转运方式具有特异性，需要消耗能量，有饱和现象。④其他方式：有些大分子物质的入胞和出胞作用；红细胞通过胎盘屏障（placental barrier）的裂隙转运；白细胞借自身力量通过胎盘；病原体破坏后通过胎盘。

胎盘生理功能包括气体交换、营养物质供应和排出胎儿代谢产物、防御功能及合成功能等。

（1）气体交换：母胎间 O_2 和 CO_2 在胎盘中以简单扩散方式进行交换。胎儿红细胞中所含血红蛋白较成人高，绒毛间隙内血 PO_2（40～50mmHg）远高于交换前胎儿脐动脉血 PO_2（20mmHg），使母血中血氧能迅速向胎儿方向扩散，交换后胎儿脐静脉血 PO_2 达 30mmHg 左右。绒毛间隙内血 PCO_2 38～42mmHg，胎儿脐动脉血 PCO_2 为 48mmHg，两者分压相差不多，但由于胎盘屏障对 CO_2 的扩散度是 O_2 的 20 倍，故胎儿向母血排出 CO_2 较摄取 O_2 容易得多。

（2）营养物质供应和排出胎儿代谢产物：①以简单扩散方式通过胎盘的营养物质为水、钾、钠、镁、脂溶性维生素、游离脂肪酸等；②以易化扩散方式通过胎盘的营养物质为葡萄糖；③以主动转运方式通过胎盘的营养物质为钙、磷、碘、铁和母体低钾时向胎儿转运的钾、氨基酸、水溶性维生素；④蛋白质通过入胞和出胞作用从母体转运到胎盘。胎儿代谢物如肌酐、尿素、尿酸、肌酸等亦经胎盘送入母血排出。

（3）防御功能：母体的免疫球蛋白（特别是 IgG 和 IgA）通过入胞作用进入胎儿，使胎儿获得被动免疫。但母体内的抗 A、抗 B、抗 Rh 抗体亦可进入胎儿血中，致使胎儿及新生儿产生免疫性溶血。多数致病微生物不能通过胎盘屏障，对胎儿具有防御保护功能。但这种屏障功能并不完善，有的病原微生物，尤其是病毒，可以通过胎盘屏障进入胎儿体内，引起胎儿畸形、流产甚至死胎。有的病原微生物，如弓形虫、梅毒螺旋体、衣原体、支原体等不能通过胎盘屏障，但可使胎盘部位形成病灶，破坏绒毛结构进入胎盘而后感染胎儿。

（4）合成功能：胎盘能合成和释放多种激素、酶、神经递质和细胞因子，对维持正常妊娠有非常重要的作用。

1）人绒毛膜促性腺激素（human chorionic gonadotropin，hCG）：是由合体滋养细胞合成的一种糖蛋白激素，在受精后第 6 天开始分泌，受精后第 7 天就能在孕妇血清和尿中测出，以后增长很快，约 2 天上升 1 倍，至妊娠 8～10 周血清浓度达高峰，高峰时间约持续 10 天，以后 hCG 下降很快，在妊娠 18～20 周时降至低水平（峰值的 10%）直至分娩，一般在产后 2 周 hCG 从血中消失。hCG 由 α、β 两个不同亚基组成，α 亚基的结构与垂体分泌的 FSH、LH 和 TSH 等基本相同，故相互间能发生交叉反应，而 β 亚基的结构则不相同，所以临床应用 hCG-β 亚基的特性作特异抗体，用于诊断妊娠以避免黄体生成素（LH）的干扰。

hCG 的生物功能：①维持月经黄体的寿命，使月经黄体增大成为妊娠黄体，增加类固醇激素的分泌以维持妊娠；②抑制植物凝集素对淋巴细胞的刺激作用，hCG 可吸附于滋养细胞表面，以免胚胎滋养层细胞被母体血流中的抗体及免疫活性细胞所排斥；③刺激胎儿甲状腺、肾上腺和男胎性腺发育；④具有黄体生成素（LH）和卵泡刺激素（FSH）的活性，影响排卵。

2）人胎盘生乳素（human placental lactogen，HPL）：是由胎盘合体滋养层细胞合成释放的不含糖分子的单链多肽激素。妊娠 5～6 周时可在母血中测出，随妊娠进展，分泌量逐渐增加，至妊娠 34～36 周达高峰，维持至分娩，分娩后 7 小时内迅速消失。

HPL 的生物功能：①促进蛋白质合成作用，维持正氮平衡，促进胎儿生长；②促进糖原合成，同时可刺激脂肪分解，使游离脂肪酸增加，供母体应用，使更多的葡萄糖供应胎儿；③刺激乳腺上皮细胞合成各类乳蛋白，为产后泌乳做好准备；④促进黄体的形成；⑤抑制母体对胎儿的排斥作用；⑥有促进胰岛素生成的作用，使母体血胰岛素值增高。

3）妊娠特异性 $β_1$ 糖蛋白（pregnancy specific $β_1$ glycoprotein，PSG_1）：是在胚胎发育的早期由胎盘合体滋养层细胞开始合成，约着床后第 3 天就可在母体血清中检测到，其含量随着孕周的增加而升高，妊娠 34～38 周达高峰，至妊娠足月为 200mg/L。并且与胎盘分泌的其他激素与多肽无交叉反应。这些特点使得测定血清中 PSG_1 含量在临床诊断中有重要的意义。PSG_1 蛋白含量的高低可以推断出胎盘的功能。研究发现,当血清中PSG_1的含量低于正常值时,说明合体滋养层细胞功能下降,胎儿有潜在缺氧和缺血的危险。

4)孕激素:卵巢妊娠黄体持续分泌孕激素,但随着妊娠的进展,孕激素的分泌量逐渐减少。维持早期妊娠的主要孕激素来源于卵巢,自妊娠 8~10 周后胎盘合体滋养细胞是产生孕激素的主要来源。随着妊娠进展,胎盘体积逐渐增大,母血中孕酮水平也逐渐增高,妊娠中、晚期如因疾病切除卵巢并不影响妊娠的继续。

孕酮的生理功能:①抑制子宫平滑肌自发性收缩,降低其肌张力;②在妊娠期,孕酮协同雌激素和其他激素刺激乳腺生长;③能对抗醛固酮对肾脏的作用,从而控制孕妇尿中钠的排出。

5)雌激素:妊娠早期主要由卵巢的妊娠黄体产生,于妊娠 10 周后主要由胎儿 - 胎盘单位合成,雌激素的生物功能是刺激子宫内膜和子宫平滑肌进一步增生和肥大。胎盘产生的雌激素主要是雌酮(estrone,E_1)、17β- 雌二醇(17β-estradiol)和雌三醇(estriol,E_3)。至妊娠末期雌三醇值为非孕妇女的 1000 倍,雌二醇及雌酮值为非孕妇女的 100 倍。

雌激素合成过程:母体内胆固醇在胎盘内转变为孕烯醇酮后,需由胎儿肾上腺转化为硫酸脱氢表雄酮(DHAS),再经胎儿肝内 16α- 羟化酶作用形成 16α- 羟基硫酸脱氢表雄酮(16α-OH-DHAS),此种物质在胎盘合体滋养细胞硫酸酯酶作用下,去硫酸根成为 16α-OH-DHA 后,再经胎盘芳香化酶作用成为 16α- 羟基雄烯二酮,最后形成游离雌三醇(图 4-6)。由于雌三醇的前身物质主要来自胎儿,故雌三醇值可作为晚期妊娠判断胎儿胎盘单位功能的指标,反映胎儿宫内情况,但评价不能以单次检查为准,应连续测定观察。

6)胎盘酶:胎盘合成的酶种类很多,其中缩宫素酶(oxytocinase)、耐热性碱性磷酸酶(heat stable alkaline phosphatase,HSAP)随妊娠进展而含量增加,多次动态检测其数值,可作为胎盘功能检查的指标之一。

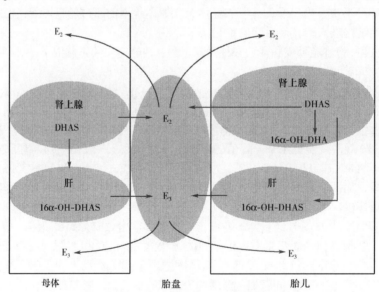

图 4-6　胎儿 - 胎盘单位雌激素合成

7)细胞因子与生长因子:胎盘能产生多种类型的生长因子及细胞因子。细胞因子参与并影响生殖活动的各个环节,如胚胎的着床和发育、胚胎的营养、蜕膜绒毛间的相互作用,并对胚胎免疫保护起一定作用。比较肯定的是,胎盘可产生血小板衍化生长因子、抑制素等。

(二)胎膜

胎膜(fetal membranes)由绒毛膜(chorion)和羊膜(amnion)组成。

1.绒毛膜　胎膜外层为绒毛膜,为与包蜕膜接触的部分,随着妊娠的进展,由于缺乏血液供应,营养不足而逐渐退化萎缩为平滑绒毛膜(chorion laeve),至妊娠晚期绒毛膜与羊膜紧密相贴,但能完全分开。

2.羊膜　胎膜内层为羊膜,由羊膜上皮及胚外中胚层组成,与覆盖胎盘、脐带的羊膜层相连,围成一个密封的羊膜腔,随着胎儿的生长及羊膜腔的不断扩大,羊膜腔占据了整个子宫腔,对胎儿起着一定的保护作用。羊膜的致密层含有间质胶原，使羊膜结实、柔软和坚硬，以维持羊膜的张力，防止破裂。羊膜最内层的上皮细胞布满微绒毛，其上的转运溶质维持羊水与羊膜之间的平衡交换。胎膜含有花生四烯酸(前列腺素前身物质)的磷脂，且含有能催化磷脂生成游离花生四烯酸的溶酶体，故在分娩发动上有一定作用。

（三）脐带

脐带（umbilical cord）是连于胎儿脐部与胎盘间的条索状组织（图 4-7）。脐带外覆羊膜，呈灰白色，内含两条脐动脉（管腔小、管壁厚）和一条脐静脉（管腔大、管壁薄），中间填充华通胶（Wharton jelly）。华通胶（来自胚外中胚层的胶样胚胎结缔组织，水分丰富）有保护脐血管作用。两条脐动脉将胎儿血液运送到胎盘绒毛网内，一条脐静脉将胎盘绒毛汇集的血液运回胎儿，由于脐带的血管长，所以脐带呈螺旋状迂曲。足月妊娠胎儿脐带长度约与胎儿身长相等，范围在 30 ～ 100cm，平均 55cm，直径 0.8 ～ 2.0cm。脐带是胎儿与母体进行物质交换的唯一桥梁，脐带受压致使血流受阻时，缺氧可导致胎儿窘迫，甚至胎死宫内。

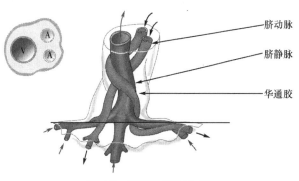

图 4-7 脐带结构和血流

A. 脐动脉；V. 脐静脉

（四）羊水

羊膜腔内的液体称羊水（amniotic fluid），胎儿在羊水中生长发育。妊娠不同时期的羊水来源、容量及组成均有明显改变。

1. 羊水的来源 ①妊娠早期主要是经羊膜上皮细胞分泌进入羊膜腔的透析液，成分与母亲血清基本相同；②妊娠中期以后，胎儿肾有生成尿液的功能，产生的尿液是羊水的重要来源，随着胎儿长大，尿量渐增加；③妊娠晚期胎儿肺参与羊水的生成，每天有 600 ～ 800ml 液体从肺泡分泌入羊膜腔（图 4-8）。

2. 羊水的吸收 ①妊娠早期胎儿的皮肤未角化，可吸收羊水；②妊娠中期胎儿有吞咽能力，每 24 小时可吞咽羊水 500 ～ 700ml；③胎盘及脐带表面羊膜上皮吸收（图 4-8）。

3. 母体、胎儿、羊水三者之间的液体平衡 羊水在羊膜腔内通过上述途径不断进行液体交换，以保持羊水量相对恒定，始终处于动态平衡状态。母儿间的液体交换，主要通过胎盘进行，每小时约 3600ml；母体与羊水的交换主要通过胎膜进行，每小时约 400ml；羊水与胎儿的交换量较少，主要通过胎儿的消化管、呼吸道、泌尿道及角化前皮肤进行交换；约每 3 小时羊膜腔内的羊水全部更换一次。

4. 羊水量、性状及成分

（1）羊水量：随着妊娠进展渐增，个体差异量很大。在妊娠 8 周时为 5 ～ 10ml，妊娠 10 周约 30ml，妊娠 20 周约 400ml，妊娠 38 周达高峰，可达 1000 ～ 1500ml，以后逐渐减少，妊娠足月时羊水量约 800ml；过期妊娠羊水量明显减少，可减至 300ml 以下。

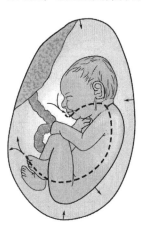

图 4-8 羊水交换途径

（2）羊水性状及成分：随着妊娠时限的不同而异。妊娠早期羊水为无色澄清液体，呈弱碱性。妊娠足月时羊水比重为 1.007 ～ 1.025，略浑浊，不透明，呈中性或弱碱性，pH 为 7.20，内含 98% ～ 99% 水分、1% ～ 2% 无机盐及有机物；羊水中悬有小片状物，为胎脂、胎儿脱落上皮细胞、毳毛、毛发、少量白细胞、白蛋白和尿酸盐等，羊水中含大量激素和酶。

5. 羊水的功能

（1）保护胎儿：羊水为胎儿提供了一个适宜的生长环境。①适宜的活动空间：胎儿在羊水中能自由活动，利于肌肉和骨骼的发育，防止胎体畸形及胎体粘连。羊水的缓冲使胎儿不致受到挤压和防止胎儿受到外界的机械损伤。②适宜的温度和湿度：羊膜腔内的温度恒定，能保持胎儿体内水平衡。胎儿水分不足时可由羊水提供，胎儿水分过多时则排入羊膜腔。③保护子宫腔压力：支持胎盘附着在子宫壁上，防止胎盘早剥，减少对胎儿及脐带的压迫。④临产时宫缩压力通过羊水均匀分布，避免胎儿直接受压。

（2）保护母体：①妊娠期减轻了由于胎动引起的母体不适感；②分娩时通过羊水传导的压力有助于子宫颈的扩张；③破膜后羊水对产道起润滑和冲洗作用，有利于分娩及减少感染。

四、妊娠期母体变化

妊娠是一个正常生理过程，为了胎儿生长发育的需要，在胎盘所产生的激素的影响下，孕妇体内各系统在解剖、生理、生化方面发生一系列改变。产后胎盘所分泌的激素在体内急骤减少并消失，由妊娠所引起的各种变化，在产后 6 周内逐渐恢复至孕前水平。

（一）生殖系统的变化

1. 子宫

（1）子宫体

1）体积与形态：非妊娠期子宫形态为倒置的梨形，体积为（7～8）cm×（4～5）cm×（2～3）cm。妊娠早期，增大的子宫呈球形或椭圆形且不对称，妊娠 12 周后增大的子宫逐渐均匀对称并超出盆腔，在耻骨联合上方可触及，晚期妊娠子宫体呈长椭圆形，并轻度右旋，右旋是乙状结肠和直肠固定在盆腔的左后方所致，足月妊娠时子宫的体积达 35cm×25cm×22cm。

2）子宫腔容积：随着妊娠的进展、胎儿及其附属物的形成与发育，子宫腔容量也逐渐增大，由非妊娠时的 5～10ml，到妊娠足月时增至 5000ml 或更多。

3）子宫重量：非妊娠时子宫重量为 50～70g，妊娠足月时增至 1100g 左右，大约是非妊娠时的 20 倍。妊娠期子宫的增大，主要是肌细胞肥大的结果，而非肌细胞增生，少量结缔组织和肌细胞的增生及血管的增多和增粗也参与子宫增大。子宫肌细胞的大小由非妊娠时的长 20μm、宽 2μm，增至足月妊娠时的长 500μm、宽 10μm。子宫肌细胞的胞质内含有丰富的具有收缩活性的肌动蛋白（actin）和肌球蛋白（myosin），为临产子宫收缩提供物质条件。子宫肌壁厚度非妊娠时约 1cm，至妊娠中期时逐渐增厚达 2.0～2.5cm，至妊娠末期逐渐变薄，足月时的子宫壁厚为 1.0～1.5cm 或更薄。子宫各部分的增长速度不一，子宫底于妊娠后期增长最快，子宫体含肌纤维最多，子宫下段次之，子宫颈最少，以适应临产后子宫阵缩由子宫底向下递减，促使胎儿娩出。

4）子宫收缩：自妊娠 12～14 周起，子宫出现不规则、无痛性收缩，可由腹部检查时触知，孕妇有时自己也能感觉到，其特点为稀发不对称。尽管其强度及频率随妊娠进展而逐渐增加，但宫缩时子宫腔内压力不超过 10～15mmHg，故无疼痛感觉，称 Braxton Hicks 收缩。

5）子宫血流：随着妊娠的进展，子宫增大进入腹腔，子宫动脉从非妊娠时的屈曲状态逐渐牵拉变直，以适应胎盘内绒毛间隙血流量增加的需要。妊娠早期，子宫血流量约为 50ml/min，主要供应子宫肌层和蜕膜；以后子宫血流量逐渐增加，至足月时子宫的血流已达 450～650ml/min，主要供应胎盘（5% 供应子宫肌层，10%～15% 供应子宫蜕膜层，80%～85% 供应胎盘）。子宫收缩时，子宫肌层内血管被阻断，子宫血流量明显减少。

（2）子宫峡部：位于子宫颈管内，为子宫颈解剖学内口与组织学内口之间最狭窄的部位，非妊娠时长 1cm。妊娠后子宫峡部明显变软，进入中期妊娠以后子宫峡部逐渐伸展、拉长、变薄，扩展成子宫腔的一部分，临产后可进一步延长至 7～10cm，成为产道的一部分，此时称子宫下段。

（3）子宫颈：妊娠后子宫颈血管增多，组织水肿，故子宫颈外观肥大，呈紫蓝色，质地柔软，颈管腺体增生，颈管组织外翻，外观呈糜烂状。子宫颈管内腺体分泌增多，形成黏稠的黏液栓，可防止细菌侵入子宫腔。

2. 卵巢　受精卵植入 24 小时后，滋养细胞开始分泌 hCG，hCG 刺激月经黄体成为妊娠黄体并产生大量雌激素和孕激素以维持妊娠。妊娠 10 周以后，黄体功能被胎盘取代，但妊娠黄体并不萎缩。妊娠期卵巢略增大，其中增大的妊娠黄体体积可占据卵巢的一半，妊娠期卵巢卵泡发育和成熟停止，并不排卵。

3. 输卵管　妊娠期输卵管延长。肌细胞没有肥大，故肌层无增厚。黏膜上皮细胞稍扁平，可出现蜕膜细胞。

4. 阴道　妊娠时阴道黏膜充血、水肿，外观呈紫蓝色，皱襞增多；周围的结缔组织变软。这些解剖改变使阴道伸展性增加，利于分娩时胎儿的通过。妊娠时阴道黏膜上皮增生及脱落增多，加上子宫颈腺体分泌增强，故白带增多呈白色糊状。阴道上皮细胞糖原积聚，在阴道杆菌作用下变为乳酸，维持阴道酸性环境，不利于致病菌生长，有利于防止感染。

5. 外阴 妊娠期外阴充血，表皮增厚，大、小阴唇色素沉着，结缔组织变软，使其伸展性增大，有利于临产时胎儿娩出。随着妊娠的进展，增大的子宫压迫盆腔血管，使下肢静脉回流障碍，部分孕妇可有外阴及下肢静脉曲张，产后多自行消退。

（二）乳房的变化

雌激素刺激乳腺腺管增殖，孕激素促使乳腺腺泡发育。在垂体催乳素、胎盘生乳素、皮质醇、甲状腺激素及胰岛素等激素协同作用下，妊娠期间大量的雌、孕激素使乳房增大、充血，脂肪沉积，为产后哺乳做准备，特别在早孕期间充血明显，皮下浅静脉扩张，孕妇自觉乳房胀痛。伴随着乳房的增大，乳头也增大变黑、易勃起，乳晕变黑，乳晕上的皮脂腺肥大形成散在的结节状小隆起，称为蒙氏结节（Montgomery's tubercles），是妊娠早期的体征。由于大量雌、孕激素抑制了乳腺分泌乳汁，真正泌乳在分娩后才出现，但妊娠末期挤压乳房，可有少量稀薄的黄色液体溢出，称为初乳（colostrum）。

（三）循环系统的变化

1. 心脏 妊娠期随着子宫的增大逐渐将膈肌上推，使心脏向左、向上、向前移位，心尖向左移位约2cm，心浊音界向左稍扩大。伴随心脏的移位，大血管也发生轻度扭转，加之血流量增加和血流速度加快，半数孕妇心尖部可闻及功能性柔和吹风样收缩期杂音，产后逐渐消失。心脏容量和心率随妊娠进展而逐渐增加，孕晚期血容量增加约10%，心率在休息时增加10～15次/分。心电图可因心脏位置左移而显示心电轴左偏。

2. 心排血量 在整个妊娠期均增加，为妊娠期循环系统最重要的改变。心排血量自妊娠8～10周渐渐增加，妊娠32～34周时达高峰，持续高水平至分娩。以左侧卧位测量，在高峰期心排血量增加约30%，心排血量平均约80ml。妊娠期心排血量与孕妇的体位有极大关系，妊娠晚期，孕妇从仰卧位改至侧卧位时，心排血量增加约22%，从坐位改至站立位时，心排血量下降至与非妊娠期相同。临产后，心排血量进一步增加，特别在第二产程产妇屏气用力时，心排血量增加更为显著。胎儿娩出后，子宫血流迅速减少，回心血量剧烈增加，产后1小时内心排血量可增加20%～30%，持续至产后3～4天。

3. 血压 妊娠期动脉压影响不大，收缩压基本无改变，由于妊娠期外周血管扩张，血液生理性稀释及胎盘动静脉短路的特点，外周循环阻力降低，舒张压在孕中期以后轻度下降，使脉压稍增大，妊娠晚期恢复至原有水平。孕妇体位影响血压，坐位高于仰卧位。仰卧位时增大的子宫压迫下腔静脉，回心血量减少，心排血量进一步骤减，使血压下降，称妊娠期仰卧位低血压综合征（supine hypotensive syndrome）。

4. 静脉压 随妊娠进展，增大的子宫使下腔静脉回流受阻，增加了下肢、会阴和直肠的静脉压，使静脉壁扩张，形成下肢、外阴静脉曲张和痔。上肢的静脉压没有改变。

（四）血液系统的改变

1. 血容量 妊娠期为适应增大的子宫及增大的血管系统的需要，血容量在妊娠6～8周开始逐渐增加，中期增加较快，至妊娠32～34周时达高峰，以后增加速度减慢，与非妊娠期相比增加30%～45%，其中血浆增加多于红细胞增加，血液相对稀释。血容量平均增加约1450ml，其中血浆增加1000ml，红细胞增加约450ml。妊娠期血液生理稀释有助于增加子宫和其他器官的血流量，降低血液黏稠度，增加毛细血管血流量，利于胎儿宫内生长发育。

2. 血液成分

（1）红细胞：妊娠期红色骨髓增生，网织红细胞轻度增多，表明不断产生红细胞。由于血液的稀释，红细胞计数约为$3.6×10^{12}$/L（非孕妇女约为$4.2×10^{12}$/L），血红蛋白值约为110g/L（非孕妇女约为130g/L），血细胞比容为0.31～0.34（非孕妇女为0.40～0.42）。上述改变常在产后6周恢复。

（2）白细胞：从妊娠7～8周开始增加，妊娠30周时达高峰，为（10～12）$×10^9$/L［非孕妇女为（5～8）$×10^9$/L］，有时可达$15×10^9$/L。临产及产褥期进一步增加，偶可达$25×10^9$/L，主要为中性粒细胞，淋巴细胞增加不多，单核细胞及嗜酸性粒细胞几乎无改变。上述改变可在产后6天恢复。

（3）凝血因子：妊娠期间凝血因子Ⅱ、Ⅴ、Ⅶ、Ⅷ、Ⅸ及Ⅹ等均增加，纤维蛋白原增加50%，达4～6g/L（非孕妇女2～3g/L），血液处于高凝状态，为产后胎盘附着面迅速止血提供物质基础。

凝血因子Ⅺ、ⅩⅢ和血小板稍下降，可能是血液稀释和高凝状态的耗损所致。随妊娠进展，凝血酶原时间及部分凝血活酶时间均有轻度缩短，凝血时间无变化。

（4）血浆蛋白：由于血液稀释，血浆蛋白尤其是白蛋白降低，约为 35g/L。

（五）泌尿系统的变化

1. 泌尿系统解剖的改变

（1）肾脏和输尿管：妊娠期间肾脏的体积和重量均轻度增大。肾盏、肾盂及输尿管均有扩张，可能与机械性梗阻及妊娠期内分泌改变有关，由于子宫右旋的原因，右侧输尿管扩张较左侧尤为明显。

（2）膀胱：妊娠早期由于增大子宫的压迫，膀胱容量减少，故孕妇常有尿频的现象。中期妊娠以后伴随大的子宫膀胱进入腹腔，膀胱三角区升高，加上输尿管受孕激素的影响管壁增粗及蠕动减弱，导致输尿管中的尿液引流不畅，加重了输尿管和肾盂的扩张，使孕妇易患急性肾盂肾炎，以右侧多见。

2. 肾功能的改变
妊娠期孕妇及胎儿代谢产物增加，肾脏的负担加重，肾功能变化较大。肾血浆流量（renal plasma flow，RPF）及肾小球滤过率（glomerular filtration rate，GFR）均增加。这些改变在妊娠早期已经开始，到妊娠中期 RPF 比非妊娠时增加 35%，GFR 增加 50%。RPF 与 GFR 受体位影响，孕妇侧卧位时尿量增加，故夜尿量多于日尿量。由于 RPF 与 GFR 的增加，尿素、肌酐、肌酸等滤过和排泄增多，其血浆浓度低于非妊娠妇女。另外，妊娠期葡萄糖在肾脏的滤过增加，而重吸收不能相应增加，当肾小球滤过超过肾小管再吸收能力时，可有少量糖排出，称为妊娠生理性糖尿，应注意与真性糖尿病相鉴别。妊娠期氨基酸排出增加，但无尿蛋白出现。

（六）呼吸系统的变化

1. 解剖改变
妊娠期间，由于肋骨向外扩展，使肋膈角增大，胸廓横径和前后径各增加约 2cm，胸廓周径增加 5～7cm，妊娠晚期膈肌上升约 4cm，使胸腔纵径缩短，解剖改变的结果是胸腔容积没有改变。由于子宫增大，腹压增加，膈肌活动度幅度减少，腹式呼吸受限，但胸廓活动相应增加，所以妊娠期以胸式呼吸为主，气体交换仍然保持不变。妊娠期上呼吸道黏膜水肿、充血，局部抵抗力降低，易发生上呼吸道感染。

2. 功能改变
为适应孕妇和胎儿对氧的需求，在呼吸中枢的调节下，呼吸功能发生代偿性变化，变化的结果是呼吸次数没有改变，每分钟仍在 20 次以下，但呼吸较深。

妊娠期肺功能改变：①肺活量稍增加（增加 1～0.2L）。②通气量每分钟约增加 40%（增加 3L），使孕妇动脉血氧分压升高，有利于孕妇和胎儿对氧的需求。③潮气量增加 39%（增加 0.2L）。④残气量约减少 20%，使孕妇动脉血 CO_2 分压降低，有利于胎儿血中 CO_2 向孕妇扩散。孕妇动脉血 CO_2 分压低，反射性使呼吸中枢兴奋阈值降低，出现生理性气短，但肺功能检查正常。⑤肺泡换气量约增加 65%。

（七）消化系统的变化

1. 口腔改变
①牙齿：好发龋齿，可能与唾液中 pH 降低有关。②牙龈：受大量雌激素影响，牙龈充血、水肿、增生，使牙龈肥厚，易出血。部分孕妇牙龈出现血管灶性扩张，即妊娠龈瘤，分娩后自然消退。③唾液：分泌量无改变，但部分孕妇有吞咽受限，会感觉唾液增多甚至流涎。

2. 胃肠道改变
增大的子宫使胃向左上方推移，并向右旋转，呈不同程度的水平位，同时盲肠及阑尾向外上方移位，当这些部位发生病变时，体征往往有变异。胃肠道受孕激素作用，平滑肌张力降低，蠕动减弱，胃酸分泌减少，胃排空时间及肠道运输时间均有延长，孕中、晚期腹腔压力增加使胃受压及贲门括约肌松弛，胃内酸性食物可逆流到食管，临床上常有上腹部饱胀感、胃部灼热感及粪便在大肠停留时间延长进而出现便秘。

3. 肝脏
体积、组织结构和血流量均无明显变化，肝功能方面有白蛋白下降、球蛋白上升、碱性磷酸酶升高，其余无明显变化。

4. 胆囊
受孕激素的影响，胆道平滑肌松弛、收缩力弱，胆囊排空时间延长，使胆汁黏稠，故妊娠期易并发胆囊炎及胆结石。

（八）内分泌系统的变化

1. 垂体
增大 1～2 倍，特别是在妊娠晚期，嗜酸性细胞增多，肥大形成妊娠细胞，垂体生理性增大可能会导致头痛，产后 10 天可恢复。增生的腺垂体调节分泌许多激素。产后有出血休克者，使增生、肥大的垂体供血不足而缺血坏死，导致垂体衰竭，称为希恩综合征（Sheehan syndrome）。

腺垂体分泌的激素有以下几种：

（1）促性腺激素（gonadotropin，Gn）：妊娠期间，大量的雌、孕激素对下丘脑及腺垂体的负反馈作用，使垂体分泌卵泡刺激素（FSH）及黄体生成素（LH）减少，故妊娠期卵巢无卵泡发育，也无排卵发生。

（2）催乳素（prolactin，PRL）：随妊娠进展而逐渐升高，至足月妊娠已是非妊娠时的 10 倍，达 150μg/L（非妊娠 15μg/L），为产后泌乳做准备。分娩后，不哺乳者大约产后 3 周降至非妊娠水平，哺乳者于产后 3 个月甚至更长时间才降到非妊娠时的水平。

（3）其他激素：促甲状腺激素（thyroid stimulating hormone，TSH）、促肾上腺皮质激素（adreno-corticotrophic hormone，ACTH）、促黑素（melanocyte stimulating hormone，MSH）、生长激素（growth hormone，GH）亦发生变化。TSH、ACTH 和 MSH 分泌增多，但无甲状腺、肾上腺皮质功能亢进的表现。MSH 分泌增多的结果，使面颊部、乳头、乳晕、腹白线、外阴等处有色素沉着。妊娠期间 GH 的分泌无改变。

2. 甲状腺 妊娠期腺组织增生和血管增多，甲状腺呈中度增大，受雌激素的影响肝脏产生甲状腺素结合球蛋白（thyroxine-binding globulin，TBG）增加，并与甲状腺素结合力加强，使血清总的 T_3、T_4 稍有增加，但游离型的 T_3、T_4 无改变或略下降，故孕妇通常无甲状腺功能亢进表现。

胎儿甲状腺一般在 10～12 周时已分化发育并开始有吸碘功能，母体内结合型的 T_3、T_4 及 TSH 不能通过胎盘，所以母儿间的甲状腺激素之间互不干扰，母儿各自负责自身的甲状腺功能调节。但是碘通过胎盘的速度较快，故孕期禁用放射性核素测定母体甲状腺功能，以免破坏胎儿甲状腺。

3. 甲状旁腺 妊娠早期孕妇血浆甲状旁腺素（parathyroid hormone，PTH）水平降低，妊娠中期以后，由于血容量增加，肾小球滤过率增加及钙的胎儿运输，导致孕妇血浆钙浓度降低，刺激甲状旁腺增生肥大，血浆中甲状旁腺素的浓度逐渐升高，另外雌激素可阻碍甲状旁腺对钙吸收的作用，刺激甲状旁腺素的释放，使得孕妇有生理性甲状旁腺功能亢进的表现，可以为胎儿提供足够的钙供应和维持母体耗碘的内环境稳定。

4. 肾上腺 体积无增大，但皮质的束状带增宽，分泌的激素增加。

（1）皮质醇（cortisol）：为主要的理糖激素，妊娠期分泌显著增多。由于游离皮质醇与血浆蛋白的结合能力强，约 75% 与球蛋白结合，15% 与白蛋白结合，仅有 10% 具有活性作用，所以孕妇无肾上腺皮质功能亢进的表现。

（2）醛固酮（aldosterone）：为主要的理盐激素，自妊娠 15 周起孕妇血浆醛固酮显著升高，足月妊娠时增加 10 倍。醛固酮大部分与蛋白质结合，妊娠期不致引起过多的水钠潴留。

（3）睾酮（testosterone）：略增多，有的孕妇可表现为阴毛、腋毛增粗及增多。

（九）皮肤的变化

妊娠期间垂体分泌的促黑素增多，大量雌激素和孕激素促进皮肤黑素细胞发挥功能，使孕妇皮肤色素加深，特别是乳头、乳晕、腹白线、外阴、腋窝等处尤为明显。部分孕妇面颊部出现蝶状褐色斑，称为妊娠黄褐斑（chloasma gravidarum）。

随着妊娠子宫逐渐增大及肾上腺皮质激素分泌增多，孕妇腹部、臀部、大腿及乳房皮肤过度扩张，使皮肤的弹性纤维断裂，形成紫色或淡红色的不规则平行裂纹（图 4-9），称妊娠纹（striae gravidarum），产后呈灰白色或银白色。

（十）骨骼、关节及韧带的变化

骨质在妊娠期通常无变化，仅在多胎、多产、缺乏维生素 D 及缺钙时，可发生骨质疏松症。

部分孕妇自觉耻骨联合、腰骶部及肢体疼痛不适，可能与松弛素（relaxin）使骨盆韧带、椎骨间的关节和韧带松弛有关。妊娠晚期孕妇重心向前移，为保持身体平衡，孕妇头部与肩部向后仰，腰部向前挺，形成典型孕妇姿势。

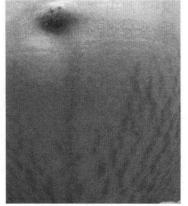

图 4-9 腹白线色素沉着和妊娠纹

（十一）其他变化

1. 体重　妊娠早期体重增加不明显。从妊娠 13 周直至妊娠足月，体重稳步上升，每周增加大约 350g，如果超过 500g 要注意隐性水肿。妊娠期间体重平均增加 12.5kg，包括：胎儿、胎盘、羊水约 4.5kg，子宫及乳房约 1kg，血液及组织间液约 3kg，脂肪沉积 2～3kg 等。

2. 新陈代谢　母体基础代谢率在妊娠早期稍有下降，从妊娠中期开始逐渐增高，至妊娠晚期可增高 15%～20%。

3. 糖类代谢　妊娠期胰腺功能亢进，胰岛增大，B 细胞增多，胰岛素分泌增加，使孕妇血糖较低，但胎盘合成的胎盘生乳素、雌激素、孕激素等都具有抗胰岛素的功能，使得妊娠妇女以高血糖症和高胰岛素血症来确保胎儿葡萄糖的供应，维持体内糖代谢，胰岛素从妊娠中期开始增加至分娩前达高峰。孕妇及胎儿需要葡萄糖增加、血液稀释及血容量增加、肾小球对葡萄糖的滤过率增加、肾小管吸收少，致使孕妇空腹血糖与非妊娠时相似或偏低。若胰岛代偿功能不足，出现糖耐量试验异常或糖尿病，称妊娠糖尿病，多于分娩后恢复正常。糖尿病妇女妊娠后注射胰岛素降血糖效果差，需要量增多。

4. 脂肪代谢　妊娠期间能量总需要量增加，母体脂肪储备增多，糖原储备减少，肠道对脂肪的吸收能力增强，因而血脂较妊娠前增加 50%。如果妊娠期能量过度消耗，脂肪分解加速，可出现尿酮体阳性。

5. 蛋白质代谢　妊娠期需要大量蛋白质，呈正氮平衡。妊娠中、晚期需要储备一定量的蛋白质，以满足胎儿、胎盘生长发育及母体子宫、乳房与其他组织适应性变化的需要。如果蛋白质储备不足，可使血浆蛋白减少，血浆胶体渗透压下降，使组织间液增加，出现显性或隐性水肿。

6. 水代谢　液体潴留的增加是妊娠正常生理改变。足月妊娠机体水分平均增加 6.5L，其中包括：胎儿、胎盘及羊水量约 3.5L，母体增加的血容量及子宫和乳腺增加的水分为 3L。妊娠末期组织间液可增加 1～2L。

7. 矿物质代谢　由于胎儿与母体需要大量的钙、磷、铁等，故妊娠期要补充足量的钙、磷，以满足胎儿及母体的需要。母体及胎儿每日需铁妊娠早期为 1mg，中期为 4mg、晚期为 12～15mg。故妊娠期要补充足量的铁，以满足胎儿及母体造血的需要，为分娩和哺乳做准备。

（陈　萱）

第二节　妊娠诊断

临床上将妊娠全过程（从末次月经第 1 日开始算，平均 40 周）分为 3 个时期：妊娠 13 周末以前称早期妊娠（first trimester），妊娠第 14～27 周称中期妊娠（second trimester），妊娠第 28 周及 28 周以后称晚期妊娠（third trimester）。

案例 4-1

　　患者，25 岁，因停经 20 周，要求进行产前检查，于 2018 年 4 月 19 日就诊。孕妇末次月经 2017 年 12 月 1 日，停经 40 余天自觉恶心、晨起呕吐及胃纳欠佳，因不影响正常生活而未做任何处理，持续 1 个多月自然消失。停经 50 余天曾在外院就诊，通过 B 超检查确诊"早期妊娠"。停经 4 个多月起自觉胎动，并感下腹部逐渐膨隆。停经后一直没有阴道出血，无腹痛和大、小便异常。既往健康。平时月经周期 29～31 天，量中，无痛经。结婚 8 个月，婚后性生活正常，无避孕。体格检查：体温 36.8℃，脉搏 80 次 / 分，呼吸 18 次 / 分，血压 110/70mmHg，体重 54kg，心肺听诊未发现异常，肝脾肋下未触及，双肾区无叩击痛。产科检查：下腹部膨隆，子宫增大，子宫底高度 18cm，腹围 76cm，多普勒胎心听诊器可闻胎心 158 次 / 分。

问题：

　　1. 根据临床表现可以明确诊断吗？

　　2. 如何指导后续处理？

一、早期妊娠的诊断

（一）症状

1. 停经　生育年龄有正常性生活的健康妇女，平时月经周期规律，一旦出现月经过期应怀疑妊娠，过期10日以上，尤应高度怀疑妊娠。虽然停经可能是妊娠最早也是最重要的症状，但并不是妊娠的特有症状，需与内分泌紊乱、哺乳期、口服避孕药引起的闭经等相鉴别。

2. 早孕反应（morning sickness）　停经6周左右出现畏寒、头晕、乏力、嗜睡、流涎、食欲缺乏、喜食带酸的食物或厌恶油腻、恶心、晨起呕吐等一系列症状，称早孕反应。多在停经12周左右自行消失，但晨吐持续存在的时间较长。

3. 尿频　早期妊娠时由增大的子宫压迫膀胱所致，尤其是前位子宫，当子宫逐渐增大超出盆腔后，尿频症状自然消失。

（二）体征

1. 乳房变化　体内增多的雌激素促进乳腺腺管发育及脂肪沉积，孕激素促进乳腺腺泡发育。催乳素、生长激素、胰岛素、皮质醇和表皮生长因子协同作用，腺体干细胞分化为腺泡细胞和肌上皮细胞，使乳房增大，孕妇感乳房胀痛。乳头及乳晕着色加深，乳晕周围皮脂腺增生，出现深褐色结节，称为蒙氏结节（图4-10）。哺乳妇女妊娠后乳汁明显减少。

2. 生殖器变化　阴道黏膜和子宫颈充血水肿、变软呈紫蓝色，称"子宫颈着色"。妊娠6～8周子宫颈变软及子宫峡部极软，以致双合诊检查感觉子宫颈与子宫体之间似不相连，称为黑加征（Hegar sign）。子宫体逐渐增大变软，妊娠8周时，子宫约为非妊娠时2倍。妊娠12周时，子宫约为非妊娠时的3倍，子宫底可在耻骨联合上方触及。

3. 其他　部分患者出现雌激素增多的表现，如蜘蛛痣、肝掌、皮肤色素沉着（面部、腹白线、乳晕等）。部分患者出现不伴有子宫出血的子宫收缩痛或不适、腹胀、便秘等。

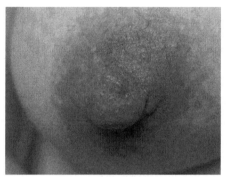

图4-10　妊娠期乳房改变

（三）辅助检查

1. 妊娠试验（pregnancy test）　一般在受精卵着床后不久，即可用放射免疫法检测到孕妇血清β-hCG水平升高，末次月经后4～5周阳性率可达99%。临床上多用早早孕试纸法检测尿液，该方法简单快速，若为阳性，结合临床表现、体征可诊断妊娠。但要确定是否为宫内妊娠，需超声检查。

2. 超声检查　妊娠早期超声检查的主要目的是确定宫内妊娠，排除异位妊娠、滋养细胞疾病、盆腔肿块等。确定胎数，若为多胎，可通过胚囊数目和形态判断绒毛膜性。阴道超声较腹部超声诊断早孕可提前5～7日。正常早期妊娠的超声图像：①妊娠囊（gestational sac，GS），停经35日时，宫腔内见到圆形或椭圆形妊娠囊，为妊娠的最早标志。②卵黄囊，是子宫内妊娠的标志，妊娠囊内一个亮回声环状结构，中间为无回声区。③胚芽与原始心管搏动。妊娠6周时可见。④头臀长度（crown-rump length，CRL）。妊娠11～13周末可根据CRL能较准确地估计孕周，校正预产期，同时检测胎儿颈后透明层（nuchal translucency，NT）厚度和胎儿鼻骨（nasal bone）等，可作为早孕期染色体疾病筛查的指标（图4-11），妊娠9～13周末超声检查可以排除严重的胎儿畸形，如无脑儿。

3. 宫颈黏液检查（cervical mucus examination）　妊娠后宫颈黏液量少且黏稠，涂片干燥后光镜下见到排列成行的椭圆体而未见羊齿植物叶状结晶，则早期妊娠的可能性很大（图4-12）。

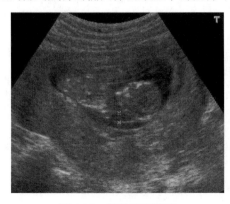

图4-11　早孕超声图像

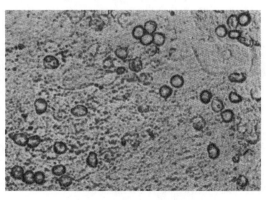

图4-12　早孕宫颈黏液变化

4. 基础体温（basal body temperature，BBT） 若BBT为双相型的已婚妇女，如高温相持续18日不下降，早孕的可能性大。高温相持续3周以上，应考虑早孕。

（四）诊断

有性生活史的生育期妇女出现停经或月经异常，均应考虑妊娠的可能；血或尿hCG阳性提示妊娠；超声发现宫内孕囊或胚芽可以确诊为宫内妊娠，见原始心管搏动提示胚胎存活。因此，血和尿hCG阳性、超声见胚芽或原始心管搏动才能确诊正常的早期妊娠。若临床高度怀疑妊娠，血或尿hCG阳性而超声检查未发现孕囊或胚芽，不能完全排除妊娠。可能是超声检查时间太早或异位妊娠，需要定期复查。

二、中、晚期妊娠的诊断

（一）病史与症状

有早期妊娠的经过，并感到腹部逐渐增大，自觉胎动。

（二）体征与检查

1. 子宫增大 腹部检查触及增大的子宫，子宫底随妊娠进展逐渐增高，根据手测子宫底高度或尺测耻上子宫长度可以初步估计胎儿大小及孕周（表4-1）。子宫底高度因孕妇的脐耻间距离、胎儿发育情况、羊水量、单胎或多胎等而存在差异。不同孕周子宫底的增长速度不同，正常情况下妊娠20～24周时增长速度较快，平均每周增加1.6cm，至妊娠36～39周末时增长速度较慢，平均每周增加0.25cm。正常情况下，子宫底高度在妊娠满36周时最高，至孕足月因胎先露入盆略有下降。

表4-1 不同孕龄的子宫高度和子宫长度

妊娠周数	手测子宫底高度	尺测耻上子宫长度
12周末	耻骨联合上2～3横指	
16周末	脐耻之间	
20周末	脐下1横指	18（15.3～21.4）cm
24周末	脐上1横指	24（22.0～25.1）cm
28周末	脐上3横指	26（22.4～29.0）cm
32周末	脐与剑突之间	29（25.3～32.0）cm
36周末	剑突下2横指	32（29.8～34.5）cm
40周末	脐与剑突之间或略高	33（30.0～35.3）cm

2. 胎动（fetal movement，FM） 指胎儿的躯体活动，是妊娠诊断的依据，也是胎儿宫内安危的重要指标。正常孕妇于20周开始自觉胎动，随孕周增加逐渐增多，妊娠32～34周达高峰，妊娠38周后逐渐减少。胎动下午及夜间较为活跃，常在胎儿睡眠周期消失，持续20～40分钟。妊娠28周以后，正常胎动次数≥10次/2小时。

3. 胎体 妊娠20周后可经腹壁触诊到子宫内的胎体，至妊娠24周后触诊更为清楚，并可区分胎头、胎背、胎臀和胎儿肢体。胎头圆而硬，有浮球感；胎背宽阔而平坦；胎臀宽而软，形状不规则；胎儿肢体小且有不规则的活动。随妊娠进展，可通过四步触诊法判断胎儿在子宫内的位置。

4. 胎心音 听到胎心音可确诊妊娠且为活胎。妊娠12周后可用多普勒胎心听诊器听到胎心音。妊娠18～20周可用普通听诊器经孕妇腹部听到胎心音。胎心音呈双音，似钟表"滴答"声，速度较快，正常频率110～160次/分。妊娠24周前，胎心音多在脐下正中或稍偏左、右听到。头先露时胎心音在脐下，臀先露时在脐上，肩先露时在脐周围听得最清楚。听到的胎心音应与子宫杂音、腹主动脉音、脐带杂音相鉴别。子宫杂音（uterine souffle）为血液流过扩大的子宫血管时出现的柔和的吹风样低音，在子宫下段最清楚。腹主动脉音为单调的"咚""咚"响的强音，这两种杂音均与孕妇脉率一致。脐带杂音（umbilical souffle）为脐带血流受阻出现的与胎心率一致的吹风样、粗糙的杂音，改变体位后可消失。若为持续存在的脐带杂音，应注意有无脐带异常（压、缠绕或扭转）的可能。

（三）辅助检查

1. 超声检查 检查的目的除确定妊娠外，还可以显示胎儿数量、胎产式、胎先露、胎方位、胎盘位置及分级、羊水量、胎儿有无畸形，还能测量胎头双顶径、股骨长等多条径线，根据胎儿径头围、腹围线的大小了解胎儿生长发育情况。在妊娠 20～24 周，可采用超声进行胎儿系统筛查，筛查胎儿结构畸形。

2. 彩色多普勒超声 可检测子宫动脉、脐动脉和胎儿动脉的血流速度和波形。妊娠中期的子宫动脉血流舒张期早期切迹（diastolic notching）可评估子痫前期风险，妊娠晚期的脐动脉搏动指数（pulsation index，PI）和阻力指数（resistance index，RI）可评估胎盘血流，胎儿大脑中动脉（middle cerebral artery，MCA）的收缩期峰值流速（the peak systolic velocity，PSV）可判断胎儿贫血的程度。

案例 4-1 分析

临床特点：①生育年龄有正常性生活的健康妇女，有早期妊娠的经过，并在停经 50 余天时曾到医院确诊"早期妊娠"。②产科检查：子宫底高度 18cm，可闻及胎心。

临床诊断：妊娠 20 周。

进一步的指导：

1. 定期行产前保健 （血压、体重、宫高、胎心率），并进行胎儿系统超声筛查、血常规和尿常规检查，了解孕妇情况及胎儿生长发育情况，确定预产期。

2. 产前健康教育 早产的认识和预防；营养和生活方式的指导；胎儿系统超声筛查的意义。

三、胎姿势、胎产式、胎先露、胎方位

妊娠 28 周以前，由于胎儿小，羊水相对较多，胎儿在子宫内活动范围较大，因此胎儿位置不固定。妊娠 32 周后，胎儿生长迅速，羊水相对减少，胎儿与子宫壁贴近，胎儿的姿势和位置相对恒定，但亦有极少数胎儿的姿势和位置在妊娠晚期发生改变，胎方位甚至在分娩期仍可改变。胎儿位置的诊断需要根据腹部四部触诊、阴道及肛门检查、超声检查等综合判断。

（一）胎姿势

胎儿在子宫内的姿势称胎姿势（fetal attitude）。正常胎姿势为胎头俯屈，颏部贴近胸壁，脊柱略前弯，四肢屈曲交叉于胸腹前，使其体积及表面积均最小，整个胎体呈头端小、臀端大的椭圆形（图 4-13）。

（二）胎产式

胎体纵轴与母体纵轴的关系称胎产式（fetal lie）。两纵轴平行者称纵产式（longitudinal lie），占足月妊娠分娩总数的 99.75%；两纵轴垂直者称横产式（transverse lie），仅占足月分娩总数的 0.25%；两纵轴交叉者称斜产式。斜产式属暂时的，在分娩过程中大多转为纵产式，偶尔转成横产式（图 4-14）。

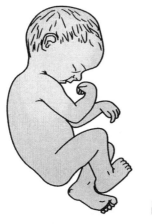
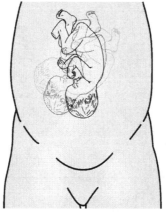

图 4-13 胎姿势　　图 4-14 三种胎产式

（三）胎先露

最先进入骨盆入口的胎儿部分为胎先露（fetal presentation）。纵产式有头先露和臀先露，横产式为肩先露。头先露根据胎头屈伸程度分为枕先露、前囟先露、额先露及面先露（图 4-15）。臀先露根据胎儿下肢的屈伸情况分为混合臀先露、单臀先露、完全臀先露、不完全臀先露（图 4-16），

不完全臀先露可以分为单足先露、双足先露等。偶见胎儿头先露或臀先露与胎儿手或足同时入盆，称为复合先露。

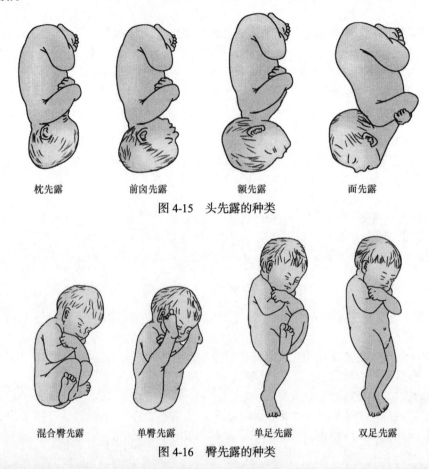

| 枕先露 | 前囟先露 | 额先露 | 面先露 |

图 4-15　头先露的种类

| 混合臀先露 | 单臀先露 | 单足先露 | 双足先露 |

图 4-16　臀先露的种类

（四）胎方位

胎儿先露部的指示点与母体骨盆的关系称胎方位（fetal position）。各种胎先露部中最容易触到的明显的骨性标志称为先露部的指示点。枕先露以枕骨、面先露以颏骨、臀先露以骶骨、肩先露以肩胛骨作为指示点。每个指示点与母体骨盆入口左、右、前、后、横的关系而有不同胎方位。头先露、臀先露有六种胎方位，肩先露有四种胎方位。如枕先露时，胎头枕骨位于母体骨盆的左前方，称为左枕前位，余类推（图 4-17）。各种胎产式、胎先露和胎方位的关系及种类见表 4-2。

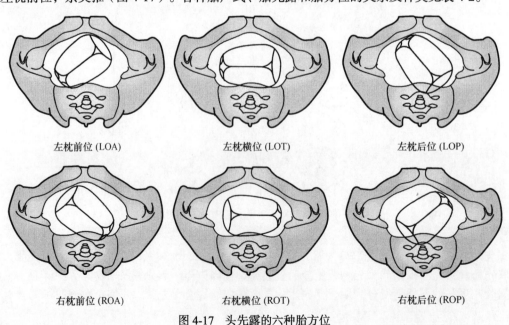

| 左枕前位 (LOA) | 左枕横位 (LOT) | 左枕后位 (LOP) |
| 右枕前位 (ROA) | 右枕横位 (ROT) | 右枕后位 (ROP) |

图 4-17　头先露的六种胎方位

表 4-2　胎产式、胎先露和胎方位的关系及种类

纵产式（99.75%）	头先露（95.75%～97.75%）	枕先露（95.55%～97.55%）	枕左前（LOA）	枕左横（LOT）	枕左后（LOP）
			枕右前（ROA）	枕右横（ROT）	枕右后（ROP）
		面先露（0.2%）	颏左前（LMA）	颏左横（LMT）	颏左后（LMP）
			颏右前（RMA）	颏右横（RMT）	颏右后（RMP）
	臀先露（2%～4%）		骶左前（LSA）	骶左横（LST）	骶左后（LSP）
			骶右前（RSA）	骶右横（RST）	骶右后（RSP）
横产式（0.25%）	肩先露（0.25%）		肩左前（LSCA）		肩左后（LSCP）
			肩右前（RSCA）		肩右后（RSCP）

（陈　萱）

第三节　产前保健

产前保健（prenatal care）包括对孕妇定期产前检查和对胎儿监护，指导孕期营养和用药。产前保健以预防为主，是降低孕产妇和围生儿并发症及死亡率、减少出生缺陷的重要措施。通过规范化的产前检查，对孕妇和胎儿的监护和保健，能及早发现高危妊娠，及早防治妊娠期合并症及并发症，及时发现胎儿异常，评估孕妇及胎儿的安危，确定分娩时机和分娩方式，尽可能保障母儿安全。

围生医学（perinatology）又称围产医学，是研究围生期内孕产妇及围生儿卫生保健的一门学科，包括：胚胎发育，胎儿生理和病理，新生儿和孕产妇疾病的诊断与防治等。围生医学的发展对降低母儿死亡率和出生缺陷、保障母儿健康有非常重要的意义。

围生期是指产前、产时和产后的一段时期。这段时期孕产妇要经历妊娠期、分娩期和产褥期 3 个阶段；胎儿要经历受精、受精卵分裂、胚胎和胎儿发育和成熟，直至出生开始独立生活的过程。国际上对围生期的规定有 4 种。①围生期Ⅰ：从妊娠满 28 周（胎儿体重 ≥ 1000g 或身长 ≥ 35cm）至产后 1 周。②围生期Ⅱ：从妊娠满 20 周（胎儿体重 ≥ 500g 或身长 ≥ 25cm）至产后 4 周。③围生期Ⅲ：从妊娠满 28 周至产后 4 周。④围生期Ⅳ：从胚胎形成至产后 1 周。根据世界卫生组织（World Health Organization，WHO）推荐，我国现阶段采用围生期Ⅰ计算围生期死亡率。

一、孕妇监护

案例 4-2

30 岁初产妇，停经 9 周，要求进行产前保健而就诊。

平素月经规则，末次月经为 2017 年 3 月 8 日，停经 30 天自查尿妊娠试验阳性，未到医疗保健机构确诊。停经 1$^+$ 个月开始出现轻度恶心、呕吐等早孕反应。停经以来无腹痛，无阴道流液及出血，大小便正常。

问题：

1. 该孕妇第一次产前检查，应如何进行？

2. 以后如何安排检查时间？

3. 下次检查时间及需要预约哪些检查项目？

孕妇监护主要通过定期的产前检查（antenatal care）来实现。

（一）产前检查的时间

产前检查的要求，是在特定的时间，系统提供有证可循的产前检查项目。产前检查的时间安排，要根据产前检查的目的来决定。

产前检查的次数及孕周：合理的产前检查次数及孕周不仅能保证孕期保健的质量，也可节省医疗卫生资源。根据目前我国孕期保健的现状和产前检查项目的需要，推荐产前检查孕周分别为：妊娠 6～13^{+6} 周，妊娠 14～19^{+6} 周，妊娠 20～24 周，妊娠 25～28 周，妊娠 29～32 周，妊娠 33

～ 36 周，妊娠 37 ～ 41 周，共 7 ～ 11 次。有高危因素者，酌情增加次数。产前检查的时间应从确诊早孕时开始。以后每 4 周检查一次，妊娠 36 周后每周检查一次。

（二）首次产前检查（妊娠 6 ～ 13⁺⁶ 周）

应详细询问病史，进行各系统的全身检查、产科检查及必要的辅助检查。

1. 建立孕期保健手册。

2. 采集病史，评估孕期高危因素

（1）年龄：年龄过小容易发生难产；35 岁以上的初孕妇容易并发子痫前期、产力异常等，而且分娩出生缺陷儿童机会增加。

（2）职业：了解工作性质和职业接触情况，有无有害物质或辐射接触。

（3）既往史：对孕妇各系统均必须详细了解，重点放在有无高血压、心脏病、糖尿病、结核病、血液病、肝肾疾病、甲状腺疾病等，如有则必须注意其发病时间及治疗情况。曾做过何种手术，手术的原因，特别是生殖道手术史。孕妇的家庭经济状况也应该了解。药物、食物过敏史。

（4）个人史：出生、成长地点，有无烟酒嗜好等不良生活习惯。

（5）月经史：了解初潮年龄、月经持续时间、月经周期、末次月经日期等，月经周期延长者的预产期需相应推后。月经量，有无痛经及痛经程度。白带情况。

（6）婚育史：了解结婚年龄，有无不孕史，妊娠和分娩次数，分娩的孕周，分娩的方式和难产史，手术产的原因，胎儿出生体重，妊娠期合并症和并发症，分娩期并发症，有无流产、早产、死胎、死产史，新生儿情况，有无胎儿畸形或幼儿智力低下，孕前准备情况。丈夫年龄，健康状况及有无烟酒嗜好等不良生活习惯，特别是有无家族遗传性疾病。

（7）推算预产期：①以末次月经日期（last menstrual period，LMP）推算预产期（expected date of confinement，EDC）。按末次月经第 1 天算起，月份减 3 或加 9，日数加 7，则为预产期。如末次月经第 1 天是 2018 年 2 月 12 日，预产期应为 2018 年 11 月 19 日。②其他：末次月经日期不清楚或哺乳期月经尚未恢复受孕者，可根据早孕反应、子宫底高度等综合加以估计。③超声测量。早期妊娠测量胚胎顶臀径（crown rump length，CRL）可准确推算预产期。

（8）本次妊娠过程：了解尿妊娠试验阳性时间；妊娠早期有无早孕反应，早孕反应开始时间；病毒感染及用药情况；有无阴道出血、头晕、头痛、眼花、心悸、胸闷、气促、下肢水肿等症状；有害物质接触情况、有无吸烟或酗酒。注意有无妊娠合并症，如慢性高血压、心脏病、糖尿病、肝肾疾病、系统性红斑狼疮、血液病、神经和精神疾病等。

（9）家族史：询问家族有无精神病史、高血压、糖尿病、双胎妊娠及遗传性疾病。

3. 全身检查　观察和记录孕妇的发育、营养及精神状态；注意步态及测量身高，身高 < 145cm 者常伴有骨盆狭窄，跛行者可能有脊柱或下肢畸形，可疑者进一步检查；测量血压、脉搏、体重，计算 BMI，孕妇正常血压应低于 140/90mmHg；常规检查心、肺、肝、脾、肾的情况；检查乳房发育状况、乳头有无凹陷及皲裂；测量体重和检查有无水肿。妊娠晚期，体重一般每周增加不应超过 500g，超过者应考虑存在水肿或隐性水肿。踝部或小腿下部水肿，经休息后消退为正常现象，休息后不消退者为水肿。

4. 产科检查　目的是了解胎儿及产道情况，包括常规妇科检查、腹部检查及必要的辅助检查。

（1）常规妇科检查：检查白带，了解是否有特异性感染，双合诊了解是否有生殖道畸形、是否合并生殖系统肿瘤，并根据子宫大小估计孕周。阴道检查最好在妊娠早期进行。

（2）腹部检查：是简单实用的检查方法，内容包括对胎儿大小和发育的估计，根据胎心音初步了解胎儿在宫内安危情况。检查时孕妇排空膀胱后仰卧在检查床上，头部稍垫高，露出腹部。检查者应站在孕妇右侧进行检查。

5. 健康教育及指导　流产的认识和预防，营养和生活方式指导（卫生、性生活、运动锻炼、旅行、工作）。继续补充叶酸 0.4 ～ 0.8mg/d 至妊娠 3 个月，有条件者可继续服用含叶酸的复合维生素。避免接触有毒有害物质（如放射线、铅、汞、苯、砷、农药等），避免密切接触宠物。慎用药物，避免使用可能影响胎儿正常发育的药物。改变不良的生活习惯（如吸烟、酗酒、吸毒等）及生活方式；避免高强度的工作、高噪声环境和家庭暴力。保持心理健康，解除精神压力，预防孕期及产后心理问题的发生。

6. 必查项目 血常规；尿常规；血型（ABO 和 Rh 血型）；肝功能；肾功能；空腹血糖；HBsAg 筛查；梅毒血清抗体筛查；HIV 筛查；珠蛋白生成障碍性贫血筛查（广东、广西、海南、湖南、湖北、四川、重庆等地区）；超声检查，在妊娠早期（妊娠 6～8 周）行超声检查，以确定是否为宫内妊娠及孕周、胎儿是否存活、胎儿数目、子宫附件情况。

7. 备查项目 丙型肝炎（HCV）筛查；抗 D 滴度检测（Rh 阴性血型者）；OGTT（高危孕妇）；甲状腺功能检测；血清铁蛋白（血红蛋白 < 110g/L 者）；结核菌素（PPD）试验（高危孕妇）；子宫颈细胞学检查（孕前 12 个月未检查者）；子宫颈分泌物检测淋球菌和沙眼衣原体（高危孕妇或有症状者）；细菌性阴道病（BV）的检测（有症状或早产史者）；胎儿染色体非整倍体异常的孕早期（妊娠 10～13^{+6} 周）母体血清学筛查：妊娠相关血浆蛋白 A（PAPP-A）和游离 β-hCG。注意事项：空腹；超声检查确定孕周；确定抽血当天的体重。超声检查：妊娠 11～13^{+6} 周测量胎儿颈后透明层（NT）的厚度；核定孕周；双胎妊娠还需确定绒毛膜性质。NT 的测量按照英国胎儿医学基金会标准进行（超声医师需要经过严格的训练并进行质量控制）。高危者，可考虑绒毛活检（妊娠 10～13^{+6} 周，主要针对高危孕妇）；心电图检查。

案例 4-2 分析

1. 该孕妇第一次产前检查，应如何进行？

除了已经询问的本次妊娠经过外还要了解其他病史，全身及专科检查。指导孕妇如何进行自我监护。

结果：

既往史：无心脏、肺、肝、肾和血液病史，无手术和外伤史，无药物过敏史。个人史：出生及生活在广东，未曾到过其他地区生活，无烟酒嗜好。

月经史：初潮 12 岁，周期 28～30 天，经期持续时间 5 天，量中，无痛经。

婚育史：29 岁初次结婚；非近亲结婚；丈夫 31 岁，身体健康，无烟酒嗜好；性生活正常；G0P0A0。

家族史：家族成员中未发现遗传病和传染病。

体格检查：脉搏 80 次 / 分，呼吸 20 次 / 分，血压 120/70mmHg，身高 158cm，体重 56kg。BMI 孕前 22.03kg/m^2，现 24.43kg/m^2。发育正常，营养中等，乳房外观未见异常，心、肺听诊未见异常，肝、脾肋下未触及，肾区无叩痛，双下肢无水肿，膝反射存在。

妇科检查：阴道：通畅，见少量白色分泌物，无异味；子宫颈：轻度糜烂。

应做以下辅助检查：血常规；尿常规；血型（ABO 和 Rh 血型）；肝功能；肾功能；空腹血糖；HBsAg 筛查；梅毒血清抗体筛查；HIV 筛查；珠蛋白生成障碍性贫血筛查；超声检查，确定是否为宫内妊娠及孕周、胎儿是否存活、胎儿数目、子宫附件情况。丙型肝炎（HCV）筛查；甲状腺功能检测；血清铁蛋白；细菌性阴道病（BV）的检测；心电图检查。

2. 以后如何安排检查时间？

以后产前保健的时间应每 4 周 1 次，36 周后每周 1 次。如产检发现异常，需增加次数。

3. 下次检查时间及需要预约哪些检查项目？

下次检查时间预约 4 周后，同时预约当天妊娠 11～13^{+6} 周 NT 检查。

（三）妊娠 14～19^{+6} 周产前检查

1. 常规保健 分析首次产前检查的结果。询问阴道出血、饮食、运动情况。体格检查，包括血压、体重，评估孕妇体重增加是否合理；子宫底高度：①手测估计子宫底高度；②用软尺测量子宫底高度（耻骨联合上缘中点至子宫底的距离）及腹围（通过脐水平进行测量）。使用多普勒胎心听诊器在胎背侧孕妇腹壁听胎心音。

2. 必查项目 无。

3. 备查项目 无创产前基因检测（non-invasive prenatal testing，NIPT），NIPT 的目标疾病为 3 种常见胎儿染色体非整倍体异常，即 21 三体综合征、18 三体综合征、13 三体综合征。适宜孕周为 12～22^{+6} 周。不适用人群：①孕周 < 12 周；②夫妇一方有明确的染色体异常；③ 1 年内接受过异体输血、移植手术、异体细胞治疗等；④胎儿超声检查提示有结构异常须进行产前诊断；

⑤有基因遗传病家族史或提示胎儿罹患基因病高风险；⑥孕期合并恶性肿瘤；⑦医师认为有明显影响结果准确性的其他情形。NIPT 报告应当由产前诊断机构出具，由副高以上职称并具备产前诊断资质的临床医师签署。NIPT 结果为阳性，应进行介入性产前诊断。胎儿染色体非整倍体异常的妊娠中期母体血清学筛查（妊娠 15 ~ 20 周，最佳检测孕周为 16 ~ 18 周）。注意事项：同妊娠早期血清学筛查。羊膜腔穿刺术检查胎儿染色体核型（妊娠 16 ~ 22 周），主要针对高危人群。

4. 绘制妊娠图（pregnogram） 将检查结果，包括血压、体重、子宫底高度、腹围（abdomen circumference，AC）、尿蛋白、胎位、胎心率、下肢水肿等项目，填在妊娠图中，容易发现孕妇和胎儿的异常情况，并设有正常范围，警戒区和上、下限，较文字记录直观、醒目，便于视觉筛查胎儿宫内发育异常，如巨大胎儿或胎儿生长受限（图 4-18）。

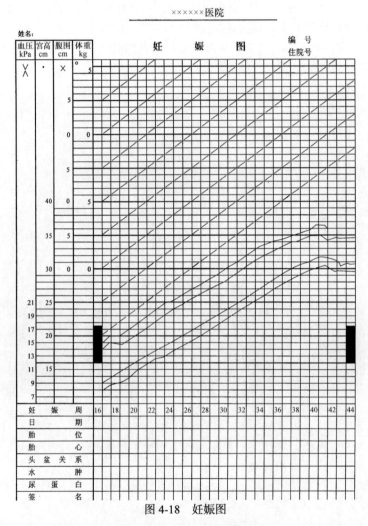

图 4-18　妊娠图

5. 健康教育及指导 包括流产的认识和预防；妊娠生理知识；营养和生活方式的指导。非贫血孕妇，如血清铁蛋白 < 30μg/L，应补充铁元素 60mg/d；诊断明确的缺铁性贫血孕妇，应补充铁元素 100 ~ 200mg/d。开始常规补充钙剂 0.6 ~ 1.5g/d。

案例 4-2 分析

1. 孕妇妊娠 13 周时 NT 结果为 1.2mm，胎儿染色体非整倍体异常的孕早期母体血清学筛查结果为低风险，夫妇俩及其家族无遗传学方面的高危因素，故无须进行产前诊断。

2. 这次产前检查时为妊娠 17 周，按常规进行体检，将检查得到的信息记录在妊娠图中，并将子宫底高度、腹围和体重等测量值在妊娠图上绘制曲线。

3. 安排做胎儿染色体非整倍体异常的中孕期母体血清学筛查、血常规、尿常规。

4. 指导孕妇如何进行自我监护，预约下次产前检查的时间。

（四）妊娠 20 ～ 24 周产前检查

1. 常规保健　询问胎动、阴道出血、饮食、运动情况。体格检查同妊娠 14 ～ 19^{+6} 周产前检查。

2. 必查项目　胎儿系统超声筛查（妊娠 20 ～ 24 周），筛查胎儿的严重畸形。血常规、尿常规。

3. 备查项目　经阴道超声测量子宫颈长度，进行早产的预测。

4. 健康教育及指导　早产的认识和预防。营养和生活方式指导。

（五）妊娠 25 ～ 28 周产前检查

1. 常规保健　询问胎动、阴道出血、宫缩、饮食、运动情况。体格检查同妊娠 14 ～ 19^{+6} 周产前检查。

2. 必查项目　GDM 筛查。直接行 75g OGTT，其正常上限为：空腹血糖水平为 5.1mmol/L，1小时血糖水平为 10.0mmol/L，2 小时血糖水平为 8.5mmol/L。孕妇具有 GDM 高危因素或者医疗资源缺乏的地区，建议妊娠 24 ～ 28 周首先检测空腹血糖（FPG）。血常规、尿常规。

3. 备查项目　抗 D 滴度检测（Rh 阴性血型者）。子宫颈分泌物检测胎儿纤连蛋白水平（子宫颈长度为 20 ～ 30mm 者）。

4. 健康教育及指导　包括早产的认识和预防，营养和生活方式指导。

（六）妊娠 29 ～ 32 周产前检查

1. 常规保健　询问胎动、阴道出血、宫缩、饮食、运动情况。

腹部检查：是简单实用的检查方法，内容包括对胎儿大小和发育的估计、判定胎方位及根据胎心音初步了解胎儿在宫内安危情况。检查时孕妇排空膀胱后仰卧在检查床上，头部稍垫高，露出腹部，双腿略屈曲稍分开。检查者站在孕妇右侧进行检查。

（1）视诊：注意腹形、大小，腹壁有无水肿和手术瘢痕，妊娠纹的颜色。腹部过大、子宫底过高应想到双胎妊娠、巨大胎儿、羊水过多或合并子宫肌瘤的可能；腹部过小、子宫底过低应想到胎儿生长受限（fetal growth restriction，FGR）、孕周推算错误、羊水过少等；纵产式的腹部形态为纵椭圆形，横产式时腹部两侧向外膨出、子宫底位置较低、子宫横轴较纵轴长，腹壁形态呈横椭圆形；若腹部向前突出呈尖腹状（多见于初产妇）或向下悬垂（多见于经产妇）者，可能伴有骨盆狭窄或头盆不对称。

（2）触诊：①手测估计子宫底高度，用软尺测量子宫底高度（耻骨联合上缘中点至子宫底的距离）及腹围（通过脐水平进行测量）；②四步触诊（four maneuvers of leopold）检查子宫大小、胎产式、胎先露、胎方位及胎先露部是否衔接（图 4-19）。孕妇双腿略屈曲稍分开，使腹肌放松。在做前三步手法时，检查者面对孕妇的头端，做第四步手法时，检查者面对孕妇的足端。

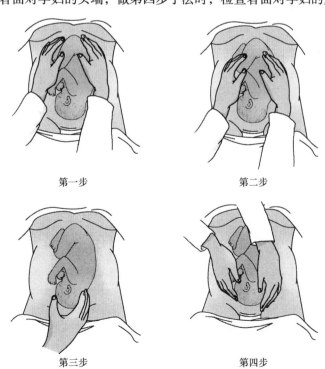

第一步　　　　　　　　　　第二步

第三步　　　　　　　　　　第四步

图 4-19　四步触诊法

第一步手法：检查者两手置于子宫底，测得子宫底高度，估计胎儿大小与妊娠周数是否相符。然后用两手指的指腹相对交替轻推，判断在子宫底的胎儿部分。若为胎头则硬而圆且有浮球感，若为胎臀则软而宽且形状略不规则。

第二步手法：检查者两手分别置于腹部左右侧，一手用手掌固定，另一手用手指指腹轻轻深按检查，两手交替，触到平坦饱满部分为胎背，并可确定胎背向前、向侧方或向后。触到可变形的高低不平部分为胎儿肢体，有时感到胎儿肢体在活动。

第三步手法：检查者右手拇指与其余四指分开，置于耻骨联合上方握住胎先露部，并左右推动，目的是查清胎儿先露部是胎头或是胎臀，并确定先露部是否衔接。若胎先露部仍可以左右移动，表示尚未衔接入盆。若已衔接，则胎先露部不能被推动。

第四步手法：检查者左、右手分别置于胎先露部的两侧，沿骨盆入口向下深按，进一步核对胎先露部的诊断是否正确，并确定胎先露部入盆的程度。两手向下深按时如能在耻骨联合上合拢表示先露部未衔接，不能合拢者表示先露部已衔接。先露为胎头时，一手能顺利进入骨盆入口，另一手则被胎头隆起部阻挡，该隆起部称胎头隆突。枕先露时，胎头隆突为额骨，与胎儿肢体同侧；面先露时，胎头隆突为枕骨，与胎背同侧。

（3）听诊：使用多普勒胎心听诊器在胎背侧孕妇腹壁听得最清楚。枕先露时，胎心在脐右（左）下方；臀先露时，胎心在脐右（左）上方；肩先露时，胎心在靠近脐部下方听得最清楚（图4-20）。听到的胎心音需与胎盘杂音、腹主动脉音和脐带杂音相鉴别。

2. 必查项目 血常规、尿常规。超声检查：胎儿生长发育情况、羊水量、胎位、胎盘位置等。

3. 备查项目 无。

4. 健康教育及指导 分娩方式指导。开始自数胎动。母乳喂养指导。新生儿护理指导。

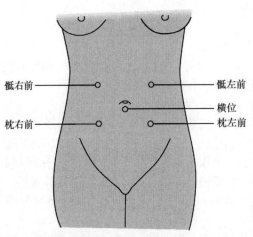

骶右前
骶左前
横位
枕右前
枕左前

图4-20 胎心听诊部位

（七）妊娠33～36周产前检查

1. 常规保健 询问胎动、阴道出血、宫缩、皮肤瘙痒、饮食、运动、分娩前准备情况。体格检查同妊娠29～32周产前检查。

2. 必查项目 尿常规。

3. 备查项目 妊娠35～37周B族链球菌（GBS）筛查：具有高危因素的孕妇（如合并糖尿病、前次妊娠出生的新生儿有GBS感染等），取直肠和阴道下1/3分泌物培养。妊娠32～34周查肝功能，检测血清胆汁酸（妊娠期肝内胆汁淤积症高发病率地区的孕妇）。妊娠32～34周后可开始电子胎心监护［无应激试验（NST）检查（高危孕妇）］，心电图复查（高危孕妇）。

4. 健康教育及指导 分娩前生活方式的指导。分娩相关知识（临产的症状、分娩方式指导、分娩镇痛）。新生儿疾病筛查。抑郁症的预防。

（八）妊娠37～41周产前检查

1. 常规保健 询问胎动、宫缩、见红等。体格检查除同妊娠29～32周产前检查外，需行骨盆内测量。应在妊娠晚期、临产后经阴道进行骨盆内测量了解真骨盆大小。测量时孕妇取截石位，外阴需要消毒，检查者需戴无菌手套。临床常用以下径线评价骨盆情况。

（1）骶耻内径（也称对角径，diagonal conjugate，DC）：为耻骨联合下缘至骶岬上缘中点的距离，正常值为12.5～13.0cm，此值减去1.5～2.0cm为骨盆入口前后径长度，又称真结合径（conjugate vera），正常值约为11cm。检查方法：检查者将一手的示、中指伸入阴道，用中指指尖触到骶岬上缘中点，示指上缘紧贴耻骨联合下缘，另一手的示指标记此接触点，抽出阴道内的手指（图4-21），测量其中指指尖至此接触点的距离为对角径，测量时中指指尖触不到骶岬上缘表示对角径＞12cm，表明入口前后径无狭窄。

笔记栏

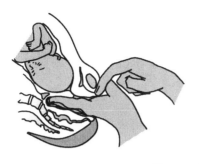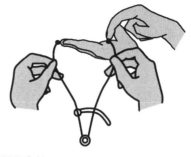

图 4-21　测量骶耻内径

（2）坐骨棘间径（bi-ischial diameter）：为两侧坐骨棘间的距离，正常值为 10cm（图 4-22）。测量方法：检查者将一手的示、中指放入阴道内，分别触及两侧坐骨棘，估计其间的距离。

（3）坐骨切迹（incisura ischiadica）宽度：代表中骨盆后矢状径，可间接了解中骨盆后半部情况（图 4-23）。其宽度为坐骨棘与骶骨下部外侧缘间的距离，即骶棘韧带宽度。检查方法：检查者伸入阴道内的示指和中指并排置于骶棘韧带上移动，以可容指数估计其宽度。正常值为 5.5～6.0cm，能容纳 3 横指，否则属中骨盆狭窄。

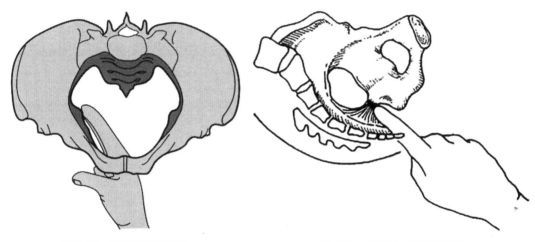

图 4-22　测量坐骨棘间径　　　　　　图 4-23　测量坐骨切迹宽度

2. 必查项目　超声检查评估胎儿大小、羊水量、胎盘成熟度、胎位，有条件可检测脐动脉收缩期峰值和舒张末期流速之比（S/D 比值）。NST 检查（每周 1 次）。

3. 备查项目　子宫颈检查及 Bishop 评分。

4. 健康教育及指导　分娩相关知识（临产的症状、分娩方式指导、分娩镇痛）。新生儿免疫接种指导。产褥期指导。胎儿宫内情况的监护。妊娠≥41 周，住院并引产。

案例 4-2 分析

　　孕妇孕期产检未发现明显异常，停经 39^{+3} 周时因腹痛伴见红 3 小时急诊入院。

　　体格检查：脉搏 90 次 / 分，呼吸 20 次 / 分，血压 130/75mmHg，体重 66kg，现 BMI 26.43kg/m²，发育正常，营养中等，心、肺听诊未见异常，肝、脾肋下未触及，肾区无叩痛，双下肢无水肿，膝反射存在。

　　专科检查：宫高 / 腹围：35/98cm，头先露，胎头已入盆，胎心率 148 次 / 分，坐骨棘不突，坐骨棘间径 10cm，坐骨切迹可容 3 横指，尾骨不翘，骶尾关节活动好，宫颈管消失 100%，宫口开 1cm，S^{-2}。

　　产科 B 超：宫内妊娠单活胎、头位，胎儿体重（3200±300）g。

　　予阴道试产，顺产 3100g 活男婴，Apgar 评分 1 分钟、5 分钟均为 10 分，母儿平安。

二、胎儿监护

胎儿监护的目的是通过监护技术了解胎儿宫内生长发育和是否安全。监护内容包括：①确定是否为高危儿；②胎儿宫内情况监护；③胎盘功能检查；④胎儿成熟度检查；⑤胎儿先天畸形及其他遗传性疾病的宫内诊断。

案例 4-3

孕妇，28岁，第一胎，现妊娠38周依约前来进行第8次产前检查。无特殊不适，胎动次数3～5次/小时。本次妊娠定期的产前检查未发现异常。

既往史、家族史无异常，月经周期30天，本次为第一次怀孕。

今天产前检查的结果：

体格检查：体温37℃，脉搏80次/分，呼吸20次/分，血压100/68mmHg，心肺听诊未发现异常，双下肢无水肿。产科检查：子宫底高35cm，腹围95cm，胎心率148次/分，检查时触及子宫收缩。

问题：

1. 该胎儿是否为高危儿？

2. 需做哪些检查以监护胎儿？

（一）确定是否为高危儿

有生理缺陷或病理变化存在，处于危险状态的围生儿为高危儿。造成高危儿的原因可来自有高危因素的母亲，也可来自围生儿本身。符合下列条件为高危儿：①孕龄＜37或≥42周；②出生体重＜2500g；③体重小于孕龄儿或大于孕龄儿；④出生后1分钟Apgar评分为0～4分；⑤宫内感染；⑥高危妊娠的孕产妇分娩的新生儿；⑦手术产儿；⑧曾分娩新生儿疾病甚至新生儿死亡的孕产妇的围生儿。

（二）胎儿宫内情况监护

1. 胎动计数 孕妇自妊娠16～20周开始感觉到子宫内胎儿的活动。初感觉的胎动较弱，此后随孕周增加胎动逐渐增强，次数也增多，胎动次数最多时为32周左右，以后胎动逐渐减少，妊娠过期后胎动进一步减少。凭孕妇主观感觉胎动计数仍是简单可靠的自我监护方法。妊娠中后期，孕妇感觉胎动减少可能预示着胎儿会在未来几天内死亡。尽管有多种计数胎动的方法，但是理想的胎动计数方法仍无定论。国内目前多采用每日固定3小时自数胎动法，即在每日早、中、晚固定的时间各数胎动1小时，建议在三餐后30分钟进行，胎动计数3～5次/小时为正常，代表胎儿在宫内情况良好；胎动计数如小于3次/小时，提示胎儿可能宫内缺氧，则需要进一步检查以评估胎儿宫内状态。

不是所有的孕妇都必须每天计数胎动，但应提醒孕妇当其感觉胎动减少时必须及时就诊。

2. 子宫底高度测量 子宫底高度随着妊娠的进展逐渐增长，根据其高度可以估计孕龄，但更重要的是可以用于监测胎儿宫内生长发育。检查时采取两腿伸直平卧位，排空膀胱，在无宫缩时进行检查。如子宫底高度小于第10百分位，提示胎儿生长受限；如子宫底高度大于第90百分位，提示胎儿生长过度。

3. 超声检查 是一种简单、无创、可重复的检查方法，对母体和胎儿均无损害。随着超声技术发展，图像分辨率上升，诊断的准确率不断提高，使胎儿生长发育情况及有无发育异常得到及时诊断和处理，已是围生医学必不可少的诊断方法。早期妊娠通过超声检查可确定妊娠部位，胚胎和胎儿是否存活，推算胎龄，多胎妊娠的胎儿数目和分类。妊娠中期以后通过观察以下内容可了解胎儿宫内情况。

（1）评估胎儿生长发育：测定胎儿超声生物学指标评价胎儿生长发育和估计胎儿体重。目前多采用的超声生物学指标有双顶径、头围、胸围、腹围、股骨长等，然后将所测得的数据通过计算机软件自动分析估计胎儿大小。

（2）估计羊水量：超声检查是评定羊水量的好方法，由于胎儿几何形态复杂，且有胎动，故不能准确定量羊水量，只能做羊水量的定性判断。

目前常用的两种方法：①测量羊水最大暗区垂直深度，正常范围为2～8cm；②以脐横线与腹白线作标记，将腹部分为4个区，分别测量各区羊水最大暗区垂直深度，相加之和为羊水指数，正常范围为5～25cm。

（3）观察胎盘情况：内容包括胎盘位置和胎盘成熟度。根据胎盘三层结构（胎盘绒毛板、胎盘实质及基底层）的声像图变化将胎盘分为 0、Ⅰ、Ⅱ、Ⅲ级，胎盘成熟度分级可间接反映胎儿成熟情况，Ⅱ级胎盘 88% 胎儿成熟，Ⅲ级胎盘 100% 胎儿成熟。

（4）诊断胎儿先天性结构异常：系统的产前超声检查是对胎儿解剖结构进行系统筛查，主要诊断胎儿无脑儿、严重脑膨出、严重开放性脊柱裂、严重胸腹壁缺损及内脏外翻、单腔心、致死性软骨发育不良。随着超声技术的日渐发展，在早、中期妊娠根据胎儿的某些生物物理指标筛查胎儿染色体疾病，是目前发展较快的遗传学超声技术。

（5）脐动脉多普勒血流速度：发育正常的胎儿与生长受限胎儿的脐动脉血流波形不同，前者脐动脉以舒张期高速血流为特征，而后者脐动脉舒张期血流速度减低。部分严重的生长受限胎儿脐动脉舒张期血流消失甚至反流，围生儿死亡率显著增加。异常的血流速度波形在组织学上与胎盘三级绒毛小动脉闭塞有关，在功能上与胎儿缺氧、酸中毒、围生儿死亡有关。脐动脉多普勒血流速度的测量指标包括脐动脉收缩压与舒张压比值（systolic to diastolic ratio，S/D）、阻力指数（resistance index，RI）及搏动指数（pulsatility index，PI）。异常血流定义为舒张末期血流反向或消失。S/D 与孕周呈负相关，当舒张末期血流速度减少时 S/D 升高，胎儿有危险。

（6）胎儿生物物理评分（biophysical profile，BPP）：包括 NST 联合实时超声的 4 项观察指标（包括胎儿呼吸运动、胎儿运动、肌张力和羊水量），共 5 部分。每一项评分为 2 分（出现）或 0 分（不出现），总分 8 分或 10 分为正常，6 分为可疑，4 分以下为异常。

无论总分多少，当出现羊水过少时，都应该进一步评估。羊水过少的诊断依据包括羊水最大平面深度≤ 2cm（不包括脐带及胎儿肢体）或羊水指数≤ 5cm。研究显示，与羊水指数相比，应用羊水最大平面深度诊断羊水过少，可以减少不必要的产科干预，且不增加不良妊娠结局。

处理羊水过少，首先应评估是否存在胎膜早破，如已破膜，则羊水量减少不能反映胎盘功能减退。建议单纯持续性羊水过少（羊水最大平面深度≤ 2cm）的孕妇于妊娠 36 ～ 37 周终止妊娠。对于不足 36 孕周、胎膜完整的羊水过少孕妇，应结合孕周及母胎状态决定是否终止妊娠；如果暂不终止妊娠，应监测羊水量、NST 和胎儿生长情况。如胎膜已破，则不需要监测羊水量。

胎儿急性缺氧的指标有胎儿呼吸运动、胎动、胎儿肌张力和胎心电子监护，而胎儿慢性缺氧时则表现为羊水过少。

（7）改良生物物理评分（modified biophysical profile，又称改良 BPP）：妊娠中晚期，羊水量反映了胎儿尿量。胎盘功能减退会导致胎儿肾灌注减少，从而导致羊水过少，因此可以用羊水量评估胎盘功能。

改良 BPP 包括 NST（反映短期内胎儿酸碱平衡状态）和羊水量的评估（反映较长时间内胎盘功能）。当 NST 为Ⅰ级且羊水最大平面深度＞ 2cm 时，改良 BPP 为正常，否则为异常。

4. 胎心电子监护 胎心听诊是判断胎儿宫内安危的敏感依据，胎心长时间持续超过 160 次 / 分或低于 110 次 / 分，胎心不规则或宫缩刚减弱时胎心减慢，提示胎儿宫内缺氧，但胎心听诊只能获得听诊瞬间的信息，不能对胎儿做出持续胎心监护。胎儿电子监护仪的优点是能连续观察并记录胎心率（fetal heart rate，FHR）的动态变化，目前已广泛用于晚期妊娠和临产后的胎儿监护。连续监测胎心率的变化，同时可记录胎动和宫缩情况，故能反映三者之间的关系。

（1）基本术语

1）基线胎心率：需要在 10 分钟内评估基线胎心率，并用次 / 分表达（图 4-24）。基线胎心率正常值：110 ～ 160 次 / 分；心动过速：基线胎心率＞ 160 次 / 分，持续时间超过 10 分钟；心动过缓：基线胎心率小于 110 次 / 分，持续时间超过 10 分钟。

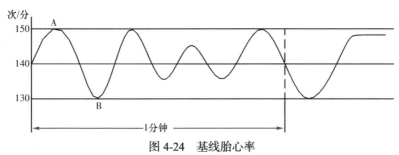

图 4-24　基线胎心率

2）变异性：指 FHR 的振幅，用 1 分钟内胎心率波动的幅度表示。正常变异：变异振幅为 5 ～ 25 次 / 分。变异性降低：变异振幅小于 5 次 / 分，出现在基线时超过 50 分钟或出现在减速时超过 3 分钟。变异性增高（跳跃模式）：变异振幅大于 25 次 / 分，超过 30 分钟。

3）加速：指 FHR 在基线上的突然增加（从发生到峰值短于 30 秒），振幅＞ 15 次 / 分，持续时间超过 15 秒但小于 10 分钟（图 4-25）。

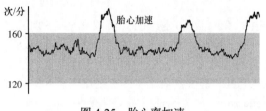

图 4-25　胎心率加速

大多数加速与胎动同时发生，反映了胎儿无缺氧 / 酸中毒。妊娠 32 周以前，振幅和频率会小一些（10 次 / 分，持续 10 秒）。妊娠 32 ～ 34 周以后，随着胎儿行为状态的建立，加速很少发生在胎儿深度睡眠时，最长可持续 50 分钟无加速。另一种正常情况是在产时胎儿监护中无加速，它没有特殊意义，不是缺氧 / 酸中毒的表现。

4）减速：指 FHR 在基线上的下降，振幅超过 15 次 / 分，持续时间超过 15 秒。早期减速：FHR 下降幅度小，持续时间短，与宫缩同时发生，减速中有正常的变异性（图 4-26）。变异减速（V 形）：减速表现为 FHR 迅速下降（从发生到曲线最低点短于 30 秒），减速中变异性好，并迅速恢复至基线，其大小、形态、与宫缩的关系多种多样（图 4-27）。晚期减速（U 形或变异性降低）：减速逐渐发生、逐渐恢复至基线，或减速中变异性降低。逐渐发生和逐渐恢复指减速开始 / 结束到曲线最低点超过 30 秒。当同步进行宫缩监护时，晚期减速的发生晚于宫缩开始后 20 秒，波谷落后于波峰，并在宫缩结束后恢复至基线（图 4-28）。延长减速：减速持续时间超过 3 分钟。

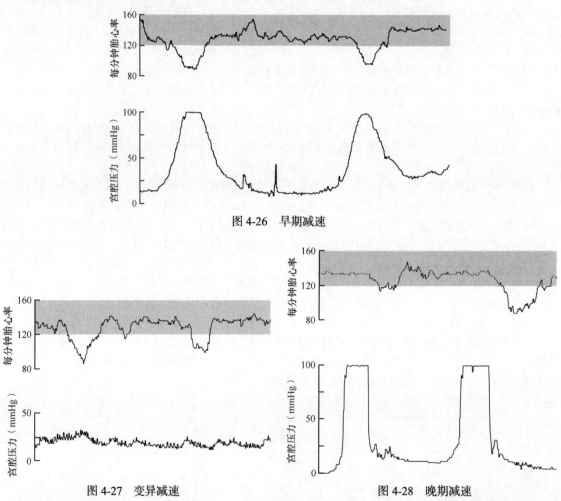

图 4-26　早期减速

图 4-27　变异减速

图 4-28　晚期减速

早期减速是胎头受压的表现，无胎儿缺氧 / 酸中毒发生。脐带受压时发生的变异减速是产程中最常见的减速，是脐动脉压增高通过压力感受器介导的反应。变异减速很少与严重的胎儿缺氧 / 酸中毒相关，除非其进展至表现为 U 形、减速伴变异性降低（晚期减速）或每一段减速超过 3 分钟（延长减速）。晚期减速是胎儿低氧血症通过化学感受器介导的反应。延长减速包含化学感受器介导的成分，表明存在低氧血症。减速超过 5 分钟、FHR 持续低于 80 次 / 分及减速中变异性降低，常与严重的胎儿缺氧 / 酸中毒相关，需要紧急处理。

5）正弦波型：指规则、平滑、起伏的信号，像一条正弦波，振幅为 5 ～ 15 次 / 分，频率为每分钟 3 ～ 5 个周期（图 4-29）。该波形常持续超过 30 分钟，且无加速。

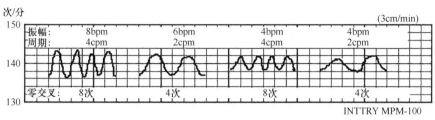

图 4-29　正弦波型

正弦波型的病理生理机制尚未完全阐明，不过其出现与严重的胎儿贫血有关，如抗 D 同种异体免疫反应、胎母输血综合征、双胎输血综合征及前置血管破裂。在急性胎儿缺氧、感染、心脏畸形、脑水肿及腹裂畸形时也会出现。

6）假正弦波型：很像正弦波型，但呈现锯齿状参差不齐，不是平滑正弦波的一种模式，持续时间很少超过 30 分钟，其前后为正常结果。

7）宫缩：宫缩过频为过度频繁的宫缩，定义为 10 分钟内超过 5 次宫缩，出现在 2 个连续的 10 分钟内。

（2）胎儿电子监护方法

1）无应激试验（non-stress test，NST）：理论基础是在无酸中毒或神经系统发育不完善的情况下，胎动时出现胎心率的短暂上升，提示胎儿自主神经功能正常。

NST 简单、安全，是临床最常用的监护方法。在无宫缩、无外界负荷刺激情况下，观察胎心率变化，以了解胎儿的储备能力。试验时，孕妇取半卧位，将涂有耦合剂的多普勒探头放置在孕妇腹壁胎心音听诊区上，在描记胎心率的同时，孕妇在胎动时用手按键发出信号传到描记胎儿电子监护仪上做出记号，至少连续记录 20 分钟。

2）缩宫素激惹试验（oxytocin challenge test，OCT）和宫缩应激试验（contraction stress test，CST）：两者不同之处为前者使用缩宫素诱导宫缩，后者为自然宫缩。本试验主要目的是通过子宫收缩时减少或阻断绒毛间隙的血流、影响母儿之间气体交换的生理性的一过性缺氧，从而了解胎儿的储备能力。两试验条件的子宫收缩为每 10 分钟有 3 次有效宫缩，强度超过 50mmHg，持续时间超过 15 秒。

OCT 和 CST 的理论基础是在宫缩应激下可以出现暂时性胎儿缺氧，对已处于亚缺氧状态的胎儿，在宫缩的刺激下缺氧逐渐加重，可能出现晚期减速。其判读主要基于是否出现晚期减速。

结果分类判读：对结果的判读要求熟练掌握胎心电子监护的基本术语特征。根据表 4-3 中的标准，胎心监护三级评价是把结果归为以下三类：Ⅰ 类（正常）、Ⅱ 类（可疑）、Ⅲ 类（异常）。

表 4-3　胎监宫缩图分类标准、解释及推荐处理原则[1]

类别	基线	变异性	减速	解释	临床处理原则
正常	110 ～ 160 次 / 分	5 ～ 25 次 / 分	无重复发生的减速[2]	胎儿无缺氧 / 酸中毒	无须干预
可疑	缺乏至少一种正常的特征，但无异常特征出现	缺乏至少一种正常的特征，但无异常特征出现	缺乏至少一种正常的特征，但无异常特征出现	胎儿缺氧 / 酸中毒的可能性小	若有可逆因素立即纠正，加强监护或增加评估胎儿氧合状态的方法
异常	＜ 100 次 / 分	变异性见底或增高，或出现正弦波型	重复发生晚期减速或延长减速＞ 30 分钟[2]	胎儿缺氧 / 酸中毒的可能性大	立即采取紧急措施纠正可逆因素，当不能加快分娩时增加评估胎儿氧合状态的方法。在紧急情况下（脐带脱垂、子宫破裂或胎膜早剥），应立即完成分娩

注：1）FHR 加速是胎儿无缺氧 / 酸中毒的表现，但在分娩过程中无加速没有特殊意义；2）当减速与超过 50% 的宫缩有关时，其具有重复发生的特征。

Ⅰ级无须干预。在怀疑存在胎儿缺氧/酸中毒，结果为Ⅱ级或Ⅲ级时，首先需要明确是否存在导致胎心电子监护不良结果的因素，判断其是否可逆并迅速纠正。常见的原因有子宫过度收缩、第二产程中孕妇屏气用力、孕妇长时间仰卧位、一过性脐带受压及产程中孕妇血压下降。如果这些因素不可逆转、相应措施不能奏效，胎心电子监护结果继续恶化，需要考虑迅速终止妊娠。

5. 产时胎儿心电图 ST 段分析（ST-analysis of fetal electrocardiogram，STAN） 联合电子胎心监护：产程中持续电子胎心监护在一定程度上增加了剖宫产率和阴道助产率，但缺乏可减少新生儿脑瘫发生的证据。产时胎心监护的三级评价系统确实指导了临床，但是对于Ⅱ类结果（产程中最常见的类型）的处理相对模糊。因此，许多临床研究将产时胎儿监护的焦点落到了 STAN 上。

STAN 的理念是基于胎儿心电图的 ST 段改变与胎儿心肌缺氧有关。与胎儿窘迫相关的胎儿心电图改变有以下两种：①T 波振幅增加（表现为 T/QRS 值增加）；②双相 ST 段。T 波振幅增加及 T/QRS 值增加都与儿茶酚胺分泌增加、β 肾上腺素受体激活、心肌糖原分解及代谢性酸中毒有关。双相 ST 段与以下 2 种情形有关：①胎儿心脏暴露在缺氧应激状态下时，没有时间对缺氧做出反应；②当处于慢性应激的情况下，胎儿心脏对于缺氧的储备应答能力降低。胎儿心电图的双相 ST 段改变与心肌功能紊乱、感染、畸形有关。

STAN 适应证：> 36 孕周、胎膜已破、没有使用胎儿头皮电极的禁忌证、在开始使用 STAN 时处于第一产程且没有主动或不自主用力。由于 ST 段分析是与孕周相关，所以仅用于存在产时缺氧风险的足月胎儿。因为该方法需要胎膜已破和一个胎儿头皮电极，所以孕妇伴活动性单纯疱疹病毒感染、人类免疫缺陷病毒感染、肝炎等情况是 STAN 的禁忌证。利用 STAN 系统收集胎儿心电图数据时，必须是在一个相对稳定的产时环境下，这样才能获得准确的 T/QRS 值的基线，以用于之后的比较。

根据目前的研究，STAN 有效地降低了阴道助产率，但是对改善新生儿酸中毒的有效性尚有争议。如果期望将 STAN 用于临床，则需要更多高级证据的支持。

案例 4-3 分析

临床特征：

孕妇现妊娠 38 周，通过自觉症状和体格检查没有发现明显异常，产科触诊检查时发现有宫缩，但孕妇无腹痛。

处理：

对足月妊娠未临产的正常妊娠妇女，每次产前检查都要了解胎儿宫内安危情况，根据胎儿情况决定进一步处理方案。

本例妊娠已 38 周，触诊发现有宫缩。

1. 目前胎儿不是高危儿。

2. 接下来的检查包括 NST、超声检查、尿常规。

（三）胎盘功能检查

合成和释放的多种激素和特异蛋白物质是胎盘的合成功能，通过生化监测孕妇血中或尿中的激素和特异蛋白可了解胎儿胎盘单位功能，从而间接了解胎儿状态，是胎儿宫内监护的补充。也就是说胎盘功能检查包括了胎盘功能和胎儿胎盘单位功能两方面检查，不管检查哪一方面，都必须与其他胎儿宫内监护结合综合判断胎儿宫内安危情况，以助于对本次妊娠采取相应措施，使胎儿能在良好情况下生长发育，尽可能至具有在宫外生活能力时娩出。

1. 雌三醇（estriol，E_3）测定 孕妇血、尿中雌激素含量随妊娠进展而浓度上升，其中 E_3 增长最快，占雌激素的 90%，大量 E_3 生成是胎儿胎盘共同作用的结果。血 E_3 对胎儿胎盘功能改变反应敏感，但由于半衰期短，使检测的误差大，临床不采用其作为胎盘功能检查的生化指标。尿 E_3 昼夜波动大，需要收集 24 小时的尿液做检查，24 小时尿 > 15mg 为正常值，10 ～ 15mg 为警戒值，< 10mg 为危险值。妊娠晚期多次测得 24 小时尿 E_3 值 < 10mg，表示胎盘功能低下。收集 24 小时尿需要较长的时间才能有结果，也给孕妇带来不便，故可随意单次尿测尿雌激素/肌酐值（estrogen/creatinine ratio，E/C），以估计胎儿胎盘单位功能，37 周后 E/C > 15 为正常值，10 ～ 15 为警戒值，< 10 为危险值。无论是随意尿 E/C 还是 24 小时尿 E_3，如多次呈低值；或从正常值降低至正常值以下；或仍在正常范围，但从高值突然下降 30% 均属异常，提示胎儿胎盘功能低下。

2. 血清人胎盘生乳素（human placental lactogen，HPL）测定　妊娠后 HPL 由胎盘合体滋养细胞合成和释放，无昼夜波动。孕妇和胎儿垂体均不分泌 HPL，所以 HPL 只反映胎盘功能，间接了解胎儿宫内情况。妊娠足月 HPL 的正常值为 4～11mg/L，＜4mg/L 或突然降低 50%，提示胎盘功能低下。HPL 测定对胎盘功能评价不如随意尿 E/C 值和 24 小时尿 E_3 敏感。

3. 妊娠特异性 $β_1$ 糖蛋白（pregnancy specific $β_1$ glucoprotein，$PSβ_1G$，SP_1）测定　SP_1 定位在合体滋养层细胞的胞质中，是胎盘组织中含量最高的一种胎盘蛋白，维持胎盘功能，无昼夜波动。随着妊娠的进展 SP_1 渐增多，妊娠 34～38 周达高峰，若妊娠足月 SP_1＜170mg/L，提示胎盘功能低下。

案例 4-3 分析

检查结果：

1. NST：Ⅰ级，记录 30 分钟发现 1 次宫缩，压力 50mmHg。
2. 超声：双顶径 90mm，股骨长 70mm，羊水暗区 50mm。
3. 尿常规未见异常。

处理：

检查结果正常，不必住院待产。预约 1 周后再次产前检查，并嘱孕妇注意胎动的变化及临产的症状，必要时马上就诊。交代分娩相关知识（分娩方式指导、分娩镇痛），新生儿免疫接种指导，产褥期指导。如不临产，下一次的产前检查应着重了解包括胎盘功能检查在内的胎儿储备能力检查。

1. 胎动计数。
2. 胎儿生物物理监护。
3. NST。
4. 尿 E/C 值。

（四）胎儿成熟度检查

胎儿成熟度（fetal maturity）检查在高危妊娠处理中的地位非常重要，高危妊娠处理的目标是母儿安全和健康，在保证孕产妇生命安全的前提下，围生儿能否存活取决于胎儿的成熟情况。因胎儿肺在宫内无正常的呼吸运动，难以判断其成熟状况，而胎儿肺成熟与否对出生后呼吸功能的建立至关重要，肺未成熟易发生新生儿窒息和呼吸窘迫综合征。因此对高危妊娠者需计划分娩时，监测胎儿成熟度的重点在测定胎儿肺成熟度，避免发生新生儿呼吸窘迫综合征。

胎儿成熟度的简单检查方法：①根据末次月经、早孕反应出现时间、初次感觉胎动时间等正确推算妊娠周数。妊娠满 34 周胎儿肺发育基本成熟。②根据子宫底高度、B 型超声估计胎儿大小。③根据 B 型超声的胎盘分级。

由于羊水中含有许多能反映胎儿生活的物质，通过羊水的分析了解胎儿成熟情况，已成为临床上必不可少的检查手段。

1. 卵磷脂 / 鞘磷脂（lecithin/sphingomyelin，L/S）值　若羊水 L/S≥2，提示胎儿肺成熟。也可用羊水振荡试验（泡沫试验）（foam stability test）间接估计 L/S 值，肺表面活性物质既亲脂又亲水，加入 95% 乙醇振荡后在接触空气的液面上形成泡沫，羊水中的磷脂具有使泡沫持久的作用。1:3（生理盐水:羊水）羊水稀释液 1ml＋95% 乙醇 1ml 振荡后有完整泡沫环，且 15 分钟不消退，提示胎儿肺已成熟，特别适用于高危妊娠急需终止妊娠前了解胎儿肺的成熟度，且不需要特别仪器设备。

2. 磷脂酰甘油（phosphatidyl glycerol，PG）　占羊水总磷脂的 16%。只要 PG 阳性，提示胎儿肺成熟，PG 的测定比 L/S 更为可靠。

三、孕产期合理用药

药物可以治病，但药物本身可有不良反应。由于药物引起胎儿畸形的报道不少，使人们对孕期用药产生恐惧，导致有病不治疗，使病情恶化，甚至危及生命。所以孕妇患病后用药要审度利弊，必须顾及母体和胎儿两方面，全面衡量后合理用药。妊娠期合理用药，即孕产妇患病后选择安全、有效药物，适时适量用药，对做好围生期保健、提高胎儿质量至关重要。

1. 胎龄与药物损害的关系

（1）着床前期：受精卵与母体组织尚未直接接触，孕妇用药对其影响不大。但若药物对囊胚的毒性极强，也可造成极早期流产。其影响风险以"全"或"无"解释比较恰当。

（2）晚期囊胚着床后至妊娠12周：胚胎开始分化定向发育，此时孕妇用药，其毒性作用干扰了胚胎正常分化发育，引起形态上的异常，故此期为致畸高度敏感期。

（3）妊娠12周及以后：为胎儿生长、器官发育、功能完善的阶段，药物致畸的敏感性明显减弱，已不再能够造成大范围的畸形。但对于尚未分化完全的器官，如生殖系统，某些药物还可能对其产生影响，神经系统在整个妊娠期持续分化发育，药物对其影响可以一直存在。

（4）分娩期：主要考虑对即将出生的新生儿有无影响。

案例4-4

孕妇，26岁，第一胎，因停经25周，尿频、尿急、尿痛伴腰痛1天入院。既往有泌尿系结石史。

查体：宫高/腹围：23/85cm，胎心率148次/分，右侧肾区叩痛（＋），输尿管行程无压痛。

问题：

1. 考虑该孕妇患什么疾病？
2. 下一步需要做什么检查？
3. 应该怎么治疗？

---

2. 围生期合理用药原则

（1）必须有明确指征，避免不必要的用药。

（2）能用一种药物就避免联合用药。

（3）能用疗效确定药物就避免使用疗效和对胎儿影响均不确定的新药。

（4）能用小剂量药物就避免用大剂量药物。

（5）只要病情允许，建议在妊娠中晚期用药，尽可能避免妊娠早期用药。

（6）因病情需要在妊娠早期使用了对胚胎有危害甚至可能致畸的药物，可考虑终止妊娠。

3. 药物的妊娠分类 美国食品药物监督管理局（FDA）根据药物对胎儿的致畸情况，将药物对胎儿的危害等级分为A、B、C、D、X共5个级别。

A类：在人类有对照组的研究中，证明对胎儿无危害。包括多种维生素、孕期维生素制剂，但不包括大剂量维生素制剂，如适量维生素A、维生素B₁、维生素B₂、维生素C、维生素D、维生素E等。

B类：动物实验中证明对胎仔无危害，但尚无在人类试验的研究；动物实验证明有不良作用，但在人类有良好对照组的研究中未发现此作用。如青霉素、头孢菌素、红霉素、克林霉素、甲硝唑、阿昔洛韦、万乃洛韦、乙胺丁醇、地高辛、胰岛素、克霉唑、制霉菌素。

C类：尚无很好的动物实验或人类试验的研究，或者动物实验对胎儿有不良作用，但在人类中尚缺乏可利用的资料。很多在妊娠期常用的药物属于此类。围生期用药需权衡利弊，确认利大于弊时方能应用，如庆大霉素、万古霉素、喹诺酮类、磺胺类、异丙嗪、异烟肼、利福平、替硝唑、更昔洛韦、拉米夫定、齐多夫定、咪康唑、氟康唑、依曲康唑、倍他米松、地塞米松等。

D类：已有证据证明对胎儿有危害，但在孕期应权衡利弊，在利大于弊时，仍可使用。如苯妥英钠、卡马西平、四环素类等。

X类：已证明对胎儿的危险明显大于任何益处。如异维A酸、利巴韦林等。

妊娠早期，尽可能不用C、D、X类药物。孕产妇出现紧急情况必须用药时，尽量选用无致畸作用的A、B类药物。

案例4-4分析

1. 考虑该孕妇为"泌尿系结石合并感染"。

2. 下一步需要做血尿常规、C反应蛋白、尿培养、泌尿系彩超。

3. 尿常规结果 红细胞（＋）、白细胞（＋＋＋）、蛋白（＋），血象及C反应蛋白高，予B类药头孢菌素抗感染及黄体酮解痉治疗。尿培养发现"大肠埃希菌"并对头孢菌素敏感，治疗有效。

4. 哺乳期用药 一般情况下用药期间不考虑终止哺乳，为了减少药物进入新生儿体内，可采用在哺乳结束后马上用药，尽可能推迟下一次哺乳，目的是延长用药至哺乳的间隔时间，让药物自然代谢，从而减少乳汁中的药物浓度。

笔记栏

四、孕期营养及体重管理

妊娠期母体乳腺和子宫等生殖器官的发育、胎儿的生长发育以及为分娩后乳汁分泌进行必要的营养储备都需要额外的营养，同时各妊娠期的营养需求也有所不同。因此，各妊娠期妇女的膳食应在非妊娠期妇女的基础上，根据胎儿生长速率及母体生理和代谢的变化进行适当的调整。妊娠早期胎儿生长发育速度相对缓慢，所需营养与妊娠前无太大差别。妊娠中期开始，胎儿生长发育逐渐加速，母体生殖器官的发育也相应加快，对营养的需要增大，应合理增加食物的摄入量。妊娠期妇女的膳食应是由多样化食物组成的营养均衡膳食，除保证妊娠期的营养需要外，还潜移默化地影响较大婴儿对辅食的接受和后续多样化膳食结构的建立。

人类整个生命过程都需要营养，围生期是生命过程中对营养最为敏感的时期，此期胎儿需要营养物质构成自己的组织器官，孕妇为了适应胎儿生长发育的生理变化同样需要营养物质，故妊娠期所需要的营养高于非妊娠期。胎儿营养物质完全依赖母体供给，如孕妇营养不良可影响子代的生长发育，严重者可导致永久性损伤。因此，加强妊娠期营养指导是产前保健的重要内容。

（一）妊娠期营养不良对子代的影响

1. 影响胎儿出生体重　胎儿出生体重与孕妇营养状况密切相关，妊娠期营养不良直接影响胎儿的物质摄入，出现低出生体重，出生体重不足的新生儿死亡率上升。

2. 影响胎儿器官发育　母体内营养素的不足和过量有可能导致胎儿组织器官发育不良或畸形，其原因为营养素不足可导致细胞分化缓慢，器官细胞数缺乏或永久缺陷；过量的维生素 A 可造成腭裂。

3. 影响胎儿脑发育　胎儿脑发育时期缺乏营养的提供，可导致胎儿脑细胞数目和体积均减少，可造成永久缺陷。

（二）妊娠期能量与营养素

1. 热能　妊娠期热能用于维持母体和胎儿的生命活动和组织合成，需要量增加，所增加的量随孕周递增，每天增加热量 50 ～ 150kcal。妊娠期所需热能来自蛋白质、脂肪和糖类三大营养素。

2. 蛋白质　胎儿生长发育所需的氨基酸由母体提供，妊娠期蛋白质不足可引起胎儿生长受限，并影响中枢神经系统发育，造成永久性缺陷。随着妊娠月份增大，蛋白质需要和储存量增多，速度也不断加快。妊娠期每天增加进食蛋白质 15 ～ 25g。

3. 糖类　根据我国饮食习惯，65% 热能来源于粮食，其余 35% 热能来自食用油、动物性食品、豆类和蔬菜。主食中的糖类主要是淀粉，消化后以糖原形式储存在肌肉和肝内，以后逐渐释放至血液中，经氧化产生热能。为了满足母儿需要，孕妇每日进主食 0.4 ～ 0.5kg。

4. 微量元素

（1）铁：妊娠期母体血容量增加的生理变化需要铁的补充，胎儿生长发育所需要的铁来自母亲，故孕妇对铁的需要量增加。为增加母体自身造血，妊娠期需额外补充 400 ～ 500mg 的铁。孕期膳食铁的获得：富含铁的食物主要有动物血、肝脏及瘦肉，其所含铁为血红素铁，生物利用率较高，可通过适当增加这类食物的摄入来满足妊娠期对铁的额外需要。妊娠中晚期每天增加 20 ～ 50g 红肉可提供铁 1.0 ～ 2.5mg，每周摄入 1 ～ 2 次动物血和肝脏，每次 20 ～ 50g，可提供铁 7 ～ 15mg，基本能满足妊娠期增加的铁营养需要。铁缺乏严重者可在医师指导下适量补充铁剂。

（2）钙：妊娠期钙的代谢复杂，许多激素共同作用决定母体钙的水平，妊娠期母体钙的含量是非妊娠期的 95%。胎儿的钙来自母体，而母体钙低于胎儿。妊娠期增加钙的摄入可以保证孕妇骨骼中的钙不致因满足胎儿对钙的需要而被大量消耗。我国营养学会建议妊娠中期起每日摄入钙 1000mg，于妊娠晚期增至 1500mg。牛奶和奶制品含有较多的钙且容易被吸收，建议孕妇多食用牛奶和奶制品。

（3）锌：与人体免疫、神经内分泌调节有关，对胎儿生长发育很重要，锌缺乏会导致不良妊娠结局。从妊娠早期开始，胎儿锌的需要量急速增加。若不及时补充，使胎儿处于低锌状态，结局不良。推荐孕妇每日从饮食中补锌 20mg。

（4）碘：是合成甲状腺素的原料，是调节新陈代谢和促进蛋白质合成的必需微量元素，除选用碘盐外，每周还应摄入 1 ～ 2 次富含碘的海产品。

5. 维生素　是一类复杂的有机化合物，参与机体重要的生理过程，是生命活动中不可缺少的物质，分为水溶性（B 族维生素、维生素 C）和脂溶性（维生素 A、维生素 D、维生素 E、维生素 K）两大类。

（1）维生素 A：又称视黄醇。妊娠期维生素 A 与胚胎发育有关。缺乏可引起流产、胚胎发育不全和胎儿生长受限，严重缺乏时可引起胎儿畸形。我国推荐每日膳食中维生素 A 的供给量为 1000μg，比非孕妇女多 200μg。维生素 A 主要存在于动物性食物，如牛奶、动物肝脏等。

（2）维生素 D：主要是维生素 D_2（钙化醇）和维生素 D_3（胆钙醇），是母体钙代谢最重要的生物调节因子，缺乏时可导致胎儿低血钙，影响胎儿骨骼发育。我国推荐每日膳食中维生素 D 的供给量为 10μg（非孕妇女 5μg）。

（3）B 族维生素：维生素 B_1、维生素 B_2、维生素 B_5、维生素 B_6、维生素 B_9（叶酸）是多种氧化酶系统的辅基，参与体内许多代谢。叶酸对预防神经管畸形和高同型半胱氨酸血症、促进红细胞成熟和血红蛋白合成至关重要。孕期叶酸摄入应达到每天 600μg 膳食叶酸当量（DFE），除常吃含叶酸丰富的食物外动物肝脏、蛋类、豆类、酵母、绿叶蔬菜、水果及坚果类），还应补充叶酸制剂 400μg/（DFE·d）。

（4）维生素 C：对组织胶原的合成、铁的吸收、叶酸的代谢具有重要作用。妊娠期母体维生素 C 水平逐渐下降，自分娩时可降至妊娠前的 50%。我国推荐孕妇每日膳食中维生素 C 的供给量为 80mg（非孕妇女 60mg）。

（三）体重管理

体重增长是反映孕妇营养状况最实用的直观指标，与胎儿出生体重、妊娠并发症等妊娠结局密切相关。为保证胎儿正常生长发育、避免不良妊娠结局，应使妊娠期体重增长保持在适宜的范围。平衡膳食和适度的身体活动是维持妊娠期体重适宜增长的基础，身体活动还有利于愉悦心情和自然分娩，健康的孕妇每天应进行不少于 30 分钟的中等强度身体活动。

妊娠期体重监测和管理：应从妊娠前开始对体重进行监测和管理。妊娠早期体重变化不大，可每月测量 1 次，妊娠中晚期应每周测量体重，并根据体重增长速率调整能量摄入水平。体重增长不足者，可适当增加高能量密度的食物摄入；体重增长过多者，应在保证营养素供应的同时注意控制总能量的摄入，并适当增加身体活动。根据妊娠前 BMI，妊娠期体重增加建议，见表 4-4。

表 4-4　孕期体重增加范围的建议

孕前体重分类	BMI（kg/m²）	孕期体重增加范围（kg）
低体重	< 18.5	12.5 ～ 18.0
正常体重	18.5 ～ 24.9	11.5 ～ 16.5
超重	25.0 ～ 29.9	7.0 ～ 11.5
肥胖	≥ 30.0	5.0 ～ 9.0

注：BMI 表示体重指数。

孕期如何进行适当的身体活动：若无医学禁忌，多数活动和运动对孕妇都是安全的。孕中晚期每天应进行 30 分钟中等强度的身体活动。中等强度身体活动需要中等程度的体力，可明显加快心率，一般为运动后心率达到最大心率的 50% ～ 70%，主观感觉稍疲劳，但 10 分钟左右可恢复正常。最大心率可用 220 减去年龄计算得到，如年龄 30 岁，最大心率（次 / 分）为 220 - 30 = 190，活动后的心率以 95 ～ 133 次 / 分为宜。常见的中等强度运动包括快走、游泳、打球、跳舞、孕妇瑜伽、各种家务劳动等。应根据自己的身体状况和孕前的运动习惯，结合主观感觉选择活动类型，量力而行，循序渐进。

五、妊娠期常见症状及其处理

案例 4-5

孕妇，33 岁，第二胎。停经 36 周，便秘、下肢水肿 1 周。每 2 天排硬便 1 次，双下肢膝以下水肿，经休息可缓解，无下肢疼痛，自觉胎动如常。查体：血压 120/75mmHg，宫高 / 腹围：33/95cm，胎心率 140 次 / 分，双下肢四陷性水肿（+），腓肠肌无压痛，皮温正常。尿蛋白阴性。

问题：

1. 该孕妇的症状是生理性还是病理性？
2. 下一步需要做什么检查？
3. 应该怎么治疗？

（一）消化系统症状

恶心、呕吐是妊娠早期常见症状，以晨吐多见。其发生可能与妊娠期体内激素的变化有关，精神紧张可加重症状。少量多餐、口服维生素 B_6 有助于改善症状。呕吐症状严重，属妊娠剧吐，按该病处理。

（二）贫血

妊娠后半期孕妇对铁需求量增多，加上生理性血液稀释，单靠饮食补充铁显然不足。为了预防贫血的发生，自妊娠中期后开始补充铁剂。若已发生贫血，应查明原因，如为缺铁所引起的贫血，治疗时应加大铁剂的补充。

（三）腰背痛

妊娠期激素的作用使关节韧带松弛，妊娠子宫向前突起使得孕妇躯体重心后移，结果使腰椎前突，导致背伸肌处于持续紧张状态，而感觉轻微腰背痛。疼痛以改变体位或活动时尤甚，卧床休息、局部热敷或按摩可缓解疼痛。若为腰背痛明显者，应及时查找原因，予以治疗。

（四）下肢及外阴静脉曲张

增大的妊娠子宫使腹腔压力上升，导致下肢及外阴静脉压力升高，回流缓慢，结果发生下肢及外阴静脉曲张，甚至形成痔。预防或减轻下肢及外阴静脉曲张的方法如下。

1. 妊娠末期尽量避免长时间站立。

2. 下肢绑弹性绷带或穿弹力袜。

3. 晚间睡眠时应适当垫高下肢以利静脉回流。

4. 多吃蔬菜，少吃辛辣食物，软化大便，纠正便秘。

5. 若痔已脱出，可用手法还纳。

6. 分娩时应防止外阴部曲张的静脉破裂。

（五）下肢肌肉痉挛

妊娠后半期常有夜间发作性小腿腓肠肌痉挛，发生时疼痛较剧烈。处理方法如下。

1. 发作时马上站立或将痉挛下肢的足背向头侧屈曲，使腓肠肌紧张。

2. 局部按摩，常能迅速缓解痉挛。

3. 已出现症状者，可口服钙剂和多种维生素。

（六）下肢水肿

妊娠后期增大的子宫压迫使下肢静脉压力升高，常伴有踝部及小腿下半部轻度水肿，休息后（以左侧卧位，下肢垫高 15° 为较好缓解水肿的体位）症状部分或全部消退，属正常现象。若水肿明显，休息后不消退，应想到妊娠期高血压疾病、妊娠合并肾病或其他合并症的可能。

（七）便秘

妊娠期胎盘产生大量的孕激素使肠蠕动及肠张力减弱、孕妇活动少、增大的子宫及胎先露部的压迫等使排便困难。预防和处理方法如下。

1. 清晨饮开水一杯，刺激肠蠕动，使排便容易。

2. 养成每日按时排便的良好习惯。

3. 多吃纤维素丰富的新鲜蔬果。

4. 必要时口服缓泻药或用开塞露，使大便滑润容易排出。禁用峻泻剂，尽可能不灌肠，以免引起流产或早产。

（八）仰卧位低血压

妊娠末期，孕妇若较长时间取仰卧姿势，增大的子宫压迫下腔静脉，使回心血及心排血量骤然减少，出现低血压。此时若马上改为侧卧姿势，使下腔静脉血流通畅，血压迅即恢复正常。

> **案例 4-5 分析**
>
> 1. 该孕妇便秘及下肢水肿属于生理性现象。
>
> 2. 双下肢膝以下水肿经休息可缓解，无下肢疼痛；血压正常，尿蛋白阴性，暂时无须做进一步检查。
>
> 3. 便秘的治疗　清晨饮开水一杯，养成每日按时排便的良好习惯，多吃纤维素丰富的新鲜蔬果，口服缓泻药。
>
> 4. 建议左侧卧位及合理控制体重，以缓解下肢水肿。

六、妊娠期心理异常

妊娠期身体的各种变化都可能影响孕妇情绪，需要以积极心态去面对和适应，愉快享受这一过程。妊娠经常导致状态失衡，产生焦虑、抑郁、敌对、恐怖等不良情绪。母亲妊娠期的心理状态与胎儿发育有着密切关系，孕妇积极的心理反应有利于胎儿发育和顺利分娩。妊娠期过度紧张、恐惧、悲伤等情绪，可使血管痉挛、肾血流量减少，影响母体内分泌和胎儿血液循环，恐惧不安的内分泌成分影响胎儿发育。长期较高水平的焦虑、抑郁可造成早产、产程延长、低出生体重儿、产前及产后出血等诸多不良结局。产妇的精神过度紧张，有可能导致宫缩紊乱或乏力，致产程延长而造成难产等。

孕妇要积极了解妊娠期生理变化特点，学习孕育知识，定期进行妊娠期检查，出现不适时能正确处理或及时就医，遇到困难多与家人和朋友沟通以获得必要的帮助和支持。家人也应多给孕妇一些精神上的安慰和支持。适当进行户外活动和运动、向专业人员咨询等均有助于释放压力，愉悦心情，享受孕育新生命的快乐。

（何志晖）

第四节　遗传咨询、产前筛查与产前诊断

案例 4-6

某妇女，32 岁，其丈夫 35 岁。3 年前曾生育过一 21 三体综合征患儿。现该妇女再次妊娠 50 天，惧怕再生同病患儿而前来咨询。

问题：

1. 怎样对该孕妇进行优生遗传咨询？
2. 对该孕妇应做哪些进一步检查？

一、遗传咨询

遗传咨询（genetic counselling）是由从事医学遗传学的专业人员或咨询医师，就咨询对象提出的家庭中遗传性疾病的相关问题予以解答，并就咨询对象提出的婚育问题提出医学建议，具体内容包括帮助患者及其家庭成员梳理家族史及病史，选择合适的遗传学检测方案，解读遗传检测结果，获取详细的临床表型，分析遗传机制、告知患者可能的预后和治疗方法，评估下一代再发风险并制订生育计划，做出植入前诊断、产前诊断。

（一）遗传咨询的目的和意义

遗传咨询的目的就是针对所提出的问题，采用现代医学检测技术，避免遗传病患儿的出生，从而降低遗传病的发病率，减少家庭和社会的经济负担。因此，建立遗传咨询门诊，开展遗传咨询服务，对降低人群中遗传病的发病率及优生工作均具有重要意义。

（二）遗传咨询的对象

咨询对象为遗传性疾病的高风险人群，包括：①夫妇双方或一方家庭成员中有遗传病、出生缺陷不明原因的癫痫、智力低下、肿瘤及其他与遗传因素密切相关的患者，曾生育过明确遗传病或出生缺陷儿的夫妇；②夫妻双方或之一本身罹患智力低下或出生缺陷；③不明原因的反复流产或有死胎、死产等病史的夫妇；④孕期接触不良环境因素及患有某些慢性病的夫妇；⑤常规检查或常见遗传病筛查发现异常者；⑥婚后多年不育的夫妇；⑦预产期年龄达到或超过 35 岁以上的高龄孕妇；⑧近亲婚配；⑨肿瘤和遗传因素明显的疾病患者；⑩其他需要咨询的情况。

（三）遗传咨询的分类

遗传咨询主要分为婚前咨询、孕前咨询、产前咨询、儿科相关遗传病咨询、肿瘤遗传咨询及其他专科咨询（如血液遗传病咨询、代谢性遗传病咨询）。

案例4-6分析

第一步：对发病患儿的明确诊断：对此患儿进行染色体检查，需要核实患儿核型是否21三体型。21三体又分为经典型47, XX(XY), +21、嵌合型21三体、易位型21三体，三种类型发病机制不同，再发风险及预后也有差异。

第二步：推测再发风险：经典型21三体目前认为是亲代生殖细胞的染色体分离异常导致的，多为偶发，复发风险略高于普通人群；嵌合型21三体的发病机制是胚胎细胞有丝分裂过程中发生染色体不分离及三体细胞自救，多为偶发；易位型21三体发病机制是双亲一方为染色体平衡易位携带者，其复发风险较高。故孕前夫妇双方应行染色体检查，以准确评估再发风险及预后。21三体综合征的发生与年龄有密切关系。<30岁，则其再发风险为1/1000～1/650；>32岁则再发风险会增加6～10倍。若发现夫妇一方为罗氏易位携带者，则再发风险率为1/6，同源罗氏易位携带者几乎没有生育健康孩子的可能。

第三步：提出此次妊娠的产前诊断建议。

进行优生咨询。

（四）遗传咨询的原则

遗传咨询必须遵循以下伦理和道德原则。

1. 自愿原则　即完全尊重咨询者自己的意愿，其选择不受任何外来压力和暗示干扰。

2. 平等原则　遗传咨询、诊断及治疗应平等地提供给任何需要并选择遗传咨询服务的人。

3. 知情同意原则　尽可能让咨询对象了解疾病可能的发生风险，建议采用的产前诊断技术的目的、必要性、风险等，是否采用某项诊断技术由受检者本人或其家属决定。

4. 无倾向性原则　咨询师应根据临床判断，了解哪些信息对疾病诊断和对咨询者做出决定是最重要最有帮助的。对以上信息，咨询师必须如实、客观、全面地告知咨询者，不能有任何鼓励及暗示性表述。无倾向性原则，也称非指导性原则，是遗传咨询中最基本的原则。

5. 尊重和保护隐私原则　遗传咨询人员应尊重咨询对象的隐私权，对咨询对象提供的病史和家族史给予保密。

（五）遗传咨询的步骤

1. 确定是否为遗传性疾病　确定某一疾病是否为遗传性疾病，要通过其家系调查、家谱分析、临床表现、皮纹检查、染色体检查、生化检查、基因诊断等方法。要正确认识遗传性疾病与先天性疾病及家族性疾病的关系。遗传性疾病（hereditary disease, inherited disease）是指个体生殖细胞或受精卵的遗传物质发生突变（或畸变）所引起的疾病，具有垂直传递和终身性特征。先天性疾病（congenital disease）指个体出生后即表现出来的疾病。先天性疾病若同时伴有形态结构异常则称为先天畸形。例如，孕妇在妊娠早期感染风疹病毒而影响胎儿发育，致使新生儿出生时患先天性白内障。出生时所患疾病不等于是遗传性疾病。家族性疾病是指表现出家族聚集现象的疾病。遗传性疾病（特别是显性遗传病）往往有家族史，但家族性疾病不一定均是遗传性疾病，即在一个家庭中有两个以上成员患相同疾病，也可能是相同的环境因素所引起，如饮食中缺少维生素A，一家多个成员均患夜盲症。

2. 告知患者及其家属疾病的遗传机制　语言要通俗易懂，让患者及其家属理解疾病的致病原因及遗传方式，对疾病的遗传风险进行评估，说明子代的再发风险。

3. 根据患者需求提供疾病的解决方法及治疗方案。

（六）人类遗传病的分类

1. 染色体病（chromosomal disorders）　是各种原因引起的染色体数目和（或）结构异常的疾病。由于染色体上基因众多，加上基因的多效性，因此染色体病常涉及多个器官、系统的形态和功能异常，临床表现多种多样，常表现为综合征，故染色体病是一大类严重的遗传病。目前染色体病无有效治疗方法，因此通过染色体病的遗传咨询和产前诊断预防染色体病尤为重要。

复发风险率的推算：染色体异常大部分是由亲代生殖细胞的染色体发生畸变引起。只有小部分是由双亲一方染色体平衡易位携带者引起。前一种情况其同胞的复发风险率和一般人相同，后一种情况则复发风险率较高。所以，在推算染色体病的复发风险率时，应根据患者及其父母的核型分析来判断。举例：患儿为21三体综合征（唐氏综合征），核型为47, XX, +21，若父母核型正常，则为新发生的染色体畸变，与产母年龄有关。

2. 基因组疾病　是由基因组 DNA 的异常重组而导致的染色体微缺失与微重复，或基因结构的彻底破坏而引起异常临床表现的一类疾病。其中，微缺失与微重复是指微小的（片段通常＜5Mb）、经传统细胞遗传学染色体核型分析难以发现的染色体异常，导致的具有复杂临床表型的遗传性疾病，即染色体微缺失与微重复综合征。

3. 单基因遗传病（single gene disease）　通常由单个基因突变引起，遗传方式遵循孟德尔遗传定律，故又称孟德尔遗传病（Mendelian genetic disease）。根据其致病基因所在染色体及基因显、隐性的不同，分为常染色体显性遗传病、常染色体隐性遗传病、性连锁隐性遗传病、性连锁显性遗传病。

复发风险率的推算：可根据其遗传方式的特点推算。

（1）常染色体显性遗传病：父母一方有病，其子女将有 1/2 的复发风险率。未发病的子女，其后代一般不发病。

（2）常染色体隐性遗传病：表型正常的父母（携带者）生育过一个患儿后，其后出生的子女均有 1/4 的复发风险率；患者与正常人婚配后（非近亲婚配），所生子女一般不发病，均为致病基因的携带者。若为近亲婚配，复发风险率明显增大。

（3）X 连锁隐性遗传病：男性患者与正常女性婚配后，所生女儿均为携带者，儿子均正常。女性携带者与正常男性婚配后，所生儿子有 1/2 发病，女儿有 1/2 为携带者。女性患者与正常男性婚配，所生儿子均发病，女儿均为携带者。

（4）X 连锁显性遗传病：男性患者与正常女性婚配后，所生女儿均发病，儿子均正常；女性患者与正常男性婚配后，所生子女各有 1/2 发病。

（5）Y 连锁遗传病：男性患者遗传给儿子，女儿均正常。

4. 多基因遗传病　多基因遗传（polygenic inheritance）是指累加基因和环境因素共同影响形成的一种性状，又称多因子遗传（multifactorial inheritance）。所致疾病称多基因遗传病（polygenic disease）。疾病受多个基因控制的遗传因素与环境因素共同影响。在遗传因素中不是一个基因的作用，常涉及多个基因，是多种基因作用累计的结果。因此，多基因遗传病在遗传方式上与单基因遗传病有明显不同，它没有显性、隐性和性连锁遗传之分。胎儿先天畸形中，约 40% 是由多基因和环境因素相互作用引起的，如单纯唇腭裂。很多常见病（如高血压、糖尿病、精神分裂等）均属于多基因遗传病。家庭中患多基因遗传病的患者越多，病情越严重，其子代复发风险越高，对复发风险的估计是比较复杂的，一般根据该病的群体发病率、遗传度、亲缘关系、亲属中已发病人数及病变严重程度来估算再发风险率，曾生育过多基因遗传缺陷患儿的夫妇再发风险为 3%～5%。

5. 线粒体遗传病　是指线粒体 DNA 的缺陷（线粒体 DNA 的重复、缺失及点突变）引起线粒体代谢酶缺陷，致使 ATP 合成障碍、能量来源不足导致的疾病。其遗传方式为母系遗传，但最新研究显示存在低比例的父系遗传。

6. 体细胞遗传病　体细胞遗传物质的异常仅发生于体细胞，因此一般不发生上、下代垂直传递，但可传给子细胞，由此引起疾病。体细胞癌肿病灶具有克隆性，其形成以体细胞突变为直接原因，故癌肿及某些先天畸形属于体细胞遗传病。

二、产前筛查

产前筛查（prenatal screening）是指通过简便、经济和较少创伤的检测方法，对孕妇进行一系列检查，筛查出子代患有先天性疾病和（或）遗传性疾病的高风险孕妇，以便进一步进行产前诊断。

（一）染色体异常产前筛查

1. 血清学筛查

（1）妊娠早期联合筛查：妊娠早期产前筛查方案有多种，最常用的方案包括血清学指标妊娠相关血浆蛋白 -A（pregnancy-associated plasma protein-A，PAPP-A）、游离 -β- 人绒毛膜促性腺激素（free beta human chorionic gonadotropin，free β-hCG）结合妊娠 11～13^{+6} 周胎儿颈后透明层（nuchal translucency，NT）厚度，根据孕妇年龄、体重、头臀长（crown-rump length，CRL）等筛查胎儿患 21 三体综合征的风险，其检出率为 85%，假阳性率为 5%。

（2）妊娠中期血清学筛查：妊娠中期血清学筛查指标包括甲胎蛋白（alpha fetoprotein，AFP）、

游离 -β-hCG、游离雌三醇（uncojugated estriol，uE$_3$），此为妊娠中期三联筛查，目前应用最为广泛。再加一项血清学标志物抑制素 A（inhibin A），为孕中期四联筛查。筛查时间为妊娠 15 ～ 20^{+6} 周，21 三体综合征检出率为 60% ～ 75%，假阳性率为 5%。

（3）血清序贯筛查（sequential integrated screening）：测孕早期血清 PAPP-A 和游离 - β-hCG 值；妊娠 15 ～ 20^{+6} 周测孕妇血清四联，然后将以上 5 项指标联合筛查，计算出 21 三体综合征的风险值。

（4）整合产前筛查（integrated prenatal screening，IPS）：在血清序贯筛查的基础上，增加胎儿 NT 检查，6 项指标联合筛查。

（5）酌情筛查（contingent screening）：在妊娠早期筛查胎儿为高风险的孕妇，可建议绒毛穿刺取样（chorionic villus sampling，CVS），也可以选择继续妊娠至中期，进行孕中期四联筛查，获得综合风险评估结果。

2. 产前超声软指标筛查　产前超声筛查除了发现胎儿严重畸形外，还包括一些与胎儿染色体异常相关的微小结构异常，这些超声发现的遗传学相关胎儿结构异常称为软指标（soft markers）。超声软指标的存在并不是指胎儿一定存在染色体异常，而是提示胎儿染色体异常的风险偏高，正常胎儿在发育的过程中也可能出现软指标异常的情况，单一软指标一过性异常，一般预后较好。目前超声软指标主要包括 NT 增厚、颈后透明层厚度（NF）增厚、胎儿鼻骨缺失（absence of nasal bone）、肠管强回声（hyperechogenic bowel）、单脐动脉（single umbilical artery，SUA）、脉络膜丛囊肿（choroid plexus cyst，CPC）、心内强回声光斑（echogenic intracardiac focus，EIF）、脑室扩张（ventriculomegaly）、颅后窝池增宽（enlarged cisterna magna）、长骨短（long bone dysplasias）、肾盂扩张或肾盂分离（pyelectasis/hydronephrosis）等。

以 EIF 为例，正常妊娠 18 ～ 24 周超声显示 EIF 发生率为 2% ～ 5%，21 三体儿中发生率 16% ～ 30%，13 三体综合征患儿中发生率约为 39%。EIF 如伴其他超声异常，风险增加；单独出现，胎儿异常概率较低。

多发软指标异常，胎儿染色体异常风险增加，应建议孕妇进一步检查并进行遗传咨询。

3. 无创产前筛查（non-invasive prenatal testing，NIPT）　是通过检测孕母血浆中游离胎儿 DNA 进行胎儿非整倍体筛查，准确度高，降低了血清学筛查的假阳性率，减少了由于侵入性产前诊断操作带来的手术风险。妊娠 12 周后即可进行该项检测。虽然目前 NIPT 对于 21 三体检出率最高可达 99%，针对其他染色体异常的检测准确率相对较低。NIPT 的应用及发展较快，已经可以进行染色体微小缺失、重复的筛查。但无论是从卫生经济学角度，还是从其他胎儿异常的筛查价值考虑，NIPT 目前尚不能作为初级筛查应用。

（二）开放性神经管缺陷产前筛查

血清学 AFP 筛查应在妊娠 15 ～ 20^{+6} 周进行，以中位数倍数（multiple of the median，MOM）为单位，AFP 的 MOM 值 > 2.0 为高风险，其敏感性 > 90%，但孕妇血清 AFP 水平受孕龄、孕妇体重、种族、糖尿病等多种因素影响，其阳性预测值为 2% ～ 6%。

（三）胎儿结构畸形筛查

产前超声筛查是胎儿医学中早期诊断胎儿是否异常的重要方法，但并不能发现所有的胎儿畸形，如甲状腺缺如、先天性巨结肠等。在妊娠 18 ～ 24 周期间，通过超声对胎儿各器官进行系统的筛查，可以发现胎儿结构畸形包括无脑儿、严重脑膨出、严重开放性脊柱裂、严重胸腹壁缺损并内脏外翻、单腔心、致死性软骨发育不良等。妊娠中期产前超声胎儿畸形的检出率约为 60%，部分胎儿畸形的产前超声检出率较低，如耳畸形、指（趾）异常、肛门闭锁、食管闭锁、外生殖器畸形、闭合性脊柱裂等。

三、产 前 诊 断

产前诊断（prenatal diagnosis）又称宫内诊断（intrauterine diagnosis）或出生前诊断（antenatal diagnosis），是指对疑有出生缺陷的胎儿在出生之前应用各种先进的科技手段，采用影像学、生物化学、细胞遗传学及分子生物学等技术，了解胎儿在宫内的发育状况，如观察胎儿有无体表畸形、分析胎儿染色体核型有无异型、检测胎儿细胞的生化项目和基因等，对先天性和遗传性疾病做出诊断，为胎儿宫内治疗（手术、药物治疗等）及选择性流产提供依据。

（一）产前诊断的适应证

产前诊断的适应证除了包括产前筛查检出高风险以外，还包括根据病史及其他检查检出的出生缺陷高危因素。

1. 本次妊娠羊水过多或羊水过少、疑有畸胎的孕妇。

2. 筛查发现胎儿染色体核型异常的高危的孕妇。

3. 曾生育过染色体异常、无脑儿等严重先天缺陷患儿的孕妇。

4. 夫妇一方有先天性代谢疾病，或已生育过患儿的孕妇。

5. 检查发现胎儿发育异常或可疑结构畸形的孕妇。

6. 在妊娠早期接受较大剂量化学毒剂、辐射和严重病毒感染等可能导致先天缺陷的孕妇。

7. 有遗传性疾病家族史或近亲婚配的夫妇。

8. 原因不明的流产、死产、畸胎和有新生儿死亡史的孕妇。

9. 预产期年龄达到或超过 35 周岁的孕妇。

（二）产前诊断取材方法

1. 绒毛穿刺取样（chorionic villus sampling，CVS） 适用于妊娠 11 ～ 13^{+6} 周（孕早期超声核准孕周）需做产前诊断的孕妇。

获取绒毛标本有经腹壁和经阴道两种穿刺途径，目前临床多采用超声指引下经腹壁穿刺吸取绒毛。获得的绒毛标本，经处理后不需培养、可直接涂片在光镜下观察诊断，也可进行酶活性测定和对绒毛细胞进行性染色体检查确定胎儿性别，或提取 DNA 后做基因诊断。也可行绒毛细胞培养，进行染色体核型分析。绒毛活检的优点：诊断结果比检测羊水细胞获得结果至少提前 2 个月。若发现严重遗传疾病，可在妊娠早期行人工流产终止妊娠。

2. 羊膜腔穿刺术（amniocentesis） 羊膜腔穿刺行羊水检查：取羊水上清液检查及羊水细胞培养，是产前诊断的重要手段。应选择在妊娠 16 ～ 22^{+6} 周抽取羊水并立即送检（随着检测技术的发展羊水采集的最大孕周可适当放宽至 26 周），若不能立即送检应放置在 4℃冰箱内保存，但不应超过 24 小时。新鲜羊水经 1200r/min 离心 10 分钟后，取其上清液检测 AFP 值；取其沉淀做羊水细胞培养，经过 7 ～ 14 天培养，做细胞处理和制片，行 G 显带染色后，做染色体核型分析。

3. 经皮脐血穿刺取样（percutaneous umbilical cord blood sampling，PUBS） 通常在妊娠 18 周之后进行。经皮脐血穿刺抽取胎儿血液除可确定胎儿血型、胎儿染色体核型外，还可诊断 β- 珠蛋白生成障碍性贫血、镰状细胞贫血、血友病、半乳糖血症等单基因病。经皮脐血穿刺虽难度并不太大，但操作者必须熟练掌握其要领，尽可能达到一次穿刺成功，避免因穿刺针斜面过大导致羊水混入胎血中影响检测结果或穿刺点渗血等并发症。

（三）产前诊断疾病

目前，胎儿疾病的产前诊断主要包括胎儿遗传病和胎儿结构异常两个方面，对于非遗传因素导致的胎儿功能异常尚无有效诊断方法。

1. 染色体病 是由染色体数目和结构异常所引起的疾病，可造成涉及多系统的综合征。

2. 基因组疾病 染色体微缺失与微重复综合征，异常片段长度一般为 100kb ～ 5Mb。

3. 单基因遗传病

（1）先天性代谢异常疾病的产前诊断：大部分代谢病是常染色体隐性遗传病，有脂类、糖类与氨基酸类的代谢失常，其发病机制不少是由于基因突变，导致某种酶或结构蛋白的缺失，引起代谢抑制或代谢中间物的积累而出现临床表现，占出生总数的 1.8%。如夫妇之一有此类代谢病或已生产过此类病的子女者，再次生产此类患儿的机会为 0.25%。其他是通过羊水细胞生化测定并需用微量酶测定法。测定培养的羊水细胞或绒毛细胞特异酶活化为产前生化诊断的经典方法，但有些先天性代谢病的酶缺陷不在羊水和（或）绒毛细胞中表达，就不能用此技术进行产前诊断。对发病机制不清楚或成年期才出现症状的病症也是如此，由此显示了基因诊断的优越性。基因诊断又称 DNA 诊断，是在 DNA 分子水平上对待测的某基因进行分析，从而对有关的遗传病做出诊断，常用的产前基因诊断技术有点杂交、限制性内切酶酶谱分析、寡核苷酸杂交、限制性片段长度多态性（RLFP）连锁分析及聚合酶链反应（PCR）等。

（2）性连锁遗传病的产前诊断：性连锁遗传病以 X 连锁隐性遗传病居多，如红绿色盲、血友病等。此类疾病致病基因在 X 染色体上，携带致病基因的男性必定发病，携带致病基因的女性为携带者，生育的男孩可能一半是患者，一半为健康者；生育的女孩表型均正常，但可能一半为携带者。所以以往产前诊断主要是确定胎儿性别，以便决定取舍，一般男性胎儿终止妊娠。随着分子生物学的进展，在应用 DNA 诊断技术、家族遗传病确诊的情况下，进行产前基因诊断，明确胎儿是否携带基因缺陷，可以保留健康的男性胎儿。

4. 先天性结构畸形 神经管缺陷（neural tube defect，NTD）是指在胚胎时期因某种原因使神经管不能闭合而发生的胎儿畸形，最常见的有无脑儿、脊柱裂、脑膨出和脑膜膨出等。可单独存在或多种畸形并存，其发生率在新生儿中占 1%～2%。目前 99% NTD 可以通过妊娠中期的超声检查获得诊断，还有极少比例的非开放性 NTD 超声无法确诊。

（四）产前诊断实验室技术

1. 染色体核型分析技术 利用羊水、绒毛细胞和胎儿血细胞培养，检测染色体数目及结构异常。

（1）羊水细胞制备染色体：常用经腹穿刺抽取羊水细胞，培养羊水细胞 7～14 天，再做核型分析。羊水细胞培养需用 CO_2 培养箱及开放式 Falcon 培养瓶，所需试剂包括小牛血清、Ham-F10、秋水仙素、EDTA-胰酶等，培养成功后可通过原位法或消化法制备染色体，G 显带处理后，在显微镜下进行染色体核型分析。

（2）绒毛细胞制备染色体：有直接法和培养法两种，直接法是利用绒毛细胞的自然分裂象制片，取样后经过处理共需 2～3 小时即可进行核型分析，但有假阳性和假阴性及嵌合型结果的缺点，只能做初步报告。培养法取材后用胰酶振荡去除脱膜细胞，放入培养皿内再次酶解、切碎，用 F10 或 50% 张氏培养液、50% MEM 培养 7～14 天即可收获制片，如在 F10 中加 1% 细胞生长因子更好。本法也应注意避免母体细胞及其他细胞污染。

（3）脐血细胞培养制备染色体：经腹穿刺胎儿脐静脉，抽取脐血进行 48～72 小时培养制备，此法在脆性 X 综合征的诊断上优于羊水和绒毛技术。

上述三种方法可互补，但不能相互代替。目前临床首选标本为羊水。

2. 荧光原位杂交（fluorescence in situ hybridization，FISH）技术 应用 FISH 检测胎儿染色体数目异常（如 21 三体、18 三体、13 三体、Turner 综合征等），具有检出率高和检查时间短（48 小时之内）的优点。对于染色体结构变异的检测有一定局限性。

3. 染色体微阵列分析（chromosomal microarray analysis，CMA） 又被称为"分子核型分析"，能够在全基因组水平进行扫描，可检测染色体不平衡的拷贝数变异（copy number variant，CNV），尤其是对于检测染色体微小缺失、重复（< 5Mb）等疾病具有突出优势。根据芯片设计与检测原理的不同，CMA 技术可分为两大类：基于微阵列的比较基因组杂交（array-based comparative genomic hybridization，aCGH）技术和单核苷酸多态性微阵列（single nucleotide polymorphism array，SNP array）技术。通过 aCGH 技术能够很好地检出 CNV，而 SNP array 除了能够检出 CNV 外，还能够检测出大多数的单亲二倍体（uniparental disomy，UPD）和三倍体，并且可以检测到一定水平的嵌合体。

4. DNA 诊断技术 因不同的遗传病发病机制不同，诊断方法也不同，目前产前诊断中应用的 DNA 诊断技术主要包括实时 PCR 技术、一代测序技术、多重连接探针扩增（multiplex ligation-dependent probe amplification，MLPA）技术、二代测序技术等。

（五）产前诊断影像检查

1. 超声检查 在妊娠 16 周以后，胎儿各主要脏器已能在超声下清晰显现。超声能观察到胎儿体表及脏器有无畸形和颅骨发育是否完整，无脑儿表现为探不到清晰的外形光滑的圆形环状回声；脑膜膨出时颅骨部分缺如，可见脑膜凸出在羊水中漂浮；脑积水则表现为脑室明显增大及液性暗区；若见到脊膜呈囊状膨出，可诊断为胎儿脊柱裂。测量胎头双顶径及股骨长的比例可间接判断胎儿是否患侏儒症；诊断有无先天性泌尿系统畸形可检查胎肾大小及膀胱充盈度；观察胎儿腹壁是否平整，可判断有无脐疝或腹壁裂；还可通过观察胎儿有无胃空泡及肠管是否扩张诊断先天性消化道畸形。近年三维超声技术的临床应用，使得胎儿体表及脏器的结构显示更加清晰，大大提高了胎儿畸形的正确诊断率。超声检查除可检测胎儿体表和脏器畸形外，还可在其引导下做羊膜腔穿刺抽取羊水、采集绒毛、脐血管穿刺抽取脐血等，由于操作简便、安全、准确，超声检查已成为产前诊断胎儿畸形必不可少的手段而广泛应用。由于宫腔内胎儿位置的经常变化，超声对胎儿心血管系统畸形的诊断受到局限。近年开展实时定向 M 型超声胎儿心动图，实时超声能了解心脏结构，M 型超声能定量测出心动周期的各时相（射血前期时间和心室射血时间）关系，应用实时和 M 型超声合并的探头使测定时间提前至妊娠 18～20 周。在熟悉并正确运用该检测方法后便可获得理想的胎儿心脏定位及正常胎儿心脏解剖在实时和 M 型超声心动图上不同切面的图像。胎儿心动图能正确显示胎儿心脏结构和功能，使高危胎儿先天性心脏畸形及孕妇或胎儿患病所致的心脏并发症的宫内诊断成为可能，有助于对高危孕妇的正确合理指导和胎儿及新生儿的妥善处理，且极大改善了围生儿素质并提高其生存率。

2. 磁共振成像（MRI） 是能从任何方向截面显示解剖病变而无 X 线损害的扫描技术，其诊断效果优于电子计算机体层成像（CT）。对胎儿中枢神经系统疾病、羊水过少相关疾病和胸部疾病诊断方面有很高的准确性，在其他部位图像有良好的直观性和分辨率，并能量化评价肺发育不良。

（六）植入前遗传学诊断

随着科学技术的迅速发展，辅助生殖技术也由原来的第一代试管婴儿（体外受精胚胎移植，IVF-ET）、第二代试管婴儿（卵母细胞单精子显微注射，ICSI），发展到目前的第三代试管婴儿技术，即在 IVF-ET 技术的基础上，结合胚胎活检和分子生物学技术，对体外受精的胚胎进行遗传学检测，在确定其正常后再移植到子宫的一项新技术，即植入前遗传检测（preimplantation genetic testing，PGT），是英国 1990 年首先成功利用胚胎早期细胞同源性，取单个细胞体外基因扩增，筛选未被检出遗传病的胚胎移植。现更有采用核转移等高能胚胎工程技术，避免人类遗传病患儿、代谢病患儿的出生。

其检测的适应证：①致病基因携带者的夫妇；②生育过遗传缺陷患儿，准备再次生育且具有高风险者；③因遗传性疾病而反复流产的夫妇，为避免紧张、焦虑造成严重精神负担者。检查方法有：①卵细胞或极体分析；②卵裂球活检；③胚泡滋养外层细胞活检。

案例 4-6 分析

提出此次妊娠的产前诊断建议：

1. 如患儿染色体是易位型 21 三体，或夫妇一方染色体异常，则孕期建议做介入性产前诊断（首选羊膜腔穿刺）。

2. 妊娠 11～13^{+6} 周超声测量胎儿头臀长（CRL）及胎儿颈项透明层（NT）厚度值。NT≥3.0mm，建议孕妇进行有创产前诊断，即妊娠 11～13^{+6} 周绒毛穿刺取样或妊娠 16～22^{+6} 周行羊膜腔穿刺术，获取绒毛或羊水细胞进行细胞遗传学诊断。绒毛检测染色体核型结果有 1% 概率需要再次做羊膜腔穿刺验证胎儿染色体核型。

3. 如孕妇有手术禁忌证或拒绝有创产前诊断检查，且超声检查 NT＜3.0mm、胎儿无明显结构异常、夫妇双方染色体正常，可在妊娠 12 周后行无创产前检测（NIPT），NIPT 技术对于胎儿经典型 21 三体筛查的检出率为 99%，假阳性率小于 1%。

4. NIPT 为筛查技术，如结果为高风险或胎儿存在超声检出的结构异常，应建议孕妇做羊膜腔穿刺或脐静脉穿刺取样进一步确诊。

5. 妊娠 18～24 周建议胎儿三级超声及胎儿心脏超声检查。

6. 如本次妊娠胎儿染色体仍然存在致残致死性染色体变异，建议终止妊娠。再次妊娠可考虑辅助生殖技术受孕，植入前遗传学检测（preimplantation genetic testing for aneuploidies，PGT-A），孕中期仍然需要羊膜腔穿刺确认胎儿染色体是否正常。

（张 蕊）

第五章　正 常 分 娩

分娩（delivery）的定义是指妊娠大于或等于28周（196天），胎儿及其附属物从临产开始至全部从母体娩出的过程。根据分娩时孕周的不同可分为：①早产（premature delivery），妊娠满28周至不满37周（196～258天）期间分娩；②足月产（term delivery），妊娠满37周至不满42周（259～293天）期间分娩；③过期产（postterm delivery）：妊娠大于或等于42周（294天）分娩。

第一节　分娩动因

分娩发动的原因复杂，有关分娩发动机制研究的学说包括炎症反应学说、内分泌控制理论、机械性刺激、子宫功能性改变等，但直至目前没有一个学说可以全面合理地解释分娩的动因。

一、炎症反应学说

炎症在分娩启动中扮演了重要角色。母胎界面免疫微环境由蜕膜中的免疫活性细胞及其分泌的细胞因子组成，母体的免疫调节系统参与调节该免疫微环境，使母体在妊娠期间对胎儿产生特异性免疫耐受以维持妊娠。在分娩启动过程中免疫系统发生变化，不仅表现在全身，在母胎界面也有明显变化，免疫平衡的改变可能在分娩启动中起着重要作用。同时，分娩前子宫蜕膜、子宫颈均出现明显的中性粒细胞和巨噬细胞的趋化和浸润，炎症因子表达增高，提示存在非感染性炎症。

二、内分泌控制理论

分娩启动时子宫平滑肌由非活跃状态向活跃状态转化，这种转化受多种内分泌激素的调控，最终触发宫缩及宫颈扩张，启动分娩。

1. 前列腺素　前列腺素（PGs）是一种旁-自分泌激素，主要在分泌的局部起作用。子宫前列腺素合成增加是分娩启动的重要因素，目前认为PGs的主要作用：①诱发子宫有力协调地收缩；②促进子宫颈成熟；③上调缩宫素受体的表达，增强子宫对缩宫素的敏感性。

2. 甾体类激素　人类雌激素在妊娠期由胎盘胎儿单位共同合成，雌激素水平增高可通过以下机制参与分娩启动：①促使子宫功能性改变；②刺激PGs产生，子宫肌层、子宫内膜及子宫颈黏膜均能产生PGs，PGs不仅能诱发子宫收缩，还能促进子宫颈成熟；③促进肌动蛋白蓄积于子宫体部，增强子宫收缩；④增高子宫肌细胞膜电位活性，使子宫对缩宫素的敏感性增加，并促进子宫颈成熟。相反，孕激素促进一氧化氮（NO）合成，抑制细胞间连接的形成，下调PGs的合成及钙通道和缩宫素受体的表达。雌、孕激素比率上升可能不是人类分娩的动因，但两者都对妊娠的维持和分娩的启动起重要作用。

3. 缩宫素　对分娩的启动起重要的但非绝对的作用。妊娠期间母体循环中缩宫素水平不发生改变，仅在分娩发动后，随产程进展逐渐增加，在第二产程胎儿娩出前达峰值。但子宫缩宫素受体的表达随妊娠的进展而增高，因而随妊娠进展，子宫对缩宫素的敏感性增高。缩宫素可间接通过刺激胎膜前列腺素 E_2（PGE_2）和前列腺素 $F_{2\alpha}$（$PGF_{2\alpha}$）的释放，经缩宫素受体或钙通道介导的途径来诱发宫缩。

三、机械性刺激

机械性刺激又称子宫张力理论。随着妊娠的进展，子宫内容积增大，子宫壁的伸展张力增加，子宫壁收缩的敏感性增加；妊娠末期羊水量逐渐减少而胎儿不断生长，胎儿与子宫壁，特别是与子宫下段和宫颈部密切接触；此外，在宫颈部有 Frankenhauser 神经丛，胎儿先露部下降压迫此神经丛，均可刺激诱发子宫收缩。

四、子宫功能性改变

在内分泌激素的作用下，子宫通过肌细胞间隙连接以及细胞内钙离子水平增高发生子宫功能性改变。特别是缩宫素的作用，与子宫肌细胞上的缩宫素受体结合后，启动细胞膜上的离子通道，使细胞内游离的钙离子增加，促发子宫收缩。另外，胎盘分泌的缩宫素酶可降解缩宫素，两者的平衡变化与分娩启动相关。

案例 5-1

孕妇，30 岁，第一胎。因停经 39 周，腹痛 3 小时于 2018 年 5 月 12 日 9：00 入院。

孕妇平素月经规则，末次月经：2017 年 8 月 12 日，孕期定期产检共 8 次，未发现明显异常。入院前 3 小时无诱因出现不规律下腹坠胀痛，间歇 30 分钟，持续时间短，伴阴道少许血性分泌物，现疼痛逐渐频密，间歇 5 ~ 6 分钟，持续 30 秒，无阴道流液。既往史、个人史、家族史无特殊。

体格检查：体温 36.8℃，脉搏 78 次 / 分，血压 108/65mmHg，身高 162cm，体重 65kg，心肺听诊无异常，双下肢无水肿。

产科检查：子宫底高度 35cm，腹围 95cm，头先露，胎头已入盆，胎心率 146 次 / 分，规则，宫缩 30 秒 /5 ~ 6 分钟，中等强度。阴道检查：宫颈软，宫颈管 100% 消失，宫口扩张 2cm，S^{-2}，前羊水囊不胀。坐骨棘不突，坐骨切迹可容 3 横指。

入院当天超声检查估计胎儿体重约 3200g，脐血流未见异常。

问题：

1. 考虑什么诊断？

2. 该孕妇可否阴道试产？

3. 应如何进一步观察和处理？

第二节　影响分娩的因素

影响分娩的因素有产道、产力、胎儿及精神心理因素。若各因素均正常并能相互适应，胎儿顺利经阴道自然娩出，为正常分娩。近年来，精神心理因素对分娩的影响受到广泛重视。

一、产　　道

产道是胎儿娩出的通道，分为骨产道和软产道。

（一）骨产道

骨产道是指真骨盆部分，其大小和形状在分娩过程无明显改变，因此对分娩影响较大，它可在分娩前通过检查进行评估。

1. 骨盆的三个平面　为方便分娩机制的理解，人为将骨盆划分为 3 个平面。

（1）骨盆入口平面（pelvic inlet plane）：由耻骨联合上缘、两侧的髂耻缘、骶岬上缘构成，为骨盆腔的上口。其形态为前后径短、横径长的横椭圆形（图 5-1），因此前后径的长短对分娩影响最大。

骨盆入口有 4 条径线。

1）入口前后径：耻骨联合上缘中点至骶岬上缘中点的距离，正常值平均为 11cm。临床上可通过骶耻内径间接了解骨盆入口前后径情况（骨盆入口前后径＝骶耻内径减去 1.5 ~ 2.0cm）。

2）入口横径：左右髂耻缘间的最宽距离，正常平均为 13cm。

3）入口斜径：左右各一。左骶髂关节至右髂耻隆突之间的距离为左斜径；右骶髂关节至左髂耻隆突之间的距离为右斜径。正常值平均为 12.75cm。

（2）中骨盆平面（mid plane of pelvis）：是骨盆最小、最狭窄的平面。由耻骨联合下缘、两侧坐骨

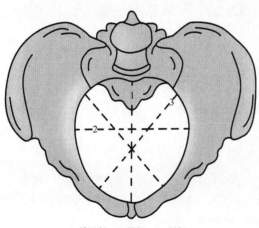

1. 前后径；2. 横径；3. 斜径

图 5-1　骨盆入口平面

棘、骶骨下端连线构成，其形态为前后径较横径长的不规则纵椭圆形（图 5-2）。因此中骨盆横径的长短对分娩影响最大。

中骨盆平面的径线：

1）坐骨棘间径：也称中骨盆横径，是两坐骨棘间的距离，正常值平均为10cm。

2）中骨盆前后径：耻骨联合下缘中点通过两侧坐骨棘连线中点至骶骨下端间的距离，正常值平均为11.5cm。

（3）骨盆出口平面（pelvic outlet plane）：由两个在不同平面的三角形组成的菱形。前三角的顶为耻骨联合下缘，两侧为耻骨降支；后三角的顶为骶尾关节，两侧为骶结节韧带；坐骨结节间径为两个三角共同的底边（图5-3）。

骨盆出口平面有4条径线。

1）出口前后径：耻骨联合下缘至骶尾关节间的距离，正常值平均为11.5cm。

2）坐骨结节间径：也称出口横径：为两坐骨结节内缘的距离，正常值平均为9cm。

3）出口前矢状径：耻骨联合下缘中点至坐骨结节间径中点的距离，正常值平均为6cm。

4）出口后矢状径：骶尾关节至坐骨结节间径中点的距离，正常值平均为8.5cm。

骨盆出口平面横径短、前后径长，因此横径的长度与分娩机制密切相关，若出口横径偏短时，应测量骨盆出口后矢状径，当出口横径与出口后矢状径之和＞15cm时，正常大小的胎头可通过后三角区经阴道娩出。故出口平面与分娩关系密切的是出口横径和出口后矢状径。

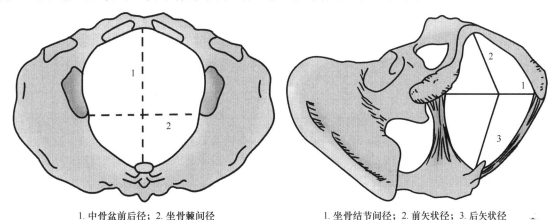

1. 中骨盆前后径；2. 坐骨棘间径　　　　　　　1. 坐骨结节间径；2. 前矢状径；3. 后矢状径

图5-2　中骨盆平面　　　　　　　　　　　图5-3　骨盆出口平面

2. 骨盆轴（pelvic axis）　骨盆3个平面中点的假想连线称为骨盆轴（pelvic axis），此轴上段向下向后，中段向下，下段向下向前（图5-4），分娩时胎儿沿此轴完成分娩机制。

3. 骨盆倾斜度（inclination of pelvic）　是指当妇女直立时，骨盆入口平面与地平面所形成的夹角，一般为60°（图5-5）。骨盆倾斜度过大，可影响胎头衔接和娩出。

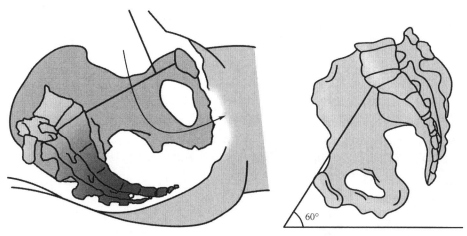

图5-4　骨盆轴　　　　　　　　　　　图5-5　骨盆倾斜度

（二）软产道

软产道是由子宫下段、子宫颈、阴道及骨盆底软组织构成的弯曲管道。

1. 子宫下段　由子宫峡部伸展而成，非孕时子宫峡部长约1cm，妊娠12周后逐渐扩展成为子宫腔的一部分，并随着孕周的增长逐渐拉长形成子宫下段。临产后被动扩张，进一步变薄、拉长达7～10cm。临产后子宫体肌纤维的缩复作用使子宫上段肌壁越来越厚，而子宫下段肌壁被动扩张越来越薄，结果是子宫上下段肌层壁薄不一，在两者之间的子宫内面形成一环状隆起，此环称生理性缩复环（physiologic retraction ring）（图5-6）。正常情况下此环在腹部不易看见。

2. 子宫颈管消失和宫口扩张 临产前宫颈管长2～3cm，临产后胎先露部或前羊水囊压迫子宫颈内口呈楔状扩张，同时有效宫缩向上牵拉宫颈内口的肌纤维，使宫颈管形成漏斗状，宫颈管逐渐短缩、消失；继而子宫的收缩迫使宫口扩张。初产妇多是宫颈管先短缩消失，宫口后扩张；经产妇是宫颈管短缩消失与宫口扩张同时进行（图5-7）。

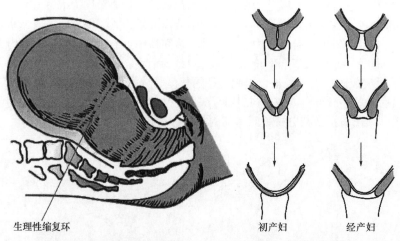

图5-6 临产后软产道的变化　　图5-7 分娩期宫颈的变化

3. 骨盆底、阴道及会阴 宫腔内压力使前羊水囊及胎先露部逐渐撑开阴道，压迫骨盆底肌肉，使软产道下段扩张形成一向前弯的长筒，会阴体厚度从原来5cm变成2～4mm，有利于胎儿通过。但是如胎儿娩出时保护会阴不当，易造成裂伤。

二、产　　力

将胎儿及其附属物从子宫内逼出的力量称为产力，包括子宫收缩力（简称宫缩）、腹肌及膈肌收缩力和肛提肌收缩力。

（一）子宫收缩力

子宫收缩力是临产后的主要产力。没有宫缩就没有宫颈扩张、先露下降和胎儿胎盘的娩出，宫缩贯穿于分娩全过程，且在分娩过程中受多因素影响而不断变化，因此在分娩过程必须密切关注宫缩的变化。宫缩的特点如下。

1. 节律性 有节律的子宫收缩是临产的重要标志。子宫肌肉是不随意肌，在临产后出现有规律的阵发性收缩伴有疼痛，临床上称之为阵痛。临产开始时，宫缩持续约30秒，间歇期5～6分钟（临床记录为：宫缩30秒/5～6分钟）。每次宫缩由弱渐强（进行期），维持一段时间（极期），随后由强渐弱（退行期），直至消失进入松弛状态（间歇期），子宫腔压力在25～30mmHg。在分娩全过程阵缩如此规律地反复出现（图5-8）。随产程进展宫缩持续时间渐长，间歇时间渐短，宫缩强度也随产程进展逐渐增加。当宫口近开全时，宫缩持续时间长达50～60秒，间歇期短至1～2分钟，子宫腔压力达到40～60mmHg。第二产程宫缩极期时子宫腔压力高达100～150mmHg，目的是迫使胎儿通过产道排出。宫缩时，子宫肌层内血管受压，致使子宫胎盘血流量减少，宫缩间歇时，子宫血

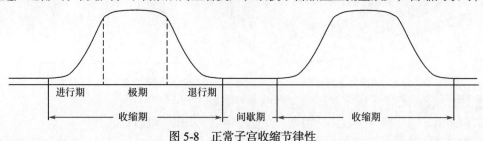

图5-8 正常子宫收缩节律性

流量逐渐恢复到原来水平，使胎盘绒毛间隙的血流量重新充盈，因此宫缩的正常节律性有利于胎儿在分娩过程维持正常血液供应。

2. 对称性和极性 正常宫缩起搏点在两侧宫角部，以微波形式均匀协调地向宫底中央传递，左右对称，再从上往下向子宫下段扩散至整个子宫，称对称性。宫底部宫缩最强、最持久，向下逐渐减弱，子宫下段收缩力的强度仅为宫底部收缩力的一半，称极性（图 5-9）。子宫收缩的对称性和极性保证了胎儿分娩的方向是逐渐下降通过产道娩出。

3. 缩复作用 子宫体部为子宫主动收缩段，平滑肌在每次收缩时肌纤维缩短变粗，而肌肉松弛时肌纤维不能恢复到原来长度，因此在反复宫缩后，肌纤维越来越短，称缩复作用，它能使子宫体腔内容积在产程进展过程逐渐缩小，迫使胎先露部下降、子宫下段进一步扩张、宫颈管退缩及扩张。

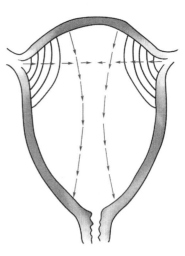

图 5-9 宫缩对称性和极性

（二）腹肌及膈肌收缩力

腹肌及膈肌收缩力是第二产程协助胎儿娩出的重要辅助力量。当宫口开全后，胎先露部已下降至阴道，宫缩时前羊水囊或胎先露部压迫盆底组织及直肠，反射性地引起便意，产妇便主动屏气用力，运用腹肌及膈肌收缩力使腹内压增高，促使胎儿娩出。

腹压应在宫口开全后、宫缩时运用最有效，在宫口未开全时过早应用腹压易使产妇疲劳和造成宫颈受压而水肿，导致产程延长。在第三产程应用腹压可帮助胎盘娩出。

（三）肛提肌收缩力

它的主要作用是协助胎先露部在盆腔进行内旋转。当胎头枕部露于耻骨弓下时，它能协助胎头仰伸及娩出。当胎盘排至阴道时，能协助胎盘娩出。

三、胎 儿

胎儿能否经阴道顺利分娩与其大小、胎方位和有无畸形有密切关系。

（一）胎儿大小

胎儿大小是决定分娩难易的重要因素之一，其中以胎头的大小最为重要，因为胎头是胎儿骨质部分中最大的部分。

1. 胎头颅骨 由两块顶骨、额骨、颞骨及一块枕骨构成。两顶骨之间膜状缝隙为矢状缝，顶骨与额骨之间为冠状缝，枕骨与顶骨之间为人字缝。在头顶前部矢状缝与冠状缝交界处有菱形的空隙称前囟（大囟门），位于头顶后部枕骨与两顶骨之间的三角形的空隙为后囟（小囟门）（图 5-10）。颅缝与囟门使胎头在分娩过程有一定可塑性。

2. 胎头的大小和形状 胎头横径短、前后径长。主要的径线有以下 4 条（图 5-10）。

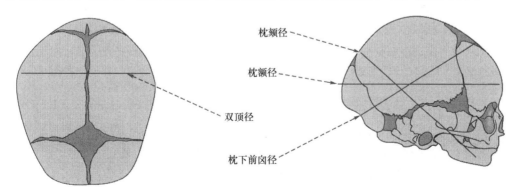

枕颏径
枕额径
双顶径
枕下前囟径

图 5-10 胎头颅骨、颅缝、囟门、径线

（1）双顶径（biparietal diameter，BPD）：为两侧顶骨隆突间的距离，其长度与胎儿大小及孕龄密切相关，临床利用 B 超检测此径线能较准确判断胎儿大小，足月妊娠时平均长度约 9.3cm。

（2）枕额径（occipito frontal diameter）：为鼻根上方至枕骨隆突间的距离，足月妊娠时平均约 11.3cm，分娩时胎头以此径衔接。

（3）枕下前囟径（suboccipitobregmatic diameter）：又称小斜径，为前囟中央至枕骨隆突下方相连处之间的距离，足月妊娠时平均约9.5cm。正常分娩时胎头俯屈，以枕下前囟径通过产道。

（4）枕颏径（occipito mental diameter）：又称大斜径，为颏骨下方中点至后囟顶部间的距离，妊娠足月时平均约13.3cm。

（二）胎位

胎产式、胎先露和胎方位均对能否从阴道分娩有影响。

1. 胎产式　产道呈纵向，故纵产式的胎体纵轴与骨盆轴一致，容易通过产道。横产式的胎体纵轴与骨盆轴垂直，足月活胎不可能通过产道，分娩时对母儿可造成极大的威胁。

2. 胎先露　头先露优于臀先露，头先露分娩时，胎儿骨质最大部分可充分扩张软产道，另外胎头的可塑性，使其通过产道过程中逐渐变形、以最小周径适应产道而娩出。而臀先露时，较胎头周径小且软的胎臀先娩出，阴道扩张不充分，当胎头娩出时头颅又无变形机会，使后出的胎头娩出困难。

3. 胎方位　枕先露优于前囟先露或面先露，枕先露时胎头俯屈，以最小的枕下前囟径通过产道，容易顺利分娩。而额先露或面先露分别以较长的枕额径或枕颏径通过产道，常引起难产。同时胎方位也是在分娩过程中不断变化的因素，在分娩的不同阶段，胎先露为适应骨盆不同平面的形状需进行一系列被动转动，因此观察产程进展时必须密切观察胎方位的变化。

（三）胎儿畸形

胎儿的某一部分发育异常，如脑积水、联体双胎（conjoined twins）、局部肿瘤（图5-11）等，增大或变形的部分难以顺利通过产道，导致难产。

四、精神心理因素

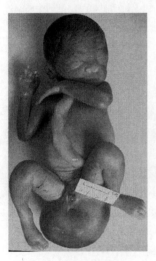

近年来，我国的剖宫产率呈逐年上升趋势，其中很重要的原因是产妇的生理和心理不能适应分娩过程的应激变化。

分娩虽是生理现象，但分娩对于产妇是一种持久而强烈的刺激，对产妇的生理和心理均产生一定影响。当产妇对分娩产生恐惧时，会使机体产生一系列变化，如心率加快、呼吸急促、肺内气体交换不足，致使子宫缺氧，宫缩乏力或子宫收缩力不协调、宫口扩张缓慢、胎先露部下降受阻，产程延长；同时也促使神经内分泌发生变化，交感神经兴奋，释放儿茶酚胺，血压升高，导致胎儿缺血缺氧，出现胎儿窘迫；最终导致难产。因此，精神心理因素是除产道、产力、胎儿以外的另一个影响分娩的重要因素，必须引起重视。

在分娩过程中，产科医生和助产人员应耐心安慰产妇，讲解分娩是生理过程，告知掌握分娩时必要的呼吸技术和躯体放松技术，开展家庭式产房，允许丈夫、家人或有经验的人员陪伴分娩，给予精神上的鼓励、心理上的安慰、体力上的支持，使产妇消除恐惧、焦虑情绪，保持良好的精神

图5-11　胎儿骶尾部畸胎瘤

状态和充沛的体力，以便顺利度过分娩全过程。陪伴分娩能降低剖宫产率，减少产科干预率，缩短产程，减少围生儿病率及产科病率等。

第三节　枕先露的分娩机制

分娩机制（mechanism of labor）是指胎儿先露部随骨盆各平面的不同形状，被动进行一系列适应性转动，以其最小径线通过产道的全过程。现以左枕前位为例说明枕先露的分娩机制。

一、衔　接

衔接（engagement）是指胎头双顶径进入骨盆入口平面，胎头颅骨最低点接近或达到坐骨棘水平（图5-12）。由于枕额径大于骨盆入口前后径，为适应骨盆入口形状，胎头以枕额径进入骨盆入口的右斜径或横径上。部分初产妇在预产期前1～2

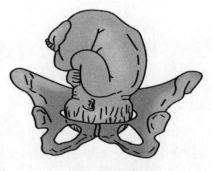

图5-12　衔接

周衔接，而经产妇多在分娩开始后才衔接。

二、下 降

胎头沿骨盆轴前进的动作称为下降（descent），贯穿于分娩全过程。胎头下降速度是判断产程进展的重要标志（图 5-13）。促使胎头下降的因素：①宫缩的压力通过羊水经胎轴传至胎头；②宫缩时宫底直接压迫胎臀；③胎体伸直伸长；④腹肌收缩使腹内压增加。

三、俯 屈

当胎头下降至骨盆底时，遇肛提肌阻力使胎头进一步俯屈（flexion），下颏接近胸部，胎头径线从衔接时的枕额径变成最小的枕下前囟径（图 5-14），以适应产道，有利于胎头继续顺利下降。

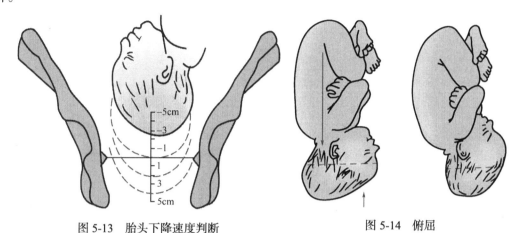

图 5-13 胎头下降速度判断　　　　　　图 5-14 俯屈

四、内 旋 转

当胎头下降至中骨盆平面时，由于中骨盆平面横径小于前后径，而胎头前后径大于横径，若胎头继续以左枕前位或左枕横位下降，则胎头矢状缝（胎头前后径）正好落在中骨盆平面最小的横径上而难以通过，因此胎头必须被动旋转，使其矢状缝与中骨盆平面前后径相一致，这个动作称为内旋转（internal rotation）。内旋转从中骨盆开始至骨盆出口平面完成，即胎头于第一产程末完成内旋转动作，此时行阴道检查可见后囟转至耻骨弓下方（图 5-15）。

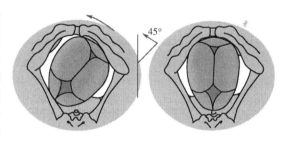

图 5-15 内旋转

五、仰 伸

完成内旋转后，当完全俯屈的胎头下降达阴道外口时，胎头枕骨下部达耻骨联合下缘，此时宫缩、腹压以及肛提肌收缩的合力迫使胎头枕骨下部以耻骨弓为支点逐渐仰伸（extention），胎头的顶、额、鼻、口、颏自会阴前缘相继娩出（图 5-16）。当胎头仰伸时，胎儿双肩进入骨盆入口。

六、复位和外旋转

复位和外旋转（restitution and external rotation）是指胎儿双肩径经过中骨盆平面和出口平面时，为适应骨盆形状而采取的转动，而已娩出的胎头为恢复胎头与胎肩的关系做出的反应性动作。胎头娩出时，胎儿双肩径沿骨盆入口左斜径下降。外露的胎头为与胎肩恢复正常关系而枕部向左旋转 45° 称为复位。当胎肩下降至中骨盆平面时，胎儿双肩径必须转成与中骨盆和骨盆出口前后径相一致的方向，为保持胎头和胎肩的正常关系，外露的胎头枕部需再向左旋转 45°，称为外旋转（图 5-17）。

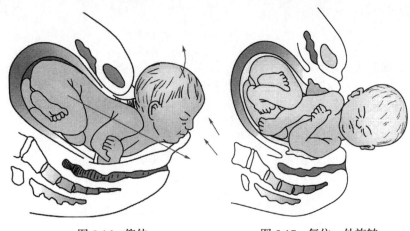

图 5-16　仰伸　　　　　　　图 5-17　复位、外旋转

七、胎肩及胎儿娩出

胎头外旋转完成后，胎儿前肩在耻骨弓下先娩出，随即后肩沿阴道后壁娩出（图 5-18），双肩娩出后，胎体及下肢迅速以侧位娩出。

分娩机制的 7 个动作是连续进行的，7 个动作完成后，胎儿娩出过程全部完成。

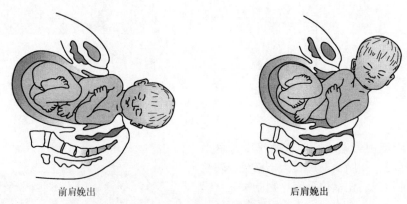

前肩娩出　　　　　　　　　　后肩娩出

图 5-18　胎肩及胎儿娩出

第四节　先兆临产、临产与产程

一、先兆临产的诊断

预示不久即将临产的症状称先兆临产（threatened labor）。

1. 假临产（false labor）　产妇在分娩发动前，出现持续时间短（不超过 30 秒）且不恒定、间歇时间长且不规律的宫缩。这些宫缩常在夜间出现、清晨消失。宫缩强度无逐渐增加的趋势，且不伴有宫颈管短缩和宫口扩张，镇静药物能抑制。

2. 胎儿下降感（lightening）　多数初孕妇在分娩前因胎先露进入骨盆入口，使宫底位置降低，常有上腹部较前舒适、进食量增多及呼吸较轻松等感觉。

3. 见红（show）　为分娩发动前 24 ～ 48 小时，阴道出现少许血性分泌物的现象，是分娩即将开始的比较可靠的征象。其产生的原因是子宫颈内口附近的胎膜与子宫壁分离，使毛细血管破裂流出少许血液，与宫颈黏液混合后排出。常少于月经量，若阴道流血量较多，应首先考虑妊娠晚期出血性疾病，如前置胎盘、胎盘早期剥离、胎盘边缘血窦破裂出血、妊娠合并宫颈疾病等。

二、临产的诊断

出现规律的、有效的子宫收缩是临产（labor）开始的标志。规律的子宫收缩是指持续 30 秒或以上，间歇 5 ～ 6 分钟，且强度逐渐增加；有效的子宫收缩是指伴随着子宫收缩，宫颈管逐渐消失、宫口逐渐扩张以及胎先露逐渐下降。临产后的子宫收缩不能被镇静药物抑制。

三、总产程及产程分期

总产程（total stage of labor）是指从开始出现规律、有效的宫缩直到胎儿及其附属物全部娩出的过程，分为3个产程（labor）（图5-19）。

1. 第一产程（first stage of labor） 从出现规律、有效的子宫收缩开始，直至宫口完全扩张即宫口开全（10cm），又称宫颈扩张期。初产妇宫颈较紧，宫颈口扩张较缓慢，需11～12小时；经产妇宫颈较松，宫颈口扩张较快，需6～8小时。

第一产程又分为潜伏期和活跃期。

（1）潜伏期：是指从临产出现规律、有效的宫缩至宫口扩张6cm。初产妇不应超过20小时，经产妇不应超过14小时。

（2）活跃期：是指宫口扩张6cm至开全。此期间扩张速度加快，平均约需4小时，一般不超过8小时。

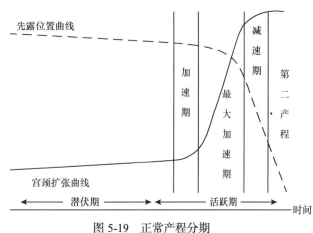

图 5-19　正常产程分期

2. 第二产程（second stage of labor） 从宫口开全到胎儿娩出的全过程，又称胎儿娩出期。初产妇平均约需1小时，如无硬膜外阻滞不应超过3小时，如行硬膜外阻滞不应超过4小时；经产妇有时数分钟即可完成，如无硬膜外阻滞不应超过2小时，如行硬膜外阻滞不应超过3小时。

3. 第三产程（third stage of labor） 从胎儿娩出后至胎盘、胎膜娩出，又称胎盘娩出期。第三产程需5～15分钟，不应超过30分钟。

案例 5-1 分析

1. 初步诊断：①临产；②孕1产0，宫内妊娠39周，头位。

2. 该孕妇骨盆情况良好，胎儿大小适中，胎头已入盆，头盆相称，可否阴道试产。

3. 该孕妇3小时前先兆临产，现已临产，入院时宫口扩张2cm。截至入院时产程进展正常，入院后处理主要是密切观察和判断产程进展是否正常以及胎儿宫内情况，以便及时发现异常，及时处理。

产妇入院后子宫收缩逐渐增强，12：00宫缩30～40秒/4～5分钟，阴道检查：宫口扩张3cm，S^{-2}。15：00宫缩40～50秒/3～4分钟，宫口扩张6cm，S^0。17：00宫缩40～50秒/2～3分钟，宫口扩张8cm，胎头S^{+1}。

问题：

1. 该孕妇的产程进展正常吗？

2. 该孕妇能否继续阴道试产？

3. 下一步该如何处理？

第五节　分娩的临床经过和处理

一、第一产程

（一）临床表现

1. 子宫收缩 子宫收缩是规律、有效的。

（1）规律的子宫收缩：伴有疼痛的子宫收缩，开始时较弱，间歇5～6分钟，每次持续约30秒，随产程进展，持续时间渐长，间歇期渐短。当宫口近开全时，宫缩持续时间可达1分钟，间歇期仅1～2分钟。

（2）有效的子宫收缩：伴随着子宫收缩，同时宫口扩张和胎先露下降。

1）宫口扩张（dilatation of cervix）：阴道检查可了解宫口扩张程度，是第一产程判断产程进展的重要指标，应按潜伏期、活跃期的规律扩张（图5-19）。

2）胎头下降：通过阴道检查明确胎头颅骨最低点与坐骨棘平面的关系。胎头下降的规律：临产至宫口扩张4cm以前，胎头下降缓慢；宫口扩张4～9cm，胎头下降加速，到后半期平均每小时下降0.86cm；宫口扩张9cm后胎头急速下降（图5-19）。

胎头下降速度可作为判断分娩难易的有效指标。

2. 胎膜破裂（rupture of membranes） 胎先露衔接后，将羊膜腔阻断为前后两部，位于胎头前面的羊水称前羊水，所形成的囊称前羊水囊，在宫缩时前羊水囊能楔入宫颈管内协助扩张宫口。胎膜破裂通常发生在宫口近开全时，羊膜腔内压力增加到一定程度时胎膜自然破裂。

（二）观察产程及处理

1. 观察子宫收缩

（1）观察子宫收缩的规律性

1）手测法：医护人员将手掌放于产妇腹壁上，宫缩时宫体部变硬隆起，间歇期子宫松弛变软。定时连续观察后记录宫缩持续时间、强度及间歇时间。

2）胎儿监护仪描记宫缩曲线：可连续描记宫缩及胎心情况。将宫缩压力探头固定在产妇腹壁宫底部检测宫缩情况。优点是无创伤和操作简单，缺点是检测结果受产妇肠胀气、体位等影响。

（2）观察子宫收缩的有效性：阴道检查宫口扩张和胎先露下降情况。

1）了解宫颈长度、软硬度、厚薄情况，宫口扩张程度，是否破膜，骨盆大小，确定胎方位及胎头下降程度。

2）检查方法：产妇仰卧取膀胱截石位，两腿屈曲分开。消毒会阴，检查者右手戴手套，示指和中指伸入阴道内，向后触摸骶骨，了解骶骨的弯度、尾骨活动度；从后向侧壁，了解坐骨切迹宽度。再检查两侧坐骨棘是否突出，同时估计坐骨棘间距，确定胎头高低。再检查宫口，了解宫颈长度、宫口扩张程度（用cm表示），同时了解宫颈软硬度和厚度。未破膜者在胎头前方可触及有弹性的前羊水囊；已破膜者能直接触到胎头，此时应同时了解有无胎儿头皮水肿，通过胎头的颅缝和囟门估计胎方位。

把检查结果记录在产程图（partogram）上，目前应用的产程图是最直观地动态观察分娩过程宫口扩张和胎先露下降的方法，使产程进展可以一目了然。其横坐标为临产时间（小时），纵坐标为宫口扩张程度（cm）及先露下降程度（cm），根据阴道检查情况画出宫口扩张和胎头下降两条曲线，直观判断曲线是否按正常速率进展，可及早发现异常并处理（图5-20）。常用的产程图分两种类型，即交叉型产程图（图5-20A）和伴行型产程图（图5-20B），两种类型的产程图所包括的信息量相同，选择哪一种类型的产程图取决于医疗保健机构的传统习惯。

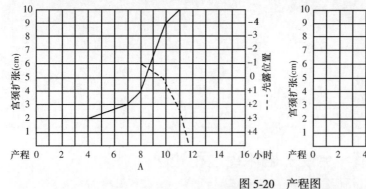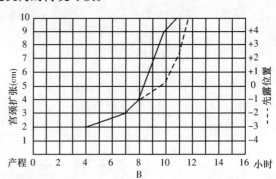

图5-20　产程图

A. 交叉型产程图；B. 伴行型产程图

1）宫颈扩张曲线：潜伏期初产妇不应超过20小时，经产妇不应超过14小时。活跃期一般不超过8小时。第二产程初产妇如无硬膜外阻滞不应超过3小时，如行硬膜外阻滞不应超过4小时；经产妇如无硬膜外阻滞不应超过2小时，如行硬膜外阻滞不应超过3小时。

2）胎头下降曲线：通过检查把胎头下降情况描记在产程图上。胎头下降程度的表示方法：胎头颅骨最低点平坐骨棘平面时，以"S^0"表达；在坐骨棘平面以上1cm时，以"S^{-1}"表达；在坐骨棘平面以下1cm时，以"S^{+1}"表达；余依此类推（图5-13）。当胎头下降不按正常规律发展，提示有头盆不称存在，必须寻找原因。

2. 监护胎儿情况 主要是胎心音的监测。

（1）听诊法：对于低危孕妇（无合并症及并发症的孕妇），推荐间断胎心听诊。潜伏期每 30 ～ 60 分钟听诊胎心一次；活跃期 30 分钟听诊胎心一次。当进行间断听诊时，应至少听诊 60 秒，并包括宫缩的前、中、后。如间断听诊发现异常，应立即行电子胎心监护。

（2）电子胎心监护：观察胎心率变异及其与宫缩、胎动的关系。此法能持续观察胎儿在宫内的状态，全面了解胎儿情况。对于高危孕妇（母体因素，如妊娠期高血压疾病、妊娠合并糖尿病、母体免疫性疾病、有胎死宫内等不良孕产史等；胎儿因素，如双胎妊娠、胎儿生长受限、羊水偏少、胎动减少、脐血流异常等），可根据情况适当增加听诊频率，而是否进行持续电子胎心监护，应根据医疗机构情况及患者病情决定。

（三）胎膜破裂

一旦胎膜破裂应立即监测胎心，观察羊水性状、颜色和流出量，记录破膜时间。如胎头未衔接，嘱产妇卧床，避免起床活动时羊水快速流出而导致脐带脱垂。若有胎心异常，应立即阴道检查排除脐带脱垂。破膜后应每 2 小时测量产妇体温，注意排查绒毛膜羊膜炎，根据临床指标决定是否启用抗生素预防或治疗感染。若无感染征象，破膜超过 12 小时尚未分娩者可给予抗生素预防感染。

（四）产妇一般情况的观察及处理

1. 生命体征 每间隔 4 ～ 6 小时测量一次血压，宫缩时血压常升高 5 ～ 10mmHg，间歇期恢复原水平。发现血压升高时，应增加测量次数并给予相应处理。产妇有循环、呼吸等其他系统合并症或并发症时，还应监测呼吸、血氧饱和度、尿量等。

2. 阴道流血 观察有无异常阴道流血，警惕前置胎盘、胎盘早剥、前置血管破裂出血等情况。

3. 饮食 鼓励进食高热量易消化的无渣食物，少量多餐，注意补充足够水分，以保证足够的热量和体力，并有利于在需要急诊剖宫产时麻醉的安全。

4. 活动和休息 胎膜未破者，可在病室内走动，有助于加速产程进展。低危产妇适度运动和采取自由体位有助于缩短第二产程。

5. 排尿 分娩过程因胎头压迫易引起排尿困难，而膀胱充盈又直接影响宫缩及胎头下降，故临产后应鼓励产妇每 2 ～ 4 小时排尿一次，避免膀胱充盈，排尿确实困难者必要时给予导尿。

6. 精神安慰 应安慰产妇并耐心讲解分娩是生理过程，消除产妇的恐惧心理，让产妇与助产人员合作，以便能顺利分娩。若产妇于宫缩时喊叫不安，应在宫缩时指导做深呼吸动作。若腰骶部胀痛，用手掌压迫腰骶部常能减轻不适感。

案例 5-1 分析

1. 该产妇 9：00 临产，15：00 进入活跃期（宫口开 6cm，S^0），潜伏期 6 小时在正常范围，17：00 宫口开 8cm，S^{+1}。产程进展正常。

2. 该产妇无阴道分娩的禁忌证，临床决定分娩方式取决于影响分娩的因素是否互相适应。首先考虑头盆是否相称，该产妇骨盆和胎儿大小均在正常范围，无头盆不称，可选择阴道分娩。其次是观察子宫收缩的规律性和有效性，主要体现在产程进展是否正常。目前产程进展正常，可继续阴道试产。

3. 下一步处理：目前产程进展正常，孕妇未破膜，可在病室内走动，鼓励产妇及时排尿。18：00 宫口开全，自然破膜，S^{+2}。20：00 顺产一活男婴，体重 3200g，Apgar 评分 1 分钟、5 分钟均为 10 分。20：15 胎盘胎膜自然娩出，产时及产后 2 小时阴道出血量 300ml。

二、第 二 产 程

（一）临床表现

临床表现仍然是规律、有效的子宫收缩。

1. 规律的子宫收缩 宫口开全后或破膜后，子宫收缩较前增强，每次持续 1 分钟或更长，间歇 1 ～ 2 分钟。

2. 有效的子宫收缩 促使胎头迅速下降，胎儿娩出。

（1）产妇排便感：子宫收缩促使胎头下降压迫骨盆底组织引起排便感。产妇反射性地向下屏气用力，促使胎头下降，会阴渐膨隆和变薄，肛门括约肌松弛。

（2）胎头拨露（head visible on vulval gapping）：指宫缩时产妇用力，胎头露出于阴道口，在宫缩间歇期，胎头又缩回阴道内，随着产程进展，胎头露出部分不断增大。

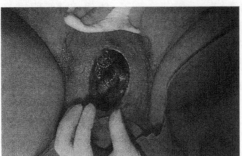

图 5-21　胎头着冠

（3）胎头着冠（crowning of head）：当胎头下降，双顶径越过骨盆出口时，宫缩间歇期胎头也不再回缩，称为着冠（图 5-21）。

（4）胎儿娩出：宫缩促使胎头枕骨于耻骨弓下露出，随后出现仰伸动作，顶、额、鼻、口、颏部相继娩出，胎头娩出后，紧接着胎头复位及外旋转，随之前肩和后肩也相继娩出，胎体很快顺利娩出，之后羊水随之涌出。

（二）观察产程及处理

1. 观察子宫收缩的规律性和有效性　主要是观察胎先露的下降情况，宫口开全后胎先露进入急速下降期。

2. 监护胎儿情况　此期宫缩频而强，子宫胎盘循环面临严峻的考验，胎儿易在此时期发生急性缺氧，因此需密切监测胎心情况。

（1）对于低危孕妇（无合并症及并发症的孕妇），推荐间断胎心听诊。每 10 分钟听诊胎心一次。当进行间断听诊时，应至少听诊 60 秒，并包括宫缩的前、中、后。如间断听诊发现异常，应立即行电子胎心监护。

（2）电子胎心监护：观察胎心率变异及其与宫缩、胎动的关系。此法能持续观察胎儿在宫内的状态，全面了解胎儿情况。对于高危孕妇（母体因素，如妊娠期高血压疾病、妊娠合并糖尿病、母体免疫性疾病、有胎死宫内等不良孕产史等；胎儿因素，如双胎妊娠、胎儿生长受限、羊水偏少、胎动减少、脐血流异常等），可根据情况适当增加听诊频率，而是否进行持续电子胎心监护，应根据医疗机构情况及胎儿情况决定。若发现胎心曲线异常，应及时阴道检查分析原因，尽快结束分娩。

3. 指导产妇运用腹压　在第二产程正确地运用腹压能有效加速产程进展，推荐产妇在有向下屏气用力的感觉后再指导用力。方法是产妇双足蹬着产床，两手握产床把手，每次宫缩时深吸气后屏气，然后如排大便样向下用力以增加腹压。于宫缩间歇期，产妇自由呼吸并全身肌肉放松。

4. 接产准备

（1）开始时间：初产妇宫口开全、经产妇宫口扩张 6cm 且宫缩规律有力时，应将产妇送上至分娩床作分娩准备，提前打开新生儿辐射台预热。

（2）清洁消毒外阴：产妇取膀胱截石位仰卧于产床，两腿屈曲分开露出外阴部，于产妇臀下铺上臀垫，消毒外阴部 2～3 次，顺序是大阴唇、小阴唇、阴阜、大腿内上 1/3、会阴及肛门周围，换新臀垫。

（3）接产器械及人员的准备：检查接产及新生儿抢救所需器械及药品，保证所有器械处于正常可使用状态；接产人员按无菌操作常规洗手、穿手术衣、戴手套，打开产包铺消毒巾准备接产；高危孕妇分娩应请新生儿科医生协助对新生儿的处理。

5. 接产　协助胎儿娩出及处理，保护会阴，防止会阴撕裂。

（1）防止会阴撕裂

1）会阴撕裂的诱因：会阴水肿、会阴过紧弹力不足、耻骨弓偏低、胎儿偏大、胎儿娩出过快等，均易造成会阴裂伤，接产者在接产前应正确判断。

2）防止会阴撕裂的关键

A. 保护会阴：当胎头拨露使阴唇后联合鼓胀时，开始保护会阴。方法：在会阴部盖消毒巾，接产者右手拇指与其余四指分开，利用大鱼际肌顶住会阴部，每次宫缩时向上、向内托压，宫缩间歇时保护会阴的手稍放松，避免因压迫过久引起会阴水肿。

B. 正确协助胎头娩出：宫缩时左手应下压胎头枕部，协助胎头俯屈，使胎头以最小径线（枕下前囟径）通过阴道口。应尽量避免在宫缩较强时快速娩出胎头。当胎头枕部在耻骨弓下露出时，若宫缩较强，应指导产妇哈气消除腹压，让产妇在宫缩间歇时稍用腹压，左手按分娩机制协助胎头仰伸，使胎头缓慢娩出。

C. 正确协助胎肩娩出：胎头娩出后协助胎头复位及外旋转，使胎儿双肩径与骨盆出口前后径相一致。接产者左手向下轻压胎儿颈部，使前肩从耻骨弓下娩出，再向上托起胎颈使后肩从会阴前缘缓慢娩出。娩肩过程仍需注意保护会阴，而且要防止前后肩同时娩出，这样会增大娩出周径，易致会阴撕裂。双肩娩出后，保护会阴的右手方可放松，然后双手协助胎体及下肢相继以侧位娩出。

（2）会阴切开术（episiotomy）：对有指征的产妇应选择会阴切开术，以防止严重的会阴撕裂。

1）会阴切开术的指征：会阴过紧、胎儿偏大，估计分娩时不可避免会造成会阴撕裂者，母儿有病理情况需尽快结束分娩者或需行阴道助产者。

2）会阴切开术的种类和操作方法

A. 会阴后 - 侧切开术（postero-lateral episiotomy）：产妇取膀胱截石位，先行阴部神经阻滞及局部浸润麻醉（图 5-22），术者于宫缩时以左手示、中两指伸入阴道内撑起左侧阴道壁，右手用钝头直剪自会阴后联合中线向左侧 45°（当会阴高度膨隆时为 60°）剪开会阴，长 4～5cm（图 5-23）。

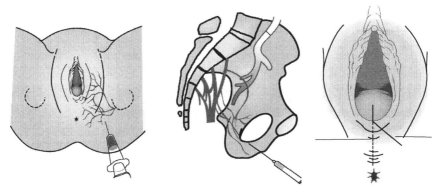

图 5-22　阴部神经阻滞麻醉　　　　图 5-23　会阴切开术

B. 会阴正中切开术（median episiotomy）：在局部浸润麻醉后，术者于宫缩时沿会阴后联合正中垂直剪开约 2cm（图 5-23）。此法剪开组织少，有出血少、术后组织肿胀及疼痛轻等优点，但存在切口自然延长、撕裂肛门括约肌的危险，因此胎儿偏大、接产技术不熟练者不宜采用。

会阴切开后用纱布压迫切口止血。胎儿胎盘娩出后缝合切口，注意彻底止血，恢复解剖结构。

（3）胎儿的处理

1）清理呼吸道：胎头娩出后，不要急于娩出胎肩，而应先以左手自鼻根向下颌挤压，挤出口鼻内的黏液和羊水。

2）脐带绕颈的处理：当胎头娩出见有脐带绕颈，若绕 1 周且较松时，可用手将脐带顺胎肩上推或从胎头退下。若脐带绕颈过紧或绕颈≥2 周，用两把血管钳将一段脐带夹住从中间剪断脐带，注意勿伤及胎儿颈部。

3）延迟脐带结扎：早产儿（＜37 周）娩出后推荐延迟脐带结扎至少 60 秒，以利于胎盘血液转运至新生儿，增加新生儿血容量、血红蛋白含量，利于维持早产儿循环的稳定性并可减少脑室内出血的风险。

（4）测量产后出血量：胎儿娩出后应立即将聚血盆（有刻度能准确测量出血量的容器）放于产妇臀下，开始测量产后出血量，这对准确计算产后出血量、及早发现产后出血有重要的意义。

三、第三产程

（一）临床表现

1. 子宫收缩　胎儿娩出后，子宫底迅速降至脐平，产妇有轻松感。有效的子宫收缩能促进胎盘正常剥离。在胎盘剥离后子宫肌层的强烈收缩与缩复使贯穿于其中的血管受压而关闭，在产后止血的机制中发挥重要作用。

2. 胎盘剥离及娩出

（1）胎盘剥离的机制：胎儿娩出后由于子宫腔容积突然明显缩小，胎盘不能相应缩小，与子宫壁发生错位而剥离。剥离面出血形成胎盘后血肿进一步使胎盘与子宫壁分离。子宫有效的收缩使子宫腔继续缩小，增加剥离面积，直至胎盘完全剥离排出。

（2）胎盘剥离征象

1）子宫体收缩变硬呈球形，胎盘剥离排至子宫下段，下段被扩张，子宫体呈狭长形被上推，使子宫底上升达脐上（图5-24）。

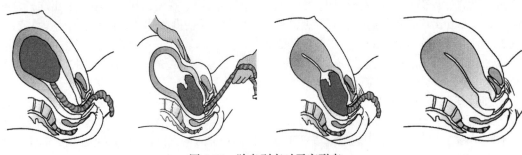

图5-24　胎盘剥离时子宫形态

2）剥离的胎盘降至子宫下段，使阴道口外露的一段脐带自行延长。

3）阴道少量流血。

4）用手在产妇耻骨联合上轻压子宫下段时，子宫底上升而外露的脐带不回缩。

（3）胎盘剥离及排出方式

1）胎儿面娩出式（schultze mechanism）：即胎盘的胎儿面先排出，较常见。胎盘从中央开始剥离，而后向周围扩展，其临床特点是胎盘先排出，随后见少量阴道流血。

2）母体面娩出式（duncan mechanism）：即胎盘的母体面先排出，较少见。胎盘从边缘开始剥离，血液沿剥离面流出，其临床特点是先有较多量阴道流血，后有胎盘排出。

（二）处理

1. 新生儿处理

（1）清理呼吸道：断脐后继续清除新生儿呼吸道，用新生儿吸痰管或导管轻轻吸出咽部及鼻腔的黏液和羊水，避免吸入性肺炎的发生。当确认呼吸通道已清理通畅而仍未啼哭时，可用手轻刺激新生儿足底或按摩新生儿背部。新生儿大声啼哭后处理脐带。

（2）处理脐带：用75%乙醇消毒脐带根部周围，在距脐根0.5cm处用血管钳钳夹后用丝线、弹性橡皮圈或脐带夹结扎，必须扎紧以防其出血，避免用力过猛造成其撕裂，在结扎处外0.5cm剪断脐带，挤出残余血液，最后用75%乙醇消毒脐带断面。以无菌纱布覆盖，再用脐带布包扎。处理新生儿过程中应注意保暖。

（3）阿普加评分（Apgar score）及脐动脉血气pH测定的意义：Apgar评分是用于快速评估新生儿出生后一般状况的方法，由5项体征组成，包括心率、呼吸、肌张力、喉反射及皮肤颜色。5项体征中的每一项授予分值0分、1分或2分，然后将5项分值相加，即为Apgar评分的分值（表5-1）。1分钟Apgar评分评估出生时状况，反映宫内的情况，但窒息新生儿不能等1分钟后才开始复苏。5分钟Apgar评分则反映复苏效果，与近期和远期预后关系密切。阿普加评分的临床恶化顺序为皮肤颜色→呼吸→肌张力→反射→心率，心率是最后消失的指标。复苏有效时的恢复顺序为心率→反射→皮肤颜色→呼吸→肌张力。肌张力恢复越快，预后则越好。

表5-1　新生儿Apgar评分

体征	0分	1分	2分
心率	0	<100次/分	≥100次/分
呼吸	0	浅慢，不规则	佳
肌张力	松弛	四肢稍屈曲	四肢屈曲活动好
喉反射	无反射	有些动作	咳嗽、恶心
皮肤颜色	全身苍白	躯干红，四肢青紫	全身粉红

脐动脉血气代表新生儿在产程中血气变化的结局，提示有无缺氧、酸中毒及其严重程度，反映窒息的病理生理本质，较Apgar评分更为客观、更具有特异性。

我国新生儿窒息标准：①5分钟 Apgar 评分≤7，仍未建立有效呼吸；②脐动脉血气 pH < 7.15；③排除其他引起低 Apgar 评分的病因；④产前具有可能导致窒息的高危因素。以上①～③为必要条件，④为参考指标。

（4）新生儿体检及标记：对新生儿详细体格检查，擦净新生儿足底胎脂，打新生儿足印及产妇拇指印于新生儿病历上，为新生儿系上标明母亲姓名、床号及新生儿性别、体重、出生时间的手腕带和包被。

（5）早接触、早吸吮：在新生儿出生半小时内，将其抱到母亲怀中进行母婴皮肤接触，同时让新生儿吸吮母亲乳头，有助于增进母婴感情，促进母乳喂养。

2. 协助胎盘娩出　在胎儿前肩娩出后将缩宫素 10 ～ 20U 稀释于 250 ～ 500ml 生理盐水中静脉快速滴注，并可控制性牵拉脐带。在确认胎盘已完全剥离后，以左手握住子宫底并按压，同时右手轻拉脐带，协助胎盘娩出。当胎盘娩出至阴道口时，接产者用双手捧住胎盘，向一个方向旋转并缓慢向外牵拉，协助胎盘胎膜完整排出。若发现胎膜部分断裂，用血管钳夹住断裂上端的胎膜，再继续向原方向旋转，直至胎膜完全排出。胎盘胎膜排出后，按摩子宫刺激其收缩以减少出血，同时注意观察并测量出血量。接产者切忌在胎盘尚未完全剥离时用手按压子宫底或牵拉脐带，以免引起胎盘部分剥离而出血或拉断脐带，甚至造成子宫内翻（inversion of uterus）。

3. 检查胎盘胎膜　将胎盘铺平，先检查胎盘母体面的胎盘小叶有无缺损。然后将胎盘提起，检查胎膜是否完整，再检查胎盘胎儿面边缘有无血管断端，若有血管断端，则提示可能存在副胎盘（succenturiate placenta）。副胎盘为一小胎盘，与正常胎盘分离，但两者间由血管相连（图 5-25）。若有副胎盘、部分胎盘残留或大部分胎膜残留时，应在无菌操作下进入子宫腔清除残留组织（手术最好能在超声监测下进行）。若确认仅有少许胎膜残留，可给予子宫收缩剂待其自然排出。

4. 检查软产道　胎盘娩出后，应仔细检查会阴、小阴唇内侧、尿道口周围、阴道及子宫颈无撕裂伤。若有裂伤应立即缝合。

5. 预防产后出血　正确处理胎盘娩出期能减少产后出血的发生。

（1）宫缩剂的使用：有产后出血高危因素者可在胎儿前肩娩出时肌内注射麦角新碱（ergometrine）0.2mg，或欣母沛 250ug，通常能使胎盘迅速剥离减少出血。

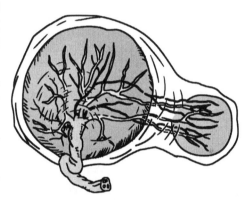

图 5-25　副胎盘

产后出血高危因素：有产后出血史，存在易发生宫缩乏力的因素（如分娩次数≥5次的多产妇、双胎妊娠、羊水过多、巨大胎儿、产程延长等）。

（2）若胎盘未完全剥离而出血多时，应行手取胎盘术。

（3）若胎儿娩出 15 分钟后，胎盘仍未娩出，而出血量不多，应注意排空膀胱，检查胎盘是否已剥离，如应用促子宫收缩剂后胎盘仍不能排出，再行手取胎盘术。

（4）若胎盘娩出后出血多，应在促进子宫收缩的同时检查出血原因，及时处理（详见产后出血章节）。

6. 产后观察　胎盘娩出 2 小时内是产后出血的高危期。在此期间产妇应留在分娩室观察，观察的内容包括子宫收缩情况、阴道流血量、会阴阴道有无血肿，同时测量血压、脉搏、心率等。当出现阴道流血量不多，但子宫底高度逐渐上升者，应警惕子宫腔内积血，予以按压子宫帮助积血排出，并应用子宫收缩剂。若产妇自觉有肛门坠胀感，提示有阴道壁血肿的可能，应行肛诊或阴道检查。产后 2 小时无异常时，将产妇和新生儿送回病房，应注意子宫收缩及阴道流血，鼓励产妇尽早排尿，防止因膀胱充盈而影响子宫收缩。

案例 5-1 小结

该案例为一正常分娩案例，临床处理的关键是观察产程进展（包括宫口扩张、胎先露下降和胎心变化等）是否正常，任何一个"正常分娩"在产程进展过程中都有可能因某个因素发生变化时不相适应而转变为异常分娩，如子宫收缩情况和胎方位在产程过程是不断变化的，如能及时发现异常并且及时处理，有可能使"异常分娩"转变为正常分娩。

笔记栏

【拓展知识】

一、手取胎盘术（manual removal of placenta）

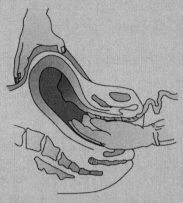

术者更换手术衣及手套，再次消毒外阴后，将一手手指并拢呈圆锥状进入子宫腔，手掌面向着胎盘母体面，手指并拢以手掌尺侧缘从胎盘边缘小心将其与子宫壁分离，另一手在腹部按压子宫底（图5-26）。待胎盘全部剥离后方可取出胎盘。取出后应立即肌内注射子宫收缩剂。注意操作必须轻柔，避免暴力剥离或用手指抓挖子宫壁导致穿破子宫。若胎盘与子宫壁紧密结合无法剥离者，植入性胎盘的可能性较大，不应强行剥离。取出的胎盘应立即常规检查是否完整，若有缺损则再次进入子宫腔清除残留胎盘及胎膜，但应尽量减少进入子宫腔的操作次数。

图 5-26　手取胎盘术

二、剖宫产术后再次妊娠阴道分娩

剖宫产术后瘢痕子宫再次妊娠面临分娩方式的选择：选择性再次剖宫产和剖宫产术后再次妊娠阴道试产（trial of labor after cesarean，TOLAC）。随着我国两孩生育政策的实施，既往的高剖宫产率造成了这种局面的增加。剖宫产术后再次妊娠阴道分娩（vaginal birth after cesarean，VBAC）有助于减少选择性再次剖宫产及其母婴并发症。

TOLAC 的成功率为 60%～80%，子宫破裂率通常低于 1%。对瘢痕子宫孕妇应在首诊时回顾病史，详细了解患者一般情况，既往有无阴道分娩史；剖宫产时的孕周，剖宫产指征（尤其是头盆不称或产程异常），剖宫产的时机（择期、急诊或产程中转剖宫产），宫口开大情况，子宫切口类型及缝合方式，是否有手术并发症（子宫切口撕裂、产后出血或感染）及新生儿出生体重、是否存活等。

（一）适应证

1. 孕妇及其家属有阴道分娩意愿。
2. 医疗机构有抢救 VBAC 并发症的条件及相应的应急预案。
3. 既往有 1 次子宫下段横切口剖宫产史，且前次剖宫产手术顺利，切口无延裂，如期恢复，无晚期产后出血、产后感染等；除剖宫产切口外，子宫无其他手术瘢痕。
4. 胎儿为头位。
5. 不存在前次剖宫产指征，也未出现新的剖宫产指征。
6. 2 次分娩间隔≥18 个月。
7. B 超检查子宫前壁下段肌层连续。
8. 估计胎儿体重不足 4000g。

（二）禁忌证

1. 医疗单位不具备施行紧急剖宫产的条件。
2. 已有 2 次及 2 次以上子宫手术史。
3. 前次剖宫产术为古典式剖宫产术、子宫下段纵切口或 T 形切口。
4. 存在前次剖宫产指征。
5. 既往有子宫破裂史；或有穿透子宫腔的子宫肌瘤剔除术史。
6. 前次剖宫产有子宫切口并发症。
7. 超声检查胎盘附着于子宫瘢痕处。
8. 估计胎儿体重为 4000g 或以上。
9. 不适宜阴道分娩的内外科合并症或产科并发症。

（三）分娩期的监护及管理

为 TOLAC 孕妇提供严密的母儿监护、严格的产程管理、迅速的应急处理及新生儿复苏，以保障母儿安全。

1. 做好紧急剖宫产的术前准备。
2. 持续电子胎儿监护，观察胎心率变化，判断胎儿宫内状态。异常胎心监护图是子宫破裂最早、最常见的征象。

3. 注意产妇主诉，监测生命体征变化、子宫下段是否存在压痛、血尿等情况。

4. 产程进展缓慢，需要静脉滴注缩宫素加强宫缩时，尽量使用小剂量。

5. 当产程停滞或胎头下降停滞时，放宽剖宫产指征。

6. 第二产程时间不宜过长，应适当缩短第二产程，必要时可行阴道手术助产，助产前需排除先兆子宫破裂。

7. 发现胎心异常、先兆子宫破裂或子宫破裂等征象时，应实施紧急剖宫产，尽快娩出胎儿，请新生儿科医师到场抢救新生儿。

第六节　分娩镇痛

分娩镇痛的目的是有效缓解疼痛，同时可能有利于增加子宫血流，减少产妇因过度换气而引起的不良影响。产妇自临产至第二产程均可行分娩镇痛。

一、疼痛的原因

第一产程疼痛主要来自宫缩时子宫肌缺血缺氧和宫颈扩张时肌肉过度紧张，通过交感神经由第 10、11、12 胸神经后段传递至脊髓。第二产程疼痛还包括来自胎头对盆底组织及软产道的压迫，通过第 2、3、4 骶神经的感觉纤维传递至脊髓。另外，产妇紧张、焦虑可导致害怕紧张疼痛综合征。

二、分娩镇痛的基本原则

分娩镇痛遵循自愿、安全的原则，以达到最大程度地降低产妇产痛，最小程度地影响母婴结局为目的。

1. 对产程影响小。

2. 药物起效快、作用可靠、给药方法简便。

3. 有创镇痛由麻醉科医师实施并全程监护。

三、分娩镇痛种类

1. **非药物镇痛**　产痛与精神紧张相关，因此产前应进行宣教，强调分娩是一个自然的生理过程，给予足够的心理支持，获得产妇的主动配合。非药物镇痛包括调整呼吸、全身按摩、家属陪伴、导乐、穴位针刺镇痛，可单独应用或联合药物镇痛法等应用。

2. **全身阿片类药物麻醉**　可以通过静脉注射或肌内注射间断给予，也可以通过患者自控性镇痛（patient-controlled analgesia，PCA）。阿片类药物主要作用是镇静，可以产生欣快感，但镇痛效果有限，而且有可能导致产妇出现恶心、呼吸抑制、胃肠道排空延长、胎心变异减少、新生儿呼吸抑制等症状。常用阿片类药物包括：哌替啶芬太尼、瑞芬太尼、纳布啡等。

3. **椎管内麻醉镇痛**　通过局部麻醉药作用达到身体特定区域的感觉阻滞，包括连续硬膜外镇痛和腰-硬联合镇痛。其优点为镇痛平面固定，较少引起运动阻滞，易于掌控用药剂量，可以长时间保持镇痛效果。但如果麻醉平面过高，可导致严重呼吸抑制。其他并发症还有低血压、局麻药毒性反应、过敏反应、麻醉后头痛、神经损伤、产时发热、第二产程延长等。由于其副作用和并发症，麻醉科医师除了需掌握麻醉技术外还应熟悉并发症的紧急处理。

（何志晖）

第六章 异常分娩

影响分娩的主要因素有产力、产道、胎儿及精神心理因素，这些因素在分娩过程中相互影响。任何1个或1个以上的因素发生异常以及4个因素相互间不能适应，而使分娩进展受阻，称异常分娩（abnormal labor），也称难产（dystocia）。

案例6-1（1）

产妇，33岁，因妊娠39⁺⁴周，阵发性下腹坠痛5小时，见红2小时入院。孕妇本次为第一次妊娠，妊娠经过顺利，按时产前检查，未发现妊娠并发症和合并症。5小时前出现下腹阵发性坠痛，开始间歇大约10分钟，疼痛可忍受，间歇逐渐缩短，程度逐渐增强。2小时前出现阴道少量出血，色暗红，无阴道流液。自述胎动正常，休息欠佳。入院体格检查：体温36.7℃，脉搏88次/分，呼吸18次/分，血压126/84mmHg，身高165cm，体重68kg。心肺听诊未发现异常，肝脾肋下未扪及，双下肢无水肿。产科检查：子宫增大如足月妊娠，子宫底高度35cm，腹围105cm，宫缩间歇6～7分钟，持续25～30秒，胎方位LOP，胎心145次/分，胎头跨耻征阴性。阴道检查：宫颈管已平，质软无水肿，宫口扩张1cm，先露头，胎头矢状缝位于骨盆的斜径上，先露部最低点位于坐骨棘上2cm，未破膜，未扪及骶岬，坐骨结节间径8.5cm。

问题：

1. 入院首先要考虑的诊断是什么？
2. 需要进一步观察的内容是什么？
3. 建议产妇选择何种分娩方式？

案例6-1（1）分析

1. 根据已掌握的正常分娩知识，通过以上病史和检查首先考虑的入院诊断：

①G_1P_0，宫内单胎妊娠39⁺⁴周，左枕后位；②临产。

2. 为了解胎儿在宫内的情况和估计胎儿体重，应进行的辅助检查：①B超检查：提示"宫内单活胎（估计体重3400g±200g），LOP，胎盘成熟度Ⅲ度，羊水指数120mm"；②胎儿电子监护提示"CST Ⅰ类图形，宫缩间歇6～7分钟，持续35秒，强度中"。

3. 从入院情况分析，孕妇目前已经临产，估计胎儿体重在3400g左右，骨盆评估无狭窄，没有明显头盆不称，有阴道试产的机会，故建议孕妇选择阴道试产。孕妇决定阴道试产后我们要做的工作：

（1）严密观察产程进展及胎儿宫内情况：如子宫收缩、宫口扩张和胎头下降的情况；胎儿电子监护。

（2）对产妇进行心理辅导以减少其对分娩的恐惧和增强阴道分娩的信心。

第一节 概　述

影响分娩的四大因素相互影响，如骨盆狭窄可引起胎方位异常，继而出现宫缩乏力。若存在精神心理因素，会引起宫缩乏力，导致胎方位异常，从而发生难产。其中可变因素主要为产力和胎方位。如果能早期识别并正确处理，可将难产转化为正常分娩，并减少对母儿的损害。

一、病　因

常见为产力、产道和胎儿异常。

1. 产力异常　包括子宫收缩力、腹肌及膈肌、肛提肌等收缩力异常。其中最主要的是各种类型的宫缩乏力和宫缩过强。宫缩乏力包括协调性和不协调性，可引起产程延长和停滞。宫缩过强也包括协调性和不协调性，可引起急产或严重的母儿并发症。

2. 产道异常　包括骨产道和软产道异常。其中以骨产道异常最多见，也称为狭窄骨盆。骨产道异常包括骨盆入口平面、中骨盆平面和骨盆出口平面的狭窄。狭窄骨盆可导致分娩阻力增加（头盆不称），阻力增加又可引起继发性宫缩乏力，当宫缩乏力时又无法克服阻力导致难产。

3. 胎儿异常　包括胎位异常（头先露、臀先露和肩先露等异常）、胎儿过大和胎儿发育异常。

二、临床表现

（一）母体表现

1. 产妇全身情况　由于产程延长，产妇烦躁不安、体力衰竭，严重者出现脱水、代谢性酸中毒及电解质紊乱，肠胀气和尿潴留。

2. 产科情况　表现为子宫收缩乏力或收缩过强；宫颈水肿或宫口扩张缓慢、停滞；严重时子宫下段极度拉长，压痛明显，出现病理性缩复环、血尿，发生先兆子宫破裂甚至子宫破裂。头盆不称或胎位异常时，先露部与骨盆之间有空隙，前后羊水交通，致使前羊膜囊压力不均，当宫缩时，胎膜承受压力过大而破裂。胎膜早破往往是异常分娩的征兆，必须查明有无头盆不称或胎位异常。

（二）胎儿表现

1. 胎位异常　胎头位置异常是引起难产的主要原因。有胎头旋转异常，如持续性枕后位、枕横位；胎头俯屈异常，如额先露、面先露；胎头衔接异常，如高直位、不均倾位。胎位异常导致胎先露下降受阻，宫口扩张缓慢，继发性宫缩乏力。

2. 胎头下降受阻　临产后发现胎头下降受阻，应想到骨盆狭窄、胎头位置异常、子宫收缩乏力、软产道异常、胎头过大、胎儿畸形、子宫痉挛性狭窄环等的可能。潜伏期胎头迟迟不入盆，应警惕宫缩乏力及头盆不称。第二产程胎头下降延缓或停滞，要考虑中骨盆狭窄及持续性枕后位或枕横位。

3. 胎头明显水肿或血肿　产程延长时，胎头先露部软组织长时间受压引起水肿（产瘤）或牵拉使骨膜下血管破裂形成血肿。

4. 胎儿颅骨过度重叠　分娩过程中，胎儿颅骨骨缝轻度重叠，使胎头变小，有利于胎儿娩出。但在狭窄骨盆时，若出现胎儿颅骨骨缝过度重叠，表明存在严重头盆不称。

5. 胎儿窘迫　产程延长，导致胎儿缺氧，胎儿代偿能力下降或失代偿可出现胎儿窘迫征象。

（三）产程异常

1. 潜伏期延长（prolonged latent phase）　从临产规律宫缩开始至活跃期起点（宫口扩张＜5cm）称为潜伏期。初产妇＞20小时，经产妇＞14小时称为潜伏期延长。

2. 活跃期延长(prolonged active phase)　从活跃期起点(宫口扩张5cm)至宫口开全称为活跃期。活跃期宫口扩张速度＜0.5cm/h称为活跃期延长。

3. 活跃期停滞（protracted active phase）　当破膜且宫口扩张≥5cm后，若宫缩正常，宫口停止扩张≥4小时；若宫缩欠佳，宫口停止扩张≥6小时称为活跃期停滞。

4. 第二产程延长（prolonged second stage）　第二产程初产妇＞3小时、经产妇＞2小时；硬膜外麻醉分娩镇痛时，初产妇＞4小时，经产妇＞3小时，称为第二产程延长。

5. 胎头下降延缓（prolonged descent）　第二产程，胎头下降速度初产妇＜1cm/h，经产妇＜2cm/h，称为胎头下降延缓。

6. 胎头下降停滞（protracted descent）　第二产程，胎头停留在原处不下降＞1小时，称为胎头下降停滞。

三、对母儿的影响

（一）对母亲的影响

1. 一般情况　宫缩乏力引起产程延长，产妇可出现乏力、肠胀气、排尿困难、尿潴留等，严重时可引起脱水、酸中毒、低钾血症。

2. 产程延长增加手术产概率　骨盆狭窄、胎位异常可引起继发性宫缩乏力，导致产程延长或停滞，需手术助产。

3. 产伤　第二产程延长时，膀胱被压迫于胎先露部与耻骨联合之间，可导致软组织缺血、水肿甚至坏死，坏死的软组织在产后脱落而形成膀胱阴道瘘或尿道阴道瘘。宫缩过强、过频，产程过快，软产道来不及适应性扩张导致宫颈、阴道及会阴撕裂伤；如胎先露部下降严重受阻，可发生子宫破裂，甚至危及产妇生命。

4. 产后出血及产褥感染发生率增加 产程进展缓慢，反复阴道检查增加感染概率。宫缩乏力可引起胎盘滞留或产后出血。宫缩过强或严重头盆不称容易发生软产道损伤（宫颈撕裂甚至延及子宫下段），增加产后出血及感染机会。

（二）对胎儿及新生儿的影响

1. 胎方位异常 协调性宫缩乏力、中骨盆平面狭窄等可影响胎头内旋转，发生持续性枕横位或枕后位，导致产程延长或停滞。

2. 胎儿窘迫、新生儿窒息的发生率增高 不协调性宫缩乏力不能使子宫肌层完全放松，对胎盘 - 胎儿循环影响大，可引起急性胎儿窘迫。宫缩过强、过频影响子宫胎盘血液循环，易发生急性胎儿窘迫、新生儿窒息，严重时可致胎死宫内或新生儿死亡。第二产程延长，胎头受压过久可引起胎儿窘迫和新生儿窒息。臀先露者，胎头娩出困难，常发生不同程度的新生儿窒息。头盆不称、臀先露、肩先露易发生脐带脱垂，可致胎儿窘迫甚至死亡。

3. 新生儿颅内出血及新生儿产伤增多 狭窄骨盆使胎头受压，缺血缺氧引起颅内出血。胎儿娩出过快，胎头在产道内受到的压力突然解除，可致新生儿颅内出血。来不及接产，若新生儿坠地可致骨折、外伤。臀先露者，胎头娩出困难，常发生脊柱损伤、大脑镰或小脑幕撕裂、颅内出血、臂丛神经损伤、胸锁乳突肌损伤导致的斜颈、肺不张等。面先露分娩时胎儿面部受压变形，颜面皮肤青紫、肿胀，尤以口唇为著，影响吮吸，严重时可发生喉头水肿，影响吞咽及呼吸。阴道助产时亦可发生产伤。

4. 新生儿感染 头盆不称、臀先露、肩先露易发生胎膜早破，增加新生儿感染概率。无准备或来不及接产时，新生儿易发生感染。臀位助娩时，胎体受冷空气的刺激而过早呼吸，易导致吸入性肺炎。

四、处　理

原则上应以预防为主，尤其是胎儿体重的控制。临产后应根据骨盆大小、胎儿大小及胎方位、子宫收缩力，是否存在头盆不称，综合分析决定分娩方式。

（一）阴道试产

1. 一般处理，首先解除产妇的恐惧及精神紧张，鼓励进食，保证能量的需要，必要时静脉补充。出现尿潴留时应予以导尿。

2. 有轻度头盆不称，特别是骨盆入口平面临界性狭窄，要结合产力、胎位及胎儿大小等条件，给予充分试产机会。对于中骨盆及出口平面的头盆不称及有妊娠合并症者试产要慎重。试产时必须严密观察产力、胎心、宫口扩张和胎先露下降情况。

3. 在试产过程中发现潜伏期及活跃期延长，宫口扩张延缓或阻滞，胎头下降延缓或阻滞等异常情况，首先应进行阴道检查，如无头盆不称，潜伏期延长，应使用镇静剂哌替啶 100mg 肌内注射或地西泮 10mg 静脉注射，有可能很快转入活跃期，如应用镇静剂后或转入活跃期出现子宫收缩乏力，可使用缩宫素加强产力，常用 2.5U 缩宫素加入 500ml 液体内，调整滴数，使宫缩间隔 2 ～ 3 分钟，持续 1 分钟左右。宫口扩张 ≥ 3cm，没有破膜者，可行人工破膜，必要时静脉滴注缩宫素加强产力，如胎头下降顺利，可经阴道分娩。

4. 第二产程出现胎头下降延缓或阻滞、第二产程延长时，应评估骨盆、产力（宫缩及孕妇屏气情况）、胎方位、胎心、产瘤、颅骨重叠等情况，若无头盆不称或胎头位置异常，可使用缩宫素加强宫缩，指导产妇屏气。若为持续性枕横位或枕后位，可考虑徒手旋转胎头至枕前位，胎头继续下降，当 S ≥ +3，可自然分娩或行低位产钳或胎头吸引助产；处理后胎头下降无进展，S ≤ +2，应行剖宫产。

（二）剖宫产

如果有骨盆绝对性狭窄或胎儿过大，明显头盆不称，肩先露，完全或不完全臀先露，应行择期剖宫产术。产程中出现明显胎方位异常，经处理无法纠正，如持续性枕后位、枕横位、高直后位、前不均倾位、面先露等，应考虑剖宫产结束分娩。产力异常发生病理性缩复环或先兆子宫破裂时，应立即行剖宫产，无论胎儿是否存活。活跃期停滞考虑头盆不称，应行剖宫产术。

第二节 产力异常

子宫收缩力贯穿于整个分娩过程。分娩过程中如子宫收缩的节律性、对称性及极性不正常或强度、频率有改变，称子宫收缩力异常，简称产力异常（abnormal uterine action）。子宫收缩力异常临床上分为子宫收缩乏力（简称宫缩乏力）和子宫收缩过强（简称宫缩过强）两类，每类又分为协调性子宫收缩和不协调性子宫收缩，详见图 6-1。

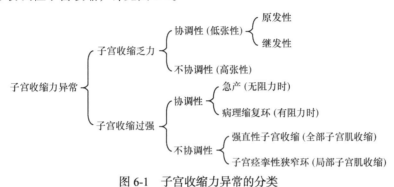

图 6-1 子宫收缩力异常的分类

一、子宫收缩乏力

（一）原因

子宫收缩乏力（uterine inertia）常见原因如下。

1. 头盆不称或胎位异常　由于骨盆入口狭窄或胎儿较大，使胎先露部下降受阻，不能紧贴子宫下段及宫颈内口，局部不能引起反射性子宫收缩，导致继发性宫缩乏力。

2. 子宫局部因素　任何引起子宫肌纤维收缩异常的因素都可以引起子宫收缩乏力，如子宫壁过度膨胀（多胎妊娠、巨大胎儿、羊水过多等）、子宫发育不良、子宫畸形（如双角子宫等）、巨大子宫肌瘤、高龄产妇等。

3. 精神因素　产妇对分娩的恐惧、精神过度紧张等可致大脑皮质功能紊乱，分娩过程中休息不佳、排尿不畅导致膀胱充盈、进食不足以及过多地消耗体力而出现水及电解质紊乱，均可导致宫缩乏力。

4. 内分泌失调　临产后如产妇体内乙酰胆碱、缩宫素及前列腺素合成和释放减少，缩宫素受体不足或子宫对缩宫素不敏感，肌细胞间隙连接蛋白数量减少等；胎儿、胎盘合成与分泌硫酸脱氢表雄酮量不足，均可影响子宫肌纤维收缩能力，导致子宫收缩乏力。

5. 药物影响　临产后早期使用大剂量宫缩抑制剂、镇静剂、镇痛剂及麻醉药均可使子宫收缩受到抑制。

（二）临床表现及诊断

子宫收缩乏力分为协调性和不协调性两种，根据发生时期又分为原发性和继发性。类型不同，临床表现也不同。

1. 协调性子宫收缩乏力（低张性子宫收缩乏力）　其特点为子宫收缩具有正常的节律性、对称性和极性，但收缩力弱，子宫腔内压力低于 15mmHg，持续时间短，间歇期长且不规律，宫缩 < 2 次 /10 分钟。当宫缩高峰时，子宫体隆起不明显，用手指压子宫底部肌壁仍可出现凹陷，此种宫缩乏力多属继发性宫缩乏力，临产早期宫缩正常，于第一产程活跃期后期或进入第二产程后宫缩减弱。常见于中骨盆及骨盆出口平面狭窄，胎先露部下降及内旋转受阻，持续性枕横位或枕后位等。此种宫缩乏力，由于子宫腔压力不高，对胎盘血流影响不大，不会导致胎儿宫内缺氧。

2. 不协调性子宫收缩乏力（高张性子宫收缩乏力）　其特点为子宫收缩力弱，没有节律性、对称性和极性。宫缩的兴奋点不是起自两侧宫角部，而是来自子宫下段的一处或多处冲动，子宫收缩波由下向上扩散，收缩波小而不规律，频率高，节律不协调；宫缩时子宫底部不硬，而是子宫下段硬，宫缩间歇期子宫壁也不完全松弛，这种宫缩不能使子宫颈口如期扩张，胎先露部也不能如期下降，属于无效宫缩。产妇自觉下腹部持续疼痛、拒按、烦躁不安，严重者出现脱水、电解质紊乱、肠胀气、尿潴留；高张的子宫腔压力使胎儿 - 胎盘循环障碍，出现胎儿窘迫。产科检查：下腹部压痛，胎位触不清，胎心不规律，宫口扩张缓慢或停止扩张，胎先露部下降延缓或停滞，潜伏期延长。

案例 6-1（2）

入院后 8 个小时，宫缩间歇 6 ～ 7 分钟，持续 20 ～ 25 秒，宫缩强度中弱。宫口扩张 3cm，先露在坐骨棘上 1cm。宫缩时患者肛门坠胀感明显。

问题：

1. 目前还需要考虑哪些诊断？

2. 是否应该对产程进行干预？

（三）处理

1. 协调性子宫收缩乏力　首先应寻找原因，行阴道检查评估是否存在头盆不称和明显的胎位异常。若发现有头盆不称，估计不能经阴道分娩者，应及时行剖宫产术；若判断无头盆不称和胎位异常，估计能经阴道分娩者，应采取措施加强宫缩。

（1）第一产程

1）一般处理：消除精神紧张情绪，可以行导乐分娩，鼓励多进食，注意营养与水分的补充，必要时可以静脉补液，纠正电解质紊乱，排尿困难者，可给予导尿。对潜伏期出现的宫缩乏力，可以给予哌替啶 100mg 或吗啡 10mg 肌内注射，绝大多数产妇休息后能进入活跃期。

2）加强宫缩：经上述一般处理，宫缩力仍弱，对确诊为协调性宫缩乏力，产程无明显进展，无头盆不称，无胎儿宫内窘迫者，可选用下列方法加强宫缩：

A. 人工破膜：宫口扩张≥ 3cm、无头盆不称、胎头已衔接者，可行人工破膜。破膜后，胎头直接紧贴子宫下段及子宫颈内口，引起反射性子宫收缩，加速产程进展。破膜前必须检查有无脐带先露，破膜应在宫缩间歇期进行，破膜后术者手指应停留在阴道内，控制羊水流出的速度，经过 1 ～ 2 次宫缩，待胎头入盆后，术者再将手指取出（图 6-2）。

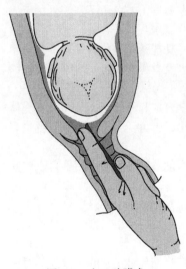

B. 缩宫素静脉滴注：适用于协调性宫缩乏力、胎心良好、胎位正常、头盆相称者。将缩宫素 2.5U 加于 0.9% 氯化钠溶液 500ml 中，从 1 ～ 2mU/min（即 4 ～ 5 滴 / 分）开始，根据宫缩强弱进行调整，通常不超过 10 ～ 15mU/min（30 ～ 45 滴 / 分），维持宫缩时子宫腔内压力达 50 ～ 60mmHg，宫缩间隔 2 ～ 3 分钟，持续 40 ～ 60 秒。对于不敏感者，可酌情增加缩宫素剂量。应用缩宫素时，应有专人观察产程进展，监测宫缩、胎心及血压。使用缩宫素期间若 10 分钟内宫缩超过 5 次、宫缩持续 1 分钟以上或胎心率发生变化，应立即停滴缩宫素。外源性缩宫素在母体血中的半衰期为 1 ～ 6 分钟，故当使用缩宫素引起子宫收缩过强时马上停药后能迅速好转，必要时可加用宫缩抑制剂。若发现血压升高，应减慢滴注速度。由于缩宫素有抗利尿作用，水的重吸收增加，可出现尿少，使用时需警惕水中毒的发生。

图 6-2　人工破膜术

经缩宫素加强宫缩后宫缩变好，但伴有子宫颈质地硬，扩张缓慢者，可给予地西泮 10mg 静脉注射。经上述处理，若产程仍无进展或出现胎儿窘迫征象时，应及时行剖宫产术。

（2）第二产程：若无头盆不称，于第二产程期间出现宫缩乏力时，也应加强宫缩，给予缩宫素静脉滴注促进产程进展，同时指导产妇正确屏气。若胎先露≥ +3，母儿情况良好，可等待自然分娩或行阴道助产；若胎先露≤ +2 或伴有胎儿窘迫征象，应行剖宫产。

（3）第三产程：当胎儿前肩娩出时，应给予缩宫素预防产后出血（见产后出血相关章节）。伴有其他产后出血高危因素者，还可以给予肌内注射麦角新碱或前列腺素制剂（PGF$_{2\alpha}$）。

2. 不协调性子宫收缩乏力　处理原则是恢复子宫收缩的正常节律和极性，然后按照协调性子宫收缩乏力处理。方法是给予强镇静药（哌替啶 100mg 或吗啡 10mg）肌内注射。特别强调的是在宫缩恢复为协调性以前，严禁使用缩宫素。若经上述处理，不协调性宫缩未能得到纠正或伴有胎儿窘迫、头盆不称，均应行剖宫产术。

案例 6-1（2）分析

产妇目前宫缩持续时间变短，强度变弱，大便感明显，患者较疲倦，结合入院时胎方位为 LOP。

1. 目前诊断考虑协调性继发性宫缩乏力。

2. 行阴道检查，再次评估头盆关系（坐骨棘不突、骶骨弧度中弧、坐骨切迹 3 横指、坐骨结节间径 8.5cm），无明显头盆不称，考虑行人工破膜（破膜时未见羊水胎粪污染）。人工破膜后 2 小时宫缩间歇 6～7 分钟，持续 25 秒，阴道检查宫口扩张 4cm，予以静脉滴注缩宫素（缩宫素 2.5U ＋生理盐水 500ml，根据宫缩情况调整滴注速度）。

二、子宫收缩过强

（一）协调性子宫收缩过强

1. 临床表现 子宫收缩的节律性、对称性和极性均正常，但子宫收缩力过强、过频，子宫腔压力 > 50mmHg。若产道无阻力，宫口迅速开全，总产程 < 3 小时，称为急产（precipitate delivery）。若伴产道梗阻或瘢痕子宫，则有可能发生病理性缩复环（pathological retraction ring）甚至子宫破裂。

2. 处理 有急产史的孕妇，应提前住院待产。临产后慎用宫缩剂及引起宫缩的措施，如灌肠和人工破膜。胎儿娩出时，勿使产妇向下屏气用力。提前做好接产及抢救新生儿窒息的准备。产后仔细检查产妇子宫颈、阴道、外阴，若有撕裂应及时缝合。

（二）不协调性子宫收缩过强

1. 强直性子宫收缩（tetanic contraction of uterus） 通常由外界因素引起，如不适当地应用缩宫素，胎盘早剥时血液浸润子宫肌层等。子宫持续性强直收缩，宫缩间歇期短或无间歇。

（1）临床表现：产妇烦躁不安，持续性腹痛，拒按。胎位触诊不清，胎心听不清。若存在产道梗阻时可出现病理缩复环、血尿等先兆子宫破裂征象。

（2）处理：一旦确诊为强直性子宫收缩，应及时给予宫缩抑制剂，如硫酸镁或特布他林，必要时使用哌替啶。若宫缩恢复正常，可以继续阴道试产或等待自然分娩；若宫缩不缓解，胎儿存活应立即行剖宫产术。若胎死宫内，尽量缓解宫缩，以不损伤母体为原则，尽量阴道分娩。

2. 子宫痉挛性狭窄环（constriction ring） 子宫局部肌肉呈痉挛性收缩形成的环状狭窄，持续不放松，称为子宫痉挛性狭窄环。狭窄环可发生在子宫颈、子宫体的任何部分，但多在子宫上下段交界处或胎儿某一狭窄部位，如胎颈、胎腰（图 6-3）。

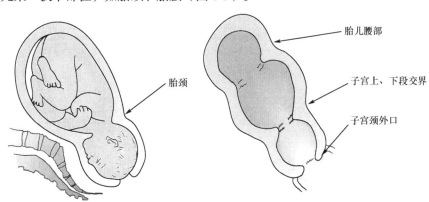

图 6-3 子宫痉挛性狭窄环

（1）原因：精神紧张、过度疲劳以及不适当地应用缩宫素或进行阴道内操作所致。

（2）临床表现：产妇出现持续性腹痛，烦躁不安，子宫颈扩张缓慢，胎先露部下降停滞，胎心时快时慢。子宫颈痉挛性收缩时在阴道检查可触及较坚硬而无弹性的子宫颈，子宫收缩时不扩大反而缩小。腹部视诊局部可见环状狭窄，此环与病理缩复环不同，特点是不随宫缩而上升。

（3）处理：原则是寻找导致子宫痉挛性狭窄环的原因，及时予以纠正。停止阴道内操作及停用缩宫素；若无胎儿窘迫征象，给予镇静药（哌替啶 100mg 或吗啡 10mg 肌内注射）或给予宫缩抑制剂（硫酸镁或特布他林）直至异常宫缩消失。当宫缩恢复正常时，可行阴道助产或等待自然分娩。

若经上述处理，子宫痉挛性狭窄环不能缓解，宫口未开全，胎先露部高，或伴有胎儿窘迫征象，均应立即行剖宫产术。若胎死宫内，尽量缓解宫缩，以不损伤母体为原则，尽量经阴道分娩。

第三节　产道异常

产道包括骨产道及软产道，是胎儿经阴道娩出的必然通道。产道异常可使胎儿娩出受阻，临床上以骨产道异常多见。

一、骨产道异常

骨盆径线过短或形态异常，致使骨盆腔小于胎先露部可通过的限度，阻碍胎先露部下降，影响产程顺利进展，称为狭窄骨盆（contracted pelvis）。狭窄骨盆可以为一个径线过短或多个径线同时过短，也可以为一个平面狭窄或多个平面同时狭窄。当一个径线狭窄时，要观察同一个平面其他径线的大小，再结合整个骨盆腔大小与形态进行综合分析，做出能否经阴道分娩的正确判断。

（一）骨盆狭窄的分类

1. 骨盆入口平面狭窄（contracted pelvic inlet）　分为3级：Ⅰ级为临界性狭窄，对角径11.5cm；Ⅱ级为相对性狭窄，对角径10.0～11.0cm；Ⅲ级为绝对性狭窄，对角径≤9.5cm。我国妇女常见的骨盆入口狭窄有以下两种类型。

（1）单纯扁平骨盆（simple flat pelvis）：骨盆入口呈横扁圆形，骶岬向前下突出，使骨盆入口前后径缩短而横径正常（图6-4）。

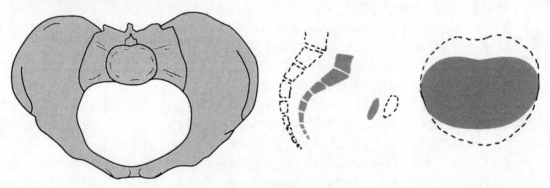

图6-4　单纯扁平骨盆

（2）佝偻病性扁平骨盆（rachitic flat pelvis）：童年患佝偻病，骨骼软化使骨盆受重力影响而变形，使骶岬被压向前，骨盆入口前后径明显缩短，使骨盆入口呈横的肾形，骶骨下段向后移，失去骶骨正常弯度，变直向后翘。尾骨呈钩状向前突起。由于坐骨结节外翻，耻骨弓角度增大，骨盆出口横径变宽（图6-5）。

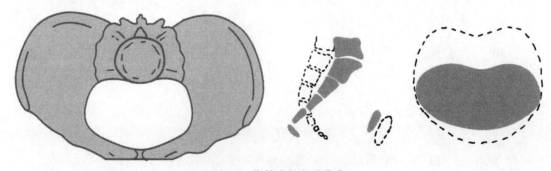

图6-5　佝偻病性扁平骨盆

2. 中骨盆及骨盆出口平面狭窄　分为3级：Ⅰ级为临界性狭窄，坐骨棘间径10cm，坐骨结节间径7.5cm；Ⅱ级为相对性狭窄，坐骨棘间径8.5～9.5cm，坐骨结节间径6.0～7.0cm；Ⅲ级为绝对性狭窄，坐骨棘间径≤8.0cm，坐骨结节间径≤5.5cm。我国妇女常见的中骨盆及骨盆出口平面狭窄有以下两种类型。

（1）漏斗骨盆（funnel shaped pelvis）：骨盆入口各径线正常。骨盆壁两侧向内倾斜，形状似漏斗。其特点是中骨盆及骨盆出口平面均明显狭窄，使坐骨棘间径、坐骨结节间径缩短，耻骨弓角度＜90°。坐骨结节间径与出口后矢状径之和＜15cm（图6-6）。常见于男型骨盆。

（2）横径狭窄骨盆（transversely contracted pelvis）：与类人猿型骨盆类似。骨盆入口、中骨盆及骨盆出口横径均缩短，前后径稍长。坐骨切迹宽，耻骨联合后角狭窄，坐骨棘间径和坐骨结节间径狭窄（图6-7）。

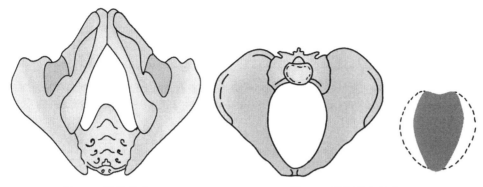

图6-6 漏斗骨盆　　　　　　　　　图6-7 横径狭窄骨盆

3. 骨盆的三个平面狭窄　骨盆外形属女性骨盆，但骨盆入口、中骨盆及骨盆出口平面均狭窄，每个平面径线均小于正常值的2cm及以上，称为均小骨盆（generally contracted pelvis），多见于身材矮小、体型匀称的妇女（图6-8）。

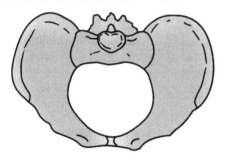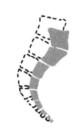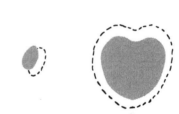

图6-8 均小骨盆

4. 畸形骨盆　骨盆失去正常形态称畸形骨盆，包括偏斜骨盆（obliquely contracted pelvis）和骨盆骨折所致的畸形骨盆。偏斜骨盆系一侧髂骨翼与髋骨发育不良所致，同侧骶髂关节固定，形成骨盆入口两侧斜径之差＞1cm（图6-9）。骨盆骨折常见于尾骨骨折使尾骨尖前突或骶尾关节混化，使骨盆出口前后径变短，导致骨盆出口狭窄。

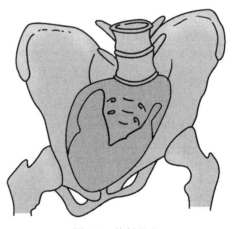

图6-9 偏斜骨盆

（二）狭窄骨盆的临床表现

1. 骨盆入口平面狭窄

（1）胎头衔接受阻或胎位异常：一般情况下初产妇在妊娠末期或临产前胎头已衔接。若入口狭窄时，即使已经临产，胎头仍未衔接入骨盆，经检查示胎头跨耻征阳性。初产妇多呈尖腹或悬垂腹。其他胎位异常如臀先露、肩先露和面先露的发生率是正常骨盆的3倍。

（2）产程进展异常：根据骨盆狭窄程度、产力强弱、胎儿大小及胎位情况不同，临床表现也不尽相同。骨盆临界狭窄致相对头盆不称，临床表现为潜伏期及活跃期早期产程延长，活跃期后期产程进展顺利。若胎头迟迟不入盆，胎头不能紧贴子宫颈内口诱发反射性的宫缩，常出现继发性宫缩乏力，而使潜伏期延长，宫口扩张缓慢。骨盆绝对性狭窄时，即使产力、胎儿大小及胎位均正常，但胎头仍不能入盆，常发生梗阻性难产，可出现病理性缩复环，甚至子宫破裂。在强大的宫缩压力下，胎头颅骨重叠，严重时可出现颅骨骨折及颅内出血。

（3）其他：胎膜早破发生率为正常骨盆的4～6倍，脐带脱垂发生率增加6倍。

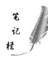

2. 中骨盆平面狭窄

（1）胎方位及产程进展异常：潜伏期及活跃期早期进展顺利。当胎头下降达中骨盆时，由于内旋转受阻，胎头双顶径被阻于中骨盆狭窄部位之上，常出现持续性枕横位或枕后位。同时出现继发性宫缩乏力、活跃期后期及第二产程延长甚至第二产程停滞。

（2）胎头受阻于中骨盆：有一定可塑性的胎头开始变形，颅骨重叠，胎头受压，使软组织水肿，产瘤较大，严重时可发生脑组织损伤、颅内出血及胎儿窘迫。若中骨盆狭窄程度严重，宫缩又较强，可发生先兆子宫破裂及子宫破裂。强行阴道助产，可导致严重软产道裂伤及新生儿产伤。

3. 骨盆出口平面狭窄 骨盆出口平面狭窄与中骨盆平面狭窄常同时存在。若单纯骨盆出口平面狭窄者，第一产程进展顺利，胎头达盆底受阻，第二产程停滞，继发性宫缩乏力，胎头双顶径不能通过出口横径，强行阴道助产，可导致软产道、盆底肌肉及会阴严重受损，胎儿严重产伤，对母儿危害均极大。中骨盆和骨盆出口狭窄时如胎先露部嵌入骨盆时间较长，盆底组织血液循环障碍，软组织坏死，产后可形成泌尿生殖道瘘。

（三）狭窄骨盆的诊断

在分娩过程中，骨盆是一不变的因素。狭窄骨盆影响胎先露部在分娩机制中的下降及内旋转，也影响宫缩。在评估分娩难易时，骨盆是首先要考虑的重要因素。在妊娠期应做出骨盆异常的诊断，以决定适当的分娩方式。

1. 病史 询问孕妇有无佝偻病、脊髓灰质炎、脊柱和髋关节结核以及外伤等病史。若为经产妇，应了解既往有无难产史及新生儿有无产伤等。

2. 全身检查 测量身高，孕妇身高＜145cm应警惕均小骨盆。观察孕妇体型，步态有无跛足，有无脊柱及髋关节畸形，米氏菱形窝是否对称。

3. 腹部检查 观察腹形，有无尖腹及悬垂腹。测量宫高及腹围，四步触诊法了解胎先露、胎方位及胎头是否衔接。若已临产，胎头仍未入盆，则应充分评估头盆关系。检查头盆是否相称的具体方法（图6-10）：孕妇排空膀胱，仰卧，两腿伸直。检查者将手放在耻骨联合上方，将浮动的胎头向骨盆腔方向推压。若胎头低于耻骨联合前表面，表示胎头可以入盆，头盆相称，称胎头跨耻征阴性；若胎头与耻骨联合前表面在同一平面，表示可疑头盆不称，称胎头跨耻征可疑阳性；若胎头高于耻骨联合前表面，表示头盆不称（cephalopelvic disproportion，CPD），称胎头跨耻征阳性。对出现胎头跨耻征阳性的孕妇，应让其取两腿屈曲半卧位，再次检查胎头跨耻征，若转为阴性，提示为骨盆倾斜度异常，而不是头盆不称。

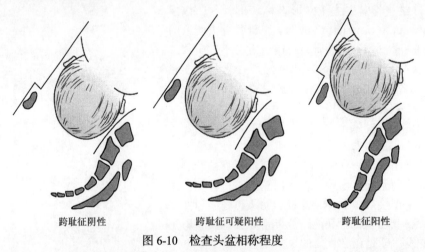

跨耻征阴性　　　　　　　跨耻征可疑阳性　　　　　　　跨耻征阳性

图6-10　检查头盆相称程度

4. 骨盆测量 内容包括测量对角径、中骨盆前后径、出口前后径、坐骨结节间径、出口后矢状径及耻骨弓角度等。检查骶岬是否突出、坐骨切迹宽度、坐骨棘是否突出、骶骨弧度及骶尾关节活动度。对角径＜11.5cm，骶岬突出为骨盆入口平面狭窄，属扁平骨盆；中骨盆平面狭窄及骨盆出口平面狭窄往往同时存在，应测量骶骨前面弯度（图6-11）、坐骨棘间径、坐骨切迹宽度（即骶棘韧带宽度）（图6-12）。若坐骨棘间径＜10cm，坐骨切迹宽度＜2横指，为中骨盆平面狭窄。若坐骨结节间径＜8cm，应测量出口后矢状径及检查骶尾关节活动度，估计骨盆出口平面的狭窄程度。

若坐骨结节间径与出口后矢状径之和＜15cm，为骨盆出口平面狭窄。若坐骨结节间径＜8cm，与出口后矢状径之和＜15cm，坐骨切迹宽度＜2横指，耻骨弓角度＜90°，为漏斗骨盆。

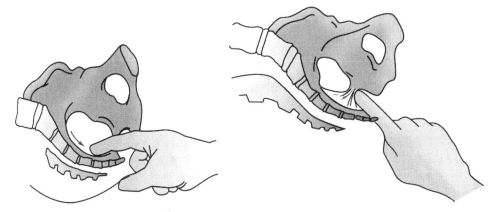

图 6-11　检查骶骨前面弯度　　　　　　图 6-12　检查坐骨切迹宽度

（四）狭窄骨盆分娩时处理

首先应明确狭窄骨盆类别和程度，了解胎位、胎儿大小、胎心率、宫缩强弱、宫口扩张程度、胎先露下降程度、破膜与否，结合产妇年龄、产次、既往分娩史进行综合判断，选择适宜的分娩方式。

1. 骨盆入口平面狭窄的处理

（1）明显头盆不称（绝对性骨盆狭窄）：对角径≤9.5cm，应在妊娠足月临产前行剖宫产分娩。

（2）轻度头盆不称（相对性骨盆狭窄）：对角径10.0～11.0cm。胎儿体重合适、产力、胎心及宫缩均正常时，可在严密监护下试产。骨盆入口平面的狭窄可以等到宫口扩张至4cm。胎膜未破者可在宫口扩张3cm时行人工破膜。若破膜后宫缩较强，产程进展顺利，多数能经阴道分娩。试产过程中若出现宫缩乏力，可用缩宫素静脉滴注加强宫缩。试产2～4小时，胎头仍迟迟不能入盆，宫口扩张缓慢或伴有胎儿窘迫征象，应及时行剖宫产结束分娩。

2. 中骨盆及骨盆出口平面狭窄的处理　若中骨盆平面狭窄，则胎头俯屈及内旋转受阻，易发生持续性枕横位或枕后位。产妇多表现活跃期后期或第二产程延长及停滞、继发性宫缩乏力等。若宫口开全，胎头双顶径达坐骨棘水平或更低，可经阴道徒手旋转胎头为枕前位，待其自然分娩，或行产钳或胎头吸引术助产。若胎头双顶径未达坐骨棘水平或出现胎儿窘迫征象，应行剖宫产术结束分娩。骨盆出口平面是产道的最低部位，应于临产前对胎儿大小、头盆关系做出充分估计，决定能否经阴道分娩，诊断为骨盆出口绝对狭窄，不应进行试产。当骨盆出口横径狭窄，耻骨弓角度变锐，耻骨弓下三角空隙不能利用，分娩时胎先露部向后移，利用出口后三角空隙娩出（图6-13）。临床上常用出口横径与出口后矢状径之和估计出口大小。若两者之和＞15cm时，多数可经阴道分娩，有时需用胎头吸引术或产钳术助产，接产时应做较大的会阴后-侧切开，以免会阴严重撕裂。若两者之和＜15cm，足月胎儿不易经阴道分娩，应行剖宫产术结束分娩。

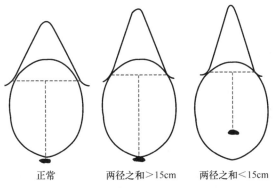

正常　　　　两径之和＞15cm　　　　两径之和＜15cm

图 6-13　出口横径与后矢状径的关系

3. 骨盆三个平面狭窄的处理　主要是均小骨盆。若估计胎儿不大、胎位正常、头盆相称、宫缩好，可以试产。通常可通过胎头变形和极度俯屈，以胎头最小径线通过骨盆腔，可能经阴道分娩。但若胎儿较大，有明显头盆不称，胎儿是不可能通过产道的，应尽早行剖宫产术。

4. 畸形骨盆的处理　根据畸形骨盆种类、狭窄程度、胎儿大小、产力等具体情况综合分析决定分娩方式。若畸形严重，明显头盆不称者，应尽早行剖宫产术。但目前对畸形骨盆的分娩方式趋向以剖宫产术较为安全。

二、软产道异常

软产道为子宫下段、子宫颈、阴道及骨盆底软组织构成的弯曲管道。软产道异常包括先天发育异常和后天因素引起的异常，其亦可引起难产。

（一）外阴异常

外阴瘢痕：外伤、药物腐蚀或炎症后留下的瘢痕发生挛缩，使外阴及阴道口狭小，影响胎先露部的下降。若瘢痕范围不大，接产时可做会阴后 - 侧切开。若瘢痕过大，扩张有困难者，应行剖宫产术。

（二）阴道异常

1. 阴道横隔　阴道横隔较坚韧，多位于阴道上、中段，影响胎先露部下降。横隔中央或稍偏侧常有小孔，常误认为宫颈外口，仔细阴道检查，可在小孔上方触及逐渐开大的宫口，而该小孔的直径并不变大。分娩时当阴道横隔被撑薄后，可在直视下自小孔处做 X 形切口，切开阴道横隔使胎先露部下降，已下降的胎先露压迫阴道横隔切缘，故通常无明显出血，待分娩结束再切除剩余的阴道横隔，并用可吸收线间断或连续锁边缝合残端。若阴道横隔高且坚厚，阻碍胎先露部下降，则需行剖宫产术结束分娩。

2. 阴道纵隔　如为双子宫、双宫颈、双阴道时，位于一侧子宫内的胎儿下降，通过该侧阴道分娩时，纵隔被推向对侧，分娩多无阻碍。如为单子宫、单宫颈、双阴道时，纵隔可能位于胎先露的前方，如纵隔薄，胎先露下降过程纵隔可自行断裂，分娩无阻碍；若纵隔厚，阻碍胎先露下降时，须在中间剪断纵隔，待分娩结束后，再剪除剩余的纵隔，用可吸收线间断或连续锁边缝合残端。

3. 阴道狭窄　由于产伤、药物腐蚀、手术感染致阴道瘢痕挛缩形成阴道狭窄。若狭窄位置低、狭窄不严重，分娩时可做较大的会阴后 - 侧切开，经阴道分娩。若狭窄位置高、狭窄严重、范围广，应行剖宫产术结束分娩。

4. 阴道尖锐湿疣　妊娠期尖锐湿疣生长迅速，体积大、范围广泛的疣病灶可阻碍分娩；胎儿经阴道分娩受感染后容易在新生儿咽喉部形成病灶，为预防新生儿患喉乳头瘤应行剖宫产。

5. 阴道壁囊肿和肿瘤　阴道壁囊肿较大时，阻碍胎先露下降，此时可行囊肿穿刺，抽出其内容物，待产后再择期处理。阴道内肿瘤阻碍胎先露下降而又不能经阴道切除者，应行剖宫产术。

（三）宫颈异常

1. 宫颈外口黏合（conglutination of the external os）　多在分娩受阻时发现。当宫颈管已消失而宫口却不扩张，仍为一小孔时，可用手指稍加压力分离粘连或者机械性扩张宫口。分离无效时应行剖宫产术。

2. 宫颈水肿　多见于扁平骨盆、持续性枕后位、滞产或宫口未开全过早使用腹压，致使宫颈前唇长时间被压于胎头与耻骨联合之间，血液回流受阻引起水肿，影响宫颈扩张。可于宫颈两侧各注入 0.5% 利多卡因 5ml，待宫口近全开，用手将水肿的宫颈前唇上推，使其逐渐越过胎头，即可经阴道分娩。若经上述处理无明显效果，宫口不继续扩张，可行剖宫产术。

3. 宫颈坚韧及瘢痕　常见于高龄初产妇或宫颈手术后（锥形切除、裂伤修补、宫颈物理治疗等），宫颈缺乏弹性或宫颈瘢痕坚韧，可静脉推注地西泮 10mg 或宫颈两侧各注入 0.5% 利多卡因 5ml，若不见缓解，应行剖宫产术。

4. 宫颈癌　癌组织又硬又脆，而且缺乏伸展性，阴道分娩时容易发生严重出血、裂伤、感染及癌扩散等危险。一经诊断应行剖宫产术。

（四）子宫异常

1. 子宫畸形　包括纵隔子宫、双子宫、双角子宫等。子宫畸形时胎位异常、宫缩乏力、产程异常等发生率明显增加，因此临产后应严密观察，适当放宽剖宫产指征。

2. 瘢痕子宫 包括前次剖宫产、穿过子宫内膜的子宫肌瘤挖出术、子宫角部或输卵管间质部切除、人工流产时子宫穿孔等。这类妇女再次妊娠分娩时子宫破裂风险增加。

3. 子宫肌瘤 子宫下段及宫颈部位较大的子宫肌瘤，占据盆腔或阻塞骨盆入口（图6-14），影响胎先露部进入骨盆，应行剖宫产术。

（五）卵巢肿瘤

仅当卵巢囊肿较大位于骨盆入口，阻碍胎先露衔接及下降时，应行剖宫产术，同时切除卵巢囊肿（图6-15）。

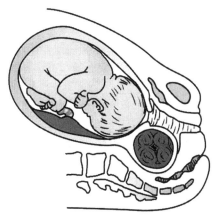

图6-14 妊娠合并子宫肌瘤　　　　图6-15 妊娠合并卵巢肿瘤

案例6-1（3）

经上述加强宫缩处理后子宫收缩转好，4小时后宫口开全，胎心好，胎方位左枕后位（LOP），先露在坐骨棘下2cm。宫口开全后指导产妇在宫缩时屏气用力。宫口开全近2小时，阴道口未见胎头拨露。静脉滴注缩宫素（24滴/分），宫缩间歇2分钟，持续50秒。胎心监护CST I类图形。阴道检查：胎方位LOP，先露在坐骨棘下2cm，有产瘤（直径2cm）。

问题：

1. 此时采取什么分娩方式最为合适？

2. 分娩时应该做什么准备？

第四节　胎位异常

胎位异常（abnormal fetal position）是造成难产的常见因素之一，包括头先露、臀先露、肩先露及复合先露异常，其中以胎头位置异常居多，又称头位难产。

一、持续性枕后位、枕横位

分娩开始，胎头以枕后位或枕横位衔接，下降过程中，胎头发生内旋转，向前转135°或90°，转成枕前位自然分娩。如经过充分试产，胎头枕骨持续不能转向前方，而位于母体骨盆后方或侧方，称持续性枕后位（persistent occiput posterior position）或持续性枕横位（persistent occiput transverse position）。持续性枕后位或持续性枕横位由于以较大的胎头径线经过骨盆，常使分娩发生困难，其发生率为5%左右。

（一）原因

1. 骨盆异常 是发生持续性枕后位、枕横位的重要原因。男型骨盆或类人猿骨盆的特点是骨盆入口平面前半部较狭窄，不适合胎头枕部衔接，后半部较宽，胎头容易以枕后位衔接，这两种类型的骨盆常伴有中骨盆平面及骨盆出口平面的狭窄，使以枕后位入盆胎头难以在中骨盆平面向前旋转，为适应骨盆形状而成为持续性枕后位（图6-16）。扁平骨盆前后径短小，均小骨盆各径线均小，但这两种类型的骨盆入口横径相对较长，胎头常以枕横位衔接，由于骨盆偏小，越过骨盆入口的胎头在骨盆腔内旋转困难，胎头便持续在枕横位上（图6-16）。

笔记栏

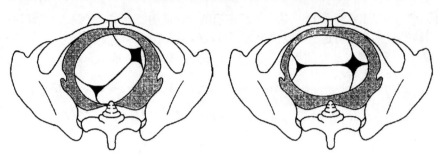

图 6-16 持续性枕后位、枕横位

2. 胎头俯屈不良 胎头若以枕后位衔接，胎儿脊柱与母体脊柱接近，不利于胎头俯屈，以枕额径（11.3cm）通过产道，较长的头径影响了胎头在骨盆腔内旋转，形成持续性枕后位或持续性枕横位。

3. 其他 子宫收缩乏力、头盆不称、前置胎盘、膀胱充盈、子宫下段肌瘤或宫颈肌瘤均可影响胎头在骨盆腔内旋转，形成持续性枕横位或枕后位。

（二）诊断

1. 临床表现 临产后胎头俯屈不良，使胎先露部不易紧贴子宫下段及宫颈内口，易导致协调性宫缩乏力及宫口扩张缓慢。枕后位时因枕骨持续位于骨盆后方压迫直肠，反射性地出现肛门坠胀感和便意，产妇不由自主地向下排便，若子宫颈口尚未全开，过早使用腹压会导致宫颈前唇水肿和产妇疲劳，影响产程进展。持续性枕后位、枕横位常致活跃期晚期及第二产程延长。若在阴道口虽已见到胎发，历经多次宫缩屏气时却不见胎头继续顺利下降，应考虑可能是持续性枕后位。

2. 腹部检查 在宫底部触及胎臀，胎背偏向母体后方或侧方，在对侧明显触及胎儿肢体（图 6-17）。

3. 阴道检查 若为枕后位，感到盆腔后半部空虚。胎头矢状缝位于骨盆的右斜径上，前囟在骨盆左前方，后囟（枕部）在骨盆右后方则为右枕后位（图 6-17），反之为左枕后位。若为枕横位，胎头矢状缝位于骨盆横径上，后囟在骨盆左侧方，则为左枕横位，反之为右枕横位。当出现胎头水肿、颅骨重叠、囟门触不清时，可借助胎儿耳廓及耳廓朝向判定胎位，耳廓指的方向即枕骨所在。若耳廓朝向骨盆后方，诊断为枕后位；若耳廓朝向骨盆侧方，诊断为枕横位。

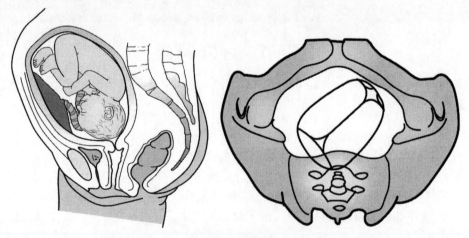

图 6-17 右枕后位

4. B 型超声检查 根据胎儿眼眶及枕部位置，能明确胎方位。

（三）分娩机制

胎头以枕横位或枕后位衔接，在分娩过程中，若不能转成枕前位时，其分娩机制如下：

1. 枕后位 胎头枕部到达中骨盆向后行 45° 内旋转，使矢状缝与骨盆前后径一致。胎儿枕部朝向骶骨呈正枕后位。其分娩方式如下。

（1）胎头俯屈较好：胎头继续下降，前囟先露抵达耻骨联合下，以前囟为支点，继续俯屈使顶部及枕部自会阴前缘娩出（图6-18）。继之胎头仰伸，相继由耻骨联合下娩出额、鼻、口、颏。此种分娩方式为枕后位经阴道分娩最常见的方式。

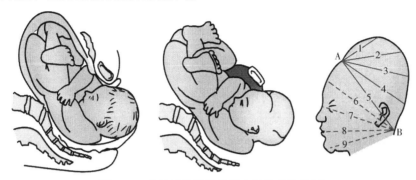

图6-18　左枕后位胎头俯屈良好的分娩机制

（2）胎头俯屈不良：当鼻根出现在耻骨联合下时，以鼻根为支点，胎头先俯屈，从会阴前缘娩出前囟、顶部及枕部，然后胎头仰伸，使鼻、口、额部相继由耻骨联合下娩出（图6-19）。因胎头以较大的枕额径旋转，胎儿娩出更加困难，多需手术助产。

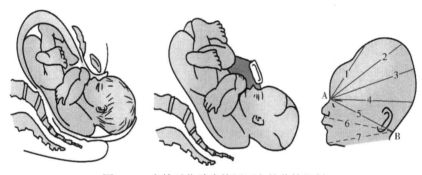

图6-19　右枕后位胎头俯屈不良的分娩机制

2. 枕横位　以枕横位衔接后在下降过程中无内旋转动作或枕后位的胎头枕部仅向前旋转45°成为持续性枕横位。持续性枕横位虽能经阴道分娩，但多数需用手或行胎头吸引术将胎头转成枕前位娩出。

（四）处理

持续性枕后位、枕横位如骨盆无异常、胎儿不大，可以试产。试产过程应严密观察产程，注意胎头下降和宫口扩张的进展、宫缩的强弱以及胎心的变化。

1. 第一产程

（1）潜伏期：需保证产妇充分的营养与休息。若有情绪紧张、睡眠不好，可给予哌替啶或地西泮。让产妇向胎腹方向侧卧，以利胎头枕部转向前方。若宫缩欠佳，应尽早静脉滴注缩宫素。

（2）活跃期：宫口开大5cm，产程停滞，排除明显头盆不称后可行人工破膜，加强宫缩，使胎头下降，促进胎头内旋转。若产力欠佳，静脉滴注缩宫素。若宫口开大＞1cm/h，伴胎先露部下降，多能经阴道分娩。在试产过程中，若出现胎儿窘迫，应行剖宫产术结束分娩。若经过上述处理效果不佳，宫口开大＜0.5cm/h或无进展时，则应行剖宫产术结束分娩。宫口开全之前，嘱产妇不要过早屏气用力，以免引起宫颈前唇水肿，影响产程进展。

2. 第二产程　若第二产程进展缓慢，初产妇已接近2小时，经产妇已接近1小时，应行阴道检查。当胎头双顶径已达坐骨棘平面或更低时，可先行徒手将胎头转为枕前位（图6-20），待其自然分娩或阴道助产（低位产钳术或胎头吸引术）。若徒手转胎头为枕前位有困难时，也可向后转成正枕后位，再以产钳助产。若胎头位置较高，疑有头盆不称，需行剖宫产术。

3. 第三产程　因产程过长，容易发生产后宫缩乏力，导致第三产程延长及严重的产后出血。故胎儿娩出后应立即使用子宫收缩剂，以预防第三产程延长和产后出血。有软产道裂伤者，应及时修补。凡行手术助产及有软产道裂伤者，产后应给予抗生素预防感染。做好新生儿复苏准备。

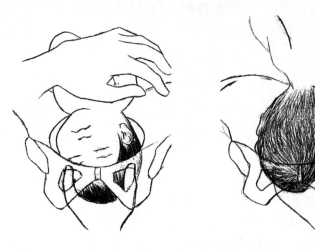

图 6-20　徒手转胎方位

案例 6-1（3）分析

　　第二产程已近 2 小时胎头未拨露，必须判断其可否经阴道分娩。检查及结果分析：胎方位 LOP，先露已达坐骨棘下 2cm，产瘤不大，胎心好；考虑持续性枕后位，宫缩虽不满意，但有加强的空间。故仍有阴道分娩的条件。

　　进一步处理：①徒手转胎头至枕前位；②阴部神经阻滞＋局部浸润麻醉后行会阴后-侧切开；③调整缩宫素的滴注速度。

　　经此处理后胎儿有可能经阴道自然娩出，如仍未能自然娩出则应行低位产钳或胎头吸引助产。同时做好预防产后出血的准备（包括配血、胎肩娩出后加大缩宫素的用量）。

二、胎头高直位

　　胎头呈不屈不仰姿势，以枕额径（11.3cm）衔接于骨盆入口，其矢状缝与骨盆入口前后径相一致，称为胎头高直位（sincipital presentation）。胎头枕骨向前靠近耻骨联合者称为胎头高直前位，又称枕耻位；胎头枕骨向后靠近骶岬者称为胎头高直后位，又称枕骶位。胎头高直位对母儿危害较大，应妥善处理。

（一）诊断

　　1. 临床表现　由于临产后胎头不俯屈，进入骨盆入口的胎头径线增大，胎头下降缓慢，宫颈口扩张延缓，产程延长，产妇常感耻骨联合部位疼痛。高直后位胎头不能通过骨盆入口，先露部高浮，活跃期延缓或停滞，容易发生先兆子宫破裂或子宫破裂。

　　2. 腹部检查　胎头高直前位时，胎背靠近腹前壁，不易触及胎儿肢体，胎心位置稍高，在近腹中线听得最清楚。胎头高直后位时，胎儿肢体靠近腹前壁，有时在耻骨联合上方可清楚触及胎儿下颏。

　　3. 阴道检查　胎头矢状缝与骨盆入口前后径一致，后囟在耻骨联合后，前囟在骶骨前，为胎头高直前位（图 6-21），反之为胎头高直后位（图 6-22）。

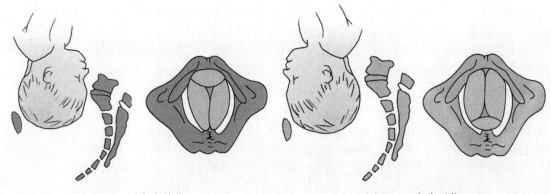

图 6-21　高直前位　　　　　　　　　　　　　　图 6-22　高直后位

4. B型超声检查 可探清胎头双顶径与骨盆入口横径一致，胎头矢状缝与骨盆入口前后径一致。高直后位可在耻骨联合上方探及胎儿眼眶；高直前位时可以在母腹壁正中探及胎儿脊柱。

（二）分娩机制

胎头高直前位临产后，胎儿脊柱朝向母体腹壁，有屈曲的余地，在宫缩的作用下，由于杠杆的作用，使胎头极度俯屈。以胎头枕骨在耻骨联合后方为支点，使前囟和额部先后沿骶岬下滑入盆衔接、下降，双顶径达坐骨棘平面以下时，待胎头极度俯屈的姿势纠正后，胎头不需内旋转，以正枕前位经阴道分娩，如俯屈不能纠正，胎头无法入盆，不能经阴道分娩。高直后位临产后，胎头枕部及胎背与母体腰骶部贴近，较长的胎头矢状缝置于较短的骨盆入口前口径上，妨碍胎头俯屈及下降，使胎头处于高浮状态，无法入盆，不可能从阴道分娩。

（三）处理

胎头高直前位时，若骨盆正常、胎儿不大、产力强，应给予充分试产机会，加强宫缩，促使胎头转位，可经阴道分娩或阴道助产，若试产失败，则再行剖宫产术结束分娩。胎头高直后位一经确诊应行剖宫产术结束分娩。

三、前不均倾位

胎头以枕横位衔接时，胎头侧屈，以前顶骨衔接下降，称为前不均倾位（anterior asynclitism），其发病率为 0.5% ～ 0.8%。容易发生在头盆不称、扁平骨盆、骨盆倾斜度过大、腹壁松弛（悬垂腹）者。

（一）诊断

1. 临床表现 由于胎头后顶骨位于骶岬之上，即使前顶骨衔接了，胎头也难以顺利下降，表现为产程延长，活跃期停滞，胎头下降延缓。因为胎儿前顶骨紧嵌于产妇耻骨联合后方，压迫尿道及宫颈前唇，可出现尿潴留、血尿、宫颈前唇水肿，致使导尿困难。

2. 腹部检查 在临产早期，于耻骨联合上方可打到硬而隆起的胎头前顶部。随产程进展，胎头继续侧曲，使胎头折叠于胎肩之后，于耻骨联合上方触不到胎头，而易误认为胎头已入盆。

3. 阴道检查 胎头矢状缝向后移靠近骶岬。由于胎头后顶骨大部分仍位于骶岬之上而不能触及（图6-23），盆腔后半部空虚。胎儿头皮受压过久，使局部血液和淋巴循环受阻，形成胎儿头皮水肿。

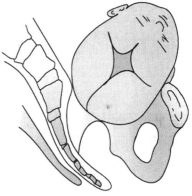

图 6-23 前不均倾位

4. 分娩后检查新生儿产瘤的部位 大部分位于顶骨上。左枕横位前不均倾，新生儿产瘤位于右顶骨上；右枕横位前不均倾，新生儿产瘤位于左顶骨上。

（二）分娩机制

前不均倾位时，胎头以前顶骨先行入盆，由于耻骨联合后平直而无凹陷，使先行入盆的前顶骨紧嵌于耻骨联合后，无退让的余地，其结果是后顶骨尚在骶岬之上而无法下降入盆，需行剖宫产术。

（三）处理

首先应预防前不均倾位的发生，如有腹壁松弛或悬垂腹，妊娠后期以腹带裹腹，纠正胎儿向前倾斜的姿势，避免前顶骨先入盆。分娩早期让产妇取坐位或屈膝半卧位，减小骨盆倾斜度，利于胎头均倾入盆。

一旦确诊为前不均倾位，除极个别胎儿小、宫缩强、骨盆宽大可给予短时间试产外，其余均应以剖宫产术结束分娩。

四、面 先 露

当胎头极度仰伸时，胎头的枕骨与背部接触，先行进入骨盆入口的为胎儿的颜面部，称为面先露（face presentation）。胎头衔接的是最大的枕颏径（13.3cm）。面先露常在临产后由额先露继续仰伸演变而成。发病率在 0.8‰ ～ 2.7‰，经产妇多于初产妇。面先露以颏骨为指示点。

（一）诊断

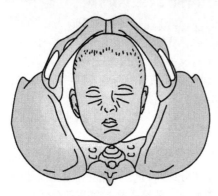

图 6-24　颏后位

1. 临床表现　潜伏期延长、活跃期延长或停滞，胎头衔接或下降缓慢。

2. 腹部检查　颏前位时，耻骨联合上方为过度伸展的颈部，胎头轮廓不清。在孕妇腹前壁容易扪及胎儿肢体，因胸部向前挺更接近于孕妇胸壁，故在胎儿肢体侧的下腹部胎心听诊更清楚。颏后位时，于耻骨联合上方可触及胎儿枕骨隆突与胎背之间有明显凹沟，胎心较遥远而弱。

3. 阴道检查　触及胎儿口、鼻、颧骨及眼眶时即可确诊，并依据颏部所在位置确定其胎方位（图 6-24）。但是在做出面先露的诊断时需与臀位、无脑儿鉴别。

4. B型超声检查　可见过度仰伸的胎头，根据胎头枕部及眼眶的位置，判定胎方位。

（二）分娩机制（颏前位，图 6-25）

1. 仰伸和下降　胎头取仰伸姿势，以前囟颏径衔接在骨盆入口的横径或斜径上，下降时遇到盆底的阻力，胎头继续后仰使枕骨贴近背部，颏部则成为下降的最低点。

2. 内旋转　先露到达盆底时可向前转 45° 为颏前位。

3. 俯屈和娩出　颏部抵住耻骨弓，胎头逐渐俯屈，使口、鼻、眼、额、前囟及枕部自会阴前缘相继娩出。

4. 复位和外旋转　胎头娩出后进行外旋转及复位，胎肩及胎体相继娩出。

颏部在内旋转时转向后方形成颏后位，此时即使胎颈极度伸展，也不能适应产道大弯，成为持续性颏后位，一般情况下足月活胎不能经阴道自然娩出；颏横位，多数可向前转 90° 为颏前位娩出，而持续性颏横位不能自然娩出。

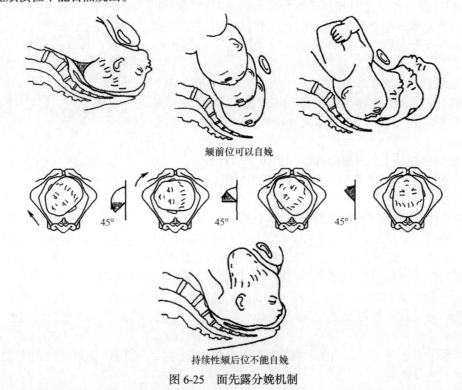

颏前位可以自娩

持续性颏后位不能自娩

图 6-25　面先露分娩机制

（三）处理

颏前位无头盆不称，产力良好，有可能经阴道自然分娩；若出现继发性宫缩乏力，第二产程延长，可用产钳助娩，但会阴后-侧切开要足够大。若有头盆不称或出现胎儿窘迫征象，应行剖宫产术。持续性颏后位，难以经阴道分娩，一经诊断马上行剖宫产术结束分娩。颏横位若能转成颏前位，可以经阴道分娩，持续性颏横位常出现产程延长和停滞，应行剖宫产术结束分娩。

五、臀 先 露

臀先露（breech presentation）是异常胎位中最常见的一种，臀先露的发生率占足月分娩总数的3%～4%。臀先露以骶骨为指示点。

（一）原因

臀位的原因尚不十分明确，可能的因素如下。

1. 胎儿在宫腔内活动范围过大 羊水过多、经产妇腹壁松弛，胎儿易在宫腔内过度活动形成臀位。

2. 胎儿在宫腔内活动范围受限 子宫畸形（如单角子宫、双角子宫）、胎儿畸形（如无脑儿、脑积水等）、双胎妊娠及羊水过少等，胎儿在宫腔内活动受限形成臀位。

3. 胎头衔接受阻 狭窄骨盆、前置胎盘、盆腔肿瘤及巨大胎儿等，也易发生臀位。

4. 其他 胎盘附着在宫底及宫角时，臀位的发生率高达73%，而头位仅为5%，可能与脐带相对过短有关。

（二）分类

根据胎儿髋关节和膝关节的屈曲状态进行分类。

1. 单臀先露或腿直臀先露（frank breech presentation） 胎儿双髋关节屈曲，双膝关节直伸，以臀部为先露，最多见。

2. 完全臀先露或混合臀先露（complete breech presentation） 胎儿双髋关节及双膝关节均屈曲犹如盘膝坐，以臀部和双足为先露，较多见。

3. 不完全臀先露（incomplete breech presentation） 以一足或双足、一膝或双膝、一足一膝为先露，较少见。

（三）诊断

1. 腹部检查 在宫底部触到圆而硬、按压时有浮球感的胎头；若未衔接，在耻骨联合上方触到不规则、软而宽的胎臀，胎心在脐左（或右）上方听得最清楚。衔接后，胎臀位于耻骨联合之下，胎心听诊以脐下最明显。

2. 阴道检查 在胎膜破裂及宫口≥3cm行阴道检查时可直接触及胎臀，包括肛门、坐骨结节及骶骨。准确触诊胎儿骶骨对判断胎方位很重要。完全臀先露时还可触及胎足。胎臀进一步下降时可触及外生殖器。阴道检查时还需了解骨盆情况、宫口扩张程度、臀先露的类型及有无脐带脱垂，并注意与颜面位相鉴别。

（1）胎儿口腔与胎儿肛门的鉴别：肛门与两坐骨结节在一直线上，手指放入肛门内有环状括约肌收缩感，取出手指可见有胎粪；口与两颧骨突出点呈三角形，手指放入口腔可触及弓状的牙龈。

（2）胎足与胎手相鉴别：足趾短而平齐、趾端呈直斜线，手指长、指端不平齐；足有跟，手无跟；足无手的对掌动作。

3. B型超声检查 能准确判断臀先露类型、胎头的姿势、有无胎儿畸形以及估计胎儿体重等。

（四）分娩机制

臀先露阴道分娩时，较小且软的臀部先行娩出，而最大的胎头却最后娩出，容易发生梗阻引起难产。为适应产道条件，胎臀、胎肩、胎头需按一定机制适应产道条件方能娩出。以骶左前位为例加以阐述（图6-26）。

1. 胎臀娩出 临产后，胎臀以粗隆间径衔接于骨盆入口右斜径，骶骨位于左前方。胎臀逐渐下降，前髋下降稍快故位置较低，抵达骨盆底遇到阻力后，前髋向母体右前方行45°内旋转，使前髋位于耻骨联合后方，此时粗隆间径与母体骨盆出口前后径一致。胎臀继续下降，胎体稍侧屈以适应产道弯曲度，后髋先从会阴前缘娩出，随即胎体稍伸直，使前髋从耻骨弓下娩出。继之双腿、双足娩出。当胎臀及两下肢娩出后，胎体行外旋转，使胎背转向前方或右前方。

2. 胎肩娩出 当胎体行外旋转的同时，胎儿双肩径衔接于骨盆入口右斜径或横径，并沿此径线逐渐下降，当双肩达骨盆底时，前肩向右旋转45°转至耻骨弓下，使双肩径与骨盆出口前后径一致，同时胎体侧屈使后肩及后上肢从会阴前缘娩出，继之前肩及前上肢从耻骨弓下娩出。

3. 胎头娩出 当胎肩通过会阴时，胎头矢状缝衔接于骨盆入口左斜径或横径，并沿此径线逐渐下降，同时胎头俯屈。当枕骨达骨盆底时，胎头向母体左前方旋转45°，使枕骨朝向耻骨联合。胎头继续下降，当枕骨下凹到达耻骨弓下时，以此处为支点，胎头继续俯屈，使颏、口、鼻及额部相继自会阴前缘娩出，随后枕部自耻骨弓下娩出。

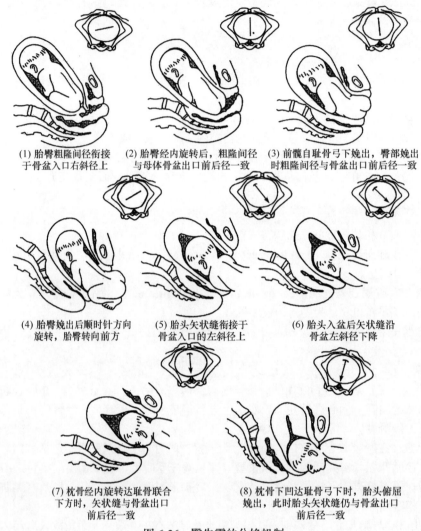

(1) 胎臀粗隆间径衔接于骨盆入口右斜径上

(2) 胎臀经内旋转后，粗隆间径与母体骨盆出口前后径一致

(3) 前髋自耻骨弓下娩出，臀部娩出时粗隆间径与骨盆出口前后径一致

(4) 胎臀娩出后顺时针方向旋转，胎臀转向前方

(5) 胎头矢状缝衔接于骨盆入口的左斜径上

(6) 胎头入盆后矢状缝沿骨盆左斜径下降

(7) 枕骨经内旋转达耻骨联合下方时，矢状缝与骨盆出口前后径一致

(8) 枕骨下凹达耻骨弓下时，胎头俯屈娩出，此时胎头矢状缝仍与骨盆出口前后径一致

图 6-26　臀先露的分娩机制

（五）处理

1. 妊娠期　妊娠 30 周前，臀先露多能自行转为头先露，不必干预。若妊娠 30 周后仍为臀位，应予以矫正，常用的矫正方法有以下 3 种。矫正前最好能够通过超声检查排除胎儿脐带缠绕。

（1）膝胸卧位：让孕妇排空膀胱，松解裤带，膝胸卧位（图 6-27），每日 2 ~ 3 次，每次 15 分钟，连做 1 周后复查。这种姿势可使胎臀退出盆腔，借助胎儿重心改变，使胎头与胎背所形成的弧形顺着宫底弧面滑动完成。

（2）激光照射或艾灸至阴穴：激光照射或艾条灸两侧至阴穴（足小趾外侧，距趾甲 0.1 寸，1 寸 ≈ 3.33cm），每日 1 次，每次 15 ~ 20 分钟，5 次为一疗程。

（3）外倒转术（external cephalic version, ECV）：医生通过在孕妇腹壁上施加压力，用手在腹壁向前或向后旋转胎儿，使其由臀位或横位转为头位的一种操作（图 6-28），通常在妊娠 36 ~ 37 周实施。虽然有发生胎盘早剥、脐带缠绕、胎儿窘迫、早产等风险，但正确选择适应证、在严密超声和胎心监护下进行，仍然是一种有价值的相对安全的操作。术前必须做好紧急剖宫产术的准备。

图 6-27　膝胸卧位

2. 分娩期　应根据产妇年龄、胎产次、骨盆类型、胎儿大小、胎儿是否存活、臀先露类型以及

笔记栏

有无合并症，于临产前做出正确判断，决定分娩方式。

（1）择期剖宫产的指征：狭窄骨盆、软产道异常、胎儿体重大于3500g、胎儿窘迫、脐带先露、妊娠合并症、胎儿生长受限、有难产史、不完全或完全臀先露等。

（2）决定经阴道分娩的处理

1）第一产程：产妇应侧卧，减少站立走动。不灌肠，减少阴道检查，尽量避免胎膜破裂。一旦破膜，应立即听胎心。若胎心异常，应行阴道检查，了解有无脐带脱垂。若有脐带脱垂，胎心尚好，宫口未开全，需立即行剖宫产术。若无脐带脱垂，可严密观察胎心及产程进展。当宫口开大4～5cm时，胎足即可经宫口脱出阴道，为了使宫颈和阴道充分扩张，消毒外阴之后，使用"堵"外阴方法（当宫缩时用无菌巾以手掌堵住阴道口，让胎臀下降，避免胎足先下降，待宫口及阴道充分扩张后才让胎臀娩出）有利于软产道扩张和顺利娩出后出的胎头（图6-29）。在"堵"的过程中，应每10～15分钟听胎心1次，最好使用持续胎心监护，并注意宫口扩张情况。宫口已开全再"堵"易引起胎儿窘迫或子宫破裂。宫口近开全时，要做好接产和新生儿复苏的准备。

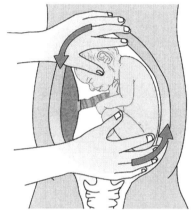
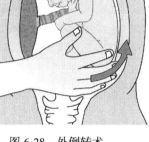
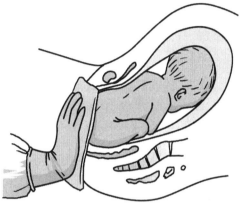

图6-28 外倒转术　　　　　　　　图6-29 "堵"臀方法

2）第二产程：接产前应导尿排空膀胱。初产妇应行会阴后-侧切开术。有三种分娩方式。①自然分娩：胎儿完全自然娩出，助产者仅需扶持胎体，不做任何牵拉动作。此种情况极少见，仅见于经产妇、胎儿小、宫缩强、骨盆腔宽大者。②臀位助产：胎儿自然娩出至脐部，胎肩及胎头由接产者协助娩出。常见，大多数臀位分娩均需助产。③臀牵引术：胎儿全部由接产者牵拉娩出，此种手术对胎儿损伤大，一般情况下应禁止使用。

3）第三产程：产程延长易并发子宫收缩乏力性出血，在胎儿娩出后，应肌内注射缩宫素、麦角新碱或前列腺素制剂，防止产后出血。行手术操作及有软产道损伤者，应及时检查并缝合，给予抗生素预防感染。

【拓展知识】　　　　　　　　臀位助产的要领
（一）上肢助产
有滑脱法及旋转胎体法两种。

1. 滑脱法　术者右手握住胎儿双足，向前上方提，使后肩显露于会阴，再用左手示、中指伸入阴道，由胎儿后肩后方沿上臂至肘关节处，协助后上臂及肘关节沿胸前滑出阴道，然后将胎体放低，前肩自然自耻骨弓下娩出或使用相同的方法娩出前上臂及肘关节（图6-30）。

2. 旋转胎体法　术者双手紧握胎儿臀部，两手拇指在背侧，两手另四指在腹侧（不可压腹部），将胎体逆时针方向旋转，同时稍向下牵拉，右肩及右臂自然从耻骨弓下娩出，再将胎体顺时针方向旋转，娩出左肩及左臂（图6-31）。

（二）胎头助产
先将胎背转至前方，使胎头矢状缝与骨盆出口一致，

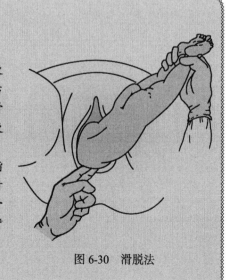

图6-30 滑脱法

此时将胎体骑跨在术者左前臂上，同时术者左手中指伸入胎儿口中，示指及环指扶于两侧上颌骨；术者右手中指压低胎头枕部使其俯屈，示指及环指置于胎儿两侧锁骨上，先向下牵拉，同时助手在产妇下腹部耻骨联合上向下适当加压，帮助胎头俯屈，使胎儿下颏、口、鼻、眼、额相继娩出（图6-32）。助产时注意脐部娩出后，应在2～3分钟内娩出胎头，最长不能超过8分钟。后出胎头娩出有困难者，主张及时使用后出胎头产钳术。产钳助产可避免用手强力牵拉所致的胎儿锁骨骨折、颈椎脱臼以及胸锁乳突肌血肿等损伤，但需将产钳头弯扣在枕颏径上，并使胎头俯屈后娩出。

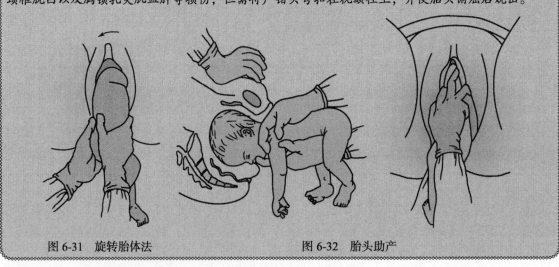

图 6-31　旋转胎体法　　　　　　　　图 6-32　胎头助产

六、肩 先 露

横位的胎体横卧于骨盆入口之上，胎体纵轴与母体纵轴相垂直为横产式（transverse lie），因先露部为肩，称为肩先露（shoulder presentation），占妊娠足月分娩总数的0.25%，是对母儿最不利的胎位。除死胎及早产儿胎体可折叠娩出外，足月活胎不可能经阴道娩出。若不及时处理，容易造成子宫破裂，威胁母儿生命。

（一）病因

病因与臀位的常见原因基本相同，经产妇由于腹壁松弛，据统计产次≥4次，肩先露的发生率与初次妊娠相比约高10倍。

（二）诊断

1. 腹部检查　子宫横径宽呈横椭圆形，子宫底部高度低于妊娠周数。宫底部及耻骨联合上方较空虚，在母体腹部一侧触到胎头，另侧触到胎臀。肩前位时，胎背朝向母体腹壁，故在母体腹壁触及宽大而平坦的胎背；肩后位时，胎儿肢体朝向母体腹壁，检查时在母体腹壁触及不规则的小肢体。胎心在脐周两侧最清楚。

2. 阴道检查　先露高，宫口上方空虚。临产后若胎膜已破裂、宫口已扩张，阴道检查可触到肩胛骨或肩峰、锁骨、肋骨及腋窝。根据腋窝尖端指向判断胎儿肩部及头端位置，据此可判断胎头在母体左侧还是右侧。根据肩胛骨朝向母体前方或后方，决定肩前位或肩后位。例如，胎头在母体右侧，肩胛骨朝向后方，则为肩右后位。胎手若已脱出于阴道口外，可用握手法鉴别是胎儿左手还是右手，因检查者只能与胎儿同侧的手相握。例如，肩右前位时左手脱出，检查者用左手与胎儿左手相握，余类推（图6-33）。

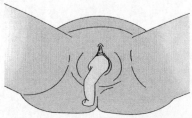

图 6-33　各类肩先露

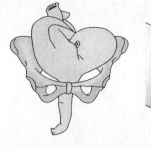

3. B型超声检查 能准确做出肩先露的诊断。

4. 产程异常 肩先露不能紧贴子宫下段及宫颈内口，缺乏直接刺激，容易发生宫缩乏力；胎肩对宫颈压力不均，容易发生胎膜早破。破膜后，羊水迅速外流，胎儿上肢或脐带容易脱出，导致急性胎儿窘迫甚至胎死宫内。随着宫缩不断加强，胎肩及胸廓一部分被挤入盆腔内，胎体折叠弯曲，胎颈被拉长，上肢脱出于阴道口外，胎头和胎臀仍被阻于骨盆入口上方，形成忽略性（嵌顿性）肩先露（neglected shoulder presentation）。子宫收缩继续增强，子宫上段越来越厚，子宫下段被动扩张后越来越薄，由于子宫上下段肌壁厚薄相差悬殊，形成环状凹陷，并随宫缩逐渐升高，甚至可以高达脐上，形成病理缩复环，是子宫破裂的先兆，若不及时处理，将发生子宫破裂。

（三）处理

1. 妊娠期 若妊娠后期发现肩先露，应及时矫正。矫正方法与臀位相同，包括膝胸卧位、激光照射（或艾灸）至阴穴和外倒转术，矫正成功后需包扎腹部以固定胎头。若未能矫正，应提前住院待产。

2. 分娩期 根据胎产次、胎儿大小、胎儿是否存活、宫口扩张程度、胎膜是否破裂、有无并发症等，决定分娩方式，一般以剖宫产术较安全。

（1）足月活胎：初产妇应于临产前行择期剖宫产术。经产妇首选剖宫产术，若宫口开大5cm以上，破膜不久，羊水未流尽，可在全麻下行内倒转术，转成臀先露，待宫口开全助产娩出。若双胎妊娠第二胎儿为肩先露，可行内倒转术。

（2）出现先兆子宫破裂或子宫破裂征象，无论胎儿死活，均应立即行剖宫产术。术中若发现宫腔感染严重，可行子宫切除术。

（3）胎儿已死，无先兆子宫破裂征象，若宫口近开全，在全麻下行断头术或碎胎术。术后应常规检查子宫下段、子宫颈及阴道有无裂伤。若有裂伤应及时缝合。预防产后出血及感染。

七、复合先露

胎头或胎臀伴有肢体（上肢或下肢）同时进入骨盆入口，称为复合先露（compound presentation）。临床以一手或一前臂与胎头同时入盆最为常见。但胎臀与下肢同时进入骨盆入口不是复合先露。

1. 病因 胎先露部不能完全充填骨盆入口或在胎先露部周围有空隙均可发生。以经产妇腹壁松弛者、临产后胎头高浮、骨盆狭窄、胎膜早破、早产、双胎妊娠及羊水过多等为常见原因。

2. 诊断 当产程进展缓慢时，行阴道检查发现胎先露部旁有肢体而明确诊断，常见胎头与手同时入盆。诊断时应注意与臀先露及肩先露相鉴别。

3. 处理 发现复合先露，首先应查清有无头盆不称。若无头盆不称，让产妇向脱出肢体的对侧侧卧，肢体常可自然回缩。脱出肢体与胎头已入盆，待宫口近开全或开全后上推肢体，将其回纳，然后经腹部下压胎头，使胎头下降，以产钳助娩。若还纳失败、头盆不称明显或伴有胎儿窘迫征象，应尽早行剖宫产术。

【拓展知识】

肩 难 产

凡胎头娩出后，胎儿前肩被嵌顿在耻骨联合上方，用常规助产方法不能娩出胎儿双肩，称为肩难产（shoulder dystocia）。其发生率国外报道为0.15%～0.60%，国内报道为0.15%。肩难产发生率与胎儿体重相关，胎儿体重2500～4000g时发生率为0.3%～1.0%，体重4000～4500g时发生率为3%～12%，胎儿体重≥4500g为8.4%～14.6%。超过50%的肩难产发生于正常体重新生儿，因此无法准确预测和预防。

（一）病因

可能发生肩难产的高危因素有：①巨大胎儿；②肩难产史；③妊娠期糖尿病；④骨盆异常：狭窄骨盆，特别是扁平骨盆，骨盆倾斜度过大、耻骨联合位置过低；⑤过期妊娠；⑥第一产程活跃期延长；⑦使用胎头吸引器或者产钳助产。

（二）对母儿影响

1. 对母体影响 产后出血最常见，通常是由子宫收缩乏力、子宫颈和阴道裂伤所致，严重时造成会阴Ⅲ度及Ⅳ度裂伤、生殖道瘘、产褥感染等并发症。

2. 对胎儿及新生儿的影响 可造成胎儿窘迫、胎死宫内、新生儿窒息、臂丛神经损伤、肱骨骨折、锁骨骨折、颅内出血、肺炎、神经系统异常，甚至死亡。

（三）诊断

当胎头娩出后，胎颈回缩（乌龟征），使胎儿额部紧压会阴，胎肩娩出受阻，能除外胎儿畸形，即可诊断为肩难产。

（四）处理

缩短胎头 - 胎体娩出的时间，是新生儿能否存活的关键。发生肩难产后，通常采用下述方法助产。同时做好新生儿复苏准备。

1. 屈大腿法（McRoberts 法） 让产妇双腿极度屈曲贴近腹部，双手抱膝，减小骨盆倾斜度，使腰骶部前凹变直，骶骨位置相对后移，骶尾关节稍增宽，使嵌顿在耻骨联合上方的前肩自然松解，同时适当用力向下牵引胎头而娩出前肩。

2. 耻骨上加压法（压前肩法） 助手在产妇耻骨联合上方触到胎儿前肩部位并向后下加压，使双肩径缩小，同时助产者牵拉胎头，两者相互配合持续加压与牵引，注意不能用暴力。

3. 旋肩法（Woods 法） 当后肩已入盆时，助产者以示、中指伸入阴道紧贴胎儿后肩的背面，将后肩向侧上旋转，助手协助将胎头同方向旋转，当后肩逐渐旋转至前肩位置时娩出。操作时胎背在母体右侧者用左手，胎背在母体左侧者用右手。

4. 牵后臂娩后肩法 助产者的手沿骶骨伸入阴道，握住胎儿后上肢，于胎儿胸前滑过，娩出胎儿后肩及后上肢，再将胎肩旋转至骨盆斜径上，牵引胎头使前肩入盆后即可娩出。切忌抓住胎儿上臂，以免肱骨骨折。

5. 四肢着地法 产妇翻转体位至双手双膝着地位，重力作用或该方法引起的骨盆径线的改变，可能解除胎肩嵌顿的状态。在使用以上方法无效时，可以考虑使用该方法，在行上述处理时，将会阴后 - 侧切开足够大，并加用麻醉。应做好新生儿复苏，认真检查软产道裂伤，预防产后出血及产褥感染。

若以上方法均无效，可以采用一些极端的方法，包括胎头复位法（Zavanelli 法）、耻骨联合切开、断锁骨法，预后可能不好，需严格掌握适应证，谨慎使用。

案例 6-1 分析（续）

胎儿娩出后，胎颈回缩的处理：此时考虑肩难产，采用屈大腿法，若 30 秒未娩出胎肩，加用耻骨上加压的方法，30 秒内胎肩娩出后，胎儿顺利娩出。

案例 6-1 小结

1. 当临产的产妇来就诊，接诊医师应在短时间内根据病史、体格检查、产科检查和必要的辅助检查做出诊断，判断采用什么方式分娩最适宜。本例骨盆正常，胎儿体重在 3400g 左右，有阴道试产的指征。

2. 试产过程中必须要观察：产力如何、宫口能否如期扩张、胎先露下降是否理想，同时注意胎心的观察。

3. 当产程出现问题，在决定做出进一步处理前，阴道检查了解有无头盆不称是必不可少的步骤。

4. 本案例在潜伏期出现继发性宫缩乏力，行人工破膜加缩宫素等加强宫缩的处理是正确的。

5. 由于宫缩仍不满意，影响了胎头在盆腔内的旋转，有第二产程延长的趋势。加强宫缩后有阴道自然分娩的可能，同时行徒手转胎方位，必要时可考虑助产。

6. 因为伴有产程延长，是发生肩难产的高危因素，因此早期正确识别及处理，可以改善新生儿预后。

（董晓静）

第七章 病理妊娠

第一节 自然流产

妊娠不足 28 周，胎儿体重不足 1000g，胚胎或胎儿自行脱离母体排出，为自然流产。流产发生在妊娠 13 周末以前为早期流产（early abortion），发生在妊娠 14 周至不足 28 周为晚期流产（late abortion），以前者多见。自然流产（spontaneous abortion）的发生率占全部妊娠的 10% ~ 15%。

> **案例 7-1**
> 孕妇，32 岁，因停经 51 天，下腹坠痛，伴阴道少量流血 1 天入院。
> 停经后无明显恶心、呕吐等反应。停经 40 天检查尿妊娠试验阳性，同时超声检查提示"宫内妊娠"。一天前性生活后出现下腹坠痛，呈阵发性，伴少许阴道流血，否认阴道排出组织物。无畏寒、发热、头晕、乏力。
> 平时月经周期 29 ~ 31 天；25 岁结婚，孕 3 产 0，6 年前药物流产 1 次，4 年前人工流产 1 次。
> 体格检查：体温 36.5℃，脉搏 90 次 / 分，呼吸 20 次 / 分，血压 100/62mmHg。发育正常，营养中等，心、肺听诊正常，腹软，肝、脾肋下未触及，下腹轻压痛，无反跳痛，移动性浊音阴性，未触及包块。
> **问题：**
> 1. 首先应该考虑的诊断是什么？
> 2. 处理的建议是什么？

一、病因和发病机制

导致流产的原因有很多，首先是胚胎本身发育是否正常的胚胎因素，还有子宫环境、内分泌及其他原因的母体因素。约有 40% 的自然流产发生在临床证实的妊娠以前，其余 60% 的为早期流产，流产因胚胎染色体异常所占比例较大，所以自然流产从某种程度来讲是人类优胜劣汰自然选择的结果，以保证人类健康繁殖。

（一）胚胎因素

早期流产检查胚胎，发现染色体异常占 50% ~ 60%。其中 75% 源于母亲配子发生错误，5% 的原因来自父亲。

1. 染色体数目异常 ①三体：常见 13、18、21 号染色体多一条，随母亲年龄的增长而发生率增加。②单体：以 X 染色体少一条多见。③三倍体：与胎盘水泡变性共存，流产发生早，偶尔存活较长者往往多发生畸形而死于宫内。④四倍体：极早发生流产。

2. 染色体结构异常 包括染色体断裂、倒置、缺失和易位等，多数发生流产、少数存活者多为畸形，如无脑儿、脊柱裂等。

染色体异常流产排出的妊娠组织常表现为空孕囊或已退化的胚胎。

（二）母体因素

1. 全身性感染性疾病 感染、高热可引起子宫收缩而使流产；细菌毒素和病毒通过胎盘感染胎儿致使胎儿死亡而流产。

2. 全身慢性疾病 严重贫血、心脏病、心力衰竭可以引起胎儿缺氧，导致流产。慢性肾炎、严重高血压可导致胎盘梗死或早剥引起流产。

3. 子宫疾病 ①先天性子宫畸形及子宫发育不良等；②子宫肿瘤；③宫腔粘连；④先天性或继发（裂伤）性宫颈机能不全致宫颈内口松弛、难以承受不断提高的宫腔压力而发生晚期自然流产。

4. 内分泌失调 导致流产的内分泌原因有雌激素过多、孕激素不足、甲状腺素过多或过少、糖尿病孕妇血糖未能控制等。确诊黄体功能不足最为多见。

5. 不良生活习惯 偏食导致某种营养素缺乏而发生流产，如维生素 E 缺乏；吸烟、酗酒、过量饮咖啡、吸食二醋吗啡等亦可引起流产。

6. 创伤 ①直接子宫的挤压或锐器创伤；②间接创伤，如严重休克；③情感创伤，过度紧张、焦虑、忧伤等。

7. 免疫因素 妊娠犹如同种异体移植，若母儿双方免疫不适应，致使母体对胚胎排斥而流产。与免疫流产有关的因素有：①夫妇间组织相容抗原（HLA）过分相似，使免疫系统失调而发生流产；② HLA 过分相似的夫妇妊娠后其滋养细胞抗原（胎儿抗原）也相容，失去了刺激母体产生保护和封闭抗体的作用，发生排斥而流产；③抗精子抗体有杀死胚胎、导致流产的作用，宫颈黏液和精液中的抗精子抗体对妊娠的干扰较大；④母儿血型（RH）不和导致胎儿溶血而流产；⑤母体封闭因子不足以保护胎儿和滋养细胞而流产；⑥ T 细胞亚群（OKT_4/OKT_8）比值降低，免疫平衡被打破而流产；⑦其他：母体抗父方淋巴细胞的细胞毒抗体不足、抗磷脂抗体产生过多等都可以导致免疫流产。免疫流产的特征是反复发生。

（三）不良环境因素

化学物质砷、铅、甲醛、苯、氯丁二烯、氧化乙烯的过量接触、放射线的异常暴露及高温、噪声、高频等都有引起流产的可能。

二、病　理

（一）流产过程的母体特征

1. 妊娠 8 周内的流产 胚胎多已死亡，随后发生底蜕膜的海绵层出血、坏死和血栓形成，绒毛膜与底蜕膜分离，已分离的妊娠组织如同异物，刺激子宫收缩而排出，由于此时绒毛发育不成熟，其与子宫蜕膜联系还不牢固，发生流产时妊娠组织可以完全排出，故出血一般不多。

2. 妊娠 8 ～ 12 周的流产 绒毛发育茂盛，与底蜕膜联系较牢固，流产发生时妊娠组织物往往不容易完全排出而部分滞留在宫腔内影响子宫收缩，致出血量多。

3. 妊娠 12 周后的流产 胎盘已形成，流产的过程如同正常分娩，先有阵发性子宫收缩，然后排出胎儿、胎盘，流产过程出血不多。

（二）流产物的特征

1. 妊娠 8 周内的流产 胚胎发育异常的流产物表现为两类。①全胚发育异常：无胚胎、结节状或圆柱状胚胎、发育阻滞胚胎。②特殊发育缺陷：神经管或肢体缺陷。

2. 妊娠 8 ～ 12 周的流产 死亡的胎儿可因出血多少和滞留在宫腔的时间长短而呈血肿样胎块、肉样胎块、结节状胎块和微囊型的不同变化。

3. 妊娠 12 周后的流产 死亡的胎儿可因在宫腔内的时间不同而有不同的形态，如肉样胎块、压缩胎儿、浸软胎儿和骷髅胎儿等。

三、临床表现

虽然流产的主要症状为停经后出现腹痛和阴道流血，但随着孕周的增加主要症状出现的顺序不同。

（一）早期自然流产

先有阴道流血，然后出现腹痛，排出妊娠组织物后腹痛消失，出血停止。原因是流产时，绒毛与蜕膜首先剥离，然后血窦开放，出现阴道流血；剥离的妊娠组织和宫腔内的血液刺激子宫收缩，产生阵发性下腹部疼痛并排出妊娠组织物；组织物全部排出后，子宫的收缩使血窦闭合，阴道出血则停止。

（二）晚期自然流产

先有阵发性腹痛，排出胎儿、胎盘后出现阴道出血。流产整个过程与正常分娩相似，出血不多。

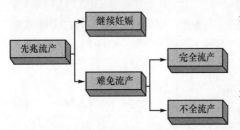

图 7-1　自然流产发展经过

四、临床类型

自然流产从发病开始直至疾病结束经过一个自然发展过程，根据其发展的不同阶段予以命名区别。其发展过程如图 7-1 所示。

（一）先兆流产

先兆流产（threatened abortion）是指阴道少量暗红色流血或血性白带，常伴下腹坠痛、腰背痛或阵发性下腹痛。妇科检查：宫口闭，胎膜未破，妊娠组织物未排出，子宫大小与停经周数相吻合（图7-2）。其后的发展有继续妊娠或难免流产两种转归。

（二）难免流产

难免流产（inevitable abortion）由先兆流产发展而来，阵发性下腹痛加重，阴道出血时间长、量较多，或因胎膜破裂而出现阴道流液。妇科检查宫颈口扩张，有时可见妊娠组织物堵塞于宫口内，子宫大小与停经周数相符或小于停经周数。流产已不可避免。

（三）不全流产

不全流产（incomplete abortion）由难免流产发展而来，妊娠组织物已部分排出体外，尚有部分残留于宫腔内（图7-3），影响子宫收缩，致使子宫出血持续不断，甚至可因流血过多而发生失血性休克。妇科检查见宫颈口扩张，活动性出血自宫腔溢出，有时可见妊娠组织物堵塞于宫颈口或部分排入阴道内，子宫小于停经周数。

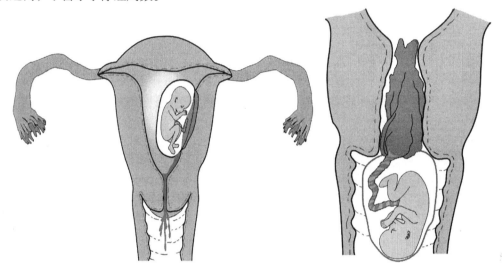

图7-2　先兆流产　　　　　　　　　　　图7-3　不全流产

（四）完全流产

完全流产（complete abortion）由难免流产发展而来，妊娠组织物全部排出，子宫收缩关闭血窦，阴道流血逐渐停止，腹痛逐渐消失。妇科检查宫颈口关闭，子宫大小接近非孕时的水平。

流产有3种特殊情况。

1. 稽留流产（missed abortion）　胚胎或胎儿死亡后滞留在宫腔内未自然排出，为稽留流产。由于死亡后的胚胎或胎儿浸软和羊水减少，宫腔容积缩小，子宫不再增大反而缩小。发生在早期妊娠者，早孕反应消失；发生在中期妊娠以后者，胎动消失。妇科检查宫颈口闭，子宫小于停经周数，未闻及胎心。稽留时间过久可引起孕妇凝血功能障碍。

2. 复发性流产（recurrent spontaneous abortion）　同一性伴侣连续自然流产≥3次者，为复发性流产。复发性流产的病因有胚胎染色体异常、生殖道解剖异常、内分泌异常、生殖道感染及免疫因素等。晚期复发性流产最常见的原因为子宫疾病，其中宫颈机能不全引起的流产有其特殊的表现：①有复发性晚期流产病史；②流产发生时无先兆，甚至羊膜囊自宫颈内口突出，一旦胎膜破裂，胎儿迅速排出，其机制是随着妊娠进展，宫腔压力增加，功能不全的宫颈管逐渐缩短、扩张，羊膜囊自宫口脱出；③妊娠后B型超声测量宫颈内口宽度＞15mm；④非孕时宫颈管无阻力可通过8号宫颈扩张器或子宫造影可见子宫峡部漏斗区呈管状扩大。

3. 流产合并感染（septic abortion）　流产过程中，阴道流血和组织残留宫腔内时间过长或非法堕胎等，均有可能引起宫内感染，严重时感染可扩展到盆腔其他器官，严重者可引起盆腔腹膜炎，甚至败血症及感染性休克等。

五、诊　　断

根据病史及临床表现初步诊断自然流产一般并不困难，必要时结合辅助检查多能确诊并同时判断流产的临床类型，以决定处理方法。

（一）病史

病史包括月经史和有无反复流产的病史；近期有无停经史；停经后有无早孕反应；停经后有无不规则阴道流血、出血量多少和持续时间，有无伴腹痛以及腹痛的部位、性质及程度，阴道有无妊娠物排出、排出组织物前是否伴有腹痛加重和阴道出血增多等；有无发热、阴道分泌物有无臭味可协助诊断流产感染。

（二）查体

查体包括全身和妇科情况。全身情况主要通过体格检查判断有无感染、贫血、休克等并发症。在消毒条件下进行妇科检查，观察宫颈口是否扩张、有无组织物堵塞或羊膜囊膨出；子宫大小与停经周数是否相符，有无压痛；双侧附件有无包块、增厚及压痛。

（三）辅助检查

1. 超声检查　根据妊娠囊的形态、有无胎心搏动及胎动，确定胚胎或胎儿情况。结合临床表现确定流产类型，指导正确的处理方法。

2. 激素测定　血 β-hCG、孕酮和雌二醇水平的定量测定，既可判断是否妊娠，还可根据其水平的变化判断妊娠的预后。胚胎发育异常时 β-hCG 水平不能正常上升或处于低值，发生流产前 β-hCG 水平更低；孕酮水平低或进行性下降，妊娠难以维持，预示流产发生。

六、鉴别诊断

1. 需要与异位妊娠、葡萄胎、功能失调性子宫出血、子宫肌瘤等疾病相鉴别。

2. 流产的类型鉴别要点见表 7-1。

表 7-1　各种类型流产的鉴别诊断

类型	临床表现			妇科检查	
	出血量	下腹痛	组织物排出	宫颈口	子宫大小
先兆流产	少	无或轻	无	闭	与妊娠周数相符
难免流产	中→多	加剧	无	扩张	相符或略小
不全流产	少→多	减轻	部分排出	扩张或有组织物堵塞	小于妊娠周数
完全流产	少→无	无	全排出	闭	正常或略大

案例 7-1 分析

1.临床特点

（1）该孕妇 32 岁，既往月经规则，现停经 51 天。

（2）停经 40 天时查尿妊娠试验阳性，同时超声检查已提示宫内妊娠。

（3）1 天前性生活后（有创伤刺激诱因）出现下腹坠痛，呈阵发性，伴少许阴道流血，否认阴道排出组织物。

（4）全身检查基本未发现异常。

首先考虑的诊断：先兆流产。

2.进一步的检查

（1）消毒后妇科检查。

（2）超声检查予以确诊流产类型。

3.结果

（1）妇科检查：外阴表现为月经垫上少量血迹。阴道表现为通畅，中量暗红色血。宫颈表现为光滑，宫口闭合，未见组织物堵塞，抬举痛阴性。宫体表现为前位，质软，增大如妊娠 40 天，活动，无压痛。附件表现为双侧未触及包块，无压痛。

（2）超声检查：提示宫内妊娠 5 周，妊娠囊内未见胚胎，无胎心搏动。

（3）实验室检查：血 β-hCG 1482.67U/L，孕酮 19nmol/L（6ng/ml）。

4.诊断　稽留流产。

笔记栏

七、处　理

根据流产的类型及时进行相应的处理为自然流产的治疗原则。

（一）先兆流产

应卧床休息，保持情绪稳定，避免阴道检查、性生活等刺激子宫收缩。有条件的应进一步做病因诊断，针对病因进行处理。如黄体功能不足者可予黄体酮 10 ～ 20mg，每日或隔日肌内注射 1 次，或 hCG 1000 ～ 3000U，隔日肌内注射一次，或地屈孕酮，起始剂量为口服 40mg，随后每 8 小时服用 10mg，至症状消失；口服复合维生素；对甲状腺功能减退的孕妇可应用小剂量甲状腺片。经过治疗后阴道流血停止，且超声检查提示胚胎存活，可继续妊娠。若临床症状加重，超声检查发现胚胎已停止发育，血 β-hCG 持续不升或下降，孕酮持续低值或进行性下降，表明流产不可避免，应终止妊娠。

（二）难免流产

一旦确诊，应尽早清除宫腔内妊娠组织（简称清宫术）。早期自然流产可行负压吸宫术（图 7-4），手术后应对妊娠组织物进行认真检查，并送病理检查，有条件者进行绒毛染色体检查。晚期自然流产，因子宫较大，妊娠组织物较多，清宫手术时出血较多，可用促子宫收缩药物，让其自然排出妊娠组织，当胎儿及胎盘排出后检查是否完全，必要时清除宫腔内残留的妊娠产物并给予抗生素预防感染。

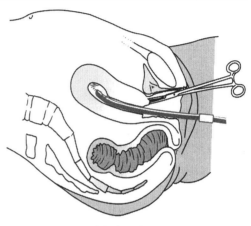

图 7-4　清宫术（负压吸宫术）

（三）不全流产

一经确诊，应及时清除宫腔内残留组织。流血多，有休克者，输血输液，并同时使用缩宫素促进子宫收缩，待休克纠正后马上清宫；如阴道活动性出血多，可在抗休克的同时予以清宫术。并给予抗生素预防感染。

（四）完全流产

流产的症状已消失，阴道出血少，超声检查证实宫腔内无妊娠组织物残留，如无感染，一般不需特殊处理。

（五）稽留流产

尽早终止妊娠是稽留流产的处理原则，但手术可能遇到以下两种情况：①稽留时间过长，胎盘组织机化，与子宫壁紧密粘连，造成刮宫困难。②可能发生凝血功能障碍，造成严重出血。清宫处理前，应检查血常规、凝血功能等，了解有无弥散性血管内凝血（DIC）情况存在，并做好输血和补充凝血因子的准备。若凝血功能正常，可口服戊酸雌二醇 3mg，每日 2 次，连用 5 日，以提高子宫平滑肌对缩宫素的敏感性。可用米非司酮加米索前列醇，子宫小于 12 孕周者，可行刮宫术，术时注射缩宫素以减少出血，若胎盘机化并与宫壁粘连较紧，手术应特别小心，防止穿孔，一次不能刮净，可于 5 ～ 7 天后再次刮宫。子宫大于 12 孕周者，应静脉滴注缩宫素，也可先使用米非司酮加米索前列醇，促使胎儿、胎盘排出。若凝血功能障碍，应纠正后方能进行手术。

（六）复发性流产

流产已经发生时，根据流产的类型进行适当的处理，关键的问题是寻找引起复发性流产的原因。①染色体异常的夫妇：孕前进行遗传咨询，罗伯逊同源易位携带者应避免妊娠；常染色体平衡易位和罗伯逊非同源易位携带者可以妊娠，但妊娠后必须做产前诊断。②子宫疾病的妇女：在孕前应进行子宫输卵管造影及宫腔镜检查，以确定子宫有无畸形与病变，对病变的子宫尽可能予以手术纠正，如黏膜下子宫肌瘤、子宫内膜息肉等；对可疑宫颈内口松弛的妇女应做扩宫器通过检查，如为宫颈机能不全者应在妊娠前进行宫颈内口修补术，或于妊娠 12 ～ 14 周时行宫颈内口环扎术，术后定期随访，提前住院，待分娩发动前拆除缝线，若环扎术后有流产征象，治疗失败，应及时拆除缝线，以免造成宫颈撕裂。③黄体功能不全的妇女：于尿妊娠试验阳性即开始隔日肌内注射 hCG 3000 ～ 5000U 或每日口服地屈孕酮 10mg，每日 2 次，直至妊娠 12 周。④免疫学检查：包括 HLA、抗磷脂抗体、OKT$_4$、OKT$_8$ 等检查，异常者针对具体情况进行治疗。⑤其他检查：夫妇双方的血型鉴定、丈夫精液检查、孕前病毒感染情况等对判断反复流产的病因都是非常必要的。

（七）流产合并感染

治疗原则为积极控制感染，尽快清除宫内残留物。若阴道流血不多，应用广谱抗生素2～3天，待感染控制后再行刮宫；若阴道流血多，在静脉使用广谱抗生素的同时，用卵圆钳将子宫腔内残留组织夹出，使出血减少，切不可用刮匙全面搔刮宫腔，以免造成感染扩散，术后继续应用广谱抗生素，待感染控制后再行彻底清宫。若已合并感染性休克者，应积极抢救休克。若感染严重或腹、盆腔有脓肿形成时，应行手术引流，必要时切除子宫。

案例 7-1 分析

处理：查凝血功能正常，予口服戊酸雌二醇；5天后再复查超声检查提示"宫内妊娠5周，妊娠囊内未见胚胎，无胎心搏动"；实验室检查：血 β-hCG 1022.1U/L，孕酮 16.8nmol/L（5.3ng/ml）。

予以清宫术，术后将妊娠组织物做病理和染色体检查。

第二节　异位妊娠

受精卵在子宫腔以外着床称为异位妊娠（ectopic pregnancy），习称宫外孕（extrauterine pregnancy）。根据受精卵在子宫腔外着床的部位不同，又分为输卵管妊娠（tubal pregnancy）、宫颈妊娠（cervical pregnancy）、卵巢妊娠（ovarian pregnancy）、腹腔妊娠（abdominal pregnancy）、阔韧带妊娠（broad ligament pregnancy）等（图 7-5）。

异位妊娠是妇科常见的急腹症之一，发生率呈逐年上升的趋势，且有导致孕妇死亡的危险，被视为具有高度危险的早期妊娠并发症。

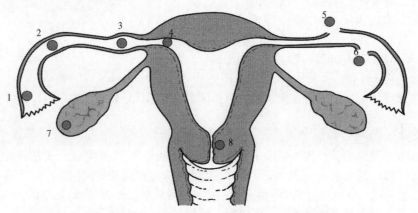

1. 输卵管伞部妊娠；2. 输卵管壶腹部妊娠；3. 输卵管峡部妊娠；4. 输卵管间质部妊娠；

5. 腹腔妊娠；6. 阔韧带妊娠；7. 卵巢妊娠；8. 宫颈妊娠

图 7-5　异位妊娠

案例 7-2

患者，女性，29 岁，因停经 52 天，阴道流血 3 天，右下腹疼痛 1 天入院。患者末次月经：2016 年 4 月 13 日，停经 52 天，近 3 天阴道点滴流血，色鲜红，1 天前无明显诱因出现右下腹疼痛，伴呕吐 2 次，当日 3 时在排便时突然晕厥一次，遂来院急诊。发病期间否认阴道有组织物流出，无外伤，平素避孕套避孕＋安全期避孕。3 年前因盆腔感染曾服用药物治疗，效果欠佳。孕 2 产 1。

体格检查：BP 80/50mmHg，HR 100 次 / 分，体温正常，右下腹部有压痛，反跳痛阳性，移动性浊音阳性；妇科检查：外阴发育正常，宫颈口闭，宫颈举痛、摇摆痛阳性，子宫饱满，右侧附件区可触及一直径约 1.5cm 的包块，边界欠清，触痛明显。阴道后穹隆穿刺抽出 10ml 不凝血液。

实验室检查：尿 hCG 阳性，阴道超声检查提示宫内未见妊娠囊，右侧附件区可见一直径约 3cm 包块，内部回声不均，盆腔内可见液性暗区。

> **问题：**
> 　　1. 该患者最可能的诊断是什么？
> 　　2. 如何选择合适的治疗？

输卵管妊娠

　　90% ～ 95% 的异位妊娠发生在输卵管，输卵管妊娠多发生在壶腹部（75% ～ 80%），其次为峡部，伞部和间质部妊娠较少见（图 7-5）。

（一）病因

　　1. 输卵管异常　首先，①慢性输卵管炎因炎症粘连形成管腔狭窄；阑尾炎、盆腔结核、腹膜炎及子宫内膜异位症都可能导致输卵管周围粘连，输卵管扭曲、僵直、伞端闭锁，使得输卵管管腔狭窄或部分堵塞、蠕动异常；②盆腔内肿瘤压迫或牵引使输卵管变细、变长，迂回曲折，导致管腔狭窄或部分粘连；③输卵管粘连分离术、绝育术后再通、伞端造口术后的再粘连或手术部位瘢痕狭窄，都可能使受精卵运行受阻，不能如期到达子宫腔，从而在输卵管着床而发生输卵管妊娠。其次，输卵管发育不良或畸形，其壁的肌纤维发育差或缺乏，内膜纤毛缺乏，其外形较正常输卵管细薄，并弯曲呈螺旋状，较正常为长，发育畸形者有多孔、憩室、双输卵管口或另有一发育不全的输卵管为副输卵管，也可以导致输卵管妊娠。

　　2. 受精卵游走　卵子在一侧输卵管受精，经子宫腔进入对侧输卵管内种植（内游走）；或游走在腹腔内，被对侧输卵管捡拾（外游走），因为游走的时间过长，受精卵发育增大，种植在对侧输卵管而形成输卵管妊娠。

　　3. 避孕失败　使用宫内节育器（intrauterine device，IUD）避孕失败，发生输卵管妊娠的机会增加；使用低剂量纯孕激素避孕药时，使输卵管蠕动异常，若排卵未被抑制，可发生输卵管妊娠；用含有大剂量雌激素的紧急避孕药失败而发生的妊娠，约 10% 为输卵管妊娠。

　　4. 其他　施行辅助生殖技术（assisted reproductive technologies，ART）后输卵管妊娠的发生率约为 5%；内分泌异常、精神紧张也会导致输卵管蠕动异常或痉挛而发生输卵管妊娠。

（二）病理

　　1. 受精卵着床在输卵管内发育的特点　受精卵着床后，输卵管壁出现蜕膜反应，由于输卵管管腔狭小、管壁较薄，蜕膜形成较差，不利于胚胎发育，往往会在早期发生流产；受精卵着床后，其绒毛借助蛋白水解酶的破坏作用，直接侵蚀管壁肌层，破坏肌层小动脉，引起出血，血液注入囊胚滋养层及周围组织之间。因为输卵管肌层较薄，胚胎滋养细胞容易侵入，甚至穿透输卵管壁引起输卵管破裂。

　　2. 输卵管妊娠的结局

　　（1）输卵管妊娠流产（tubal abortion）：多发生在输卵管壶腹部（图 7-6）。由于囊胚向管腔内膨出，因包膜组织脆弱，常在妊娠 8 ～ 12 周破裂，使囊胚与管壁分离，若囊胚完全落入管腔，刺激输卵管逆蠕动经伞端排出到腹腔。如囊胚完整地剥离流入腹腔，流血量往往较少，形成输卵管妊娠完全流产。有时囊胚分离后仍滞留于输卵管内，形成输卵管妊娠不全流产，滋养细胞继续侵蚀输卵管壁引起反复出血，血液充满管腔，形成输卵管血肿或输卵管周围血肿，流到直肠子宫陷凹的血液形成盆腔血肿，甚至流向腹腔。

　　（2）输卵管妊娠破裂（rupture of tubal pregnancy）：指囊胚在输卵管内继续生长，绒毛侵蚀，穿透肌层及浆膜，导致管壁破裂（图 7-7），妊娠物流入腹腔，也可破入阔韧带形成阔韧带妊娠。本病多发生在输卵管峡部妊娠 6 周左右。若为间质部妊娠，破裂则发生在妊娠 12 ～ 16 周。

　　（3）继发性腹腔妊娠：输卵管妊娠或破裂后，囊胚掉入腹腔，囊胚多数死亡，但是也会偶有存活者，可以重新种植在腹腔内脏器而继续生长，形成继发性腹腔妊娠。

　　（4）持续性异位妊娠（persistent ectopic pregnancy）：指输卵管妊娠保守性手术治疗后，若术中未能完全清除囊胚，或残留有存活的滋养细胞继续生长，使得术后血 β-hCG 不降或反而上升。

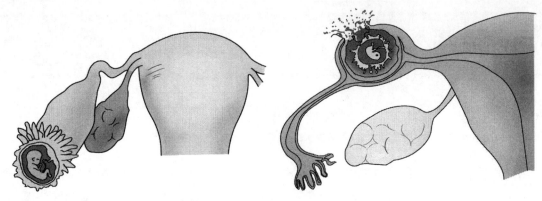

图 7-6　输卵管妊娠流产　　　　　　　　　　　图 7-7　输卵管妊娠破裂

3. 子宫的变化

（1）子宫体：增大、变软，这是血供增加所致。但是其大小小于同一妊娠月份的子宫内妊娠，并且不会随着妊娠月份的增加而增大。

（2）子宫内膜：输卵管妊娠时，滋养细胞分泌的 hCG 刺激子宫内膜发生蜕膜反应，但是蜕膜下的海绵层及血管发育较差。当胚胎受损或死亡时，滋养细胞活力下降，蜕膜碎片随阴道流血排出。如蜕膜整块剥离，则排出三角形蜕膜管型，但不见绒毛。子宫内膜病理检查可呈蜕膜样变，也可呈增生期或分泌期改变，这是因为胚胎死亡、绒毛及黄体分泌的激素下降、新的卵泡开始发育并分泌激素影响子宫内膜所致。输卵管妊娠时，子宫内膜可以见到高度分泌反应或 Arias-Stella（A-S）反应，镜下见到 A-S 反应：腺上皮细胞增大，核深染，突入腺腔，胞质富含空泡。

（三）临床表现

在输卵管妊娠的早期，即未流产及未破裂前，一般没有明显的症状。典型的临床表现如下。

1. 症状

（1）腹痛：患者多因突发性腹痛来就诊，其发生率在 95% 以上。开始常为患侧下腹部剧烈疼痛，呈撕裂样，随即可能波及全腹。疼痛的程度和性质与内出血的量及速度有关。若为输卵管妊娠破裂，内出血量多且迅速，刺激腹膜而产生剧烈疼痛，且可波及全腹；若为输卵管妊娠流产，则出血量较少、较缓慢，腹痛多限于下腹部或一侧，疼痛程度亦较轻。有少数病例出血量多，血液流至上腹部，刺激膈肌，产生上腹部及肩部疼痛，常误诊为上腹急腹症。若反复破裂或流产，可反复引起内出血。一次大量或多次小量内出血未及时治疗者，血液凝集于盆腔最低处（直肠子宫陷凹），可引起肛门严重坠胀感。

（2）停经：输卵管妊娠多有停经。停经时间长短，与输卵管妊娠部位有关。峡部或壶腹部妊娠者，常在停经 6 周左右出现腹痛症状；间质部妊娠常在妊娠 12 ～ 16 周发生破裂，有较长的停经史；询问病史时，应详细了解月经的量、质、持续天数及与既往月经比较，不要将点滴阴道流血误认为是一次月经。少数输卵管妊娠的绒毛组织所产生的 hCG，不足以使子宫内膜达到停经的反应，也可无停经现象。

（3）阴道流血：多表现为短暂的停经后出现不规则阴道流血，量少，点滴状，深褐色或暗红色；部分患者会出现多量的阴道出血，似月经量，有 5% 患者出现大量的流血。阴道流血表明胚胎受损或已经死亡，使得 hCG 下降，卵巢黄体分泌的激素不能维持蜕膜生长，发生剥离而出血，并伴有蜕膜碎片或完整排出。在病灶除去（手术或药物）后，出血才能完全停止。

（4）晕厥与休克：患者在腹痛同时，常有头晕、眼花、出冷汗、心悸甚至晕厥。晕厥和休克的程度与出血的速度及量有关。

2. 体征

（1）全身检查：体温一般正常，休克时可能略低，当内出血吸收时，体温可稍高，但一般不超过 38℃。内出血时血压下降，脉搏变快、变弱，面色苍白。

（2）腹部检查：腹部有明显的压痛、反跳痛，以患侧最为显著。腹肌强直较一般腹膜炎轻，提示内出血所产生血性腹膜刺激与一般感染性腹膜炎不同。腹腔内出血量多时可出现移动性浊音体征。出血缓慢者或就诊较晚者形成血肿，可在腹部摸到半实质感、有压痛的包块。

（3）妇科检查：阴道内常有少量出血，来自子宫腔。阴道后穹隆常常饱满，有触痛。子宫颈有明显的抬举痛，即将子宫颈向上或向左右轻轻摆动时，患者即感到剧烈疼痛。内出血多者，检查时常感觉子宫有漂浮感。子宫常大或稍大、稍软。子宫一侧可触及胀大的输卵管。就诊时间较迟者，可在直肠子宫陷凹处触到半实质包块，时间越长，则血块机化越硬。

（四）诊断

输卵管妊娠流产或破裂后，多会出现典型的临床表现。根据停经、阴道流血、腹痛、休克等表现可以做出诊断。若临床表现不典型，则应该密切监护病情变化，观察腹痛是否加剧、盆腔包块是否增大、血压及血红蛋白下降情况，做出诊断。下列的辅助检查可帮助诊断。

1. 超声检查 B 型超声是诊断输卵管妊娠的重要方法之一。典型声像图为：①子宫腔内不见妊娠囊，内膜增厚；②宫旁一侧见边界不清、回声不均的混合性包块，有时在包块内可见到妊娠囊、胚芽、原始的心血管搏动，为输卵管妊娠的直接证据；③直肠子宫陷凹处有积液。

2. 妊娠试验 测定 β-hCG 是早期诊断异位妊娠的较好方法。由于输卵管黏膜、肌层极薄，不能供给绒毛细胞所需的营养，异位妊娠在血浆 β-hCG 浓度较低。在正常妊娠早期，每 1.2 ～ 2.2 天，β-hCG 量增加 1 倍，而异位妊娠的倍增时间在 48 小时常不足 66%，且 β-hCG 的绝对值亦低于正常妊娠。

3. 阴道后穹隆穿刺 是诊断异位妊娠临床常用的方法。抽出暗红色不凝血，说明有血腹症存在。如抽出液为脓或浆液，则可以排除输卵管妊娠；如误穿入静脉抽出血液，或未抽出血液均不能排除输卵管妊娠。当出血多，移动性浊音阳性时，也可经腹行腹腔穿刺抽取。

4. 腹腔镜检查 大多异位妊娠经上述检查可做出临床诊断，对不典型的病例应用腹腔镜检查，可详细观察妊娠的部位和周围脏器的关系、粘连状态，且大部分的病例可同时在腹腔镜下进行手术治疗。

5. 子宫内膜病理检查 由于诊刮术为有创性检查，目前临床仅适用于阴道流血量较多且需排除宫内妊娠流产者。若刮出宫内组织物病理见绒毛，则可诊断为宫内妊娠；若仅见蜕膜、未见绒毛应高度怀疑异位妊娠。

案例 7-2 分析

该患者有盆腔感染病史，具备异位妊娠的发病基础。停经后点滴状阴道流血，下腹部疼痛并加重，伴有呕吐。体格检查：血压下降，心率增快，下腹部有压痛、反跳痛，有移动性浊音。妇科检查：宫颈举痛，子宫略饱满，一侧附件区触及直径 3cm 囊性包块，阴道后穹隆饱满，穿刺抽出不凝血；尿妊娠试验阳性。B 超检查：子宫腔内未见妊娠囊，附件区内可见囊性占位，盆腔内有积液。

基本可以诊断为异位妊娠，但是需要行血 hCG 定量测定，必要时做腹腔镜检查确诊。

（五）鉴别诊断（表 7-2）

表 7-2 异位妊娠的鉴别诊断

鉴别要点	异位妊娠	流产	黄体破裂	卵巢囊肿蒂扭转	急性盆腔炎	急性阑尾炎	巧克力囊肿破裂
腹痛	+	+	+	+	+	+	+
阴道流血	+	+	−	−	−	−	+
停经史	+	+	−	−	−	−	+
腹部压痛	+	+	+	++	++	+	+
反跳痛	+	−	+	+	++	++	+
宫颈举痛	+	+	+	+	+	+	+
子宫增大	+	+	−	−	−	−	−
宫口开	−	+	−	−	−	−	−
附件包块	+	−	+	+	+	−	+
阴道后穹隆 穿刺出不 凝血	+	−	+	−	−	−	+

续表

鉴别要点	异位妊娠	流产	黄体破裂	卵巢囊肿蒂扭转	急性盆腔炎	急性阑尾炎	巧克力囊肿破裂
hCG 测定	+	+	−		−	−	−
WBC 增高	−	+	−	+	+	−	−
超声检查	宫内无妊娠囊，宫外有	宫内妊娠		附件包块，增大	附件区有不规则的囊肿	阑尾区有囊肿	附件区不规则的包块

（六）治疗

1. 异位妊娠合并休克的紧急处理 患者发生休克时，应该积极纠正休克，如建立静脉通道，立即输液、输血、吸氧，同时进行手术治疗（开腹或腹腔镜手术），迅速打开腹腔，提出患侧输卵管用卵圆钳钳夹止血，清理腹腔积血后，同时视患者年龄、有无生育要求、病灶的情况、内出血量、休克的程度等决定手术方式。

（1）输卵管切除术：无论是流产型或破裂型输卵管妊娠，输卵管切除可及时止血，挽救生命，在已生育无再生育要求的妇女，可同时行对侧输卵管结扎。在行保守性手术中，输卵管出血无法控制时应当立即切除输卵管。输卵管间质部妊娠时可行子宫角切除及患侧输卵管切除，必要时切除子宫。

（2）保守性手术：原则上是去除妊娠物，尽可能保留输卵管的解剖与功能，为日后宫内妊娠创造条件。伞部妊娠可行挤压术；壶腹部妊娠行开窗术；峡部妊娠行病灶切除、断端吻合术。保守性手术的选择应根据输卵管妊娠部位、输卵管损伤情况而定。输卵管保守手术后，考虑有绒毛组织残留的风险，术后一周内应复查血 hCG，必要时可加用甲氨蝶呤（methotrexate，MTX）治疗。

2. 异位妊娠无合并休克的处理 药物治疗或手术治疗。

（1）药物治疗：目前首选 MTX，为叶酸拮抗剂，能够抑制四氢叶酸生成而干扰 DNA 合成，使滋养细胞分裂受阻，胚胎发育停止而死亡。MTX 作用肯定，疗效确定，副作用小，不增加以后妊娠的流产率和畸形率。

1）适应证：①生命体征稳定、无活动性内出血；②输卵管妊娠包块最大直径 < 3cm；③ β-hCG < 2000U/L；④超声未见胚胎原始血管搏动；⑤肝、肾功能及红细胞、白细胞、血小板计数正常；⑥无 MTX 禁忌证。

2）用药方案：①单次给药，剂量 $50mg/m^2$，肌内注射 1 次，可不加四氢叶酸，成功率达 87% 以上；②分次给药：MTX 0.4mg/kg 肌内注射，每日 1 次，共 5 次，同时加用四氢叶酸。给药期间应监测 β-hCG 及 B 型超声严密监护。

3）用药后随访：①单次或分次用药后 2 周内，应每隔 3 日复查 β-hCG 及 B 超；② β-hCG 呈下降趋势并 3 次阴性，症状缓解或消失，包块缩小者为有效；③如用药后 7 天 β-hCG 下降率 < 15% ～ 25%，B 超检查无变化，可以考虑再次用药（方案同前）；④ β-hCG 下降 < 15%，症状不缓解反而加重，或出现内出血，应该考虑行手术治疗；⑤用药后 35 天，β-hCG 也可处于低值（< 15mU/L），也有部分患者在用药后 109 天，血 β-hCG 才降至正常。应在用药 2 周后开始每周复查 β-hCG，直至正常。

4）局部用药：可在超声引导下对妊娠囊穿刺，将 MTX 直接注入异位妊娠囊中。或在腹腔镜直视下穿刺异位妊娠囊，吸出部分囊液后，注入药物。此外，中医中药治疗输卵管妊娠也有疗效。

（2）手术治疗：手术方式与休克型相同。

> **案例 7-2 分析**
> 因为患者已经出现血压下降，因此应该尽快地建立静脉通道，补液抗休克治疗，必要时输血。同时尽快地抽血测定血中 hCG 含量，征求患者意见，建议手术治疗；可以行腹腔镜检查，明确诊断的同时行腹腔镜下手术，切除患侧输卵管，或行患侧输卵管切开取胚术。
>
> 异位妊娠后生育能力：由于器质性或功能性病变所致的异位妊娠患者，以后不孕的机会增多，特别是患过盆腔炎症的 30 岁以上的妇女，第一次怀孕为异位妊娠者其生育能力更差。以后有宫内妊娠的可能性仅为正常的 1/10，即使能重新妊娠，再次异位妊娠的可能性可高达 50%。

【拓展知识】 一、其他类型的异位妊娠

（一）宫颈妊娠

受精卵在宫颈管内着床和发育称为宫颈妊娠（cervical pregnancy），虽罕见，一旦发生，则非常危险，处理也是比较困难。临床表现：停经、早孕反应、阴道流血或出现血性分泌物，常突然发生阴道大量流血而危及患者生命，不伴腹痛。妇科检查：宫颈呈现紫蓝色、软、膨大，流血多时宫颈外口扩张，可以见到胚胎组织，但是子宫体大小及硬度正常。诊断应根据B超检查，可见到宫颈管内妊娠囊。

治疗需根据病灶大小及症状决定不同的治疗方案。病灶小，流血量少或无流血者，首选MTX全身用药，也可先注射宫颈妊娠囊内，待β-hCG明显下降后再行刮宫术。若病灶大，流血量多或大出血者，在输液、备血的条件下，行子宫动脉栓塞术后刮除宫颈管内胚胎组织，用纱条填塞压迫创面止血；或在直视下切开宫颈剥除胚胎，褥式缝合宫颈壁，修复宫颈管；或选用宫腔镜下消除胚胎组织，电凝创面止血。必要时切除子宫以挽救患者生命。如果患者发生失血性休克，应先积极抢救休克，然后再用上述方法治疗。

（二）卵巢妊娠

卵巢妊娠（ovarian pregnancy）是受精卵在卵巢组织内着床、生长、发育。发病率为异位妊娠的0.36%～2.74%。临床表现与输卵管妊娠非常相似，常被诊断为输卵管妊娠或误诊为卵巢黄体破裂。腹腔镜对诊断有很大的价值，但是确诊需要病理检查。诊断标准：①双侧输卵管必须完整，并与卵巢分开；②囊胚应位于卵巢组织内；③卵巢与囊胚必须以卵巢固有韧带与子宫相连；④囊胚壁上有卵巢组织。治疗应选择手术治疗，行卵巢楔形切除术、卵巢部分切除术、卵巢切除术或患侧附件切除术，手术方式可为腹腔镜手术或开腹手术。

（三）腹腔妊娠

腹腔妊娠指位于输卵管、卵巢及阔韧带以外的腹腔内妊娠，分原发性和继发性两种。原发性腹腔妊娠非常少见，继发性多发生于输卵管妊娠流产或破裂后，或继发于卵巢妊娠时，囊胚落入腹腔内。

患者往往有停经、早孕反应，可先有输卵管妊娠流产或破裂症状，然后流血停止、腹痛减轻；以后腹部逐渐增大，有胎动时孕妇腹痛不适。当妊娠月份增加时，在腹部可清楚扪及胎儿胎体，常会出现肩先露、臀先露、胎头高浮，而子宫轮廓不清。即使发育到足月也难以临产，宫颈口不开，先露不下降。腹腔妊娠时胎儿多不能存活，经常被大网膜及腹腔脏器包裹，日久后可变为干尸或成为石胎。B超检查发现子宫内无胎儿，或见胎儿在子宫以外。

治疗：确诊后应立即手术取出胎儿。胎盘是否取出视情况决定：如胎盘附着在子宫、输卵管及阔韧带，可将胎盘与其附着的器官一同切除；如果胎盘附着在重要器官上，不宜切除或无法剥离，可留置胎盘在腹腔内，以后会逐渐吸收。

（四）宫内、宫外同时妊娠

宫内、宫外同时妊娠（heterotopic pregnancy）指宫腔内妊娠与异位妊娠同时存在，常见于宫内妊娠合并输卵管妊娠，极为罕见（10 000～30 000次妊娠中1次）。但是目前辅助生殖技术的开展及促排卵药物的应用使其发生率明显增加（约为1%）。诊断也困难，多是人工流产确认宫内妊娠后，很快出现异位妊娠的临床表现；或是异位妊娠经手术证实后，又发现宫内妊娠。B超可帮助诊断，确诊还需依据病理检查。临床处理较难，有报道可以在腹腔镜下对输卵管妊娠病灶行套扎术，同时对宫内妊娠进行保胎。

（五）子宫残角妊娠

残角子宫是子宫畸形的一种，残角多与发育较好的子宫腔不通。受精卵从残角子宫侧输卵管进入残角子宫内妊娠。可在早孕时发生胚胎死亡而出现类似流产的症状，如胎儿继续生长，多会在中期妊娠时发生残角自然破裂而引起严重的内出血导致休克。即使足月妊娠，在临产后胎儿也常死亡，如未确诊就盲目试产会引起残角破裂。一经确诊，可行残角子宫及同侧输卵管切除，如是足月活胎，可行剖宫产术后切除残角子宫。

二、剖宫产瘢痕妊娠

随着我国的高剖宫产率及我国生育政策的调整，目前剖宫产瘢痕妊娠（caesarean scar pregnancy，CSP）的发生率呈明显增长趋势。CSP 的发病机制尚未完全明了，可能与受精卵通过子宫内膜和剖宫产瘢痕间的微小腔道着床在瘢痕组织有关，随后，胚囊由瘢痕组织的肌层和纤维组织包绕，完全与子宫腔隔离。目前认为，除剖宫产术外，其他子宫手术也可以形成子宫内膜和手术瘢痕间的微小腔道，如刮宫术、子宫肌瘤挖出术及宫腔镜手术等。瘢痕组织中胚囊可能继续发育、生长，但有自然破裂而引起致命性出血的风险。另外，胚囊滋养细胞可能穿透子宫下段，甚至浸润膀胱，引起相应的症状和体征。剖宫产瘢痕妊娠在妊娠早期的临床表现主要为无痛性少量阴道流血。临床诊断主要依靠超声检查。必要时，也可借助磁共振、宫腔镜以及腹腔镜检查协助诊断。目前尚无统一治疗方案，多采用 MTX 全身或局部治疗，或同时行子宫动脉栓塞术（栓塞子宫动脉的同时应用 MTX），术后 24 ～ 48 小时行刮宫术，可降低大出血的风险。若孕囊已穿透子宫瘢痕，也可行经腹或经腹腔镜下子宫瘢痕（包含孕囊）楔形切除术。必要时，可行全子宫切除术。

（甘晓玲　胡丽娜）

第三节　妊娠剧吐

案例 7-3

孕妇，26 岁，工人，已婚，孕 1 产 0。因停经 80 天，恶心、呕吐 24 天，加重 3 天于 2005 年 6 月 10 日入院。患者平时月经正常，末次月经 2005 年 3 月 22 日，停经 40 天，查尿 hCG 阳性，停经 56 天出现恶心、呕吐，为胃内容物，每天 3 ～ 5 次，近 3 天恶心、呕吐频繁，每天 10 余次，呕吐物为黄绿色液体，不能进食，伴头晕乏力、心慌气短。既往体健，否认肝炎及消化道病史，否认药物过敏史。体格检查：体温 36.5℃，脉搏 116 次 / 分，呼吸 30 次 / 分，血压 90/60mmHg，一般情况稍差，营养中等，神志清楚，精神萎靡，查体合作。皮肤、黏膜干燥，无黄染及出血点，浅表淋巴结不肿大，颈软，气管居中，甲状腺不肿大，胸廓无畸形，心率 116 次 / 分，律齐，各瓣膜区未闻及病理性杂音，两肺呼吸音清，未闻及干、湿啰音。腹软，肝、脾肋下未触及，无压痛及反跳痛，未触及明显包块。肠鸣音正常。脊柱四肢无畸形，生理反射存在，病理反射未引出。妇科检查：外阴未见异常，阴道畅，宫颈紫蓝着色，宫体前位，如孕 2 个多月大小，质软，活动，双侧附件未触及异常。

问题：

1. 此患者需进一步做哪些检查？
2. 本病例的初步诊断是什么？
3. 有哪些诊断依据？
4. 该患者应如何处理？

妊娠剧吐（hyperemesis gravidarum）是指少数孕妇在妊娠早期发生，以恶心呕吐频繁、不能进食为主，导致水、电解质紊乱及新陈代谢障碍的一组症候群。发病率为 0.3% ～ 1.0%。绝大多数患者能够治愈，是否需要治疗是临床上判断妊娠剧吐的重要依据之一。

一、病　　因

至今尚未明确，目前认为与以下因素有关。

（一）与血 hCG 水平有关

由于早孕反应的发生和消失过程与孕妇血 hCG 的升降时间相符，且呕吐最严重的时间为血 hCG 水平最高的时间；多胎妊娠、葡萄胎时，hCG 值显著增高，其症状较重，发生率也显著增高；当妊娠一旦终止，症状立即消失。故一般认为妊娠剧吐与血 hCG 增高密切相关，但妊娠剧吐症状的轻重存在个体差异，与血 hCG 水平并不一定成正比。

（二）与神经精神状态有关

临床观察发现凡对妊娠怀有恐惧或厌恶心理、情绪不稳、精神紧张、社会地位低、生活不安定、经济条件差的孕妇易患妊娠剧吐，提示精神及社会因素对发病有影响。

二、病理生理

呕吐频繁导致水分和钾、钠、氯等离子丢失而使血容量不足、血液浓缩、电解质紊乱。因不能进食，营养无法摄入可发生负氮平衡，导致血浆尿素氮及尿酸增高；机体动用脂肪供能，因脂肪氧化不全而使代谢中间产物酮体（丙酮、乙酰乙酸、β-羟丁酸）积聚，导致代谢性酸中毒。严重时出现尿量减少、尿蛋白及管型。继发肾脏受损时可出现部分细胞坏死、肾小管退行性变、排泄功能减退，从而导致血肌酐、尿酸等升高，肾功能受损及酸中毒均可使钾离子从细胞内转移至细胞外，导致高钾血症，严重时心脏停搏。肝脏受累时转氨酶及胆红素升高，甚至出现黄疸。病程长者，因维生素C缺乏而致毛细血管脆性增加，导致视网膜出血。

三、临床表现

本病多见于年轻初孕妇，一般停经6周前后出现恶心、流涎和呕吐，初起为晨吐，以后逐渐加重，不局限于晨间，直至频繁呕吐不能进食，呕吐物中有胆汁或咖啡渣样物。患者疲乏，消瘦，口唇干裂，皮肤干燥，眼窝凹陷，尿量减少；体温轻度增高，严重时血压下降，脉搏增快，尿比重增加，尿酮体阳性。若肝、肾功能受损，可出现黄疸，血胆红素、转氨酶、肌酐和尿素氮均升高，尿中可有蛋白和管型。眼底检查可有视网膜出血。

四、特殊并发症

（一）Wernicke脑病

若病情继续发展，患者可意识模糊，陷入昏睡状态，甚至昏迷。频繁呕吐、进食困难可引起维生素B_1缺乏，导致Wernicke脑病，主要表现为中枢神经系统症状：眼球震颤、视力障碍、步态及站立姿势异常；有时患者可出现语言增多、近事记忆障碍、精神迟钝或嗜睡等脑功能紊乱状态。未治疗者的死亡率为50%，经治疗后死亡率高为10%。

（二）Mallory-Weiss综合征

频繁呕吐还可使胃-食管连接处的纵向黏膜撕裂出血，导致Mallory-Weiss综合征，表现为呕血和黑粪，严重时可致食管穿孔，出现胸痛、剧吐、呕血。

（三）甲状腺功能亢进

60%～70%的妊娠剧吐孕妇可出现短暂的甲状腺功能亢进（甲亢），表现为促甲状腺激素（TSH）水平下降或游离T_4水平升高，原因在于β-hCG的β亚单位结构与TSH化学结构相似，妊娠后β-hCG水平升高，刺激甲状腺分泌甲状腺素，继而反馈性抑制TSH水平。常为暂时性，多数并不严重，一般无须使用抗甲状腺药物。原发性甲亢患者很少出现呕吐，而妊娠剧吐孕妇没有甲亢的临床表现（如甲状腺肿大）或甲状腺抗体，应在20周复查甲状腺功能，甲状腺素水平通常会恢复正常。

五、诊断与鉴别诊断

根据病史、临床表现、妇科检查，诊断并不困难。但必须用B型超声检查排除葡萄胎，并与可引起呕吐的消化道疾病（如急性病毒性肝炎、胃肠炎、胆道疾病、胰腺炎等）及神经系统疾病（如脑膜炎及脑肿瘤等）相鉴别。

确诊为妊娠剧吐后，除从临床表现判断外，为鉴别病情轻重，需进行以下检查。

（一）血液检查

测定血红蛋白、红细胞计数、血细胞比容、全血及血浆黏度，以了解有无血液浓缩及其程度。测定二氧化碳结合力，或做血气分析以了解血液pH、碱储备及酸碱平衡情况。测定钾、钠、氯，以了解有无电解质紊乱。还需测定血胆红素、肝肾功能等。

（二）尿液检查

查每日尿量，查尿酮体、测定尿比重等，并注意有无尿蛋白及管型。

（三）心电图检查及眼底检查

可了解有无低血钾或高血钾的影响，以及有无视网膜出血。

案例 7-3 分析

　　1. 该患者入院后行常规辅助检查结果

　　（1）血常规：血红蛋白（Hb）140g/L，红细胞（RBC）$4×10^{12}$/L，白细胞（WBC）$8×10^9$/L，中性粒细胞百分比 80%，淋巴细胞百分比 20%，血小板（PLT）$150×10^9$/L。血细胞比容（HCT）45%。

　　（2）尿常规：相对比重 ≥ 1.030，酮体（+++），其余正常。

　　（3）血电解质：钾（K^+）3.2mmol/L，钠（Na^+）136mmol/L，氯（Cl^-）100mmol/L。

　　（4）血气分析：pH 7.28，PO_2 85mmHg，PCO_2 30mmHg，HCO^- 320.0mmol/L。

　　（5）B 超检查：宫内早孕，头臀长 4.3cm，胎心搏动好。

　　2. 本例初步诊断

　　（1）孕 1 产 0，宫内妊娠 11^{+3} 周，单胎妊娠。

　　（2）妊娠剧吐合并代谢性酸中毒，低钾血症。

　　3. 本例诊断依据

　　（1）病史特点：有停经史，恶心呕吐 24 天，加重 3 天。

　　（2）临床特点：有因频繁呕吐引起全身脱水、营养不良的相关症状及体征，无肝、胆及消化系统疾病的症状及体征。妇科检查见早期妊娠的相关体征，双侧附件未触及异常。

　　（3）辅助检查：尿酮体（+++），血液检查有血液浓缩表现，二氧化碳结合力降低，低钾、低氯。B 超：宫内妊娠，头臀长 4.3cm，胎心搏动好。

六、治　疗

（一）一般治疗

　　消除思想顾虑，鼓励进清淡、易消化的食物，少量多餐，避免油腻、甜品及刺激性食物。给予维生素 B_1、维生素 B_6 及维生素 C 口服。适当休息。

（二）住院治疗

　　当尿检查出现酮体，应住院治疗。禁食 2 ~ 3 天，每日静脉滴注葡萄糖液及林格液共 2000 ~ 3000ml，使每日尿量在 1000ml 以上，输液中加入维生素 B_6 100 ~ 200mg、维生素 C 2 ~ 3g，并给予维生素 B_1 100mg 肌内注射。出现代谢性酸中毒时，可适当补充碳酸氢钠，低钾者可静脉补钾。一般经上述治疗 2 ~ 3 日后，病情多可迅速好转。经治疗呕吐停止、症状缓解后可试进少量流质饮食，以后调整静脉输液量，逐渐增进食量。

　　出现以下情况应考虑终止妊娠：①体温持续高于 38℃；②脉搏 > 120 次 / 分；③持续黄疸或蛋白尿；④出现多发性神经炎及神经性体征；⑤出现 Wernicke 脑病。

（三）Wernicke 脑病的治疗

　　该综合征死亡率极高，凡疑似病例，应立即予以大剂量维生素 B_1 并终止妊娠，予 400 ~ 600mg 分次肌内注射，以后每日 100mg 肌内注射直至能正常进食，而后改为口服，并予以多种维生素。还可给予桂利嗪、地西泮、奋乃静等。

（四）Mallory-Weiss 综合征

　　该综合征需急诊手术治疗。

七、预　后

　　绝大多数妊娠剧吐患者预后良好，仅极个别病例因病重需终止妊娠。

案例 7-3 分析

　　处方及医师建议：

　　1. 禁食 2 ~ 3 日。

　　2. 记 24 小时出入量。

　　3. 静脉输液：滴注 5% 葡萄糖液 500ml + 维生素 B_6 200mg、5% 葡萄糖液 1000ml + 10% 氯化

笔记栏

钾 20ml，林格液 1000ml、5% 葡萄糖盐水 750ml+ 维生素 C 1g，5% 脂肪乳 250ml，5% 碳酸氢钠 100ml。

4. 维生素 B₁ 100mg，肌内注射，每日 1 次。

5. 动态监测血电解质、血气分析、尿酮体，并根据结果调整输液。

6. 进行心理护理及妊娠早期宣教。

（胡万芹）

第四节 早 产

案例 7-4

患者，女性，29 岁。因停经 32 周，腹痛 2 小时入院。

现病史：末次月经 2018 年 8 月 1 日，预产期 2019 年 5 月 8 日。孕早期 B 超提示胎儿大小与月经相符。孕期定期产检，未见异常。今晨 6 时许出现腹部阵痛，急诊入院。

既往史、月经史、家族个人史、婚育史均无特殊。

体格检查：T 37℃，P 85 次 / 分，R 20 次 / 分，BP 120/70mmHg。发育正常，营养中等，心、肺正常，腹软，肝脾肋下未触及，无压痛、反跳痛，双下肢无水肿。

产科检查：宫高 30cm，腹围 92cm，胎方位头，胎心率 135 次 / 分。胎头高浮。腹部可触及不规律宫缩，5 ～ 10 分钟一次，持续 20 秒。阴道检查：宫口未开，宫颈消 60%。

辅助检查：血红蛋白 112g/L，红细胞 $3.5×10^{12}$/L，白细胞 $9.8×10^9$/L，血小板 $145×10^9$/L，尿常规、生化检查未见异常。

B 超：宫内妊娠 32 周，单活胎。胎盘位置正常。

问题：

1. 该病考虑产科诊断是什么？

2. 进一步需做哪些检查？

3. 先兆早产的治疗原则是什么？

早产（preterm birth）指妊娠达到 28 周但不足 37 周分娩者。此时娩出的新生儿称为早产儿（preterm neonates）。有些国家已将早产时间的下限定义为妊娠 24 周或 20 周。早产儿各器官发育尚不够健全，出生孕周越小，体重越轻，预后越差。早产占分娩总数 5% ～ 15%。早产儿中约有 15% 于新生儿期死亡。近年由于早产儿及低体重儿治疗学的进步，其生存率明显提高。

一、早产的分类及原因

早产可分为自发性早产和治疗性早产。前者又分为胎膜完整早产和未足月胎膜早破。

1. 胎膜完整早产 为最常见的类型，约占 45%。发生的机制主要如下。

（1）宫腔过度扩张：如双胎或多胎妊娠、羊水过多等。

（2）母胎应激反应：由于孕妇精神、心理压力过大，导致胎盘 - 胎儿肾上腺 - 内分泌轴紊乱，过早、过多分泌促肾上腺皮质素释放激素（CRH）和雌激素，使宫颈过早成熟并诱发宫缩。

（3）宫内感染：感染途径最常见为下生殖道的病原体经宫颈管逆行而上，另外，母体全身感染病原体也可通过胎盘侵及胎儿或盆腔感染病原体经输卵管进入宫腔。最常见的病原体有阴道加德纳菌、梭形杆菌、人型支原体、解脲支原体等。

2. 胎膜早破早产 病因及高危因素包括 PPROM 史、体重指数 < $19.0kg/m^2$、营养不良、吸烟、宫颈功能不全、子宫畸形（如纵隔子宫、单角子宫、双角子宫等）、宫内感染、细菌性阴道病、子宫过度膨胀、辅助生殖技术受孕等。

治疗性早产指由于母体或胎儿的健康原因不允许继续妊娠，在未达到 37 周时采用引产或剖宫产终止妊娠。

二、预 测

早产的先兆表现缺乏特异性，难以识别真假早产，容易造成过度诊断和过度治疗。另有些早产发生之前并没有明显的临床表现，容易漏诊。因此，有必要对有高危因素的孕妇进行早产预测以评估早产的风险。

1. 经阴道超声宫颈长度　测定妊娠 24 周前宫颈长度＜ 25mm，或宫颈内口漏斗形成伴有宫颈缩短，提示早产风险增大。尤其对宫颈长度＜ 15mm 和＞ 30mm 的阳性和阴性预测价值更大。

2. 宫颈分泌物生化检测　超声检测宫颈长度为 20 ～ 30mm，对早产的预测价值还不确定，可进一步做宫颈分泌物的生化指标检测，以提高预测的准确性，尤其是对没有明显早产临床表现的孕妇。检测指标：胎儿纤连蛋白（fFN）、磷酸化胰岛素样生长因子结合蛋白 -1（phIGFBP-1）、胎盘 α 微球蛋白 -1（PAMG-1），其中 fFN 的阴性预测价值更大。

三、早产的临床表现及诊断

早产的临床表现主要是宫缩，起初为不规则宫缩，常伴有少许阴道流血或血性分泌物，以后可发展为规则宫缩，与足月临产相似。胎膜早破较足月临产多。临床上，早产可分为先兆早产和早产临产两个阶段。先兆早产指有规则或不规则宫缩，伴有宫颈管进行性缩短。

早产临产需符合下列条件：①出现规律宫缩（20 分钟≥ 4 次，或 60 分钟≥ 8 次），伴有宫颈的进行性改变；②宫颈扩张 1cm 以上；③宫颈容受≥ 80%。

诊断早产一般并不困难，但应与妊娠晚期出现的生理性子宫收缩（Braxton Hicks contractions）相鉴别。生理性子宫收缩一般不规则、无痛感且不伴有宫颈管缩短和宫口扩张等改变，也称为假早产。

四、治　　疗

治疗原则：若胎膜完整，在母胎情况允许时尽量保胎至 34 周，监护母胎情况，适时停止早产的治疗。

1. 一般治疗　宫缩频繁，但宫颈无变化，无须卧床休息，只需适当减少活动的强度和避免长期站立即可；宫颈已有改变的先兆早产，需住院并注意休息。早产临产，需住院治疗。间歇吸氧，每日 2 ～ 3 次，每次 30 分钟。B 超监测胎儿发育情况、羊水量、胎盘成熟度，排除胎儿畸形，并行胎心监护，生物物理评分，测定血及尿雌三醇（E_3），了解胎盘功能，避免阴道检查，减少腹部检查。

2. 抑制宫缩治疗　先兆早产患者，通过适当控制宫缩，能延长妊娠时间；早产临产患者，宫缩抑制剂虽不能阻止早产分娩，但可延长孕周，为促胎儿肺成熟和转运赢取时间。

（1）β_2 肾上腺素受体激动药：可激动子宫平滑肌中的 β_2 受体，抑制子宫平滑肌收缩，减少子宫的活动而延长妊娠期。主要不良反应有母儿心率增快、心肌耗氧量增加、血糖升高、血钾降低等，故对合并心脏病、重度高血压、未控制的糖尿病等患者慎用或不用。目前常用的药物有利托君。其用法有两种，一种为静脉注射：利托君 100mg 加于 5% 葡萄糖 500ml，稀释为 0.3mg/ml 的溶液静脉滴注，保持 0.15 ～ 0.35mg/min 的滴速，48 小时内滴完。用药期间要密切观察孕妇主诉及心率、血压、宫缩变化，并限制静脉输液量，以防肺水肿。长期用药者应监测血钾、血糖、肝功能和超声心动图。

（2）硫酸镁：镁离子直接作用于子宫肌细胞，拮抗钙离子对宫缩的活性，从而抑制宫缩。常用方法：硫酸镁 4 ～ 5g 静脉注射或快速滴注，随后 1 ～ 2g/h 缓慢滴注 12 小时，一般用药不超过 48 小时。用药过程中应注意呼吸（每分钟不少于 16 次）、膝反射（存在）及尿量（每小时不少于 17ml）等。硫酸镁可以降低妊娠 32 周前早产儿的脑瘫风险和严重程度，推荐妊娠 32 周前早产者常规应用硫酸镁作为胎儿中枢神经系统保护剂。

（3）钙离子通道阻滞药：是一类能选择性地减少慢通道的 Ca^{2+} 内流，因而干扰细胞内 Ca^{2+} 浓度而影响细胞功能的药物，能抑制宫缩。代表药物有硝苯地平（心痛定），5 ～ 10mg 舌下含服，每日 3 次，应密切注意孕妇心率及血压的变化。已用硫酸镁者慎用。

（4）缩宫素受体拮抗药：代表药物为阿托西班，商品名为依保，其抑制宫缩的机制在于竞争性结合缩宫素受体，抑制缩宫素受体的增加，起到受体降调作用，从而减少缩宫素的功效。其副作用轻微，无明显禁忌证。用法：起始剂量为 6.75mg 静脉注射，继之 18mg/h 滴注，维持 3 小时；接着 6mg/h 缓慢滴注，持续 45 小时。

（5）前列腺素合成酶抑制剂：前列腺素有刺激子宫收缩和软化宫颈的作用。前列腺素合成酶抑制剂可抑制前列腺素合成酶、减少前列腺素的合成或抑制前列腺素的释放以抑制宫缩。常用药物有阿司匹林、吲哚美辛（消炎痛）等，吲哚美辛的用法：开始 25mg，每 8 小时口服 1 次，24 小时后改为每

6小时1次。由于这类药物可通过胎盘抑制胎儿前列腺素的合成与释放，使胎儿体内前列腺素减少，而前列腺素有维持胎儿动脉导管开放的作用，缺乏时导管可能过早关闭而致胎儿血液循环障碍；且有使肾血管收缩、抑制胎儿尿形成、使肾功能受损、羊水减少的严重副作用。尽管使用吲哚美辛存在风险，但妊娠<32周，给药时间<48小时，吲哚美辛是相对安全的，是抑制宫缩的二线药物。

3. 控制感染 因感染是早产的常见病因，现多主张常规应用抗生素治疗早产。对于胎膜早破早产者，必须预防性使用抗生素。

4. 适时终止妊娠 下列情况，需终止早产治疗：①宫缩进行性增强，经过治疗无法控制者；②有宫内感染者；③衡量利弊，继续妊娠对母胎的危害大于胎儿肺成熟对胎儿的好处时；④妊娠≥34周，如无母胎并发症，应停用宫缩抑制剂，顺其自然，不必干预，继续监测母胎情况。

5. 产时处理与分娩方式

（1）经阴道分娩：严密观察产程，密切监测胎心，间断面罩吸氧，肌内注射维生素K，预防新生儿颅内出血，慎用可能抑制胎儿呼吸的镇静药。第二产程常规行会阴切开术，减少胎头在盆底受压时间过长而造成的胎儿颅内出血。

（2）剖宫产：为减少早产儿颅内出血的可能性，近年一些学者提出应放宽对早产的剖宫产指征。但需在评估早产儿存活可能性的基础上加以权衡。

（3）预防新生儿呼吸窘迫综合征：对妊娠35周前的早产，应用肾上腺皮质激素24小时后至7日内，能促进胎儿肺成熟，明显降低新生儿呼吸窘迫综合征的发病率，并可减轻其严重程度，减少IVH的发生。用法为分娩前地塞米松6mg肌内注射，12小时1次，共用4次。或倍他米松12mg肌内注射，每日1次，共2次。紧急时，经羊膜腔内注入地塞米松10mg，有条件者，行羊水胎儿肺成熟度检查。做好新生儿抢救准备。

案例7-4分析

1. 根据病史考虑先兆早产。

2. 须进一步评估宫颈管长度，评估早产风险，检查感染指标，除外感染。

3. 若预计患者近期可能分娩，使用地塞米松促胎儿成熟。

五、预 防

预防早产是降低围生儿死亡率的重要措施之一。

1. 定期产前检查，指导孕期卫生，应重视可能引起早产的因素。

2. 切实加强对高危妊娠的管理，积极治疗妊娠并发症，预防胎膜早破，预防亚临床感染。

3. 宫颈口松弛者可行宫颈内口环扎术。

（胡万芹）

第五节 过期妊娠

案例7-5

孕妇，女性，28岁。因停经43⁺³周，自觉胎动减少5日入院。

现病史：末次月经2005年10月8日，预产期2006年7月15日。孕期未定期做产前检查。近5日自觉胎动减少，急诊入院。（根据早期超声核对孕周，预产期相符）

既往史、个人史无特殊。否认有遗传性疾病及家族史。

月经史：月经规律，经量中等，无痛经。婚育史：25岁结婚，孕2产0。曾行人工流产1次，丈夫体健。

体格检查：T 37.0℃，P 89次/分，R 20次/分，BP 110/75mmHg。发育正常，营养中等，自由体位，心、肺正常，腹平软，肝、脾肋下未触及，无压痛、反跳痛，双下肢无水肿。

产科检查：宫高29cm，腹围86cm。胎方位左枕前位，胎头已入盆，胎心率160次/分。无宫缩。

肛查：宫口未开，宫颈管消退60%，质中，居后，先露S⁻²，骨盆外测量均在正常范围内。

辅助检查：B型超声检查提示胎盘功能下降，表现为：胎盘成熟度Ⅲ级，呈老化胎盘图像；羊水减少；估计胎儿体重2335±125g。胎心监测：无反应型。

问题：
1. 该病例应考虑的产科诊断是什么？
2. 需做哪些进一步检查？
3. 如何处理？

平时月经周期规则，妊娠达到或超过42周（≥294天）尚未分娩者，称过期妊娠（postterm pregnancy）。其发生率占妊娠总数的3%～15%。由于妊娠过期，胎盘老化而出现退行性改变，使绒毛间隙血流量明显下降，形成梗死，进一步使血流量减少，供应胎儿氧和营养物质减少，使胎儿不再继续生长，羊水量减少，因此过期妊娠是胎儿窘迫、胎粪吸入综合征、新生儿窒息、围生儿死亡及巨大儿、难产的重要原因。

一、病　　因

大多数晚期足月或过期妊娠的原因不明。但已有的研究结果认为以下因素与过期妊娠相关，包括初产妇、既往过期妊娠史、男性胎儿、孕妇肥胖、遗传因素、胎儿异常如无脑儿和胎盘硫酸酯酶缺乏等。

二、病　　理

（一）胎盘

过期妊娠的胎盘有两种类型。一种是胎盘功能正常，除体积、重量略有增加外，胎盘形态和镜检与正常妊娠足月胎盘相似。另一种是胎盘功能减退，胎盘绒毛内血管减少，间质纤维化增加，合体细胞小结增多，部分小结断裂、脱落，绒毛表面出现缺损，缺损部位有纤维蛋白沉积，出现钙化灶，绒毛上皮与血管基底膜增厚。同时出现胎盘老化现象如绒毛间血栓形成、胎盘梗死、绒毛周围纤维素或胎盘后血肿增加等，使胎盘合成、代谢、运输等功能明显下降。有资料分析表明，过期妊娠胎盘中，有约40%出现血流灌注不足而导致血氧供应不足，使胎儿不能适应临产后子宫收缩所附加造成的缺氧状态而易发生意外。

（二）羊水

妊娠足月时羊水量约800ml。以后随着妊娠推延，羊水量逐渐减少。妊娠42周后，约30%孕妇的羊水可减少至300ml以下，羊水胎粪污染率明显提高，如同时存在羊水过少，羊水粪染率可达71%。

（三）胎儿

过期妊娠胎儿生长模式可能有以下几种。

1. 正常生长　当过期妊娠胎盘功能正常，胎儿可继续生长，约25%体重增加成为巨大胎儿，又由于颅骨钙化，不易变形，易导致经阴道分娩困难，使新生儿发病率相应增加。

2. 成熟障碍　如过期妊娠胎盘功能不良或下降，由于胎盘血氧供应不足，胎儿不再继续生长发育而并发成熟障碍综合征，临床上可分三期：Ⅰ期为过度成熟，胎儿的胎脂消失，皮下脂肪减少，皮肤干燥松弛且多皱褶，头发浓密，指（趾）甲长，身体瘦长，呈"小老人"容貌。Ⅱ期为胎儿缺氧，肛门括约肌松弛，有胎粪排出使羊水及胎儿皮肤黄染，胎膜和脐带呈黄绿色，围生儿发病率及围生儿死亡率最高。Ⅲ期为胎儿全身因粪染历时较长广泛着色，指（趾）皮肤呈黄色，脐带和胎膜呈黄绿色。此期胎儿已经历和度过Ⅱ期危险阶段，其预后反较Ⅱ期好。

3. 胎儿生长受限　小样儿可与过期妊娠共存，后者更增加胎儿的危险性。

三、对母儿影响

（一）对围生儿的影响

除胎儿成熟障碍外，尚有胎儿窘迫、胎粪吸入综合征、巨大儿、新生儿抽搐等，使围生儿发病率及死亡率增高。

（二）对母体的影响

产程延长和难产率增高，使手术产率及母体产伤明显增加。

四、诊 断

应正确核实预产期，并确定胎盘功能是否正常。

（一）核实预产期

诊断过期妊娠之前必须准确核实预产期。若平时月经期不准，仅依据推算的预产期不可靠，应注意：①详细询问平时月经变异情况，有无服用避孕药等使排卵期推迟；②根据妊娠前基础体温升高的排卵期推算预产期；③夫妇两地分居，应根据性交日期推算；④根据辅助生殖技术（如人工授精、体外受精胚胎移植术）的日期推算预产期；⑤参考开始出现早孕反应时间及开始自觉胎动的时间加以估计；⑥妊娠早期曾做妇科检查者，按当时子宫大小推算；⑦根据超声检查确定妊娠周数，妊娠20周内超声检查，早期妊娠（妊娠12周）以胎儿顶臀径（CRL）推算妊娠周数最为准确，中期妊娠则综合胎儿双顶径、腹围和股骨长度推算预产期较好；⑧根据妊娠早期血、尿hCG增高的时间推算妊娠周数；⑨子宫符合孕足月大小，宫颈已成熟，羊水量渐减少，孕妇体重不再增加或稍减轻，应视为过期妊娠。

（二）判断胎盘功能

1. 胎动计数 孕妇自数胎动，胎动计数 < 10次/12小时或逐渐下降超过50%，应视为胎盘功能（placental function）减退。

2. 测定尿雌三醇与肌酐（E/C）比值 E/C比值 > 15为正常，E/C比值 < 10表明胎盘功能减退。

3. 胎儿电子监测无应激试验（NST） NST无反应型时需做缩宫素激惹试验（OCT），多次反复出现胎心晚期减速者提示胎儿胎盘功能减退，胎儿明显缺氧。

4. B型超声 每周1～2次B型超声监测，观察胎动、胎儿肌张力、胎儿呼吸运动及羊水量等。羊水暗区直径 < 3cm，提示胎盘功能不全，< 2cm示胎儿危险。尚可通过彩色超声多普勒检测胎儿脐动脉血流速度，判断胎盘功能与胎儿安危。

5. 羊膜镜检查 观察羊水颜色，了解胎儿是否因缺氧而有胎粪排出。若已破膜可直接观察到羊水流出及其性状。

（三）了解宫颈成熟度

宫颈成熟度与引产成功率呈正相关，通常采用Bishop宫颈成熟度评分法（表7-3），得7～9分的引产成功率约为80%，9分以上均示成功。

表7-3 Bishop宫颈成熟度评分法

项目	评分			
	0	1	2	3
子宫颈口扩张（cm）	0	1～2	3～4	≥5
宫颈管消退（%）	0～30	40～50	60～70	≥80
宫颈质地	硬	中	软	
宫颈位置	后	中	前	
先露高低	−3	−2	−1～0	+1～+2

案例7-5分析

该病例入院诊断为：孕2产0，宫内妊娠43^{+3}周，LOA，单活胎；胎儿窘迫；胎儿生长受限；过期妊娠。

诊断依据：

1. 从末次月经推算，患者停经43^{+3}周。根据早期超声核对孕周，预产期相符。

2. 胎动减少。

3. B型超声检查提示胎盘功能下降，表现为：胎盘成熟度Ⅲ级，呈老化胎盘图像；羊水减少；估计胎儿体重2335g±125g。

4. NST呈无反应型。

该案例的进一步检查包括：血常规、尿常规、凝血象、生化系列等指标；胎心监护；心电图。

五、处 理

应根据胎盘功能、胎儿大小、宫颈成熟度等综合分析，选择恰当的分娩方式，适时终止妊娠。

（一）引产

确诊过期妊娠，无胎儿窘迫、无头盆不称者，胎盘功能正常，宫颈条件成熟，Bishop 评分＞7 分者可考虑引产。

1. 引产前促宫颈成熟（preinduction cervical ripening） 宫颈成熟度是影响引产的成功率，因此引产前应常规做 Bishop 宫颈成熟度评分法（表7-3），如＜7分，引产前应给予促宫颈成熟治疗。常用药物有缩宫素及前列腺素制剂等。

2. 引产（induction of labor） 对宫颈成熟，Bishop 评分＞7分者应予引产。对胎头已衔接者，可采用人工破膜加缩宫素静脉滴注的方法。引产过程中应严密监护胎心、宫缩及产程进展。过期妊娠时，胎儿虽有足够储备力，但临产后宫缩应激力的显著增加超过其储备力，易出现隐性胎儿窘迫甚至死亡，对此应有足够认识。最好应用胎儿监护仪持续监测胎心，注意羊水性状，及早发现胎儿窘迫，并及时处理。如破膜后羊水少、黏稠、粪染；产程长，胎先露部下降不满意；产程中出现胎儿窘迫征象；头盆不称等均应行剖宫产尽快结束分娩。

（二）剖宫产

过期妊娠时，胎盘功能减退、胎儿储备能力下降，应该放宽剖宫产指征。

案例 7-5 分析

该孕妇羊水过少，胎儿宫内窘迫存在，应行剖宫产终止妊娠。

（三）过期儿患病率和死亡率均高

为减少胎粪吸入综合征的发生，胎儿娩出后应立即在直接喉镜指引下行气管插管吸出气管内容物，注意及时发现和处理新生儿窒息、脱水、低血容量及代谢性酸中毒等并发症。

（陈 萱）

第六节 妊娠期高血压疾病

病例 7-6

孕妇，24岁，孕1产0，因妊娠35周，抽搐3次于2015年11月8日10时50分入院。

患者平时月经规则，末次月经2015年3月6日，11月8日上午10时无明显诱因突然抽搐，持续约2分钟后清醒，在送医院途中抽搐2次后昏迷，现急诊入院。患者既往体健，否认既往病史，否认外伤、手术史。

体格检查：体温36.5℃，脉搏102次/分，血压160/110mmHg。神志不清，被动体位，查体不合作，全身皮肤无黄染及出血点，瞳孔等大等圆，对光反射存在，面部潮红，无舌咬伤。双下肢水肿（+++），生理反射存在，病理反射未引出。产科检查：腹膨隆，呈纵椭圆形，宫高32cm，腹围93cm，胎方位LOA，胎心率136次/分，头先露，未入盆，无宫缩。

辅助检查：血红蛋白（Hb）130g/L，红细胞（RBC）$4.1×10^{12}$/L，白细胞（WBC）$9.8×10^9$/L，血细胞比容（Hct）39%，血小板（PLT）$110×10^9$/L，全血黏度3.8，血浆黏度1.6，出、凝血时间正常。尿蛋白（+++），尿相对比重1.030。眼底检查：视网膜动脉变细，A:V约为1:3，双视盘模糊，边界不清，无出血。

问题：

1. 本案例的初步诊断是什么？如何进行诊断？
2. 应完善哪些检查？

妊娠期高血压疾病（hypertensive disorders of pregnancy，HDP）是妊娠特有的疾病，我国发病率为9.4%，国外报道为7%～12%。临床表现主要为高血压、蛋白尿、水肿，严重时出现抽搐、昏迷、脑出血和心、肾功能衰竭等全身多脏器的损害，是导致孕产妇和围生儿发病率及死亡率增加的常见原因之一。

一、高危因素与病因

（一）高危因素

流行病学调查发现孕妇年龄≥40岁；子痫前期病史；抗磷脂抗体阳性；高血压、慢性肾炎、糖尿病；初次产检时 BMI $\geqslant 35kg/m^2$；子痫前期家族史（母亲或姐妹）；本次妊娠为多胎妊娠、首次怀孕、妊娠间隔时间 $\geqslant 10$ 年以及孕早期收缩压 $\geqslant 130mmHg$ 或舒张压 $\geqslant 80mmHg$ 等均与该病发生密切相关。

（二）病因

至今病因不明，因该病在胎盘娩出后常很快缓解或可自愈，有学者称之为胎盘病，但很多学者认为是母体、胎儿、胎盘等众多因素作用的结果。关于其病因主要有以下两种。

1. 子宫螺旋小动脉重铸不足 正常妊娠时，固定绒毛滋养细胞沿螺旋小动脉逆行浸润，逐渐取代血管内皮，并使血管肌肉弹性层为纤维样物质所取代，使血管腔扩大、阻力下降，血流量明显增加，以更好营养胎儿，这一过程称血管重铸，入侵深度可达子宫肌层的内 1/3。而妊娠期高血压疾病滋养细胞浸润仅达蜕膜段，也有少数血管不发生此种生理变化，此种现象称为胎盘浅着床，使滋养细胞缺血缺氧，胎盘灌注不足，影响胎儿发育，导致血管内皮细胞损伤和引起子痫前期的临床表现。

2. 炎症免疫过度激活 胎儿是个半移植物，成功的妊娠要求母体免疫系统对其充分耐受。子痫前期患者无论是母胎界面局部还是全身均存在着炎症免疫反应过度激活现象，现有的证据显示，母胎界面局部处于主导地位的天然免疫系统在子痫前期发病中起重要作用，Toll 样受体家族、蜕膜自然杀伤细胞（dNK）、巨噬细胞等的数量、表型和功能异常均可影响子宫螺旋小动脉重铸，造成胎盘浅着床。特异性免疫研究集中在 T 细胞，正常妊娠时母体 Th1/Th2 免疫状态向 Th2 漂移，但子痫前期患者蜕膜局部 T 淋巴细胞向 Th1 型漂移。近年发现，$CD4^+CD25^+$ 调节性 T 细胞参与 Th1/Th2 免疫状态的调控。当 Treg 细胞显著减少时，促进 Th1 占优势，使母体对胚胎免疫耐受降低，引发子痫前期。

3. 血管内皮细胞受损 血管内皮细胞损伤是子痫前期的基本病理变化，它使扩血管物质如一氧化氮（NO）、前列腺素 I_2 合成减少，而缩血管物质如内皮素（ET）、血栓素 A_2 等合成增加，从而引起血管痉挛。此外血管内皮损伤还可激活血小板及凝血因子，加重子痫前期高凝状态。引起子痫前期血管内皮损伤的因素很多，如炎性介质：肿瘤坏死因子、白细胞介素 -6、极低密度脂蛋白等，还有氧化应激反应。

4. 遗传因素 从临床观察发现妊娠期高血压疾病存在明显的遗传倾向。通过对妊娠期高血压疾病患者及其各级亲属的家系研究，认为子痫前期和子痫的发病符合常染色体隐性遗传规律，也有研究认为只有胎母共同表达隐性致病基因才发生妊娠期高血压疾病。但进一步的研究认为妊娠期高血压疾病的多基因遗传不能除外。

5. 营养缺乏 已发现多种营养如低白蛋白血症及钙、镁、锌、硒等缺乏与子痫前期发生发展有关。有研究发现饮食中钙摄入不足者血清钙下降，导致血管平滑肌细胞收缩。硒可防止机体受脂质过氧化物的损害，提高机体的免疫功能，避免血管壁损伤。锌在核酸和蛋白质的合成中有重要作用。维生素 E 和维生素 C 均为抗氧化剂，可抑制磷脂过氧化作用，减轻内皮细胞的损伤。这些证据需要核实。

6. 胰岛素抵抗 今年研究发现有妊娠期高血压疾病患者存在胰岛素抵抗，高胰岛素血症可导致 NO 合成下降及脂质代谢紊乱，影响前列腺素 E_2 的合成，增加外周血管的阻力，升高血压。

二、发病机制

迄今为止，本病的发病机制尚未完全阐明。有学者提出子痫前期发病机制"两阶段"学说。第一阶段为临床前期，即子宫螺旋动脉滋养细胞重铸障碍，导致胎盘缺血、缺氧，释放多种胎盘因子；第二阶段胎盘因子进入母体血液循环，则促进系统性炎症反应的激活及血管内皮损伤，引起子痫前期、子痫各种临床症状。

三、病理生理变化及对母儿的影响

本病基本病理生理变化是全身小血管痉挛，全身各系统各脏器灌流减少，对母儿造成危害，甚至导致母儿死亡。

1. 脑 脑血管痉挛，脑组织缺氧，通透性增加，导致脑水肿、充血、脑血栓形成、脑梗死、脑出血等，甚至发生脑疝，轻度患者可出现头晕、头痛、眼花、恶心呕吐等；严重者发生视物模糊，甚至失明，感觉迟钝，个别患者可出现抽搐、昏迷。

2. 肾脏 肾血管痉挛，使肾血流量和肾小球滤过率均下降，肾缺氧使肾小球扩张，血管内皮细胞肿胀，体内代谢产物如尿素氮和尿酸等排出减少，在体内蓄积。肾缺氧还可使肾小球通透性增加，肾小管再吸收功能降低,致血中蛋白漏出形成蛋白尿、少尿以及管型尿等,蛋白尿的多少标志着肾功能受到损害及病情的严重程度。严重者肾皮质坏死,损伤将不可逆转,表现为肾衰竭。

3. 肝脏 肝血管痉挛,肝脏缺血,肝细胞损害,出现肝大,肝功能异常,血浆中各种转氨酶升高,重者发生黄疸。肝动脉周围阻力增加,可致门静脉周围坏死,肝包膜下血肿形成,亦可发生肝破裂,导致腹腔内出血,严重者危及母儿生命。

4. 心血管 血管痉挛,外周阻力增加,血压升高,心肌收缩力和射血阻力(即心脏后负荷)增加,心输出量明显减少,低排高阻。有效循环减少、血浓缩和血黏稠度增加,增加心脏负担。血管痉挛,血管内皮细胞损伤,血管通透性增加,血管内液进入细胞间质,导致心肌缺血、间质水肿、心肌点状出血或坏死,严重时导致心力衰竭。

5. 血液 血管痉挛,血管壁渗透性增加,血液浓缩,全血及血浆黏度增高,血细胞比容升高,血小板凝集于血管内皮可使管腔狭窄,影响微循环灌注。血管内皮细胞损伤,可使血小板被激活,而黏附于血管表面,从而释放缩血管活性物质,包括血栓素 A_2(thromboxane A_2,TXA_2)、内皮素(endothelin,ET),导致血管收缩。血管的收缩、痉挛又促使血小板进一步聚集,使血小板数量减少,凝血功能异常。严重时出现微血管病性溶血、红细胞破坏,表现为溶血、球形红细胞、破裂红细胞、网状红细胞增多及血红蛋白尿等,当出现血小板减少($< 100 \times 10^9/L$)、溶血、肝酶升高时,称为HELLP综合征,表明凝血功能的严重受损及疾病病情严重。

6. 子宫胎盘血流变化 子宫肌层和蜕膜部位的螺旋小动脉痉挛和绒毛浅着床,致使子宫胎盘血流灌注下降、管腔狭窄、内皮细胞损害、血浆成分及脂质沉积于血管壁,导致胎盘血管急性粥样硬化、胎盘梗死、胎盘功能下降,影响对胎儿营养物质及氧的供给,表现为胎儿生长受限、胎儿窘迫甚至死亡。若胎盘床血管破裂,可致胎盘早剥,严重时致母儿死亡。

四、临床表现、分类及诊断

典型临床表现为妊娠 20 周后出现高血压、蛋白尿、水肿。轻者血压轻度升高,无症状或有轻度头晕,伴水肿或轻微蛋白尿;重者血压明显增高,表现为头痛、眼花、恶心、呕吐、持续性右上腹疼痛等,尿蛋白增多或明显水肿,甚至抽搐昏迷。

本文将采用美国妇产科医师协会(American College Obstetrics and Gynecologists,ACOG,2013年)的诊断标准,将妊娠期高血压分为妊娠期高血压、子痫前期 - 子痫、慢性高血压、慢性高血压并发子痫前期。妊娠期高血压的分类如表 7-4,子痫前期的诊断标准见表 7-5。

表 7-4 妊娠期高血压的分类

分类	临床表现
妊娠期高血压	妊娠 20 周后新发血压 ≥ 140/90mmHg(1mmHg = 0.133kPa),无蛋白尿,产后 12 周内恢复正常
慢性高血压	妊娠 20 周前收缩压 ≥ 140mmHg 和(或)舒张压 ≥ 90mmHg,妊娠期无明显加重;或妊娠 20 周后首次诊断高血压持续到产后 12 周后
慢性高血压并发子痫前期	慢性高血压患者,合并子痫前期
子痫前期 - 子痫	子痫前期孕产妇抽搐不能用其他原因解释
	子痫发生前可有不断加重的重度子痫前期,但也可发生于血压升高不显著、无蛋白尿病例。通常产前子痫较多,发生于产后 48 小时者约 25%
	子痫抽搐进展迅速,前驱症状短暂,表现为抽搐。面部充血、口吐白沫、深昏迷;随之深部肌肉僵硬,很快发展成典型的全身高张阵挛惊厥、有节律的肌肉收缩和紧张,持续 1 ~ 1.5 分钟,其间患者无呼吸动作;此后抽搐停止,呼吸恢复,但患者仍昏迷,最后意识恢复,但困惑、易激惹、烦躁

表 7-5 子痫前期的诊断标准

血压	在妊娠 20 周之后新出现的,既往血压正常,间隔 4 小时以上两次测量的收缩压 ≥ 140mmHg,舒张压 ≥ 90mmHg,或收缩压 ≥ 160mmHg,舒张压 ≥ 110mmHg,高血压可以在短时间内被确定,需要用降血压治疗
蛋白尿	蛋白尿 ≥ 300mg/24h(或有限时间收集尿液推算) 蛋白质 / 肌酐 ≥ 0.3 试纸检测(+)(仅限于其他定量方法不可行时) 或者缺乏蛋白尿的表现,新发高血压伴随以下任何新出现的表现:①血小板减少,血小板计数 < 100 000/ml;②肾功能不全,血清肌酐浓度 > 1.1mg/dl 或者在不合并其他肾脏疾病的同时血清肌酐增加 2 倍;③肝功能的损伤,转氨酶升高(正常值 2 倍以上),持续性右上腹疼痛或膈下严重疼痛;④肺水肿;⑤新发生大脑损害或视觉受损

2013 年 ACOG 指南新观点（表 7-6）：

1. 不再将子痫前期分为轻度与重度子痫前期。根据是否合并严重表现，将伴有严重表现的子痫前期诊断为重度子痫前期。

2. 蛋白尿水平不再列入子痫前期诊断依据。

3. 子痫前期严重指标不再包含胎儿生长受限。

表 7-6　重度子痫前期的诊断标准

子痫前期伴有以下任何一种表现：

- 收缩压 ≥ 160mmHg，或舒张压 ≥ 110mmHg（卧床休息，2 次测量间隔至少 4 小时）

- 血小板减少（血小板 <100×10⁹/L）

- 肝功能损害（血清转氨酶水平为正常值 2 倍以上），严重持续性右上肢疼痛，不能用其他疾病解释，或二者均存在

- 肾功能损害（血肌酐水平大于 1.1mg/dl 或排除其他肾脏疾病时肌酐浓度为正常值 2 倍以上）

- 肺水肿

- 新发生的中枢神经系统异常或视觉障碍

案例 7-6 分析

1. 本例初步诊断　①孕 1 产 0，宫内妊娠 35 周，左枕前位，单胎妊娠；②子痫。

2. 本例诊断依据

（1）病史特点：孕 1 产 0，妊娠 35 周，主要症状为抽搐 3 次。

（2）临床特点：血压升高（160/110mmHg），抽搐后神志不清。双下肢水肿，子宫大小与孕周相符，无宫缩。

（3）辅助检查：尿蛋白（+++）；有血液浓缩的表现：血细胞比容增高、血浆黏度增高、尿相对比重 1.030；眼底检查示小动脉痉挛；视网膜动脉变细，A：V 约为 1：3。

3. 该患者入院后应完善以下检查　①肝肾功能；②凝血功能；③水、电解质和血气分析；④心电图检查，病情稳定可行 MRI 检查；⑤B 超检查及胎心监护。

五、鉴别诊断

子痫前期应与慢性肾炎合并妊娠相鉴别：妊娠前已存在慢性肾炎病变者，妊娠期常可发现蛋白尿，重者可发现管型及肾功能损害，伴有持续性血压升高，眼底可有肾炎性视网膜病变。

子痫应与癫痫、脑炎、脑膜炎、脑肿瘤、脑血管畸形破裂出血、糖尿病高渗性昏迷、低血糖昏迷相鉴别：此类疾病无高血压病史，无血压增高症状。

六、预　测

妊娠期高血压疾病的预测对早防早治、降低母婴死亡率有重要意义，但目前尚无有效、可靠和经济的预测方法。首次产前检查应进行风险评估，主张联合多项指标综合评估预测。

1. 高危因素　初产妇；之前妊娠有子痫前期病史；慢性高血压或慢性肾脏疾病或两者皆有；血栓病史；多胎妊娠；试管婴儿；家族中有子痫前期病史；1 型糖尿病或 2 型糖尿病；肥胖；系统性红斑狼疮；高龄产妇（＞ 40 岁）。

2. 生化指标　①可溶性酪氨酸激酶 1（soluble FMS-like tyrosine kinase-1，sFlt-1）升高者子痫前期的发生率升高 5 ～ 6 倍；②胎盘生长因子（placental growth factor，PLGF）在妊娠 5 ～ 15 周血清浓度 < 32pg/ml，妊娠 16 ～ 20 周 < 60pg/ml，对子痫前期预测的敏感性、特异度较高；③胎盘蛋白 13（placental protein 13，PP13）可作为早发型子痫前期危险评估的合理标志物；④可溶性内皮因子（soluble endoglin，sEng）在 PE 临床症状出现前 2 ～ 3 个月水平即已升高，预测的敏感性较强。

3. 物理指标　子宫动脉血流搏动指数（pulsatile index，PI）的预测价值较肯定。妊娠早期子宫动脉 PI ＞ 95th%，妊娠中期（23 周）子宫动脉 PI ＞ 95th%，预测子痫前期的敏感度较高。

4. 联合预测　①分子标志物联合：sFlt-1/PLGF ＞ 10 提示 5 周内可能发生 PE；妊娠早期 PLGF 联合 PP13，PLGF 联合 sEng，预测检出率较高；②分子标志物联合子宫动脉（UA）多普勒：UA 多普勒联合 PP13 及 β-hCG，检出率高达 100%，假阳性率仅 3%；UA 多普勒联合 PLGF 或 sFlt-1

或 sEng；UA 多普勒联合 PP13 及妊娠相关血浆蛋白 A（pregnancy-associated plasma protein A，PAPP-A）；抑制素 A（inhibin A）联合 UA 多普勒，检出率较高，假阳性率较低。

七、预　　防

1. 有早发型子痫前期病史或子痫前期反复发作，或有妊娠＜ 34 周早产史的孕妇，建议在妊娠早期末开始口服小剂量阿司匹林（60 ～ 80mg，中等推荐）。用法：可从妊娠 11 ～ 13^{+6} 周，最晚不超过妊娠 20 周开始使用，每晚睡前口服低剂量阿司匹林 100 ～ 150mg 至 36 周，或者至终止妊娠前 5 ～ 10 日停用。

2. 口服维生素 C 或维生素 E 对预防子痫前期无效（中等推荐）。

3. 不推荐限盐饮食预防子痫前期的发生（中等推荐）。不推荐通过卧床休息、限制活动来预防或治疗子痫前期（中等推荐）。

4. 应孕期补钙，尤其是对钙摄入量低（＜ 600mg/d）的孕妇，每天补充 1.5 ～ 2.0g 的钙可降低子痫前期发生率。而补充维生素 D 和适量运动对子痫前期的预防作用还缺乏可靠证据。

八、治　　疗

妊娠期高血压疾病治疗的目的是控制病情、延长孕周、确保母儿安全。治疗基本原则是休息、镇静、解痉，有指征地降压、利尿，密切监测母胎情况，适时终止妊娠。应根据病情轻重分类，进行个体化治疗。妊娠期高血压应休息、镇静，监测母胎情况，酌情降压治疗；子痫前期应镇静、解痉，有指征地降压、利尿，密切监测母胎情况，适时终止妊娠；子痫应控制抽搐，病情稳定后终止妊娠（图 7-8，图 7-9）。

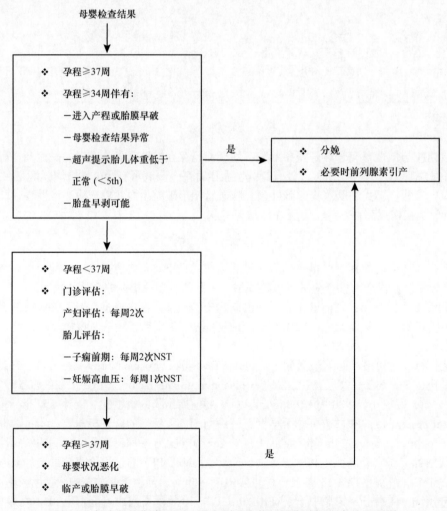

图 7-8　轻度妊娠期高血压、没有严重症状的子痫前期患者处理原则

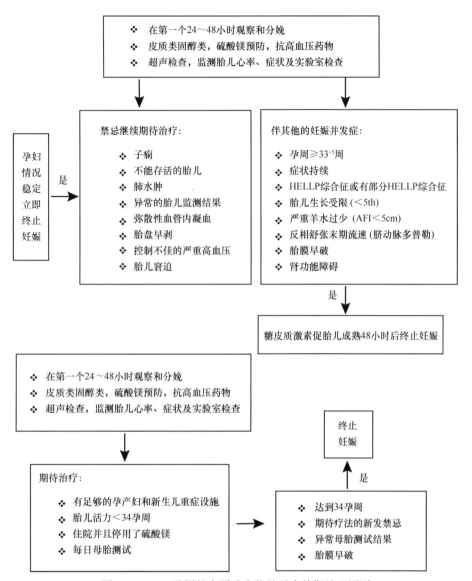

图 7-9 ＜ 34 孕周的有严重症状的子痫前期处理原则

（一）期待治疗

1. 注意休息，但不建议绝对卧床休息。保证充足的蛋白质和热量，不建议限制食盐摄入。

2. 保证充足睡眠，必要时可睡前口服地西泮 2.5 ～ 5.0mg。

3. 妊娠期高血压和子痫前期患者可门诊治疗，重度子痫前期患者应住院治疗。

（二）解痉

硫酸镁是子痫治疗的一线药物，也是重度子痫前期预防子痫发作的预防用药。硫酸镁控制子痫再次发作的效果优于地西泮、苯巴比妥和冬眠合剂等镇静药物。除非存在硫酸镁应用禁忌或硫酸镁治疗效果不佳等情况，否则不推荐使用苯二氮䓬类（如地西泮）和苯妥英钠用于子痫的预防或治疗。

1. 作用机制 ①镁离子抑制运动神经末梢释放乙酰胆碱，阻断神经肌肉接头间的信息传导，使骨骼肌松弛；②镁离子刺激血管内皮细胞合成前列环素，抑制内皮素合成，降低机体对血管紧张素Ⅱ的反应，从而缓解血管痉挛状态；③镁离子通过阻断谷氨酸通道阻止钙离子内流，解除血管痉挛、减少血管内皮损伤；④镁离子可提高孕妇和胎儿血红蛋白对氧的亲和力，改善氧代谢。

2. 用药指征 ①控制子痫抽搐及防止再抽搐；②预防子痫前期发展成为子痫；③子痫前期临产前用药预防抽搐。

3. 用药方案 静脉给药结合肌内注射。

（1）控制子痫：①静脉给药：负荷剂量硫酸镁 2.5 ～ 5.0g，溶于 10% 葡萄糖 20ml 静脉推注（15 ～ 20 分钟），或者 5% 葡萄糖 100ml 快速静脉滴注，继而 1 ～ 2g/h 静脉滴注维持。②或者夜间睡前停用静脉给药，改为肌内注射，用法：25% 硫酸镁 20ml + 2% 利多卡因 2ml 深部臀肌内注射。

24 小时硫酸镁总量 25 ～ 30g，疗程 24 ～ 48 小时。

（2）预防子痫发作：负荷和维持剂量同控制子痫处理。用药时间长短依病情而定，一般每日静脉滴注 6 ～ 12 小时，24 小时总量不超过 25g。用药期间每日评估病情变化，决定是否继续用药。

4. 注意事项　正常孕妇血清镁离子浓度为 0.75 ～ 1.00mmol/L，有效治疗浓度为 1.8 ～ 3.0mmol/L，超过 3.5mmol/L 可出现中毒症状。首先表现为膝反射消失，随后出现全身肌张力减退及呼吸抑制，严重者心跳突然停止。使用硫酸镁必备条件：①膝腱反射存在；②呼吸 ≥ 16 次 / 分；③尿量 ≥ 17ml/h 或 ≥ 400ml/24h；④备有 10% 葡萄糖酸钙。镁离子中毒时停用硫酸镁并静脉缓慢推注（5 ～ 10 分钟）10% 葡萄糖酸钙 10ml。如患者同时合并肾功能不全、心肌病、重症肌无力等，则硫酸镁应慎用或减量使用。用药期间应监测血清镁离子浓度。

（三）降压

1. 降压治疗的目的　预防子痫、心脑血管意外和胎盘早剥等严重母胎并发症。收缩压 ≥ 160mmHg 和（或）舒张压 ≥ 110mmHg 的高血压孕妇必须降压治疗，收缩压 ≥ 140mmHg 和（或）舒张压 ≥ 90mmHg 的高血压孕妇可以使用降压治疗；妊娠前已用降压药治疗的孕妇应继续降压治疗。

2. 目标血压　孕妇无并发脏器功能损伤，收缩压应控制在 130 ～ 155mmHg，舒张压应控制在 80 ～ 105mmHg；孕妇并发脏器功能损伤，则收缩压应控制在 130 ～ 139mmHg，舒张压应控制在 80 ～ 89mmHg。降压过程力求下降平稳，不可波动过大。为保证子宫胎盘血流灌注，血压不可低于 130/80mmHg。

3. 常用的口服降压药物　拉贝洛尔、硝苯地平短效或缓释片、肼屈嗪。如口服药物血压控制不理想，可使用静脉用药：拉贝洛尔、尼卡地平、酚妥拉明、肼屈嗪。为防止血液浓缩、有效循环血量减少和高凝倾向，妊娠期一般不使用利尿剂降压。不推荐使用阿替洛尔和哌唑嗪。禁用血管紧张素转化酶抑制剂（ACEI）和血管紧张素 II 受体拮抗剂（ARB）。

（1）拉贝洛尔（labetalol）：为 α、β 肾上腺素受体阻滞剂，使血管阻力降低而降低血压，但不影响肾及胎盘血流量，并可促进胎儿肺成熟，对抗血小板凝集。该药显效快，不引起血压过低或心率加快。用法：50 ～ 150mg 口服，每日 3 ～ 4 次。静脉注射：初始剂量 20mg，10 分钟后若无有效降压则剂量加倍，最大单次剂量 80mg，直至血压控制，每日最大总剂量 220mg。静脉滴注：50 ～ 100mg 加入 5% 葡萄糖溶液 250 ～ 500ml 中静脉滴注，根据血压调整滴速，血压稳定后改口服。不良反应为头皮刺痛及呕吐。

（2）硝苯地平（nifedipine）：钙离子通道阻滞剂，可抑制平滑肌收缩，使全身血管扩张，血压下降，并有助于抑制宫缩。因其降压作用迅速，现不主张舌下含化。用法：10mg 口服，每日 3 次，24 小时总量不超过 60mg，可连续应用数周。其不良反应为心悸、头痛。

（3）尼莫地平（nimodipine）：亦为钙离子通道阻滞剂，对脑血管有选择性扩张，改善脑缺氧。用法：20 ～ 60mg 口服，每日 2 ～ 3 次；或 20 ～ 40mg 加入 5% 葡萄糖溶液 250ml 中静脉滴注，每日 1 次，不良反应为心悸、恶心、头痛及颜面潮红。

（4）肼屈嗪（hydralazine）：为妊娠期高血压疾病的首选药物。是 α 受体阻滞剂，可直接作用于小动脉平滑肌，使外周血管扩张而降低血压，同时兴奋交感神经而增加心率和心排血量，从而增加脑、肾、子宫胎盘血流灌注。用法：10 ～ 20mg，每日 2 ～ 3 次口服；或 20 ～ 40mg 加入 5% 葡萄糖溶液 250 ～ 500ml 内静脉滴注。根据血压调整滴速，使血压维持在（140 ～ 150）/（90 ～ 100）mmHg 即可，避免血压过低影响胎盘灌注。不良反应为心率加快、潮热、头痛等。有心脏病或心力衰竭者不宜用此药。

（5）甲基多巴（methyldopa）：可兴奋血管运动中枢的 α 受体、抑制中枢神经冲动外传导而降低血压，妊娠期使用效果较好。用法：250mg 口服，每日 3 次。其副作用为嗜睡、口干、便秘、心动过缓。哺乳期慎用。

（6）酚妥拉明（regitine）：为 α 受体阻滞剂，可扩张小动脉，降低心脏后负荷，增加心排血量，并改善心肌供血。因其降压作用快，且有增强心功能作用，故为妊娠期高血压疾病心脏病的首选药。用法：10 ～ 40mg 加入 5% 葡萄糖溶液 100 ～ 500ml 中静脉滴注，根据血压调整滴速。用此药必须血容量充足，外周循环阻力高。

（7）硝普钠（sodium nitroprusside）：为速效血管扩张剂，它释放出 NO，直接扩张周围血管使血压下降。因该药能迅速通过胎盘进入胎儿体内，其代谢产物（硫氰化盐）对胎儿有毒性作用，故不宜在妊娠期使用，仅用于产后血压过高而其他降压药无效时。用法：50mg 加于 5% 葡萄糖溶液 500ml

内，缓慢静脉滴注。因其遇光易变质，滴注瓶应用锡纸遮盖。用药期间应严密监测血压及心率。

（8）硝酸甘油（nitroglycerin）：作用于氧化亚氮合酶，可同时扩张动脉和静脉，降低前后负荷，主要用于合并心力衰竭和急性冠脉综合征时高血压急症的降压治疗。起始剂量 5 ～ 10μg/min 静脉滴注，每 5 ～ 10 分钟增加滴速至维持剂量 20 ～ 50μg/min。

（四）镇静药物

镇静药物可缓解孕产妇精神紧张、焦虑症状，改善睡眠，当应用硫酸镁无效或有禁忌时可用于预防并控制子痫。

1. 地西泮（diazepam） 具有较强的镇静、抗惊厥、肌肉松弛作用，对胎儿及新生儿的影响较小。用法：2.5 ～ 5.0mg 口服，每日 3 次或睡前服用；10mg 肌内注射或静脉缓慢推入（＞2 分钟）可用于预防子痫发作。1 小时内用药超过 30mg 可能发生呼吸抑制，24 小时总量不超过 100mg。

2. 冬眠药物 可广泛抑制神经系统，有助于解痉降压，控制子痫抽搐。冬眠合剂由哌替啶100mg、氯丙嗪 50mg、异丙嗪 50mg 组成，通常以 1/3 或 1/2 量肌内注射，或加入 5% 葡萄糖 250ml 内静脉滴注。氯丙嗪可使血压急剧下降，导致肾及子宫胎盘血供减少，导致胎儿缺氧，且对母儿肝脏有一定的损害，现仅用于硫酸镁治疗效果不佳者。

3. 苯巴比妥钠 具有较好的镇静、抗惊厥、控制抽搐作用，用于子痫发作时 0.1g 肌内注射，预防子痫发作时 30mg 口服，每日 3 次。该药可致胎儿呼吸抑制，分娩前 6 小时宜慎用。

（五）利尿药物

一般不主张应用，仅用于全身性水肿、急性心力衰竭、肺水肿或血容量过多且伴有潜在性肺水肿者。常用利尿药有呋塞米、甘露醇等。呋塞米常用 20 ～ 40mg 加入 25% 葡萄糖 20 ～ 40ml 中静脉缓慢推入，如病情需要可重复使用。甘露醇为渗透性利尿药，常用 20% 甘露醇 250ml 快速静脉滴注，15 ～ 20 分钟滴完。禁用于心力衰竭及肺水肿。

（六）促胎儿肺成熟

孕周小于 34 周的孕妇予以地塞米松促胎儿肺成熟，用法：地塞米松 5mg 肌内注射每日 2 次，共 1 ～ 2 天；或地塞米松 10mg 静脉注射，每日 1 次，共 1 ～ 2 天。

（七）适时终止妊娠

终止妊娠是治疗妊娠期高血压疾病的有效措施。

1. 终止妊娠的指征 见处理原则。

2. 终止妊娠的方式 ①引产：适用于病情控制后，宫颈条件成熟者（Bishop 评分≥6 分）。可行人工破膜引产，破膜后羊水清亮者再静脉滴注缩宫素。引产过程中密切注意患者主诉、血压、尿量、胎心、羊水及产程进展，在第一产程应保持产妇安静和充分休息，以会阴后-侧切开术、胎头吸引或低位产钳助产缩短第二产程。第三产程应预防产后出血。产程中一旦出现头晕、眼花、恶心、呕吐等症状，病情加重，或产程进展异常者立即以剖宫产结束分娩。②剖宫产：病情严重，出现其他并发症，不能耐受产程刺激者；宫颈条件不成熟，不能在短时间内经阴道分娩；人工破膜引产失败；胎儿胎盘功能明显减退，或胎儿监护提示胎儿窘迫征象者。子痫抽搐不能控制，或经治疗已控制而不能自行临产者；其他产科指征，如胎盘早剥、前置胎盘等。

产后子痫多在产后 24 小时直至产后 10 天发生，故产后应注意子痫的防治。

（八）子痫的处理

子痫是妊娠期高血压疾病最严重的阶段，对母儿危害极大，是本病导致母儿死亡的最主要原因，处理如下：

1. 控制抽搐 立即地西泮 10mg 缓慢静脉推注，同时 25% 硫酸镁 20ml 加于 25% 葡萄糖溶液 20ml 静脉推注（＞5 分钟），继之用以 1 ～ 2g/h 静脉滴注，维持血药浓度，控制抽搐。

2. 降压 血压过高时给予静脉降压药。

3. 纠正缺氧 间断面罩吸氧。

4. 防治各种并发症 有心力衰竭者用毛花苷 C 0.4mg 加入 50% 葡萄糖溶液 20ml 静脉推注。有肺水肿者或少尿者可用呋塞米 20 ～ 40mg 加入 25% 葡萄糖溶液 20 ～ 40ml 中静脉缓慢推入。有脑水肿者用 20% 甘露醇 250ml 快速静脉滴注。

5. 护理 与治疗同样重要。置于单人暗室，专人护理，保持环境安静，避免各种刺激以免诱发抽搐；如有义齿应取出并在口腔内置压舌板，防止口舌咬伤，防止窒息；防止坠地受伤；密切观察体温、脉搏、呼吸、血压、神志、尿量、出入量。

6. 密切观察病情变化　做各种检查了解母儿状态，根据病情及检查结果积极处理。

7. 抽搐控制后终止妊娠　抽搐控制 2 小时后可考虑终止妊娠。宫颈条件不成熟，应行剖宫产结束分娩。

案例 7-6 分析

1. 该患者抽搐的主要鉴别诊断　本例患者抽搐后昏迷，主要应与癫痫相鉴别。癫痫患者往往有癫痫史，一般无高血压、蛋白尿、水肿，而且抽搐后很快清醒，故可排外癫痫可能。

根据上述病史特点、临床特点、实验室及辅助检查可诊断产前子痫。

2. 该患者的临床处理

（1）处理原则：控制抽搐，纠正缺氧，控制血压，抽搐控制后终止妊娠。

（2）临床处理具体措施

1）控制抽搐：硫酸镁 4g 加入 5% 葡萄糖溶液 20ml 静脉缓慢注射 > 5 分钟，再静脉滴注硫酸镁 15g 加入 5% 葡萄糖溶液 1000ml，以每小时 1～2g 的速度滴注。应用硫酸镁治疗前必须明确：①膝反射应存在；②呼吸 > 16 次 / 分；③尿量每小时 ≥ 17ml 或每 24 小时 ≥ 400ml；④备有 10% 葡萄糖酸钙，出现镁中毒症状，即刻用 10% 葡萄糖酸钙静脉注射，并停用硫酸镁。

2）镇静：地西泮 10mg 静脉注射；必要时可重复使用。

3）降压：拉贝洛尔静脉滴注剂量为 50mg 加入 5% 葡萄糖溶液 250ml 中静脉滴注，20～40 滴 / 分。或酚妥拉明 10～20mg 加入 5% 葡萄糖溶液 100～200ml 静脉滴注，根据血压调整滴速。必要时可重复应用。

4）消除脑水肿、改善毛细血管通透性、降颅内压，可用地塞米松 10mg 墨菲管滴注，呋塞米 20mg 加入 50% 葡萄糖溶液 40ml 静脉注射。

5）记录 24 小时出入量；间断面罩给氧；密切监护母儿情况，包括动态监测生命体征、血尿常规、凝血功能及肝肾功能、血气分析、电解质等，监测眼底变化及心电图，并根据检查结果调整治疗方案；密切监护胎儿情况。

6）子痫控制 2 小时后可考虑终止妊娠。应以剖宫产为宜。

（3）护理指导

1）密切观察体温、脉搏、呼吸、血压、神志、膝反射，记录 24 小时出入量。

2）置于单人暗室，专人护理，保持环境安静，避免声、光刺激，口腔内置压舌板防止口舌咬伤，防止窒息及受伤等。

（胡万芹）

第七节　妊娠期肝内胆汁淤积症

案例 7-7

孕妇，29 岁，无业，孕 1 产 0，因停经 33 周，全身瘙痒半个月于 2018 年 9 月 5 日入院。患者平时月经正常，末次月经 2018 年 1 月 16 日，于停经 30 多天出现恶心呕吐等早孕反应，停经 4 个多月初感胎动，未到医院做任何产前检查。2018 年 8 月 21 日起无明显诱因出现全身瘙痒，呈持续性，以夜间为甚，严重时无法入睡而入院。既往体健，否认肝炎及皮肤病史，否认药物过敏史。体格检查：T 36℃，P 76 次 / 分，BP 110/76mmHg，R 20 次 / 分，神志清楚，营养发育尚可，步入病房，检查合作，全身皮肤呈轻度黄，全身见多处抓痕，以四肢及腹部为甚。胸部对称，两肺呼吸音清，未闻及干、湿啰音。心率 76 次 / 分，律齐，各瓣膜区未闻及病理性杂音。腹膨隆，肝脾未触及，腹软，无压痛及反跳痛。脊柱四肢形态正常，生理反射存在，病理反射未引出。产科检查：腹部膨隆，呈纵椭圆形，宫高 29cm，腹围 90cm，胎位 ROA，胎心率 136 次 / 分，头先露，未入盆，无宫缩。骨盆内外测正常。实验室检查：血常规示红细胞（RBC）3.8×10^{12}/L，血红蛋白（Hb）120g/L，白细胞（WBC）9.4×10^9/L，中性粒细胞百分比 76%，淋巴细胞百分比 24%。尿常规示蛋白阴性，尿胆红素（++），尿胆原阴性，RBC 0～1/HP，WBC 1～2/HP。肝功能示谷草转氨酶（AST）60U/L，谷丙转氨酶（ALT）95U/L，总胆汁酸（CA）60μmol/L，总胆红素 63μmol/L，直接胆红素 45μmol/L。肾功能正常。

> **问题：**
> 1. 本案例的诊断是什么？有哪些诊断依据？
> 2. 应进一步完善哪些检查？
> 3. 此患者如何处理及选择分娩方式？

妊娠期肝内胆汁淤积症（intrahepatic cholestasis of pregnancy，ICP）是一种在妊娠期出现皮肤瘙痒及黄疸为特点的妊娠并发症，妊娠时诱发、分娩后消退，其早产率及围生儿死亡率高，发病率为0.8% ～ 12.0%，有明显地域和种族差异，国内上海、四川省发病率较高，国外智利、瑞典发病率最高。

一、高危因素

1. 有慢性肝胆基础病，如丙型肝炎、非酒精性肝硬化、胆结石或胆囊炎、非酒精性胰腺炎，有口服避孕药诱导的肝内胆汁淤积症病史。

2. 有 ICP 家族史者。

3. 前次妊娠有 ICP 病史者，再次妊娠的 ICP 复发率为 40% ～ 70%。

4. 双胎妊娠孕妇 ICP 发病率较单胎妊娠显著升高，而 ICP 发病与多胎妊娠的关系仍需进一步研究并累积资料。

5. 人工授精妊娠的孕妇，ICP 发病危险度相对增加。

二、病　因

目前尚未十分明确，可能与雌激素、遗传及环境因素有密切的关系。

1. 雌激素　临床研究发现：①高雌激素水平的多胎妊娠者，ICP 的发生率比单胎妊娠高 6 倍。②ICP 多发生在妊娠晚期，正值雌激素分泌的高峰期，并在产后迅速消失。③应用含雌激素及孕激素避孕药的妇女发生胆汁淤积症的临床表现与 ICP 的临床表现类似。④应用避孕药的妇女妊娠时发生 ICP 者，再次妊娠时复发率高；但测定 ICP 患者血雌、孕激素水平与正常妊娠相似，提示可能与雌激素的高敏感性有关。妊娠期体内雌激素水平大幅增加，雌激素可使 Na^+/K^+-ATP 酶活性下降，胆汁流量降低，胆盐转运受到阻碍；使肝细胞膜的流动性下降，从而使胆盐的通过受阻；雌激素还作用于肝细胞表面的雌激素受体，改变肝细胞蛋白质的合成，导致胆汁回流增加。上述因素综合作用可能导致 ICP 的发生。

2. 遗传与环境因素　流行病学研究发现，世界各地 ICP 发病率明显不同，北欧的瑞典、芬兰，南美的智利、玻利维亚是高发地区，我国长江流域如上海、四川、江苏等地区的发生率较高，华北地区及华南地区发生率比较低。在母亲或姐妹中有 ICP 病史的妇女中 ICP 发生率明显增高，ICP 亲代遗传特性符合孟德尔优势遗传规律，表明遗传及环境因素在 ICP 发生中起一定作用。

三、病理变化

1. 肝脏的变化　光镜下见肝结构完整。肝细胞无明显炎症或变性表现，胆小管直径正常或有轻度扩张，部分毛细胆管内可见胆栓。电镜下肝细胞线粒体肥大，毛细胆管有不同程度扩张，管腔内充满颗粒状高密度电子物质，微毛扭曲、水肿或消失。

2. 胎盘的变化　胎盘滋养细胞增生，合体滋养层增厚，合体血管膜减少，毛间质稀疏水肿，毛间隙变窄。

四、诊　断

（一）临床表现

1. 症状　瘙痒是首先出现的症状，常起于 28 ～ 32 周，但亦有早至妊娠 12 周者，瘙痒程度不一，可自轻度瘙痒至严重的瘙痒，呈持续性，白昼轻，夜间加剧。个别甚至发展到无法忍受而要求终止妊娠。瘙痒一般先从手掌和脚掌开始，然后逐渐向肢体近端延伸至腹部及全身，甚至发展到面部，但侵及黏膜者极少。瘙痒症状大多在分娩后 1 ～ 2 天消失，少数在 1 周或 1 周以上消失。

2. 体征　四肢及腹部可见抓痕，瘙痒发生的数日至数周内（平均 2 ～ 4 周）部分患者出现黄疸，发生率较低。程度较轻。部分患者黄疸与瘙痒同时发生，一般在分娩后 1 ～ 2 周消退，持续至 1 个月以上者少见。发生黄疸时患者粪便色变浅，尿色加深。胎儿预后与有无黄疸关系密切，有黄疸者其羊水粪染、新生儿窒息及围生儿死亡的发生均显著增加。肝大且质地软，有轻压痛，无急慢性肝病体征。

（二）辅助检查

1. 血清胆酸测定 血清甘胆酸（CG）在诊断与程度分类中的稳定性差，故在 ICP 诊断及监测中以总胆汁酸水平作为检测指标更为合理。空腹血总胆汁酸水平 $\geq$ 10μmol/L 可诊断 ICP。ICP 孕妇总胆酸水平较健康孕妇显著上升，总胆汁酸水平升高，伴或不伴肝酶水平升高就足以支持 ICP 的诊断和严重程度辨别。

2. 肝功能测定 谷丙转氨酶、谷草转氨酶、血清 α 谷胱甘肽转移酶在 ICP 表现为轻度升高。部分 ICP 患者 GGT 水平升高。即使胆汁酸水平正常，但其他原因无法解释的肝功能异常，主要是血清谷丙转氨酶、谷草转氨酶水平轻、中度升高，可诊断 ICP，肝功能在分娩后 4～6 周恢复正常。

3. 胆红素 血清胆红素水平正常或轻度升高，以直接胆红素水平升高为主。

4. 病毒学检查 诊断单纯性 ICP 应在排除肝炎病毒、EB 病毒、巨细胞病毒感染的基础上。

5. 肝胆 B 型超声检查 虽然 ICP 肝脏无特征性改变，但建议常规行肝胆 B 型超声检查以排除孕妇肝胆系统基础病。

无瘙痒症状及非 ICP 高危孕妇，妊娠 32～34 周常规测定总胆汁酸水平和肝酶水平，有 ICP 高危因素者，妊娠 29～30 周时测定总胆汁酸水平和肝酶水平，测定结果正常者于 3～4 周后复查。总胆酸水平正常，但存在无法解释的肝功能异常也应密切随访，每 1～2 周复查 1 次。

（三）临床分型

根据瘙痒程度、起病时间、血清总胆汁酸、肝酶的高低及黄疸情况分为轻型与重型，比较一致的观点认为，总胆汁酸水平与围生结局密切相关。

1. 轻型 ①血清总胆汁酸 $\geq$ 10～40μmol/L；②临床症状以皮肤瘙痒为主，无明显其他症状。

2. 重度 ①血清总胆汁酸 $\geq$ 40μmol/L；②临床症状：瘙痒严重；③伴有其他情况，如多胎妊娠、妊娠期高血压疾病、复发性 ICP、曾因 ICP 致围生儿死亡等；④早发型 ICP；⑤国际上尚无基于发病时间的 ICP 分度，但早期发病者其围生儿结局更差，也应该归入重度 ICP 中。

五、鉴别诊断

主要应与妊娠合并病毒性肝炎鉴别，乙肝患者有消化系统症状，且谷丙转氨酶及胆红素升高明显，病情并不随妊娠终止而迅速好转或结束，故区别此两病并不困难。诊断 ICP 还需排除其他能引起瘙痒、黄疸和肝功能异常的疾病。若患者出现剧烈呕吐、精神症状或高血压，则可考虑妊娠急性脂肪肝和子痫前期，而 ICP 患者症状和实验室检查异常在分娩后很快消失，有助于鉴别。

六、ICP 对母儿的影响

1. 对孕妇的影响 ICP 患者胆盐分泌量不足，维生素 K 的吸收减少，致使肝脏合成凝血因子量减少，易导致产后出血，也可发生糖、脂代谢紊乱。

2. 对胎儿的影响 由于胆汁酸毒性作用使围生儿发病率和死亡率明显升高。可发生胎儿窘迫、孕期羊水胎粪污染、胎膜早破、早产、胎儿生长受限、新生儿颅内出血，新生儿神经系统后遗症及不能预测的胎儿突然死亡等。

七、治　疗

治疗目的是缓解瘙痒症状，降低血胆酸水平，恢复肝功能，加强胎儿宫内状况的监护，以便及时发现胎儿缺氧并采取相应措施，从而改善妊娠结局。

（一）药物治疗

目前本病尚无理想的治疗药物。

1. 熊去氧胆酸 作用机制尚不明确，可能是改变胆汁酸池的成分，替代肝细胞膜上对细胞毒性大的疏水性的内源性胆酸，抑制肠道对疏水性胆酸的重吸收，降低血胆酸水平，改善胎儿环境从而延长胎龄，用量 1～2g/d，分 3 次口服，共 20 日。瘙痒症状和生化指标均有明显改善，但停药后又有反复。

2. S- 腺苷蛋氨酸 该药可以改善某些妊娠结局，停药后存在反跳，建议作为 ICP 临床二线药或联合治疗，剂量：静脉注射每日 1g，疗程 12～14 天，口服 500mg，每日 2 次，对于重度、进展性、难治性 ICP 患者可考虑熊去氧胆酸、S- 腺苷蛋氨酸两者联合治疗。

3. 维生素 K 产前使用维生素 K 减少出血风险。

4. 护肝药物 肝酶水平升高这可加用护肝药物。

5. 其他 如血浆置换等可能有效，但缺乏证据支持。

（二）产科处理

1. 对症处理 注意休息，左侧卧位，吸氧每日2～3次，每次30分钟，以提高胎儿对缺氧的耐受性。

2. 产前监护 ICP患者的胎儿在宫内变化往往十分突然，因此应积极地监护方法包括胎动计数及胎儿电子监护，必要时行胎儿生物物理评分，并检测胎儿肺成熟情况，行B超检查及胎盘功能测定。

3. 适时终止妊娠 ICP对母儿的主要危险是胎儿突然宫内死亡，特别是容易发生在临产即将开始时。这类情况主要发生在重型ICP患者。终止妊娠指征：轻度ICP，妊娠38～39周终止妊娠，重度ICP，妊娠34～37周终止妊娠，根据治疗反应，有无胎儿宫内窘迫、双胎或合并其他母体并发症等因素综合考虑。

（1）阴道分娩指征：①轻度ICP；②无其他产科剖宫产指征者；③孕周＜40周。分娩过程中应避免产程过长及宫缩过强等，若存在胎儿窘迫状态，放宽剖宫产指征。

（2）剖宫产指征：①重度ICP；②既往有ICP病史，并存在与之相关的死胎、死产、新生儿窒息或死亡史；③胎盘功能严重下降或高度怀疑胎儿窘迫；④合并双胎或多胎、重度子痫前期等；⑤存在其他阴道分娩禁忌者。

案例7-7分析

1. 本例初步诊断 ①孕1产0，宫内妊娠33周，右枕前位（ROA），单胎妊娠；②妊娠期肝内胆汁淤积症（重型）。

2. 本例诊断依据 ①病史特点：停经33周，全身瘙痒半个月；②临床特点：全身皮肤瘙痒，四肢及腹部见多处抓痕，黏膜轻度黄，产科检查子宫增大与孕周相符，胎方位ROA，胎心率136次/分；③辅助检查：血总胆酸＞40μmol/L，ALT及AST均增高，而且ALT＞90U/L，总胆红素及直接胆红素增高，尿蛋白阴性，尿胆红素（++）。

3. 本例患者的临床处理

（1）处理原则：缓解瘙痒症状，恢复肝功能，降低血胆酸水平，密切监测胎儿宫内情况，促胎儿肺成熟，适时终止妊娠。

（2）临床处理措施

1）左侧卧位；吸氧，每日2～3次，每次30分钟；胎动计数。

2）加强母儿监护：主要是对胎儿的监护，包括定期行NST、B超检查，了解胎盘功能及胎儿肺成熟度。动态监测总胆酸、肝功能及凝血功能的变化。

3）药物治疗：熊去氧胆酸口服，1～2g/d，分3次口服。

4）适时终止妊娠：当出现剖宫产指征或检测胎儿肺已成熟者，可考虑终止妊娠，以剖宫产为宜。终止妊娠前3天每日予以维生素K₁ 10mg肌内注射，每日2次至产后2天。

（胡万芹）

第八节　前置胎盘

案例7-8

孕妇，女性，31岁，妊娠33周，阴道流血4小时来门诊就诊。今晨患者无明显诱因突然出现阴道流血，色红，如月经量，无明显腹胀、腹痛、头晕、气促等，无身体其他部位出血。自诉孕期一般情况良好，胎动正常。患者既往体健，孕4产0，人工流产3次。体格检查：T 36.8℃，P 90次/分，R 20次/分，BP 120/80mmHg。面色红润，精神尚可，呼吸均匀，腹部无压痛及反跳痛。专科检查：宫高30cm，腹围106cm，胎心率148次/分，胎位LOA，先露高浮，未触及明显宫缩，双下肢不肿。阴道少量流血，未行内诊。

问题：

1. 最可能的诊断是什么？

2. 为明确诊断，应进一步做什么检查？

3. 确诊后应如何处理？

正常胎盘附着于子宫体的前壁、后壁或侧壁。妊娠 28 周后，胎盘仍附着于子宫下段，或者其下缘达到或覆盖宫颈内口，位置低于胎先露部，称为前置胎盘（placenta previa）。前置胎盘是妊娠晚期阴道流血的主要原因之一，是严重的妊娠期的并发症，病情易突然加重而危及母儿安全。其发生率国内报道为 0.24% ~ 1.57%，国外报道为 0.5% ~ 0.9%，近年来有上升趋势。

一、病　因

病因不完全清楚，但高龄产妇（＞35岁）、经产妇及多产妇、吸烟或吸毒妇女为高危人群。其病因可能与以下因素有关。

（一）子宫内膜病变或损伤

多产、多次刮宫及子宫手术史等是前置胎盘的高危因素。上述因素可引起子宫内膜炎或子宫内膜受损，使子宫内膜蜕膜生长不全，再次受孕时子宫蜕膜血管形成不良，胎盘血供不足，为摄取足够营养，刺激胎盘面积增大延伸到子宫下段。

（二）胎盘面积过大

双胎或多胎妊娠时，胎盘面积较单胎面积增大而达子宫下段。

（三）胎盘形态异常

如主胎盘位于子宫体而副胎盘位于子宫下段近子宫颈内口，膜状胎盘大而薄，可扩展到子宫下段。

（四）受精卵滋养层发育迟缓

受精卵到达子宫腔时，滋养层尚未发育到可以着床的阶段，继续向下游走到达子宫下段，并在该处着床而发育成前置胎盘。

二、分　类

根据胎盘边缘与宫颈内口的关系，将前置胎盘分为 4 种类型（图 7-10）。

1. 完全性前置胎盘（total placenta praevia）　或称中央性前置胎盘（central placenta praevia），胎盘组织完全覆盖宫颈内口。

2. 部分性前置胎盘（partial placental praevia）　是指胎盘组织部分覆盖宫颈口。

3. 边缘性前置胎盘（marginal placental praevia）　是指胎盘附着于子宫下段，边缘到达宫颈内口但不超越宫颈内口。

4. 低置胎盘（low lying placenta）　胎盘附着于子宫下段，边缘距宫颈内口＜20mm，但未达到宫颈内口。

胎盘下缘与宫颈内口的关系可随妊娠及产程的进展而改变，诊断时期不同，分类也不同，通常以临床处理前的最后一次检查来决定其分类。

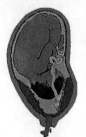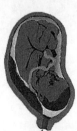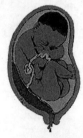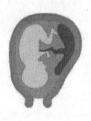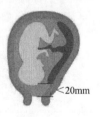

　完全性前置胎盘　　边缘性前置胎盘　　部分性前置胎盘　　正常胎盘　　低置胎盘

图 7-10　前置胎盘分类

根据疾病的凶险程度，前置胎盘又可分为凶险性和非凶险性。凶险性前置胎盘（pernicious placenta previa）指前次有剖宫产史，此次妊娠为前置胎盘，发生胎盘植入的危险约为 50%。

三、临床表现

1. 症状　典型症状为妊娠晚期或临产时，发生无诱因、无痛性反复阴道流血。妊娠晚期子宫下段逐渐伸展，牵拉宫颈内口，宫颈管缩短；临产后规律宫缩使宫颈管消失成为软产道一部分。宫颈口扩张，附着于子宫下段及宫颈内口的胎盘前置部分不能相应伸展而与其附着处分离，血窦破裂出血。前置胎盘出血前无明显诱因，初次出血量一般不多，剥离处血液凝固后，出血停止；也有初次即发生致命性大出血而导致休克的情况。由于子宫下段不断伸展，前置胎盘出血常反复发生，出血量也越来越多。阴道流血发生孕周迟早、反复发生次数、出血量多少与前置胎盘类型有关。完全性前置胎盘初次出血时间多在妊娠28周左右，称为警戒性出血；边缘性前置胎盘出血多发生在妊娠晚期或临产后，出血量较少；部分性前置胎盘的初次出血时间、出血量及反复出血次数，介于两者之间。

2. 体征　患者一般情况与出血量有关，大量出血呈现面色苍白、脉搏增快微弱、血压下降等休克表现。腹部检查：子宫软，无压痛，大小与妊娠周数相符。子宫下段有胎盘占据，影响胎先露部入盆，故胎先露高浮，常并发胎位异常。反复出血或一次出血量过多可使胎儿宫内缺氧，严重者胎死宫内。当前置胎盘附着于子宫前壁时，可在耻骨联合上方闻及胎盘杂音。临产时检查见宫缩为阵发性，间歇性子宫完全松弛。

注：前置胎盘诊断尚不能排除时，阴道检查应慎重，肛门检查则应禁止。

> **案例 7-8 分析**
> 1. 多次妊娠、子宫腔手术史（孕4产0）。
> 2. 妊娠晚期（停经33周）无诱因、无痛性阴道流血史。
> 3. 体征：子宫与妊娠月份相符，腹软无压痛。
> 故本病例最可能诊断：前置胎盘。

四、诊　　断

（一）病史

妊娠晚期无痛性阴道流血，且既往有多次刮宫、分娩史，子宫手术史，孕妇不良生活习惯，辅助生殖技术或高龄孕妇、双胎等病史。有上述症状及体征，对前置胎盘的类型可做出初步判断。

（二）辅助检查

1. 超声检查　在妊娠的任何时期，如怀疑前置胎盘，推荐使用经阴道超声进行检查。其准确性明显高于经腹超声，并具有安全性（证据等级：Ⅱ-2A）。超声检查诊断前置胎盘，建议使用下述测量方法以指导临床：当胎盘边缘未达到宫颈内口，测量胎盘边缘距宫颈内口的距离；当胎盘边缘覆盖了宫颈内口，测量超过宫颈内口的距离，精确到毫米（证据等级：Ⅱ-2A）。

2. MRI 检查　有条件的医院，怀疑合并胎盘植入者，可选择 MRI 检查。与经阴道超声检查相比，MRI 对胎盘定位无明显优势。

（三）前置胎盘状态的随访

妊娠中期前置胎盘状态常因胎盘"移行"而发生变化，最终的诊断取决于妊娠周数、胎盘边缘与宫颈内口的关系。妊娠中期超声检查发现前置胎盘状态者建议经阴道超声随访，并根据情况增加超声随访次数。妊娠18～23周时胎盘边缘达到但没有覆盖宫颈内口（0mm），持续前置胎盘状态的可能性基本为零。如覆盖宫颈内口范围超过25mm，分娩时前置胎盘的发生率为40%～100%。

> **案例 7-8 分析**
> 为明确诊断，应进一步做 B 型超声检查。据胎盘边缘与宫颈内口的关系确定前置胎盘的类型（图 7-11）。
> 目前，国际上公认的前置胎盘诊断标准如下：
> 1. 孕中晚期无痛性阴道流血。
> 2. 体格检查提示子宫大小与孕周相符，无宫体压痛等不适。
> 3. 超声检查提示"前置胎盘"。

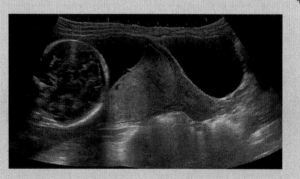

图 7-11　胎盘完全覆盖宫颈内口，此例病例为完全性前置胎盘

五、鉴别诊断

前置胎盘主要应与胎盘早剥、脐带帆状附着前置血管破裂、阴道静脉曲张破裂出血及宫颈病

变如息肉、糜烂、宫颈癌等产前出血相鉴别。结合病史，通过 B 型超声检查及分娩后检查胎盘，一般可确诊。

六、对母儿的影响

1. 产时、产后　出血附着于前壁的胎盘行剖宫产时，当子宫切口无法避开胎盘，则出血明显增多。胎儿娩出后，子宫下段肌组织菲薄，收缩力较差，附着于此处的胎盘不易完全剥离，且开放的血窦不易关闭，故常发生产后出血，量多且难以控制。

2. 植入性胎盘　子宫下段蜕膜发育不良，胎盘绒毛穿透底蜕膜，侵入子宫肌层，形成植入性胎盘，使胎盘剥离不全而发生产后出血。

3. 产褥感染　前置胎盘剥离面接近宫颈外口，细菌易经阴道上行侵入胎盘剥离面，加之多数产妇因反复失血而致贫血、体质虚弱，容易发生产褥期感染。

4. 围产儿预后不良　出血量多可致胎儿窘迫，甚至缺氧死亡。为挽救孕妇或胎儿生命而提前终止妊娠，早产率增加，新生儿死亡率高。

七、处　理

治疗原则为抑制宫缩、止血、纠正贫血、预防感染、适时终止妊娠。根据前置胎盘类型、出血程度、妊娠周数、胎儿宫内状况、是否临产等进行综合评估，给予相应治疗。

（一）期待治疗

期待治疗的目的是在母儿安全的前提下，延长妊娠时间，提高胎儿存活率。适用于妊娠＜36周，一般情况良好，胎儿存活，阴道流血不多，无须紧急分娩的孕妇。需在有母儿抢救能力的医疗机构进行。对于有阴道流血的患者，强调住院治疗（证据等级：Ⅱ-2C）。密切监测孕妇生命体征及阴道流血情况。常规进行血常规、凝血功能检测并备血。监护胎儿情况，包括胎心率、胎动计数、胎儿电子监护及胎儿生长发育情况。

1. 一般处理　阴道流血期间绝对卧床，建议侧卧位。血止后可适当活动。

2. 纠正贫血　目标是维持血红蛋白含量在 110g/L 以上，血细胞比容在 30% 以上，增加母体储备，改善胎儿宫内缺氧情况。

3. 止血　在期待治疗过程中，常伴发早产。对于有早产风险的患者可酌情给予宫缩抑制剂，防止因宫缩引起的进一步出血，赢得促胎儿肺成熟的时间。常用药物有硫酸镁、β 受体激动剂、钙通道阻滞剂、非甾体抗炎药、缩宫素受体抑制剂等。

在使用宫缩抑制剂的过程中，仍有阴道大出血的风险，应做好随时剖宫产手术的准备。值得注意的是，宫缩抑制剂与肌松剂有协同作用，可加重肌松剂的神经肌肉阻滞作用，增加产后出血的风险。

4. 糖皮质激素的使用　若妊娠＜34周，应促胎儿肺成熟。可参考早产的相关诊疗指南。

5. 保守治疗过程中阴道大出血的预测

（1）胎盘边缘出现无回声区：覆盖宫颈内口的胎盘边缘出现无回声区，出现突然大出血的风险是其他类型前置胎盘的 10 倍。

（2）位于前次剖宫产子宫切口瘢痕处的前置胎盘即"凶险型前置胎盘"，常伴发胎盘植入、产后严重出血，子宫切除率明显增高。

（二）终止妊娠

终止妊娠的时机及方式：应根据临床判断，辅以超声检查结果。

1. 紧急剖宫产　出现大出血甚至休克，为挽救孕妇生命，应果断终止妊娠。无须考虑胎儿情况。在期待治疗过程中，若出现胎儿窘迫等产科指征，胎儿已可存活，可行急诊手术。临产后诊断的部分性或边缘性前置胎盘，出血量较多，估计短时间内不能分娩者，可选择急诊剖宫产终止妊娠。

2. 择期终止妊娠　择期剖宫产，为目前处理前置胎盘的首选。

对于无症状的前置胎盘合并胎盘植入者可于妊娠 36 周后终止妊娠。无症状的完全性前置胎盘，妊娠达 37 周，可考虑终止妊娠；边缘性前置胎盘满 38 周可考虑终止妊娠；部分性前置胎盘应根据胎盘遮盖宫颈内口情况适时终止妊娠。

子宫切口的选择，原则上应尽量避开胎盘，以免增加孕妇和胎儿失血。对于前壁胎盘，根据产前超声胎盘定位及胎位，剖宫产切口应尽量避开胎盘，灵活选择子宫切口。胎儿娩出后，立即子宫肌壁注射宫缩剂,如缩宫素、前列腺素制剂等,待子宫收缩后徒手剥离胎盘。也可用止血带将子宫下段血管扎紧数分钟,以利胎盘剥离时的止血,但需警惕结扎部位以下的出血。若剥离面出血多,应参照产后出血的处理。若采取各项措施均无效,应向家属交代病情,果断切除子宫。

3. 阴道分娩 边缘性前置胎盘、低置胎盘,出血少,枕先露;部分性前置胎盘,宫颈口已扩张,估计短时间内可以结束分娩者,在有条件的医疗机构,备足血源的同时可在严密监测下行阴道试产(证据等级:Ⅱ-2A)。经阴道分娩而发生产后出血,胎盘剥离面的止血方法参考剖宫产时的处理。

(三)抗感染治疗

期待治疗过程中筛查感染与否,预防性使用抗生素。终止妊娠时在胎盘剥离后预防性使用抗生素。

(四)转诊及转运

一旦确诊完全性前置胎盘,应在二级以上医院进行产前检查及治疗。若阴道反复出血或大出血而当地无条件处理,应在充分评估母胎安全、输液、输血的条件下,迅速转院。

> **案例 7-8 分析**
> 处理:停经33周,胎儿未成熟,如出血不多,孕妇一般情况好,以期待疗法为主。如出血多,危及孕妇及胎儿生命,以手术终止妊娠为宜。

(胡万芹)

第九节 胎盘早剥

> **案例 7-9**
> 患者,女性,30岁。因停经35周,血压增高12天,下腹痛伴阴道流血4小时急诊抬入院。
> 患者停经40多天出现早孕反应,妊娠4个多月自觉胎动,妊娠5个多月首次产检,测血压98/66mmHg。妊娠33周在当地医院检查发现血压145/100mmHg,胎心、胎位正常,水肿(++),无头晕、头痛,予休息、降压处理,入院前一晚11时30分突感持续性腹痛,进行性加剧,伴有恶心、呕吐、出汗及阴道流血,凌晨4时救护车急送入院。患者既往体健,孕2产1。
> 查体:T 37℃,R 22次/分,P 120次/分,BP 100/50mmHg。急性病面容,面色苍白,神清合作,注意力不集中,恐慌。皮肤湿冷,心率120次/分,律齐,双下肢、会阴部四陷性水肿。
> 专科检查:腹部膨隆如孕足月大小,子宫底位于剑突下2横指处,张力高,子宫不能放松,呈板状,子宫左侧前壁有明显压痛,胎方位扣不清,胎心音遥远。
> 问题:
> 1. 本病例最可能的诊断是什么?
> 2. 为明确诊断,应进一步做什么检查?
> 3. 确诊后应如何处理?

妊娠20周后或分娩期,正常位置的胎盘在胎儿娩出前部分或全部从子宫壁剥离称为胎盘早剥(placental abruption),胎盘早剥是妊娠晚期严重并发症,具有起病急骤、发展迅速的特点,若诊断处理不及时可危及母儿生命。胎盘早剥的发病率:国外为1%,国内为0.46%~2.10%,围生儿死亡率为20%~35%。

一、病 因

胎盘早剥确切的原因及发病机制至今尚未完全阐明,可能与以下主要危险因素有关。

(一)孕妇血管病变

妊娠期高血压疾病,尤其是重度子痫前期、慢性高血压、慢性肾脏疾病或全身血管病变的孕妇,主要由于底蜕膜螺旋小动脉痉挛或硬化,引起远端毛细血管变性坏死甚至破裂出血,血液在底蜕膜层与胎盘之间形成胎盘后血肿,致使胎盘与子宫壁分离;妊娠晚期或临产后,孕妇长时间仰卧位,妊娠子宫压迫下腔静脉,回心血量减少,血压下降,子宫静脉淤血,静脉压突然升高,蜕膜静脉床淤血或破裂,形成胎盘血肿,导致部分或全部胎盘剥离。

（二）机械性因素

外伤尤其是腹部直接受到撞击或跌倒时腹部直接着地、外倒转术矫正胎位、脐带过短（＜30cm）或因脐带绕颈、绕体等相对过短时，分娩过程中胎儿下降牵拉脐带均可造成胎盘剥离；胎盘位于子宫前壁，羊膜腔穿刺时刺破胎盘附着处血管，血管破裂出血也可引起胎盘剥离。

（三）子宫腔内压力骤减

胎膜早破；双胎分娩时第一个胎儿娩出过快；羊水过多时，人工破膜后羊水流出过快，子宫腔内压力骤减，子宫骤然收缩，胎盘与子宫壁发生错位剥离。

（四）其他高危因素

其他高危因素有高龄产妇、经产妇、吸烟、可卡因滥用、孕妇代谢异常、孕妇有血栓形成倾向、子宫肌瘤（尤其是胎盘附着部位肌瘤）等。有胎盘早剥史的孕妇再次发生胎盘早剥的风险比无胎盘早剥史者高10倍。

二、病理及病理生理改变

胎盘早剥主要病理变化是底蜕膜出血，形成血肿，使胎盘自附着处分离。按病理分为3种类型（图7-12）。显性剥离（revealed abruption）或外出血，为底蜕膜出血，量少，出血很快停止，多无明显的临床表现，仅在产后检查胎盘时发现胎盘母体面有凝血块及压迹，若底蜕膜继续出血，形成胎盘后血肿，胎盘剥离面随之扩大，血液经胎盘边缘沿胎膜与子宫壁之间自宫颈管向外流出，有阴道流血。隐性剥离（concealed abruption）或内出血，若胎盘边缘仍附着于子宫壁或由于胎先露部固定于骨盆入口，使血液存聚于胎盘与子宫壁之间，无阴道流血。混合性出血（mixed bleeding），由于子宫内有妊娠产物存在，子宫肌不能有效收缩以压迫破裂的血窦而止血，血液不能外流，胎盘后血肿越积越大，子宫底随之升高。当出血达到一定程度时，仍然会由胎盘边缘及胎膜向外流，此型对母儿威胁大。偶有出血穿破胎膜溢入羊水中成为血性羊水。

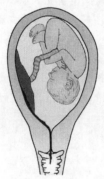
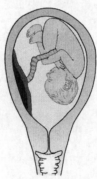
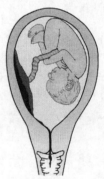

显性剥离（外出血）　　　隐性剥离（内出血）　　　混合性出血

图7-12　胎盘早剥的类型

胎盘早剥发生内出血时，血液积聚于胎盘与子宫壁之间，随着胎盘后血肿逐渐增大，局部压力也逐渐增高，可使血液向子宫肌层浸入，引起肌纤维分离、断裂甚至变性。当血液浸及至子宫浆膜层时，子宫表面呈紫蓝色瘀斑，严重时整个子宫呈紫铜色，尤以胎盘附着处为明显，称为子宫胎盘卒中（uteroplacental apoplexy），又称库弗莱尔子宫（Couvelaire uterus）。有时血液还可渗入输卵管系膜、卵巢皮下阔韧带。子宫肌纤维受血液浸润，收缩力减弱，可造成产后出血。

严重的胎盘早剥，尤其胎死宫内者可发生凝血功能障碍，从剥离处坏死绒毛和蜕膜中释放大量组织凝血活酶（Ⅲ因子）进入母体血液循环，激活凝血系统导致弥散性血管内凝血（DIC），肺、肾等脏器的毛细血管内均可有微血栓形成，造成脏器损害。胎盘早剥持续时间越长，促凝物质不断进入母血，DIC继续发展，激活纤维蛋白溶解系统，产生大量的纤维蛋白原降解产物（FDP），继而引发纤溶亢进，加剧凝血功能障碍。

三、临 床 表 现

胎盘早剥的典型症状是阴道流血、腹痛、子宫收缩和子宫压痛，但疾病的严重程度可能与阴道出血量不相符，某些胎盘早剥的出血隐匿于剥离的胎盘和子宫之间，称为隐匿性出血。后壁胎盘的隐性剥离多表现为腰背部疼痛，子宫压痛可不明显。

胎盘早剥的分级见表7-7。

表7-7 胎盘早剥的分级

分级	临床特征
0级	胎盘后有小凝血块，但无临床症状
I级	阴道出血；可有子宫压痛和子宫强制性收缩；产妇无休克发生，无胎儿窘迫发生
II级	可能有阴道出血；产妇无休克，有胎儿窘迫发生
III级	可能有外出血；子宫强制性收缩明显，触诊呈板状；持续性腹痛，产妇发生失血性休克，胎儿死亡；30%的产妇有凝血功能指标异常

案例7-9分析

1. 停经35周。
2. 血压增高12天。
3. 突感持续腹痛。
4. 专科检查：腹部膨隆如孕足月大小，子宫底位于剑突下2横指，张力高，子宫不能放松呈板状，子宫左侧前壁有明显压痛，胎方位扪不清，胎心音遥远。
5. 内出血表现：面色苍白，皮肤湿冷，心率120次/分，血压100/50mmHg。

最可能的诊断：胎盘早剥。

四、辅助检查

1. 超声检查　不是诊断胎盘早剥的敏感手段，准确率在25%左右。超声检查无异常发现也不能排除胎盘早剥，但可用于前置胎盘的鉴别诊断及保守治疗的病情监测。

2. 胎心监护　用于判断胎儿的宫内状况，胎盘早剥时可出现胎心监护的基线变异消失、变异减速、晚期减速、正弦波形及胎心率缓慢等。

3. 实验室检查　主要监测产妇的贫血程度、凝血功能、肝肾功能及电解质等。进行凝血功能检测和纤溶系统确诊试验，以便及时发现DIC。

案例7-9分析

为明确诊断，应进一步做B型超声检查，了解是否有胎盘后血肿及剥离面大小。同时做实验室检查（血细胞分析，凝血功能检查，DIC筛查试验与纤溶确诊试验），以了解出血程度及是否合并凝血功能障碍。

此例患者B超声像符合胎盘早剥诊断（图7-13）。

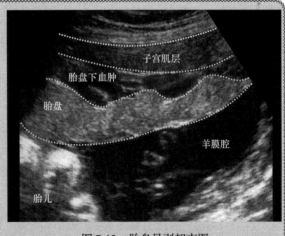

图7-13　胎盘早剥超声图

五、诊断和鉴别诊断

根据病史、症状、体征，结合实验室检查结果做出临床诊断并不困难（表7-8）。

表7-8 胎盘早剥的鉴别诊断

鉴别要点	胎盘早剥	前置胎盘	先兆子宫破裂
高危因素	常伴发与妊娠期高血压疾病或外伤史	经产妇多见	头盆不称、分娩梗阻或瘢痕子宫病史
腹痛	发病急，剧烈腹痛	无腹痛	腹痛拒按、烦躁不安

续表

鉴别要点	胎盘早剥	前置胎盘	先兆子宫破裂
阴道流血	有内、外出血，以内出血为主，阴道出血量与全身失血症状不成正比，严重时也可出现血尿	外出血，阴道出血量与全身失血症状成正比	少量阴道出血，可出现血尿
子宫	子宫板样硬，有压痛，可比妊娠月份大	子宫软，与妊娠月份一致	强烈子宫收缩
胎心胎位	胎位不清，胎心音弱或消失	胎位清楚，胎心音一般正常	胎位尚清楚，胎儿有宫内窘迫
阴道检查	无胎盘组织触及	子宫口可触及胎盘组织，胎盘下缘低于胎先露部	无胎盘组织触及，胎盘检查正常
超声检查	胎盘位置正常，胎盘后有时有血肿	胎盘下缘低于胎先露部	胎盘检查正常
胎盘检查	早剥部分有凝血块压迹	无凝血块压迹；胎膜破口距胎盘边缘在 7cm 内	无特殊变化

六、并 发 症

（一）DIC 和凝血功能障碍

胎盘早剥是妊娠期发生凝血功能障碍最常见的原因，Ⅱ度及Ⅲ度胎盘早剥，尤是伴有宫内死胎时约 1/3 患者可发生。临床表现为皮肤、黏膜及注射部位出血，子宫出血不凝或凝血块较软，甚至发生血尿、咯血和呕血。对胎盘早剥病者入院后应严密观察，结合实验室检查结果，注意 DIC 发生及凝血功能障碍的出现，一旦发生 DIC，病死率较高，应积极预防。

（二）产后出血

胎盘早剥发生子宫胎盘卒中时，可影响子宫肌收缩及凝血功能，导致产后出血。临床表现为胎盘娩出后发生大量阴道出血，血液不凝，子宫轮廓不清及出血性休克的症状和体征。若并发 DIC，产后出血难以纠正，引起休克，多脏器功能衰竭，脑垂体及肾上腺皮质坏死，导致希恩综合征（Sheehan syndrome）的发生。

（三）急性肾衰竭

胎盘早剥多伴发妊娠期高血压疾病、慢性高血压、慢性肾脏疾病等，在此基础上加之失血过多、休克时间过长及 DIC 等因素，均可严重影响肾血流量，导致肾皮质或肾小管缺血坏死，出现急性肾衰竭。

（四）羊水栓塞

胎盘早剥时，剥离面的子宫血窦开放，若胎盘后的出血穿破羊膜，血液进入羊水，则羊水可反流入剥离面开放的子宫血管，进入母体血液循环，羊水中的有形成分形成栓子栓塞肺血管致羊水栓塞。

（五）胎儿宫内死亡

若胎盘早剥面积大，出血多，胎儿可因缺血缺氧而死亡。

七、预 防

加强产前保健，积极防治妊娠期高血压疾病、慢性高血压、肾脏疾病；胎位异常行外倒转术纠正时，动作应轻柔；羊膜腔穿刺应在 B 型超声引导下进行，以免误穿胎盘；妊娠晚期或分娩期，应鼓励孕妇做适量的活动，避免长时间仰卧；避免腹部外伤；羊水过多或双胎分娩时，避免子宫腔内压力骤然降低。

八、治 疗

胎盘早剥的治疗应根据孕周、早剥的严重程度、有无并发症、宫口开大情况、胎儿宫内状况等决定。

1. 纠正休克 监测产妇生命体征，积极输血、补液维持血液循环系统的稳定，有 DIC 表现者要尽早纠正凝血功能障碍。使血红蛋白维持在 100g/L，血细胞比容＞30%，尿量＞30ml/h。

2. 监测胎儿宫内情况 持续监测胎心以判断胎儿的宫内情况。对于有外伤史的产妇，疑有胎盘早剥时，应至少行 4 小时的胎心监护，以早期发现胎盘早剥。

3. 终止妊娠

（1）阴道分娩：①如胎儿已死亡，在评价产妇生命体征平稳的前提下首选阴道分娩。严重的胎盘早剥常致胎儿死亡，且合并凝血功能异常，抢救产妇是治疗的重点。应尽快实施人工破膜减压及促进产程进展，减少出血。缩宫素的使用要慎重，以防子宫破裂。如伴有其他异常，如胎横位等可行剖宫产术。应强调根据不同情况，进行个体化处理。②胎儿存活者，以显性出血为主，宫口已开大，经产妇一般情况较好，估计短时间内能结束分娩者，人工破膜后可经阴道分娩。分娩过程中密切观察血压、脉搏、宫底高度、宫缩与出血情况，建议全程行胎心电子监护，了解胎儿宫内状况，并备足血制品。

（2）剖宫产术分娩：妊娠 32 周以上，胎儿存活，胎盘早剥 Ⅱ 级以上，建议尽快、果断进行剖宫产术，以降低围产儿死亡率。阴道分娩过程中，如出现胎儿窘迫征象或破膜后产程无进展者，应尽快行剖宫产术。近足月的轻度胎盘早剥者，病情可能随时加重，应考虑终止妊娠并建议行剖宫产术分娩。

4. 保守治疗 对于妊娠 32～34 周 0～Ⅰ 级胎盘早剥者，可予以保守治疗。妊娠 34 周以前者需给予皮质类固醇激素促胎儿肺成熟。妊娠 28～32 周，以及 <28 妊娠周的极早产产妇，如为显性阴道出血、子宫松弛，产妇及胎儿状态稳定时，行促胎儿肺成熟的同时考虑保守治疗。分娩时机应权衡产妇及胎儿的风险后再决定。保守治疗过程中，应密切行超声检查，监测胎盘早剥情况。一旦出现明显阴道出血、子宫张力高、凝血功能障碍及胎儿窘迫时，应立即终止妊娠。

5. 产后出血的处理 由于凝血功能障碍及子宫收缩乏力，胎盘早剥患者常发生产后出血。应给予促宫缩药物，针对性补充血制品。另可采用压迫止血、动脉结扎、动脉栓塞、子宫切除等手段控制出血。

6. 严重并发症的处理 强调多学科联合治疗，在 DIC 处理方面应重点补充血容量及凝血因子，在改善休克状态的同时及时终止妊娠，以阻止凝血物质继续进入血管内而发生消耗性凝血。对肾功能不全的处理，在改善休克后仍少尿者（尿量 <17ml/h）则给予利尿药（呋塞米、甘露醇等）处理。注意监测肾功能，维持电解质及酸碱平衡，必要时行血液透析治疗。

（胡万芹）

第十节 羊水过多

妊娠期间羊水量超过 2000ml 称羊水过多（polyhydramnios）。羊水过多时羊水的外观、性状与正常者并无异样。羊水过多分为急性和慢性两种，少数孕妇羊水在数日内急剧增多，症状明显，称为急性羊水过多；多数孕妇羊水增多较慢，在数周或更长时间内逐渐增长，症状不明显，称为慢性羊水过多。羊水过多的发生率为 0.5%～1.0%。

一、病　因

羊水过多病因尚不清楚，可能与胎儿和母体的一些疾病有关，但是大部分病因尚不明确。

（一）胎儿畸形

胎儿畸形是羊水过多的主要因素，18%～40% 合并胎儿畸形。

1. 神经管缺陷 最常见，占 50%，多为无脑儿、脑膨出与脊柱裂。无脑儿不具备中枢吞咽反射及缺乏抗利尿激素致尿量增多，导致羊水过多；脑膨出与脊柱裂者脑脊膜裸露，脉络膜组织增殖、渗出液增加，导致羊水过多。

2. 消化及呼吸系统畸形 占 25%，如食管闭锁、小肠高位闭锁及腭裂，因胎儿不能吞咽羊水，胎儿肺发育不全无呼吸动作，影响羊水吸收，导致羊水过多。

3. 多发畸形 占 5%～10%，如先天性脑血管畸形、心血管畸形及肺囊状腺瘤等与羊水过多有关，多系统、多脏器畸形常伴羊水过多，机制未明。

（二）胎儿染色体异常

18 三体、21 三体、13 三体可能会引起羊水过多。

（三）多胎妊娠

多胎妊娠羊水过多的发生率为单胎妊娠的 10 倍以上，尤以单卵双胎居多，此时两个胎儿间血液循环相互沟通，占优势胎儿，循环血量多，尿量增加，致使羊水过多，多发生在其中体重较大的胎儿。

（四）母亲合并症

母亲合并症占20%，如糖尿病、ABO或Rh血型不合、妊娠期高血压疾病、孕妇严重贫血。糖尿病孕妇的胎儿血糖也增高，胎儿多尿而排入羊水中。母儿血型不合时，胎盘及绒毛水肿影响液体交换。

（五）胎盘、脐带病变

胎盘、脐带病变如巨大胎盘、胎盘绒毛血管瘤，可致羊水过多，可能因绒毛水肿影响羊水交换；脐带帆状附着也能导致羊水过多。

（六）特发性羊水过多

特发性羊水过多约占30%，至今原因不明，未合并孕妇、胎儿或胎盘异常。

二、诊　断

（一）临床表现

1. 急性羊水过多　较少见。多发生在妊娠20～24周，由于羊水急速增多，数日内子宫急剧增大，产生一系列压迫症状，腹腔脏器向上推移，横膈上举，孕妇呼吸运动受限，出现呼吸困难，胸闷气急，甚至发绀。腹壁张力过大而感到疼痛，严重者皮肤变薄，皮下静脉清晰可见。巨大的子宫压迫下腔静脉，影响静脉回流，出现下肢及外阴部水肿及静脉曲张，孕妇行走不便，不能平卧，仅能端坐，表情痛苦。腹部检查发现子宫明显大于孕周，子宫张力大，胎位不清，胎心音遥远。

2. 慢性羊水过多　较多见，多数发生在妊娠晚期，数周内或更长时间内羊水缓慢增多，且为轻度或中度羊水增多，多数孕妇无自觉不适，仅在产前检查时，见腹部膨隆，宫高及腹围大于同期孕妇，妊娠图宫高曲线超出正常百分位数，腹壁皮肤发亮、变薄，触诊时腹壁张力大，胎位不清，胎心遥远。

（二）辅助检查

1. B型超声检查　是诊断羊水过多的重要辅助方法之一，不仅可了解羊水量，还可发现是否有胎儿畸形。

诊断标准：①羊水最大暗区垂直深度测定（羊水池，amniotic fluid volume，AFV）＞8cm考虑为羊水过多（此指标方法简单，检查方便，但准确性相对较差）；②羊水指数（amniotic fluid index，AFI），即孕妇平卧，头高30°，将腹部经脐横线与腹白线作为标志点，分为四个区，测定各区最大羊水暗区相加而得。国内资料显示，羊水指数＞25cm为羊水过多（为目前最常用的方法）。经比较AFI显著优于AFV。羊水过多时，胎儿在子宫腔内只占小部分，肢体呈自由体态，漂浮于羊水中，可诊断大部分的胎儿畸形，如唇裂、脊柱裂、脑积水及无脑儿等最常见神经管畸形，腹壁疝、膈疝、21三体综合征等畸形均能通过超声诊断，因此，如B型超声检查发现羊水过多后，一定要仔细检查胎儿重要器官结构。

2. 甲胎蛋白（AFP）的检测　神经管缺损胎儿畸形易合并羊水过多，羊水AFP平均值超过同期正常妊娠平均值3个标准差以上，母血清AFP平均值超过同期正常妊娠平均值2个标准差以上，有助于临床诊断。

3. 其他检查　羊水过多由糖尿病引起者，需检测血糖、血酮、尿糖、尿酮；当羊水过多是由血型不合引起时，应检测夫妇双方的血型及抗体效价。

三、对母儿的影响

（一）对母体影响

1. 子宫收缩乏力　子宫过度膨大，子宫肌纤维过度伸展，分娩时可发生原发性宫缩乏力、产程延长或产后出血。

2. 胎盘早剥　破膜时突然大量羊水流出，使子宫骤然缩小，致使正常位置胎盘与宫壁发生错位，出现胎盘早剥。

3. 手术产率增加　羊水过多者胎位异常发生率高且易出现宫缩乏力，致使手术产率增加。

4. 子宫腔内压力过高　羊水过多者往往因子宫腔压力过高诱发早产、胎膜早破、妊娠期高血压疾病。

（二）对胎儿影响

羊水过多围生儿的死亡率是羊水正常组的2.1倍，主要影响是胎儿畸形和巨大儿，突然大量羊水流出可致早产、脐带脱垂、胎儿窘迫及胎死宫内，故围生儿死亡率高。

四、处　　理

根据胎儿有无畸形、孕周和孕妇自觉症状的严重程度而定。

（一）羊水过多合并胎儿畸形

应及时终止妊娠。终止妊娠方法如下。

1. 羊水腔穿刺引产　慢性羊水过多者，一般情况较好，压迫症状不明显，可经羊膜腔穿刺，放出一定量的羊水后注入依沙吖啶引产。

2. 人工破膜　应行高位破膜，让羊水缓慢流出，以免宫腔内压骤减而引起胎盘早剥。破膜放水过程注意血压、脉搏及阴道流血情况。放水后腹部放置沙袋或加腹带包扎以防血压骤降甚至休克。破膜后 12 小时无宫缩，应用抗生素防止感染，如 24 小时仍无宫缩，应加用缩宫素、前列腺素等引产，胎儿娩出后，及时应用宫缩剂促进宫缩，预防产后出血。

（二）羊水过多合并胎儿正常

1. 胎龄＜ 37 周，压迫症状明显时，应行羊膜腔穿刺放羊水　在 B 型超声监测下进行，以 15 ～ 18 号腰椎穿刺针经腹羊膜腔穿刺放羊水，其速度为每小时 500ml，一次放水以孕妇症状缓解为度，不宜超过 1500m，以免放水较多引起早产，放水后羊水继续增长，可于 1 ～ 2 周后重复穿刺减压，延长孕周。同时也可经羊膜腔内注入地塞米松促胎儿肺成熟，操作应在严格消毒下进行。

2. 前列腺素合成酶抑制剂的应用　吲哚美辛具有降低胎儿肺的液体生成，增加胎儿肺吸收，降低胎儿尿液的生成，增加羊水通过胎膜以减少羊水的作用。用量 1.5 ～ 3mg/（kg·d），分 3 次口服，每天总量不超过 200mg，用药后 1 周胎尿减少最明显，羊水可减少。若羊水再增多，可重复应用，吲哚美辛可致动脉导管狭窄或过早关闭，不宜长期应用。用药期间，每周做 1 次 B 型超声监测羊水量及应用多普勒超声检查动脉导管的血流，一旦发现并发症，应停药或减量。

3. 胎龄达 37 周以上，羊水量反复增长者　可先行羊水 L/S 比值检测，判断胎儿成熟度，然后人工破膜，终止妊娠。

4. 病因治疗　积极治疗糖尿病等合并症，母胎血型不合可酌情行宫内输血治疗。

无论选用何种方法放羊水，均应从腹部固定胎儿为纵产式，严密观察宫缩，注意胎盘早剥症状及脐带脱垂的发生，预防产后出血。

（胡万芹）

第十一节　羊水过少

妊娠晚期羊水量少于 300ml 者，称羊水过少（oligohydramnios）。羊水过少可发生在妊娠任何时期，早、中期的羊水过少多以流产而告终，而临床上发生的羊水过少多在妊娠 28 周以后，是妊娠晚期的并发症。发病率为 0.4% ～ 4.0%。羊水过少者胎儿脐带受压，胎儿宫内窘迫的发生率明显增加，羊水过少出现越早，围生儿的预后越差，故现羊水过少越来越受到重视。

一、病　　因

羊水过少原因不明，临床多见于下列情况。

（一）胎儿畸形

以泌尿系畸形为主，如胎儿先天肾缺如、肾发育不全、多囊肾、输尿管或尿道闭锁或狭窄，无尿或少尿致羊水过少。

（二）胎盘功能异常

过期妊娠、胎儿生长受限、妊娠期高血压疾病和胎盘退行性变，均可致胎盘功能异常，胎盘灌注不足，胎儿脱水，宫内慢性缺氧引起胎儿血液循环重新分配，为保障脑和心脏的血供，而使肾血流量下降，以及胎儿成熟过度，其肾小管对抗利尿激素的敏感性增高，胎儿尿的生成减少致羊水过少。

（三）羊膜病变

羊膜上皮细胞坏死或退行性变时，羊膜细胞分泌减少。电镜下可见羊膜细胞表面的微绒毛变短、数量减少，细胞萎缩，有鳞状上皮化生现象，细胞内粗面内质网及高尔基复合体也减少，使液体和物质交换受到限制。故认为某些原因不明的羊水过少可能与羊膜本身病变有关。

（四）母亲因素

孕妇脱水，血容量不足，服用某些药物，如利尿剂、布洛芬、卡托普利等。

二、诊 断

（一）临床表现

宫高、腹围比同期正常妊娠月份小，子宫敏感性增高，轻微刺激即可诱发宫缩，胎体浮动感不明显，胎儿臀先露多见，胎动时孕妇感腹痛；临产后阵痛剧烈，宫缩多不协调，宫口扩张缓慢，产程延长，易发生胎儿宫内窘迫，人工破膜或自然破膜后无羊水或仅有少量黏稠液体及胎粪流出。若羊水过少发生在妊娠早期，胎膜可与胎体粘连，造成胎儿畸形，甚至肢体短缺。若发生在妊娠中、晚期，子宫周围的压力直接作用于胎儿，容易引起胎儿肌肉骨骼畸形，如斜颈、屈背、手足畸形。

（二）B 型超声检查

B 型超声检查是诊断羊水过少的重要方法，其敏感性为 77%，特异性为 95%，但其诊断标准意见尚不统一。既往采用羊水最大暗区（最大羊水池）垂直深度测定法（AFV），最大羊水池 ≤ 2cm 为羊水过少；≤ 1cm 为严重羊水过少。现应用羊水指数（AFI）诊断羊水过少更敏感、更准确。AFI ≤ 8.0cm 时应警惕羊水过少可能；以 AFI ≤ 5.0cm 为羊水过少。除羊水池外，B 型超声还可同时发现是否有胎儿畸形、羊水和胎儿交界不清、胎儿肢体挤压蜷曲、胎盘胎儿面与胎体明显接触等。

（三）羊水直接测量

破膜后流出羊水总量少于 300ml 即可诊断。其性质黏稠、混浊、暗绿色。直接测量法最大的缺点是不能早期诊断。

三、处 理

根据胎儿是否畸形、孕周及羊水量多少而定。

（一）期待治疗

定期 B 型超声检查及加强监护，B 型超声检查发现羊水过少时，应进一步分析其原因，检查孕妇血清及羊水中 AFP 或胎儿细胞染色体以排除胎儿先天畸形，如有致命性畸形应及时终止妊娠，如无畸形继续妊娠者，定期复查 B 超，了解 AFI、NST、生物物理评分，以便早期发现胎儿宫内窘迫，积极处理。

（二）增加羊水量

1. 多饮水及补液 可通过增加母体血容量经胎盘使胎儿血容量增加及尿液增多而保持适当的羊水量。每天可输液 2000ml 并嘱孕妇多饮水。

2. 羊膜腔灌注 对无致命性畸形的羊水过少可行羊膜腔灌注生理盐水而改善羊水过少围生儿结局，同时有助于脐带穿刺和胎儿宫内治疗，并能增强超声分辨相关畸形的能力。方法：在 B 型超声的引导下行羊膜腔穿刺及注入 37℃生理盐水，以每分钟 15 ～ 20ml 的速度灌注，一直滴至胎心率变异减速消失或 AFI > 8cm。若输液后 AFI ≥ 8cm，但胎心监测不能改善，停止输液，按胎儿宫内窘迫处理羊膜腔灌注是一种安全、经济、有效的治疗方法，但有发生绒毛膜炎、胎盘早剥、胎膜早破、自然流产、早产等并发症的可能，也有文献报道此方法不能降低剖宫产和新生儿窒息的发生率，反而可能增加胎粪吸入综合征的发生率。

（三）终止妊娠

羊水过少是胎儿危险的重要信号。对于羊水过少合并胎儿畸形，已确诊，尽早终止妊娠，可行引产，若妊娠已足月，胎儿已成熟，尤其是合并过期妊娠、妊娠期高血压疾病、胎儿生长受限、胎儿宫内窘迫等，应尽快终止妊娠。方法选择应依具体情况而定，有以下情况可选择剖宫产：①合并妊娠期高血压疾病、胎儿生长受限、胎儿窘迫等；②行人工破膜未见羊水或严重胎粪污染；③胎心监护异常；④宫颈条件差，Bishop 评分低，估计短时间内不能经阴道分娩。如经产妇，宫颈条件好，Bishop 评分高，估计短时间内能经阴道分娩，可试行，但一定要密切观察产程进展及加强胎心监护。从临床观察来看，除胎儿畸形外，选择剖宫产结束分娩可明显降低围生儿的死亡率。

（胡万芹）

第八章　妊娠合并内外科疾病

第一节　心　脏　病

妊娠合并心脏病发生心力衰竭是导致孕产妇死亡的重要原因，在我国孕产妇死因顺序中居第二位，为非直接产科死因的第一位。妊娠合并心脏病的发病率为 1% ～ 4%。

> **案例 8-1（1）**
>
> 孕妇，23 岁，因停经 33 周，咳嗽、气促 2 天，于 2005 年 10 月 21 日 9 时到医院就诊。孕妇平素月经规则，3 ～ 4 天 /30 天，末次月经：2005 年 6 月 10 日，早孕及中孕经过无特殊，未行门诊系统产检。2005 年 10 月 21 日无诱因出现咳嗽、气促，到当地诊所就诊，拟"感冒"予药物治疗（具体药物不详），用药后患者症状无减轻，咳嗽加重，尤以夜间为甚，咳白色泡沫痰，休息时无不适，轻微活动即感心悸、气促；无发热，大小便、饮食正常。本次为第一次妊娠，既往体健，否认有肺病史，上中学时学校体检发现"心脏杂音"，未行进一步检查；家族史无特殊。体格检查：体温 37℃，脉搏 112 次 / 分，血压 110/70mmHg，可平卧，皮肤未见发绀。心肺听诊：心率 112 次 / 分，律齐，胸骨左缘第 2、3 肋间闻及 3 级吹风样收缩期杂音，肺底部闻及少量湿啰音，双下肢无水肿。产科检查：子宫底高度 27cm，腹围 83cm，胎方位 LOT，胎心率 146 次 / 分，律齐。
>
> **问题：**
>
> 1. 该孕妇应相步考虑什么诊断？
>
> 2. 需要做什么进一步检查以明确诊断？

一、妊娠对心血管系统的影响

（一）妊娠期心血管系统的变化

随着妊娠的进展，子宫逐渐增大，胎盘循环建立，母体代谢率增高，母体对氧及循环血液的需求量增加，在血容量、血流动力学等方面发生一系列变化。

1. 孕期血容量的变化从妊娠第 6 周开始。

2. 心排血量的变化为适应血容量的增加，孕早期开始出现心排血量增加，在妊娠 4 ～ 6 个月时增加最多，较孕前平均增加 30% ～ 50%。心排血量增加的结果，妊娠中晚期心率逐渐加快，至分娩前 1 ～ 2 个月心率平均每分钟增加 10 次。

3. 孕期心脏体征的变化妊娠晚期子宫增大、膈肌上升使心脏向左向上移位，心尖搏动向左移位 2.0 ～ 3.0cm。由于心脏负担加重，心排血量和心率增加，导致心肌轻度肥大。心尖部第一心音和肺动脉瓣第二心音增强，并可有轻度收缩期杂音。这种心脏改变有时与器质性的心脏病不易区别，增加了妊娠期心脏病诊断的难度。

（二）分娩期

分娩期为心脏负担最重的时期。每次宫缩时有 250 ～ 500ml 的血液被挤入体循环，回心血量增加，同时心排血量也相应增加约 24%，血压升高、脉压增大以及中心静脉压增加。第二产程由于孕妇屏气用力使右心压升高，如原有左向右分流的先天性心脏病患者，转为右向左分流而出现发绀。胎儿胎盘娩出后，胎盘循环停止，子宫突然缩小，子宫血窦内约有 500ml 血液突然进入体循环。另外，腹腔内压骤减，大量血液向内脏灌注，造成血流动力学急剧波动。此时，患心脏病的孕妇极易发生心力衰竭。

（三）产褥期

产后 3 日内仍是心脏负担较重的时期。一方面子宫复旧使一部分血液进入体循环，另一方面孕期组织间潴留的液体也开始回到体循环，使循环血量再度增加。心脏病产妇此时仍应警惕心力衰竭的发生。

综上所述，妊娠 32 ～ 34 周、分娩期、产后 3 天内是心脏负担最重的三个时期，也是心脏病孕妇最易发生心力衰竭的时期。

二、妊娠合并心脏病的诊断

由于正常妇女妊娠期可出现心悸、气促、踝部水肿、乏力、心动过速等症状，检查有心脏稍扩大、心尖区轻度收缩期杂音等体征。以上症状和体征酷似心脏病，所以增加了心脏病诊断的难度。当出现以下症状和体征时，应警惕器质性心脏病。

1. 病史　孕前已诊断心脏病或有风湿热病史，有心悸、气短、心力衰竭史者。

2. 症状　本次妊娠期有心功能异常的表现，如经常性夜间端坐呼吸、胸闷、胸痛、劳力性呼吸困难、咯血等。

3. 体征　心界明显增大；心脏听诊有 2 级以上舒张期或粗糙的 3 级以上全收缩期杂音，严重的心律失常、心包摩擦音等；有发绀、杵状指、持续性颈静脉怒张等。

4. 辅助检查

（1）心电图：严重心律失常，如心房颤动、心房扑动、三度房室传导阻滞、ST 段及 T 波异常改变等。

（2）超声心动图：具有无创性的优点，临床上广泛用于心脏结构及传导方面的检测，当显示心腔扩大、心肌肥厚、瓣膜运动异常、心脏结构畸形等，应警惕心脏病。

（3）X 线检查：显示心脏明显扩大。

（4）心导管检查：能准确了解心脏结构的改变及心脏各部分压力的变化。由于是一种有创性检查，在孕期较少应用。

三、妊娠合并心脏病孕产妇心功能分级

（一）主观功能量分级

纽约心脏病协会（NYHA）依据心脏病患者对日常体力活动的耐受力，对心脏主观功能量（functional capacity）进行评估，将心脏功能分为 4 级，此分级方法同样适用于孕产妇。

Ⅰ级：一般体力活动不受限。

Ⅱ级：一般体力活动稍受限，活动后心悸、轻度气短，休息时无症状。

Ⅲ级：一般体力活动显著受限，休息时无不适，轻微日常工作即感到不适、心悸、呼吸困难或既往有心力衰竭史。

Ⅳ级：不能进行任何体力活动，休息时仍有心悸、呼吸困难等心力衰竭表现。

（二）客观严重程度分级

对心脏病患者根据客观检查手段（心电图、负荷试验、X线、超声心动图等）来评估，分为 4 级。

A 级：无心血管疾病的客观依据。

B 级：客观检查表明属于轻度心血管病患者。

C 级：属于中度心血管疾病患者。

D 级：属于重度心血管疾病患者。

其中轻、中、重度没有做出明确规定，由医生根据检查进行判断。以上两种分级各有优缺点，主观功能量分级的依据是主观症状，不依赖任何器械检查，简便易行，但有时与客观检查差距甚大；因此临床上两种分级方案并行使用，如心功能Ⅱ级C、Ⅰ级B等。

四、心脏病患者对妊娠耐受能力的判断

与心脏病的类型、严重程度、是否手术矫治、心功能级别、孕期监护以及医疗条件等多种因素有关。

（一）妊娠期心脏病的分类

美国妇产科医生协会（ACOG）根据心脏病患者在孕产期的死亡率，将妊娠期心脏病分为 3 类。

Ⅰ类：孕产期死亡率 < 1% 的一组心脏病，包括房间隔缺损、室间隔缺损、动脉导管未闭、生物瓣膜置换术后、二尖瓣狭窄伴 NYHA 心功能 Ⅰ级 或Ⅱ级等。

Ⅱ类：孕产期死亡率为 5% ～ 10% 的一组心脏病，包括二尖瓣狭窄伴心房颤动或 NYHA 心功能Ⅲ级或Ⅳ级、人造瓣膜置换术后、主动脉瓣狭窄、既往心肌梗死史等。

Ⅲ类：孕产期死亡率高达 25% ～ 50% 的一组心脏病，包括肺动脉高压、主动脉缩窄、马方

（Marfan）综合征合并主动脉受损等。

（二）心脏病患者耐受妊娠能力的判断

1. 可以妊娠 心脏病变较轻，NYHA 心功能 Ⅰ～Ⅱ级既往无心力衰竭史，亦无其他并发症者。

2. 不宜妊娠 心脏病变较重，NYHA 心功能Ⅲ～Ⅳ级，既往有心力衰竭史、有肺动脉高压、右向左分流型先天性心脏病、严重心律失常、风湿活动期、心脏病并发细菌性心内膜炎、心肌炎遗留有严重的心律不齐、围生期心肌病遗留心脏扩大，上述患者孕期极易发生心力衰竭，不宜妊娠。年龄在 35 岁以上、心脏病病程较长者发生心力衰竭的可能性极大，也不宜妊娠。心脏病妇女妊娠风险分级及分层管理详见表 8-1。

表 8-1 心脏病妇女妊娠风险分级及分层管理

妊娠风险分级	疾病种类	就诊医院级别
Ⅰ级 （孕妇死亡率未增加，母儿并发症未增加或轻度增加）	①无合并症的轻度肺动脉狭窄和二尖瓣脱垂、小的动脉导管未闭（内径≤3mm） ②已手术修补的不伴有肺动脉高压的房间隔缺损、室间隔缺损、动脉导管未闭和肺静脉畸形引流 ③不伴有心脏结构异常的单源、偶发的室上性或室性期前收缩	二、三级妇产科专科医院或者二级及以上综合性医院
Ⅱ级 （孕妇死亡率轻度增加或者母儿并发症中度增加）	①未手术的不伴有肺动脉高压的房间隔缺损、室间隔缺损、动脉导管未闭 ②法洛四联症修补术后且无残余的心脏结构异常不伴有心脏结构异常的大多数心律失常	二、三级妇产科专科医院或者二级及以上综合性医院
Ⅲ级 （孕妇死亡率中度增加或者母儿并发症重度增加）	①轻度二尖瓣狭窄（瓣口面积＞1.5cm²） ②马方综合征（无主动脉扩张），二叶式主动脉瓣病（主动脉直径＜45mm），主动脉缩窄矫治术后 ③非梗阻性肥厚型心肌病 ④各种原因导致的轻度肺动脉高压（＜50mmHg） ⑤轻度左心功能障碍或者左心射血分数40%～49%	三级妇产科专科医院或者三级综合性医院
Ⅳ级 （孕妇死亡率明显增加或者母儿并发症重度增加；需要专家咨询；如果继续妊娠，需告知风险；需要产科和心脏科专家在妊娠期、分娩期和产褥期严密监护母儿情况）	①机械瓣膜置换术后 ②中度二尖瓣狭窄（瓣口面积1.0～1.5cm²）和主动脉瓣狭窄（跨瓣压差≥50mmHg） ③右心室体循环患者或 Fontan 循环术后 ④复杂先天性心脏病和未手术的紫绀型心脏病（氧饱和度85%～90%） ⑤马方综合征（主动脉直径40～45mm）；主动脉疾病（主动脉直径45～50mm） ⑥严重心律失常（心房颤动、完全性房室传导阻滞、恶性室性期前收缩、频发的阵发性室性心动过速等） ⑦急性心肌梗死、急性冠脉综合征 ⑧梗阻性肥厚型心肌病 ⑨心脏肿瘤，心脏血栓 ⑩各种原因导致的中度动脉高压（50～80mmHg） ⑪左心功能不全（左心射血分数30%～39%）	有良好心脏专科的三级甲等综合性医院或者综合实力强的心脏监护中心
Ⅴ级 （极高的孕妇死亡率和严重的母儿并发症，属妊娠禁忌证；如果妊娠，须讨论终止问题；如果继续妊娠，需充分告知风险；需由产科和心脏专家在妊娠期、分娩期和产褥期严密监护母儿情况）	①严重的左室流出道梗阻 ②重度二尖瓣狭窄（瓣口面积＜1.0cm²）或有症状的主动脉瓣狭窄 ③复杂先天性心脏病和未手术的紫绀型心脏病（氧饱和度＜85%） ④马方综合征（主动脉直径＞45mm），主动脉疾病（主动脉直径＞50mm），先天性的严重主动脉缩窄 ⑤有围生期心肌病史并伴左心功能不全感染性心内膜炎；任何原因引起的重度肺动脉高压（≥80mmHg） ⑥严重的左心功能不全（左心射血分数＜30%）；纽约心脏病协会心功能分级Ⅲ～Ⅳ级	有良好心脏专科的三级甲等综合性医院或者综合实力强的心脏监护中心

五、心脏病患者孕产期常见并发症

（一）心力衰竭

心力衰竭是妊娠合并心脏病患者孕产期死亡的主要原因，与孕产期血流动力学的变化使心脏负担加重有关。妊娠合并心脏病若发生心力衰竭多发生在妊娠 32～34 周、分娩期及产后 3 天内。临床上早期诊断、早期治疗心力衰竭，对降低心脏病孕妇的死亡率有非常重要的意义。当孕产妇出现下述症状与体征时，应考虑为早期心力衰竭：①轻微活动后即出现胸闷、心悸、气短；②休息时，心率＞ 110 次 / 分，呼吸＞ 20 次 / 分；③夜间阵发性呼吸困难，常因胸闷而坐起呼吸，或到窗口呼吸新鲜空气；④肺底部出现少量持续性湿啰音，咳嗽后不消失。

（二）亚急性感染性心内膜炎

如泌尿生殖道感染，已有缺损或病变的心脏易发生感染性心内膜炎，感染得不到及时控制易诱发心力衰竭，因此积极预防感染对降低心脏病孕产妇死亡率有非常重要的作用。

（三）缺氧和发绀

妊娠时外周血管阻力降低，使右向左分流型先天性心脏病孕妇全身缺氧性发绀加重；无分流型先天性心脏病孕妇，可因肺动脉高压以及分娩失血等因素而诱发暂时性右向左分流，引起全身缺氧和发绀。

（四）静脉栓塞和肺栓塞

妊娠期血液呈高凝状态，若合并心脏病伴静脉压增高和静脉血流淤滞，或长时间卧床等，可诱发深部静脉血栓形成，栓子一旦脱落，可诱发肺栓塞，是孕产妇的重要死亡原因之一。

六、妊娠合并心脏病的临床处理

（一）孕前期

对于有心脏病的育龄妇女，要求做到孕前咨询，产科医师与心血管科医师共同对患者的心脏病类型、程度、心功能状态进行分析，并确定其对母儿的危险度及能否耐受妊娠等。若属不宜妊娠者，应指导患者做有效的避孕或绝育。

（二）妊娠期

1. 终止妊娠　凡不宜妊娠的心脏病孕妇，应在妊娠 12 周如行人工流产。妊娠超过 12 周时，应综合评估妊娠中期引产与继续妊娠对孕妇的风险。若决定继续妊娠，需与心血管科医生密切配合，严密监护，防治心力衰竭，使之度过妊娠与分娩。对顽固性心力衰竭、继续妊娠风险较高者，可考虑严密监护下行剖宫取胎术。

2. 定期产前检查　适宜妊娠者必须从孕早期开始定期进行产前检查。未经系统产前检查的心脏病孕产妇，其死亡率较经过系统产前检查者高 10 倍。

（1）产前检查时间：在妊娠 20 周每 2 周检查 1 次，妊娠 20 周后，尤其是 32 周以后，发生心力衰竭的概率增加，产前检查应每周 1 次。妊娠经过顺利者，在妊娠 36 ～ 38 周提前住院待产。

（2）产前检查内容：除常规产检内容外还应包括：①孕妇心脏功能评估及生命体征监护，及早发现早期心力衰竭征象以便得到及时治疗。②胎儿生长发育的监护。通过测量子宫底高度、B 超等指标监测胎儿生长，一般心脏病孕妇心功能良好者，胎儿相对较安全。另外，据报道双亲中任何一方患有先天性心脏病，其后代先天性心脏病及其他畸形的发生率较对照组增加 5 倍。因此需对这类孕妇在孕期常规进行胎儿心脏彩超检查，早期筛查及诊断胎儿先天性心脏病。

3. 防治心力衰竭

（1）注意休息：避免过劳及情绪激动，每日保证 10 小时睡眠。

（2）调整饮食、控制体重增长：应给予高蛋白、高维生素、低盐、低脂肪饮食。整个妊娠期体重增加不宜超过 10kg。

（3）预防及治疗各种引起心力衰竭的诱因：如预防上呼吸道感染，纠正贫血，治疗心律失常，防治妊娠期高血压疾病和其他合并症与并发症。

（4）动态观察心脏功能：定期进行超声心动图检查，测定心脏射血分数、每分钟心排血量、心脏排血指数及室壁运动状态等，及时评价心脏功能。

（5）心力衰竭的治疗：治疗原则与非妊娠期基本相同。不主张预防性应用洋地黄。对早期心力衰竭者给予作用和排泄较快的制剂，以防止药物在组织内积蓄，不主张用饱和量，以便根据病情变化调整药物剂量，病情好转即停药。妊娠晚期心力衰竭的患者，原则上待心力衰竭控制后再行产科处理，但应放宽剖宫产指征。如心力衰竭严重，经积极处理未能奏效，若继续发展必将危及生命时，应在控制心力衰竭的同时紧急剖宫产，取出胎儿，减轻心脏负担，以挽救孕产妇生命。

（三）分娩期

1. 选择适宜的分娩方式

（1）阴式分娩的适应证：心功能 Ⅰ～Ⅱ 级，胎儿不大，胎位正常，宫颈条件良好者，可考虑在严密监护下经阴道分娩。

（2）剖宫产指征：心功能Ⅲ～Ⅳ级，胎儿偏大，产道条件不佳者，可择期剖宫产。剖宫产可减少产妇因长时间宫缩引起的血流动力学改变，减轻心脏负担。

2. 阴道分娩的临床处理

（1）第一产程：密切注意观察血压、脉搏、呼吸、心率等生命体征，监测血氧状态，一旦发现早期心力衰竭征象，及时处理。适当应用地西泮、哌替啶等镇静剂消除紧张情绪。产程开始后应给抗生素预防感染。

（2）第二产程：避免产妇过度屏气加腹压，应行会阴后 - 侧切开术、胎头吸引或产钳助产术，尽可能缩短第二产程。

（3）第三产程：胎儿娩出后，产妇腹部放置沙袋，以防腹压骤降使回心血量急剧波动而诱发心力衰竭。防止产后出血过多而加重心肌缺血、诱发心力衰竭，可肌内注射缩宫素，或静脉滴注低浓度缩宫素（10～20U），因为高浓度缩宫素作用于心肌易引起低血压。麦角新碱禁用。产后出血过多者，应适当输血、输液，注意输液速度不可过快。

3. 剖宫产的临床处理　近年来，麻醉及剖宫产手术技术的不断提高，术中和术后监护措施的完善，使得剖宫产已比较安全，故应放宽剖宫产指征。术前即开始应用抗生素预防感染，术中密切监护生命体征及血氧饱和度，麻醉剂中不加肾上腺素，严格限制输液量及输液速度。不宜再次妊娠者，术中同时行输卵管结扎绝育术。

（四）产褥期

产后3日内，尤其是产后24小时内仍是发生心力衰竭的危险期，产妇仍需密切监护生命体征，严格控制静脉输液量及速度，防止心力衰竭的发生。在临产或开始手术操作前即开始应用高效广谱抗生素，直至产后1周左右无感染征象时停药。心功能在Ⅲ级以上者不宜哺乳。对于阴道分娩不宜再妊娠者，可在产后1周行绝育术。

（五）妊娠期心脏手术

妊娠期血流动力学的改变使心脏储备能力下降，对心脏手术的耐受力降低，也影响手术后的恢复。另外体外循环及术中用药有可能影响胎儿，因此一般不主张在妊娠期行心脏手术。若妊娠期出现心力衰竭，孕妇不愿终止妊娠，内科治疗效果不佳，心脏手术操作不复杂，可考虑手术治疗。手术时机宜在妊娠12周以前进行。

案例 8-1（2）

1. 从该孕妇的症状和体征，首先考虑的诊断：上呼吸道感染？心血管疾病，早期心力衰竭（发病孕周为33周，在第一个心力衰竭危险期）？虽然上呼吸道感染的发病率远高于心血管疾病，但是由于心血管疾病对孕妇的危害极大，因此，应首先排除心血管疾病。

2. 进一步检查：可选择超声心动图检查及胸部X线（注意保护胎儿，减少辐射损伤）摄片检查。检查结果：超声心动图示房间隔缺损，缺损面积为2.2cm^2，肺动脉压43mmHg。胸部X线摄片：肺淤血。

问题：

1. 目前该孕妇的诊断是什么？

2. 应如何处理？

3. 如果该孕妇在孕前到医院进行妊娠前咨询，你会给她什么建议？

七、不同种类心脏病对妊娠的影响

妊娠合并心脏病的种类在不同的地区差别较大。我国在1975年以前以风湿性心脏病最为多见，先天性心脏病次之，再依次为妊娠期高血压疾病性心脏病以及贫血性心脏病。近20年来，越来越多的先天性心脏病患者可通过外科矫治获得早期根治或部分纠正，从而使很多先天性心脏病女性患者获得妊娠和分娩的机会。另外，人民生活水平的提高及广谱抗生素的应用，风湿热及风湿性心脏病的发病率逐年下降。因此在妊娠合并心脏病中，先天性心脏病（congenital heart disease）已跃居第一位，占35%～50%。

（一）先天性心脏病

1. 左向右分流型先天性心脏病

（1）房间隔缺损（atrial septal defect）：是最常见的先天性心脏病（简称先心病），约占先心病的 20%。对妊娠的影响取决于缺损的大小。缺损面积 < 1cm² 者一般无症状，多能耐受妊娠及分娩。若缺损面积较大，妊娠期及分娩期由于肺循环阻力增加、肺动脉高压、右心房压力增加，可引起右向左分流出现发绀及心力衰竭。房间隔缺损面积 > 2cm² 者，最好在孕前手术矫治后再妊娠。

（2）室间隔缺损（ventricular septal defect）：缺损大小以及肺动脉压力的改变将直接影响血流动力学变化。缺损面积 < 1cm²/m² 体表面积的小型缺损，若既往无心力衰竭史及其他并发症，一般对妊娠的耐受能力较好。若室间隔缺损较大，常伴有肺动脉高压，妊娠危险性大，孕早期宜行人工流产。

（3）动脉导管未闭（patent ductus arteriosus）：是较常见的先天性心脏病。多数患者在儿童期已手术治愈。较大的、未行手术矫治的动脉导管未闭，由于大量动脉血流向肺动脉，肺动脉高压使血流逆转而出现发绀并诱发心力衰竭。对于孕早期已有肺动脉高压或有右向左分流者，宜终止妊娠。若未闭动脉导管口径较小、肺动脉压正常者，对妊娠的耐受能力一般较好。

2. 右向左分流型先天性心脏病 此类患者对妊娠耐受力极差，妊娠后母儿死亡率可高达 30% ～ 50%，故这类心脏病妇女不宜妊娠。临床上最常见的是法洛四联症，若未行手术矫治，很少存活至生育年龄。若经手术矫治后、心功能为 I ～ II 级者，可在严密观察下妊娠。艾森门格综合征是指在原有房间隔缺损、室间隔缺损或动脉导管未闭等先天性心脏病的基础上，继发肺动脉高压（平均肺动脉压超过 25mmHg）者。艾森门格综合征也属妊娠禁忌证。

3. 无分流型先天性心脏病

（1）肺动脉口狭窄：单纯肺动脉口轻度狭窄者预后一般较好，多能耐受妊娠。重度狭窄（瓣口面积减少 60% 以上）者，孕产期易发生右心衰竭，故宜手术矫治后再妊娠。

（2）主动脉缩窄：常伴有其他心血管畸形，合并妊娠时母儿预后均较差。中、重度缩窄者即使经手术矫正治疗，也应劝告其避孕或在妊娠早期终止妊娠。轻度主动脉缩窄，心功能 I ～ II 级者，可在严密观察下继续妊娠。

（3）马方（Marfan）综合征：为遗传性结缔组织缺陷导致主动脉中层囊性改变，形成夹层动脉瘤。合并妊娠者易发生破裂，故死亡率极高。应劝告其避孕，若已妊娠，动脉瘤根部 > 40mm，需终止妊娠。有心功能不全、心律失常者宜内科治疗，合并有主动脉瘤或心脏瓣膜关闭不全者应手术治疗。

（二）风湿性心脏病

1. 二尖瓣狭窄 占风湿性心脏病的 2/3 ～ 3/4。其对妊娠的影响主要取决于瓣膜口狭窄的程度。当瓣膜口面积 < 2.5cm² 时，血流从左房流入左室已经受阻，瓣膜口面积 < 2cm² 为轻度狭窄，瓣膜口面积 < 1.5cm² 为中度狭窄，瓣膜口面积 < 1cm² 为重度狭窄。二尖瓣狭窄的血流动力学改变可导致肺淤血和肺水肿，从而出现症状，特别是中度以上的狭窄。轻度狭窄，心功能 I ～ II 级的孕妇，通常母儿预后良好，应在严密监护下妊娠和分娩。中度以上的狭窄，心功能为 III ～ IV 级的患者，妊娠期死亡率高达 4% ～ 19%，因此狭窄严重、伴有肺动脉高压的患者，应在妊娠前手术纠正二尖瓣狭窄才考虑妊娠，已妊娠者宜早期终止妊娠。

2. 二尖瓣关闭不全 由于妊娠期外周阻力降低，使二尖瓣反流程度减轻，故一般情况下单纯二尖瓣关闭不全能较好耐受妊娠。

3. 主动脉关闭不全及狭窄 妊娠期外周阻力降低可使主动脉瓣关闭不全者反流减轻，一般可以耐受妊娠。主动脉瓣狭窄可影响妊娠期血流动力学，严重者应手术矫正后再考虑妊娠。

（三）妊娠期高血压疾病性心脏病

妊娠期高血压疾病性心脏病，是指妊娠期高血压疾病的孕妇，既往无心脏病症状及体征，突发以左心衰竭为主的全心衰竭。病因是妊娠期高血压疾病时冠状动脉痉挛、心肌缺血，使心肌收缩力降低，而周围小动脉阻力增加，水、钠潴留及血黏度增加，从而导致低排高阻型心力衰竭。若能及时诊断及治疗，适时终止妊娠，消除病因，产后病情会逐渐缓解，多不遗留器质性心脏病变。

（四）围生期心肌病

围生期心肌病（peripartum cardiomyopathy，PPCM）是指发生于妊娠期最后 3 个月至产后 6 个月内的心肌疾病，特征为既往无心血管疾病史的孕妇，出现心肌收缩功能障碍和充血性心力衰竭。

1. 病因　尚不十分清楚，可能与病毒感染、免疫、多胎妊娠、多产、高血压、营养不良及遗传等因素有关。

2. 病理　心腔扩大，以左心室扩张为主，室壁多变薄，心肌纤维瘢痕形成，心内膜增厚，常有附壁血栓。

3. 临床表现　主要为心功能不全及充血性心力衰竭的表现，如呼吸困难、心悸、咳嗽、端坐呼吸、颈静脉怒张、肺部湿啰音、肝大、水肿等。25%～40%的患者出现相应器官栓塞症状。

4. 辅助检查　超声心动图示心腔扩大，以左心室腔扩大为主，收缩力下降，心缩幅度＜25%，左室射血分数减低，可见附壁血栓。胸部 X 线摄片见心脏普遍增大、肺淤血。心电图示心房颤动、传导阻滞等各种心律失常，其他还有 ST 段以及 T 波异常等多种改变。心内膜或心肌活检可见心肌细胞变性坏死伴炎症细胞浸润。

5. 诊断　缺乏特异性手段，主要根据病史、症状、体征及辅助检查。心内膜及心肌活检有助于确诊。

6. 治疗及预后　本病无特效治疗方法，治疗原则主要是针对心力衰竭和心律失常。

（1）休息、增加营养和低盐饮食。

（2）纠正心力衰竭：给予强心、利尿、扩张血管等处理。

（3）抗栓塞：适当应用肝素。

（4）应用肾素 - 血管紧张素转化酶抑制剂及醛固酮拮抗剂对本病有效，应坚持长期治疗达 2 年之久。

（5）预后：本病死亡率较高，约 16%，主要死因是心力衰竭、肺栓塞或心律失常。再次妊娠可能复发，若患围生期心肌病、心力衰竭且遗留心脏扩大者，应避免再次妊娠。

（五）心肌炎

心肌炎（myocarditis）是心肌本身局灶性或弥漫性炎性病变。

1. 病因　与病毒感染有关。其他还有细菌、真菌、原虫、药物、毒物反应或中毒等原因所致。

2. 病理　心肌细胞融解，间质水肿，炎症细胞浸润。

3. 临床表现　无特异性，且差异很大，从无症状到发生致命性心力衰竭、严重心律失常和猝死都有可能发生。常在发病 1～3 周前有发热痛、咳嗽、恶心等病毒感染的前驱症状，之后出现心悸、胸痛、呼吸困难和心前区不适。检查可见心率加快与体温不成比例，心律失常，心界扩大或有颈静脉怒张、肺部啰音、肝大等心力衰竭的体征。

4. 辅助检查　白细胞增加、红细胞沉降率加快、C 反应蛋白增加、心肌酶谱增高，发病 3 周后血清抗体滴度增高 4 倍等。心电图 ST 段及 T 波异常改变和各种心律失常，特别是房室传导阻滞和室性期前收缩等。

5. 处理及预后　没有特异治疗方法。急性期，休息、补充营养，通常症状在数周后可消失，而完全恢复。病情控制良好者可在密切监护下妊娠。心功能严重受累者，妊娠期发生心力衰竭、心律失常的危险性很大，治疗主要针对出现的并发症。病毒性心肌炎时，病毒有可能感染胎儿，导致先天性心律失常及心肌损害。

案例 8-1 分析

1. 该孕妇的诊断：①孕 1 产 0，宫内妊娠 33 周，单胎妊娠，左枕横位；②先天性心脏病，房间隔缺损，艾森门格综合征，心功能Ⅲ级D，早期心力衰竭。该患者房间隔缺损较大，面积为 2.2cm²，而且合并肺动脉高压，即艾森门格综合征，在孕产期死亡率极高，属Ⅲ类妊娠期心脏病，为妊娠禁忌证。

2. 进一步处理：该孕妇就诊时已妊娠 33 周，胎儿出生后有较高的存活率。处理：积极抗心力衰竭治疗，促胎儿肺成熟，检查胎儿心脏彩超：排除胎儿先天性心脏病，适时剖宫产终止妊娠，在术前、后应与心血管科医生合作共同监护及处理，包括心力衰竭的治疗、控制补液量、积极抗感染、胎儿宫内监护，分娩时应考虑绝育问题。

3. 该孕妇若孕前到门诊行孕前咨询，在进行心脏听诊发现异常杂音后，可行心脏彩超检查，及早发现房间隔缺损，因房间隔缺损面积较大，应建议其先行手术矫治后再妊娠，能明显降低孕产期母儿风险。

笔记栏

> **案例 8-1 小结**
> 　　1. 部分心脏病孕妇在孕前并不知道自己有心脏病，仅在妊娠期心脏负担加重后才出现症状。
> 　　2. 妊娠期，尤其是心脏负担最重的 3 个时期，出现呼吸系统症状，应先排除心血管疾病。积极抗心衰，适时终止妊娠和应用有效的抗生素预防感染性心内膜炎是治疗本病的关键。

（陈　萱）

第二节　急性病毒性肝炎

　　病毒性肝炎是妊娠期女性肝病和黄疸最常见的原因。我国是乙型肝炎高发区，妊娠合并重症肝炎仍是我国孕产妇死亡的主要原因之一，并有逐年增加的趋势。而且妊娠期感染某些类型的病毒性肝炎还存在母儿垂直传播的危险，直接影响我国出生人口素质，因此妊娠期病毒性肝炎的临床处理已成为围生医学关注的热点问题。目前已经确定的肝炎病毒有 5 种：甲型肝炎病毒（hepatitis A virus，HAV）、乙型肝炎病毒（hepatitis B virus，HBV）、丙型肝炎病毒（hepatitis C virus，HCV）、丁型肝炎病毒（hepatitis D virus，HDV）及戊型肝炎病毒（hepatitis E virus，HEV）。此外，最近还发现庚型肝炎病毒和输血传播病毒，但其致病性尚未明确，在此不予讨论。

> **案例 8-2**
> 　　患者，30 岁，因停经 55 天，恶心、呕吐 1 周，加重 3 天到医院就诊。
> 　　患者平素月经规则，停经 40 天时就诊于医院查血 hCG 升高。近 1 周无明显诱因出现呕吐，呕吐物为胃内容物，3 天前加重，每日呕吐 5 ～ 6 次，有时伴血丝，故来医院就诊。近 1 周体重减轻，大便正常，尿量减少，颜色加深。孕 2 产 0，2 年前人工流产一次，患者在 1 年前体检时发现为"大三阳"，行抗病毒治疗，孕前体检查肝功能正常。其他既往史、家族史无特殊。
> 　　体格检查：T 37.5℃，P 97 次 / 分，BP 110/70mmHg，R 18 次 / 分。心肺查体未见明显异常。肋下未触及肝脏，无明显压痛。下腹部无压痛，无反跳痛及肌紧张。
> 　　辅助检查：尿常规示酮体（++）；乙肝病毒结果为"大三阳"；肝功能结果示 ALT 62U/L，AST 30U/L，白蛋白 28g/L。
> **问题：**
> 　　1. 该患者初步考虑什么诊断？
> 　　2. 需要做何进一步检查及处理？

一、妊娠期肝脏的生理变化

（一）妊娠期肝脏负担加重

　　1. 妊娠期基础代谢率增高，营养物质消耗增多，肝内糖原储备降低。对低糖耐受降低。

　　2. 妊娠早期食欲降低，体内营养物质、蛋白质相对不足，使肝脏抗病能力降低。

　　3. 妊娠期肾上腺皮质、卵巢、胎盘等产生多量雌激素需要在肝脏内灭活，并妨碍肝脏对脂肪的转运和胆汁的排泄；且高水平雌激素可使部分孕妇出现"肝掌""蜘蛛痣"，并随妊娠进展加重，分娩后 4 ～ 6 周消失。

　　4. 胎儿代谢产物需要进入母体肝内代谢解毒。

　　5. 分娩期体力消耗增加，缺氧导致酸性代谢产物增加，加重肝脏负担。

（二）肝脏相关实验室检查的变化

　　1. 血清蛋白及脂蛋白代谢　妊娠期血液稀释使血清总蛋白、白蛋白降低，球蛋白则因妊娠期网状内皮系统功能亢进而增多，使白蛋白 / 球蛋白比值下降。血清胆固醇、甘油三酯等增高。

　　2. 肝脏相关酶的变化　血清谷丙转氨酶（ALT）和谷草转氨酶（AST）多在正常范围，少数在妊娠早期略有升高，但能自行恢复正常。由于胎盘能产生碱性磷酸酶（ALP），因此妊娠期 ALP 升高。

　　3. 凝血因子　凝血因子 Ⅱ、Ⅴ、Ⅷ、Ⅸ、Ⅹ 均增加，纤维蛋白原约增加 50%。

二、妊娠与病毒性肝炎的相互影响

（一）妊娠对病毒性肝炎的影响

妊娠并不增加对肝炎病毒的易感性，而妊娠期肝脏负担加重可使原有肝损害进一步加重。妊娠期特有的消化系统症状如早孕反应、妊娠晚期增大的子宫挤压肝脏，使部分孕妇感右上腹部不适等，以及并发妊娠期高血压疾病性肝损害、妊娠期肝内胆汁淤积症、妊娠期急性脂肪肝时，极易与急性病毒性肝炎混淆，使诊断治疗难度增加。

（二）病毒性肝炎对母儿的影响

1. 妊娠合并症发生率高　在早期妊娠发病可加重早孕反应；于晚期妊娠并发妊娠期高血压疾病多见（可能与肝脏醛固酮的灭活能力下降有关）；分娩期因凝血因子合成减少，容易发生产后出血。

2. 重症肝炎发生率及孕产妇死亡率高　妊娠期重症肝炎的发生率大大升高，肝衰竭、肝性脑病、肝肾综合征及并发 DIC 等，是最终导致重症肝炎孕产妇死亡的主要原因。

3. 围生儿患病率、死亡率高　流产、早产、死胎、死产和新生儿死亡率均明显增高。有资料报道，肝功能异常的孕产妇，其围生儿死亡率高达 4.6%。妊娠早期患病毒性肝炎，可能增加了胎儿畸形及 21- 三体综合征的发生率。

4. 母婴传播　妊娠期患病毒性肝炎，胎儿又可能通过垂直传播而感染，而围生期感染的婴儿，免疫功能尚未完全发育，有相当一部分将转为慢性病毒携带状态，以后发展为肝硬化或原发性肝癌的概率极高。

（1）甲型病毒性肝炎：由甲型肝炎病毒（HAV）引起，经粪—口途径传播。HAV 不能通过胎盘传给胎儿，故妊娠期患病不必人工流产或引产。但分娩过程中接触含 HAV 的母体血液或受粪便污染可使新生儿感染。

（2）乙型病毒性肝炎：母婴传播是 HBV 传播的主要途径之一。在我国，1/3 的婴幼儿 HBV 感染是由母婴传播所致，据统计，在围生期因母婴传播感染 HBV 者，今后约 80% 发生慢性乙肝，其中约 25% 可能死于肝硬化和肝癌。母婴传播有 3 种途径。

1）宫内传播：研究表明在引产胎儿的肝、脾、肾、胎盘等组织中均检出 HBV-DNA，证明宫内感染的存在。宫内感染可发生在妊娠各个阶段，随孕周的增长其感染率逐渐增高，以孕晚期感染率最高。宫内传播的机制尚不清楚，主要有胎盘感染学说、胎盘渗漏学说、母 - 胎细胞转运学说。

2）产时传播：是 HBV 母婴传播的主要途径之一。由于胎儿通过产道时吞咽含有 HBV 的母血、羊水、阴道分泌物，或在分娩过程中子宫收缩使胎盘绒毛破裂，母血漏入胎儿血液循环而感染。

3）产后传播：可能与母亲密切接触和母乳喂养有关。研究表明，母血和初乳的 HBV 标志物阳性率呈高度一致性。

（3）丙型病毒性肝炎：HCV 存在母婴传播。国外报道 HCV 在母婴间垂直传播发生率为 4% ～ 7%，当母血中 HCV-RNA 滴度较高，才发生母婴传播，且相当一部分婴儿在出生后 1 年内自然转阴。

（4）丁型病毒性肝炎：HDV 是一种缺陷性 RNA 病毒，必须依赖 HBV 重叠感染引起肝炎。传播途径与 HBV 相同，母婴传播率较 HBV 低。

（5）戊型病毒性肝炎：研究表明也存在母婴传播途径，与 HAV 相似。

三、妊娠期病毒性肝炎的诊断

妊娠期病毒性肝炎诊断与非孕期相同，根据流行病学病史、临床症状、体征及实验室检查进行综合判断。诊断时应注意排除妊娠期肝脏生理性变化的影响。

（一）病史

病毒性肝炎患者密切接触史，曾接受输血、注射血制品史。

（二）临床表现

出现不能用妊娠反应或其他原因解释的消化系统症状，如恶心、呕吐、食欲缺乏、腹胀、肝区痛、乏力、发热等，部分患者出现黄疸、尿色深黄、肝大、肝区叩击痛等体征。

（三）实验室检查

血清 ALT 异常增高，特别是大于正常值 10 倍以上、持续时间较长时，对病毒性肝炎有诊断价值。血清胆红素在 17μmol/L（1mg/dl）以上、尿胆红素阳性、凝血酶原时间延长等均有助于肝炎的诊断。

（四）病原学及血清学检测及意义

1. 甲型肝炎 潜伏期为 2 ～ 7 周（平均 30 日），凡具备以下 1 项即可确诊。

（1）潜伏后期和急性早期可做粪便检查，通过免疫电镜检测到 HAV 颗粒。

（2）从血清或粪便中检测到 HAV-RNA。

（3）急性期和恢复期双份血清抗 HAV 抗体升高 4 倍或 4 倍以上。

（4）急性期患者血清抗 HAV-IgM 阳性。一般在发病第一周抗 HAV-IgM 即可阳性，1 ～ 2 个月抗体滴度和阳性率下降，于 3 ～ 6 个月后消失，对早期诊断特异性高。而抗 HAV-IgG 在急性期后期和恢复期早期出现，持续数年甚至终身，属保护性抗体，有助于了解既往感染情况及人群免疫水平。

2. 乙型肝炎 潜伏期为 6 ～ 20 个月，人体感染 HBV 后可出现一系列有关的血清学标志物。

（1）HBsAg 与抗-HBs 抗体：HBsAg 阳性是感染的特异性标志，其滴度随病情恢复而下降。慢性肝炎、无症状携带者可长期检出 HBsAg，但 HBsAg 本身无传染性。血清中抗-HBs 抗体是保护性抗体，在机体感染 HBV 产生免疫力后或接种乙肝疫苗后产生，是评价疫苗效果的标志之一。

（2）HBeAg 与抗-HBe 抗体：HBeAg 是核心抗原的亚成分，其阳性和滴度与 HBV 的复制和传染性直接相关。急性乙肝时 HBeAg 短暂阳性，如持续阳性提示转为慢性。在慢性 HBV 感染时 HBeAg 阳性常表示肝细胞内有 HBV 活动性复制。抗-HBe 抗体出现于急性乙肝恢复期，意味着血清中病毒颗粒减少或消失，传染性减低。当 HBeAg 转阴伴有抗-HBe 抗体出现时，常表示 HBV 复制停止。抗-HBe 抗体可持续阳性较长时间。

（3）HBcAg 与抗-HBc 抗体：HBcAg 为乙肝病毒的核心抗原，一般血清中无游离的 HBcAg，但可以在病毒颗粒中检测到，HBcAg 阳性表示 HBV 在体内复制。抗-HBc 抗体包括 HBc 总抗体、抗 HBc-IgM 和抗 HBc-IgG。抗 HBc-IgG 抗体出现于急性乙肝的急性期，恢复后可持续数年或更长。慢性 HBV 感染者，抗-HBc 抗体持续阳性。急性乙肝患者血清中可检测到高滴度的抗 HBc-IgM，特别对 HBsAg 已转阴的患者，抗 HBc-IgM 阳性可确诊为急性乙肝。抗 HBc-IgG 主要见于恢复期和慢性感染患者。

（4）应用 DNA 分子杂交技术及 PCR 技术检测 HBV-DNA 和 DNA 多聚酶，阳性为 HBV 存在的直接标志，表示体内病毒在复制。

3. 丙型肝炎 潜伏期为 2 ～ 26 周。目前尚无检测 HCV 抗原的方法。血清 HCV 抗体阳性可诊断为 HCV 感染。PCR 技术检测 HCV-RNA 阳性是病毒血症的直接证据。

4. 丁型肝炎 潜伏期为 4 ～ 20 周。出现下列情况应考虑丁型肝炎的可能：① HBsAg 携带者急性肝炎发作；②乙型慢性活动肝炎而无乙肝病毒复制；③原有乙型肝炎发展为重型肝炎或肝衰竭。

通过以下病原学检查可诊断丁型肝炎：① HBV 感染者伴有 HDV-IgM 阳性。HDV-IgM 在急性感染时出现，一般持续 2 ～ 4 周，随后抗 HDV-IgG 阳性；慢性感染时 HDV-IgM 持续阳性。测定 HDV-IgM 不仅有助于早期诊断，其滴度的下降或增高往往表示疾病的缓解或进展。②血清或肝脏 HDV-RNA 阳性。

5. 戊型肝炎 潜伏期为 2 ～ 8 周。孕妇一旦感染病情常很严重，晚期妊娠合并急性感染者孕产妇死亡率可达 15% ～ 25%。具备以下 1 项可诊断戊肝：①应用免疫电镜在患者粪便（潜伏期末期和急性初期）或血清（急性期和恢复期）检测到 27 ～ 34nm 病毒样颗粒；②急性期血清检测出高滴度 HEV-IgM，恢复期血清检测出低水平 HEV-IgG。但由于其抗体出现较晚，在急性期有时未出现，因此即使抗体阴性也不排除诊断。

（五）妊娠合并重症肝炎的诊断要点

1. 消化道症状严重，食欲极度减退、频繁呕吐、腹胀、出现腹水。

2. 血清胆红素值＞ 171μmol/L（10mg/dl），出现胆酶分离，或黄疸迅速加深，每日上升 17.1μmol/L。

3. 肝脏进行性缩小，出现肝臭气味，肝功能明显异常，白蛋白 / 球蛋白比例倒置。

4. 凝血功能障碍，全身出血倾向。

5. 迅速出现肝性脑病表现：烦躁不安、嗜睡、昏迷。

6. 出现肝肾综合征。

四、妊娠期病毒性肝炎的鉴别诊断

（一）妊娠剧吐引起的肝损害

严重的妊娠剧吐可导致水、电解质及酸碱平衡紊乱，甚至肝肾功能受损。可出现 ALT 轻度升高，轻度黄疸，血清胆红素一般 < 68.4μmol/L（4mg/dl），尿酮体阳性，低钾低钠性碱中毒。纠正水、电解质、酸碱失衡紊乱后，病情迅速好转。肝炎病毒血清标志物阴性是最主要的鉴别要点。

（二）妊娠期高血压疾病引起的肝损害

在高血压、蛋白尿和肾功能受损的基础上合并肝损害。HELLP 综合征是妊娠期高血压疾病肝损害的一种严重并发症，以溶血、肝酶升高和血小板降低为三大特征。临床表现除有高血压、蛋白尿外，还表现为呕吐、右上腹疼痛不适，但胃肠道症状不明显，有黄疸、视物模糊、牙龈出血、消化道出血等。实验室检查有血管内溶血的表现：外周血涂片见破碎红细胞；总胆红素升高，以间接胆红素为主，血细胞比容 < 0.30；通常 ALT 轻度或中度升高。终止妊娠后迅速恢复。

（三）妊娠期急性脂肪肝

多发于妊娠晚期，表现为急性肝细胞脂肪变性所引起的功能障碍，与重症肝炎极其相似。病情进展快，起病之初有轻度的消化道症状，起病 1～2 周迅速恶化，出现少尿、DIC、肝肾衰竭、肝性脑病等多器官功能衰竭，若不能及时诊断及处理，死亡率极高。实验室检查有白细胞明显升高、严重低血糖、血小板减少、凝血酶原时间延长、血清胆红素升高、尿胆素阴性等特征性表现。ALT 升高但一般不超过 500U/L，而重症肝炎常在 1000U/L 左右。超声检查可见肝区弥漫性的密度增高区，呈雪花状强弱不均。MRI 见肝大片密度减低区，对诊断有帮助。确诊有赖于肝脏穿刺行组织学检查，如有肝细胞均匀性增大和肝细胞脂肪变性则可明确诊断。

（四）药物性肝损害

由于孕期肝脏负担加重，使用药物后发生肝损害或黄疸的概率较非妊娠期增多，特别是对肝脏有损害的药物，如氯丙嗪、苯巴比妥、红霉素等。鉴别要点：均有服药史而无病毒性肝炎史，服药后迅速出现黄疸及 ALT 升高，可伴有皮疹、皮肤瘙痒、嗜酸性粒细胞增多，停药后多可恢复。

> **案例 8-2 分析（1）**
> 1. 初步诊断　①妊娠剧吐？②慢性活动性病毒性肝炎（乙型）？③早期妊娠 55 天 G_2P_0。
> 进一步检查及处理：首先按妊娠剧吐积极治疗后复查肝功能。肝功能恢复正常者考虑为妊娠剧吐引起的肝损害而非活动性病毒性肝炎。如治疗后肝功能未恢复，考虑为慢性活动性病毒性肝炎。
> 2. 该患者处理　①经积极补充水分和电解质，纠正酸碱平衡紊乱，补充维生素、能量和适当的护肝治疗，对孕妇给予适当的心理辅导，指导合理进食；②治疗 3 天后呕吐渐减少，1 周后消失，复查尿酮体转阴，2 周后肝功能正常。

五、妊娠期病毒性肝炎的处理

（一）妊娠前处理

加强孕前咨询，患急性肝炎妇女应在孕前行肝功能，血清 HBV-DNA 检测及肝脏超声检查，至少应于肝炎痊愈后半年，最好 2 年后妊娠。慢性活动性肝炎，妊娠后对母儿威胁较大，故应避孕，待积极治疗病情好转后再怀孕。研究表明，HBV-DNA 水平较高、合并 HBeAg 阳性者，母婴传播率较高，若能采取避孕措施，待 HBV-DNA 水平下降或 HBeAg 阴转后再妊娠，有可能降低乙肝母儿传播率。

（二）妊娠期处理

1. 轻症急性肝炎，经积极治疗后好转可继续妊娠。慢性活动性肝炎者妊娠可加重，对母儿影响较大，治疗效果不好应考虑终止妊娠。

2. 妊娠期护肝治疗处理原则与非孕期相同。对于轻症的肝炎主要是注意休息，加强营养，给予高维生素、高蛋白、足量的糖类、低脂肪饮食。避免应用损害肝脏的药物（如镇静药、麻醉药、雌激素等）。防治妊娠期高血压疾病。应用中西药物积极进行保肝治疗。注意预防感染。

3. 加强胎儿监护，防止胎儿窘迫。妊娠足月、胎儿已成熟者应适时终止妊娠，避免妊娠延期或过期。

（三）分娩期处理

1. 分娩方式

（1）阴道试产：病情轻，宫颈条件好，无产科剖宫产指征者，可经阴道试产。分娩过程应防止滞产，宫口开全后可行阴道助产，缩短第二产程。

（2）剖宫产：病情严重，宫颈条件不良，或有巨大胎儿、产程进展异常等产科剖宫产指征者，应选择剖宫产。

不论哪一种分娩方式均应积极预防感染，产时严格消毒，产前应用广谱、对肝脏损害小的抗生素，以防感染加重肝脏损害。

2. 防止产后出血 分娩前肌内注射维生素 K_1（20 ～ 40mg/d）。检测凝血功能，若发现凝血功能异常，应及时补充凝血因子，纠正凝血功能。准备好新鲜血液。胎肩娩出后立即应用缩宫素减少产后出血。防止产道损伤和胎盘残留。

（四）产褥期处理

注意休息和护肝治疗。继续使用抗生素预防感染。

对 HBsAg 阳性母亲的新生儿，经过主动及被动免疫后，不管孕妇 HBeAg 阳性还是阴性，其新生儿都可以母乳喂养，无须检测乳汁中有无 HBV-DNA。病情严重不宜哺乳者应及早回奶。回奶禁用对肝脏有损害的药物如雌激素，可口服生麦芽或乳房外敷芒硝等。

（五）乙肝病毒母婴垂直传播的阻断

目前有关母婴垂直传播阻断方面的研究，主要集中在乙型肝炎方面，并取得了一定的进展。包括孕期阻断及新生儿的主、被动免疫阻断。

1. 妊娠期阻断 有研究认为，孕晚期应用乙肝免疫球蛋白（hepatitis B immunoglobulin，HBIg）能有效降低 HBV 宫内传播率，改善新生儿对乙肝疫苗的反应性。因此建议对 HBV 携带孕妇从妊娠 28 周起，每 4 周进行 1 次 HBIg（200U）肌内注射，直至分娩。但关于宫内阻断的价值目前尚有争议。

2. 新生儿免疫阻断方案 见表 8-2。

表 8-2 新生儿 HBV 母婴阻断方案

母体情况	胎儿情况	接种方案	随访
孕妇 HBsAg（-）	足月新生儿	3 针方案：即 0、1、6 个月各注射 1 次	无须随访
	早产儿且出生体重 ≥ 2000g	3 针方案：即 0、1、6 个月各注射 1 次	最好在 1 ～ 2 岁再加强一针疫苗
	早产儿且出生体重 < 2000g	待体重 ≥ 2000g 时，实行疫苗 4 针方案：即出生 24 小时内、1 ～ 2 个月、2 ～ 3 个月、6 ～ 7 个月各注射 1 次	可不随访或最后 1 针后 1 ～ 6 个月随访
孕妇 HBsAg（+）	足月新生儿	出生 12 小时内（越早越好）注射乙肝免疫球蛋白 100 ～ 200U；并行 3 针方案：即 0、1、6 个月各注射 1 次	7 ～ 12 月龄随访
	早产儿，无论出生时情况及体重	出生 12 小时内（越早越好）注射乙肝免疫球蛋白 100 ～ 200U；3 ～ 4 周后重复 1 次 实行疫苗 4 针方案：即出生 24 小时内、1 ～ 2 个月、2 ～ 3 个月、6 ～ 7 个月各注射 1 次	最后 1 针后 1 ～ 6 个月随访

随访结果：①HBsAg 阴性，抗-HBs 阳性，且 > 100mU/ml，说明预防成功，无须特别处理；②HBsAg 阴性，抗-HBs 阳性，但 < 100mU/ml，表明预防成功。但对疫苗应答反应较弱，可在 2 ～ 3 岁加强接种 1 针；③HBsAg 和抗-HBs 均阴性，说明没有感染 HBV，但对疫苗无应答，需再次全程接种（3 针方案）；④HBsAg 阳性，抗-HBs 阴性，高度提示免疫预防失败；6 个月后复查 HBsAg 仍阳性，可确定预防失败，为慢性 HBV 感染。

（六）妊娠期重型肝炎的治疗

1. 保肝治疗 高血糖素 - 胰岛素 - 葡萄糖联合应用能改善氨基酸及氨的异常代谢，有防止肝细胞坏死和促进肝细胞再生的作用。高血糖素 1 ～ 2mg，胰岛素 6 ～ 12U 溶于 10% 葡萄糖液 500ml

内静脉滴注，2～3周为一疗程。人血白蛋白10～20g，每周1～2次，静脉滴注能促进肝细胞再生。新鲜冷冻血浆200～400ml，每周2～4次，能促进肝细胞再生和补充凝血因子。每日给予辅酶A 50U、三磷酸腺苷20mg加入输液中静脉滴注有护肝作用。

2. 防治肝性脑病　限制蛋白质摄入量每日应 < 0.5g/kg，增加糖类。保持排便通畅，减少氨及毒素的吸收。口服新霉素或甲硝唑抑制大肠埃希菌、减少游离氨及其他毒素形成。用醋谷胺600mg（或精氨酸15～20g）溶于5% 葡萄糖溶液中静脉滴注，每日1次，以降低血氨、改善脑功能。六合氨基酸注射液250ml，加等量，10% 葡萄糖溶液稀释后静脉滴注，每日1～2次，能调整血清氨基酸比值，使肝昏迷患者清醒。适当限制补液量，1500ml/d以内。必要时可应用甘露醇治疗脑水肿。

3. 防治DIC　凝血功能若有异常应补充凝血因子，如输新鲜血、凝血酶原复合物、纤维蛋白原、抗凝血酶Ⅲ和维生素K_1等。有DIC者可在凝血功能监测下，酌情应用小剂量肝素治疗。可从3750U（25mg）开始应用，根据病情和凝血功能调整剂量。产前4小时至产后12小时内慎用肝素，以免发生产后出血。

4. 防治肾衰竭　严格限制补液量，一般每日补液量为500ml加前一日尿量。尿少者使用呋塞米60～80mg静脉注射，必要时2～4小时重复，2～3次无效后停用，改用其他利尿方法，如多巴胺20～80mg，扩张肾血管，改善肾血流以利尿，无效时考虑透析治疗。防治高血钾。避免应用对肾脏有损害的药物。

5. 产科处理　经积极控制，24小时后迅速终止妊娠。因母儿耐受能力差，过度的体力消耗可加重肝脏负担，分娩方式以剖宫产为宜，必要时行次全子宫切除术。

6. 防止感染　易发生胆道、腹腔、肺部等部位细菌感染。有计划逐步升级强有力的广谱抗生素，使用抗生素时注意预防真菌感染。

> **案例8-2分析（2）**
>
> 　　若该患者在孕前来咨询，应检测HBV-DNA及肝功能，若HBV-DNA高水平或肝功能异常，建议积极治疗，待其降低或肝功能正常后妊娠。

（纪红景　严　滨）

第三节　糖　尿　病

妊娠合并糖尿病，包括两种情况：①孕前糖尿病（pregestational diabetes mellitus，PGDM），即在孕前糖尿病基础上合并妊娠；②妊娠期糖尿病（gestational diabetes mellitus，GDM），即妊娠后发生或首次发现的糖尿病。妊娠合并糖尿病孕妇中90% 以上为GDM，PGDM者不足10%。GDM患者的糖代谢异常大多于产后能恢复正常，但将来患2型糖尿病机会增加。

> **案例8-3**
>
> 　　患者，35岁，停经8周到医院行首次产检。平素月经规律，4～5/30天，停经40余天自测尿妊娠试验阳性，近期偶有下腹部胀痛，无阴道流血等，有轻度早孕反应，来院就诊。既往体健，$G_2P_0A_1$。母亲患糖尿病。身高156cm，体重75kg，查体无明显异常。
>
> **问题：** 该患者需进一步行哪些检查？

一、妊娠期糖代谢特点及发病机制

妊娠早中期空腹血糖偏低，孕妇血浆葡萄糖水平随妊娠进展逐渐降低，原因：①葡萄糖是胎儿能量的主要来源，妊娠期胎儿通过胎盘从母体摄取葡萄糖增加；②妊娠期肾血流量及肾小球滤过率均增加，但肾小管对糖的再吸收率不能相应增加，导致部分孕妇尿糖增加；③雌激素和孕激素增加母体对葡萄糖的利用，所以孕妇空腹时清除葡萄糖能力增强。到妊娠中晚期，孕妇体内拮抗胰岛素样物质增加，使孕妇对胰岛素的敏感性随孕周增加而下降，为维持正常糖代谢水平，胰岛素需求量相应增加。对于胰岛素分泌受限的孕妇，妊娠期不能代偿这一生理变化而使血糖升高，出现GDM或原有糖尿病加重。

二、妊娠与糖尿病的相互影响

（一）妊娠对糖尿病影响

1. 妊娠早期由于空腹血糖较低，抗胰岛素物质产生较少，对糖尿病影响不大；妊娠中晚期，由于胰岛素抵抗逐渐增强，可使隐性糖尿病显性化，既往无糖尿病的孕妇发生 GDM，或使原有糖尿病患者的病情加重，胰岛素用量不断增加。

2. 分娩期由于体力消耗较大，同时进食量少，若不及时减少胰岛素用量，容易发生低血糖，也易发生酮症酸中毒。

3. 产褥期产后胎盘娩出后，胎盘所分泌的抗胰岛素物质迅速消失，胰岛素用量应立即减少，否则易出现低血糖。GDM 患者多数于产后糖代谢恢复正常，但将来随着年龄的增长，患糖尿病的机会增加。

（二）糖尿病对妊娠影响

糖尿病对母儿的影响程度取决于糖尿病病情及血糖控制水平。

1. 对孕妇的影响

（1）高血糖可使胚胎发育异常甚至死亡，流产发生率达 15%～30%。糖尿病妇女宜在血糖控制正常后再考虑妊娠。

（2）糖尿病可导致小血管内皮细胞增厚及管腔变窄，组织供血不足，使妊娠期高血压疾病的发生率较正常孕妇高 2～4 倍。已有肾脏微血管病变的糖尿病妇女如合并妊娠大约有 50% 可能发生妊娠期高血压及子痫前期。糖尿病孕妇一旦并发妊娠期高血压疾病，病情较难控制，对母儿影响较大。

（3）血糖控制欠佳的孕妇易发生感染，感染亦可加重糖代谢紊乱。

（4）发生羊水过多概率增加 10 倍。可能与胎儿高血糖、高渗性利尿致胎儿尿液排出增多有关。

（5）因巨大儿发生率明显增高，难产、产道损伤、手术产概率增高，产程延长易发生产后出血。

（6）妊娠期内分泌的变化使胰岛素相对或绝对不足，脂肪分解加速，血清酮体升高；分娩期若发生感染或产程异常等也可引起酮症酸中毒。糖尿病酮症酸中毒对母儿危害较大，不仅是孕妇死亡的主要原因，而且若发生在孕早期，对胎儿有致畸作用，发生在妊娠中晚期可影响胎儿智力发育，导致胎儿窘迫及死胎。

2. 对胎儿及新生儿影响

（1）巨大胎儿：发生率高达 25%～42%，原因是胎儿高血糖刺激产生大量胰岛素而活化了氨基酸转移系统，促进蛋白、脂肪合成和抑制脂解作用。巨大胎儿也使难产和产伤发生率增加。

（2）新生儿呼吸窘迫综合征：高胰岛素可抑制胎儿肺泡 II 型细胞合成及释放肺表面活性物质，使胎儿肺成熟延迟，新生儿呼吸窘迫综合征发生率增高。

（3）新生儿低血糖：新生儿脱离母体高血糖环境后，高胰岛素血症仍存在，若不及时补充葡萄糖，易发生低血糖，严重时危及新生儿生命。

（4）胎儿畸形率增加的原因目前尚不清楚，可能与代谢紊乱、缺氧或应用治疗糖尿病的药物等有关。糖尿病孕妇的胎儿畸形率为 6%～8%。

（5）胎儿生长受限、胎儿窘迫、新生儿窒息的发生率增加可能与糖尿病合并血管病变影响子宫胎盘循环有关。

（6）早产发生率为 10%～25%，与羊水过多、妊娠期高血压疾病、胎儿窘迫及其他严重并发症的出现，需提前终止妊娠有关。

三、临床表现与诊断

妊娠期糖尿病的高危因素：有糖尿病家族史，年龄≥35 岁，肥胖，多囊卵巢综合征，一级亲属患有糖尿病；复杂性外阴阴道假丝酵母菌病、反复自然流产、死胎或分娩足月呼吸窘迫综合征患儿史，分娩巨大儿、畸形儿史，本次妊娠胎儿偏大或羊水过多者。对于有高危因素的孕妇，应在第一次产检时即行空腹血糖检查，如空腹血糖正常应行糖筛查试验，若结果正常，应在妊娠 24～28 周重复一次妊娠期糖尿病的筛查。

（一）孕前糖尿病（PGDM）的诊断

符合以下 2 项中任意 1 项者，可诊断为 PGDM。

笔记栏

1. 妊娠前已诊断为糖尿病患者。

2. 妊娠前未进行过血糖检查的孕妇，尤其存在糖尿病高危因素者，首次产检时应明确是否存在糖尿病，达到以下任何 1 项应诊断为 PGDM。

（1）空腹血糖（fasting plasma glucose，FPG）≥ 7.0mmol/L。

（2）75g 口服葡萄糖耐量试验（oral glucose tolerance test，OGTT）：服糖后 2 小时血糖≥ 11.1mmol/L。孕早期不常规推荐行该项检查。

（3）伴有典型的高血糖或高血糖危象症状，同时任意血糖≥ 11.1mmol/L。

（4）糖化血红蛋白（glycohemoglobin，HbA1c）≥ 6.5%，但不推荐妊娠期常规用 HbA1c 进行糖尿病筛查。

（二）妊娠期糖尿病诊断

1. 推荐对所有尚未被诊断为 PGDM 或 GDM 的孕妇，在妊娠 24 ~ 28 周及 28 周后首次就诊时行 75g OGTT。

诊断标准：空腹、服糖后 1 小时及 2 小时的血糖值分别低于 5.1mmol/L、10.0mmol/L、8.5mmol/L。任何一点血糖值达到或超过上述标准即诊断为 GDM。

2. 孕妇具有 GDM 高危因素或医疗资源缺乏地区，建议妊娠 24 ~ 28 周首先检查 FPG。FPG ≥ 5.1mmol/L 可直接诊断为 GDM，不必行 75g OGTT。

四、妊娠合并糖尿病的分级

目前临床上常应用改良的 White 分类法对糖尿病孕妇进行临床分级，该分类法依据患者发生糖尿病的年龄、病程以及是否存在血管并发症等进行分级，有助于判断母儿预后，具体分级标准：

A 级：妊娠期糖尿病

A1 级：指经过控制饮食处理后，空腹血糖＜ 5.3mmol/L，餐后 2 小时血糖＜ 6.7mmol/L。

A2 级：指经过控制饮食处理后，空腹血糖≥ 5.3mmol/L，餐后 2 小时血糖≥ 6.7mmol/L。

B 级：显性糖尿病，20 岁以后发病，病程＜ 10 年。

C 级：发病年龄在 10 ~ 19 岁，或病程达 10 ~ 19 年。

D 级：10 岁以前发病，或病程≥ 20 年，或合并单纯性视网膜病。

F 级：糖尿病性肾病。

R 级：眼底有增生性视网膜病变或玻璃体积血。

H 级：冠状动脉粥样硬化性心脏病。

T 级：有肾移植史。

案例 8-3 分析（1）

1. 行超声检查，明确是否为宫内妊娠。结果为宫内妊娠，大小符合孕周。

2. 该孕妇年龄 35 岁，肥胖，有糖尿病家族史，本次首次产检应行空腹血糖检查。结果：血糖 5.0mmol/L ＜ 7.0mmol/L，不诊断为 PGDM，嘱其妊娠 24 ~ 28 周时行 75g OGTT 检查。

3. 该孕妇妊娠 25 周时行 75g OGTT，结果为 4.9mmol/L、9.5mmol/L、9.0mmol/L。

五、处　理

（一）妊娠前期

1. 确定糖尿病患者可否妊娠　合并严重血管病变的糖尿病患者，妊娠后对母儿的危害均较大，因此临床上应建议 White D 级以上糖尿病患者不宜妊娠。若已妊娠者应尽早终止妊娠。

2. 可以妊娠的糖尿病妇女　应与内科医师共同将血糖控制在正常范围 3 个月以上，测糖化血红蛋白恢复正常后开始妊娠。

（二）妊娠期

1. 严格控制孕妇血糖水平

（1）控制血糖的理想目标：保证孕妇和胎儿的必需营养；维持理想的血糖水平，即空腹血糖≤ 5.3mmol/L、餐后 2 小时血糖≤ 6.7mmol/L、夜间血糖不低于 3.3mmol/L，妊娠期 HBA1c ＜ 5.5%；预防酮症酸中毒；保持孕妇正常的体重增加。

（2）控制血糖的方法

1）饮食疗法：是通过控制饮食而使血糖水平达到理想目标的疗法。临床上大部分妊娠期糖尿病患者能通过单纯饮食控制达到理想的血糖控制目标，孕妇每日需要总热卡量为每千克标准体重 30～35kcal，妊娠晚期后每周热量增加 3%～8%。

2）药物治疗：对饮食治疗不能控制血糖在理想水平的糖尿病孕妇，需应用药物治疗。

目前，口服降糖药物二甲双胍和格列本脲在 GDM 患者中应用的安全性和有效性不断得到证实，但我国尚缺乏相关研究。如需应用口服降糖药，更推荐使用二甲双胍，但需谨慎应用。

胰岛素用量：个体差异较大，一般从小剂量开始，根据血糖值加以调整，力求控制血糖在正常水平。对于孕前已应用胰岛素的孕妇，孕早期胰岛素有时需减量，随着孕周的增加，胰岛素用量不断增加，至妊娠 32～33 周是用量的高峰，比非妊娠期增加 50%～100%，随着妊娠的进展，部分孕妇胰岛素用量减少。

2. 妊娠期母儿监护

（1）妊娠早期：妊娠前已有糖尿病的妇女，从确诊妊娠开始每周检查 1 次，密切监测血糖变化，调整胰岛素用量，防止因早孕反应引起低血糖。

（2）妊娠 12～32 周：每两周检查 1 次，除继续监测、调整血糖外，应做超声检查了解胎儿发育、监测羊水量、排除胎儿畸形，进行眼底检查。每月测定肾功能及糖化血红蛋白含量。

（3）妊娠 32 周后：每周应检查 1 次，注意血压、尿蛋白情况。注意对胎儿 - 胎盘功能、胎儿成熟度等的监测，及早发现胎儿窘迫的征象。必要时及早住院。对有可能提前终止妊娠者，应评估胎儿肺成熟度。

（三）分娩期

1. 终止妊娠时间　主要取决于胎儿的成熟度、胎盘功能及胎儿宫内情况、孕妇血糖控制情况及是否有并发症发生等。原则上应在严密监护母儿情况、控制血糖的同时，尽量等待胎儿成熟后终止妊娠。若血糖控制良好，妊娠晚期无合并症，胎儿宫内状态良好，应等待至近预产期（38～39 周）终止妊娠。若血糖控制不满意，伴有血管病变、子痫前期、胎儿生长受限、胎儿窘迫等，应提前终止妊娠。在提前终止妊娠前应检测羊水，了解胎儿肺成熟度，并行羊膜腔内注射地塞米松促进胎儿肺成熟。对于全身应用地塞米松促胎儿肺成熟者，由于可使孕妇血糖明显升高，应注意调整胰岛素用量。

2. 分娩方式

（1）剖宫产：糖尿病本身不是剖宫产指征，当有巨大胎儿、胎盘功能不良、胎位异常或其他产科指征者，应行剖宫产。糖尿病并发血管病变者，多需提前终止妊娠，常选择剖宫产。

（2）阴道分娩：糖尿病孕妇在分娩时应随时监测血糖，控制血糖不低于 5.3mmol/L，以防发生低血糖，必要时按每 4g 葡萄糖加 1U 胰岛素的比例补液。产程延长（＞16 小时）者易发生酮症酸中毒，严重影响母儿预后，因此最好控制总产程在 12 小时内结束。

（3）新生儿处理：进行血糖监测。无论出生时状况如何，均应视为高危新生儿。注意早开奶，密切监测血糖变化。足月新生儿血糖＜2.2mmol/L 时诊断为新生儿低血糖症，应及时纠正。注意防止高胆血红素血症及新生儿呼吸窘迫综合征、低血钙的发生。接受胰岛素治疗的母亲，哺乳不会对胎儿产生不利影响。

（四）产褥期

分娩后由于胎盘排出，抗胰岛素的激素迅速下降，故产后 24 小时内的胰岛素用量应减至原用量的 1/2，48 小时减少至原用量的 1/3，有的患者甚至完全不需要用胰岛素治疗。空腹血糖明显升高的妊娠期糖尿病孕妇，产后应尽早复查空腹血糖，血糖值仍异常者，应诊断为糖尿病合并妊娠；空腹血糖正常的妊娠期糖尿病产妇，应于产后 6～12 周行 OGTT 检查，若仍异常，则可能是产前漏诊的糖尿病。OGTT 正常者也要每 3 年检查 1 次血糖，GDM 患者将来患糖尿病的机会较非 GDM 患者明显增加。如再次妊娠，60%～70% 的患者将再次发生妊娠期糖尿病。

（五）妊娠期糖尿病酮症酸中毒的处理

血糖过高者（＞16.6mmol/L），先予胰岛素 0.2～0.4U/kg 一次静脉注射。应用小剂量胰岛素 0.1U/（kg·h）持续静脉滴注。每 1～2 小时监测血糖 1 次，血糖下降速度不宜过快，一般控制在

$4 \sim 6mmol/（L \cdot h）$。在血糖 $> 13.9mmol/L$ 时，应将胰岛素加入生理盐水中静脉滴注，当血糖 $\leqslant 13.9mmol/L$ 后，开始用 5% 葡萄糖盐水加入胰岛素静脉滴注，酮体转阴后可改为皮下注射。同时应全面监测血气及水电解质、酸碱平衡，并给予相应治疗，注意防止低血钾，严格控制纠正酸中毒的指征。

案例 8-3 分析（2）

1. 处理　①控制饮食，少糖、少油，足够蛋白质；②监测餐后血糖；该孕妇经控制饮食，餐后 2 小时血糖 $> 7mmol/L$；③改用胰岛素后，血糖控制良好；④监测胎儿生长发育，排除胎儿畸形。

2. 产妇结局　妊娠 38 周自然临产，因巨大胎儿行剖宫产，胎儿出生体重 4100g，羊水 2000ml，新生儿出生后监测血糖正常。产妇产后 6 周产妇复查 OGTT 结果正常。

（纪红景　严　滨）

第四节　血液系统疾病

一、贫　血

贫血是妊娠期最常见的合并症，在妊娠各期对母儿均可造成一定危害。由于妊娠期血容量增加，血液呈稀释状态，造成生理性贫血，因此妊娠期贫血的诊断标准与非孕期不同。据报道，50% 以上孕妇合并贫血，其中以缺铁性贫血最常见，另外还有巨幼细胞贫血和再生障碍性贫血等。在我国广东、广西和四川等地，珠蛋白生成障碍性贫血（地中海贫血）也是常见的贫血之一。

（一）概述

1. 贫血对妊娠的影响

（1）对孕妇的影响：贫血增加了孕产妇妊娠和分娩的风险。如重度贫血可因心肌缺氧导致贫血性心脏病；贫血使胎盘缺氧而发生妊娠期高血压疾病的概率增加；贫血的妇女对分娩、麻醉、手术和失血的耐受性降低，易发生失血性休克；贫血时机体的抵抗力降低，易并发产褥感染。统计资料显示，全世界每年约 50 万名孕产妇死于贫血。

（2）对胎儿的影响：铁通过胎盘从母体运至胎儿是单向运输，不能逆向转运。而且孕妇骨髓和胎儿在竞争摄取孕妇血清铁的过程中，胎儿组织占优势。因此，一般情况下，胎儿缺铁不会太严重。但当孕妇严重贫血时，主要是影响血液的携氧能力，使子宫胎盘缺氧，易造成胎儿宫内缺氧、生长受限、早产或死胎。

2. 妊娠期贫血的诊断标准　WHO 的妊娠期贫血诊断标准，外周血血红蛋白 $< 110g/L$ 及血细胞比容 < 0.33。根据血红蛋白水平分为 4 度（表 8-3）。

表 8-3　妊娠期贫血分度

贫血程度	血红蛋白
轻度	$100 \sim 109g/L$
中度	$70 \sim 99g/L$
重度	$40 \sim 69g/L$
极重度	$< 40g/L$

案例 8-4

孕妇，26 岁，广东人，因停经 18 周到医院进行常规产前检查。孕妇既往体健，停经 40 多天自测尿妊娠试验阳性，孕早期有轻微早孕反应，大小便正常，本次为第一次妊娠，否认胃溃疡病、钩虫病、肝病、肾病等疾病史，否认遗传病家族史。查体：T 37℃，P 92 次 / 分，BP 120/72mmHg，R 20 次 / 分，皮肤黏膜稍苍白、无出血点，心肺听诊无特殊。腹部检查：子宫增大如孕周，宫高 17cm，腹围 76cm，胎心率 156 次 / 分，律齐。血常规：血红蛋白 86g/L，红细胞计数 $4.1 \times 10^{12}/L$，红细胞平均体积 68fl。

问题：

1. 该患者初步考虑什么诊断？

2. 需要做什么检查可以得出正确的诊断？

3. 如何处理？

（二）缺铁性贫血

缺铁性贫血（iron deficiency anemia，IDA）是妊娠期最常见的贫血，占妊娠期贫血的 95%。

1. 妊娠期缺铁性贫血的原因

（1）铁的需要量增加：由于胎儿生长发育需要铁 250～350mg，妊娠期血容量增加，需要增加 650～750mg 的铁，故孕期共需增加铁 1000mg 左右。

（2）孕妇对铁摄取不足或吸收不良：孕妇每日至少需要摄入铁 4mg。按正常饮食计算，每日饮食中含铁 10～15mg，而吸收率仅为 10%，远不能满足妊娠期的需要，即使是在妊娠后半期，铁的最大吸收率达 40%，仍不能满足需要，若不给予铁剂补充，容易耗尽体内储存铁而造成贫血。

2. 缺铁性贫血的诊断依据

（1）病史：有月经过多、钩虫病等慢性失血的病史；有长期偏食、胃肠功能紊乱、营养不良等病史；合并肝肾疾病、慢性感染等病史，影响红细胞生成及红细胞寿命，抑制机体存储铁的能力。经铁剂治疗有效对诊断有重要的辅助价值。

（2）临床表现：轻者常无明显症状；重者可有乏力、头晕、心悸、气短、食欲不振、腹泻等。皮肤黏膜苍白、水肿、皮肤干燥、毛发无光、指甲脆薄、反甲及口腔炎、舌炎等。

（3）实验室检查：是诊断缺铁性贫血的重要依据。

1）外周血象：血红蛋白＜ 110g/L，红细胞＜ $3.5×10^{12}$/L，红细胞平均体积（MCV）＜ 80fl，红细胞平均血红蛋白量（MCH）＜ 27pg，红细胞平均血红蛋白浓度（MCHC）＜ 32%，为小细胞低色素型贫血。除血红蛋白及红细胞计数降低外，白细胞及血小板计数均在正常范围。

2）血清铁浓度：能灵敏反映缺铁状况，正常成年妇女血清铁为 7～27μmol/L。若孕妇血清铁＜ 6.5μmol/L，可以诊断为缺铁性贫血。

3）铁代谢检查：血清铁蛋白是评估铁缺乏最有效和最容易获得的指标。根据储存铁水平，IDA 可分为 3 期。①铁减少期：体内储存铁下降，血清铁蛋白＜ 20μg/L，转铁蛋白饱和度及血红蛋白正常；②缺铁性红细胞生成期：红细胞摄入铁降低，血清铁蛋白＜ 20μg/L，转铁蛋白饱和度＜ 15%，血红蛋白正常；③ IDA 期：红细胞内血红蛋白明显减少，血清铁蛋白＜ 20μg/L，转铁蛋白饱和度＜ 15%，血红蛋白＜ 110g/L。

4）骨髓象：红系造血呈轻度或中度活跃，以中晚幼红细胞增生为主，骨髓铁染色可见细胞内外铁均减少，尤其以细胞外铁减少更有诊断意义。

3. 处理

（1）预防为满足孕期对铁需要量的增加，孕产妇应常规补铁。积极纠正胃肠功能紊乱及其他易引起缺铁性贫血的合并症。

（2）补充铁剂：以口服给药为主。如可应用硫酸亚铁 0.3g，每日 3 次；铁的缓释剂——多糖铁复合物 150mg，每日 1～2 次；同时服用维生素 C 可促进铁吸收。对妊娠后期中度缺铁性贫血或因严重胃肠道反应不能给口服铁剂者，可用右旋糖酐铁或山梨醇铁，深部肌内注射。首次给药应从小剂量开始，逐渐增量。若铁剂治疗 4 周无效，应排除是否缺铁病因未去除或诊断有误。

（3）输血：血红蛋白 70～100g/L，根据患者手术与否和心脏功能等因素，决定是否需要输血。当血红蛋白＜ 70g/L、接近预产期或短期内需分娩者，应少量多次输注浓缩红细胞，输注时必须掌握速度和量，避免加重心脏负担或诱发急性左心衰竭。

（4）产科处理

1）中、重度贫血产妇临产后应配血备用。出血多时应及时输血。

2）预防产后出血：严密监测产程，第一产程避免时间过长，第二产程尽可能缩短，必要时予以助产；胎儿前肩娩出后，药物促进子宫收缩，缩短第三产程，仔细检查和缝合损伤的软产道，减少产后出血。

3）预防感染：产程中严格无菌操作，产后应用广谱抗生素。

（三）巨幼细胞贫血

巨幼细胞贫血（megaloblastic anemia）是由叶酸或维生素缺乏引起的 DNA 合成障碍所致的贫血。外周血呈大细胞型贫血。国内报道发病率为 0.7%～7.8%。

1. 病因及发病机制 叶酸与维生素 B_{12} 在 DNA 合成过程中起重要作用，是必不可少的辅酶。叶酸和（或）维生素 B_{12} 缺乏，可使 DNA 合成障碍，累及全身组织和细胞，但以红细胞系统受累最明显，表现为红细胞体积增大、核发育处于幼稚状态，形成巨幼细胞。由于巨幼细胞寿命短而发生贫血。妊娠期本病 95% 是叶酸缺乏所致，少数孕妇因缺乏维生素 B_{12} 而发病。引起叶酸和维生素缺乏的原因有以下几种。

（1）摄入量不足或吸收不良：长期偏食、挑食引起营养不良，或烹饪方法导致叶酸大量丢失，或孕妇有慢性消化道疾病，影响叶酸和维生素 B_{12} 的吸收。

（2）妊娠期需要量增加：孕妇每日需要 $300 \sim 400\mu g$（非孕妇女需要 $50 \sim 100\mu g/d$）叶酸，多胎孕妇需要量更多。

（3）丢失增加：妊娠期肾血流量增加，叶酸从尿中排出增加。

2. 巨幼细胞贫血对母儿的影响　巨幼细胞贫血使孕产妇患贫血性心脏病、妊娠期高血压疾病、胎盘早剥、早产、产褥感染等的发病率明显提高。使胎儿发生开放性神经管缺陷或其他畸形的发生率增多，这与叶酸的缺乏密切相关，另外胎儿生长受限、死胎等的发生率也增加。

3. 巨幼细胞贫血的临床表现和诊断

（1）临床表现

1）乏力、头晕、心悸、气短、皮肤黏膜苍白等一般贫血的表现。

2）消化道症状：厌食、恶心、呕吐、腹泻、腹胀、舌炎、舌乳头萎缩等。

3）周围神经炎症状：手足麻木、深部知觉减退、共济失调、行走困难，出现易激动、神经异常等。

维生素 B_{12} 缺乏常伴有神经系统症状，而叶酸缺乏则以舌炎多见。

（2）实验室检查

1）外周血象：红细胞平均体积（MCV）$> 100fl$，红细胞平均血红蛋白含量（MCH）$> 32pg$，为大细胞贫血，红细胞外形为大卵圆形。中性粒细胞核分叶过多为典型特征之一，而且此特征早于巨幼红细胞出现。网织红细胞常减少，血小板常偏低。

2）血清叶酸值 $< 6.8mmol/L$（$3ng/ml$）、红细胞叶酸值 $< 227nmol/L$（$100ng/L$）提示叶酸缺乏。血清叶酸受进食影响，而红细胞叶酸表示体内叶酸的储存情况，诊断价值大，若叶酸值正常，应测孕妇血清维生素 B_{12} 值，若 $< 74pmol/L$（$100pg/ml$）提示维生素 B_{12} 缺乏。

3）骨髓象：红细胞系统增生活跃，不同成熟期巨幼细胞系列占骨髓细胞总数的 $30\% \sim 50\%$，核染色质疏松，可见核分裂。

4. 巨幼细胞贫血的处理

（1）预防：多食新鲜蔬菜、水果、豆类、肉类、动物肝脏及肾脏等食物。计划妊娠前3个月开始补充叶酸 $0.5 \sim 1.0mg/d$，直至妊娠12周，能减少叶酸缺乏引起的贫血，并可有效地降低胎儿开放性神经管畸形的发生率。妊娠晚期由于胎儿生长发育的需要，也需增加叶酸的摄入。

（2）补充叶酸：对于巨幼细胞贫血者，口服叶酸5mg，每日3次，或每日肌内注射叶酸 $15mg/d$ 直到症状消失、贫血纠正为止。应同时补充铁剂，以满足血红蛋白大量生成对铁的需求。有神经系统症状者，应及时补充维生素。

（3）补充维生素 B_{12}：维生素 B_{12} $100\mu g/d$，每日1次肌内注射，连续2周后改为每周2次，直至血红蛋白恢复正常。

（4）输血：血红蛋白 $< 70g/L$ 时，少量间断输新鲜血或浓缩红细胞。

（5）产科处理：分娩过程避免产程延长，做好产后出血的防治和产褥期感染的预防。

（四）再生障碍性贫血

再生障碍性贫血（aplastic anemia）简称再障，是骨髓造血干细胞数量减少和质的缺陷，导致造血功能障碍，引起外周全血细胞（红细胞、白细胞、血小板）减少为主要表现的一组综合征。国内报道，妊娠合并再障占分娩总数的 $0.03\% \sim 0.08\%$。

1. 再障与妊娠的相互影响

（1）妊娠对再障的影响：再障的病因复杂，部分是由化学、物理或生物因素等对骨髓的毒性作用所致，称继发性再障；而约一半患者始终未找到原因，称原发性再障。以前认为妊娠不是再障的原因，但妊娠可能使原有病情加剧。少数女性在妊娠期发病，分娩后缓解，再次妊娠时复发。

（2）再障对妊娠的影响

1）对孕产妇的影响：①红细胞减少引起贫血，易发生贫血性心脏病，甚至造成心力衰竭。妊娠期高血压疾病的发生率增高；②血小板数量减少和质的异常，以及血管脆性及通透性增加，可引起鼻、胃肠道黏膜等出血，产后出血发生率增高；③粒细胞、单核细胞及丙种球蛋白减少、淋巴组织萎缩，使孕妇防御功能低下，易引起感染。再障孕产妇最主要的死因有颅内出血、心力衰竭及严重的呼吸道、泌尿道感染或败血症。

2）对胎儿的影响：血红蛋白＞60g/L 对胎儿影响不大。分娩后能存活的新生儿，一般血象正常，极少发生再障。血红蛋白＜60g/L 者对胎儿不利，可导致流产、早产、胎儿生长受限、死胎及死产。

2. 再障合并妊娠的临床表现和诊断

（1）临床表现：分为急性型和慢性型两种类型。急性再障起病急，进展迅速，以出血和感染为首起及主要表现，慢性再障起病缓慢，以贫血为首起和主要表现。孕妇以慢性型多见。

（2）实验室检查

1）外周血象：全血细胞减少，贫血属正常细胞型，网织红细胞显著减少。

2）骨髓象：增生不良或增生减低，淋巴细胞稍多。

3. 再障合并妊娠的处理　应由产科医师和血液科医师共同管理。

（1）妊娠前期：再障患者妊娠后对母儿均存在极大的威胁。因此，再障患者在病情未缓解之前应该避孕。

（2）妊娠期

1）治疗性人工流产：再障患者在病情未缓解之前应避孕，若在妊娠早期，且再障病情较重者，应在做好输血准备的同时行人工流产。妊娠中、晚期患者因终止妊娠有较大危险，应加强支持治疗，在严密监护下继续妊娠直至足月分娩。

2）支持疗法：注意休息，左侧卧位，加强营养，间断吸氧，少量、间断、多次输入新鲜血，提高全血细胞数量；或根据缺少的血液成分间断成分输血。

3）应用糖皮质激素：免疫抑制剂起到暂时止血的作用，用于有明显出血倾向者。泼尼松 10mg，每日 3 次口服，但易致感染不宜久用。

4）蛋白合成激素：有刺激红细胞生成的作用，如羟甲烯龙 5mg，每日 2 次口服。

5）预防感染：选用对胎儿影响小的广谱抗生素。

（3）分娩期

1）尽量经阴道分娩，避免产程延长。第二产程用腹压可造成孕妇颅内出血或其他重要脏器出血，故应缩短第二产程。产后仔细检查软产道并认真缝合，防止产道血肿形成。

2）有产科手术指征者行剖宫产，但手术指征应放宽。剖宫产术的同时放宽子宫切除的指征，以免引起产后出血及产褥感染。

（4）产褥期：继续支持疗法，预防产后出血及感染。

（五）珠蛋白生成障碍性贫血

珠蛋白生成障碍性贫血是一类由于常染色体遗传性缺陷，引起血红蛋白的珠蛋白肽链合成障碍，使一种或几种珠蛋白数量不足或完全缺乏而导致的溶血性贫血，又称地中海贫血（thalassemia）。本病的发病情况地区差异很大，在我国发病以广东、广西、四川等地为多，其次是长江以南各省市。

1. 正常血红蛋白的构成　血红蛋白是一种结合蛋白，由珠蛋白和血红素构成，每一个珠蛋白分子有 2 对肽链（1 对 α 链和 1 对非 α 链，非 α 链包括 β、γ、δ、ζ 和 ξ 链），不同的肽链是由不同的遗传基因控制的，每 1 条肽链与 1 个血红素构成一个血红蛋白单体，人类血红蛋白是 4 个单体聚合而成的四聚体。正常血红蛋白主要有三种：① Hb-A（$\alpha_2\beta_2$），是成人血红蛋白的主要形式，占 96%～98%，新生儿占 10%～40%，出生 6 个月后即达成人水平；② Hb-A2（$\alpha_2\delta_2$），在成人所占比例不超过 2%～3%，在胎儿期只有微量甚至缺如，至出生后 6～12 个月达成人水平；③ Hb-F（$\alpha_2\gamma_2$），主要存在于胎儿期，占胎儿血红蛋白的 70%～90%，出生后逐渐减少，6 个月以后基本降至成人水平，即＜1%～2%。

2. 发病机制

（1）α 地中海贫血：当 α 珠蛋白基因缺失或缺陷时，导致 α 肽链合成减少或缺乏，称 α 地中海贫血。患者含 α 肽链的 Hb-A、Hb-A₂、Hb-F 合成减少，过剩的 β 及 γ 肽链各自聚合形成 Hb-H（β_4）及 Hb-Bart（γ_4）。正常 α 基因共有四个（父源和母源各两个）。地中海贫血的基因缺陷主要为缺失型。可分为四种类型，即：①静止型，缺失 1 个基因；②标准型，缺失 2 个基因；③ HbH 病，缺失 3 个基因；④ Hb-Bart 水肿胎儿缺失 4 个基因（图 8-1）。

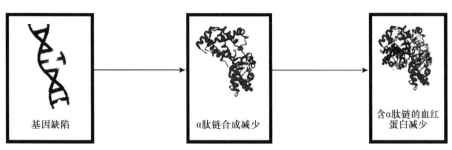

图 8-1　α 地中海贫血发病机制

（2）β 地中海贫血：当 β 珠蛋白基因缺失与缺陷时，导致 β 肽链合成减少或缺乏，称 β 地中海贫血。患者含 β 肽链的 Hb-A 合成减少，而过剩的 α 肽链与 γ 肽链或 δ 肽链结合，导致 Hb-F 或 Hb-A$_2$ 合成增多。β 地中海贫血的基因缺陷绝大多数属于非缺失型的基因点突变。

3. 临床表现及诊断

（1）地中海贫血纯合子状态：可出现严重贫血，通常不能存活至成人。α 地中海贫血纯合子表现为胎儿水肿、死胎或出生后立即死亡，胎儿肝脾大，红细胞大小不匀、异形，Hb-Bart 占 80% ～ 90%。β 地中海贫血纯合子又称 Cooleys 贫血，在胎儿期无临床表现，贫血常在出生后 1 年内逐渐加重，呈明显小细胞低色素性，幼稚红细胞内可见包涵体，Hb-F 常在 30% ～ 60% 之间，甚至可达 90%；患儿生长迟缓，肝脾明显肿大，可有轻度黄疸，常于儿童期夭折。

地中海贫血纯合子状态因为贫血严重，不可能生存至生育年龄，故不存在合并妊娠的问题。

（2）地中海贫血杂合子状态：临床表现不一，有的完全没有症状，有的仅表现为慢性溶血及贫血，典型的表现为外周血红细胞呈小细胞低色素性贫血，红细胞渗透脆性降低。α 地中海贫血的静止型无临床症状和体征，亦无贫血，红细胞形态正常；标准型表现为轻度贫血，部分包涵体生成试验阳性，出生时 Hb-Bart 占 5% ～ 15%；Hb-H 病常有轻度或中度贫血，肝脾大，黄疸，Hb 电泳可发现Hb-H 带。β 地中海贫血的血红蛋白电泳主要表现为 Hb-A$_2$ 增高、Hb-F 增高，而 Hb-A 降低。

地中海贫血杂合子状态的妇女贫血轻，不影响正常生活和妊娠，故合并妊娠的问题主要是在对子代的遗传方面，合并妊娠者建议筛查及产前诊断（图 8-2）。

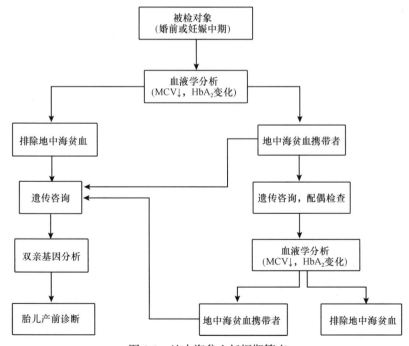

图 8-2　地中海贫血妊娠期筛查

（3）地中海贫血与缺铁性贫血的鉴别：两种贫血的外周血象均表现为小细胞低色素性贫血，鉴别主要依据家族史、外周血 MCV 与红细胞（RBC）分离、血清铁及铁蛋白测定、血红蛋白电泳（血液学分析 MCV 降低，Hb A$_2$ 变化）以及铁剂治疗效果观察等。

有研究表明，地中海贫血患者的外周血象有明显的 MCV 与 RBC 分离现象，即平均红细胞体积降低而红细胞计数升高，而缺铁性贫血通常表现为平均红细胞体积和红细胞计数同步降低，因此 RBC/MCV 增高有助于轻型地中海贫血的诊断。

4. 临床处理

（1）遗传咨询及产前诊断：若夫妇双方均为同一类型地中海贫血杂合子，依照遗传规律，后代有 1/4 机会为纯合子，2/4 机会为杂合子。临床上应尽量避免纯合子胎儿出生。为了减少缺陷儿童的出生，很有必要对夫妇双方进行有效的产前筛查，最好能在婚前医学检查得出诊断并进行生育指导。对夫妇双方为同型杂合子进行必要的产前诊断，判断胎儿病情，及早对纯合子胎儿做出诊断，及时对出生缺陷进行干预。目前常用于产前筛查和诊断的方法包括血常规、血红蛋白电泳、地中海贫血基因检查，对需要进行宫内诊断的孕妇可抽取绒毛、羊水或胎儿脐血检查。

（2）孕期处理：以支持妊娠为主，一般不需要特殊治疗。

1）一般治疗：主要是加强营养。地中海贫血患者骨髓多处于增生状态，消耗大量的叶酸，而且妊娠期对叶酸的需要量增加，因此需注意补充叶酸；合并缺铁时可考虑补充铁剂，否则不宜补铁。

2）积极治疗妊娠并发症：包括妊娠期高血压疾病、贫血、感染等。

3）纠正贫血：贫血较严重者（血红蛋白＜ 70g/L），可采用少量间断输浓缩红细胞以维持血红蛋白在 90g/L 以上。

4）预防产后出血：包括防止产程延长、产后出血和合理使用宫缩剂等。

案例 8-4 分析

1. 考虑的诊断　①孕 1 产 0，宫内妊娠 18 周，单胎妊娠；②妊娠合并中度贫血：地中海贫血？缺铁性贫血？

2. 进一步检查及结果　血清铁 26μmol/L，血清铁蛋白 80g/L，血红蛋白电泳：Hb-A$_2$ 5.6%，Hb-F 2.5%。

3. 修正诊断　妊娠合并 β 地中海贫血。

4. 进一步的处理

（1）检查丈夫的血常规及血红蛋白电泳排除地中海贫血，若丈夫也确诊为 β 地中海贫血，则需对胎儿进行产前诊断，排除胎儿地中海贫血纯合子。

（2）继续妊娠者，在妊娠期补充叶酸并定期产前检查，密切监测血常规，加强胎儿监护。

案例 8-4 小结

地中海贫血与缺铁性贫血的外周血象相似，均为小细胞低色素性贫血，因此应注意分析血清铁、血清铁蛋白、血红蛋白电泳及 RBC/MCV 等实验室检查结果加以鉴别，当孕妇被诊断为地中海贫血时，必须对其丈夫进行地中海贫血筛查，若夫妇双方均为同一类型的地中海贫血，则需对胎儿进行产前诊断，以防止纯合子地中海贫血胎儿的出生。

二、妊娠合并血小板减少症

案例 8-5

女性，28 岁，因停经 36 周，牙龈出血伴双下肢瘀斑 2 周入院。患者自述平素经常牙龈出血，2 周前牙龈出血加重，双下肢出现瘀斑。孕 1 产 0。

入院查体：生命体征平稳，轻度贫血貌，心肺（−），肝脾肋下未触及，腹部膨隆，宫高 34cm，腹围 92cm，头位，LOA，胎心率 150 次 / 分。双下肢可见散在瘀斑。入院查血常规示：红细胞 3.0×10^{12}/L，血红蛋白 90g/L，血小板 50×10^9/L。血小板抗体 PA-IgG 阳性。胎心监护：CST（＋），胎心基线正常，反应好。专科检查：阴道血性分泌物，宫口开大 1cm，头先露，S$^{−0}$，骨盆出口 8.5cm。

问题：

1. 患者诊断及诊断依据是什么？

2. 进一步如何处理？

妊娠合并血小板减少是妊娠期常见的合并症之一，其发病率为 7%～12%。最常见的血小板减少是妊娠期血小板减少症，其约占妊娠期合并血小板减少的 80%，其发病率占妊娠女性的 5%～11%。通常情况下，血小板减少被定义为血小板计数小于 $100×10^9$/L。在非妊娠期，我国血小板计数的正常范围是（100～300）$×10^9$/L。妊娠期血小板减少症通常不增加产妇出血并发症或胎儿血小板减少症的风险。对于无出血疾病史、出现无症状的血小板减少且血小板计数在（100～149）$×10^9$/L 的孕妇，应考虑由妊娠期血小板减少症引起。美国妇产科医师学会（ACOG）将非妊娠期血小板计数的正常范围定义为（165～415）$×10^9$/L。血小板减少一般是由于血小板破坏增加或生成减少所致。孕妇的血小板水平一般会随着妊娠月份的增加而减少，在妊娠的最后几个月，妊娠女性的血小板水平显著低于非妊娠女性。

（一）病因

妊娠期血小板减少的原因有以下几种。

1. 妊娠期血小板减少。

2. 妊娠期高血压疾病

（1）先兆子痫。

（2）HELLP 综合征。

3. 原发免疫性血小板减少。

4. 继发性免疫性血小板减少

（1）抗磷脂综合征。

（2）系统性红斑狼疮。

（3）感染（HIV、丙型肝炎病毒、巨细胞病毒、幽门螺杆菌）。

5. 药物相关性血小板减少（肝素、抗生素、抗癫痫药、麻醉药）。

6. 与系统疾病相关

（1）弥散性血管内凝血。

（2）血栓性血小板减少性紫癜 / 溶血尿毒综合征。

（3）脾隔离症。

（4）骨髓造血障碍。

7. 先天性血小板减少。

（二）妊娠相关性血小板减少症

妊娠相关性血小板减少症（pregnancy associated thrombocytopenia，PAT）也称为妊娠期血小板减少（gestational thrombocytopenia，GT），又称为良性妊娠期血小板减少，指的是妊娠前无血小板减少的病史，妊娠期首次发现血小板计数低于 < $150×10^9$/L，是妊娠期最常见的血小板减少。占妊娠期合并血小板减少的 65%～80%。

主要特点为除外其他基础疾病引起的血小板水平低于 $150×10^9$/L。

（1）无特异性的实验室诊断标准，此为排除性诊断。

（2）可引起轻度血小板减少，通常大于 $70×10^9$/L。

（3）抗血小板抗体阴性，肝肾功能及凝血功能正常，免疫相关检查，狼疮相关检查阴性，骨髓细胞学检查示巨核细胞形态及数量无异常。

（4）与产后出血无关。

（5）非妊娠期无血小板减少病史。

（6）多于妊娠中晚期发生。

（7）与胎儿血小板减少无关。

（8）产后 1～2 个月恢复正常。

（9）再次妊娠可能复发。

（三）免疫相关性血小板减少

孕期免疫相关血小板减少可以大致分为 2 类。

（1）孕妇原发性免疫性血小板减少（特发性血小板减少性紫癜 idiopathic thrombocytopenic purpura，ITP），会同时影响孕妇以及胎儿。

（2）胎儿 - 新生儿同种免疫性血小板减少；不会导致孕妇血小板减少，是胎儿血小板减少相关颅内出血的主要原因，发生率为 1/1000～3000 次活产。

特发性血小板减少性紫癜（idiopathic thrombocytopenic purpura，ITP），又称免疫性血小板减少性紫癜，因免疫性血小板破坏过多致外周血血小板减少的临床综合征。其特点是血小板寿命缩短、骨髓巨核细胞增多、血小板更新率加速。本病女性多见且不影响生育。主要临床表现为皮肤黏膜出血、月经过多，严重者可致内脏出血，甚至颅内出血而死亡。

（1）发病机制：主要与血小板生成减少及与 T 细胞介导的免疫破坏增加有关。原发性 ITP 为获得性的免疫介导的孤立性血小板减少，且不存在其他病因或者促发因素；继发性 ITP 主要包括由于潜在疾病或者药物暴露导致的免疫性血小板减少。根据发病时间分为新发/急性型（持续时间为 3～12 个月）；持续性/慢性型（持续时间 ≥ 12 个月）。其发病率为 10 000～1/1000 次妊娠。

急性型好发于儿童，慢性型以成年女性多见。发病前多无明显感染史。慢性型与自身免疫有关，80%～90% 的患者血液中可检测到血小板相关免疫球蛋白（platelet associated immunoglobulin，PAIg），包括 PA-IgG、PA-IgM、PA-C3 等。当结合了这些抗体的血小板经过脾、肝时，可被单核巨噬细胞系统破坏，使血小板减少。

（2）ITP 与妊娠的相互作用

1）妊娠对 ITP 的影响：妊娠可使已稳定的 ITP 患者复发或使活动型 ITP 妇女病情加重，出血机会增多。

2）ITP 对孕产妇影响：ITP 对妊娠的影响主要是出血，尤其是血小板 $< 50 \times 10^9$/L，在分娩过程中，孕妇用力屏气可诱发颅内出血；亦可产道裂伤出血、血肿形成及产后出血。ITP 患者妊娠时，自然流产和母婴死亡率均高于正常孕妇。

3）ITP 对胎儿及新生儿影响：由于部分抗血小板抗体能通过胎盘进入胎儿血液循环，引起胎儿血小板破坏，导致胎儿、新生儿血小板减少。孕妇血小板 $< 50 \times 10^9$/L，胎儿（新生儿）血小板减少的发生率为 9%～45%。严重者有发生颅内出血的危险。胎儿血小板减少为一过性，脱离母体的新生儿体内抗体逐渐消失，血小板将逐渐恢复正常。胎儿及新生儿血小板减少的概率与母体血小板不一定成正比。胎儿出生前，母体抗血小板抗体含量可间接帮助了解胎儿血小板状况。

（3）临床表现及诊断：主要表现为皮肤黏膜出血和贫血。轻者仅有四肢及躯干皮肤的出血点、紫癜及瘀斑、鼻出血、牙龈出血，严重者可出现消化道、生殖道、视网膜及颅内出血。脾脏不大或者轻度增大。实验室检查示血小板低于 100×10^9/L。一般血小板低于 50×10^9/L 时才有临床症状。骨髓检查，巨核细胞正常或增多，成熟型血小板减少。血小板抗体测定 PAIgG 大部分为阳性。通过以上表现及实验室检查，本病的诊断并不困难。但应排除其他引起血小板减少的疾病，如再生障碍性贫血、药物性血小板减少、妊娠合并 HELLP 综合征、遗传性血小板减少等。

（4）鉴别诊断：由于血小板减少的原因很多，慢性 ITP 须与其他原因引起的慢性血小板减少相鉴别，如肿瘤、系统性红斑狼疮、类风湿关节炎溃疡性结肠炎、Evans 综合征、妊娠合并 HELLP 综合征等。

（5）治疗：ITP 孕妇的血小板功能是正常的，不强调血小板计数维持在正常水平。非分娩期，ITP 的处理同非孕妇的处理。治疗指征：出现典型出血症状、血小板计数 $< 30 \times 10^9$/L、特定操作前。分娩前 ITP 的处理主要由孕妇出血风险决定，进行硬膜外麻醉时，血小板计数应 $> 80 \times 10^9$/L，而剖宫产术前应 $> 50 \times 10^9$/L。皮质类固醇激素或联合静脉内免疫球蛋白是孕妇 ITP 的一线治疗方法。一线治疗失败可考虑脾切除，通常避免在孕期进行，如果需要，最佳的手术时机在中孕期。

1）妊娠期处理：ITP 患者一旦妊娠一般不必终止妊娠，只有当严重血小板减少在妊娠早期就需要用糖皮质激素治疗者，可考虑终止妊娠。妊娠治疗原则与单纯 ITP 患者相同，用药时尽可能减少对胎儿的不利影响。除支持疗法、纠正贫血外，可根据病情进行下述治疗。

①糖皮质激素：是治疗 ITP 的首选药物。妊娠期血小板 $< 50 \times 10^9$/L、有出血症状，可用泼尼松 40～100mg/d。待病情缓解后逐渐减量至 10～20mg，维持治疗。该药物减轻血管壁通透性，减少出血，抑制血小板抗体的合成及阻断巨噬细胞破坏已被抗体结合的血小板。

②丙种球蛋白：可竞争性抑制单核巨噬细胞系统的 Fc 受体与血小板结合，减少血小板破坏。大剂量丙种球蛋白 400mg/（kg·d），5～7 日为一疗程。

③脾切除：激素治疗血小板无改善，有严重出血倾向，血小板 $< 10 \times 10^9$/L，可考虑脾切除，有效率达 70%～90%。手术最好在妊娠 3～6 个月间进行。

④血小板：输入血小板会刺激体内产生血小板抗体，加快血小板破坏。因此，只有在血小板<$10\times10^9/L$、有出血倾向、为防止重要脏器出血（脑出血）时或手术、分娩时应用。可输新鲜血或血小板悬液。

⑤其他：免疫抑制剂及雄激素在妊娠期不主张应用。

2）分娩期处理：治疗目标主要是减少局部麻醉或者分娩过程中的不良出血事件，分娩方式的选择，应依据产科考虑来决定。

3）产后处理：妊娠期应用糖皮质激素治疗者，产后应继续应用。产妇常伴有贫血及抵抗力低下，应预防感染。产后立即检测新生儿脐血血小板，并动态观察新生儿血小板是否减少。ITP不是母乳喂养的禁忌证，是否母乳喂养应视母亲病情及胎儿血小板情况而定。

案例 8-5 分析

1. 诊断　妊娠36周，G_1P_0，LOA先兆临产，妊娠合并特发性血小板减少性紫癜。

2. 诊断依据

（1）病史：停经36周，G_1P_0，牙龈出血病史。

（2）体征：轻度贫血貌，双下肢可见散在瘀斑；专科查体：阴道见红，宫口开大1cm，先露：头，S^{-0}。

（3）辅助检查：血液学检查示红细胞$3.0\times10^{12}/L$，血红蛋白90g/L，血小板$50\times10^9/L$。血小板抗体PA-IgG阳性。

3. 胎心监护　CST（+），胎心基线正常，反应好。

4. 思路　产妇已经临产，无剖宫产指征，可以观察待产，但需要备血、备血小板，并应注意产时、产后母婴情况（胎盘早剥、产后出血、新生儿颅内出血等）。

（陈　萱）

第五节　甲状腺疾病

妊娠合并甲状腺疾病常见的是甲状腺功能亢进症和甲状腺功能减退症。

妊娠期受孕期胎盘激素的影响，甲状腺处于相对活跃状态，甲状腺体积增大。甲状腺结合蛋白（TGB）水平升高，血清总甲状腺素（TT_4）与总三碘甲状腺原氨酸（TT_3）增加，产生高甲状腺素血症。因此，妊娠期如怀疑甲亢或原有甲亢者，应以促甲状腺激素（TSH）降低、血清游离三碘甲状腺原氨酸（FT_3）、血清游离甲状腺激素（FT_4）增高最有诊断价值。

一、妊娠合并甲状腺功能亢进

案例 8-6

患者，28岁，因患甲状腺功能亢进症2年，停经66天，到医院就诊。

患者平素月经规则，停经40天开始出现恶心、呕吐等不适，停经60天到医院检查证实为宫内妊娠。患者在2年前患甲状腺功能亢进症，一直服用甲巯咪唑治疗至今。近半年甲巯咪唑用量为5mg/d，甲状腺功能检查一直维持在正常水平，本次为用药期间意外妊娠，孕妇在证实妊娠后自行停用药物。今天，患者到医院拿甲状腺功能检查结果时发现较孕前明显增高，TT_4 178nmol/L，TT_3 3.4nmol/L，因担心甲状腺功能亢进症对妊娠的影响，故再次到产科就诊，了解是否需要终止妊娠。本孕为第二次妊娠，1年前因甲状腺功能亢进症控制不稳定行人工流产1次（孕50天），既往史、家族史无特殊。查体：T 36.7℃，P 105次/分，BP 112/76mmHg，R 20次/分，心肺听诊无特殊。妇科检查：外阴阴道未见异常，宫颈着色、软，子宫软，增大如孕9周大小，双侧附件未触及包块。

问题：

1. 对于该患者初步考虑什么诊断？

2. 需要做何进一步检查以明确诊断？

甲状腺功能亢进症（hyperthyroidism），简称甲亢，是体内甲状腺激素过高，引起机体的神经、循环、消化等系统兴奋性增高和代谢亢进的内分泌疾病。妊娠合并甲亢的发病率国内报道为0.1%～0.2%，最常见的原因是毒性弥漫性甲状腺肿（Graves disease），也称格雷夫斯病。由于妊娠期发生的一系列变化，妊娠合并甲亢在诊断、治疗上与非妊娠期有所不同。

（一）妊娠与甲亢的相互影响

1. 妊娠对甲亢的影响　妊娠前已患甲亢的妇女，在妊娠早期甲亢症状可能会加重，此时常需调整甲状腺药物的剂量。妊娠中、晚期免疫抑制加强，与自身免疫增强有关的弥漫性甲状腺肿，此期间病情可能缓解。产后免疫抑制解除，部分患者出现免疫反跳，甲亢病情加重。妊娠期如甲亢控制不当、不适当停药，分娩或手术时的应激、疼痛刺激，劳累、饥饿及感染等均可诱发甲亢危象。如处理不及时，孕产妇死亡率较高，需及早防治。

2. 甲亢对妊娠的影响　轻症或经治疗控制良好的甲亢患者，通常甲亢对妊娠影响不大。重症或控制不良的甲亢患者常合并月经紊乱、妊娠机会少，如合并妊娠对母儿有以下的影响。

（1）孕妇发生妊娠期高血压疾病的概率增高，可达15.6%～77.0%。

（2）流产、早产、胎儿生长受限、死产的发生率增高。

（3）对胎儿甲状腺功能的影响：一方面，孕妇服用大量抗甲状腺药物可通过胎盘进入胎儿体内，有可能造成胎儿、新生儿甲状腺功能低下。另一方面，甲亢患者血液中存在一种免疫球蛋白，有类似促甲状腺激素的作用，可进入胎儿血液循环，引起胎儿暂时性甲亢。一般在新生儿出生后3～4周，随着该免疫球蛋白在血液中逐渐消失，新生儿甲亢可自行消退。

（二）妊娠期甲亢的临床表现及诊断

多数甲亢孕妇，孕前有甲状腺疾病史，诊断并不困难。轻症甲亢或妊娠期首发的甲亢，有时与正常妊娠时的代谢亢进不易区别，主要通过临床表现及实验室检查进行诊断。

1. 症状及体征　妊娠期出现心悸、休息时心率超过100次/分。在食欲好、进食多的情况下孕妇体重不能按孕周增长，腹泻。脉压＞50mmHg。出现怕热多汗、皮肤潮红、皮温升高等症状。甲状腺弥漫性肿大、突眼及手震颤为妊娠合并甲亢的三大主征。

2. 实验室检查　实验室检查是诊断甲亢的重要手段（表8-4）。

表8-4　甲状腺功能实验室检查

检查项目	正常非孕妇女	妊娠妇女	妊娠合并甲亢
基础代谢BMR（%）	＜+15	+20～+30	＞+30
血清总甲状腺素TT$_4$（nmol/L）	78～119	轻度增高	≥180.6
血清三碘甲状腺原氨酸TT$_3$（nmol/L）	1.7～1.8	轻度增高	≥3.54
血清游离三碘甲状腺原氨酸FT$_3$（pmol/L）	3.70～9.55	无改变	增高
血清游离甲状腺激素FT$_4$（pmol/L）	18.2～39.0	无改变	增高
促甲状腺激素TSH（MU/L）	2～20	正常	降低

3. 甲亢危象的诊断　甲亢孕妇出现高热39℃以上、脉率160次/分、脉压增大、焦虑、烦躁、大汗淋漓、恶心、厌食、呕吐、腹泻、脱水、休克、心律失常及心力衰竭、肺水肿可诊断为甲亢危象。

（三）妊娠期甲亢的处理

1. 妊娠前期　患有甲亢的妇女，在用药期间（尤其是应用同位素碘治疗者）不宜妊娠，应采取避孕措施，待病情稳定1～3年后再考虑妊娠。患甲亢性心脏病的妇女，妊娠后易发生心力衰竭，应避孕，待疾病控制后再怀孕。

2. 妊娠期

（1）甲亢不是终止妊娠的适应证。但如伴甲亢性心脏病的重症病例，应在积极治疗甲亢的同时，考虑在孕早期终止妊娠。

（2）休息，适当给予镇静药等对症处理，病情轻者尽量少用抗甲状腺药物。

（3）抗甲状腺药物

1）丙硫氧嘧啶（PTU）：通过胎盘量少，速度慢，能在甲状腺内阻断甲状腺激素的合成，并阻断T$_4$转变为T$_3$（T$_3$的生物学效应比T$_4$强数倍），是妊娠期治疗甲亢的首选药物。用药原则是既要控制甲亢的发展，又要确保胎儿正常发育，安度妊娠及分娩。用药剂量一般为非孕期的半量。用药期间密切观察病情变化，包括安静时的脉率、脉压、食欲等症状和游离 T_3、T_4 等指标，切忌过度治疗造成新生儿甲状腺功能减退。病情减轻或稳定后应逐渐减量，不可骤然停药。

2）甲巯咪唑（MMI）：药效较 PTU 高 10 倍，极易通过胎盘，对胎儿影响较大，因此不主张用于治疗妊娠期甲亢。但若胎儿因受母亲类似促甲状腺激素的作用，发生胎儿甲亢，出现甲状腺肿大及持续胎儿心动过速等表现时，可选择甲巯咪唑，利用其极易通过胎盘的特性进行宫内治疗胎儿甲亢。

3）^{131}I 治疗：妊娠期禁用 ^{131}I 进行治疗，因为胎儿甲状腺在妊娠 9～10 周就有浓集碘的功能，应用 ^{131}I 后影响胎儿甲状腺发育，可能造成先天性甲减。且 ^{131}I 有放射性，有致畸的可能。

（4）**手术治疗**：妊娠期很少需要手术治疗。手术治疗的指征是药物治疗不能控制甲亢症状、怀疑有癌变者。有手术指征者可选择妊娠中期进行甲状腺部分切除术。

（5）**密切监护胎儿生长发育**：甲亢孕妇易发生胎儿生长受限。应监护胎儿生长发育的相关指标，如宫高、腹围，每 1～2 个月行胎儿超声检查，发现胎儿生长受限者应及时治疗。

（6）**加强孕妇的监护**：甲亢孕妇发生妊娠期高血压疾病的概率增高，孕期应密切监测血压、尿蛋白等情况，及时发现，及时治疗。应避免感染、精神刺激和情绪波动等甲亢危象的诱因。

3. 分娩期　妊娠 37～38 周应入院监护并决定分娩方式。除有产科因素外，应尽量选择阴道分娩。临产后给予精神安慰，可用地西泮镇静，减轻疼痛，吸氧，注意补充能量，缩短第二产程。病情重者行手术助产。对子宫颈条件差、有产科指征者，应考虑剖宫产。

4. 产褥期

（1）预防感染及产后出血，预防并发症及甲状腺危象的发生。

（2）产后哺乳的问题：部分甲亢患者产后有病情加重倾向，不但需要继续用药，且需增加药量，PTU 可通过乳腺组织到达乳汁，但乳汁 PTU 量很少，24 小时内乳汁含量为母亲口服量的 0.07%。因此，母亲服用 PTU 哺喂婴儿是安全的。但应定期检测婴儿甲状腺功能。

（3）新生儿的处理：出生时留脐血检测 T_3、T_4 及 TSH 水平。注意甲状腺大小、有无杂音、有无甲亢或甲状腺功能减退症的症状和体征。

5. 甲状腺危象抢救　甲状腺危象是甲亢病情恶化的严重表现，妊娠期合并甲亢一旦发生甲亢危象，如治疗不及时则孕产妇死亡率极高。故抢救时的治疗以孕产妇为主，不考虑胎儿的问题。

（1）阻断甲状腺激素合成：丙硫氧嘧啶，剂量加倍，症状缓解后应及时减量。

（2）抑制甲状腺激素释放：①碘溶液，能迅速抑制与球蛋白结合的甲状腺激素水解，减少甲状腺激素向血中释放。在使用 PTU 1 小时后口服饱和碘化钾 5 滴/次，每 6 小时 1 次，每日 20～30 滴。②碘化钠溶液 0.5～1.0g 加入 10% 葡萄糖 500ml 中静脉滴注。

（3）控制心率：口服普萘洛尔 10～20mg，每日 3 次。

（4）氢化可的松 100～200mg 静脉滴注或地塞米松 10～30mg 静脉注射。

（5）对症治疗：吸氧，纠正水、电解质、酸碱平衡紊乱，抗感染，物理及药物降温，必要时人工冬眠。

（6）分娩前发病者，待病情稳定后 2～4 小时结束分娩，以剖宫产为宜。术后给予大量广谱抗生素控制感染。

案例 8-6 分析

1. 初步诊断　①早期妊娠；②甲状腺功能亢进症。

2. 进一步检查　主要了解甲状腺功能：检测 TSH、FT_3、FT_4（因 TT_3 和 TT_4 在正常妊娠期均升高，孕期检查意义较小）。该患者目前检测结果稍高于正常妊娠的范围。

3. 进一步处理

（1）孕妇不应停药，应改用丙硫氧嘧啶，妊娠期用量为非妊娠期的 1/2，因此先用 PTU 25mg/d，再根据 TSH、FT_3、FT_4 值考虑是否需要调整药量，原则上用最低剂量，即控制 FT_3、FT_4 在正常高值。注意妊娠期必须每月对甲状腺功能进行监测。

（2）没有必要终止妊娠。但妊娠期必须加强母儿监护，增加产检次数，及早发现和治疗妊娠并发症。预防甲亢危象发生的诱因。

（3）分娩后注意对新生儿甲状腺功能进行监测。

案例8-6小结

1. 妊娠期由于内分泌系统的生理变化，甲状腺处于活跃状态，故给妊娠合并甲亢的诊断带来困难，妊娠期甲亢的诊断最有意义的辅助检查是 TSH 降低，FT_3、FT_4 增高。

2. 孕前一直应用抗甲状腺药物治疗的甲亢患者，在妊娠期间不应突然停药，应用低剂量丙硫氧嘧啶将甲状腺功能维持在正常水平为宜。

3. 妊娠合并甲亢在无并发症及合并症的情况下，不需终止妊娠，妊娠期间必须严密观察母儿情况、及时发现和治疗高危妊娠，防止导致甲亢危象的诱因。

二、妊娠合并甲状腺功能减退

甲状腺功能减退，简称甲减，是由于甲状腺激素合成和分泌减少或组织作用减弱导致的全身代谢功能降弱的内分泌疾病，分为临床甲减和亚临床甲减。

（一）对母儿影响

甲减患者妊娠早、晚期产科并发症均明显增加，如子痫前期、胎盘早剥、心力衰竭等。未经治疗的甲减孕妇，其胎儿流产、死亡、畸形、胎儿生长受限、先天性缺陷与智力发育迟缓的发生率增加。

（二）临床表现

主要有全身乏力、困倦、记忆力减退、声音嘶哑、便秘、语言迟缓、活动迟钝、表情呆滞、头发稀疏、皮肤干燥、体温低，严重者出现心脏扩大、心包积液、心动过缓、腱反射迟钝等症状和体征。

（三）诊断

妊娠期甲减包括甲减患者妊娠及妊娠期新诊断甲减两类。根据妊娠特异性 TSH 和 FT_4 参考范围诊断临床甲减和亚临床甲减。对有下列高危因素者建议早期筛查：①妊娠前已经服用甲状腺激素制剂者；②有甲亢、甲减、产后甲状腺炎、甲状腺部分切除及 ^{131}I 治疗者；③有甲状腺病家族史者；④已知存在甲状腺自身抗体者；⑤甲状腺肿大者；⑥提示存在甲减症状和体征者；⑦1 型糖尿病患者；⑧患有其他自身免疫疾病者；⑨有颈部不适者；⑩不育妇女也应行 TSH 检查以除外甲减。

临床甲减：TSH 高于妊娠期参考值上限，FT_4 低于妊娠期参考值下限，结合症状可诊断。亚临床甲减：TSH 高于妊娠期参考值上限，FT_4 正常；单纯低 T_4 血症：TSH 正常，仅 FT_4 降低。

（四）处理

治疗目的是将血清 TSH 和甲状腺激素水平恢复正常范围，降低围产期不良结局的发生率，常需与内科医生共同管理。主要治疗药物为左甲状腺素片（$L-T_4$）。

1. 既往有甲减的生育妇女计划妊娠，调整（$L-T_4$）剂量，使 TSH 在正常范围，最好 TSH < 2.5mU/L。

2. 对于临床甲减孕期患者妊娠期母体与胎儿对甲状腺激素的需求量从妊娠第 6 周开始增加，直到孕 20 周达到平衡状态。所以，妊娠期间 $L-T_4$ 用量较非孕期增加 30% ～ 50%，甲状腺功能应于妊娠 28 周前每 4 周监测 1 次，孕期处理妊娠 28 ～ 32 周至少监测 1 次，根据甲状腺功能调整用药量，使 TSH 值于妊娠早期、中期、晚期分别控制在 0.1 ～ 2.5mU/L、0.2 ～ 3.0mU/L、0.3 ～ 3.0mU/L。

3. 对亚临床甲减孕妇是否需要治疗，目前尚无统一意见。2017 年美国甲状腺协会推荐如下：①对以下人群推荐使用 $L-T_4$：亚临床甲减合并 TPOAb 阳性；TPOAb 阴性，TSH > 10mU/L。②对以下人群不推荐使用 $L-T_4$：TPOAb 阴性，TSH 正常。

4. 对单纯 T_4 血症患者目前不推荐使用 $L-T_4$ 治疗。

5. 分娩后，$L-T_4$ 应减至孕前剂量，产后 6 周需要再次进行甲状腺功能检测。

6. 除上述治疗外，妊娠期应加强营养指导，监测胎儿宫内发育迟缓情况；加强孕期和分娩期胎儿的监护，及时发现胎儿窘迫；除外其他产科因素后，应鼓励阴道试产，注意预防产后出血及产褥感染。

7. 新生儿出生后应查甲状腺功能，孕妇血中 TGAb 和 TPOAb 均可通过胎盘，导致胎儿甲减，影响胎儿发育。大多数甲减患儿症状轻微，T_4 及 TSH 的测定是目前筛选检查甲减的主要方法。当出现 T_4 降低、TSH 升高时，则可确诊为新生儿甲减。新生儿甲减治疗一般需维持 2 ～ 3 年。

第六节　妊娠合并急性阑尾炎

急性阑尾炎（acute appendicitis）是妊娠期最常见的外科疾病。妊娠期急性阑尾炎的发病率与非妊娠期相同，国内资料为 0.5‰ ～ 1.0‰。妊娠期由于子宫增大的影响，阑尾炎的表现不典型，误诊率较高，而且阑尾穿孔继发弥漫性腹膜炎较非妊娠期多 1.5 ～ 3.5 倍，围生期母儿发病率及死亡率明显提高。因此，早期诊断和及时处理对预后有重要影响。

一、妊娠期阑尾炎位置特点及对母儿影响

妊娠初期阑尾的位置与非妊娠期相似，其根部在右髂前上棘至脐连线中外 1/3 处。随妊娠周数增加，盲肠和阑尾的位置逐渐向上、向外、向后移位，同时阑尾逆时针方向转动。至妊娠足月时阑尾可达胆囊区，一部分被增大的子宫覆盖。盲肠和阑尾位置的改变在产后逐渐回位。

1. 对母体影响　妊娠期一旦发生阑尾炎则病情发展很快，易发生坏死、穿孔及腹膜炎。原因如下。

（1）增大子宫将腹壁和发炎阑尾分开，使腹壁防卫能力减弱。

（2）增大的子宫妨碍大网膜游走，使大网膜不能抵达感染部位发挥防卫作用。

（3）妊娠期甾体激素水平增高，毛细血管通透性及组织蛋白溶解能力增强，使发炎的阑尾易穿孔。

（4）妊娠期机体免疫力降低、炎症刺激子宫诱发宫缩，两者均可促使炎症扩散，易导致弥漫性腹膜炎。

（5）妊娠期阑尾位置的变化及增大子宫的掩盖，急性阑尾炎并发局限性腹膜炎时腹肌紧张及腹膜刺激征不明显，容易漏诊而延误治疗时机。

2. 对围产儿影响　全身炎症反应及弥漫性腹膜炎可导致胎儿缺氧；诱发子宫收缩导致流产、早产；妊娠期手术、药物可对胎儿产生不良影响，围生儿死亡率增加。

案例 8-7

孕妇，27 岁，因停经 30 周，右侧腹部疼痛 3 小时到医院就诊。孕妇既往体健，于孕 20 周开始定期到门诊系统产检，未发现异常。4 小时前无诱因出现右侧腹部疼痛，为持续性钝痛，伴恶心，呕吐 1 次，为胃内容物，未伴阴道流血、流水，本次妊娠为第一次妊娠，既往史、家族史无特殊。查体：T 38.2℃，P 92 次 / 分，BP 110/70mmHg，心肺听诊未见异常，腹部膨隆，右侧中下腹部压痛明显，腹肌稍紧张，无明显反跳痛，子宫底高度 25cm，腹围 82cm，偶可触及子宫收缩，胎方位 LOT，胎心率 146 次 / 分，律齐。

问题：

1. 该患者首先应考虑哪些可能的诊断？

2. 需要进一步做何检查以明确诊断？

二、诊断与鉴别诊断

妊娠不增加急性阑尾炎发病率，但妊娠期急性阑尾炎症状、体征受到妊娠期这一特殊生理状态的干扰，导致诊断和治疗的难度增加，而延误诊断及治疗，增加孕产妇和胎儿不良预后，因此应提高对妊娠中晚期腹腔阑尾位置提高的认识，重视病史分析及体格检查，做到早期诊断。

（一）临床表现

在妊娠的不同时期，急性阑尾炎的临床表现有明显差别。

1. 妊娠早期急性阑尾炎　症状及体征与非孕时基本相同。常有转移性右下腹痛及消化道症状，包括恶心、呕吐、食欲缺乏、便秘和腹泻。体温在早期常正常或轻度升高（通常＜ 38℃），若体温升高（＞ 39℃）或脉率增快，应警惕阑尾穿孔或合并腹膜炎。腹部检查右下腹麦氏点或稍高处有压痛、反跳痛和肌紧张。

2. 妊娠中、晚期急性阑尾炎　常无明显的转移性右下腹痛，腹痛和压痛的位置较高，甚至可达右肋下肝区，或位于右侧腰部。增大子宫将壁腹膜向前顶起，故压痛、反跳痛和肌紧张常不明显。

（二）辅助检查

1. 白细胞计数　妊娠期有生理性白细胞增加，当白细胞计数＞ 15×10⁹/L 时才有诊断意义，白

细胞升高不明显者不能排除诊断，应动态观察。

2. 腹部 B 超检查　主要对妊娠期急腹症的鉴别诊断，有助于排除卵巢囊肿蒂扭转、异位妊娠、输尿管结石等。

（三）鉴别诊断

1. 妊娠早期需与右侧卵巢囊肿蒂扭转和右侧输卵管妊娠破裂等相鉴别。

2. 妊娠中期应与右侧卵巢囊肿蒂扭转、右侧肾盂积水、右侧急性肾盂肾炎、右侧输尿管结石、急性胆囊炎等鉴别。

3. 妊娠晚期应与分娩先兆、胎盘早剥、妊娠期急性脂肪肝、子宫肌瘤红色变性等相鉴别。

4. 分娩期应与子宫破裂相鉴别。

5. 产褥期应与产褥感染相鉴别。

案例 8-7 分析（1）

1. 该患者可能的诊断

（1）孕 1 产 0，宫内妊娠 30 周，单胎妊娠，左枕横位。

（2）妊娠合并急腹症：①急性阑尾炎？②右侧输尿管结石？③右侧卵巢囊肿蒂扭转？④子宫肌瘤红色变性？⑤胎盘早剥？

2. 进一步检查及结果

（1）血常规：WBC 18×10^9/L，中性粒细胞百分比 85%，RBC 382×10^{12}/L，Hb 110g/L。

（2）尿常规：WBC（+），RBC 1～2/HP，蛋白阴性。

（3）盆腹腔 B 超检查：子宫及附件未见异常；胎儿双顶径 76mm，股骨长 56mm，胎心率 148 次/分，规律，羊水暗区最大深度 56mm，胎盘位置正常，最大厚度 28mm，未见胎盘早剥征象；双侧泌尿系未见结石；双侧附件区未见肿物。

（4）肛查：先露胎头，S^{-3}，宫颈长度 2cm，宫口未开，检查过程未见羊水流出。

三、处　理

（一）治疗原则

妊娠期合并急性阑尾炎一旦确诊，应在积极抗炎治疗的同时，立即手术治疗，不主张保守治疗。

（二）手术治疗

1. 麻醉　以连续硬膜外麻醉为宜。病情危重合并休克者，以全麻安全。注意防止产妇缺氧与低血压。

2. 体位及切口选择　在妊娠早期，与未孕时阑尾切除术相同。如在妊娠中、晚期，取右侧臀高位（平卧位右臀垫高 30°～45°）或左侧卧位，使子宫偏向左侧，便于暴露阑尾，减少术中牵拉子宫；切口也应采取腹直肌旁切口，高度相当于宫体上 1/3 部位，当诊断不能肯定、剖腹探查时，可行正中切口。

3. 术中操作　与一般阑尾切除方法相同，但应注意减少对子宫的刺激，一般不放置腹腔引流，以免引起早产。若阑尾化脓、穿孔及腹腔炎时，应在尽量吸净脓液后放置引流管，避免引流物直接与子宫接触。

4. 选择先行剖宫产术的指征　①已接近预产期或胎儿基本成熟；②有产科剖宫产指征；③术中暴露阑尾困难，或阑尾穿孔并发弥漫性腹膜炎，盆腔感染严重，子宫已有感染征象者。

5. 腹腔镜的选择　妊娠早期可应用腹腔镜诊断和治疗，妊娠晚期应慎用。

（三）术后处理

1. 积极抗感染　需继续妊娠者，应选择对胎儿影响小、敏感的广谱抗生素。阑尾炎时厌氧菌感染占 75%～90%，可选择针对厌氧菌的甲硝唑，并同时与青霉素类或头孢菌素类等抗生素配伍使用。

2. 保胎治疗　若继续妊娠，术后 3～4 天应给予抑制宫缩及镇静药保胎治疗。根据不同孕周可选择应用黄体酮、维生素 E、利托君或静脉滴注硫酸镁等。

案例8-7分析（2）

1. 该患者的最后诊断 ①孕1产0，宫内妊娠30周，单胎妊娠，LOT；②妊娠合并急性阑尾炎。

2. 临床处理 积极抗炎治疗的同时，立即手术切除阑尾，术中注意尽量减少刺激子宫，手术前后注意抑制子宫收缩，行安胎治疗。

案例8-7小结

1. 妊娠合并急腹症中最常见的原因是附件的问题，占50%，剩下的一半几乎均为消化系统的疾病，而在消化系统引起的疾病中又以急性阑尾炎最为常见。

2. 本案例在妊娠晚期出现右侧腹痛和消化道症状，体格检查的结果以右侧中下腹部压痛明显，实验室检查提示有感染可能和排除了其他诊断，最后诊断为妊娠合并急性阑尾炎。

3. 由于妊娠合并急性阑尾炎的特点是炎症扩散迅速，易出现严重的并发症，如穿孔、弥漫性腹膜炎等。因此治疗原则是一旦确诊马上手术，应放宽剖腹探查的指征。

（赵　琳）

第九章 胎儿异常

第一节 巨大胎儿

胎儿出生体重达到或超过 4000g 者称巨大胎儿（fetal macrosomia）。近年来巨大胎儿的发生率有逐渐增加趋势，国内资料显示巨大胎儿发生率约 7%，国外发生率为 15% 左右，男胎多于女胎。

> **案例 9-1**
>
> 　　孕妇，36 岁，G_3P_1，因停经 40^{+6} 周，阵发性下腹痛 5 小时，步行入院。本次妊娠早孕反应不明显，孕 4 个多月始觉胎动，孕期无产检。2 周前出现双下肢水肿，休息后可缓解，无头晕、眼花等不适。5 小时前出现下腹阵痛伴阴道少量血性分泌物，因腹痛渐频繁、难忍，急诊就诊。既往史无特殊，平时月经周期 29 天。4 年前顺利分娩一体重 3700g 的男婴，无产后出血，产褥期恢复好，2 年前自然流产 1 次。
>
> 　　体格检查：T 37℃，P 100 次 / 分，R 20 次 / 分，BP 125/80mmHg。发育正常，营养好，身高 160cm，体重 80kg，神志清，烦躁，痛苦面容，查体欠合作，全身皮肤黏膜无特殊，心肺听诊无异常，腹肌稍紧张，肝脾肋下触及不满意，下肢水肿（+）。
>
> 　　产科检查：腹围 110cm，宫高 40cm，宫缩强，间歇不明显，平脐隐约可见一缩复环，压痛可疑，胎位不清，胎心率 100～116 次 / 分，骨盆外测量正常。阴道检查：先露头，棘上 2cm，宫口扩张 8cm，触及一产瘤约 7cm×7cm×5cm，胎头矢状缝位于骨盆横径上，骨盆内测量未发现异常。
>
> **问题：**
> 　　1. 马上考虑的诊断是什么？需要什么方法确诊？可能对母儿有什么危害？
> 　　2. 处理原则是什么？

一、高危因素

1. 糖尿病　糖尿病孕妇，因血糖升高，常使胎儿发育巨大。

2. 遗传因素　胎儿体重与父母体型相关，身材高大的父母巨大儿发生率上升，母系遗传的相关性更大。

3. 营养因素　孕妇摄入过多而活动过少，肥胖、超重（BMI ≥ 24kg/m²）或孕期体重增长超标等均可发生巨大儿。

4. 孕产史　随着分娩次数的增加胎儿体重有所增加；特别是曾分娩较大胎儿的经产妇，巨大胎儿的发生率明显上升。

5. 过期妊娠　如胎盘功能好，胎儿继续发育，巨大儿可能性增加。

> **案例 9-1 分析（1）**
>
> 　　36 岁的经产妇，上一胎的体重为 3700g，营养好，腹围 110cm，宫高 40cm，现在体重 80kg，妊娠 40^{+6} 周，产程进展缓慢且胎头下降受阻。表明存在多项导致巨大胎儿的高危因素。

二、对母儿影响

（一）对母体的影响

1. 难产　因巨大胎儿通过骨盆受阻，造成难产，为克服分娩梗阻子宫收缩会发生两种结局。

（1）继发宫缩过强：为克服阻力宫缩加强，但阻力不可能克服，导致子宫破裂。

（2）继发性宫缩乏力：宫缩过强不能克服阻力，逐渐子宫肌纤维疲倦，导致宫缩乏力，产程延长。难产的结局是手术产机会增加。

2. 产伤　阴道分娩易导致严重的软产道损伤，如阴道损伤，甚至子宫、尾骨骨折亦有报道。在产道内压迫时间长，组织缺血、坏死，产后发生尿瘘、粪瘘等。分娩时盆底组织损伤，可引起日后的子宫脱垂、阴道前后壁膨出等。

3. 产后出血及感染　由于子宫过度扩张、子宫收缩乏力、产程延长，易导致产后出血。产程延长和产后出血都是产褥感染的原因。

（二）对胎儿的影响

1. 胎儿损伤　孕妇糖尿病且可疑巨大儿者经阴道分娩常发生肩难产，易引起新生儿臂丛神经损伤、锁骨骨折等，新生儿颅内出血也有较高的发生率，应引起高度警惕。

2. 新生儿窒息　由于产程延长，阴道助产概率增加，甚至转为剖宫产，新生儿窒息概率增加，严重者甚至死亡。

三、诊　断

（一）病史和临床表现

曾分娩巨大儿、患糖尿病、过期妊娠、孕妇肥胖或身材高大、妊娠期营养过剩和整个妊娠期孕妇体重增加＞12.5kg。妊娠晚期孕妇出现腹部沉重，甚至两肋胀痛的症状。

（二）腹部检查

腹部膨隆明显，宫底高度＞35cm，胎体大，先露迟迟不入盆，若为头先露，头跨耻征阳性，胎心听诊位置稍高且有力。子宫底高度与腹围之和≥140cm，巨大胎儿发生率为57.3%，可作为筛选方法之一。腹部检查怀疑胎儿巨大时需与双胎妊娠、羊水过多、胎儿畸形、妊娠合并子宫肌瘤等相鉴别。

（三）B型超声检查

胎儿各径线均大，当胎儿双顶径＞10cm、股骨长度≥8.0cm、腹围＞33cm，80%可诊断巨大胎儿。

胎儿头径大者需测胸围，如胸围大于头围，发生肩难产的可能性大。超声检查可同时排除双胎妊娠、胎儿畸形、羊水过多等情况。

> **案例 9-1 分析（2）**
>
> 1. 病例特点
> （1）产妇有巨大胎儿的多项高危因素存在。
> （2）经产妇，无产前检查，现停经 40^{+6} 周，临产 5 小时余，腹痛难忍就诊。
> （3）烦躁、痛苦面容，腹肌稍紧张。
> （4）产科检查：腹围＋子宫底高度 150cm，宫缩强，间歇不明显，平脐隐约可见一缩复环，压痛可疑，胎方位不清，胎心率 100～116 次/分。
> （5）阴道检查：先露头，棘上 2cm，宫口扩张 8cm，触及一产瘤约 7cm×7cm×5cm，胎头矢状缝位于骨盆的横径上。
> 2. 初步诊断　①G₃P₁，妊娠 40^{+6} 周，枕横位，临产；②持续性枕横位；③巨大胎儿？④妊娠合并糖尿病？⑤先兆子宫破裂？⑥急性胎儿窘迫。
> 3. 辅助检查
> （1）床旁超声检查（了解胎儿大小，排除其他异常）。
> （2）微量快速血糖检查（排除糖尿病）。
> （3）了解身体各脏器功能的必要检查，如血常规、血型等。

四、处　理

（一）妊娠期

详细询问病史，了解有无巨大胎儿的高危因素，定期产前检查及妊娠期营养指导。如发现胎儿大或曾有巨大儿分娩史者，应排除糖尿病。如为糖尿病应积极控制血糖，加强孕妇血糖监测和胎儿宫内情况监护，适时终止妊娠。

（二）分娩期

根据腹围、宫底高度、胎儿体重的超声估计分娩期，并结合骨盆情况决定分娩方式。

1. 剖宫产　在充分估计胎儿体重在 4000g 以上且合并糖尿病者，建议剖宫产终止妊娠；无糖尿病者，可阴道试产，产程中严密观察，适当放宽剖宫产指征。

2. 阴道试产 警惕发生肩难产，做好预防措施。胎儿胎盘娩出后应仔细检查有无软产道损伤，胎肩娩出后肌内注射或静脉滴注宫缩剂，积极预防产后出血。

案例 9-1 分析（3）

1. 紧急辅助检查结果

（1）超声测量胎儿双顶径 10cm，股骨长 8cm，腹围 34cm，预测胎儿体重 4300g±245g。

（2）快速血糖 11mmol/L。目前的检查证实了巨大胎儿和妊娠合并糖尿病的诊断。

2. 处理 立即使用宫缩抑制剂的同时准备紧急剖宫产，术前准备的同时做好新生儿窒息复苏和产后出血抢救的准备工作。新生儿出生后监测血糖。

剖宫产指征：①妊娠 40^{+6} 周，胎儿巨大，临产后引起梗阻性难产，导致先兆子宫破裂，如不紧急剖宫产可危及产妇生命。②由于宫缩过强引起急性胎儿窘迫，胎心率已达 100 ～ 116 次 / 分，有胎死宫内的危险。

（三）新生儿处理

按妊娠合并糖尿病的新生儿处理原则处理。包括新生儿血糖监测，防止新生儿低血糖的发生；密切监护新生儿的呼吸，及时诊断和治疗新生儿呼吸窘迫综合征。

案例 9-1 分析（4）

1. 剖宫产所见 腹腔淡红色腹水 100ml，子宫壁完整，子宫下段拉长达脐上，子宫下段菲薄，胎方位左枕横位，新生儿体重 4630g，Apgar1 分钟评 5 分，5 分钟评 9 分，术中出血 300ml。

2. 最后诊断 ① G$_3$P$_2$，孕 40^{+6} 周，左枕横位，剖宫产；②持续性左枕横位；③巨大胎儿；④妊娠合并糖尿病；⑤先兆子宫破裂；⑥急性胎儿窘迫；⑦新生儿轻度窒息。

（王敬民）

第二节　胎儿生长受限

胎儿生长受限为生长潜力低下的小于胎龄儿。出生体重低于同孕龄平均体重的两个标准差或在同孕龄正常体重的第 10 百分位数以下，称为小于胎龄儿（small for gestation age，SGA）。胎儿生长受限（fetal growth restriction，FGR）指胎儿应有的生长潜力受损，估计胎儿体重小于同孕龄正常体重的第 10 百分位数以下的 SGA。严重的 FGR（severe FGR）指估计胎儿体重小于同孕龄正常体重的第 3 百分位数以下。目前认为应对胎儿和新生儿进行多方面的评价，以确定是否真正存在胎儿生长受限，而不以体重作为唯一的判断标准。发病率的高低与采用的诊断标准、地区水平及社会状况差异等因素有关。我国 FGR 的发病率为 6.39%。FGR 围生儿死亡率为正常生长儿的 4 ～ 6 倍，其新生儿的近期和远期并发症均明显升高，不仅影响胎儿的发育，对儿童期及青春期的体能与智能发育均有影响。

低出生体重儿指妊娠 37 周以后，胎儿出生体重＜ 2500g。

案例 9-2

孕妇，26 岁，停经 34^{+5} 周，因产检发现胎儿偏小 1 个月入院。孕妇于停经 1 个多月自觉恶心、纳差，持续 1 个多月自行消失。停经 51 天超声检查提示：宫内妊娠 8 周。停经 4 个多月起自觉胎动，活跃至今。停经 28 周起在门诊行产科检查，常规实验室检查无特殊。停经 30 周第 2 次产前检查发现宫底高度 2 周来无增长，超声检查：提示胎儿大小相当于妊娠 28 周，建议入院，孕妇拒绝，之后未按期进行产检。1 天前外院超声检查提示：胎儿大小相当于妊娠 31$^+$ 周。以"胎儿生长受限"入院。妊娠以来无腹痛及阴道流血，无头晕、头痛，但饮食一直稍差，睡眠可，二便正常。既往史无特殊，平时月经周期 28 天，25 岁结婚，本孕为首次妊娠。

体格检查：T 36.2℃，P 84 次 / 分，R 20 次 / 分，BP 110/68mmHg，营养中等，体重 50kg，心、肺听诊正常，腹软，肝、脾肋下未触及。

产科检查：宫高 28cm，腹围 86cm，右骶前位，胎心率 150 次 / 分，骨盆外测量正常。

辅助检查：血红蛋白 106g/L，白细胞 6×10^9/L，血型 A Rh（+）；尿蛋白阴性；肝、肾功能正常。弓形虫、风疹病毒、巨细胞病毒、疱疹病毒 IgM 抗体均阴性。NST 有反应型。超声提示：RSA，胎儿未见明显畸形，胎盘 Ⅱ 级，相当于 31 周（双顶径 77mm，股骨长 60mm），羊水指数 10cm；彩色多普勒测：S/D 2.4，RI 0.59，PI 1.05。

问题：

1. 首先考虑什么诊断？

2. 为明确诊断应进一步做什么检查？

3. 有哪些处理意见？

一、病 因

FGR 病因复杂，大多数尚未清楚。常见的危险因素如下。

（一）孕妇因素

1. 营养因素 孕妇营养物质摄入不足，如偏食、妊娠剧吐等，使胎儿生长发育得不到足够的营养素。

2. 妊娠并发症与合并症 这些疾病都共有特点：会影响胎盘血液循环，使胎盘血流量减少，从而影响胎儿发育。

（1）妊娠并发症：妊娠期高血压疾病、多胎妊娠、前置胎盘、胎盘早剥、过期妊娠、妊娠期肝内胆汁淤积症等。

（2）妊娠合并症：心脏病、慢性高血压、肾炎、贫血等。

3. 抗磷脂抗体阳性 研究表明抗磷脂抗体与部分 FGR 有关，原因可能为微血栓形成，影响胎盘血流和灌注，从而影响胎儿生长发育。

4. 其他 ①遗传因素：胎儿的体重差异 40% 来源于双亲的遗传因素，以母亲的遗传因素影响较大；②子宫发育畸形；③妊娠期不良暴露：孕妇吸烟、吸毒、酗酒，母体接触放射线或有毒物质等。

（二）胎儿因素

1. 胎儿染色体疾病 常伴有胎儿生长受限，且出现的时间较早，包括染色体数目及结构异常，以 21、18 或 13 三体综合征，Turner 综合征（45，XO）等较常见。

2. 胎儿宫内感染 胎儿宫内感染后生长发育受到影响，导致胎儿宫内感染的病毒多为风疹病毒、巨细胞病毒、单纯疱疹病毒、弓形虫、梅毒螺旋体等。

（三）胎盘因素

胎盘结构的各种病变（梗死、炎症等）使子宫胎盘血流量减少，影响了胎儿的发育。

（四）脐带因素

脐带过长、脐带过细（尤其是靠近胎儿脐轮根部过细）、脐带扭转、脐带打结等，影响胎儿血液供给。

二、分类及临床表现

胎儿的生长发育分 3 个阶段：①妊娠 16 周前，以细胞增殖为主；②妊娠 17～32 周，细胞增殖和细胞体积增大同时存在；③妊娠 32 周以后，细胞体积迅速增大，脂肪沉积。有害因素作用的时期不同对胎儿生长影响亦不同，根据胎儿生长受限发生时间、胎儿体重及病因分为以下 3 类。

（一）内因性均称型 FGR

遗传物质（基因或染色体）异常、宫内病毒感染、环境有害物质（射线或毒物）等作用于受精卵或胚胎，导致原发性胎儿生长受限。发病早，胎儿各器官细胞数目均减少，胎儿在体重、头围、腹围和身长几方面均受限，故称均称型。特点如下。

1. 新生儿体重、身长、头径均相称，但均小于孕龄。

2. 外表无营养不良表现。

3. 器官分化或成熟度与孕龄相符，但各器官的细胞数均减少（脑细胞数目少，神经元功能不全和髓鞘形成迟缓，其结果是新生儿多有神经发育障碍）。

4. 无胎儿缺氧现象，可有轻度代谢不良。

5. 出生缺陷多见，而且为严重的先天畸形，因而围生儿病死率高，预后不良。

（二）外因性不均称型 FGR

胚胎发育正常，妊娠中、晚期由于胎盘功能不全、胎盘血流障碍使胎儿生长的营养素供应不足，导致继发性胎儿生长受限。引起胎盘功能障碍的原因，主要为妊娠合并症或妊娠并发症，如合并妊娠期高血压疾病、慢性高血压、糖尿病、过期妊娠等。特点如下。

1. 新生儿发育不匀称。身长、头径与孕龄相符而体重偏低，呈大头外貌。

2. 外表呈营养不良或过熟儿状态。

3. 各器官细胞数正常，但细胞体积缩小（以肝脏为著，表现为出生后低血糖）。

4. 胎儿常有宫内慢性缺氧及代谢障碍，使其在分娩期对缺氧的耐受力下降，导致新生儿脑神经受损。

（三）外因性均称型 FGR

为上述两型的混合型。重要生长因素如叶酸、氨基酸、微量元素等营养物质缺乏的外在因素，影响了整个妊娠期，导致原发性胎儿生长受限的严重后果。特点如下。

1. 新生儿身长、体重、头径相称，但均较小。

2. 外表有营养不良表现。

3. 各器官细胞数目和细胞体积均减少，导致器官体积均缩小，以肝、脾、脑明显，新生儿的生长与智力发育常受到影响。

4. 胎儿无宫内缺氧现象，但存在代谢不良。

三、诊　断

做出胎儿生长受限的诊断前确定胎龄是非常重要的，确定胎龄的方法：①月经周期准确者，按末次月经首日计算；②按基础体温上升日推算；③按早期妊娠超声测量胚胎的头臀径推算（妊娠 8 ～ 11 周以头臀径确定孕龄是比较可靠的指标）。

（一）病史

询问引起 FGR 的高危因素是否存在，特别关注既往有无出生缺陷儿、FGR、死胎等不良分娩史及有无妊娠合并症及并发症如慢性高血压、严重贫血、糖尿病等疾病；有无吸烟、酗酒等不良嗜好；是否接触有害物理、化学因素；有无子宫增长缓慢病史。

（二）临床指标

1. 宫底高度　宫底高度小于相应孕周是 FGR 最明显、最易识别的体征，故定期产前检查动态测定宫底高度是初步诊断的手段，如宫底高度连续 3 周均在第 10 百分位数以下者为筛选 FGR 指标，预测准确率达 85% 以上或胎儿指数 < –3，有 FGR 可能 [胎儿指数 = 宫底高度（cm）–3×（月份 +1），–3 ～ +3 为正常值]。

2. 腹围及体重　孕妇腹围及体重增长缓慢也能间接反映胎儿生长受限。

（三）辅助检查

1. B 型超声　根据胎儿生长指标评估胎儿发育情况是目前比较常用和准确的方法，常用的指标：①双顶径（BPD）、股骨长等，正常妊娠 24 周前，双顶径每周增加约 3mm，25 周及以上时每周增加 2mm，33 周时每周增加 1mm，38 周后双顶径增加明显减慢甚至停止。连续动态观察，如每两周增加 < 2mm，则为 FGR。②头围与腹围的比值（HC/AC），HC/AC 值小于正常同孕周平均值的第 10 百分位数，应考虑有 FGR 的可能。HC/AC 值也有助于诊断 FGR 的类型。③其他：羊水量、胎盘成熟度和胎儿生物物理监测对判断胎儿宫内缺氧现象有意义。

2. 多普勒技术　动态测定子宫动脉血流和脐血流情况对判断 FGR 有帮助。子宫动脉 S/D 升高为孕妇血管病变的结果，如妊娠期高血压，可能是外因性不均称型 FGR 的原因；生长受限的胎儿如出现脐动脉 S/D 升高，舒张末期血流消失或倒置，往往提示胎儿危险。彩色多普勒技术的发展使得胎儿脏器血流监测成为可能，常用胎儿大脑中动脉和脐动脉血流的 S/D 变化判断胎儿宫内缺氧现象。

3. 实验室检查　主要寻找引起 FGR 母儿双方的原因，如宫内感染、营养不良等方面的依据。判断胎盘功能指导处理，如 24 小时尿 E$_3$ 测定或随意尿 E/C 等。

4. 胎儿电子监测　有利于判断胎儿宫内的状况，更有助于决定分娩时机及分娩方式。

案例 9-2 分析（1）

　　1.病例特点

　　（1）孕妇停经51天时B型超声检查提示"宫内妊娠8周"，证明早期妊娠胚胎发育符合孕周。

　　（2）现在妊娠34^{+5}周，子宫底高度28cm，超声提示胎儿发育滞后了3周多（BPD 77cm）。

　　（3）资料中表明孕妇整个妊娠期间进食不良，现体重只有50kg，合并轻度贫血（Hb 106g/L）。

　　（4）检查未提示胎儿存在缺氧表现（NST有反应型）。

　　（5）无宫内感染的证据（弓形虫、风疹病毒、巨细胞病毒、疱疹病毒IgM抗体均阴性）。考虑为外因性均称型FGR。

　　2.诊断　①G_1P_0，宫内妊娠，34^{+5}周，骶右前位；②臀位；③妊娠合并轻度贫血；④胎儿生长受限（外因性均称型）。

　　3.进一步检查项目

　　（1）动态监测胎盘功能，隔天1次，必要时增加检查次数。

　　（2）胎儿电子监护：包括NST、生物物理监测和脐血流测定，交替每3天1次，必要时增加检查次数。

　　（3）检查血液流变学，了解有否血黏度增高。

四、治　疗

　　定期产前检查，及时发现高危因素，尽早处理。FGR一经诊断，及早治疗的疗效佳，如超过妊娠36周，治疗效果差。

（一）妊娠期治疗

　　确定不良因素予以去除，改善胎儿供氧及营养状况。

　　1.纠正不良生活习惯，避免接触有害物质。

　　2.卧床休息，左侧卧位可纠正右旋子宫，改善子宫胎盘血液循环。

　　3.增加血氧浓度：面罩吸氧每日2～3次，每次20～30分钟。

　　4.积极治疗各种合并症。

　　5.补充营养物质　加强营养，并注意营养均衡，口服不能达到目的者给予静脉补充。营养物质包括氨基酸、葡萄糖、各种维生素、微量元素和能量等。

　　6.药物治疗　β肾上腺素受体激动药、硫酸镁、钙拮抗药等能松弛子宫，舒张血管，改善子宫胎盘血流，促进胎儿生长发育。如血液浓缩，则可通过改善微循环，降低血黏稠度治疗，进一步改善子宫胎盘血流，提高胎盘功能。药物包括低分子肝素、低分子右旋糖酐等。

（二）系统监护和产科处理

　　1.早、中期妊娠已经诊断的FGR　其原因多为遗传疾病或严重畸形，产前诊断明确后马上终止妊娠。

　　2.继续妊娠指征　①胎儿无严重畸形，胎儿未成熟；②经治疗后FGR有好转；③宫内监护情况良好，胎盘功能正常；④孕妇无妊娠合并症及并发症。可以在密切监护下尽量延长孕周，直至胎儿成熟，但不能超过预产期。监护的方法包括每两周1次测量宫底高度和每4周1次B型超声测量BPD等胎儿生长指标，妊娠32周后每周NST监测和胎盘功能检查，异常者增加检查次数或加做OCT检查。

　　3.适时终止妊娠　尽快终止妊娠指征：①治疗后FGR无好转，胎儿停止生长3周以上；②有胎儿宫内缺氧表现，胎盘功能低下；③治疗中妊娠合并症或并发症病情加重，继续妊娠将危及母婴安全。需要终止妊娠，但胎龄不足34周，促胎儿肺成熟后再终止妊娠。

　　4.分娩方式选择

　　（1）剖宫产：FGR的胎儿对缺氧耐受性差，胎儿胎盘储备不足，难以耐受分娩过程中子宫收缩时的缺氧状态，应适当放宽剖宫产的指征。

　　（2）阴道产：经治疗胎儿在宫内情况良好，胎盘功能正常，胎儿成熟，Bishop宫颈成熟度评分≥7分，羊水量及胎位正常，无其他禁忌者可经阴道分娩。

案例 9-2 分析（2）

1. 一般处理　左侧卧位休息；面罩吸氧，每日 3 次，每次 30 分钟；静脉营养治疗（每天给予 18AA 氨基酸 500ml、5% 葡萄糖 500ml 和能量合剂、5% 葡萄糖 500ml 和复合维生素，7～10 天为一疗程）；口服微量元素；根据血黏度情况，必要时静脉滴注低分子右旋糖酐 500ml/d，7 日为一疗程。

2. 系统监护　定期 NST、E/C、S/D 及胎儿生物物理监测，了解胎儿宫内安危情况和评价胎盘功能。

3. 分娩时机的决定　胎儿宫内监护情况良好和胎盘功能正常，定期监测子宫底高度以及超声测量 BPD 等提示 FGR 得到纠正，可以继续妊娠，否则考虑终止妊娠，因 FGR 对缺氧耐受力差，宜适当放宽剖宫产指征。

（王敬民）

第三节　胎儿窘迫

胎儿窘迫（fetal distress）是指胎儿在子宫内因缺氧和酸中毒危及其健康和生命的综合症状，发病率为 2.7%～38.5%。分为两种：多发生在分娩期的急性胎儿窘迫和发生在妊娠晚期的慢性胎儿窘迫，慢性胎儿窘迫在临产后往往表现为急性胎儿窘迫。

案例 9-3

产妇，27 岁，妊娠 37^{+1} 周，规律子宫收缩 3 小时伴阴道少许出血 1 小时就诊。

产妇停经 1 个多月起有剧烈呕吐、不能进食，曾住院治疗，出院后病情时好时坏，食欲不振。停经 5 个月起自觉胎动。妊娠期间间断监测胎心，但未接受规律产检。妊娠期间疲倦，时有头晕，二便基本正常。3 小时前出现下腹部阵发性坠痛，频率渐短，疼痛渐强。1 小时前排尿时发现阴道少许出血而就诊。下腹阵痛出现后无阴道流液，但觉胎动减少。

既往月经周期 28～30 天，结婚 1 年余，本孕为首次妊娠，既往史和家族史无特殊，孕前体重 49kg。体格检查：T 37℃，P 98 次/分，R 20 次/分，BP 130/84mmHg，体重 52kg，消瘦。贫血貌，结膜、口唇苍白。心肺听诊未发现异常。腹膨隆，肝脾肋下未触及。

产科检查：腹部检查示子宫增大，耻上子宫长度 26cm，有宫缩，胎方位 LOA，胎心听诊 120 次/分。骨盆外测量示 24cm-27cm-18cm-8cm。阴道检查示宫颈管已消失，宫口扩张 1cm，前羊水囊稍胀，先露头，棘上 1cm。

问题：

1. 根据病史和产科检查，首先应考虑什么诊断？

2. 在明确诊断前，需要马上做什么检查？

3. 最佳的处理是什么？

一、病　因

引起胎儿窘迫的病因有母体血液含氧量不足、母胎间血氧运输及交换障碍及胎儿自身因素异常。其中任何一个环节出现异常，均可导致胎儿窘迫。

（一）母体血液含氧量不足

胎儿所需的氧气来自母体，通过胎盘绒毛间隙进行交换。任何因素引起母体氧含量不足，均可导致胎儿窘迫。有时母体轻度缺氧，尚未造成母体的不良影响，也会引起胎儿宫内缺氧。常见因素如下。

1. 妊娠合并各种严重的心、肺疾病，或伴心、肺功能不全。

2. 急性失血及重度贫血，如前置胎盘、胎盘早剥。

3. 各种原因引起的休克与急性感染发热。

4. 孕妇过量使用麻醉镇静药物，抑制呼吸。

5. 缩宫素使用不当，引起子宫收缩过强。

6. 产程延长。

7. 主动或被动吸烟。

8. 孕妇精神过度紧张，交感神经兴奋，血管收缩，胎盘供血不足。

9. 长时间仰卧位低血压。

（二）母胎间血氧运输及交换障碍

脐带和胎盘是母体与胎儿间氧气及营养物质交换、输送的器官，其功能障碍必然影响到胎儿氧供，而导致胎儿窘迫。常见因素如下。

1. 胎盘功能低下　如过期妊娠、重度子痫前期、慢性高血压并发子痫前期、慢性肾炎、糖尿病、前置胎盘、胎盘早剥、胎盘过大或过小、膜样胎盘、轮廓胎盘等。

2. 脐带异常　如脐带绕颈、脐带打结、脐带扭转、脐带脱垂、脐带血肿、脐带过长或过短、脐带附着于胎膜。

（三）胎儿自身因素

胎儿严重的心血管疾病、呼吸系统疾病、母儿血型不合（胎儿溶血性贫血）、胎儿贫血，胎儿宫内感染、颅内出血及颅脑损伤等，均可导致胎儿窘迫。

二、病理生理变化

当胎儿轻度缺氧时，由于 CO_2 蓄积及呼吸性酸中毒，使交感神经兴奋，肾上腺儿茶酚胺及肾上腺素分泌增多，代偿性血压升高及心率加快。重度缺氧时，转为迷走神经兴奋，心功能失代偿，心率由快变慢。无氧糖酵解增加，丙酮酸及乳酸堆积，胎儿血 pH 下降，出现混合性酸中毒。由于缺氧细胞膜通透性增大，钾离子从细胞内逸出，出现高钾血症；钙离子通道开放，钙离子进入细胞内，形成低钙血症。缺氧使肠蠕动亢奋，肛门括约肌松弛，胎粪排出污染羊水。呼吸运动加深，羊水吸入，出生后可出现新生儿吸入性肺炎。由于妊娠期慢性缺氧，使胎儿生长受限，分娩期急性缺氧可发生缺血缺氧性脑病及脑瘫等终身残疾。

三、临床表现及诊断

（一）慢性胎儿窘迫

主要发生在妊娠晚期，往往延续至临产并加重。多因妊娠期高血压疾病、慢性肾炎、糖尿病、严重贫血及过期妊娠等所致。

1. 胎动减少或消失　胎动 < 24 次 /12 小时为胎动减少，临床上常见胎动消失 24 小时后胎心消失，应予警惕。监测胎动的方法：嘱孕妇每日早、中、晚自行计数胎动各 1 小时，3 小时胎动之和乘以 4 得到 12 小时的胎动计数。胎动过频或胎动减少均为胎儿缺氧征象，每日监测胎动可预测胎儿安危。

2. 胎儿电子监护异常　胎儿缺氧时胎心率可出现以下异常情况。

（1）NST 无反应型：即持续监护 20 ~ 40 分钟，胎动时胎心率加速 ≤ 15 次 / 分，持续时间 ≤ 15 秒。

（2）胎儿心动过速和心动过缓：无胎动与宫缩时，胎心率 > 180 次 / 分或 < 110 次 / 分持续 10 分钟以上。

（3）胎心基线变异频率 < 5 次 / 分。

（4）OCT 阳性：子宫收缩后连续出现晚期减速。

（5）频繁出现重度变异减速。

3. 胎儿生物物理评分低　根据 B 型超声监测胎动、胎儿呼吸运动、胎儿肌张力、羊水量及 NST 结果进行综合评分，每项 2 分，满分为 10 分。8 分胎儿宫内缺氧的可能性小；4 ~ 6 分可疑胎儿宫内缺氧，应重复检查以及联合其他检查结果综合分析做出判断；2 分以下胎儿宫内缺氧已高度可疑，延长检查时间仍在 2 分以下提示胎儿已是濒危状态。

4. 胎盘功能低下　连续监测 24 小时尿 E_3 值，若急骤减少30% ~ 40%，或于妊娠末期多次测定 24 小时尿 E_3 值在 10mg 以下；尿 E/C 值 < 10；妊娠特异型 β_1 糖蛋白（SP_1）< 100mg/L；胎盘生乳素 < 4mg/L，提示胎盘功能不良。

5. 羊水胎粪污染　通过羊膜镜检查可见羊水浑浊呈浅绿色、深绿色及棕黄色。

> **案例 9-3 分析（1）**
>
> 1. 临床特点
>
> （1）产妇本次妊娠早期剧吐，妊娠中期以后食欲不振，整个孕期体重增加 3kg，提示妊娠期营养不足。
>
> （2）贫血貌。
>
> （3）产科情况：已经临产，宫底高度仅 26cm，胎心听诊 120 次 / 分。
>
> 2. 初步诊断　①G_1P_0，宫内单胎妊娠 37^{+1} 周，左枕前位，临产；②胎儿生长受限；③慢性胎儿窘迫。

（二）急性胎儿窘迫

急性胎儿窘迫主要发生在分娩期。多因脐带异常、前置胎盘、胎盘早剥、宫缩过强、产程延长及产妇低血压、休克等引起。

1. 胎心率异常　胎心率变化是急性胎儿窘迫的一个重要征象。正常胎心率为 110 ～ 160 次 / 分，心音强而有规律。缺氧早期，胎心率于无宫缩时加快，> 160 次 / 分；缺氧严重时胎心率 < 110 次 / 分。若行 CST 可出现频发晚期减速、重度变异减速，胎心率 < 100 次 / 分，基线变异 < 5 次 / 分等，提示胎儿缺氧严重，可随时死于宫内。

2. 羊水胎粪污染　头先露的胎儿在宫内缺氧时，出现酸中毒，可反射性地引起胎儿迷走神经兴奋使胎儿肠蠕动增加及肛门括约肌松弛，致使胎粪排出、污染羊水。羊水污染程度与胎粪排出时间及量有关。根据程度不同，羊水分为三度。Ⅰ度：浅绿色，质薄；Ⅱ度：深绿色或黄绿色，质较厚；Ⅲ度：棕黄色，质稠厚而黏，可污染胎膜、胎盘和胎儿皮肤。

单纯以羊水胎粪污染指标诊断胎儿窘迫是不够准确的，特别是当羊水Ⅰ度胎粪污染时，发现羊水胎粪污染应结合胎心率监护及其他检查结果综合判断。临产后如胎先露部固定，前羊水清而胎心率异常时，应在无菌条件下，于宫缩间歇期稍向上推胎先露部，观察后羊水症状。

3. 胎动异常　缺氧初期为胎动频繁，继而减弱，以及次数减少，进而消失。

4. 酸中毒　胎儿缺氧与酸中毒之间关系密切，采集胎儿头皮血进行血气分析，可反映胎儿宫内安危情况。若 pH < 7.2（正常值 7.25 ～ 7.35），PO_2 < 10mmHg（正常 15 ～ 30mmHg），PCO_2 > 60mmHg（正常值 35 ～ 55mmHg），可诊断为胎儿酸中毒。

> **案例 9-3 分析（2）**
>
> 1. 进一步的观察和辅助检查
>
> （1）有规律宫缩，宫颈口已扩张，CST 提示有规律子宫收缩。而且自临产后自觉胎动减少；
>
> （2）B 型超声检查提示"宫内单活胎，胎儿各径线大小相当于妊娠 30 周，羊水过少"。CST 检查示前 10 分钟则已发现胎心率基线 119 次 / 分，胎心率基线细，变异为静止型，每次子宫收缩后均有晚期减速。
>
> （3）血常规：RBC $3.50×10^{12}$/L，Hb 72g/L。
>
> 2. 临床诊断　①G_1P_0，宫内单胎妊娠 37^{+1} 周，左枕前位，临产；②胎儿生长受限；③慢性胎儿窘迫；④羊水过少；⑤妊娠合并贫血（中度）。

四、处　理

（一）慢性胎儿窘迫

应针对病因，视孕周、胎儿成熟度及胎儿窘迫程度决定处理。

1. 一般处理　左侧卧位，吸氧每日 2 ～ 3 次，每次 30 分钟，积极治疗妊娠合并症及并发症。

2. 期待疗法　孕周小，胎儿娩出后存活可能性小，尽量保守治疗以期延长胎龄，同时促胎儿成熟，待胎儿成熟后终止妊娠。

3. 终止妊娠　妊娠近足月，胎动减少，OCT 出现频繁的晚期减速或重度变异减速，胎儿生物物理评分 < 4 分者，均应以剖宫产终止妊娠为宜。

（二）急性胎儿窘迫

应采取果断措施，改善胎儿缺氧状况。

1. 一般处理 改变体位、吸氧、停止缩宫素使用、抑制宫缩、纠正孕妇低血压等，并迅速查找原因，如上述措施无明显效果，应紧急终止妊娠。

2. 病因治疗 如为不协调子宫收缩过强，缩宫素使用不当引起的强直性子宫收缩，应停用缩宫素，进行宫内复苏，口服宫缩抑制剂沙丁胺醇 2.4 ～ 4.8mg，每日 3 次，哌替啶 100mg 肌内注射，也可以用硫酸镁肌内注射或静脉滴注抑制宫缩。如羊水过少（羊水最大暗区垂直深度 ≤ 2cm），脐带受压，可经腹羊膜腔输液，将 250ml 生理盐水或乳酸林格注射液缓慢注入羊膜腔内 5 ～ 20ml/min，使羊水最大暗区垂直深度（羊水池，amniotic fluid volume，AFV）维持在 8 ～ 10cm。

3. 尽快终止妊娠

（1）宫口未开全：应立即行剖宫产。剖宫产的指征：①胎心率 < 110 次 / 分或 > 180 次 / 分，伴羊水污染 Ⅱ 度；②羊水污染 Ⅲ 度，伴羊水过少；③ CST 或 OCT 出现频繁晚期减速或重度变异减速；④胎儿头皮血 pH < 7.2。

（2）宫口开全：先露棘下 3cm，尽快经阴道助娩。

案例 9-3 分析（3）

最佳的处理是立即剖宫产（理由：胎儿生长受限的胎儿本身存在慢性胎儿窘迫，难以承受分娩过程子宫收缩时血流减少的缺氧状态，而且 CST 已提示胎盘功能不佳，急性胎儿窘迫，分娩处于潜伏期，短时间内不能从阴道分娩，若让其自然分娩极有可能发生死产）。

1. 剖宫产的指征

（1）足月妊娠、活胎。

（2）胎儿窘迫、短时间内不能经阴道分娩。

2. 术前准备

（1）胎儿窘迫可能延续到产后而发生新生儿窒息，手术时必须做好新生儿窒息抢救的准备。

（2）产妇产前已存在中度贫血，手术时做好预防产后出血及输血的准备。

案例 9-3 小结

1. 在接诊没有正规产前保健、已临产的产妇时，首诊的产科医师必须通过最快的手段尽可能发现是否存在高危妊娠（本案例使用的手段：①产科检查的四步手法；②超声检查；③ CST；④血常规）。

2. 该产妇存在的高危因素有：①羊水过少；②胎儿生长受限；③胎儿窘迫（慢性、急性）；④妊娠合并贫血（中度）；⑤孕期营养不良。

3. 以上的高危因素使得胎儿对缺氧的耐受性差，分娩极有可能出现死产。必须当机立断做出立即剖宫产的决定，并做好抢救新生儿和产妇的准备。

4. 从该案例中得出的结论是产前保健是贯彻预防为主的重要措施。妊娠期妇女应主动接受规律产检，保健机构能对孕妇做出孕期营养的指导，监护胎儿宫内情况，及时发现高危妊娠对保证孕妇、胎儿健康和安全分娩非常必要。

（王敬民）

第四节 多胎妊娠

一般情况下正常人类每次妊娠只有一个胎儿，多胎妊娠为特殊现象。一次妊娠同时有两个或两个以上胎儿称多胎妊娠（multiple pregnancy）。

不同种族多胎妊娠的发生率不尽相同，在 1‰ ～ 10‰，随着促排卵药物的应用和辅助生殖技术的广泛开展，多胎妊娠的发生率明显上升，多胎妊娠中以双胎妊娠（twin pregnancy）最多见，也是本节介绍的内容。

案例 9-4

产妇，34 岁，停经 34⁺⁵ 周，发现双胎妊娠 6 个月余，阴道流液 1 小时。产妇停经 36 天自查尿妊娠试验，停经 40 余天恶心、呕吐剧烈，需要住院治疗，约持续 5 周缓解，住院期间已发现"双胎妊娠（双绒毛膜双羊膜囊双卵双胎）。停经 5 个多月起自觉胎动。定期产前保健，未发现异常。

2 周前出现胸闷，平卧加重；双下肢水肿，休息后好转；无伴头晕、眼花等不适。1 小时前于睡眠时突然出现阴道流液，量较多，无腹痛和阴道流血。

有双胎分娩家族史，个人史及既往史无特殊，平时月经周期 28 天，本次为首次妊娠。

体格检查：T 36.5℃，P 82 次 / 分，R 22 次 / 分，BP 120/80mmHg，心肺听诊无异常，腹软，无压痛，肝、脾肋下触诊不满意，双下肢水肿（＋）。

产科检查：腹膨隆，纵椭圆形；腹围 110cm，子宫底高度 38cm，子宫张力大，触诊时偶有宫缩，胎方位不清，可扪及较多的胎儿肢体；于脐左下方及右上方分别闻及胎心，各为 126 次 / 分、148 次 / 分；阴道排出的液体为Ⅱ度胎粪污染，pH ＞ 7；消毒后阴道检查为足先露，宫颈长度 1.5cm，宫口未开。

辅助检查：2 天 B 超检查提示宫内妊娠，双活胎，LSA/ROA；胎儿径线相当于 31 ～ 32 周；胎盘成熟Ⅱ度。

问题：

1. 根据以上资料，可做出什么诊断？

2. 采取什么方法处理最合适？

一、影响因素

1. 遗传　双卵双胎的家族倾向性明显，单卵双胎少见。

2. 孕妇年龄和产次　年龄与产次呈正相关，随着年龄的增长产次增加，双胎也逐渐多见，高峰在 35 岁，以后逐渐下降，多为单卵双胎。

3. 营养　良好的营养使双胎的发生率上升。

4. 辅助生育和促排卵药物　随着这项技术的发展，发生率上升速度很快。

二、双胎的分类及其特点

主要分为双卵双胎和单卵双胎两种，单卵双胎的发生率为 3‰ ～ 5‰，而双卵双胎的发生率在不同人种之间差别较大，为 1‰ ～ 49‰（图 9-1）。

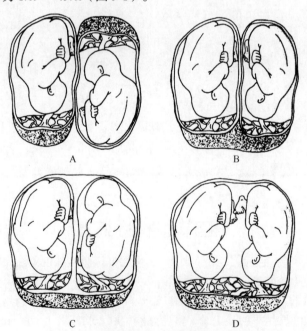

图 9-1　双胎胎盘、胎膜类型示意图

A. 双胎盘、双绒毛膜、双羊膜；B. 单胎盘、双绒毛膜、双羊膜；C. 单胎盘、单绒毛膜、双羊膜；D. 单胎盘、单绒毛膜、单羊膜。

1. 异卵双胞胎可发生 A、B 两种情形；2. 同卵双胞胎以上四种情形都可能发生

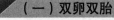

（一）双卵双胎

由两个卵子分别受精形成的双胎妊娠，称双卵双胎（dizygotic twins），约占双胎妊娠的 70%。

在一个排卵周期，同时排出两个成熟卵子，分别受精发育而成。由于双卵双胎的两个胎儿的遗传基因不相同，故胎儿性别、血型、外观特征不同。两个受精卵形成各自独立的胎盘、胎囊及血液循环。胎囊之间的中隔由两层羊膜及两层绒毛膜组成，有时两层绒毛膜可融成一层。

（二）单卵双胎

由一个受精卵分裂而成的双胎妊娠，称单卵双胎（monozygotic twins），约占双胎妊娠的30%。因两个胎儿具有相同的遗传基因，故彼此性别、血型、外观特征相同。由于受精卵在早期发育阶段分裂为两个胚胎的时间不同，形成4种类型。

1. 双羊膜囊双绒毛膜单卵双胎　分裂发生在受精后72小时内（早期囊胚，桑葚期，early division），形成两个独立的受精卵，两个羊膜囊，两层绒毛膜，可以独立着床形成各自的胎盘，但两个胎盘靠近，甚至融合为一个胎盘。占单卵双胎中的18%～36%，这种类型的单卵双胎与双卵双胎相似，鉴别依靠性别、血型、指纹、毛发等。

2. 双羊膜囊单绒毛膜单卵双胎　分裂发生在受精后第4～8天（晚期囊胚，late division），此时绒毛膜已分化，但羊膜囊尚未形成，两个独立的胚胎共同拥有一个胎盘及绒毛膜，其中隔有两层羊膜。约占单卵双胎中的70%。极少情况下，内细胞团分裂不对称，形成大小两团，小细胞团在发育过程中与大而发育正常胚胎的卵黄静脉吻合，逐渐包入正常胚胎体内，形成包入性寄生胎，或称胎内胎，应与畸胎瘤进行鉴别。

3. 单羊膜囊单绒毛膜单卵双胎　分裂发生在受精后第9～13天，此时羊膜囊已形成，两个独立的胚胎共用一个胎盘，共存于一个羊膜腔内。此种类型少见，仅占单卵双胎的1%～2%。因两胎儿间无羊膜囊分隔而互相运动，可发生相互间脐带缠绕、打结，严重可以致一胎死亡甚至双亡，围生儿死亡率甚高。

4. 连体双胎（conjoined twins）　分裂复制发生在受精后第13天以上、原始胚盘已形成，不能分裂成两个单独部分，导致不同程度、不同形式的联体双胎。极罕见，发生率在单卵双胎中约3‰。

三、双胎并发症

双胎妊娠孕产妇的并发症多，围生儿病率和死亡率均高，几乎包括了所有的高危妊娠，应予以重视。

（一）孕产妇的并发症

1. 妊娠期高血压疾病　由于子宫过度膨胀，胎盘血液灌流减少，其发生率是单胎妊娠的3～5倍，且发病早、程度重，是双胎妊娠的主要并发症之一。

2. 贫血　铁及叶酸的储备不满足两个胎儿生长的需要，导致相对缺乏而出现缺铁性贫血及巨幼红细胞性贫血，发生率高达40%左右。

3. 羊水过多　双胎妊娠羊水过多发生率约为12%，单卵双胎多于双卵双胎，而且多为急性羊水过多，出现的时间较早，可能与双胎输血综合征及胎儿畸形有关。

4. 胎膜早破　双胎妊娠时，由于子宫过度膨胀、子宫腔压力高，容易发生胎膜早破。

5. 胎盘早剥及前置胎盘　胎盘早剥在双胎妊娠较多见，原因：①可能与妊娠期高血压疾病发生率增高有关；②子宫腔容积突然减少：如第一个胎儿娩出后或胎膜早破羊水突然排出，致使子宫腔容积突然缩小，胎盘附着面错位发生胎盘早剥。双胎妊娠时为了适应两个胎儿生长发育的需要胎盘面积较大，有时可向下扩展到子宫下段，甚至覆盖子宫颈内口，形成前置胎盘。胎盘早剥和前置胎盘都是导致产前出血的原因。

6. 妊娠期肝内胆汁淤积症　其发生率是单胎妊娠的2倍，由于胆酸明显增高，影响胎盘功能引起胎儿窘迫，甚至死胎、死产。

7. 宫缩乏力　因子宫腔容积增大，子宫过度膨胀，子宫平滑肌纤维被动延伸，容易发生原发性子宫收缩乏力，导致产程延长。第一个胎儿娩出后，有时也可因宫缩乏力而使第二个胎儿娩出时间延迟。延续至产后出现宫缩乏力性出血。

8. 胎位异常

（1）胎儿一般较小，当羊水较多，胎儿在宫内有较多活动空间，形成胎位异常。

（2）羊水不多时，生活在同一子宫腔内的两个胎儿活动空间不足，异常胎位不易恢复。

（3）分娩时当第一个胎儿娩出后，仍在宫内的第二个胎儿活动范围大，容易转为肩先露。

9. 流产　妊娠14周前发生流产的概率是单胎妊娠的2～3倍，其原因与胎儿畸形、胎盘发育异常、子宫腔容积相对过少有关。早期死亡的胎儿发生自溶，被压于另一正常胎儿的羊膜囊与宫壁逐渐成薄片，称纸样儿，分娩后仔细检查附属物时可以发现。

10. 产后出血及产褥感染　除了宫缩乏力延续至产后导致产后出血外，较大的胎盘附着面也是产后出血的原因。由于并发症多，手术产概率高，常伴有贫血和产后出血，使产妇的抵抗力差，容易发生产褥感染。

（二）围生儿的并发症

1. 早产　约50%双胎妊娠并发早产，其原因：①子宫腔压力过高，胎膜早破是最常见的原因；②严重母儿并发症需要提早终止妊娠。

2. 胎儿生长受限　从中期妊娠开始，胎儿生长逐渐减慢，发生率为12%～34%，发生率与生长受限程度随孕周的增长越加明显，而且单卵双胎较双卵双胎更为严重。可能与双胎输血综合征、胎儿畸形、胎盘发育不良有关。

3. 胎位异常　与单胎相比，胎位异常是双胎妊娠分娩过程直接影响胎儿愈后的重要并发症之一。

4. 双胎输血综合征（twin to twin transfusion syndrome，TTTS）　15%～30%双羊膜囊单绒毛单卵双胎会发生该严重并发症。单卵双胎各自的胎盘间本身有血管吻合（动脉-动脉、动脉-静脉、静脉-静脉），发生双胎输血综合征的胎盘病理基础胎盘内动脉-静脉间的吻合，由于压力的关系，血液单从动脉流向静脉，导致胎儿间血液发生转移，致使一个胎儿成为供血儿，另一个成为受血儿，称双胎输血综合征。患病胎儿的病理特点：①供血胎儿，贫血、体重轻、脱水、羊水少，甚至因营养缺乏而死亡；②受血胎儿，血量增多，心脏肥大，肝、肾增大，体重增长快，可发生充血性心力衰竭，胎儿水肿，羊水过多。目前国际上对TTTS的诊断主要依据为：①单绒毛膜性双胎；②双胎出现羊水量改变，一胎羊水池深度＞8cm（20周后＞10cm），另一胎＜2cm即可诊断。根据Quintero分期，TTTS可分为5期：Ⅰ期：仅羊水量异常；Ⅱ期：超声未能显示出供血儿膀胱；Ⅲ期：出现脐动脉、静脉导管、脐静脉多普勒血流的异常；Ⅳ期：任何一胎水肿；Ⅴ期：任何一胎死亡。TTTS如果不经治疗，胎儿死亡率高达90%。

5. 脐带异常　双胎妊娠常伴胎位异常、羊水过多和胎膜早破，破膜后脐带容易随流出的羊水而脱垂，导致急性胎儿窘迫。单羊膜囊双胎两个胎儿的脐带容易相互缠绕或挤压致胎儿死亡。

6. 胎头交锁、胎头碰撞　为分娩并发症，由于目前双胎的分娩方式以剖宫产为主，故临床已较少见。

（1）胎头交锁：分娩时首先娩出的胎儿为臀先露，而后出的胎儿为头先露，当第一胎儿头部尚未娩出，第二个胎儿的头部已降入骨盆腔内，使两胎头的颈扣合交锁在一起，造成难产。

（2）胎头碰撞：分娩时同为头先露的两个胎头同时竞争入盆，相互碰撞造成阻塞性难产。胎儿较小、骨盆过大、第二个胎儿胎膜早破者或单羊膜囊双胎者容易发生胎头交锁或胎头碰撞。

7. 胎儿畸形　胎儿畸形的发生率是单胎妊娠的2倍，而单卵双胎发生胎儿畸形又是双卵双胎的2倍，常见的胎儿畸形有连体双胎、无心畸形、胎内胎等。

四、诊　断

（一）病史

有双胎家族史，受孕前应用促排卵药，或通过辅助生育技术，多个胚胎移植而怀孕者，都应注意双胎妊娠的可能。

（二）临床表现

1. 早期妊娠检查血清hCG水平较单胎高，早孕反应较严重。

2. 中期妊娠以后子宫增大速度比单胎快，以妊娠24周后尤为明显，羊水量多。

3. 妊娠中、晚期体重增加过快而不能用水肿及肥胖解释。

4. 孕妇腹部增大明显，伴行走不便，压迫引起下肢静脉曲张、水肿等症状较重。

（三）产科检查

子宫底高度和腹围大于相应停经月份，妊娠中、晚期腹部触诊扪及较多肢体应疑有多胎可能，但常因胎位、羊水及孕妇腹壁的脂肪等影响而难以发现、胎心听诊在不同部位听到频率不同的两个胎心音，两个胎心音之间有一无音区，或胎心率相差10次以上。

双胎妊娠的胎方位以双头位（45%）或一头一臀位（36%）常见，双臀位（11%）较少见，其中

—胎横位（7%）更少见，双横位极少见（图9-2）。

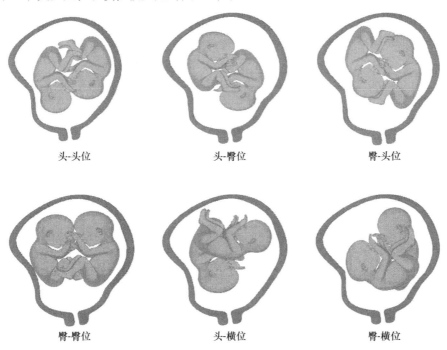

| 头-头位 | 头-臀位 | 臀-头位 |

| 臀-臀位 | 头-横位 | 臀-横位 |

图9-2 双胎胎方位

（四）B 型超声检查

　　B 型超声在妊娠 6 周后通过观察到宫内两个妊娠囊即可诊断，如见两个原始心管搏动即可确诊双胎妊娠，同时根据两胎之间有无界膜以及界膜的声像表现帮助判断双胎的类型。中期妊娠以后可清楚显示两个胎儿的各部，同时可检查胎儿结构有无畸形，如连体双胎等，并帮助确定胎位。B 型超声对早、中、晚期的双胎妊娠都有较高的诊断率。

（五）产后诊断双胎类型

　　产后根据胎儿性别、外貌特征和血型，以及胎盘、胎膜的类型判断是双卵双胎或单卵双胎。

> **案例 9-4 分析（1）**
>
> 　　产妇，34 岁，有双胎的家族倾向，早孕反应严重，B 型超声自妊娠早期已经诊断"双胎"。
>
> 　　现妊娠 34^{+5} 周，出现阴道排液后宫底高度与腹围之和仍为 148cm，无规律宫缩，多个肢体，闻及两个频率不同的胎心音。阴道检查宫口未开，先露部为"足"，羊水Ⅱ度胎粪污染。
>
> 　　2 天前超声检查双活胎，LSA/ROA，胎儿大小相当于 31 ～ 32 周。
>
> 　　诊断：① G_1P_0，宫内妊娠 34^{+5} 周，左骶前位 / 右枕前位；②双胎妊娠；③胎膜早破；④胎儿窘迫？

五、鉴别诊断

　　双胎妊娠的主要临床特征为子宫明显大于相应孕周，故围绕这一特征与羊水过多、巨大胎儿、妊娠合并生殖道肿瘤进行鉴别诊断，鉴别的手段是通过 B 型超声的检查即可确定。

六、处　　理

　　随着围生医学的发展，对双胎的认识不断深入，处理也发生了很大的改变。目前对双胎的处理关注的问题有：①争取在早期妊娠得到确诊，并明确类型；②确切的产前监护，尽可能减少妊娠并发症的发生，特别是早产的预防；③密切观察胎儿生长发育情况；④根据母儿状况选择最好的分娩时机和分娩方式。

（一）妊娠期处理

　　1. 营养指导　保证热量、蛋白质、维生素、矿物质的摄入，与正常孕妇不同的是热量需增加 1/8，为减少妊娠合并贫血的发生，铁和叶酸的需要量增加约 1.5 倍。

2. 母儿监护和处理　保证每 1 ～ 2 周一次的产前保健，及时发现和处理异常情况。

（1）预防妊娠期高血压疾病：缓解紧张情绪，保证充分休息，监测血压和尿蛋白情况，补充钙剂。

（2）预防早产：卧床休息可增加子宫胎盘血流及减少对子宫颈的压力，对胎儿生长发育和预防早产发生都有好处，建议孕妇妊娠 24 周后减少活动，多卧床。

（3）警惕妊娠肝内胆汁淤积症：注意孕妇瘙痒主诉，动态观察血胆酸及肝功能变化，以便及时发现和治疗。

（4）判断胎儿宫内情况：从确诊双胎妊娠开始每月进行 B 型超声检查，目的是了解胎儿生长发育是否落后、有无发育不平衡、胎儿有无畸形和死亡。

监护过程如发现血压上升、先兆早产则入院系统治疗；如发现胎儿畸形、连体双胎，应及早终止妊娠；若发现双胎之一死于宫内需监测凝血功能，另一活胎继续监护，没有特殊处理；若已出现双胎输血综合征（TTTS），对于部分 Ⅰ 期及 Ⅱ 期～Ⅳ期的孕 16 ～ 26 周的 TTTS，应首选胎儿镜激光术治疗。对于较晚发现的 TTTS 伴有羊水过多，可采取快速羊水减量术。

（二）分娩期处理

1. 分娩时机　如无妊娠并发症，胎儿宫内生长良好可在妊娠 36 周后分娩，妊娠不宜超过预产期。如出现以下情况应终止妊娠：①急性羊水过多，导致呼吸困难等严重压迫症状；②胎儿畸形，联体双胎；③严重的妊娠并发症，不允许继续妊娠；④胎盘功能减退。

2. 分娩方式的选择　双胎分娩产妇的并发症多，如产程长和产后出血等，是必须要考虑的因素。除此之外还要根据胎儿的体重和胎位考虑适用的分娩方式以提高围生儿的健康和生存率。双胎阴道分娩可变因素多，相对剖宫产较为安全，如有剖宫产指征应在妊娠 36 周后考虑择期剖宫产。剖宫产指征如下。

（1）第一个胎儿胎先露异常。

（2）两胎头竞争入盆，发生碰撞。

（3）单羊膜囊双胎。

（4）妊娠超过 28 周的连体双胎。

（5）严重妊娠及分娩并发症：如严重的妊娠期高血压疾病、前置胎盘、脐带脱垂、胎膜早破、继发性宫缩乏力。

（6）第一个胎儿娩出后发生先兆子宫破裂或宫颈痉挛。

（7）胎儿窘迫，短时间内不能经阴道分娩者。

（8）估计胎儿体重不足 1500g。

案例 9-4 分析（2）

产妇现妊娠 34^{+5} 周，胎膜早破，未临产入院。入院后的检查发现第一胎为臀位，而且足先露。未临产，但阴道流出的羊水Ⅱ度胎粪污染，虽胎心音正常，仍有胎儿窘迫的可能。

处理：马上剖宫产。

手术指征：①第一胎为臀位，足先露；②胎膜早破；③胎儿窘迫。

手术前准备：

（1）新生儿窒息复苏抢救人员、器械和药物的准备。

（2）产后出血的药物准备。

---

3. 阴道分娩的注意事项

（1）第一产程：保证产妇正常进食和休息，保持良好的体力。严密观察产程，包括胎心、宫缩、先露下降和宫颈扩张情况。

（2）第二产程：双胎阴道分娩，大约 20% 发生第二胎胎位变化，必须做好阴道助产及紧急剖宫产的准备。第一个胎儿娩出后，立即钳夹脐带，以防第二个胎儿失血；同时助手立即固定第二个胎儿为纵产式并监听胎心；接产者行阴道检查，了解第二个胎儿先露部，决定分娩方式；通常 20 分钟左右第二个胎儿娩出，等待胎儿娩出期间应注意阴道流血情况，以便及时发现胎盘早剥并处理；等待 15 分钟仍无宫缩，阴道检查无脐带先露，可人工破膜、缩宫素静脉滴注促进子宫收缩；若发生脐带脱垂或胎盘早剥，及时助产。

（3）协助第二个胎儿娩出的方法

1）产钳：适用于胎头已入盆者。

2）臀牵引：适用于臀位；胎头高浮内倒转胎儿至臀位；肩先露行外倒转胎儿至臀位；肩先露联合内外倒转胎儿至臀位。

（4）双胎分娩特殊情况及处理

1）胎头交锁的预防和处理：交锁发生率极低，发生后第一个胎儿常在数分钟内死亡，故分娩时助手在腹部上推第二个胎儿的胎头，使第一个胎儿顺利娩出；若已发生胎头交锁，为挽救第二个胎儿行剖宫产较安全；如坚持阴道分娩应上推第二个胎头，待两胎头松动时将第一个胎儿回转 90° ～180° 后再牵引；如第一个胎儿已死应行断头术，待娩出第二个胎儿后再取第一个胎头。

2）两胎头竞争入盆的预防和处理：双头位阴道分娩，第一个胎儿的胎头已入盆，另一个胎头部分入盆，发生竞争性梗阻难产，使产程进展缓慢，胎头迟迟不下降，应剖宫产结束分娩。

（三）预防产后出血

无论选择任何分娩方式，均需积极防治产后出血。

1.输血准备 包括配血，静脉通道的及时建立。

2.第二个胎儿前肩娩出后及时使用缩宫素。

（王敬民）

第五节　母儿血型不合

孕妇与胎儿之间因血型不同而产生同种血型免疫性疾病为母儿血型不合（fetomaternal blood type incompatibility）。胎儿从父方遗传的显性红细胞血型抗原为孕母所缺乏，这一抗原在妊娠或分娩期间从胎儿经胎盘（输血）进入母体，激发孕妇产生相应免疫性抗体。当再次妊娠受到相同抗原刺激时，使该抗体的产生迅速增加。抗体通过胎盘进入胎儿体内，与胎儿红细胞结合产生特异性免疫反应，使胎儿红细胞凝集破坏而发生溶血。

> **案例 9-5**
>
> 　　孕妇，26 岁，因妊娠 21 周，常规产检。孕妇本次妊娠为首次妊娠，停经 10 周时 B 型超声检查提示"宫内单胎妊娠，孕周与停经周数相符"，早期妊娠经过顺利，近 1 周始觉胎动。两周前进行第 1 次产前保健，两周来无特殊不适。既往史无特殊，无输血史。体格检查未发现异常。
>
> 　　产科检查：宫高 19cm，腹围 80cm，胎方位 LOT，胎心率 145 次 / 分。第一次产前保健的辅助检查结果：血型"O"Rh 阳性，其余检查未发现异常；丈夫血型"A"Rh 阳性。
>
> **问题：**
>
> 　　1. 从辅助检查的结果分析应再做哪一项检查？
>
> 　　2. 如何向孕妇做进一步解释？

一、发 病 机 制

（一）胎儿红细胞进入母体

妊娠期母儿间有各自独立的血液循环系统，理论上两者的红细胞不会相混。但当流产（自然或人工）、羊膜腔穿刺、分娩、剖宫产等损伤和妊娠期胎盘屏障的渗漏（见于妊娠期高血压疾病、前置胎盘），胎儿红细胞进入孕妇血液循环。进入母体的胎儿血量累计达 1ml 以上可使孕妇致敏而产生抗体。一旦致敏，再次妊娠时极少量的胎血渗漏，足以使孕妇的相应抗体急骤升高。

血型抗体是一种免疫球蛋白，主要有 IgG 和 IgM，IgG 为不完全抗体，致敏产生后，持续时间长，其分子量小可通过胎盘，引起胎儿溶血。IgM 为完全抗体，致敏产生后很快消失，其分子量大，不能通过胎盘，对胎儿危害不大。免疫产生的 IgM 易激活补体，对进入母体的胎儿红细胞有破坏作用，使之不易产生相应的 IgG 抗体，从而对胎儿有一定的保护作用。

（二）两种血型系统

1. ABO 血型系统 临床上 ABO 血型不合 99% 见于孕妇 O 型，胎儿为 A 型或 B 型。因为 O 型孕妇被胎儿 A（B）抗原致敏产生抗 A（B）免疫抗体，这些免疫抗体包括了 IgM 和 IgG，但以 IgG 占优势，IgG 通过胎盘进入胎儿体内与胎儿红细胞膜上的抗原结合引起溶血。自然环境中广泛存在于 A（B）抗原相类似的物质（植物、寄生虫、接种的各类疫苗），这些抗原类似物质作为抗原，进入体内同样产生抗 A（B）IgG 和 IgM 抗体，故 ABO 血型不合引起的新生儿溶血病 50% 可发生在第一胎。

ABO 血型不合很多情况下并不发病，其原因可能有：①A（B）抗原的强度；②抗原类似物质的存在，血型抗原类似物质可与胎儿红细胞竞争抗体，降低抗 A（B）IgG 对红细胞的凝集力，特别是胎儿红细胞抗原性较弱时，抑制作用更明显，所以孕妇血清中即使有较高的抗 A（B）IgG 滴度，而新生儿溶血病的病情较轻。

2. Rh 血型系统　Rh 血型系统有 6 个抗原，相应有 6 个基因，分别以 C、c、D、d、E、e 表示，其中 D 抗原性最强，临床上凡具有 D 抗原则为 Rh 阳性血型。当孕妇为 Rh 阴性，丈夫为阳性，第一次妊娠的胎儿为阳性，妊娠期间胎儿红细胞进入孕妇血中，使母体产生抗体，再次妊娠时极少量胎儿红细胞进入母体，即可迅速产生大量抗 D IgG 抗体，抗 D IgG 抗体进入胎儿致敏红细胞并破坏，发生胎婴儿 Rh 溶血病。Rh 抗原的特异性强，只存在于 Rh 阳性的红细胞上，除非接受过输血或血液疗法，新生儿 Rh 溶血病罕见于第一胎。

少数 Rh 阴性孕妇在其尚在胎儿期受 Rh 阳性母亲的致敏已发生了初发免疫反应，首次孕育 Rh 阳性胎儿可因胎儿红细胞的渗入而发生次发免疫反应，迅速产生的抗 D IgG 抗体，致使第一胎发病，即"外祖母学说"。Rh 血型不合同时伴 ABO 血型不合时，因进入孕妇血中的胎儿红细胞受到抗 A（B）IgG 抗体的作用后很快被破坏，来不及产生相应的抗 D IgG 抗体，胎儿不发病。

丈夫抗原系统是纯合子，胎儿全部为 Rh 阳性，胎次越多，胎儿发病机会越多；若为杂合子，胎儿有半数为 Rh 阳性，故有不患病的胎儿。

我国 Rh 阴性血型仅占 0.5%，故由母儿 Rh 血型不合引起的新生儿溶血病不多见。但随着孕期保健血型规范筛查的普及，越来越多的 Rh 阴性血型被检出。也对产科带来越来越多的挑战：血源稀缺导致高危 Rh 阴性孕妇发生严重出血时救治风险高；母胎 Rh 血型不合引起胎儿或新生儿溶血，围产儿不良结局增加；对致敏的途径和因素认识不足；以及 Rh 阴性孕妇孕期的管理不规范。所以 Rh 阴性孕妇应视高危妊娠。ABO 血型不合较多见，通常病情较轻，对胎儿危害小，但也有严重病例，不能轻视。

二、临床表现

1. 不良孕产史　发生溶血常见的致敏因素：生育过 Rh 阳性的胎儿；既往接受过 Rh 不合血型的输血或肌内注射血液史，分娩第一胎即易发生胎儿、新生儿溶血；既往有自然流产史或人工流产史；既往输卵管妊娠破裂、葡萄胎病史；妊娠期间发生产前出血（多在妊娠 4 个月以后）有少量胎血进入母体；分娩前的各种介入性操作（胎儿手术等）、外倒转术；胎死宫内。

2. 新生儿疾病　既往分娩的新生儿有贫血、水肿、肝脾大、黄疸或胆红素脑病等。

三、诊　断

（一）孕期诊断

1. 病史　病史中有不良孕产史与输血史者，有可能发生母儿血型不合。母儿 ABO 血型不合多发生在第一胎，以后可连续或相隔发病；母儿 Rh 血型不合多发生在第二胎，以后连续发病，而且病情一胎更比一胎重。

2. 血型检查　若孕妇为 O 型，丈夫为 A 型、B 型或 AB 型，则母儿有 ABO 血型不合的可能。若孕妇为 Rh 阴性，丈夫为 Rh 阳性，母儿有 Rh 血型不合的可能。

案例 9-5 分析（1）

孕妇血型"O"Rh 阳性，丈夫血型"A"Rh 阳性，有发生母儿 ABO 血型不合的可能，为进一步明确诊断应抽取孕妇血测定抗 A IgG 抗体效价。检查前应向孕妇做如下解释：

（1）孕妇"O"型血，其丈夫"A"型血，胎儿可能的血型是"A"或"O"。

（2）如胎儿"A"型血，胎儿血的血型抗原 A 进入孕妇体内，刺激母体产生抗 A 抗体，这些抗体返回胎儿体内而导致胎婴儿溶血，称"母儿 ABO 血型不合"。

（3）母儿 ABO 血型不合一般情况下并不严重，但也有严重的病例，故定期检查孕妇血抗 A IgG 抗体效价有助于了解病情是否严重，为及时处理提供依据。

笔记栏

3. 孕妇血清抗体的检查 对有可能发生母儿血型不合的孕妇必须定期行血清抗体滴度测定。

（1）抗体测定时间：第 1 次在妊娠 16 周进行，作为抗体基础水平；第 2 次在妊娠 28～30 周进行；以后每 2～4 周复查一次。50% 以上的孕妇在妊娠 28 周后产生抗体。如抗体效价逐渐升高或急剧上升，提示病情进展，胎儿可能受累。

（2）抗体滴度评价：抗 A（B）IgG 抗体效价＞1:128，胎儿可能发生溶血病；当抗 A（B）IgG 抗体效价＞1:512 以上时，提示病情严重；由于自然界 ABO 血型类似物质多，以抗 A（B）IgG 抗体效价作为母儿 ABO 血型不合的诊断，对预后评估并不可靠，正确率仅为 60%，故母儿 ABO 血型不合的诊断必须结合临床。Rh 抗 D IgG 抗体效价＞1:16，胎儿可能发生溶血病；抗 D IgG 抗体效价＞1:32，提示病情严重；抗 D IgG 抗体效价＞1:64，胎婴儿死亡率明显升高；抗 D IgG 抗体只能由人类红细胞引起，当抗体达到一定的滴度则可诊断母儿血型不合。

> **案例 9-5 分析（2）**
>
> 继续妊娠定期的产前保健显示孕妇和胎儿未发现异常。现在妊娠 34 周，回顾这段时间孕妇血清抗 A IgG 抗体效价的改变：
>
> 1. 妊娠 21 周　抗 A IgG 抗体效价 1:32。
> 2. 妊娠 29 周　抗 A IgG 抗体效价 1:64。
> 3. 妊娠 33 周　抗 A IgG 抗体效价 1:512。

4. 羊水检查 当孕妇血清抗体滴度提示病情严重时应在 B 型超声介导下抽取羊水做进一步检查。

（1）颜色：鲜黄色或金黄色表明胎儿溶血。

（2）胆红素测定：用分光光度计测 $\triangle$OD 450nm 处的吸光度差，＞0.06% 为危险值，0.03%～0.06% 为警戒值，＜0.03% 为安全值。另外也可用化学测定法直接测定羊水中胆红素含量。

妊娠 36 周后羊水中的胆红素含量正常值是 0.51～1.00μmol/L，若增至 3.42μmol/L 以上提示胎儿有溶血损害。

（3）抗体效价测定：抗 D IgG 抗体效价为 1:8 以上提示胎儿有溶血损害，1:32 以上提示病情严重。

（4）胎儿血型检查：80% 的胎儿血型为分泌型，可通过羊水检查确定胎儿血型，对母儿 ABO 血型不合做出诊断。

（5）其他：胎儿超声监测是临床监测和预测胎儿贫血及判断溶血严重程度的重要手段。超声指标包括：生长发育指标、血流频谱、胎儿大脑中动脉收缩期血流峰值 (middle cerebral artery-peak systolic velocity，MCA-PSV)。胎儿水肿的超声征象：如胸腔积液、心包积液、腹水、皮肤水肿、胎盘增厚等。也可在 B 型超声介导下行脐血取样来判断贫血程度。

> **案例 9-5 分析（3）**
>
> 1. 存在母儿 ABO 血型不合的可能　目前抗 A IgG 抗体效价已达 1:512，应可诊断母儿 ABO 血型不合，并提示病情严重，但因自然环境 ABO 血型类似物质多，单以抗 A IgG 抗体效价升高作为母儿 ABO 血型不合的诊断，对胎儿预后评估并不可靠。
> 2. 为明确诊断必须进一步检查　①羊水检查（胆红素含量和胎儿血型）明确诊断和确定病情；②B 型超声检查了解胎儿、胎盘和羊水情况。

（二）产后诊断

胎盘水肿对诊断母儿血型不合有参考意义。

新生儿出生时抽脐带血检查血型、血红蛋白、胆红素、网织红细胞、有核红细胞、特异性免疫血型抗体（包括抗人球蛋白试验，即 Coombs 试验；抗 A 或 B 游离抗体释放试验）。当脐带血血红蛋白＜140g/L、胆红素＞51μmol/L、网织红细胞＞6%、有核红细胞＞2% 或出生后 72 小时胆红素＞342μmol/L，则有新生儿溶血的可能，应进一步检查。如存在特异性血型抗体，诊断则可确立。

> **案例 9-5 分析（4）**
>
> 检查结果：①羊水外观无色，略浑浊；②羊水胆红素：0.34μmol/L；③胎儿血型"O"；④B 超检查胎儿发育正常，胎盘及羊水未发现异常。
>
> 分析以上辅助检查的结果，不存在母儿 ABO 血型不合，妊娠可以继续。

四、预　　防

1. 对 ABO 血型不合抗体效价较高的妇女，可使用中药预防。有效方剂：①益母草 500g、白芍 300g、当归 250g、川芎 250g、木香 12g，共研粉末，每次 9g，每日 2 次；②益母草 500g、白芍 200g、大黄 180g、茵陈 250g、黄芩 250g、木香 100g，共研粉末，每次 9g，每日 2 次；③茵陈 1g、黄芩 9g、制大黄 3g、甘草 1.5g，研成粉末，每日 2 次。

2. 对于 Rh 阴性孕妇（丈夫为 Rh 阳性者），应用抗 D 免疫球蛋白可减少其对 Rh 抗原产生抗 D 免疫抗体，保证以后胎儿的安全。

（1）产前预防策略：无论致敏事件是否已预防，常规的产前抗 D 预防策略方案有 2 种，可根据具体情况选择其中一种：①于 28～30 周肌内注射抗 D 抗体 1500IU；②于 28 周肌内注射抗 D 抗体至少 500IU，然后于 34 周再肌内注射抗 D 抗体至少 500IU。

（2）妊娠 12 周内：致敏事件发生后 72h 内，应至少肌内注射抗 D 抗体 250IU。

（3）妊娠 12～20 周内：致敏事件发生后 72h 内，应至少给予肌内注射抗 D 抗体 250IU。

（4）妊娠 20 周至足月：致敏事件发生后 72h 内，需要做 Kleihauer 试验（FMH Test），并至少肌内注射抗 D 抗体 500IU 或根据检验结果追加。

（5）持续阴道出血者：每 6 周肌内注射一次抗 D 抗体，无论有无检测到抗体，每 2 周一次 Kleihauer 试验指导注射剂量。

（6）分娩或 20 周后的死胎，需要行 Kleihauer Test，根据检验结果指导用药剂量；若果无法行 Kleihauer 试验，应至少肌内注射抗 D 抗体 500～1500IU/72h 内。

3. 避免不必要的人工流产和输入 Rh 阳性血液。

五、处　　理

（一）孕期处理

1. 中药治疗　自抗体效价增高时开始给予孕妇口服茵陈 9g，甘草 6g，水煎剂，每日一剂至分娩。也可使用上述预防的方剂。

2. 提高胎儿抵抗力　在妊娠 24、28、32 周各进行 10 日的综合治疗，包括 25% 葡萄糖溶液 40ml 加维生素 C 1g，每日静脉注射 1 次；维生素 K_1 10mg，每日肌内注射 1 次；维生素 E 100mg，每日口服 2 次；吸氧，每日 2 次，每次 20 分钟。

3. 口服苯巴比妥　自预产期前 2 周开始，口服苯巴比妥 30mg，每日 3 次，可加强胎肝细胞葡萄糖醛酸与胆红素的结合能力，从而减少新生儿胆红素脑病的发生。

4. 血浆置换　应用血液细胞分离机对孕妇的血液做间断流动离心分离，用抗凝剂每次置换出高效价抗体血浆 1000～1500ml，从而降低抗体效价，减少胎儿受损程度，提高新生儿成活率，孕妇血细胞成分以生理盐水悬浮后立即回输，必要时每周 1～2 次。适用于曾分娩过重症 Rh 溶血病患儿，现抗体效价达 1∶64，妊娠未达 32 周的孕妇。

5. 子宫内输血　临床确诊母儿 Rh 血型不合，在妊娠不足 33 周，胎儿有宫内死亡的危险时，为纠正胎儿严重贫血，可行子宫内输血。过去曾使用的胎儿腹腔内输血因疗效不理想，现已不使用。现在多在 B 型超声介导下行脐静脉穿刺直接输血，可提高胎儿的存活率，输血前先检查血常规和血型，血红蛋白 < 60g/L 为输血指征，选用 Rh 阴性、O 型血，每次 5～10ml，必要时 1 周后重复。

6. 适时终止妊娠　随着妊娠的进展，抗体产生越多，对胎儿威胁越大。终止妊娠的指征：①妊娠 36 周以后；②妊娠 34 周后，Rh 血型不合抗体效价 ≥ 1∶64，ABO 血型不合抗体效价 ≥ 1∶512；既往有不良孕产史，且监护提示胎儿窘迫；③妊娠 32 周后，未满 34 周，Rh 血型不合抗体效价 ≥ 1∶64，ABO 血型不合抗体效价 ≥ 1∶512，或抗体效价迅速增加，应行羊膜腔穿刺，羊水呈鲜黄色或胆红素含量增高，促胎儿肺成熟后尽快分娩。

（二）产时处理

分娩方式的选择根据孕周、胎儿宫内情况、子宫颈条件综合分析后决定，一般母儿 ABO 血型不合多可阴道分娩，而母儿 Rh 血型不合多需要提早终止妊娠，以剖宫产多见；如选择阴道分娩，须加强产时监护，采取措施缩短第二产程，分娩过程避免使用麻醉药及镇静剂；分娩时做好抢救新生儿准备。接产时注意事项：①胎儿娩出后立即断脐，减少抗体进入胎儿体内；②留脐血检查血常规、血型、有核红细胞、网织红细胞、胆红素和游离抗体。取血时禁止向试管内挤脐血，避免脐带胶质混入脐血影响化验结果；③对母儿 Rh 血型不合估计新生儿受损严重时，保留脐带 10cm，以备输液、输血或换血；④胎盘剥离后，胎儿的 Rh 阳性红细胞可进入子宫血窦，进一步使母体致敏，应在产后 72 小时内给予抗 D 丙种球蛋白 300μg 肌内注射，以中和抗原。

（三）新生儿处理

出生时马上抽取脐带血做新生儿溶血的判断，由新生儿医生按新生儿溶血进行预防和治疗。

（王敬民）

第六节 死 胎

妊娠 20 周以后，胎儿在宫内死亡，为死胎（fetal death）。胎儿在分娩过程中死亡，为死产（still birth），死产仍属于死胎范畴。

案例 9-6

　　孕妇，26 岁，因孕 2 产 1，停经 42^{+2} 周，胎动消失 3 日入院。孕妇停经 32 天自测尿 hCG（+），自此以后没有在医疗保健机构进行过正规产前保健，偶尔到私人诊所听胎心，整个妊娠期间自觉正常。近 3 天自觉胎动减少，发现胎动消失一天，来院就诊。妊娠期间无头晕头痛，胃纳好，二便无异常。

　　既往史、个人史及家族史无特殊。平时月经周期 26 天。两年前顺产一足月活女婴，本次为第二次妊娠。

　　体格检查：T 36.6℃，P 84 次/分，R 20 次/分，BP 110/68mmHg。发育正常，营养中等，心、肺听诊未发现异常，腹软，无压痛，肝、脾肋下触诊不满意，双下肢无水肿。

　　产科检查：腹部呈纵椭圆形，无宫缩，子宫底高度 34cm，腹围 102cm，LSA，未入盆，胎心音未闻及。骨盆外测量：23cm-26cm-19cm-8.5cm。

　　实验室及辅助检查：血红蛋白 110g/L，红细胞 3.8×10^{12}/L，白细胞 5.6×10^{9}/L，血型 A 型。尿常规正常。肝、肾功能，出、凝血时间正常。心电图正常。

问题：

　　1. 首先考虑的诊断是什么？

　　2. 确诊需要做什么辅助检查？

病 因

导致死胎的原因很多，主要有胎儿宫内缺氧和先天发育异常两大类，其中宫内缺氧是最常见的原因。

（一）胎儿宫内缺氧的因素

1. 胎盘及脐带因素　①胎盘因素：前置胎盘、胎盘早剥、胎盘发育异常（过小）、帆状胎盘、急性绒毛膜羊膜炎。②脐带因素：脐带血管前置、脐带先露、脐带脱垂、脐带过短、脐带根部过细、脐带打结、脐带扭转、脐带缠绕（颈、体）等。

2. 孕妇因素　①全身因素：严重的妊娠合并症和并发症，如妊娠期高血压疾病、过期妊娠、糖尿病、慢性肾炎、心血管疾病、感染等。②子宫局部因素：子宫张力过大、子宫收缩力过强甚至强直性收缩、子宫肌瘤、子宫畸形、子宫破裂等。

（二）胎儿先天发育异常的因素

胎儿先天发育异常的因素：①双亲的遗传疾病使胚胎的基因或染色体异常，导致胎儿畸形，严重者发生流产或死亡。②宫内感染及致畸物质（药物、毒物、射线）接触；可使基因突变或染色体畸变，导致胎儿死亡。③胎儿生长受限（原因有慢性缺氧或先天异常两大类）。④胎儿疾病：如母儿血型不合等。

（三）临床表现

1. 症状　孕妇自觉胎动停止，子宫不再增长，乳房变小和胀感消失，如死胎时间长还会感觉全身乏力和食欲不振等。

2.体征 子宫停止增长并小于停经月份，胎心消失。胎儿死亡后约80%在2～3周自然娩出。若胎儿死亡后3周仍不能自行排出，胎盘组织会发生退行性改变，此过程释放凝血活酶进入母体血液循环，激活血管内凝血因子，引起弥散性血管内凝血（DIC），消耗血中纤维蛋白原及使血小板减少，随着死胎时间的延长，纤维蛋白原和血小板的减少越加明显，胎死宫内4周以上发生DIC的概率会明显升高，可引起严重的产后出血。

（四）诊断

1.临床表现 胎动消失，胎心消失。

2.辅助检查 ①B型超声是诊断死胎最常用、最方便、最准确的方法。确诊的声像表现为胎心消失，若胎儿死亡时间长，可见颅骨塌陷、重叠，呈袋状变形，颅内结构不清。②因胎死宫内时间过久可发生凝血功能障碍，故其他的检查还包括血常规、血型、尿常规、肝肾功能、凝血功能等，还必须了解心、肺情况。

案例 9-6 分析（1）

1. 临床特点

（1）过期妊娠（妊娠 40^{+2} 周）。

（2）自觉胎动减少3天，消失1天。

（3）有过期妊娠、胎盘功能减退的病因，现胎动消失以及未闻及胎心音的临床表现。

2. 初步诊断 ①孕2产1，宫内妊娠 42^{+2} 周，骶左前位；②臀位；③死胎？确诊需要进一步的辅助检查。

B型超声检查结果提示：胎方位骶左前，死胎（胎儿径线估计孕龄约妊娠40周），胎盘Ⅲ度，最大羊水暗区深度4.5cm。

3. 诊断 ①孕2产1，宫内妊娠 42^{+2} 周，骶左前位；②臀位；③死胎。

4. 问题 如何处理和进一步指导？

（五）处理

一般情况下胎儿在宫内死亡2～3周会自然娩出，但就诊时死胎一经确诊尚未排出者，无论胎儿死亡时间长短均应积极处理，没有必要等待自然排出。

1.立即引产 引产原则是尽量经阴道分娩，剖宫产仅限于特殊情况下使用。引产前必须做全身检查，包括心肺情况、肝肾功能等。引产的方法：①直接羊膜腔内注入依沙吖啶；②促宫颈成熟的基础上，缩宫素静脉滴注；③米非司酮加米索前列醇。引产过程必须严密观察产程，预防分娩并发症的发生。

2.纠正凝血功能后引产 适用于死胎时间长，合并凝血功能障碍者。死胎4周未排出应常规做凝血功能检查，凝血功能异常时应纠正后再引产，引产过程做好输血及凝血因子补充的准备，预防产后出血和产褥感染。

产后必须仔细检查胎盘、脐带和胎儿，尽可能寻找死胎发生的原因，最好能做胎儿及其附属物的病理检查。

案例 9-6 分析（2）

处理：

1. 立即引产 死胎诊断已明确，死亡时间估计在1天内，应该了解全身各脏器功能，无禁忌证最好使用羊膜腔内注射依沙吖啶引产，如有胎膜残留，积极清宫并积极预防产后出血。

2. 产后检查 检查胎盘、脐带和胎儿的病理改变，寻找死胎的原因。

3. 健康教育 ①妊娠前后的保健知识指导；②妊娠后正规产前保健的重要性；③妊娠期自我监护方法的介绍；④过期妊娠的危害。

（王敬民）

第七节 胎儿先天畸形

胎儿发育异常也称出生缺陷（birth defect），指胚胎或胎儿在发育过程中发生的各种异常，既包括结构形态异常，也包括功能异常。

一、病 因

遗传、环境、食物、药物、病毒感染、母儿血型不合等多种因素都有可能引起胎儿先天发育异常。胎儿发育的不同阶段对致畸因素作用的敏感性不同，其结局亦不尽相同。①胚胎期：细胞阶段（精卵结合后 1～3 周）为组织分化前期，相对不敏感，致畸因素作用后可致胚细胞死亡、流产；胚胎阶段（精卵结合后 4～8 周）为基本器官形成期，处于组织分化阶段最为敏感，致畸因素作用后可导致胎儿结构发育异常，为致畸敏感期。②胎儿期：此阶段组织结构已具人形，但器官功能正在发育完善中，致畸因素作用多仅表现为功能异常，少发生结构畸形。

二、诊 断

（一）超声检查

2002 年卫生部颁布的《产前诊断技术管理办法》中要求，根据目前超声技术水平，妊娠 16～24 周应诊断的致命畸形包括无脑儿、脑膨出、开放性脊柱裂、胸腹壁缺损内脏外翻、单腔心、致命性软骨发育不全等。

（二）染色体核型分析

羊膜腔穿刺术、脐血穿刺术及绒毛吸取术均可取羊水、脐血或绒毛等胎儿标本进行染色体核型分析，准确地进行胎儿染色体核型分析。比较多见的 21 三体综合征、18 三体综合征、13 三体综合征除畸形外，多合并智力低下。

（三）其他检查

有创伤的胎儿镜能更直接、准确地观察胎儿。近年应用芯片等技术，进行基因组病的检查，诊断胎儿染色体微缺失微重复导致的疾病。

三、常见胎儿畸形

（一）神经管缺陷（neural tube defects，NTD）

发病与环境关系密切。多种维生素缺乏，特别是维生素 B_{12} 及叶酸；妊娠早期高热或接触高温；甲状腺功能低下等使发病率上升。孕前及早孕采取补充叶酸的干预措施可使发病率降低。

1.无脑儿（anencephalus） 是胎儿先天发育异常中最常见的一种，女胎多见。由于缺少头盖骨，发育极原始的脑髓暴露，双眼相对突出，颈短，不可能存活（约 75% 在分娩中死亡，其他则在产后数小时或数日后死亡）。伴羊水过多者常早产，不伴羊水过多者常过期产。超声诊断准确率高，现基本可早期诊断。无脑儿分两类：①脑组织变性坏死突出颅外；②脑组织未发育。

（1）诊断：腹部检查时，未能感觉胎头或胎头小。无脑儿的垂体及肾上腺发育不良，故孕妇尿 E_3 值常呈低值。无脑儿脑膜直接暴露在羊水中，使孕妇血清及羊水甲胎蛋白呈高值。妊娠 14 周后超声探查见不到圆形颅骨光环，头端有不规则"瘤结"。

（2）处理：无脑儿一经确诊应治疗性引产。分娩时有可能因头小不能扩张软产道而致胎肩娩出困难，可行毁胎术结束分娩。

2.脊柱裂（spinabifida） 属脊椎管部分未完全闭合的状态，分为以下 3 种。①隐性脊柱裂：多于腰骶部，外面有皮肤覆盖，脊髓和脊神经正常，无神经症状。②脊髓脊膜膨出：部分脊椎骨缺损，脊膜可从椎间孔突出，表面能看到一个皮肤包着的囊，囊内含脊膜、脊髓及神经，多有神经症状（图 9-3）。③开放性脊髓裂（open spinabifida）：脊髓部分神经管缺失，停留在神经褶和神经沟阶段，同时合并脊柱裂。胎儿脊柱在妊娠 8～9 周开始骨化，如两半椎体不融合则形成脊椎裂。

（1）诊断：超声是最好的诊断方法，声

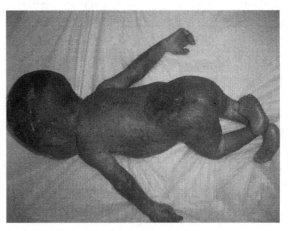

图 9-3 脊髓脊膜膨出

像表现为两排并行的脊柱强回声间距增宽、连续性中断、形成角度呈 V 或 W 形、脊柱短小、不完整、不规则弯曲或伴有不规则的囊性膨出。超声检查在妊娠 18～20 周是发现脊柱裂的最佳时段。

（2）处理：脊髓脊膜膨出和脊髓裂一经诊断应终止妊娠，隐性脊柱裂不必处理。

3. 脑积水（hydrocephalus） 是指脑室内外有大量脑脊液储积，致颅腔体积增大，颅缝和囟门明显变宽，脑组织常受压，多伴有脊柱裂、足内翻等（图 9-3）。

分娩时可因梗阻性难产引起子宫破裂、生殖道瘘等损伤，对母亲造成严重危害。

（1）诊断：在耻骨联合上方触到宽大、高浮的胎头，胎头跨耻征阳性。超声检查：妊娠 20 周后，胎儿头径大于同孕龄正常范围，脑室扩张，脑中线移位，严重者颅内大部分由液体占据，为脑积水的声像表现。

（2）处理：一经确诊应引产，分娩时可能有困难。头先露在宫口开大 3cm 时行颅内穿刺放液；臀先露也可在接产胎肩娩出后穿刺放液，缩小颅体娩出胎儿。

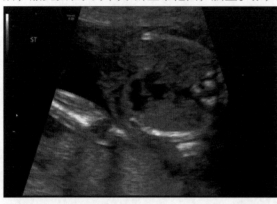

图 9-4　胎儿单心房

（二）先天性心脏病

风疹病毒感染是引起先天性心脏病的环境因素，但常见为多基因遗传，极个别为常染色体显性遗传。产前诊断主要依靠超声检查，随着胎儿心动超声技术的提高和仪器分辨率的提升，使先天性心脏病的产前诊断逐渐成为可能。先天性心脏病类型很多，其中单心房单心室是一种严重的先天性心脏发育异常，预后不良，在有生机儿前诊断，建议终止妊娠（图 9-4）。

（三）唇裂和唇腭裂（cleft lip and cleft palate）

妊娠 6 周前病毒感染、服药不当可引起唇裂（cleft lip）和唇腭裂（cleft palate），但多数为多基因遗传，少数为常染色体显性遗传（图 9-5、图 9-6）。唇裂时腭板完整，唇腭裂时有鼻翼，牙齿生长不全。严重腭裂可通至咽部，影响哺乳。产前诊断只能通过超声检查确定，但有一定的局限性。唇裂和唇腭裂胎儿预后评估，建议由产前超声医师、遗传医师、小儿整形外科医师、产科医师等多学科会诊。

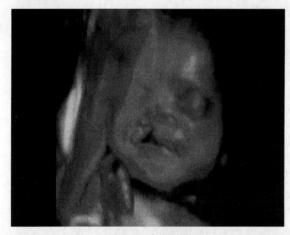

图 9-5　胎儿唇裂

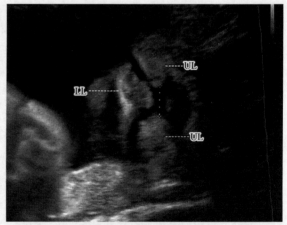

图 9-6　胎儿唇腭裂

（四）腹壁裂

腹壁裂（gastroschisis）是先天性腹壁发育不全，一侧前腹壁全层缺损所致。超声检查可见胎儿胃、肠等内脏自缺损处脱出，漂浮于羊水中，表面无膜覆盖（图 9-7）。

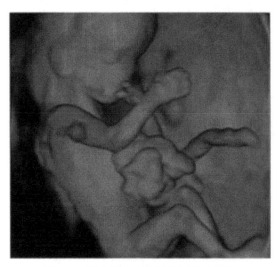

图 9-7　腹壁缺损内脏外翻三维成像图

胎儿孤立性腹壁裂（未合并其他结构异常及非遗传因素导致的腹壁裂）可手术治疗，小儿外科手术技术较高地区，胎儿存活率＞90%，但有肝脏突出者，存活率有所下降。

（五）致死性侏儒

致死性侏儒（thanatophoric dwarfism）又称致死性软骨发育异常，是一种罕见的短肢畸形，病变累及所有软骨内成骨，但以四肢最明显（图 9-8）。主要超声表现为严重短肢、长骨弯曲、胸窄、腹膨隆、头颅相对较大、前额突出等，多伴羊水过多。该病致死原因主要是胸腔狭窄导致的肺发育不良及心肺衰竭。目前已证实该病由 *FGFR3* 基因突变引起，为常染色体显性遗传，多为散发病例，再发风险较低。一旦确诊应及时终止妊娠。

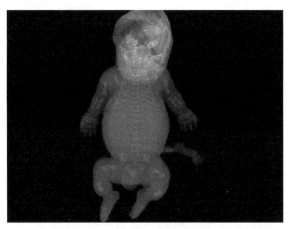

图 9-8　致死性软骨发育不全 X 线

（张　蕊）

第十章　妊娠合并性传播疾病

性传播疾病（sexually transmitted diseases，STD）是指通过性行为或类似性行为及间接接触所传染的一组传染病。本章内容除包括梅毒、淋病、艾滋病外，还包括尖锐湿疣、生殖器疱疹、生殖道沙眼衣原体、支原体感染。最后附上妊娠期较常见的B族溶血性链球菌感染和TORCH感染。

孕妇感染STD后，如果不能及时诊治，可通过胎盘、产道或哺乳、母婴密切接触使胎儿及新生儿感染，导致流产、早产、胎儿生长受限、死胎、死产或新生儿感染。

第一节　淋　　病

案例 10-1

患者，女性，28岁。主诉"停经14周，外阴瘙痒，白带增多伴尿频、尿急2天"于2017年3月28日门诊就诊。

现病史：末次月经2016年12月20日，停经14周，尿hCG检查为"阳性"，5日前有性生活，近2日出现白带增多伴尿频、尿急症状。

妇科检查：外阴正常，阴道外口可见少许脓性分泌物，宫颈充血、水肿、黏膜外翻，有脓性分泌物从宫颈管流出，宫颈有触痛，有接触性出血。宫体前位，增大如妊娠14周大小，质软，活动，无压痛，双附件未见异常。

问题：

1. 请为该患者做出诊断。

2. 需要做哪些检查作为诊断依据？

3. 如何处理和预防？

淋病（gonorrhea）是由淋病奈瑟菌（简称淋菌）引起的以泌尿生殖系统化脓性感染为主要表现的STD。在世界上其发病率居STD的首位。淋菌为革兰氏染色阴性双球菌，其特点是对黏膜腺上皮有较强亲和力，极易侵犯柱状上皮和移行上皮，常隐匿于女性泌尿生殖道引起感染，离开人体不易生存，一般消毒剂可以杀灭。

一、传播途径

（一）直接接触传染

绝大多数感染是通过性接触传播，病变主要局限于下生殖道，可波及尿道、尿道旁腺、前庭大腺等处，以宫颈管受感染最为多见，60%～80%女性淋病患者可发生淋菌性宫颈炎。以男性先感染淋病后再传播给女性多见。

（二）间接传染

间接传染比例较小，主要通过接触污染淋菌的衣物等物品及消毒不彻底的医疗检查器械等传染。

（三）母婴感染

孕妇感染后经绒毛膜、羊膜致使胎儿感染。胎儿经淋病感染的阴道娩出，接触带菌的阴道分泌物可以发生新生儿淋菌结膜炎、肺炎，甚至出现淋菌性败血症，使围生儿死亡率明显增加。

二、发病机制

淋菌表面有菌毛，性交时可附着于精子进入子宫颈管，黏附于宫颈管腺上皮而被上皮细胞吞饮。淋菌在上皮细胞内大量繁殖引起细胞崩解并移至黏膜下层，淋菌的脂多糖内毒素与体内补体协同作用，介导免疫反应，共同引起局部炎症反应，导致局部中性粒细胞浸润、黏膜细胞脱落溶解，形成脓液，引起急性宫颈炎。若病情继续发展，淋菌沿生殖道黏膜上行，可引起子宫内膜炎、输卵管黏膜炎（或积脓）、盆腔腹膜炎及播散性淋病。

三、淋病对妊娠、分娩及胎儿的影响

妊娠期任何阶段的淋菌感染，对妊娠预后均有影响。

（一）妊娠期

妊娠早期感染导致淋菌性宫颈管炎，可引起感染性流产与人工流产后感染。妊娠晚期导致淋菌性宫颈炎可使胎膜脆性增加，易发生早产、胎膜早破、绒毛膜羊膜炎、宫内感染、胎儿窘迫、胎儿生长受限、死胎等。

（二）分娩期

1. 对母亲的影响　胎膜早破易使孕妇发生羊膜腔感染综合征，分娩时可出现产程延长，分娩后产妇抵抗力低，合并产道损伤易发生淋病播散，引起子宫内膜炎、输卵管炎，严重者可致播散性淋病（disseminated gonococcal infection，DGI）。

2. 对胎儿的影响　主要引起早产和胎儿宫内感染，早产发生率约为17%；胎儿宫内感染可以引起胎儿宫内生长受限、胎儿窘迫，甚至导致死胎、死产。

（三）新生儿期

可以发生新生儿淋菌性结膜炎、肺炎，甚至出现淋菌性败血症。新生儿淋菌性结膜炎多在出生后1～2周内发病，可见双眼睑肿胀，结膜发红，有脓性分泌物。如果没有及时治疗，结膜炎继续发展，引起淋菌性眼眶蜂窝织炎，累及角膜可形成角膜溃疡，甚至发生角膜穿孔或发展成虹膜睫状体炎、全眼球炎，导致失明。

四、诊断及实验室检查

1. 病史　有性病接触史或不洁性交史。

2. 临床表现　阴道脓性分泌物增多，外阴瘙痒或灼热，偶有下腹痛，妇检见子宫颈水肿、充血等宫颈炎表现。也可伴有尿道炎、前庭大腺炎、输卵管炎和子宫内膜炎等表现。

3. 实验室检查

（1）宫颈分泌物直接涂片检查：行革兰氏染色，急性期可见中性粒细胞内有革兰氏阴性双球菌，可做出初步诊断，此法对非急性期女性患者的检出率较低。

（2）分泌物淋菌培养：是诊断淋病的"金标准"，对临床表现可疑但涂片阴性或需要做药物敏感试验者，取宫颈管分泌物送培养；对可疑淋菌性盆腔炎并有盆腔积液者可行阴道后穹隆穿刺术，抽取盆腔积液做涂片检查及培养；对可疑有播散性淋病者，应在高热时取血做淋菌培养。

（3）核酸扩增试验：PCR技术检测淋菌DNA片段，具有较高的敏感性及特异性。开展单位有限，操作过程中应避免污染造成的假阳性。

> **案例 10-1 分析（1）**
>
> 1. 根据病史和检查，应考虑的诊断可能为：①早孕；②急性宫颈炎；③急性尿道炎。
> 2. 为明确以上诊断应进一步完善以下检查。①B超检查：确定妊娠的周数及胎儿发育情况；②宫颈分泌物涂片检查：是否有革兰氏阴性双球菌，必要时做分泌物淋菌培养；③尿常规检查：确定是否有泌尿系统感染。

五、治　疗

治疗应尽早、彻底，要遵循及时、足量、规范用药原则。同时注意药物对胎儿的影响。由于耐青霉素菌株的增加，目前推荐头孢菌素和阿奇霉素联合使用。对轻症者可应用大剂量单次给药方法使血液中有足够高的药物浓度杀灭淋菌：如头孢曲松钠250mg单次肌内注射，可同时加用阿奇霉素1g顿服。播散性淋病引起的关节炎皮炎综合征推荐头孢曲松钠1g，肌内注射或静脉注射，每日1次，可加用阿奇霉素1g顿服，至症状改善后1～2日，再根据药敏试验选择口服药物，疗程至少7日。播散性淋病（disseminated gonococcal infection，DGI）引起的心内膜炎及脑膜炎推荐头孢曲松钠1～2g，静脉注射，每12～24小时1次，可加用阿奇霉素1g顿服，脑膜炎疗程10～14日，心内膜炎疗程至少4周。

治疗结束后，临床症状完全消失后4～7日，应取宫颈管分泌物行涂片检查及培养，连续3次均为阴性方为治愈。

淋病产妇分娩的新生儿，应尽快使用 0.5% 红霉素眼膏预防淋菌性眼炎，并预防性使用头孢曲松钠 25 ～ 50mg/kg（最大剂量不超过 125mg）单次肌内注射或静脉注射。应注意新生儿播散性淋病的发生，治疗不及时可致死亡。

> **案例 10-1 分析（2）**
>
> 　　检查结果：B 超提示宫内妊娠 14 周，胎儿存活；宫颈分泌物涂片发现有革兰氏阴性双球菌；白带常规白细胞（+++）。可以确诊为淋病合并妊娠。本病例治疗应选择：头孢曲松钠 250mg 单次肌内注射，加用阿奇霉素 1g 顿服。在临床症状完全消失后 4 ～ 7 日复诊，应取宫颈管分泌物涂片及培养检查，连续 3 次均为阴性方为治愈。如为播散性淋病应按上述所提及的治疗方案治疗。

六、预　　防

　　在淋病高发地区，产前应常规筛查淋病，最好在妊娠早、中、晚期各做 1 次宫颈分泌物涂片镜检，必要时行淋菌培养，以便及早确诊和彻底治疗。

　　淋病孕妇娩出的新生儿，均应予 0.5% 红霉素眼膏涂眼，预防淋菌性眼炎；并需全身预防用药，可给予头孢曲松钠 25 ～ 50mg/kg（< 125mg）单次肌内注射或静脉注射。应注意新生儿发生播散性淋病的可能性，在出生后不久即出现淋菌性关节炎、脑膜炎、败血症等，治疗不及时可致死亡。

第二节　梅　　毒

> **案例 10-2**
>
> 　　患者，女性，22 岁，因停经 5 月余，发现外阴硬块 1 周于 2017 年 10 月 16 日就诊。
>
> 　　患者平素月经规则，末次月经为 2017 年 5 月 10 日，停经 40 天查尿 hCG 为"阳性"，7 月 10 日做 B 超示"宫内妊娠 8$^+$周"，孕 3 个月后开始有性生活，4 个月自觉胎动，10 天前外阴出现红色小丘疹，3 天后渐形成无痛性包块。
>
> 　　妇科检查：外阴发育正常，于左侧大阴唇下端可见一约 1cm×1cm 包块，质硬，有浅表性溃疡，无痛感，呈圆形，境界清楚，边缘整齐呈围堤状隆起，周围有暗红色浸润，基底平坦，无脓液，表面附有薄膜，不易除去，挤压捏有少量液性渗出物；阴道正常，分泌物不多；子宫颈光滑；子宫体增大如孕 5 个月，胎心率 145 次 / 分。
>
> **问题：**
>
> 　　1. 根据病史和检查，首先应考虑为何诊断？
>
> 　　2. 为明确诊断，应做哪些实验室检查？
>
> 　　3. 如何处理？如何预防？

　　梅毒（syphilis）是由苍白密螺旋体引起的慢性全身性传播性疾病。苍白密螺旋体在体外干燥条件下不易生存，一般消毒剂及肥皂均可杀灭。根据其病程分为早期梅毒与晚期梅毒。早期梅毒指病程在 2 年以内，包括：①一期梅毒（硬下疳）；②二期梅毒（全身皮疹）；③早期潜伏梅毒（感染 1 年内）。晚期梅毒指病程在 2 年以上，包括：①心血管梅毒；②皮肤、黏膜、骨、眼等梅毒；③内脏梅毒；④神经梅毒；⑤晚期潜伏梅毒。根据其传播途径分为先天梅毒与后天梅毒。

一、传播途径

　　1. 直接传播　大多数由性行为直接接触传播（95%）。

　　2. 胎盘和产道传播　患梅毒的孕妇其苍白密螺旋体可通过妊娠期的胎盘垂直感染胎儿，引起先天梅毒。新生儿则可在分娩时通过软产道受到传染，还可通过产后哺乳或接触污染衣物、用具而感染。

　　3. 间接传播　偶有可能经接触污染的衣物、剃刀和医疗器械等间接感染。

　　4. 输血感染　少数患者通过输入有传染性梅毒患者的血液而感染。未经治疗在感染后 1 年内最具传染性，随病程延长，传染性逐渐减弱，病程如超过 4 年，传染性基本消失。孕妇可通过胎盘将梅毒螺旋体传给胎儿引起先天梅毒。梅毒孕妇即使病程超过 4 年，梅毒螺旋体仍可通过胎盘感染胎儿。母儿垂直传播率分别为未经治疗的一期梅毒 70%～100%、早期潜伏梅毒 40%、晚期潜伏梅毒 10%。新生儿也可在分娩时通过产道被传染，还可通过产后哺乳或接触污染衣物、用具而感染。

二、分　　期

梅毒分成 3 期：一期梅毒（如感染部位溃疡或硬下疳）、二期梅毒（包括但不仅限于皮疹、皮肤黏膜病变及淋巴结病变）和三期梅毒（如心脏病变或树胶肿）。缺乏临床表现，仅血清学检查阳性的梅毒螺旋体感染称潜伏梅毒；感染期在 1 年内称为早期潜伏梅毒；其余的情况包括病程在 2 年以上的晚期潜伏梅毒或分期未明的潜伏梅毒。神经梅毒可以出现在梅毒的各期。早期神经系统表现有脑神经功能障碍、脑膜炎、卒中、精神状态的急性改变及听力、视力异常。晚期神经系统表现（如三期梅毒）出现在感染后 10～30 年。

三、对胎儿及新生儿影响

一、二期梅毒孕妇的传染性最强，梅毒螺旋体通过妊娠期的胎盘感染胎儿，在胎儿内脏（主要在肝、肺、脾、肾上腺等）和组织中大量繁殖，导致流产、早产、死胎、死产、低出生体重儿和先天梅毒。如果孕妇未经治疗，其母儿垂直传播率分别为一期（70%～100%）、早期潜伏（40%）和晚期潜伏梅毒（10%）；可有 20% 早产。先天梅毒致死胎儿占死胎 30% 左右，即使幸存，病情也较重。早期表现为皮肤大疱、皮疹、鼻炎及鼻塞、肝脾大、淋巴结肿大；晚期多出现在 2 岁以后，表现为楔状齿、鞍鼻、间质性角膜炎、骨膜炎、神经性耳聋等，病死率及致残率均明显增高。

四、梅毒的胎盘病理

妊娠梅毒可通过胎盘传染胎儿，由于妊娠梅毒的胎盘血管梗阻，影响胎儿营养，易发生流产、早产或死产；部分患者虽可足月分娩，但约 64.5% 胎儿已感染梅毒。梅毒的胎盘除上述血管变化外，重量常增加，胎盘重量与胎儿之比达 1:4，母体面肿胀，色淡白；绒毛由于其中血管梗死，数量大为减少，光镜下见粗大、苍白"杵状"绒毛；间质细胞密度增加，间质增生，间质中血管呈内膜炎及周围炎改变；狭窄的血管周围有大量中性粒细胞浸润形成"袖套"现象，胎盘内可见梅毒螺旋体。

五、实验室检查

孕妇均应在第 1 次产前检查时行梅毒血清学检查。可用非螺旋体试验或螺旋体试验中的一种检查方法进行梅毒筛查。螺旋体试验阳性孕妇应行非螺旋体试验，以便评价疗效。对梅毒高发地区孕妇或梅毒高危孕妇，在妊娠 28～32 周及分娩前再次筛查。有妊娠 20 周以上死胎史者均需要行梅毒血清学检查。所有孕妇在妊娠期间至少做 1 次梅毒血清学检查，如果未进行梅毒血清学检查，新生儿则不能出院。

六、临床表现与诊断

1. 临床表现　早期主要表现为硬下疳、硬化性淋巴结炎、全身皮肤膜损害（如梅毒、扁平疣、脱发及口、舌、咽喉或生殖器黏膜红斑、水肿和糜烂等），晚期表现为永久性皮肤黏膜损害，并可侵犯心血管、神经系统等多种组织器官而危及生命。

2. 实验室检查方法　诊断除病史和临床表现外，主要根据以下实验室检查方法。

（1）病原体检查：取病损处分泌物涂片，用暗视野显微镜或直接荧光抗体检查梅毒螺旋体确诊。

（2）血清学检查：①非梅毒螺旋体试验，包括性病研究实验室试验（VDRL）和快速血浆反应素试验（RPR）等，可定性和定量检测。但敏感性高、特异性低，确诊需梅毒螺旋体试验；②梅毒螺旋体试验，包括荧光密螺旋体抗体吸收试验（FTA-ABS）和梅毒螺旋体被动颗粒凝集试验（TP-PA）等，测定血清特异性 IgG 抗体，但该抗体终身阳性，故不能用于观察疗效、鉴别复发或再感染。

（3）脑脊液检查：包括脑脊液 VDRL、白细胞计数及蛋白测定等，主要用于诊断神经梅毒。

（4）先天梅毒：如果诊断（或高度怀疑）先天梅毒，必须有以下依据。①先天梅毒的临床表现；②脐血或新生儿血非梅毒螺旋体试验抗体滴度较母血增高 4 倍以上；③体液中抗梅毒螺旋体 IgM 抗体（+）；④病变部位、胎盘、羊水或脐血找到梅毒螺旋体。

3. 诊断　诊断除病历清楚记录既往曾接受规律抗梅毒治疗或梅毒血清学检查非螺旋体试验抗体

滴度下降良好,梅毒血清学检查阳性孕妇均视为梅毒患者。螺旋体试验用于产前梅毒筛查,若为阳性,应行非螺旋体试验。若非螺旋体试验阴性,应再次行螺旋体试验(首选 TP-PA),最好用同一标本。若第 2 次螺旋体试验阳性,可确诊梅毒或既往梅毒病史。既往曾接受规范治疗者,不需要进一步治疗,否则应进行梅毒分期并根据梅毒分期进行治疗。若第 2 次螺旋体试验阴性,对于低危孕妇且否认梅毒病史者,初次螺旋体试验则是假阳性。对于低危孕妇,无临床表现,性伴侣临床及血清学检查阴性,应于 4 周后再次行血清学检查,若 RPR 和 TP-PA 仍为阴性,则不需要治疗。若随访困难,否认抗梅毒治疗病史者应根据梅毒分期进行治疗。

4. 先天梅毒有效预防和发现 先天梅毒取决于发现孕妇梅毒,孕妇第 1 次产前检查时(妊娠 12 周或以前)常规进行上述梅毒血清学检查中的一种方法筛查,如果阳性,则用另一种方法验证。对于先天梅毒高危社区和人群,在妊娠 28 周和分娩前均应获得其梅毒血清学检查和性生活史并再次筛查,应获得其性伴侣治疗的相关信息,以利于评估其再感染梅毒的风险。梅毒阳性的孕妇应接受非梅毒螺旋体试验,以评价疗效。妊娠 20 周后出现死胎病史者均需筛查梅毒。

5. 不推荐常规进行新生儿或脐血梅毒血清学检查 对母亲梅毒血清学检查优于对新生儿梅毒血清学检查。如果母亲梅毒血清学检查是低抗体滴度或其是在妊娠后期感染梅毒,新生儿梅毒血清学检查可以是无反应的。对于先天梅毒高危的社区和人群,在分娩时应进行梅毒血清学检查。新生儿(出生后 1 个月内)评估和治疗先天梅毒的诊断因非螺旋体或螺旋体 IgG 抗体可通过胎盘途径传递给胎儿,使新生儿梅毒血清学检查阳性结果解释变得复杂。

决定新生儿是否需要检查和治疗主要依据以下因素:①母亲是否有梅毒感染情况;②母亲梅毒治疗情况;③新生儿出现梅毒的临床、实验室、影像学表现;④同一实验室母亲和新生儿梅毒血清学检查非螺旋体试验抗体滴度差别。

案例 10-2 分析(1)

1. 根据临床症状和检查,初步诊断:①中期妊娠;②一期梅毒?
2. 为明确以上诊断应做以下检查:①B 超检查,确定妊娠周数及胎儿发育情况;②用玻片刮取硬结表面渗出物涂片,滴加生理盐水后置暗视野显微镜下观察梅毒螺旋体;③梅毒螺旋体抗原血清试验;④如有必要可行脑脊液检查。

七、治 疗

1. 治疗原则 梅毒孕妇已接受正规治疗和随诊,则无须再治疗。妊娠早期治疗可避免胎儿感染;妊娠中晚期治疗可使感染儿在出生前治愈。如果对上次治疗和随诊有疑问或本次检查发现有梅毒活动征象者,应再接受一个疗程治疗。妊娠早期和晚期应各进行一个疗程治疗。对于妊娠早期以后发现的梅毒,争取完成 2 个疗程,中间间隔 2 周。

2. 根据梅毒分期采用相应的青霉素治疗方案,必要时增加疗程(首选青霉素治疗)。

必须早期足量、正规、按计划完成疗程,并进行治疗后追踪,以发现复发。治疗前必须进行系统检查。在治疗期间,患者要注意休息,加强营养,避免性生活,性伴侣同时接受治疗。

(1)早期梅毒:苄星青霉素 240 万 U,单次肌内注射;或普鲁卡因青霉素 120 万 U,肌内注射,每日 1 次,连用 10 日。

青霉素过敏者,首选脱敏和脱敏后青霉素治疗。脱敏无效,用红霉素 0.5g 口服,每日 4 次,连用 14 日或头孢曲松钠 1g,肌内注射,每日 1 次,连用 10 ~ 14 日,或阿奇霉素 2g 顿服。红霉素和阿奇霉素无法通过胎盘,因此,新生儿出后应尽快开始抗梅毒治疗。四环素和多西环素禁用于孕妇。

(2)晚期或分期不明的梅毒:苄星青霉素 240 万 U,肌内注射,每周 1 次,连用 3 周;或普鲁卡因青霉素 120 万 U,肌内注射,每日 1 次,连用 20 日。青霉素过敏者,脱敏无效时,用红霉素 0.5g 口服,每日 4 次,连用 30 日。注意事项同早期梅毒。

(3)神经梅毒:青霉素 300 万 ~ 400 万 U,静脉注射,每 4 小时 1 次,连用 10 ~ 14 日;或普鲁卡因青霉素 240 万 U,肌内注射,每日 1 次,加丙磺舒 0.5g 口服,每日 4 次,连用 10 ~ 14 日。

(4)先天梅毒:首选水剂青霉素 5 万 U/kg,静脉滴注,出生 7 日内,每 12 小时 1 次;出生 7 日后每 8 小时 1 次,连续 10 日;或普鲁卡因青霉素 5 万 U/(kg·d),肌内注射,每日 1 次,连用 10 日。

（5）产科处理：①妊娠 24～26 周超声检查应注意胎儿有无肝脾大、胎儿水肿、胎儿生长受限及胎盘增大变厚、胃肠道梗阻、腹水等先天梅毒征象。若发现明显异常，提示预后不良；未发现异常无须终止妊娠。②用青霉素抗梅毒治疗时应注意监测和预防吉 - 海反应，后者主要表现为发热、胎动减少、子宫收缩、胎心监护提示暂时性晚期减速等。③妊娠合并梅毒不是剖宫产指征，分娩方式应根据产科情况决定。④分娩前除非已接受规范治疗且效果良好者，排除胎儿感染后，可母乳喂养，否则还可以通过母乳喂养感染。

> **案例 10-2 分析（2）**
>
> 　　1. 根据检查结果　①B 超提示"宫内妊娠 22 周，胎儿存活"；②硬结表面渗出物涂片滴加生理盐水后置暗视野显微镜下可见梅毒螺旋体；③荧光密螺旋体抗体吸收试验（FTA-ABS）阳性。可以确诊为妊娠合并一期梅毒。
>
> 　　2. 治疗　苄星青霉素 240 万 U，单次肌内注射；或普鲁卡因青霉素 120 万 U，肌内注射，每日 1 次，连用 10 日。
>
> 　　3. 结局　经上述治疗后，患者外阴硬结逐渐消失，3 周后复查 FTA-ABS 试验转为阴性。
>
> 　　患者于 2018 年 2 月 13 日自然分娩一女婴，体重 3.3kg，Apgar 评分 9 分。

3. 其他治疗和特殊情况

（1）一期梅毒、二期梅毒及早期潜伏梅毒，可以在治疗结束后 1 周再次予以苄星青霉素 240 万 U，肌内注射。妊娠 20 周以上的梅毒孕妇应行胎儿彩色超声检查，排除先天梅毒。胎儿及胎盘梅毒感染的 B 超表现（如肝脾大、腹水、水肿及胎盘增厚）提示治疗失败，此时应与产科专家商讨进一步处理。如治疗中断应重新开始治疗。

（2）特殊情况：青霉素过敏。首先深入探究其过敏史的可靠性，必要时重做青霉素皮肤试验。对青霉素过敏者，首选脱敏治疗后再予以青霉素治疗。四环素和多西环素禁用于孕妇。红霉素和阿奇霉素对胎儿感染梅毒疗效差，不用于治疗妊娠梅毒。目前尚无资料推荐应用头孢曲松钠治疗妊娠梅毒。

> **案例 10-2 分析（3）**
>
> 　　新生儿出生后，应做临床和血清非梅毒螺旋体抗原试验。经临床检查新生儿未发现异常，抽血做不加热血清反应素玻片试验（USR）阳性。
>
> 　　治疗：水剂青霉素 5 万 U/kg，静脉滴注，出生 7 日内，每 12 小时 1 次；出生 7 日后每 8 小时 1 次，连续 10 日；或普鲁卡因青霉素 5 万单位 /（kg·d），肌内注射，每日 1 次，连用 10 日。
>
> 　　随访：第 1 年每 3 个月，第 2 年每 6 个月，第 3 年年末各检查 1 次，如一切正常可停止观察。

八、随访和疗效评价

多数孕妇在能做出疗效评价之前分娩。在妊娠 28～32 周和分娩时进行非螺旋体试验评价疗效。对高危人群或梅毒高发地区孕妇需要每月检查非螺旋体试验，以发现再感染。如果在治疗 30 天内分娩，临床感染症状持续至分娩，或分娩时产妇非螺旋体试验抗体滴度较治疗前高 4 倍，提示孕妇治疗可能不足。

1. 经规范治疗后，应用非梅毒螺旋体试验复查抗体滴度评价疗效。早期梅毒应在 3 个月后下降 2 个稀释度，6 个月后下降 4 个稀释度；多数一期梅毒 1 年后，二期梅毒 2 年后转阴。晚期梅毒治疗后抗体滴度下降缓慢，治疗 2 年后仍有约 50% 未转阴。少数晚期梅毒抗体滴度低水平持续 3 年以上，可诊断为血清学固定。

2. 分娩后随访与未孕梅毒患者一致。对梅毒孕妇分娩的新生儿应密切随诊。

第三节　尖锐湿疣

尖锐湿疣（condyloma acuminata），是由人类乳头瘤病毒（human papilloma virus，HPV）引起的鳞状上皮增生性疾病，又称生殖器疣（阴部疣）、性病疣。主要通过性接触传染，目前是仅次于淋病居第二位的性传播疾病，常与多种性传播性疾病同时存在。

一、病因及传播途径

（一）病因

HPV 属环状双链 DNA 病毒，目前发现有 40 多个型别与生殖道感染有关。生殖道尖锐湿疣主要与低危型 HPV6、HPV11 感染相关。过早性交、多个性伴侣、免疫力低下、吸烟及高性激素水平等，亦为发病高危因素。孕妇机体免疫功能降低，性激素水平升高，阴道分泌物增多，外阴湿热，故易患尖锐湿疣。

（二）传播途径

1. 直接性接触传染　这是主要的传播途径，约占尖锐湿疣患者的 70%。

2. 母婴传染　孕妇感染 HPV 可传染给新生儿，但其传播途径是经胎盘感染、分娩过程中感染还是出生后感染尚无定论，一般认为胎儿通过产道时因吞咽含 HPV 的羊水、血或分泌物而感染。婴幼儿尖锐湿疣或喉乳头瘤病和儿童的尖锐湿疣都可能因分娩过程中胎儿经过感染 HPV 的产道或在出生后与母亲密切接触而感染。

妊娠期病灶易生长迅速，数目多、体积大、多区域、多形态、质脆易碎，阴道分娩时容易致大出血，巨大尖锐湿疣可阻塞产道。

妊娠期尖锐湿疣有垂直传播危险。宫内感染极罕见。婴幼儿感染 HPV6 型和 HPV11 型可引起呼吸道乳头状瘤。

3. 间接物体传染　少数可通过日常生活用品如内裤、浴盆、浴巾、坐便器等传染。

二、临床表现及诊断

尖锐湿疣潜伏期平均为 3 个月。

1. 临床症状　常不明显，可有外阴瘙痒、灼痛或性交后疼痛不适。体征：湿疣多见于大小阴唇、肛门周围、阴道前庭、尿道口，也可累及阴道和子宫颈，偶见于口腔和气管黏膜。尖锐湿疣特征性损害是典型的菜花样损害，颜色鲜红、淡红或少数呈污灰色，病变组织脆，擦拭后容易出血，即使是非特征性损害其损害表面多呈疣状外观、不光滑或呈颗粒状突起等。

2. 诊断　典型的尖锐湿疣肉眼即可诊断。如果症状不典型、诊断不明确、病情加重，建议行活组织病理检查以明确诊断。不建议行 HPV 检查。醋酸试验阳性对尖锐湿疣诊断有较为重要的意义。用于尖锐湿疣诊断的实验室检查主要有两种。

（1）HPV 检测：此种检测用来判断是否为 HPV 感染。

（2）组织病理检查：在尖锐湿疣组织的病理检查中发现挖空细胞是尖锐湿疣病理学的特征性改变，具有重要的诊断价值；其次是真皮乳头毛细血管、基底细胞、棘细胞增生、角化不全及角化不良等病理变化。妊娠合并尖锐湿疣：妊娠期由于细胞免疫功能下降，局部血液循环丰富，尖锐湿疣生长迅速，数目多，体积大，多区域，多形态，有时巨大尖锐湿疣可阻塞产道。此外，妊娠期尖锐湿疣组织脆弱，阴道分娩时组织脱落容易导致大出血。产后尖锐湿疣迅速缩小，甚至自然消失。阴道分娩时可通过软产道感染新生儿，有引起新生儿喉乳头瘤和眼结膜瘤的可能。

三、处　理

1. 产后部分尖锐湿疣可迅速缩小，甚至自然消退。因此，妊娠期常不必切除病灶。治疗主要目的是缓解症状。

2. 外阴较小病灶，用 80%～90% 三氯醋酸涂擦局部，每周 1 次直至治愈。若病灶大且有蒂，可行物理治疗，如激光、微波、冷冻、电灼等。

3. 巨大尖锐湿疣可直接手术切除疣体，待愈合后再行局部药物治疗。

4. 妊娠期禁用足叶草碱、咪喹莫特乳膏和干扰素。

5. 目前尚不清楚剖宫产能否预防婴幼儿呼吸道乳头状瘤的发生，因此，妊娠合并尖锐湿疣不是剖宫产指征。若病灶局限于外阴部，可经阴道分娩。若病灶广泛存在于外阴、阴道、子宫颈，经阴道分娩极易发生软产道裂伤而大出血，或巨大病灶堵塞软产道，应行剖宫产术。

四、预　　防

孕妇不建议使用 HPV 疫苗。但哺乳期可注射 HPV 疫苗。孕前接种四价或九价 HPV 疫苗可预防HPV 感染和尖锐湿疣的发生。

第四节　生殖器疱疹

生殖器疱疹（genital herpes）是单纯疱疹病毒（herpes simplex virus，HSV）感染引起的 STD，有两种血清型，HSV-1 和 HSV-2。HSV 属双链 DNA 病毒，70%～90% 生殖器疱疹主要由 HSV-2 引起。主要表现为生殖器及肛门皮肤溃疡，易复发。

一、传播途径

1. 性接触传播　主要通过性接触传播。HSV-2 存在于皮损渗液、子宫颈和阴道分泌物、精液和前列腺液中。

2. 口 - 生殖器性行为　此种方式导致 HSV-1 引起的生殖器疱疹比例逐渐增加。据统计，近年来已达到 10%～30%。

3. 妊娠期生殖器疱疹　据统计：孕妇致新生儿受累者，仅 5% 为宫内感染，主要经胎盘或生殖道上行感染所致，85% 通过产道而感染，10% 为产后感染。

二、对胎儿或新生儿影响

对胎儿或新生儿影响与生殖道 HSV 感染状况、型别、孕周及损伤性产科操作有关。分娩前后患生殖器疱疹的孕妇，母儿传播率为 30%～50%，主要与高病毒载量和缺乏可透过胎盘的保护性抗体有关。早期妊娠患生殖器疱疹或有复发性疱疹病史的孕妇，母儿传播率不到 1%。

1. 原发生殖器疱疹　在妊娠早期多数不会导致流产或死胎；严重宫内感染病例极少见；妊娠晚期原发感染可能与早产和胎儿生长受限有关。

2. 新生儿感染　①出现播散性疾病（32%），其中播散性感染或颅内感染的幸存者中 20%～50% 可出现中枢神经系统后遗症和严重发育障碍。②发生脑炎等中枢神经系统疾病（30%）。③感染局限在口、眼、皮肤（40%）。

三、临床表现

临床上分为原发性和复发性两种。

1. 原发性生殖器疱疹　感染后潜伏期平均 4～5 日，临床表现生殖器及肛门皮肤散在或簇集小水疱，破溃后形成糜烂或溃疡，常伴腹股沟淋巴结肿痛、发热、头痛、乏力等全身症状；自觉疼痛，最后结痂自愈，病程为 2～3 周。女性多见于大小阴唇、阴蒂、阴阜、子宫颈等处，亦见于尿道口。往往伴有全身不适、低热、头痛等全身症状，局部淋巴结肿大。

2. 复发性生殖器疱疹　本病常复发，但较原发者轻，损害小，常发生在原来部位，往往无全身症状。

四、诊　　断

典型患者根据外阴部成群水疱、局部灼热感、有复发史、病程较短等特点，诊断不难。有些患者临床表现缺乏特异性，诊断需依据以下实验室检查。

1. 病毒培养　取皮损处标本行病毒培养、分型和药物敏感试验。

2. 核酸扩增试验　检测皮损标本、血液、脑脊液和子宫颈分泌物 HSV-DNA，可提高诊断敏感性，并可分型。

3. 抗原检测　直接免疫荧光法或酶联免疫试验检测皮损标本 HSV 抗原，是临床常用快速诊断方法。

4. 血清学检查　用 ELISA 检测孕妇血清及新生儿脐血中特异性 HSV IgG、IgM，若脐血中特异性 IgM 阳性，提示宫内感染。

五、治　　疗

治疗原则是缩短病程，减轻症状，减少 HSV 排放以控制其传染性。

妊娠 14 周以前应用阿昔洛韦除短暂性中性粒细胞减少情况外，未发现对胎儿或新生儿的其他副作用。

原发性生殖器疱疹：阿昔洛韦 400mg 口服，每日 3 次，连用 7～10 日或阿昔洛韦 1g 口服，每日 2 次，连用 7～10 日。

复发性生殖器疱疹：阿昔洛韦 400mg 口服，每日 3 次，连用 5 日，或 800mg 口服，每日 2 次，连用 5 日；伐昔洛韦 500mg 口服，每日 2 次，连用 3 日，或伐昔洛韦 1g 口服，每日一次，连用 5 日。

局部可用阿昔洛韦软膏涂抹，局部用药较口服用药疗效差，且易诱导耐药，不推荐使用。

妊娠 36 周起使用阿昔洛韦或伐昔洛韦抑制病毒复制，可降低分娩期 HSV 大量排放及剖宫产率。有活动性感染或前驱症状的孕妇自妊娠 36 周起，阿昔洛韦 400mg 口服，每日 3 次或伐昔洛韦 500mg 口服，每日 2 次，直至分娩。

产科处理：①有感染史的孕妇，分娩前应对可疑病变进行病毒培养或 PCR 检测，建议在妊娠 36 周左右定量检测血清 IgG、IgM 抗体；②有生殖道活动性疱疹或前驱症状者，建议剖宫产分娩；③有感染史，但分娩时没有活动性生殖器病变不纳入剖宫产指征；④分娩时应尽量避免有创性操作如使用头皮电极、胎头吸引器、人工破膜或产钳助产术等，以减少新生儿感染 HSV 的机会；⑤哺乳期可用阿昔洛韦和伐昔洛韦，该药在乳汁中药物浓度很低；⑥有活动性感染产妇，乳房若没有活动性损伤则可以哺乳，但应严格洗手。局部可用阿昔洛韦软膏涂抹，但局部用药较口服用药疗效差，且易诱导耐药，因此不推荐使用。

第五节　生殖道沙眼衣原体感染

沙眼衣原体（chlamydia trachomatis，CT）感染是常见的 STD 之一。CT 包括有 18 个血清型，其中 8 个血清型（D～K）与泌尿生殖道感染有关，尤其以 D、E、F 型最常见，我国沙眼衣原体感染呈上升趋势。

衣原体感染主要感染柱状上皮及移行上皮面，不向深层侵犯。可以有症状或无症状，亚临床感染可持续存在较长时间，并且与有症状的衣原体感染一样可导致输卵管炎，造成不孕症及输卵管妊娠。产褥期及围生期的衣原体感染可导致新生儿肺炎和眼炎。

一、感　染　途　径

主要经性交直接传播，极少数为间接传染，接触患者分泌物、污染衣物后受感染。孕妇有沙眼衣原体感染时，可通过宫内、产道及产后接触感染胎儿或新生儿，以经产道感染途径最为多见，垂直传播率为 30%～50%。

二、临　床　表　现

临床特点为症状轻微，病程迁延。受感染后潜伏期为 7～12 日。临床表现因受感染的部位不同而异：以宫颈炎、尿路炎和前庭大腺感染多见，子宫内膜炎、输卵管炎、腹膜炎、反应性关节炎和莱特尔综合征（Reiter syndrome）较少见。

（一）子宫颈黏膜炎（多见）

子宫颈黏膜炎阴道分泌物增加，呈黏液脓性，性交后出血或经间期出血。可伴有尿道炎症状，如尿频、尿急、尿痛、排尿困难。检查见宫颈管脓性分泌物，宫颈红肿，黏膜外翻，脆性增加。

（二）子宫内膜炎（少见）

宫颈炎上行感染可引起子宫内膜炎和输卵管炎，表现为下腹痛、阴道分泌物增多、阴道不规则、少量出血。

三、孕妇生殖道衣原体感染

孕妇可以发生垂直传播，可发生宫内感染（少见）、产道感染（多见）和产褥期感染（少见）。分娩时能经产道感染新生儿，最常侵犯眼结膜，并可累及鼻咽部，多发生在出生后 4～16 日，也可发生于出生后数周。

1. 20%～50%新生儿出现结膜炎，其临床表现有黏液脓性分泌物、眼结膜充血及乳头增生，病程可长达1～3个月，多数预后良好，仅少数遗留瘢痕和形成结膜翳。

2. 10%～20%出现衣原体肺炎，主要临床表现为气促，常伴有鼻塞、咳嗽，听诊闻及小水泡音，X线胸片示大片对称阴影。其发生机制可能是结膜感染衣原体，经鼻咽管到达鼻咽部，随后进入下呼吸道所引起。

3. 目前存在争议的是：妊娠期衣原体感染是否会引起流产、早产、胎膜早破、绒毛膜羊膜炎和剖宫产术后盆腔感染以及围生儿死亡等不良结局。

四、诊断及实验室检查

高危孕妇或有症状者必须检查淋球菌和沙眼衣原体。①沙眼衣原体培养是诊断"金标准"；②抗原检测包括直接免疫荧光法和酶联免疫吸附试验；③核酸扩增试验敏感性和特异性高，但应防止污染的假阳性；④血清学检查包括补体结合试验，ELISA或免疫荧光法检测血清特异性抗体。

多数衣原体引起的疾病可根据临床症状和体征确诊。但对临床表现无特征性、早期或轻症患者，需行实验室检查来帮助诊断。

1. 沙眼衣原体培养　是诊断"金标准"。分离培养用感染组织的渗出液或刮取物，接种于鸡胚卵黄囊或传代细胞，分离衣原体，再用免疫学方法鉴定。

2. 血清学试验　主要用于性病淋巴肉芽肿的辅助诊断。常用补体结合试验，若双份血清抗体效价升高4倍或以上者，有辅助诊断价值。也可用ELISA或免疫荧光法检测。

3. PCR试验　设计不同的特异性引物，应用多聚酶链式反应可特异性诊断沙眼衣原体，具有敏感性高、特异性强的特点，现被广泛应用。应防止污染的假阳性。

4. 血清抗体检测法　检测衣原体IgG、IgM抗体。

五、治　疗

沙眼衣原体常和淋病奈瑟菌（NG）感染同时出现。对妊娠妇女需要防止沙眼衣原体传播到新生儿。一旦发现衣原体阳性，必须立即予以治疗。

1. 妊娠期感染首选阿奇霉素1g顿服，或阿莫西林500mg口服，每日3次，连用7日，不推荐使用红霉素。

2. 孕妇禁用多西环素、喹诺酮类及四环素。注意应同时治疗性伴侣。治疗3～4周后复查CT。

3. 对可能感染的新生儿应及时治疗。

红霉素50mg/（kg·d），分4次口服，连用10～14日；或阿奇霉素混悬剂20mg/（kg·d），口服，每日1次，共3日，可预防CT肺炎。0.5%红霉素眼膏或1%四环素眼膏出生后立即涂眼，对沙眼衣原体感染有一定预防作用。若有沙眼衣原体结膜炎可用1%硫酸银液滴眼。

六、随　诊

在治疗完成3～4周后复查评价疗效，所有确诊衣原体感染的孕妇需3个月后复查。

第六节　支原体感染

支原体除引起生殖道的感染外，还可引起肺炎。感染人类的支原体（mycoplasma）有10余种，常见的与泌尿生殖道感染有关的支原体有解脲支原体（ureaplasma urealyticum，UU）、人型支原体（mycoplasma hominis，MH）及生殖道支原体（mycoplasma genitalium，MG）。

衣原体和支原体是介乎于细菌和病毒之间的微生物，而支原体是比衣原体还要小的病原体。支原体是最小的能独立生活的原核生物。人类是至少11种支原体的自然宿主，而5种支原体（肺炎支原体、人型支原体、解脲支原体、生殖道支原体和隐匿支原体）对人类有致病性。人的生殖道支原体病是由人型支原体、生殖道支原体和解脲支原体引起的。

一、传播途径

成人主要通过性接触传播。支原体存在于阴道、宫颈外口、尿道口周围及尿液中。孕妇感染后，可经胎盘垂直传播，或经生殖道上行扩散引起宫内感染。分娩过程中经污染的产道感染新生儿。

新生儿则经母亲生殖道于分娩时感染。新生儿主要发生结膜炎和肺炎。

二、母婴影响

很多证据表明支原体可导致羊膜腔感染，但是有关支原体感染是否与不良妊娠结局有关存在争议。由于妊娠期阴道支原体定植与低出生体重、胎膜早破及早产的发生无显著相关性。因此，如果怀疑下生殖道支原体上行感染至子宫腔导致绒毛膜羊膜炎和早产，需要从上生殖道取样检查确诊。

孕妇受解脲支原体和人型支原体感染后，人型支原体可以导致产后盆腔炎，发生产后支原体血症及新生儿支原体血症。产后哺乳等接触感染或空气感染肺炎支原体可引起新生儿肺炎。

三、临床表现与诊断

MH 感染主要引起阴道炎、宫颈炎和输卵管炎，解脲支原体多表现为非淋菌性尿道炎（non-gonococcal urethritis，NGU）。MG 多引起宫颈炎、子宫内膜炎、盆腔炎。支原体在泌尿生殖道存在定植现象，多与宿主共存，不表现感染症状，仅在某些条件下引起机会性感染，常与其他致病原共同致病。

诊断依据主要为实验室检查。

1. 支原体培养　容易被其他支原体污染，要防止污染；多取阴道和尿道分泌物联合培养，可获较高阳性率。

2. 血清学检查　无症状妇女血清中人型支原体及解脲支原体血清特异性抗体水平低，再次感染后血清抗体可显著升高。新生儿特异性 IgM 升高对支原体感染有一定预测作用。但均未能成为常规检查方法。

3. PCR 检测　比培养法更敏感、特异性高，而且快速，对临床诊断有诊断参考价值。

四、治　疗

人型支原体或解脲支原体对多种抗生素均敏感，不需要对下生殖道检出支原体而无症状的孕妇进行干预和治疗，对有症状者首选阿奇霉素 1g 顿服，替代疗法为红霉素 0.5g 口服，每日 2 次，连用 14 日。新生儿感染选用红霉素 25～40mg/（kg·d），分 4 次静脉滴注，或口服红霉素，连用 7～14 日。

第七节　获得性免疫缺陷综合征

获得性免疫缺陷综合征（acquired immune deficiency syndrome，AIDS）的简称是艾滋病，是由人类免疫缺陷病毒（human immunodeficiency virus，HIV）引起的一种严重传染病。艾滋病通过性接触及输血或血制品等方式侵入人体，特异性地破坏辅助性 T 淋巴细胞（Th 细胞），造成机体细胞免疫功能严重受损。临床上由无症状病毒携带发展为持续性全身淋巴结肿大综合征和艾滋病相关综合征，最后并发严重机会性感染和恶性肿瘤。HIV 属反转录 RNA 病毒，有 HIV-1、HIV-2 两个型别，引起世界流行的是 HIV-1，非洲西部流行 HIV-2。本病目前尚无有效防治方法，病死率极高，已成为当今世界最为关注的公共卫生问题。

一、传播途径

HIV 存在于感染者血液、精液、阴道分泌物、泪液、尿液、乳汁、脑脊液中，艾滋病患者及 HIV 携带者均有传染性，主要有以下 3 条传播途径，其核心是通过性接触传播和血液传播。

（一）性接触传播

性接触传播包括同性及异性之间的性接触。肛交、口交有着更大的传染危险。与 HIV 性传播有关的高危人群为：男性同性恋者、妓女、嫖娼者、多个性伙伴者、性乱者。

（二）血液传播

血液传播包括：①输入污染了 HIV 的血液或血液制品；②静脉药瘾者共用受 HIV 污染的、未消毒的针头及注射器；③共用其他医疗器械或生活用具（如与感染者共用牙刷、剃刀）也可能经破损处传染，但罕见；④注射器和针头消毒不彻底或不消毒；⑤接受 HIV 感染的黏液、血液或血制品。

（三）母婴传播

母婴传播也称围生期传播，即感染了 HIV 的母亲在产前、分娩过程中及产后哺乳期，将 HIV 传染给了胎儿或婴儿。产前可通过胎盘，分娩时通过产道，或产后通过哺乳传播。

孕妇感染 HIV 可通过胎盘传染给胎儿，或分娩时经产道感染，据统计：其中母婴传播在妊娠 36 周前为 20%，分娩前为 50%，产时为 30%，出生后也可经母乳喂养感染新生儿。母乳喂养传播率可高达 30%～40%，并与 HIV 病毒载量成正比，病毒载量＜400copies/ml，母婴传播率仅为 1%；病毒载量＞100 000copies/ml，母婴传播率超过 30%。

二、临床表现

艾滋病的症状是非常复杂的，可以分为 3 种情况，即无症状 HIV 感染、艾滋病相关综合征和艾滋病。

（一）无症状 HIV 感染

无症状 HIV 感染指患者感染了艾滋病病毒，血清 HIV 抗体检测为阳性，但无临床症状或症状轻微，CD4$^+$ T 淋巴细胞总数正常，CD4/CD8 值＞1，血清 p24 抗原阴性。

可于若干年后，特别在机体抵抗力低下时，发展成艾滋病相关综合征或艾滋病。

（二）艾滋病相关综合征

艾滋病相关综合征表现为慢性持续性淋巴结病和因 T 淋巴细胞免疫功能缺陷而引起发热、体重下降、腹泻、乏力、盗汗及二重感染，此期血清 HIV 抗体阳性，Th 细胞数量明显减少。

（三）艾滋病

此型临床症状充分且典型，其临床表现如下。

1. 急性 HIV 感染期 潜伏期通常为几日到几周，平均 3～6 周。常见症状包括发热、盗汗、疲劳、皮疹、头痛、淋巴结病、咽炎、肌痛、关节痛、恶心、呕吐和腹泻等。急性 HIV 感染与许多其他病毒感染症状相似，通常持续不到 10 日。

2. 无症状期 症状消退，从无症状病毒血症到艾滋病期约需要 10 年。

3. 艾滋病期 发热、体重下降，全身浅表淋巴结肿大，常合并各种条件性感染（如口腔念珠菌感染、卡氏肺囊虫肺炎、巨细胞病毒感染、疱疹病毒感染、弓形虫感染、隐球菌脑膜炎及活动性肺结核等）和肿瘤（如卡波西肉瘤、淋巴瘤等），约 50% 患者出现中枢神经系统症状。

三、诊　断

根据流行病学病史、临床表现、实验室检查可确诊。

对高危人群应进行 HIV 抗体检测。高危人群包括：①静脉毒瘾者；②性伴侣已证实感染 HIV；③有多个性伴侣；④来自 HIV 高发区；⑤患有多种 SID，尤其有溃疡型病灶；⑥使用过不规范的血制品；⑦HIV 抗体阳性患者所生子女。

常用实验室检查如下。

1. 无症状 HIV 感染 无任何临床表现，HIV 抗体阳性，CDA4$^+$ T 淋巴细胞总数正常，CD4/CD8 值＞1，血清 p24 抗原阴性。

2. 艾滋病 可根据病史、临床表现和实验室检查做出诊断。

（1）艾滋病血清学反应（serology test of AIDS）的免疫试验来检测病毒抗体，是诊断艾滋病的主要途径。常用的有酶联免疫吸附试验（ELISA）、蛋白印迹法（WB）、放射免疫沉淀试验（RIP）、间接免疫荧光试验（IFA）等；一般先用 ELISA 做初步筛选试验；如果阳性，再用 WB 方法证实。应注意对高危人群进行血清 HIV 抗体检测，在观察随访中血清 HIV 抗体阳性方可确诊为急性 HIV 感染。

（2）血常规：多有红细胞、血红蛋白降低，白细胞多下降至 4×10^9/L 以下，分类中性粒细胞增加，淋巴细胞明显减少，多低于 1×10^9/L。少数患者血小板可减少。

（3）免疫学检查：迟发型皮肤超敏反应减弱或缺失；丝裂原诱导的淋巴细胞转化反应减弱，T 淋巴细胞减少，CD4 细胞明显下降。CD4$^+$ T 淋巴细胞总数＜200/mm^3，或为 200～500/mm^3；CD4/CD8＜1（正常 1.5～2）；血清 p24 抗原阳性；免疫球蛋白升高；血清 α- 干扰素、免疫复合物等增加；外周血白细胞计数及血红蛋白含量下降；β$_2$ 微球蛋白水平增高，合并机会性感染病原学或肿瘤病理依据均可协助诊断。

四、HIV 感染对母儿影响

妊娠期因免疫功能受抑制，可影响 HIV 感染病程，加速 HIV 感染者从无症状期发展为艾滋病，并可加重艾滋病及其相关综合征的病情。

（一）妊娠合并 HIV 感染

HIV 感染可增加不良妊娠结局的发生，如流产、早产、死产、低出生体重儿和新生儿 HIV 感染等。加重艾滋病及其相关综合征的病情。未接受抗反转录病毒治疗的孕妇，HIV 母婴传播率达到30%。鉴于 HIV 感染对胎儿、新生儿的严重危害，对 HIV 感染合并妊娠者建议在早期妊娠时终止妊娠。妊娠本身会影响母体免疫系统功能，并可能影响 HIV 感染病程。

（二）HIV 感染对胎儿及新生儿的影响

宫内感染为 HIV 垂直传播的主要方式。孕妇感染 HIV 病毒可经胎盘感染胎儿。无论分娩方式为剖宫产或经阴道分娩的新生儿，约 30% 受 HIV 感染，HIV 感染的儿童中有 85% 为垂直传播。经抗反转录病毒治疗、产科干预（如妊娠 38 周时选择性剖宫产）和避免母乳喂养其传染率可降低至 2%以下；为降低传播风险，产后不应哺乳。鉴于 HIV 感染对胎儿、新生儿的高度危害性，对 HIV 感染合并妊娠者可建议早期终止妊娠。

五、治　　疗

目前尚无特效疗法。主要采用一般治疗、抗病毒药物及对症治疗。受 HIV 感染孕产妇若在产前、产时或产后正确应用抗病毒药物治疗，其新生儿 HIV 感染率有可能显著下降，故应予以充分重视。

（一）一般治疗

积极的心理治疗，注意休息，加强营养，避免传染他人。

（二）抗病毒治疗

1. 抗反转录病毒治疗（antiretroviral therapy，ART）

（1）妊娠期：应用 ART 可使 HIV 的母婴传播率由近 30% 降至 2%。具体方案应根据是否接受过 ART、是否耐药、孕周、HIV RNA 水平、CD4$^+$T 淋巴细胞计数等制订。

正在进行 ART 的 HIV 感染妇女妊娠，若病毒抑制效果尚可、患者能耐受，继续当前治疗；若检测到病毒，可行 HIV 抗反转录病毒药物耐药测试，若在妊娠早期，继续药物治疗；一旦治疗中断，则停用所有药物，待妊娠中期重新开始治疗。

从未接受过 ART 的 HIV 感染者，应尽早开始高效联合抗反转录病毒治疗（highly a antiretroviral therapy，HAART），俗称鸡尾酒疗法。如果 CD4$^+$T 淋巴细胞计数高、HIV RNA 水平低，可考虑推迟至妊娠中期开始。

既往曾使用过抗反转录病毒药物但现在已停药者，可行耐药测试，并在之前治疗情况和耐药测试的基础上重新开始 HAART。

HAART 注意事项：避免妊娠早期使用依法韦伦；可使用一种或多种核苷类反转录酶抑制剂（NRTIS），如齐多夫定、拉米夫定、恩曲他滨、泰诺福韦或阿巴可韦等；CD4$^+$T 淋巴细胞计数 >250/mm^3 者；应避免使用奈韦拉平。

（2）分娩期处理：若分娩前从未接受过 ART 或 HIV RNA > 400copies/ml，或未知 HIV RNA 水平，可用齐多夫定，首剂 2mg/kg 静脉注射（>1 小时），然后 1mg/（kg·h）持续静脉滴注至分娩。

2. 其他免疫调节药　α-干扰素、IL-2 等也可应用。

3. 支持对症治疗　加强营养，治疗机会性感染及恶性肿瘤。

（三）产科处理

1. 避免进行有创操作，如会阴切开术、人工破膜、胎头吸引术、产钳助产术、胎儿头皮血检测等。

2. 尽可能缩短破膜距分娩的时间，尽量减少胎儿暴露于 HIV 的危险。

3. 建议在妊娠 38 周时选择性剖宫产以降低 HIV 母婴传播。

4. 不推荐 HIV 感染者母乳喂养。

5. 对于产后出血，建议用催产素和前列腺素类药物，不主张用麦角生物碱类药物，因其可与反转录酶抑制剂和蛋白酶抑制剂协同促进血管收缩。

六、预　　防

艾滋病无治愈方法，但可以预防。①利用各种形式进行宣传教育，了解艾滋病的危害性及传播途径；②对 HIV 感染的高危人群定期进行血清 HIV 抗体检测，对抗体阳性者进行教育及随访，防止继续播散，并对其配偶及性伴侣检测血清 HIV 抗体；③打击并取缔娼妓活动，严禁吸毒；④献血人员献血前检测血清 HIV 抗体；⑤防止医源性感染；⑥怀疑自己或对方被 HIV 感染时坚持使用避孕套预防艾滋病的传播；⑦及时治疗 HIV 感染之孕产妇，降低新生儿 HIV 感染；⑧HIV 感染妇女避免妊娠。

【拓展知识】

一、B 族溶血性链球菌感染

B 族溶血性链球菌（group B streptococcus，GBS）又称无乳链球菌，为革兰氏阳性球菌。GBS 可分为 Ⅰa、Ⅰb、Ⅱ、Ⅲ、Ⅳ、Ⅴ、Ⅵ、Ⅶ、Ⅷ和Ⅸ至少 10 个血清型。在已知的 10 种血清型中，含神经氨酸酶与脂磷壁酸最多的是Ⅲ型，因此其毒力最强。GBS 多在泌尿生殖道和下消化道寄生，15%～35% 定植在女性泌尿生殖道及胃肠道，会引起上行性传播。GBS 为机会性致病菌，可侵袭任何年龄人群，但发病多为机体免疫力低下的围生期婴儿、使用免疫抑制剂的患者或 HIV 感染者。近年来，随着 GBS 围产期感染的发生率逐渐增加，受到了临床学者的高度重视。妊娠妇女的带菌率为 10%～30%，新生儿体表带菌率与母体带菌率相似，大多数携带者都没有症状。GBS 感染是一种条件致病菌，在围产期阶段易感染产妇生殖道，引起胎膜早破、宫内感染等情况发生，且具有增加围产期感染及新生儿死亡的风险，严重危害母婴健康。围生期产妇 GBS 感染可通过阴道侵入胎膜，在胎膜上大量繁殖并对胎膜组织造成严重损伤，进而促使胎膜破裂，导致早产、产后出血等不良结局的发生。GBS 除可引起胎膜早破外，随病情进展还可穿透胎膜感染胎儿，导致围生期新生儿感染，对妊娠结局产生不良影响，危害婴幼儿生命安全。新生儿 GBS 感染主要表现为败血症、肺炎和脑膜炎，根据发病时间分早发型（发生在生后 7 天内，一般在出生后 24～48 小时发病。垂直传播是早发型感染的主要传播途径）及晚发型（发生在生后 7 天至 3 个月，由产时垂直传播及出生后水平传播所致）。故应对生殖道携带 GBS 的产妇给予足够重视，必要时采取相关干预治疗措施，以减少不良妊娠结局的发生。

（一）GBS 引起新生儿感染的传播途径

妊娠时主要由宫内垂直传播，分娩时经产道感染，出生数小时至数天内与母亲近距离接触感染。

（二）发病机制

1. GBS 在围生期阶段被激活后，可沿阴道上行扩散感染子宫和胎膜，其代谢产物可刺激羊膜及蜕膜细胞产生前列腺素，引起机体炎症反应和免疫反应，产生大量的炎症因子损害胎膜组织，使局部胎膜张力降低，引起胎膜早破，且随时间推移 GBS 进一步扩散至子宫内及胎儿体表，引起宫内感染和产后新生儿感染，导致不良妊娠结局的发生。

2. GBS 具有较强的绒毛膜穿透力和吸附力，可在感染后 2 小时左右吸附母体，并会侵入绒毛膜，而后可在细菌产生蛋白水解酶和炎症细胞的吞噬作用下，降低胎膜部分张力，进而引起胎膜早破。

3. 病原微生物在胎膜早破之后可通过其破口侵袭子宫腔、胎膜、羊水、胎盘等继发宫内感染。

4. 阴道检查次数、产程及破膜时间长短等多种因素与宫内感染发生有密切关系。

5. 在孕妇受到 GBS 感染后，会促进多种炎症细胞因子及激活前列腺素、磷脂酶 A_2 的释放，其中炎症细胞因子包括肿瘤坏死因子、白介素 -8、白介素 -6、白介素 -1 等，受上述因子的刺激，会引起子宫收缩，进而导致孕产妇发生早产。

6. 母婴传播是新生儿发生早发型感染（由 GBS 所致）的主要途径，会导致新生儿出现脑膜炎、肺炎、脓毒血症等。

（三）GBS 对母儿的影响

1. GBS 是围生期的条件致病菌，一旦引起感染危害严重，是围生期严重感染性疾病的主要致病菌之一，可引发宫内感染、胎膜早破、晚期流产、早产、胎儿生长受限、临床和亚临床绒毛膜炎、胎儿宫内窘迫以及胎儿和新生儿感染，出现新生儿脑膜炎、肺炎、脓毒血症等一系列母婴不良结局。

2. GBS 引起的新生儿感染中，以早发型感染多见，多数发病于出生后 5 天内，主要表现为肺炎和败血症，早期症状缺乏特异性，多表现为吃奶少、活动差、气急、呻吟、发绀、体温低等，如果不严密观察有时难以发现，诊治不及时可能发生严重后果。严重者合并脑膜炎，有抽搐、神志不清、脑水肿、呼吸衰竭等，病死率高，易造成新生儿严重神经系统后遗症。迟发型发病时间多为10天后，多为早产儿，症状不典型，表现为嗜睡、拒食、发热等，以败血症及脑膜炎多见，也可出现化脓性关节炎或骨髓炎等迁徙病灶。

（四）GBS的筛查和诊断方法

目前检测GBS感染的"金标准"是GBS培养。GBS的细菌学检查应在妊娠35～37周进行。孕妇取其直肠及阴道下1/3分泌物进行GBS培养筛查。由于GBS的严重危害，美国和欧洲各国均推荐广泛开展妊娠晚期GBS的筛查。因妊娠期GBS定植情况可发生变化，故临床上需要明确分娩时产妇GBS的定植状况。分娩前5周内的GBS检测结果对于产程中定植的阴性预测值为95%～98%，而距分娩时间超过5周时阴性预测值和临床应用价值均下降。妊娠35～37周时GBS带菌状况对产时GBS带菌的诊断敏感性为87%。因此，美国CDC推荐对妊娠35～37周的孕妇广泛开展GBS筛查。目前，国内虽已有条件对孕妇GBS进行筛查，但尚未常规开展。基于国外在对妊娠35～37周的孕妇普遍开展GBS筛查及采取预防和治疗措施后，新生儿的GBS早发型感染发生率显著下降。因此，建议我国也应该对妊娠35～37周的孕妇普遍开展GBS筛查及治疗。

目前，培养法仍是国际公认的"金标准"，其敏感性和特异性均较高，且价格适中，但耗时较长，一般需要48小时以上，此外还容易受送检时间、保存条件、环境因素等影响。国内大多数医院仍首选培养法为GBS检测方法。需要注意的是，因国内抗生素耐药情况较严重，应用国际推荐的增菌培养基进行增菌的效果并不理想。因此，有必要寻找适于国内的特异性GBS培养方法，以提高GBS的检出率。

国外研究显示，实时多聚酶链式反应（polymerase chain reaction, PCR）技术检测GBS与细菌培养法相比，敏感性和特异性均达90%以上，可以达到筛查的要求，并能快速出结果，有望取代细菌培养成为产时GBS筛查的新方法，但其价格较昂贵，故需要大量研究对其成本-效益进行评价。美国CDC建议，对于产时GBS定植状态不详，也没有其他危险因素的孕妇，在可实行核酸扩增技术的机构采用核酸扩增检测法。欧洲地区提出，孕妇产时的GBS定植状况与妊娠35～37周时可能不同，且实时PCR快速检测法的敏感性可等于甚至超过妊娠35～37周的细菌培养法筛查，且可以快速出结果，故可在临产时进行，以便较准确地反映孕妇临产时GBS的带菌情况，避免抗生素过度应用或漏用。因此推荐对孕妇普遍采用产时PCR快速检测法，而不再推荐产前的GBS筛查。但产时实时PCR检测不能进行药敏试验，因而对青霉素严重过敏的孕妇推荐妊娠35～37周进行GBS培养并检测其对红霉素和克林霉素的敏感性，以指导产时预防性应用抗生素。此外，实时PCR检测价格较昂贵，对于没有条件的机构，仍然推荐采用妊娠35～37周培养法进行GBS筛查。

因此，实时PCR技术有望成为我国产时GBS筛查的准确快速的方法，但仍有待进一步的研究考证。

（五）GBS的预防策略

1. 国外GBS的预防策略　对于GBS阳性孕妇，在临产后应给予抗生素预防，可以减少阴道及直肠内GBS带菌量。用药至少需4小时才能达有效药物浓度，以预防GBS垂直传染和新生儿GBS早发型感染。开始使用抗生素至分娩时的间隔时间＜1小时，则GBS垂直感染率＞40%：间隔时间＞4小时，垂直感染率为19%。

（1）对象的选择：对于有以下情况之一者，美国CDC和欧洲地区均推荐预防性应用抗生素。

1）曾有GBS疾病患儿的生产史。

2）此次妊娠期内有GBS菌尿症。

3）此次妊娠GBS筛查阳性。

4）GBS检查结果未知时，但具有下列高危因素者：妊娠37周前分娩，或产时体温≥38℃，或破膜时间≥18小时。

对于上述1）、2）2种情况不需要在妊娠35～37周进行GBS筛查。

对于有以下情况之一者，不需要使用抗菌药物：①羊膜未破裂时行剖宫产（无论母亲 GBS 培养结果如何）。②此次妊娠阴道和直肠 GBS 筛查阴性。

（2）药物的选择：美国 CDC 和欧洲地区均推荐选青霉素。青霉素 G 首次剂量 500 万 U 静脉滴入，然后 250 万～ 300 万 U/4h，直至分娩。氨苄西林是二线药物，负荷量 2g 静脉输入，然后 1g/4h，直至分娩。对青霉素过敏妇女，如无血管神经性水肿、呼吸窘迫、荨麻疹等严重过敏表现，可应用头孢唑林进行预防，用法是 2g 静脉滴入，然后 1g/8h，直至分娩。若出现严重过敏反应，建议孕前筛查同时检测 GBS 对克林霉素和红霉素的敏感性，如果均敏感，推荐采用克林霉素 900mg 静脉滴入，每 8 小时使用 1 次。若对于克林毒素耐药则建议使用万古霉素，1g/12h。

2. 我国 GBS 的预防策略　尽管预防性应用抗生素不仅可显著降低新生儿 GBS 早发型感染的发生率，还可显著改善母儿预后，但目前国内并没有明确的预防方案。我国多数医疗机构尚未开展 GBS 的筛查，但对于有下列情况者，应采取产时抗生素预防：①曾有 GBS 疾患儿的生产史；②此次孕期内有 GBS 菌尿症；③妊娠 37 周前分娩；④产时体温 ≥ 38℃；⑤破膜时间 ≥ 18 小时。目前国内研究表明，GBS 对青霉素、氨苄西林、头孢菌素、万古霉素均敏感，但对红霉素、克林霉素存在不同程度的耐药。因此，推荐借鉴美国和欧洲地区的抗生素预防方法。对于产时 GBS 定植状况不详而又不存在高危因素者，建议有条件的机构可采取产时实时 PCR 快速检测。对于 GBS 阳性孕妇预防性应用抗生素，以减少 GBS 早发型感染的发生，改善母儿预后。

总之，围产期 GBS 感染危害严重，故应引起国内围产学界的重视。建议借鉴美国 CDC 推荐的方法对我国孕妇在 35 ～ 37 周开展 GBS 筛查，以了解我国孕产妇 GBS 的定植率，更重要的是可以指导产时抗生素的预防性应用。同时，希望积极开展这一领域的相关研究，以探索更适于我国的培养方法。实时 PCR 技术因其具有高度敏感性和特异性、快速、简便性等优点，有望成为我国 GBS 筛查的新方法。在尚未广泛开展 GBS 筛查的情况下，对于存在高危因素的孕妇推荐产时采取抗生素预防策略，以减少早发型 GBS 感染的发生，改善母儿结局。

二、TORCH 感染

TORCH 是一组具有胎儿致畸作用病原微生物的缩写。其中 T 指弓形虫（toxoplasma，TOX），O 指其他（others，如梅毒螺旋体、微小病毒 B19 等），R 指风疹病毒（rubella virus，RV），C 指巨细胞病毒（cytomegalovirus，CMV），H 主要指单纯疱疹病毒（herpes simplex virus，HSV）。

此组病原体引起的感染称为 TORCH 感染。孕妇感染 TORCH 后多呈隐性感染，如果近期或活动感染发展到宫内感染，病原体可经垂直传播使胎儿受染，TORCH 感染后易致流产、死胎、早产、先天畸形等，即使幸存，也可遗留中枢神经系统等损害。孕妇感染后多无症状或症状轻微，但可垂直传播给胎儿，引起宫内感染。

（一）传播途径

1. 孕妇感染　弓形虫多为食用含有包囊的食物或接触猫等动物带有虫卵的排泄物而感染。风疹病毒主要是直接传播或经呼吸道飞沫传播。巨细胞病毒主要通过分泌物接触感染，也可经输血、人工透析和器官移植感染。

2. 母儿传播　具体传播途径如下。宫内感染：病原体经胎盘血行性感染胚胎或胎儿；上行性经生殖道进入羊膜腔或沿胎膜外再经胎盘感染胎儿；产道感染：胎儿在分娩过程中通过被病原体感染的软产道而感染；出生后感染：通过母亲的乳汁、唾液和血液等感染新生儿。

（二）发病机制

TORCH 感染后大多无明显症状或症状轻微。这些病原体的低毒性，在胚胎形成的早期很少引起胎儿死亡。胎盘保护胎儿免受母体体液和细胞免疫攻击的保护机制导致了胎儿易受到感染。妊娠早期是胚胎发育的最复杂阶段，胎儿许多器官的发育过程极易受到攻击。未成熟的胚胎缺乏完全清除感染的免疫机制，在这个阶段母体通常会建立免疫耐受机制，导致持续感染。受感染的新生儿通常表现为生长缓慢、发育异常、先天畸形、中枢神经系统等损害。

（三）对母儿的影响

1. 对孕妇的影响　孕妇感染后大多无明显症状或症状轻微，部分孕妇可表现为不典型的感冒

笔记栏

样症状，如低热、乏力、关节肌肉酸痛、局部淋巴结肿大等。风疹病毒感染者可在颜面部广泛出现斑丘疹，并可扩散至躯干和四肢，还可伴有关节痛或关节炎、头颈部淋巴结病和结膜炎等。

2. 对胎儿和新生儿的影响　原发感染的孕妇可通过胎盘或产道感染胎儿，感染时胎龄越小，先天畸形发生率越高，畸形越严重。

（1）弓形虫病：宫内感染率随孕周增加而增加，但妊娠早期感染对胎儿影响最严重。大多数宫内受感染胎儿出生时没有明显弓形虫病特征，随后可逐渐出现肝脾大、黄疸、贫血及颅内钙化、脑积水和小头畸形等神经系统疾病，还可发展为脉络膜视网膜炎、学习障碍等。有症状的受感染胎儿远期并发症发生率高。

（2）风疹病毒感染：胎儿器官发生过程中感染风疹病毒的后遗症较为严重。宫内感染率随孕周增加而降低，妊娠20周以后感染者一般不会导致出生缺陷。风疹病毒感染可导致先天性白内障、青光眼、小眼和色素性视网膜病等眼部缺陷；动脉导管未闭、肺动脉狭窄、室间隔缺损、房间隔缺损、法洛四联症等先天性心脏病；感觉神经性耳聋；中枢神经系统病变如小头畸形、病毒性脑膜脑炎或称病毒性脑炎、发育迟缓、智力低下等。远期后遗症有糖尿病、性早熟和进行性风疹全脑炎等。

（3）巨细胞病毒感染：原发感染孕妇中30%～40%可发生宫内感染，复发感染者宫内感染率仅为0.15%～2%。大多数宫内受感染胎儿出生时无症状，仅5%～10%有症状，主要表现为FGR、小头畸形、颅内钙化、肝脾大、皮肤瘀点、黄疸、脉络膜视网膜炎、血小板减少性紫癜及溶血性贫血等。远期可发生感觉神经性耳聋、视力障碍、神经功能缺陷、精神运动发育迟缓和学习障碍等后遗症。

（四）诊断及实验室检查

1. 实验室诊断

（1）病原学检查：循环抗原检测（弓形虫）、细胞学检查（CMV包涵体）、病毒分离（RV、CMV）及核酸扩增试验，对母亲血液、羊水、脐血、胎盘和新生儿血、尿等进行病原学检查。

（2）血清学检查：检测血清中TOX、RV和CMV特异性抗体IgM、IgG。IgG出现血清学转换、IgM阳性和IgG阳性，若IgG亲和力指数低，提示原发感染；若IgG亲和力指数高，提示复发感染。IgG抗体滴度持续升高，病毒分离和基因测序鉴定为新病毒株可诊断再次感染。IgG阳性、IgM阴性提示既往感染。TOX IgA和IgE提示急性感染。

2. 影像学检查　TORCH宫内感染胎儿的超声检查异常大多缺乏特异性，敏感度只有15%左右，妊娠中晚期重复超声检查可发现迟发型胎儿异常表现。磁共振在胎儿神经系统结构异常诊断方面具有优势，能对脑室扩张程度及周围脑实质发育情况做出更准确判断，常用于胎儿超声检查发现异常后进一步检查。

（五）治疗

对宫内感染胎儿的预后评估需要根据孕妇感染的病原体种类、感染状态（原发性感染与复发感染）、感染发生的孕期和持续时间、介入性产前诊断结果，以及是否合并有胎儿超声异常表现等多方面信息进行综合评估。不应依据1次或多次血清学检测结果而向孕妇做出终止妊娠的建议。

1. 弓形虫　孕妇可以通过服用乙酰螺旋霉素来预防胎儿感染，乙酰螺旋霉素3g/d口服，治疗7～10天。一旦发现胎儿也受到感染，则治疗方法需要改变为注射乙胺嘧啶和磺胺嘧啶，同时必须给予叶酸以拮抗上述两药对骨髓发育的抑制。具体用法：乙胺嘧啶50mg/12h，用2天，然后50mg/d；磺胺嘧啶：初始剂量75mg/（kg·12h），然后50mg/（kg·12h），最大剂量4g/d；甲酰四氢叶酸：10～20mg/d，与乙胺嘧啶同时用药或乙胺嘧啶治疗1周后再用。联合用药较单用乙酰螺旋霉素更能有效透过胎盘，杀灭TOX，减轻宫内感染胎儿合并症的严重程度。

2. 梅毒　先天性梅毒需连续使用青霉素10～14天。用法：水剂青霉素5万U/（kg·d），出生7天内的新生儿每12小时一次；出生7天后的婴儿每8小时一次，连用10天；或普鲁卡因青霉素5U/（kg·d），肌内注射，每日1次，连用10天。母亲接受充分治疗可消除胎儿感染的风险，但是产后仍需对婴儿进行随访，直至非特异性抗体（VDRL或RPR）阴性。对接受治疗的婴儿进行随访，以确定血清非特异性抗体转为阴性。

3. RV 感染和 CMV 感染　目前尚无特效治疗方法。不推荐对 RV 及 CMV 宫内感染的胎儿使用抗病毒药物，但需要综合评估胎儿预后。先天性风疹的预防依赖于适当的早期免疫，对 RV 抗体阴性的生育期妇女建议孕前接种风疹疫苗，避孕 1～3 个月后计划妊娠。有证据显示，注射疫苗后意外怀孕或妊娠早期注射疫苗者，对孕妇及胎儿无明显危害。妊娠前 1 个月和妊娠期禁止接种此疫苗。

4. 单纯疱疹病毒　单纯疱疹病毒感染治疗包括阿昔洛韦口服 400mg，每日 3 次，或伐昔洛韦治疗，抑制病毒复制，疗程 14～21 天。这个大剂量的阿昔洛韦可能会引起中性粒细胞减少症，所以应加强血细胞计数检查。

（六）预防

1. 对易感人群应早期检查，早期诊断，及时治疗。

2. 接种疫苗。对 RV 抗体阴性的生育期妇女建议孕前接种风疹疫苗，避孕 1～3 个月后计划妊娠。

（王　浩）

第十一章 分娩期并发症

第一节 胎膜早破

正常分娩胎膜破裂的时间多发生在宫口近开全时,临产前胎膜自然破裂称为胎膜早破(premature rupture of membranes,PROM),妊娠满 37 周以后发生的胎膜破裂称为足月胎膜早破;未达 37 周者称为未足月胎膜早破(preterm premature rupture of membranes,PPROM)。胎膜早破可引起脐带脱垂、增加母婴感染的机会。未足月胎膜早破是早产的主要原因之一,胎膜早破孕周越小,围生儿预后越差。

> **案例 11-1**
>
> 患者,30 岁,妊娠 33^{+3} 周,阴道少量流液 3 小时入院。患者停经 33^{+3} 周,本次妊娠定期产检,相关产检结果无异常。3 小时前无明显诱因出现阴道流液,量不多,色清,无明显腹痛及阴道流血。28 岁结婚,$G_2P_0A_1$,1 年前行人工流产 1 次。查体:生命体征平稳,无发热,心肺查体未见明显异常。晚期妊娠腹型,胎心率 146 次/分,宫高 30cm,腹围 96cm,内诊:宫颈居中,未开未消,先露头,未衔接。
>
> **问题:**
>
> 1. 初步诊断是什么?
> 2. 需进一步行什么检查?

一、病 因

本病是多种因素影响的结果,常见因素如下。

1. 生殖道感染 是 PROM 的主要原因,感染引起胎膜炎,使胎膜局部张力下降而破裂;也可以使体内细胞因子发生变化,如 IL-1、IL-6、IL-8、TNF-α 升高,可激活溶酶体酶,破坏羊膜组织,导致胎膜早破。

2. 羊膜腔压力升高 常见于双胎妊娠及羊水过多。

3. 胎膜受力不均 头盆不称、胎位异常使得胎先露部不能衔接,胎膜受压不均,导致破裂。

4. 创伤 羊膜腔穿刺、妊娠晚期频繁性生活等可能导致胎膜早破。

5. 营养因素 缺乏维生素、锌及铜,可使胎膜张力下降而破裂。

6. 宫颈内口松弛 由先天性或创伤使宫颈内口松弛,前羊水囊楔入,受压不均及胎膜发育不良,致使胎膜早破。

二、临床表现

典型症状是孕妇突感较多液体自阴道流出,增加腹压时阴道流液量增多。少量间断不能自控的阴道流液需与尿失禁、阴道炎溢液相鉴别。

三、诊 断

1. 胎膜早破

(1)临床表现:孕妇主诉阴道流液或外阴湿润。

(2)辅助检查

1)阴道窥器检查:可见液体自宫颈口流出或阴道后穹隆有液池形成,可混有胎脂和(或)胎粪的液体。

2)阴道液酸碱度检查:正常阴道液 pH 为 4.5～5.5,羊水 pH 为 7.0～7.5。用石蕊试纸测定阴道流出液 pH ≥ 6.5 提示胎膜早破。注意血液、尿液、宫颈黏液、精液及细菌污染可出现假阳性。

3)阴道液涂片检查:阴道液置于载玻片上,干燥后镜检可见羊齿植物叶状结晶为羊水。用 0.5% 硫酸尼罗蓝染色于镜下见橘黄色胎儿上皮细胞,用苏丹 Ⅲ 染色见黄色脂肪小粒,均可确定为羊水。

4)胰岛素样生长因子结合蛋白 -1(insulin like growth factor binding protein-1,IGFBP-1)测定:

IGFBP-1 由肝细胞、蜕膜细胞、卵巢颗粒细胞合成并分泌。当宫颈阴道分泌物中的 IGFBP-1 > 3mg/L 或 IGFBP-1 试纸阳性则支持胎膜早破的诊断。有较高敏感性和特异性，且不受精液、尿液、血液或阴道感染的影响。

5）超声检查：发现羊水量较破膜前减少。

2. 绒毛膜羊膜炎

（1）临床表现：①母体体温≥38℃；②阴道分泌物异味；③胎心率增快（胎心率基线≥160次/分）或母体心率增快（心率≥100次/分）；④母体外周血白细胞计数≥15×10⁹/L；⑤子宫呈激惹状态、宫体有压痛。母体体温升高同时伴有上述②～⑤任何一项表现可诊断绒毛膜羊膜炎。

（2）辅助检查：①超声引导下羊膜腔穿刺抽取羊水检查，指标有羊水涂片革兰氏染色、葡萄糖水平测定白细胞计数、细菌培养等，但临床少用；②胎盘、胎膜、脐带组织病理检查。

案例 11-1 分析（1）

1. 诊断：①未足月胎膜早破？②晚期妊娠 33⁺³ 周 $G_2P_0A_1$ 头位。

2. 选择合适的检查明确是否为胎膜早破

（1）阴道液石蕊试纸检查：pH > 6.5。

（2）阴道窥器检查：见后穹隆有液池。

（3）超声检查：宫内单活胎，胎头位于耻骨上方，羊水指数 15/27/10/22mm，测量胎儿大小相当于妊娠 34 周。

（4）NST：正常，未见宫缩。

四、对母儿影响

1. 对母体影响　破膜后阴道内的病原微生物易上行感染，感染程度与破膜时间有关，若破膜超过 24 小时以上，感染风险增加 5～10 倍。若突然破膜，有时可引起胎盘早剥。羊膜腔感染若累及子宫肌层，影响子宫收缩，易发生产后出血。由于胎膜早破多合并胎位异常与头盆不称，使得剖宫产率增加。

2. 对胎儿影响　未足月胎膜早破使早产不可避免地发生，早产儿肺发育不成熟，易发生呼吸窘迫综合征、脑室出血、败血症等并发症。胎膜早破后羊水流出，宫腔内羊水减少，脐带受压导致胎儿宫内缺氧。臀位胎膜早破时易发生脐带脱垂，导致急性胎儿窘迫。

五、治　疗

（一）足月胎膜早破

评估母胎情况，包括有无胎儿窘迫、绒毛膜羊膜炎、胎盘早剥和脐带脱垂等。随破膜时间延长，宫内感染风险增加，超过 12 小时应预防性使用抗生素，尽量避免频繁阴道检查。若无明确剖宫产指征，宜在破膜后 2～12 小时内积极引产。有明确剖宫产指征时宜行剖宫产终止妊娠。

（二）未足月胎膜早破

应根据孕周、母胎情况、当地新生儿救治水平及孕妇和家属意愿进行综合决策。

1. 引产　妊娠 < 24 周的 PPROM，由于胎儿存活率极低、母胎感染风险很大，以引产为宜；妊娠 24～27⁺⁶ 周的 PPROM，可根据孕妇及家属意愿、抢救新生儿能力等决定是否引产。

2. 不宜继续妊娠　采用引产或剖宫产终止妊娠：①妊娠 34～36⁺⁶ 周者；②无论任何孕周，明确诊断的绒毛膜羊膜炎、胎儿窘迫、胎盘早剥等，不宜继续妊娠。

3. 期待治疗　适用于妊娠 24～27⁺⁶ 周，要求期待治疗者，应充分告知其风险，慎重选择；妊娠 28～33⁺⁶ 周胎膜早破不伴继续妊娠禁忌者应行期待治疗。

（1）一般处理：绝对卧床，保持外阴清洁，避免不必要的肛诊与阴道检查。密切监测产妇体温、心率、宫缩、阴道流液量及性状，定期复查血常规、胎心监护、超声检查等，确定无绒毛膜羊膜炎、胎儿窘迫和胎盘早剥等并发症。

（2）预防性应用抗生素：应及时预防性应用抗生素，可有效延长孕周，减少绒毛膜羊膜炎和新生儿感染的发生。通常 5～7 日为 1 个疗程。B 族链球菌检测阳性者，首选青霉素治疗。

（3）宫缩抑制剂的应用：妊娠 < 34 周者，建议予宫缩抑制剂 48 小时，配合促胎儿肺成熟治

疗。常用β受体兴奋剂（沙丁胺醇、利托君）、硫酸镁、钙离子通道阻滞剂（心痛定）及缩宫素受体拮抗剂（阿托西班）等。

（4）促胎儿肺成熟：妊娠＜35周，应予地塞米松促胎肺成熟。具体用法为：地塞米松6mg，肌内注射，每12小时1次，共4次。

（5）胎儿神经系统保护：妊娠＜32周，有早产风险者，予硫酸镁静脉滴注，预防早产儿脑瘫的发生。具体用法：硫酸镁4~5g静脉注射或快速滴注，随后1～2g/h缓慢静脉滴注12小时，一般用药不超过48小时。

4. 分娩方式 综合考虑孕周、早产儿成活率、是否存在羊水过少和绒毛膜羊膜炎、胎儿耐受力等因素。无明确的剖宫产指征应阴道试产。阴道分娩不必常规会阴切开，不主张预防性产钳助产。有剖宫产指征时，选择剖宫产终止妊娠。分娩时应作好新生儿复苏准备，分娩后行胎盘、胎膜病理检查。

六、预　防

加强围生期卫生宣教与指导，积极预防和治疗生殖道感染。避免突然腹压增加。补充足量的维生素、钙、铜、锌等营养素。宫颈功能不全者，可于妊娠12～14周行宫颈环扎术。

案例11-1 分析（2）

病例特点：①未足月胎膜早破；②目前无子宫收缩。

诊治计划：

（1）绝对卧床，以减少羊水流出，保持会阴清洁。

（2）密切观察产妇体温、脉搏及血白细胞计数、C反应蛋白等，行分泌物检查等，监测是否存在绒毛膜羊膜炎。

（3）预防性应用抗生素。

（4）如有宫缩，则应用宫缩抑制剂。

（5）行促胎儿肺成熟治疗，予硫酸镁保护胎儿神经系统。

（6）每天行胎心监护，了解胎儿宫内情况。

（7）必要时终止妊娠。

（纪红景　严　滨）

第二节　产后出血

产后出血（postpartum hemorrhage，PPH）是指胎儿娩出后24小时内，阴道分娩者失血量超过500ml，剖宫产者超过1000ml。产后出血包括胎儿娩出后至胎盘娩出前，胎盘娩出至产后2小时以内，产后2小时至产后24小时3个时期，第一个时期是产后出血的高发时段，应特别予以警惕。产后2小时内出血量若大于400ml，占产后出血总量的80%以上应考虑产后出血。产后出血是分娩期严重并发症，是目前导致我国孕产妇死亡原因的首位，发病率为5%～10%。

案例11-2

产妇，32岁，平素月经规律，自然受孕。孕早期无保胎史，孕期规律产检，有妊娠期糖尿病，饮食运动控制血糖，血糖控制可。余孕期产检结果无异常。既往体健，$G_2P_1A_1$，2年前因计划外妊娠行人工流产。

20分钟前侧切顺娩一女活婴，体重4100g，Apgar评分10分。胎儿娩出后10分钟后胎盘自然娩出且完整。现阴道流血约500ml。

查体：体温37.2℃，心率95次/分，血压110/65mmHg，腹软，宫底脐上1横指，轮廓欠清，宫颈无裂伤，阴道壁无裂伤，会阴侧切口有渗血。

问题：

1. 该产妇主要考虑什么诊断？

2. 考虑原因是什么？

一、病因及临床表现

引起产后出血的原因主要为子宫收缩乏力、胎盘因素、软产道裂伤及凝血功能障碍。以上原因可共存或相互影响，在诊断中应予重视。

（一）宫缩乏力

宫缩乏力（uterine atony）是产后出血的常见原因。影响子宫收缩和缩复功能的因素均可引起子宫收缩乏力性产后出血。常见因素如下。

1. 全身因素 产妇精神过度紧张，对分娩恐惧；临产后镇静剂、麻醉剂或宫缩抑制剂过多使用；体质虚弱或合并有慢性全身性疾病。

2. 产科因素 产程延长，体力消耗过多；产科并发症，如前置胎盘、胎盘早剥、妊娠期高血压疾病、贫血、宫腔感染、盆腔炎等均可引起子宫肌水肿或渗血。

3. 子宫因素 ①子宫肌纤维过分伸展（多胎妊娠、羊水过多、巨大胎儿）；②子宫肌壁损伤（剖宫产史，肌瘤剔除手术后，产次过多、过频造成子宫肌纤维损伤）；③子宫发育不良或病变（子宫畸形或肌瘤等）。

宫缩乏力临床表现：正常情况下胎盘娩出后，子宫收缩，宫底平脐或脐下 1 横指，呈球状，质硬，阴道无流血。子宫收缩乏力时，宫底升高，子宫质软，袋状，阴道流血多。按摩子宫及用缩宫剂后子宫变硬，阴道流血停止或减少，可确定为子宫收缩乏力。

（二）胎盘因素

按胎盘剥离状况可分为以下类型。

1. 胎盘滞留（retained placenta） 胎盘多在胎儿娩出后 15 分钟内娩出，若产后 30 分钟胎盘仍不排出，胎盘剥离面血窦不能关闭而导致产后出血。常见原因：①膀胱充盈使已剥离胎盘滞留宫腔；②胎盘嵌顿：子宫收缩药物应用不当，宫颈内口附近子宫肌出现环形收缩，使已剥离的胎盘嵌顿于宫腔；③胎盘剥离不全：第三产程过早牵拉脐带或按压子宫，影响胎盘正常剥离，剥离面血窦开放而出血。

2. 胎盘粘连或植入（placenta accreta or placenta increta） 胎盘粘连指绒毛仅穿入子宫壁表层，而植入则指胎盘绒毛穿入宫壁肌层。常因多次刮宫或宫腔感染使局部子宫内膜生长不良而发生。胎盘粘连及胎盘植入可为部分性或完全性；部分胎盘粘连或植入，因胎盘部分剥离、部分未剥离，导致子宫收缩不良，已剥离面血窦开放发生致命性出血；而完全性粘连与植入则因未剥离而无明显出血。

3. 胎盘部分残留（retained placenta fragment） 指部分胎盘小叶或副胎盘残留于宫腔，或部分胎膜残留于宫腔，影响子宫收缩而出血，有时部分胎膜残留宫腔亦可引起出血。胎盘残留是引起产后出血的常见原因，娩出后应常规检查胎盘及胎膜是否完整，是否有残留。注意胎盘胎儿面有无断裂血管，警惕有无副胎盘残留可能。

胎盘因素临床表现：胎儿娩出后 10 分钟内胎盘未娩出，阴道大量流血。胎盘嵌顿、剥离不全、胎盘部分粘连或植入、胎盘残留是引起产后出血的常见原因。

（三）软产道裂伤

严重的软产道裂伤可引起产后出血，需及时手术修补。软产道裂伤常发生于阴道手术助产（如产钳助产、臀牵引术等）、巨大儿分娩、急产、软产道组织弹性差，产力过强等。阴道手术助产操作不当或未及时检查并发现软产道裂伤，均可导致产后出血。疑有软产道裂伤时应及时仔细检查软产道，注意有无宫颈、阴道及会阴裂伤。

软产道裂伤临床表现：宫颈裂伤常发生在宫颈 3 点及 9 点处，有时可上延至子宫下段或阴道穹隆。阴道及会阴裂伤按撕裂程度分为 4 度：Ⅰ度仅会阴部皮肤及阴道入口黏膜撕裂，出血不多；Ⅱ度裂伤已达会阴体筋膜及肌层，累及阴道后壁黏膜，向阴道后壁两侧沟延伸并向上撕裂，出血较多，解剖结构不易辨认；Ⅲ度裂伤向会阴深部扩展，肛门外括约肌已撕裂，直肠黏膜尚完整；Ⅳ度裂伤累及直肠阴道隔、直肠壁及黏膜、肛门，直肠肠腔暴露，为最严重的阴道会阴裂伤，但出血量可不多。

（四）凝血功能障碍（coagulation defects）

任何原发或继发的凝血功能异常均可引起产后出血。产科并发症如胎盘早剥、死胎、羊水栓塞、严重的先兆子痫可引起弥散性血管内凝血（DIC），因凝血功能障碍引起出血。产妇合并有血液系统疾病，如原发性血小板减少、再生障碍性贫血，因凝血功能障碍可引起产后切口及子宫血窦出血。

凝血功能障碍临床表现：持续阴道流血，血液不凝，全身多部位出血、身体瘀斑、止血困难。根据病史、出血特点及血小板计数、纤维蛋白原、凝血酶原时间等凝血功能检测可做出诊断。

二、诊　　断

产后出血的诊断主要根据胎儿娩出后立即发生阴道流血达到或超过 500ml 即可诊断，同时注意产妇是否合并有低血压、脉搏快、失血性休克状态。产后出血的病因诊断对临床处理十分重要。产后出血原因的诊断根据阴道流血发生的时间、量，与胎儿、胎盘娩出的关系可初步判断引起产后出血的主要原因，有时产后出血的原因可互为因果。

失血方法的估计有称重法、容积法、面积法、休克指数法。

休克指数法是根据失血性休克程度估计失血量的方法（为粗略估计）。休克指数（shock index，SI）= 脉率 (bpm) ÷ 收缩压（mmHg）。当 SI=0.5 时，血容量正常；SI = 1.0 时，失血量为血容量的 10% ～ 30%（500 ～ 1500ml）；SI=1.5 时，失血量为血容量的 30% ～ 50%（1500 ～ 2500ml）；SI=2.0 时，失血量为血容量的 50% ～ 70%（2500 ～ 3500ml）（表 11-1）。

实验室检查：血红蛋白可下降，严重产后出血可并发凝血功能异常。

表 11-1　休克指数与失血量的关系

休克指数	失血量	具体血量
0.5	正常	正常
1.0	10% ～ 30%	500 ～ 1500ml
1.5	30% ～ 50%	1500 ～ 2500ml
2.0	50% ～ 70%	2500 ～ 3500ml

案例 11-2 分析（1）

1. 考虑主要诊断为产后出血。

2. 考虑出血主要原因为子宫收缩乏力。

问题：该产妇进一步应怎样处理？

三、处　　理

产后出血处理原则：针对出血原因，迅速止血；补充血容量，纠正失血性休克；防止感染。以下按产后出血原因叙述产后出血的处理，但产后出血亦有多个因素同时存在，治疗中要予以注意。

（一）一般处理

寻找产后出血原因的同时需要进行一般处理，包括向有经验的助产士、产科医师、麻醉科医师及重症医学医师等求助；交叉配血，通知检验科和血库做好准备；建立双静脉通路，积极补充血容量；保持气道通畅，必要时给氧气；监测生命体征和出血量，留置尿管，记录尿量；进行基础实验室检查并动态监测。

（二）针对产后出血原因处理

1. 子宫收缩乏力处理　采取加强子宫收缩方法，能迅速达到有效止血的效果。膀胱充盈会影响子宫收缩，故导尿排空膀胱后可采用以下方法。

（1）按摩子宫：对产程长者，在胎盘娩出后可立即按摩子宫，术者一手置于下腹部位，拇指及其余四指分别置于下腹两侧，上扶子宫（防止因按摩子宫底时，子宫体下降），另一手则在宫底部（拇指在子宫底前，其余四指在后），压迫子宫底，挤出宫腔内积血后，均匀且有节律地按摩子宫，直至子宫恢复正常收缩为止，此为常用有效的方法。

（2）子宫收缩药物：①缩宫素：胎儿娩出后常规用缩宫素预防产后出血。对产后可能发生子宫收缩乏力的产妇，在胎盘娩出后可用缩宫素 10 ～ 20U 加于 5% 葡萄糖溶液 500ml 中静脉滴注，可预防或减少宫缩乏力的发生。亦可用 10U 直接注射于子宫体，或加量经静脉快速滴入。卡贝缩宫素：为长效缩宫素九肽类似物，100μg 缓慢静推或肌内注射，2 分钟起效，半衰期 1 小时。②麦角新碱：0.2mg 肌内注射或子宫体直接注射，或经静脉快速滴注，或静脉缓慢推注（心脏病、妊娠期高血压疾病等患者慎用）。③前列腺素类药物：前列腺素 $F_{2\alpha}$（如欣母沛等）250μg 肌内注射或子宫体注射，必要时间隔 30 ～ 45 分钟重复使用，可引起子宫强烈收缩。米索前列醇 200μg 舌下含服，或卡前列甲酯 1mg 经阴道或直肠给药。

（3）压迫法：经按摩、药物效果不佳或紧急情况下采用。①双手压迫法：术者一手伸入阴道握拳置于阴道前穹隆托起子宫，另一手置于腹部压迫子宫体，子宫在两手紧压下出血可立即减少，此法快捷有效（图11-1）。②宫腔纱条填塞法：将特制宽6～8cm、长1～1.5m、4～6层长纱条填塞宫腔，压迫止血。助手在腹部固定子宫，术者用卵圆钳持纱条从宫底由内向外，将纱条紧填于宫腔（图11-2）。若留有空隙将造成隐性出血加重病情。24小时取出纱条，取出前静脉滴注缩宫素10U，并给予抗生素预防感染。也可采用宫腔球囊填塞压迫止血。

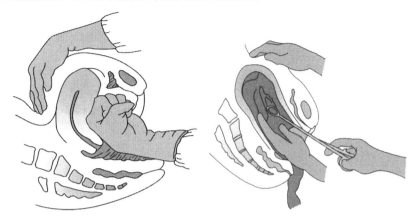

图11-1　双手压迫子宫法　　　　图11-2　宫腔纱条填塞法

（4）手术止血：①结扎子宫动脉或髂内动脉。出血不止且经上述处理无效，可行子宫动脉上行支、子宫动脉或髂内动脉结扎。结扎后血流暂时中止，出血减少，以利争取时间采取措施纠正休克。②髂内动脉或子宫动脉栓塞。行股动脉穿刺插导管至髂内动脉或子宫动脉，注入明胶海绵栓塞动脉。栓塞剂可于1～3周后吸收，血管复通，适用于产妇生命体征稳定时进行。③切除子宫。经积极抢救无效、危及产妇生命时，应进行子宫次全切或子宫全切术，以挽救产妇生命。

2. 胎盘因素处理　疑有胎盘滞留时，立即做宫腔探查。若胎盘已剥离，则应立即取出胎盘；若胎盘粘连，可试行徒手剥离胎盘后取出；若剥离困难，疑有植入性胎盘，则停止剥离，根据患者出血情况及胎盘剥离面积，行保守治疗或子宫切除术。

3. 软产道裂伤的处理　软产道裂伤应彻底止血，按解剖层次缝合裂伤。宫颈裂伤小于1cm、无活动性出血不需缝合，若有活动性出血或裂伤大于1cm则应缝合。缝合第一针应超过裂口顶端0.5cm，常用间断缝合。若裂伤累及子宫下段，缝合时应避免损伤膀胱和输尿管，必要时可经腹修补。修补阴道和会阴裂伤时，需按解剖层次缝合各层，缝合时第一针应超过裂伤顶端0.5cm，不留死腔，避免缝线穿透直肠黏膜。对软产道血肿，应切开血肿、清除积血，彻底缝合止血，必要时可置橡皮管引流。

4. 凝血功能障碍的处理　首先排除子宫收缩乏力、胎盘因素、软产伤裂伤等原因引起的出血。尽快输新鲜全血，补充血小板、纤维蛋白原或凝血酶原复合物、凝血因子。若并发DIC可按DIC处理。治疗同时应积极寻找发生凝血功能障碍的原发病因。

5. 出血性休克的处理　产后出血量多而急，产妇因血容量急剧下降而发生低血容量性休克。休克程度与出血量、出血速度和产妇自身状况相关。治疗抢救中应注意：

（1）密切监测生命体征，保暖、吸氧、呼救，做好记录。

（2）正确估计出血量，判断休克程度。

（3）建立有效静脉通路，做中心静脉压监测，指导输血输液。

（4）快速补充血容量，必要时输血治疗。应结合临床实际情况掌握好输血指征，做到输血的及时性、合理性。血红蛋白<60g/L几乎均需要输血，血红蛋白<70g/L可考虑输血。若评估继续出血风险大，可适当放宽输血指征。输注红细胞同时，注意补充凝血因子，包括新鲜冰冻血浆、冷沉淀、血小板和纤维蛋白原等。当需要大量输血时，推荐红细胞∶血浆∶血小板以1∶1∶1的比例输入，即10U红细胞悬液+1000ml新鲜冰冻血浆+1U机采血小板。有条件的医院可使用自体血液过滤后回输。

（5）随时行血气分析，及时纠正酸中毒。

（6）合并低血压时需应用升压药物及肾上腺皮质激素，改善心、肾功能。

（7）保护心脏，出现心力衰竭时应用强心药物同时加用利尿剂，如呋塞米 20～40mg 静脉滴注，必要时 4 小时后可重复使用。

（8）防治肾衰竭，如出现少尿，应积极快速补充血容量，监测尿量。

（9）预防感染，应用大剂量广谱抗生素。

> **案例 11-2 分析（2）**
>
> 1. 立即予建立静脉通路，消毒外阴导尿，持续按摩子宫，监测生命体征，采血查血常规及凝血功能，必要时吸氧。
> 2. 予卡贝缩宫素 100μg 入壶静脉滴注，必要时可宫颈注射欣母沛。
> 3. 尽快缝合会阴侧切口。
> 经过持续按摩子宫及应用宫缩剂后产妇阴道流血量逐渐减少。继续密切注意产妇阴道流血情况。

四、预　防

重视产前保健，正确处理产程，加强产后观察。做好产后出血的预防工作，可以大大降低其发病率。预防工作应贯穿在以下各个环节。

1. 做好妊娠前及妊娠期的保健工作，孕早期开始产前检查，不宜妊娠者宜在早孕期终止妊娠。

2. 对具有较高产后出血风险的产妇，做好及早处理的准备工作，高危产妇包括：①多孕、多产及曾有多次宫腔手术者；②高龄初产妇或低龄孕妇；③有子宫肌瘤剔除史；④生殖器发育不全或畸形；⑤合并妊娠期高血压疾病；⑥合并糖尿病、血液病等；⑦宫缩乏力，产程延长；⑧行胎头吸引、产钳等助产手术助产，特别是并用宫缩剂时更需注意；⑨死胎等。

3. 第一产程密切观察产妇情况，注意水分及营养的补充，避免产妇过度疲劳，必要时可酌情肌内注射哌替啶，使产妇有休息机会。

4. 重视第二产程处理，指导产妇适时及正确使用腹压。对有可能发生产后出血者，应安排有较高业务水平的医师在场守候。有指征者适时适度做会阴侧切或会阴正中切开。接产技术操作要规范，正确引导胎头、胎肩及胎体顺利娩出。对已有宫缩乏力者，当胎肩娩出后，即肌内注射缩宫素 10U，并继以静脉滴注缩宫素，以增强子宫收缩，减少出血。

5. 加强产后观察。因产后 2 小时是产后出血发生的高峰期，产妇应在产房观察。密切观察产妇生命体征、子宫收缩及阴道流血情况，发现异常及时处理。产妇回病房前应排空膀胱，鼓励母亲让新生儿早吸吮奶头，反射性引起子宫收缩，减少出血量。

6. 正确处理第三产程，准确收集并测量产后出血量。待胎盘自然剥离征象出现后，轻压子宫下段及轻轻牵引脐带帮助胎盘、胎膜完整排出，并仔细检查胎盘、胎膜是否完整。检查软产道有无撕裂或血肿。检查子宫收缩情况，按摩子宫以促进子宫收缩。

7. 胎盘娩出后，也不能忽视产后 24 小时以内的出血情况，应向产妇交代注意事项，医护人员定期巡视，发现问题及时处理。

8. 失血较多尚未有休克征象者，应及时补充血容量，其效果远较发生休克后再补充血容量为好。

9. 早期哺乳可刺激子宫收缩，减少阴道流血量。

（纪红景　严　滨）

第三节　子宫破裂

子宫破裂（rupture of uterus）是指子宫体或子宫下段于分娩期或妊娠末期发生破裂，为产科严重并发症，直接威胁孕产妇及胎儿生命。随着妇幼卫生三级保健网及产时保健的建立健全、产科工作质量的提高，其发生率明显下降。

> **案例 11-3**
>
> 患者，女性，32 岁，G_1P_0，停经 39 周，不规律下腹痛 4 小时入院。患者平素月经规律，LMP：2017 年 6 月 14 日，EDC：2018 年 3 月 21 日。孕期规律产检，各项化验检查结果无明显异常。4 小时前出现不规律下腹痛，可耐受，来院就诊。既往体健。2 年前因"子宫肌瘤"行"腹腔镜下子宫肌瘤切除术"，术中切除子宫底部及前壁肌瘤共 2 枚，较大者位于前壁，直径约 6cm，术

后有阴道流血。术后复查恢复良好后妊娠。体检：生命体征平稳，心肺查体未见明显异常。专科检查：身高165cm，体重72kg。足月妊娠腹型，宫高37cm，腹围102cm，胎心率144次/分。内诊：宫颈居中，半消，容1指松，先露头，S^{-3}，骨盆内外测量无明显异常。

患者入院后自然临产，向其交代病情，考虑为瘢痕子宫，阴道分娩有子宫破裂风险，建议剖宫产终止妊娠。但患者阴道分娩意愿强烈，再次内诊：宫颈近消，宫口开大4cm，先露头，S^{-1}。考虑其产程进展良好，再次向其说明阴道分娩风险后，患者仍要求阴道分娩，遂入产房待产。

待产过程中患者突然出现下腹部疼痛加剧，无间歇期。查体发现下腹部压痛(+)，反跳痛(±)，予导尿后见淡粉色尿液流出。胎心加快，内诊较前无明显进展。

问题：

　　1. 该患者考虑什么诊断？

　　2. 与什么疾病相鉴别？

　　3. 如何处理？

一、病　　因

1. 子宫手术史（瘢痕子宫）　是近年来导致子宫破裂的常见原因。有子宫手术史，如子宫肌瘤剔除术、剖宫产史等，妊娠晚期或临产后，由于子宫腔内压力增大，可使肌纤维拉长、变短，发生断裂，造成子宫破裂。术后瘢痕愈合不良者，更易发生子宫破裂。

2. 先露部下降受阻　骨盆狭窄、头盆不称、软产道阻塞（如阴道横隔及宫颈瘢痕等）、巨大儿、胎位异常（如忽略性肩先露）、胎儿异常（脑积水、联体儿）等，均可发生胎先露部下降受阻，为克服阻力引起强烈宫缩，可导致子宫破裂。

3. 子宫收缩药物使用不当　缩宫素使用指征及剂量掌握不当，或子宫对缩宫素过于敏感，均可引起子宫收缩过强，加之子宫瘢痕或胎先露部下降受阻，可发生子宫破裂。

4. 产科手术损伤　若宫口未开全行产钳术、胎头吸引术、臀牵引术或臀助产术，极可能造成宫颈撕裂，严重时甚至发生子宫下段破裂，行内倒转胎位手术操作不慎或植入胎盘强行剥离也可造成子宫破裂。行毁胎术或穿颅术，器械损伤子宫也可导致子宫破裂。

5. 子宫肌壁原有病理改变　如子宫畸形、子宫发育不良，妊娠后因子宫肌层菲薄，可能发生自发性破裂。过去有多次刮宫史、严重宫腔感染史、人工剥离胎盘史、子宫穿孔史等因子宫肌层受损而在妊娠晚期发生子宫破裂，但少见。

6. 妊娠时下腹部严重外伤　妊娠晚期时行动不灵活，如受汽车等撞击腹部均有可能造成子宫破裂。其他如刀伤、枪伤均可造成子宫的穿通伤。值得提出的是，有极少数助产人员在产妇分娩时强行加压于腹部企图使胎儿尽快娩出，有发生子宫破裂的报道。

二、临床经过及表现

绝大多数子宫破裂发生在临产过程中，当胎头或异常的先露部阻隔于骨盆入口上，强有力的子宫收缩不能使其入盆，子宫下段过分伸展变薄发生子宫破裂。从疾病发展过程而言，子宫破裂分为先兆破裂及子宫破裂两个阶段。根据子宫破裂的程度，可分为不完全性子宫破裂和完全性子宫破裂。

（一）先兆子宫破裂

当子宫体肌层增厚而子宫下段肌层菲薄时，两者之间形成明显的环状凹陷，这种凹陷称为病理性缩复环（pathologic retraction ring）（图11-3）。由于子宫体肌层收缩，病理性缩复环可继续上升，腹部按之有压痛，胎心率亦有改变。患者感宫缩过频，烦躁不安，诉下腹部剧痛。因胎先露紧压于耻骨联合，膀胱充血、出血，导尿可见血尿。这种状况若不尽快解除，子宫将在病理性缩复环及其下方发生破裂。

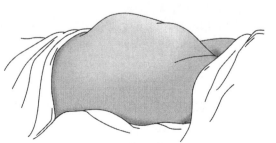

图 11-3　病理性缩复环

（二）不完全子宫破裂

子宫肌层部分或全部破裂，浆膜层完整，宫腔与腹腔不相通，胎儿及其附属物仍在宫腔内，称不完全子宫破裂。多见于子宫下段剖宫产切口瘢痕破裂，常缺乏先兆破裂症状。检查腹部有明显的局限性压痛。如果破口位于一侧近阔韧带处，可发生阔韧带血肿，如处理不及时，血肿可持续向后腹膜发展，形成巨大血肿，甚至发生休克。

（三）完全性子宫破裂

子宫肌层全层破裂，胎儿、胎盘及羊水进入腹腔内。产妇在发生子宫完全性破裂时，瞬间感到下腹撕裂样疼痛，随之子宫收缩消失，疼痛缓解。因内出血较多，产妇很快进入休克状态，胎心音消失，可在腹壁上触及清楚的胎体。腹部有明显的压痛、反跳痛及肌紧张。

（四）瘢痕子宫破裂

1. 子宫体瘢痕破裂 多数为完全破裂，约 1/3 发生于妊娠晚期。先兆破裂症状常不明显，可有瘢痕局部疼痛和压痛，以及子宫敏感性增高。有时可有少量阴道出血。随着裂口扩大，疼痛加重，出血增多，浆膜层裂开，胎儿部分或全部排入腹腔，此时症状和体征同无瘢痕子宫破裂。由于破裂时不一定出现突发性腹痛的典型症状，有时在产妇出现休克时才发现，偶有二次剖宫产术时才发现。

2. 子宫下段瘢痕破裂 子宫下段剖宫产切口瘢痕裂开特别是横切口，多为不完全性，出血很少，且因有腹膜覆盖，缺乏明显的症状与体征。有时出现局部压痛、敏感性增高等局部体征，常在二次剖宫产术时才发现。如果瘢痕裂开累及子宫动脉或其分支，可引起急性腹腔大出血。瘢痕完全裂开时，胎儿亦可被排入腹腔，与无瘢痕子宫破裂类似。瘢痕子宫破裂，在胎儿尚未排入腹腔前，行胎心监测时常有早期减速、变异减速及晚期减速，持续较长时间而不恢复，是子宫破裂的最早征象。

三、诊　断

1. 病史 产妇有以上病因中的一个或多个情况，如梗阻性难产、瘢痕子宫、子宫畸形、外伤或人为因素等。

2. 体征 产妇表现疼痛难忍，烦躁不安，血尿，下腹压痛，出现病理性缩复环、阴道流血等情况，应考虑有先兆子宫破裂可能。出现剧烈腹痛后突然腹痛消失，产妇出现呼吸急促、脉搏加快并微弱、血压下降等休克现象。

3. 腹部检查 全腹压痛和反跳痛，腹肌紧张，可叩及移动性浊音，腹壁下胎体可清楚扪及，子宫缩小，位于胎儿侧方，胎动停止，胎心消失。阴道检查发现宫颈口较前缩小，先露部上升。听诊心音微弱或消失。

4. 腹腔穿刺或后穹隆穿刺 该检查可确定腹腔内有无出血。若有明显的移动性浊音，结合病史、体征可诊断，不必行此项检查。

5. 超声检查 可协助诊断子宫有无破裂，特别是对可疑病例、不完全性子宫破裂、子宫后下壁破裂等有确诊价值。

四、鉴别诊断

1. 胎盘早剥 起病急，剧烈腹痛，胎心变化，内出血、休克等表现，可与先兆子宫破裂混淆，但胎盘早剥常有妊娠期高血压疾病病史，子宫呈板状硬，胎位不清，无病理性缩复环，超声检查可见胎盘后血肿。

2. 难产并发宫内感染 有产程长、多次阴道检查史、腹痛及腹膜炎体征，易与子宫破裂混淆。但阴道检查胎先露无上升，宫颈口无回缩；体格检查及 B 型超声检查，胎儿位于宫腔内，子宫无缩小。

> **案例 11-3 分析（1）**
> 1. 根据患者病史及临床表现，考虑为不全子宫破裂。
> 2. 主要与胎盘早剥相鉴别，或与宫内感染相鉴别。

五、处　理

1. 处理原则 先兆子宫破裂应用镇静药抑制宫缩后尽快剖宫产。子宫破裂应在纠正休克、防治感染的同时行剖探检查。手术力求简单、迅速，以达到止血目的。根据子宫破裂的程度与部位，手术距离发生破裂的时间长短，以及有无严重感染而选择不同的手术方式。

2. 处理措施

（1）一般治疗：输液、输血、氧气吸入等抢救休克。并给予大剂量抗生素预防感染。

（2）先兆子宫破裂：发现先兆子宫破裂时立即给予抑制子宫收缩的药物及镇静剂麻醉剂，如静脉全身麻醉，肌内注射哌替啶100mg等，并尽快行剖宫产术。如胎心存在，快速剖宫产，可望获得活婴。术中应仔细探查子宫有无裂伤，如有裂伤，应按破裂处理。

（3）子宫破裂：如发生子宫破裂，在手术进入腹腔后，应首先找到出血处，并立即予以止血。根据产妇情况、破裂程度和部位、有无感染、破裂时间等决定手术方式。瘢痕子宫破裂裂口常发生在瘢痕部位，分娩期子宫破裂裂口往往在子宫下段扩张部位。裂口多呈斜行，接近宫颈部位呈横行，累及阔韧带时呈垂直走行。阴道助产手术的破裂，可延伸到宫颈与阴道。不完全破裂的裂口上有腹膜覆盖，裂口往往延伸至阔韧带内，造成阔韧带血肿。子宫外伤破裂较复杂，常常合并其他脏器损伤。

子宫破裂手术方法如下。

（1）子宫破裂时间在12小时以内，裂口边缘整齐，无明显感染，需要保留生育功能者，可考虑修补缝合破口。用1-0号可吸收线行连续全层缝合，再以褥式缝合浆肌层。

（2）破裂口较大或撕裂不整齐且有感染可能者，考虑行子宫次全切除术。

（3）子宫裂口不仅在下段，且自下段延及宫颈口者，考虑行子宫全切术。

（4）前次剖宫产瘢痕裂开，包括宫体或子宫下段裂开，如产妇已有活婴，应行裂口缝合术，征得家属同意后，同时行双侧输卵管结扎术。

（5）在阔韧带内有巨大血肿存在时，为避免损伤周围脏器，必须打开阔韧带，游离子宫动脉的上行支及其伴随静脉，将输尿管与膀胱从将要钳扎的组织推开，以避免损伤输尿管或膀胱。如术时仍有活动性出血，可先行同侧髂内动脉结扎术以控制出血。

（6）开腹探查时，注意探查子宫破裂的部位外，应仔细检查膀胱、输尿管、宫颈和阴道，如发现有损伤，应同时行这些脏器的修补术。

（7）子宫破裂已发生休克者，尽可能就地抢救，以避免因搬运而加重休克与出血。但如限于当地条件必须转院时，应在大量输液、输血、抗休克条件下行腹部包扎后再行转运。

六、预　　防

1. 产前保健　做好产前保健，对有子宫破裂高危因素的孕产妇，如有不良产史（剖宫产、阴道难产、多次刮宫史）、子宫手术史、本次妊娠有胎位异常、胎儿异常、骨盆狭窄或畸形及子宫畸形者，应严密观察，在预产期前1～2周提前住院待产，有指征者应适时行剖宫产术。

2. 产时监测　已临产者，应密切观察产程，发现异常时应及时处理，如出现病理性缩复环或先兆子宫破裂者应及时剖宫产。严格掌握试产指征和阴道试产时间。

3. 合理规范应用宫缩剂　严格掌握引产、催产指征，应用缩宫素及其他宫缩剂要有严格的适应证。凡胎位不正、头盆不称、产道梗阻、瘢痕子宫者应禁止使用宫缩剂。有指征者，也应在使用缩宫素过程中有专人监护，调整滴速，严密观察宫缩及胎心变化。

4. 严格阴道助产指征及操作规程　必须严格掌握产钳、胎吸助产指征，操作中要按规程进行，动作轻柔，避免粗暴操作。避免损伤性较大的阴道助产操作如中高位产钳。宫口未开全时尽量避免助产，忽略性肩先露不宜做内倒转术。人工剥离胎盘困难时，严禁强行剥离。

5. 严格剖宫产指征　近年来由于种种原因，剖宫产率不断上升，使瘢痕子宫破裂比例逐渐上升。因此第一次剖宫产时要严格掌握其指征，术式尽可能采取子宫下段横切口术式，有剖宫产史试产要严格限制并加强产程监护，及时发现先兆子宫破裂征象，及时剖宫产。若前次剖宫产指征仍存在，或为宫体剖宫产，或已行两次剖宫产者，不宜阴道试产。

> **案例11-3分析（2）**
>
> 　　患者一经诊断为不全子宫破裂应立即抑制宫缩，剖宫产终止妊娠。并做好新生儿抢救准备。术中探查子宫破裂及出血情况，行修补术。若合并感染等情况，向患者家属交代病情，视情况行子宫次全切除术或子宫全切术。术后积极予广谱抗生素治疗。

（纪红景　严　滨）

第四节　羊水栓塞

羊水栓塞（amniotic fluid embolism，AFE）是由于羊膜腔内容物进入母体血液循环，引起肺动脉高压、低氧血症、循环衰竭、弥散性血管内凝血（DIC）及多器官功能衰竭等一系列病理生理变化的过程。羊水栓塞是产科在分娩过程中的最严重并发症。妊娠早期、中期流产亦可发生，但病情较轻，死亡少见。发病率为（1.9～7.7）/10 万，死亡率为 19%～86%。

案例 11-4

患者，女性，26 岁，某单位职员，G_3P_1。现因停经 40 周，不规则腹痛 6 小时于 2018 年 11 月 17 日 6：40 收入院。患者平素月经规则，末次月经 2018 年 2 月 10 日，预产期 2018 年 11 月 17 日。孕期经过顺利，一直在本院行产前检查，未发现异常情况。6 小时前出现下腹不规则疼痛而入院。既往体健，否认严重疾病史及家族疾病史。13 岁月经初潮，月经周期为 3～5 天 /28～32 天，月经量中等，无血块，无痛经。前次产为 2016 年顺产一女婴，身体健康。查体及专科查体无明显异常；各项辅助检查无明显异常。入院诊断：足月妊娠 40 周，G_3P_1 ROA，先兆临产。入院后 10：00 自然临产，宫缩规律，逐渐加强。宫缩 30″/2′，13：50 自然破膜，羊水 Ⅰ 度，宫口开大 4cm 入产房。16：00 出现变异减速，查宫口开全，准备助娩。16：12 患者突然出现抽搐，呼吸困难，意识丧失，心率 120 次 / 分，血压 60/45mmHg。

问题：

1. 该产妇初步诊断是什么？其原因是什么？
2. 还需要做哪些进一步检查可以得出正确的诊断？
3. 还需要与哪些疾病相鉴别？
4. 如何处理？

一、病因及发病机制

（一）病因

羊水栓塞主要与羊水进入母体血液循环引起的一系列病理生理变化有关。羊水栓塞与以下因素有关：①子宫收缩过强（包括缩宫素使用不当），致使羊膜腔内压力增高；②宫颈或子宫损伤处有开放的静脉或血窦存在；③当胎膜破裂后羊水由开放血管或血窦进入母体血液循环导致本病发生。

常见于：①宫缩过强时胎膜破裂，羊水经子宫脱膜或宫颈管破损处的小血管进入母体血液循环；②前置胎盘、胎盘早剥、子宫破裂等情况下，羊水经破损的血管或胎盘后血窦进入母体血液循环；③羊膜腔穿刺术、刮宫术、剖宫产术时，羊水经子宫壁损伤处的血窦进入母体血液循环。胎膜破裂、血窦开放、羊膜腔内压力过高是羊水栓塞发生的主要原因。胎膜早破、前置胎盘、胎盘早剥、子宫破裂、宫颈裂伤、子宫收缩过强、急产、羊水过多、多胎妊娠、刮宫术、剖宫产等可能是羊水栓塞的诱发因素。

（二）病理生理变化

1. 过敏样反应　羊水中的抗原成分可引起 Ⅰ 型变态反应，在此反应中肥大细胞脱颗粒、异常的花生四烯酸代谢产物（包括白三烯、前列腺素、血栓素）等进入母体血液循环，出现过敏样反应。

2. 肺动脉高压　羊水内有形物质直接形成栓子，其刺激肺组织产生和释放血管活性物质，使肺血管反射性痉挛，致使肺动脉高压，使右心负荷加重，导致急性右心扩张及充血性右心衰竭；又使左心房回心血量减少，左心排血量减少，引起周围血液循环衰竭，使血压下降产生一系列休克症状。

3. 炎症损伤　羊水栓塞所致的炎症介质系统突然激活，引起类似于全身炎症反应综合征（systemic inflammatory response syndrome，SIRS）。

4. 弥散性血管内凝血（DIC）　妊娠时母血呈高凝状态（多种凝血因子及纤维蛋白原明显增加），羊水中含有大量促凝物质可激活外源性凝血系统，在血管内产生大量的微血栓，消耗大量凝血因子及纤维蛋白原，致使 DIC 发生。羊水中亦含有纤溶激活酶，而纤维蛋白原下降同时可激活纤溶系统。由于大量凝血物质的消耗和纤溶系统的激活，产妇血液系统由高凝状态迅速转变为纤溶亢进，血液不凝固，发生严重产后出血及失血性休克。

笔记栏

二、临床表现

主要表现为骤然出现的低氧血症、低血压（血压与失血量不符合）和凝血功能障碍，也称羊水栓塞三联征。患者往往来不及行实验室检查就死亡，因此应抓住临床表现作为诊断的重要依据，以便早期诊断、及时抢救，边抢救边进行辅助检查。多发生在分娩过程中，胎膜破裂后的短时间内。典型临床表现分为三个阶段。

1. 第一阶段：休克、心肺功能衰竭 主要在产程中或分娩前后短时间内，尤其在刚破膜后不久，产妇出现寒战、呛咳、气急、烦躁不安、呕吐，胎心监护显示胎心减速、胎心基线变异消失等前驱症状，继之出现咳嗽、呼吸困难、发绀、抽搐、昏迷、心率快、血压下降、肺水肿，出现粉红色泡沫痰。发病急骤者，于数分钟内死亡，占羊水栓塞发病的 1/3。

2. 第二阶段：出血 主要表现为凝血功能障碍，全身出血倾向，表现为产后大出血、血液不凝。因此，当产后出现不明原因的休克伴有出血、血不凝时，需考虑羊水栓塞。

3. 第三阶段：肾衰竭 由于肾脏微血管栓塞、痉挛，肾灌注减少，出现肾损害甚至肾衰竭，临床表现为少尿、无尿、尿毒症等，临床表现为少尿、无尿、尿毒症。

上述三个阶段有时按顺序出现，但有时不全部出现。不典型者可不出现呼吸道症状而仅仅表现为阴道大出血和休克。

三、诊　　断

目前尚无国际统一的羊水栓塞诊断标准，基于上述临床表现和诱发因素，做出排除性诊断，一经初步诊断，应立即进行抢救。常用的诊断依据如下：

1. 临床表现 出现以下表现之一：①血压骤降或心搏骤停；②急性缺氧如呼吸困难、发绀或呼吸停止；③凝血功能障碍或无法解释的严重出血。

2. 诱发因素 以上临床表现发生在阴道分娩、剖宫产、刮宫术或产后短时间内（多数发生在产后 30 分钟内）。

3. 以上临床表现不能用其他疾病来解释 羊水栓塞是临床诊断，母血涂片或器官病理检查找到羊水有形成分不是诊断羊水栓塞的必需依据，即使找到羊水成分，如果临床表现不支持，也不能诊断羊水栓塞；如果临床表现支持羊水栓塞的诊断，即使没有找到羊水有形成分，也应诊断羊水栓塞。

血常规、凝血功能、血气分析、心肌酶谱、心电图、X 线胸片、超声心动图、血栓弹力图、血流动力学监测等有助于羊水栓塞的诊断及病情监测。

四、鉴别诊断

应逐一排除导致心力衰竭、呼吸衰竭、循环衰竭的疾病，包括肺栓塞、空气栓塞、心肌梗死、心律失常、围生期心肌病、主动脉夹层、脑血管意外、药物引发的过敏反应、输血反应、麻醉并发症、子宫破裂、胎盘早剥、子痫等。特别注意与产后出血量未准确评估的凝血功能障碍相鉴别。

五、处　　理

一旦出现羊水栓塞的临床表现，应立即进行抢救。多数患者主要死于急性肺动脉高压及右心衰竭所致的呼吸循环衰竭，40% 死于难以控制的凝血功能障碍 DIC。少数患者猝死于发病后半小时，甚至有的尖叫一声后血压消失，在数分钟内死亡。因此，抢救成功的关键在于早诊断、早处理及适时处理妊娠子宫。

（一）抗过敏

应用糖皮质激素可解除痉挛、稳定溶酶体，具有保护细胞及抗过敏的作用，应及早使用。首选氢化可的松 100 ～ 200mg 加入 5% 葡萄糖注射液 50 ～ 100ml 中快速静脉滴注，再用 300 ～ 800mg 加入 5% 葡萄糖注射液中静脉滴注，每日量可达 500 ～ 1000mg。或地塞米松 20mg 缓慢静脉推注，再用 20mg 加入 5% 葡萄糖注射液 250ml 中静脉滴注。

（二）纠正心肺功能衰竭

1. 纠正缺氧 对有呼吸困难与发绀者，立即面罩给氧，以改善肺泡毛细血管缺氧，有利于预防肺水肿的发生；以减轻心脏负担，改善脑、肾缺氧，有利于患者复苏。昏迷者，可行气管插管或气管切开、通气，以保证氧气的有效供应。

2. 解除肺动脉高压 为解除肺血管及支气管痉挛，缓解肺动脉高压及缺氧，应立即使用解痉药。常用的药物有：

（1）盐酸罂粟碱：30～90mg加入5%～10%葡萄糖注射液250～500ml中静脉滴注，每日总量不超过300mg。此药直接作用于平滑肌以解除肌张力，血管痉挛时作用更为明显。对冠状动脉、肺动脉、脑血管均有扩张作用。与阿托品同时用，可阻断迷走神经反射、扩张肺动脉。为解除肺高压的首选药。

（2）阿托品：1～2mg加入5%～10%葡萄糖注射液10ml中，每15～30分钟静脉注射1次，直到患者面部潮红或症状好转为止。此类药物可阻断迷走神经反射引起的肺血管痉挛及支气管痉挛，解除迷走神经对心脏的抑制，使心率加快，增加回心血量、兴奋呼吸中枢，与肺动脉解痉药有协同作用。心率120次/分以上者慎用。

（3）氨茶碱：250mg加入5%～10%葡萄糖注射液20ml中缓慢静脉注射。可解除肺血管痉挛，松弛支气管平滑肌，减低静脉压与右心负荷，兴奋心肌，增加心搏出量。必要时可重复用1～2次/24h。

（4）酚妥拉明：5～10mg加入5%葡萄糖注射液250～500ml中，一般以0.3mg/min的速度缓慢静脉滴注。观察症状有无改善，再根据病情决定用量。可解除肺血管痉挛，减少肺动脉阻力，以降低肺动脉高压。应用时注意监测血压，以防血压急剧下降。

3. 防止心力衰竭 为了保护心肌及预防心力衰竭，当心率＞120次/分时可用毛花苷丙0.2～0.4mg加入5%葡萄糖注射液20ml中，缓慢静脉注射。必要时4～6小时重复一次，每日总量小于1.2mg。还可用三磷酸腺苷（ATP）、辅酶A、细胞色素c和肌苷等营养心肌的药物。

（三）抗休克

羊水栓塞引起的休克较为复杂，与过敏、肺源性、心源性及DIC等多种因素有关，在处理时须全面考虑。

1. 补充血容量，改善微循环 休克时均存在有效血容量不足，必须尽早尽快补充。扩容首选低分子右旋糖酐注射液500～1000ml静脉滴注。与其他产后出血不同，羊水栓塞引起的产后出血伴随着大量凝血因子的消耗，因此在补充血容量时注意不要补充过量的晶体液，避免造成凝血因子的稀释，要以补充血液为主，特别注意补充凝血因子，包括新鲜血、新鲜冰冻血浆、纤维蛋白原、血小板、冷沉淀。为防补充血容量过量诱发心力衰竭，可根据中心静脉压监测指导输液量。

2. 纠正酸中毒 在休克、缺氧情况下必定伴有酸中毒，纠正酸中毒有利于纠正休克与电解质紊乱。常用5%碳酸氢钠注射液250ml静脉滴注，再根据动脉血气分析及血清电解质测定结果调整用量。

3. 选用血管活性药物升压 常用的有下述两种。

（1）多巴胺：10～20mg加入5%葡萄糖注射液250ml中静脉滴注，根据血压情况调整剂量。此药为合成肾上腺素的前身，有β受体兴奋作用，低浓度时亦有α受体兴奋作用，可增强心肌收缩力，增加心搏出量，使血压上升，又可扩张血管，增加血流量，特别是肾血流量，故为治疗低血压休克、伴心肾功能不全的首选药。

（2）间羟胺：20～80mg加入葡萄糖注射液250～500ml中静脉滴注，与多巴胺合用效果更好，是β受体兴奋剂，可增加心肌收缩力、心率及心排血量，使血压升高。

（四）纠正凝血功能障碍

1. 积极处理产后出血。

2. 补充新鲜血和新鲜冷冻血浆、纤维蛋白原、血小板、冷沉淀。

3. 目前肝素治疗羊水栓塞DIC的争议很大，由于DIC早期高凝状态难以把握，使用肝素治疗弊大于利，因此不推荐肝素治疗。

4. 抗纤溶药物 适用于DIC继发纤溶期，当纤溶亢进已成为出血的主要原因时，可在肝素化的基础上使用抗纤溶药物，优球蛋白溶解试验＜120分钟可单独应用，临床常用的有氨甲苯酸（PAMBA）、6-氨基己酸（EACA）、氨甲环酸（AMCA）、抑肽酶。

（五）产科处理

羊水栓塞发生于分娩前时，应考虑立即终止妊娠，心搏骤停者应实施心肺复苏术，复苏后仍无自主心跳可考虑紧急实施剖宫产。出现凝血功能障碍时，应果断快速地实施子宫切除术。

（六）全面检测

全面检测包括血压、呼吸、心率、血氧饱和度、心电图、中心静脉压、心排血量、动脉血气和凝血功能等。

（七）器官功能受损的对症支持治疗

器官功能受损的对症支持治疗包括神经系统保护、稳定血流动力学、血氧饱和度监测和血糖维持、肝脏功能的支持、血液透析的适时应用、积极防治感染、胃肠功能维护等。

（八）防治感染

积极选用大剂量广谱抗生素，预防肺部及宫腔感染，同时注意选用对肾功能无损害的药物。

六、预 防

1. 对存有羊水栓塞诱发因素者，如胎膜早破、宫缩过强、羊水粪染等，更应提高警惕，争取尽早发现与诊断、及时抢救，以降低羊水栓塞死亡率。

2. 人工破膜时应避开宫缩期，也不应兼行剥膜。

3. 掌握剖宫产技巧，预防子宫切口裂伤。手术操作应准确轻柔，子宫切开后及时吸净羊水再娩出胎儿，以防羊水进入子宫切口开放的血窦内。

4. 严格掌握宫缩剂米索前列醇、缩宫素的使用指征，正确使用宫缩剂，用于引产或催产时需有专人观察并记录，随时调整缩宫素的浓度与速度，以防子宫收缩过强。

5. 出现宫缩过强或急产者，可适当给予镇静剂，如哌替啶 100mg，肌内注射；或地西泮 10mg，静脉缓慢推注，减弱子宫收缩。

6. 中孕期钳刮术时，必须待破膜羊水全部流出后，再行钳刮和使用缩宫素。

> **案例 11-4 分析**
>
> 立即给予吸氧，地塞米松 10mg 静脉注射。若患者很快转为极度面色苍白，继而血压 50/30mmHg，心率 170 次 / 分，呼吸浅表，不规则，给予多巴胺 20mg 静脉注射，行气管插管，正压给氧；多次多巴胺注射，以维持循环。产后出血发生率增加，应积极预防和处理产后出血，行血常规、血气、凝血功能检查，测量中心静脉压。若产后出血不能控制，应行子宫切除术。术中及术后补充凝血因子纠正凝血功能障碍，术后积极保护各脏器功能，应用抗生素抗感染治疗。

（纪红景 严 滨）

第五节 脐带异常

一、脐带先露与脐带脱垂

脐带先露（presentation of umbilical cord）又称隐性脐带脱垂，指胎膜未破时脐带位于胎先露部前方或一侧。当胎膜破裂，脐带进一步脱出胎先露部的下方，经宫颈进入阴道内，甚至显露于外阴，脐带低于胎儿先露部称脐带脱垂（prolapse of umbilical cord）（图 11-4）。其发生率为 0.5% ~ 1%。

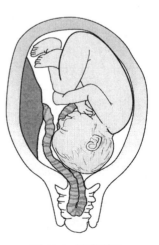

图 11-4 脐带脱垂

（一）病因

易发生在胎先露部不能衔接时：①胎头未衔接时如头盆不称、入盆困难等；②胎位异常如臀先露、肩先露、枕后位等；③脐带过长；④羊水过多；⑤脐带附着异常及低置胎盘等。

（二）对母儿影响

1. 对胎儿影响 ①胎先露部尚未衔接、胎膜未破时，脐带先露可在宫缩时因胎先露部下降，脐带一过性受压导致胎心率异常；②胎先露部已衔接、胎膜已破者，脐带受压于胎先露部与骨盆之间，引起胎儿缺氧，甚至胎心完全消失，以头先露最严重，肩先露最轻；③若脐带血液循环阻断超过 7 ~ 8 分钟，则胎死宫内。

2. 对产妇影响 增加剖宫产率及手术助产率。

（三）诊断

有脐带脱垂危险因素存在时，应警惕脐带脱垂的发生。若胎膜未破，于胎动、宫缩后胎心率突然变慢，改变体位、上推胎先露部及抬高臀部后迅速恢复者，应考虑有脐带先露的可能，临产后应行胎心监护。监护手段包括胎儿监护仪、超声多普勒或听诊器监测胎心率以及行胎儿生物物理监测。超声检查需注意判定脐带和胎头位置关系，脐血流情况。胎膜已破者一旦胎心率出现异常，应行阴道检查，了解有无脐带脱垂和有无脐血管搏动。在胎先露部旁或胎先露部下方以及阴道内触及脐带者，或脐带脱出于外阴者，即可确诊。检查时应动作轻柔迅速，以免延误处理时间及加重脐血管受压。

（四）治疗

1. 脐带脱垂　一旦发现脐带脱垂、胎心尚好、胎儿存活者，应争取尽快娩出胎儿。①宫口开全，胎头已入盆，应立即行产钳术或胎头吸引术；臀先露应行臀牵引术；肩先露时，可行内转胎位术及臀牵引术协助分娩。后两者对经产妇较易实施。有困难者或初产妇，应行剖宫产术。②若宫颈未开全，应立即行剖宫产术。在准备期间，产妇应取头低臀高位，必要时用手将胎先露部推至骨盆入口以上，应用抑制子宫收缩的药物，以缓解或减轻脐带受压。术者的手保持在阴道内，使胎先露部不能再下降，避免脐带受压，脐带则应消毒后还纳阴道内。③若宫口未开全又无立即剖宫产条件者，可采用脐带还纳术，但施术困难，成功率不高，已少用。

2. 脐带先露　经产妇、胎膜未破、宫缩良好者，取头低臀高位，密切观察胎心率，等待胎头衔接，宫口逐渐扩张、胎心仍保持良好者，可经阴道分娩。初产妇或为不完全臀先露或肩先露者，应行剖宫产术。

（五）预防

妊娠晚期及临产后超声检查有助于尽早诊断脐带先露。对临产后胎先露部未入盆者，尽量不做或少做肛查或阴道检查。必须行人工破膜者，应采取高位破膜，以避免脐带随羊水流出时脱出。

二、脐带缠绕

脐带围绕胎儿颈部、四肢或躯干者称为脐带缠绕（cord entanglement）。约90%为脐带绕颈，以绕颈一周者居多，占分娩总数的20%～25%。发生原因与脐带过长、胎儿偏小、羊水过多及胎动过频等因素有关。脐带绕颈对胎儿影响与脐带缠绕的松紧、缠绕的周数及脐带长短有关。脐带绕颈临床特点：①超声检查：脐带缠绕处的皮肤有明显的压迹，脐带缠绕一周者为U形压迹，内含一小圆形衰减包块，并可见其中小短光条；脐带缠绕两周者，皮肤压迹为W形；脐带缠绕3周或3周以上，皮肤压迹为锯齿状，其上为一条衰减带状回声。彩色超声多普勒检查：在胎儿颈部发现脐带血流信号。②胎先露部下降受阻：脐带缠绕使脐带相对变短，影响胎先露部入盆，可使产程延长或停滞。③胎心监护：可能出现频繁的变异减速。④胎儿窘迫：当缠绕周数多、过紧或宫缩，脐带受到牵拉，使胎儿血液循环受阻，导致胎儿宫内缺氧。当出现上述情况，应高度警惕脐带缠绕；特别是胎心监护出现异常，经吸氧、改变体位不能缓解时，应及时终止妊娠。临产前超声已经诊断为脐带缠绕，应在分娩过程中加强监护，一旦出现胎儿宫内窘迫，及时处理。

三、脐带长度异常

正常脐带长度为30～100cm，平均长度为55cm。

1. 脐带过短（excessively short cord）　是指脐带长度短于30cm。经阴道分娩时，脐带的安全长度为从胎盘附着处到母体阴道口的距离。脐带过短在分娩前常无临床征象，孕晚期胎心监护时偶有脐带牵拉的表象。临产后可因胎先露部下降受阻，脐带被牵拉过紧致使胎儿血液循环受阻，缺氧而出现：①胎心率异常；②胎盘早剥；③胎头下降延缓而引起产程延长，以第二产程延长多见。

2. 脐带过长（excessively long cord）　脐带长度超过100cm称脐带过长。脐带过长易造成缠绕、打结、脱垂或脐带受压。

四、脐带打结

脐带打结有假结（false knot）及真结（true knot）两种。脐带假结是指因脐血管较脐带长，血管卷曲似结，或因脐静脉较脐动脉长形成迂曲似结。一般无大危害，很少因血管破裂而出血。脐带真结多在妊娠 3 ~ 4 个月发生，多开始为脐带缠绕胎体，后因胎儿穿过脐带套环而成真结。脐带真结较少见，发生率为 1.1%，其围生期死亡率为 6.1%。若真结未拉紧则无症状，拉紧后胎儿血液循环受阻可致胎死宫内。多数在分娩后方确诊。

五、脐 带 扭 转

脐带扭转（torsion of cord）少见。胎儿活动可使正常的脐带呈螺旋状，即脐带顺其纵轴扭转，生理性扭转可达 6 ~ 11 周。脐带过分扭转在近胎儿脐轮部变细呈索状坏死，引起血管闭塞或伴血栓存在，胎儿可因血运中断而致死亡。

六、脐带附着异常

脐带附着异常包括脐带帆状附着（cord velamentous insertion）及球拍状胎盘（battledore placenta）。前者是指脐带附着于胎膜上，脐带血管通过羊膜与绒毛膜间进入胎盘，后者是指脐带附着于胎盘边缘。脐带帆状附着时，若胎膜上血管跨过宫颈内口位于胎先露部前方，称为前置血管（vasa previa）；若前置血管受到宫缩时胎先露部的压迫，可导致脐血循环受阻，出现胎儿宫内窘迫。当胎膜破裂时，前置血管破裂出血，少量出血即可导致胎儿死亡。临床表现为胎膜破裂时发生无痛性阴道流血，伴胎心率异常或消失，胎儿死亡。已经诊断为脐带帆状附着和前置血管的孕妇，妊娠期应严密观察，胎儿成熟后择期行剖宫产，降低围产儿死亡率。产前 B 型超声检查应注意脐带附着和胎盘的关系。

七、脐血管数目异常

正常脐带有 3 条血管，一条脐静脉，两条脐动脉。若脐带只有一条动脉，称单脐动脉。大多数病例在产前用超声检查可以发现。如果超声检查只发现单脐动脉这一因素，而没有发现其他结构异常，新生儿预后良好；如果同时有其他超声结构异常，则染色体非整倍体以及其他畸形的风险增高，如肾脏发育不全、无肛门、椎骨缺陷等。

（纪红景 严 滨）

第十二章　正常产褥

产褥期（puerperium）是指从胎盘娩出至产妇全身各器官（乳腺除外）恢复或接近孕前状态所需的时间，一般平均为 6 周。

案例 12-1

产妇，29 岁，在医院住院时经阴道分娩，产后 2 小时阴道流血共 220ml，观察子宫底高度平脐，子宫收缩好，返产后区休息。产后 4 小时产妇述阴道流血量多，即检查产妇：自返回产后区后阴道流血量 80ml，子宫底高度在脐上 2 横指，子宫稍软。

问题：

1. 该产妇产后情况是否正常？
2. 需如何处理？

第一节　产褥期母体变化及临床表现

一、生殖系统的变化

（一）子宫

子宫是产褥期变化最大的器官。胎盘娩出后的子宫逐渐恢复至孕前状态的过程称子宫复旧（involution of uterus）。其包括以下几个方面的变化。

1. 宫体平滑肌的缩复　胎盘娩出后，宫底下降至平脐水平，以后每天以 1 ～ 2cm 的速度逐渐下降，于产后 10 日子宫降至骨盆腔，腹部检查扪不到宫底，直至产后 6 周，子宫恢复到正常非孕大小。子宫重量也逐渐减少，从分娩结束时约 1000g，至产后 6 ～ 8 周恢复至非孕水平，即 50 ～ 60g。子宫的这种变化不是由于平滑肌细胞数目的减少，而是肌细胞体积缩小，表现为肌浆中的蛋白质被分解后从肾脏排出，使细胞质减少。产后 1 ～ 2 日子宫肌肉的收缩可引起下腹部阵发性疼痛，称产后宫缩痛（afterpains），一般持续 2 ～ 3 日自然消失。经产妇较明显，在哺乳时由于反射性缩宫素分泌增多可使疼痛加重。

2. 子宫内膜再生　第三产程胎盘、胎膜从蜕膜海绵层剥离娩出，遗留的蜕膜表层因白细胞浸润而发生变性、坏死、脱落，随恶露排出；靠近肌层的子宫内膜基底层，逐渐再生形成新的功能层修复整个子宫内膜，胎盘附着部位外的宫腔表面内膜修复约需 3 周，而胎盘附着部位内膜的全部修复约需 6 周。

3. 恶露　产后子宫蜕膜（特别是胎盘附着处蜕膜）的坏死脱落，与血液一起经阴道排出称恶露（lochia）。根据恶露排出的时间、颜色和内容物的不同可分为以下几种。

（1）血性恶露（lochia rubra）：在产后的 3 ～ 4 日，恶露颜色鲜红、量多、有时有小血块。主要含有多量的红细胞、坏死蜕膜及少量胎膜，称血性恶露。

（2）浆液恶露（lochia serosa）：产后 3 ～ 4 日后，子宫出血量逐渐减少，浆液增加，恶露转为淡红色。主要含有较多坏死蜕膜、宫腔渗出液、宫颈黏液及少量红细胞、白细胞，另外还有细菌，称浆液恶露。一般持续 10 日左右。

（3）白色恶露（lochia alba）：产后 2 周后，子宫出血进一步减少，恶露中浆液逐渐减少，其内白细胞多，还有坏死蜕膜、表皮细胞及细菌，恶露颜色进一步变淡呈白色，称白色恶露。白色恶露约持续 3 周后干净。

正常恶露有血腥味，但无臭味，一般持续 4 ～ 6 周，总量为 250 ～ 500ml。若恶露增多，血性恶露持续时间延长或伴有臭味时，应考虑是否存在子宫复旧不全（uterus subinvolution）、宫腔内胎盘胎膜残留或合并感染等（见第十三章第一节"产褥感染"）。

4. 子宫血管变化　胎盘娩出后，子宫有效地收缩使子宫迅速缩小，胎盘附着面立即缩小至原来面积的一半，穿行于子宫平滑肌间的螺旋小动脉和静脉窦被压迫关闭，数小时内血管内血栓形成，使出血逐渐减少直至停止。

5. 宫颈及子宫下段变化 胎盘娩出后的宫颈松软、呈紫红色，宫颈外口呈环状如袖口，随后宫颈内、外口迅速回缩形成宫颈管，但在产后 2～3 日，宫口仍可容 2 横指，直至产后 1 周后宫颈内、外口才关闭。产后 4 周宫颈完全恢复至孕前的大小。初产妇孕前的宫颈外口呈圆形（未产型），由于分娩过程宫颈外口在 3 点及 9 点处易发生轻度裂伤，使产后宫颈变成"一"字形（已产型）。产后子宫下段收缩，逐渐恢复为未孕时的子宫颈峡部。

（二）阴道及外阴

分娩后阴道壁松弛且肌张力降低，阴道腔扩大，产褥期可逐渐恢复，产后 3 周阴道黏膜皱襞逐渐重新出现，但产褥期结束时尚不能完全恢复至孕前的紧张度。阴道黏膜及外阴分娩后轻度水肿，一般 2～3 日逐渐消退。会阴部的血液循环丰富，若有轻度撕裂或会阴切口缝合，能在 3～5 日愈合。产后大阴唇不再覆盖阴道口，使其裸露在外阴。处女膜在分娩时撕裂形成残缺痕迹，称处女膜痕。

（三）盆底组织

盆底组织在分娩过程因过度伸展常伴有肌纤维部分撕裂，使组织张力减弱，产褥期结束时常难以恢复至孕前状态。产褥期适当盆底肌肉锻炼有助于恢复盆底组织的张力。若盆底组织发生严重撕裂未能及时修复，可造成盆底松弛，加上产褥期过早参加重体力劳动，可导致阴道前后壁膨出、尿失禁甚至子宫脱垂。

二、乳房的变化

（一）泌乳及射乳

乳汁的产生、乳腺泌乳是一个复杂的神经体液调节过程。

1. 激素调节作用 妊娠期体内雌、孕激素及胎盘生乳素升高，有利于乳腺发育及初乳形成。在胎盘剥离娩出后，产妇血中雌激素、孕激素、胎盘生乳素水平急剧下降，使垂体催乳素水平升高，乳汁开始产生。

2. 神经反射刺激 新生儿在出生后半小时内吸吮乳头时，乳头感觉的信号经传入神经纤维抵达下丘脑，可能通过抑制下丘脑多巴胺及其他催乳素抑制因子，致使垂体催乳素呈脉冲式释放，促进乳汁分泌。吸吮动作能反射性地引起神经垂体释放缩宫素，缩宫素使腺泡周围的肌上皮细胞收缩，使乳汁从腺泡通过腺管排至乳窦而喷射出乳汁，因此吸吮是保持乳腺不断分泌乳汁的关键。

（二）母乳喂养

母乳喂养对母儿均有益处，哺乳有利于生殖器官及其有关器官组织得以更快恢复。

1. 母乳 根据产后母乳分泌的时间分为 3 类。

产后 7 日内分泌的乳汁称初乳（colostrum），因含 β 胡萝卜素，呈淡黄色，初乳中含蛋白质及矿物质较成熟乳多，尤其是分泌型 IgA。脂肪和乳糖含量较成熟乳少，极易消化，是新生儿早期最理想的天然食物；产后 7～14 日分泌的乳汁为过渡乳，蛋白质含量逐渐减少，脂肪和乳糖含量逐渐增多；产后 14 日以后分泌的乳汁为成熟乳，呈白色，蛋白质占 2%～3%，脂肪约占 4%，糖类占 8%～9%，还有维生素等。

初乳及成熟乳中含有大量免疫球蛋白，进入婴儿消化道后有抗大肠埃希菌的作用，降低婴儿患胃肠道感染的概率。

2. 哺乳期用药 由于多数药物可经母血渗入乳汁中，故哺乳期妇女用药时，应综合考虑药物在乳汁中的浓度和对新生儿的不良影响。

三、全身各系统的变化

（一）循环及血液系统的变化

1. 血容量的变化 胎盘娩出后，子宫胎盘血液循环不复存在，且子宫迅速缩复，大量血液回流入体循环，而且妊娠期过多的组织间液回吸收，致使产后 72 小时内血容量增加 15%～25%，因此原有心脏病产妇，在此时期容易发生心力衰竭。血容量于产后 2～3 周恢复至未孕状态。

2. 心率及血压的变化 产后的心率在正常范围内，略缓慢，每分钟 60～70 次，与子宫胎盘循环停止及卧床休息有关，约于产后 1 周恢复正常。血压在产褥期平稳，变化不大。

3. 血液系统的变化 产褥早期血液处于高凝状态，有利于减少产后出血量，产后 2～4 周，纤维蛋白原、凝血酶、凝血酶原逐渐恢复至正常孕前水平。妊娠期生理稀释的红细胞和血红蛋白在产褥期逐渐恢复正常。白细胞总数于产褥期较高，可达（15～30）×10⁹/L，中性粒细胞增多。妊娠晚期逐渐减少的血小板于产后2～3天恢复正常。红细胞沉降率于产后3～4周降至正常。

（二）消化系统的变化

产后几天内常感口渴，喜进流食或半流食，以后逐渐好转。妊娠期胃肠肌张力及蠕动力减弱，加上产后卧床时间长，缺少运动，腹肌及盆底肌松弛，容易便秘，胃肠肌肉张力约需2周恢复。

（三）泌尿系统的变化

产后1周内产妇的尿量增多，主要是排出了妊娠期体内潴留的多量水分的缘故，因子宫复旧的代谢产物主要经肾排出，故尿中氨基酸、肌酐、肌酸增加。在分娩过程中，由于膀胱受压使黏膜水肿、充血，肌张力降低，膀胱对内压的敏感性下降，分娩镇痛药物的应用，会阴伤口疼痛及不习惯卧床排尿等，容易出现尿潴留或使残余尿增加，从而影响子宫收缩，因此医护人员应注意指导产妇排尿。

（四）内分泌系统的变化

分娩后，雌激素及孕激素水平急剧下降，至产后1周时已降至孕前水平；胎盘生乳素因半衰期短，产后6小时已不能测出。垂体泌乳素的水平取决于是否哺乳，哺乳产妇于产后下降，但仍高于非孕水平，吸吮刺激时催乳素明显增高，不哺乳产妇于产后2周降至孕前水平。月经复潮及排卵时间受哺乳影响。不哺乳妇女的月经复潮时间通常在产后6～10周，一般在产后10周左右恢复排卵。哺乳妇女的月经复潮时间延迟，平均在产后4～6个月恢复排卵。哺乳期妇女在首次月经来潮前可有排卵，故哺乳期即使未复经仍有受孕的可能。

（五）腹壁及皮肤的变化

产后腹壁明显松弛，腹壁紧张度需在产后6～8周恢复，产后适当的腹肌锻炼有助于腹壁紧张度的恢复。妊娠期腹部及面部的色素沉着，在产褥期会逐渐消退。初产妇腹壁紫红色妊娠纹逐渐变成白色妊娠纹。产褥早期，皮肤排泄功能旺盛，排出大量汗液，以夜间睡眠时较明显，称为褥汗，为正常现象，产后1周内自行恢复。

（六）体温

产后体温一般多在正常范围，部分产妇因产程长、过度疲劳，可在产后第1天出现体温升高，一般不超过38℃。产后2～3日，由于乳房血管、淋巴管极度充盈，乳房胀大，导致泌乳热，一般在1天内可恢复正常，不属于病态，但要排除其他原因引起的发热，特别是感染因素。

（王敬民）

第二节　产褥期处理及保健

一、产褥期的处理

正常产褥期的处理主要是观察，了解产妇生殖系统、乳房及全身其他系统是否按正常规律复旧，如发现异常，及时处理。

（一）产后2小时内的观察及处理

产后2小时是产后出血的关键时期，产妇应留在分娩室严密观察血压、脉搏等生命体征，每30分钟观察并记录一次子宫收缩情况、宫底高度，注意膀胱充盈情况，防止因膀胱过度充盈而影响子宫收缩导致产后出血，宫底高度逐渐上升者应警惕宫腔内积血。用积血器和称重法准确记录阴道流血量，发现异常及时处理（详细处理见第五章"正常分娩"）。

若出血量较多，应及时查找原因及处理。若产妇在产后2小时内有便意及肛门坠胀感，应警惕阴道后壁血肿，可通过肛门指诊明确诊断后及时处理。

（二）返病区后的观察及处理

1. 观察子宫复旧　每日应在同一时间手测子宫底至产妇脐平面的距离，以了解子宫逐日复旧过程。测量前应嘱产妇排尿，并先按摩子宫使其收缩。

2. 观察恶露　产后24小时内的恶露量应准确记录，以统计产后出血量。每日应观察恶露量、颜色、气味。若子宫复旧不全，恶露增多、色红且持续时间延长时，应及早给予子宫收缩剂。若合并感染，恶露有腐臭味且伴有子宫压痛，应给予抗生素控制感染。

3. 排尿 产后 4 小时即应让产妇排尿。对于排尿困难者，鼓励产妇坐起排尿，并用以下方法诱导排尿。①温热刺激：用热水袋敷下腹正中膀胱部位并给予按摩，刺激膀胱肌收缩；或温水缓缓冲洗外阴、尿道外口周围诱导排尿。②针灸：针刺关元、气海、三阴交、阴陵泉等穴位。③药物：肌内注射甲硫酸新斯的明，兴奋膀胱逼尿肌促使排尿。若上述方法均无效时应予导尿，必要时留置导尿管并钳夹关闭，每 3～4 小时开放 1 次，以锻炼膀胱平滑肌的舒缩功能，并给予抗生素预防感染。

4. 会阴处理 保持会阴部清洁及干燥，每日 2～3 次选用外阴无刺激的消毒液擦洗外阴及切口。会阴部有水肿者，可用 50% 硫酸镁湿热敷，产后 24 小时后可用红外线照射外阴，促进局部血液循环。会阴部有伤口已缝合者，应每日检查伤口有无红肿、硬结、压痛及分泌物。根据伤口情况一般于产后 3～5 日可拆线。若伤口感染，应提前拆线引流，按感染伤口清创处理，并定时换药。

5. 饮食与排便 产后可让产妇进食流食或半流食，逐渐进普通饮食。食物应富含蛋白质、足够热量和水分，并适当补充维生素和铁剂。产后早期肠蠕动减弱，腹肌、盆底肌张力下降，且常卧床休息容易发生便秘。应鼓励尽早下床活动，多进食蔬菜及水分。发生便秘者，可酌情用开塞露塞肛或口服缓泻剂。

6. 观察情绪变化 产后由于神经内分泌的急剧变化，以及产妇对哺育婴儿的担心和不适应、身体的不适等均可造成产妇在产后 7 日内轻度情绪低落或产后抑郁，应注意减轻产妇身体不适，给予精神关怀、鼓励，使其恢复自信。抑郁严重者，应及时与心理医生共同对其进行心理治疗，必要时服抗抑郁症药物。

（三）乳房护理

1. 鼓励母乳喂养 推荐早吸吮，产后半小时内开始哺乳，此时乳房内乳量虽小，但新生儿的吸吮动作可刺激泌乳反射。按需哺乳，哺乳的时间及频率取决于婴儿的需要及乳母奶胀的情况。哺乳前母亲要洗手，并用温开水清洁乳房及乳头。哺乳时，母亲及新生儿均应选择最舒适位置，母亲用一手扶托乳房，协助新生儿含接乳头，防止乳房堵住新生儿鼻孔，吸吮时应将乳头和大部分乳晕含在新生儿口中。吸空一侧乳房后，再吸吮另一侧乳房。每次哺乳后，应抱起新生儿轻拍背部 1～2 分钟，使胃内空气排出以防吐奶。乳汁确实不足时，可补充按比例稀释的配方奶。

2. 乳胀的处理 多因乳房过度充盈及乳腺管不通畅所致。可先用热毛巾湿热敷乳房 3～5 分钟，再进行按摩后，再哺乳，应增加哺乳次数。必要时口服散结通乳中药。

3. 乳汁不足的处理 鼓励乳母建立信心，指导哺乳方法，按需哺乳，增加哺乳次数，适当调节饮食，多吃汤水多的食物。必要时可根据中医辨证后给予中药：肝郁气滞型选用下乳涌泉散加减；气血虚弱型选用通乳丹加减，加入猪蹄 2 只炖烂吃肉喝汤。也可应用催乳中成药。

4. 退奶 因母儿因素不能哺乳者，应尽早退奶。最简单的方法是停止哺乳，不排空乳房，少进食汤水多的食物，但仍有约一半产妇会感到乳房胀痛，可佩戴合适胸罩，一般 2～3 日后疼痛减轻，退奶成功。其他退奶方法：①生麦芽 60～90g/d，水煎当茶饮，连服 3～5 日；②芒硝 250g 分装两纱布袋内，敷于两乳房并包扎，湿硬时更换；③溴隐亭 2.5mg，每日 2 次，连续用 7～14 日，对已大量泌乳而需停止哺乳者效果明显。甾体激素、溴隐亭等退奶药物不推荐作为一线用药。

5. 乳头皲裂 多因婴儿含接乳头不正确，哺乳方法不当，过度使用肥皂等清洁剂清洗乳头或婴儿口腔运动功能失调所致。皲裂轻者可继续哺乳，先在损伤轻的一侧乳房哺乳，哺乳前挤出少许乳汁湿敷乳头及乳晕 3～5 分钟，婴儿必须含吮乳头和大部分乳晕，哺乳后挤少许乳汁涂在乳头和乳晕上，短暂干燥，加强护理。皲裂严重者停止哺乳，可挤出或用吸奶器吸出乳汁喂哺新生儿。

二、产褥期保健

（一）产后适当活动

经阴道自然分娩的正常产妇，产后 6 小时即可起床轻微活动，以后可根据自己具体情况逐渐增加活动量，如在室内随意走动。行会阴后侧切开或行剖宫产的产妇，可适当推迟活动时间。产后适当活动，有利于体力恢复、促进排尿及排便，降低静脉栓塞的发生率，且能促使骨盆底及腹肌张力恢复，避免腹壁过度松弛。

（二）产后健身操

运动的方式和运动量因个人情况而异，运动量应由小到大，循序渐进。例如，锻炼腹肌张力的抬腿、仰卧起坐动作；锻炼骨盆底肌及筋膜的提肛动作；锻炼腰肌的腰肌回转动作。产后 2 周可加做胸膝卧位，有助于预防或纠正子宫后倾。

（三）产后访视

由社区医疗保健人员在产妇出院后 3 日内、产后 14 日及 28 日分别做 3 次产后访视，了解产褥妇及新生儿健康状况，主要观察及了解的内容：①子宫复旧及恶露；②会阴伤口或剖宫产腹部伤口情况；③乳房及哺乳情况；④产褥妇饮食、大小便及精神情况；⑤新生儿情况等。若发现异常给予及时指导。

（四）产后健康检查

产褥妇应于产后 42 日去医院做产后健康检查。①全身检查：即测血压、脉搏、查血、尿常规，了解乳房及哺乳情况，若有内科或产科合并症，应注意检查其恢复情况。②妇科检查：主要观察生殖器是否已恢复至妊娠前状态。婴儿也应同时来医院做一次全面检查。

（五）计划生育指导

产褥期内禁止性生活。产褥期结束后应采取避孕措施，哺乳者以工具避孕为宜，不哺乳者可选用药物避孕。

> **案例 12-1 分析**
>
> 1. 该产妇产后 2 小时出血量正常，子宫收缩好，返产后区 2 小时后阴道流血量 80ml，子宫底高度于脐上 2 指，子宫稍软，考虑子宫收缩不良。
>
> 2. 处理　应首先检查膀胱，该产妇产后未解产后小便，膀胱胀满达耻骨联合上 3 横指，即嘱产妇自解小便，排尿后子宫底高度恢复平脐，子宫收缩好，阴道流血减少。若单纯子宫收缩不好，按产后宫缩乏力处理（见第十一章第二节"产后出血"）。
>
> 3. 该产妇结局　产后 24 小时出血量 380ml，子宫底高度以每天 1cm 的速度下降，纯母乳喂养，产后恶露量逐渐减少，色转淡红，产后 3 天母婴平安出院。
>
> **案例 12-1 小结**
>
> 正常产褥期的处理是以观察产褥期身体各方面向非孕过渡的恢复情况，及时发现异常、及时处理。由于生殖系统和乳房的改变尤为明显，故主要观察的内容是：①阴道出血量及子宫底高度，注意膀胱情况；②乳房及哺乳情况。

（王敬民）

第十三章 产褥期疾病

第一节 产褥感染

案例 13-1

患者，27岁。顺产后4日，发热、下腹痛1日入院。患者于4日前因 G_2P_1，宫内妊娠足月，胎膜早破在某医院分娩。产程6小时，无会阴、阴道及宫颈裂伤。产后3天出现发热（自测38℃），下腹痛，呈持续性隐痛，伴有恶心、呕吐、腹胀、腹泻，无寒战，无肛区坠胀感；无咳嗽、咳痰；无明显尿频、尿急、尿痛；无头晕，无抽搐、昏厥。血性恶露，量如月经，色暗红，有臭味。既往史、个人史无特殊。月经史：平素月经规律。婚育史：22岁结婚，2年前顺产1男婴。家族史无特殊。体格检查：T 38.6℃，P 103次/分，R 20次/分，BP 124/75mmHg。体重55kg，发育正常，营养中等，神清合作。双肺呼吸音清晰，未闻及啰音，心脏听诊正常。双侧乳房无红、肿、热、痛，未扪及包块，肝、脾肋下未触及，腹软，无肌紧张，下腹正中及左侧压痛阳性，反跳痛阳性，肾区无叩击痛，输尿管压痛点无压痛，移动性浊音阴性，肠鸣音4次/分。妇科检查：外阴为已婚已产式，阴道见血性恶露，色暗红，有臭味；宫颈口已产式；宫底下1横指、软、压痛；双侧宫旁压痛，以左侧为甚，未触及包块。

实验室检查：血红蛋白86g/L，红细胞 $3.3×10^{12}$/L，白细胞 $18×10^9$/L，中性粒细胞百分比80%，淋巴细胞百分比18%，单核细胞百分比2%，血小板 $170×10^9$/L，血型B型。尿常规、血生化、肝功能、肾功能均无明显异常。

问题：

1. 对以上病例考虑什么初步诊断？

2. 明确诊断尚需做哪些必要辅助检查？

3. 试述对本病的处理意见。

产褥感染（puerperal infection）是指分娩后、产褥期内生殖道受致病菌的侵袭，引起局部或全身的炎症变化。发病率约为6%，对产妇仍构成严重威胁，是导致孕产妇死亡的主要原因之一。大部分感染发生在产后10天内，也有在产褥期末发病的。产褥病率（puerperal morbidity）与产褥感染的含义不同，是指分娩24小时后的10日内，体温连续2次≥38℃，两次发热间隔时间为4小时。产褥病率多由产褥感染引起，也包括生殖道以外的泌尿系统感染、呼吸系统感染、急性乳腺炎、血栓性静脉炎等。

一、病　因

1. 妊娠和分娩会降低或破坏女性生殖道的防御功能和自净作用，增加病原体侵入生殖道的机会。

2. 妊娠期贫血，营养不良，孕妇合并慢性病体质虚弱等未能纠正，或产时产后失血较多等，会降低产妇抵抗细菌的侵入和繁殖的能力。

3. 产科手术操作如剖宫产、阴道手术助产、产道损伤等，增加病原体侵入生殖道的机会。

4. 其他因素如妊娠晚期性交，胎膜早破、频繁的阴道检查或肛门检查、宫腔填纱、产道异物、胎盘残留等均可增加感染概率。

案例 13-1 分析（1）

产褥期妇女，有胎膜早破史，虽然产程不长，入院前产后三天出现发热，恶露有臭味，高度提示存在感染。实验室检查示血红蛋白86g/L提示有中度贫血，产妇抵抗力降低，极易感染。

二、病原体种类

正常孕妇生殖道内寄生大量的需氧菌、厌氧菌、真菌、衣原体及支原体等，以厌氧菌为主。许多非致病菌在特定环境下可以致病。然而，即使是致病菌也需要达到一定的数量或机体免疫力下降时，才会致病。

1. 需氧性链球菌 是外源性产褥感染的主要致病菌。β溶血性链球菌致病性最强，能产生多种外毒素与溶组织酶，引起严重感染，病变迅速扩散，严重者可致败血症。需氧链球菌可以寄生在正常妇女阴道中也可通过其他部位感染进入生殖道。

2. 厌氧性革兰氏阳性球菌 以消化链球菌和消化球菌最常见，存在于正常阴道中。当产道损伤、局部组织坏死缺氧，或胎盘残留时，细菌迅速繁殖，与大肠埃希菌混合感染，放出异常恶臭气味。

3. 大肠埃希菌属 大肠埃希菌、克雷伯菌属变形杆菌类，是外源性感染的主要致病菌，是菌血症和感染性休克最常见的病原菌。因此，产褥感染若发生菌血症或感染性休克，多考虑大肠埃希菌属感染。

4. 葡萄球菌 主要是金黄色葡萄球菌和表皮葡萄球菌。金黄色葡萄球菌易引起伤口严重感染，且可产生青霉素酶，对青霉素产生耐药性。表皮葡萄球菌存在于阴道菌群中，引起的感染较轻。

5. 厌氧类杆菌属 常见有脆弱类杆菌，为一组厌氧的革兰氏阴性杆菌，多与需氧菌及厌氧性球菌混合感染，产生大量脓液，形成脓肿，有恶臭。有加速血液凝固的特点，可引起感染区邻近部位的血栓性静脉炎。

6. 支原体和衣原体 近年来支原体和衣原体引起的感染明显增多，有致病作用病原体为溶脲支原体、人型支原体及沙眼衣原体，可引起生殖道感染，其感染多无明显症状，临床表现轻。此外还有梭状芽孢杆菌、淋病奈瑟菌等均可引起产褥感染，但较少见。

三、病理及临床表现

发热、疼痛、恶露有变化，是产褥感染的三大主要症状。产褥早期发热的最常见原因是脱水，但在2～3天低热后突然出现高热则应考虑感染可能。由于感染的部位、程度、扩散范围不同，其临床表现也不同。

（一）急性外阴、阴道、宫颈炎，剖宫产腹部切口、子宫切口的局部感染及会阴裂伤或会阴切开缝合创口感染

本病表现为局部疼痛明显，伤口红肿，触之有硬结并可见脓性分泌物自缝线处流出，严重者缝线拆除后伤口裂开，有脓性分泌物流出，创面覆盖坏死组织。由于病变局限，体温多不超过38℃。如未及时拆除缝线，则感染可向深部蔓延。阴道裂伤处的感染严重时可波及阴道旁结缔组织。宫颈裂伤感染若向深部蔓延，可播散达子宫旁组织，引起盆腔结缔组织炎。剖宫产子宫切口感染，临床多表现为持续发热，血性恶露增多并有臭味，子宫稍大，下段压痛。超声显示子宫切口隆起的混合性肿块，边界模糊，部分伴宫腔积液。

（二）急性子宫内膜炎、子宫肌炎

本病是产褥感染最常见的类型。病原体经胎盘剥离面侵入，扩散至蜕膜层，称子宫内膜炎；若感染侵及子宫肌层，称子宫肌炎。两者常伴发。临床表现为产后3～4天发病，寒战、高热、头痛、下腹疼痛、白细胞增高。查体见子宫内膜炎者恶露量多、有臭味。子宫肌炎者多出现子宫复旧不良，宫体压痛，尤其是宫底压痛明显，宫颈分泌物细菌培养有助于诊断。

（三）急性盆腔结缔组织炎、急性附件炎

本病多发生于急性子宫内膜炎或宫颈深度裂伤后。病原体沿子宫旁淋巴或血行到达宫旁组织，出现急性炎症反应而形成炎性包块，同时波及输卵管系膜、管壁。若侵及整个盆腔，也可形成"冰冻骨盆"。淋病奈瑟菌沿生殖道黏膜上行感染，到达输卵管与盆腹腔，形成脓肿。患者出现高热不退，白细胞持续升高，中性粒细胞明显增多，核左移。

（四）急性盆腔腹膜炎及弥漫性腹膜炎

本病多由子宫感染引起，也可继发于盆腔结缔组织炎及血栓性静脉炎。炎症扩散至子宫浆膜，形成盆腔腹膜炎，此时产妇出现全身中毒症状。检查时下腹部有明显压痛、反跳痛。全身中毒症状加重，出现全腹持续性疼痛和呕吐，病情危重。

（五）血栓性静脉炎

本病多见于产后1～2周，一般分为两大类，即盆腔内血栓性静脉炎和双下肢血栓性静脉炎。常见致病菌为类杆菌和厌氧性链球菌。血栓形成的原因有静脉内血流淤滞、静脉壁受损和高凝状态。子宫壁胎盘附着面感染时引起盆腔血栓性静脉炎。

病变常为单侧性，继子宫内膜炎之后出现寒战、高热、反复发作，持续数周，不易与盆腔结缔组织炎相鉴别。剖宫产术后患者，因卧床休息活动较少，下肢血液回流不畅，更易形成下肢血栓性静脉炎。病变多在股静脉、腘静脉及大隐静脉，出现弛张热、下肢持续性疼痛、局部静脉压痛或触及硬索状、下肢水肿，皮肤发白，习称"股白肿"。下肢血栓性静脉炎常继发于盆腔静脉炎或周围结缔组织炎。

（六）脓毒血症及败血症

感染血栓脱落进入血液循环可引起脓毒血症，出现肺、脑、肾脓肿或肺栓塞而致死。若细菌大量进入血液循环并繁殖形成败血症，可危及生命。

> **案例13-1 分析（2）**
>
> 该患者在产褥期出现发热，腹痛，恶露暗红色血性、混浊有臭味。有产褥感染的三大主要症状。产后4日宫底脐下1横指，提示子宫复旧不良，宫体左侧压痛，可能存在子宫肌炎的感染情况。

四、诊断与鉴别诊断

（一）详细询问病史

注意分娩经过，注意排除引起产褥病率的其他疾病。

（二）全身及局部体检

仔细检查腹部、盆腔及会阴伤口，确定感染部及严重程度。

（三）实验室检查及辅助检查

进行血、尿常规化验，检测血清 C 反应蛋白，有助于早期诊断。B 型超声、彩色超声多普勒、CT、磁共振等检测手段能对产褥感染形成的炎性包块、脓肿及静脉血栓做出定位及定性诊断。

（四）确定病原体

病原体的鉴定对产褥感染诊断与治疗非常重要，方法如下。

1. 病原体培养 取宫腔分泌物或脓液进行需氧菌和厌氧菌的双重培养。

2. 分泌物涂片检查 若需氧培养结果为阴性，而涂片中出现大量细菌，应疑厌氧菌感染。

3. 病原体抗原和特异抗体检查 可作为快速确定病原体的方法。

鉴别诊断：主要应与上呼吸道感染、急性乳腺炎、泌尿系统感染等相鉴别。

> **案例13-1 分析（3）**
>
> 1. 病史特点 产褥妇，有胎膜早破史，不除外存在产道感染。临床特点：产褥妇，有发热、腹痛，恶露为暗红色血性，有臭味。存在产褥感染的三大主要症状。产后3天出现发热、产后4日宫底脐下1横指，提示子宫复旧不良；宫体左侧压痛，可能存在感染情况。
>
> 2. 实验室检查 血红蛋白86g/L提示有中度贫血，白细胞$18×10^9$/L，中性粒细胞百分比80%，淋巴细胞百分比18%，单核细胞百分比2%，白细胞升高，中性粒细胞核左移，提示有感染情况。
>
> 3. 临床诊断 产褥感染（子宫肌炎）。

五、治 疗

产褥感染的治疗，包括支持疗法、局部病灶处理、抗炎药物治疗、血栓性静脉炎的治疗、手术及中药治疗等。

1. 支持疗法 产妇取半卧位，有利于恶露的排出和炎症局限于盆腔内。加强营养，增强抵抗力，进食易消化富于营养和维生素的饮食，必要时可经静脉补充。重症病例可少量多次输血，注意纠正水、电解质紊乱，高热时应采取物理降温。

2. 局部病灶处理 清除宫腔残留物，如伤口已化脓则扩创引流，形成脓肿切开引流。

3. 抗菌药物治疗 开始必须根据临床表现选用广谱高效抗生素，注意覆盖需氧菌与厌氧菌及耐药菌株，待细菌培养和药敏试验结果，再调整选择适当的抗生素。抗生素使用应足疗程，必要时可短期加用肾上腺糖皮质激素，提高机体应激能力，用药期间注意监测感染指标，及时调整药物及剂量，用药时兼顾哺乳需要，如必须使用特殊药物并不能哺乳时，需签署知情同意书。

4. 血栓性静脉炎的治疗 经大量抗生素治疗体温持续不降者，可加用肝素治疗。每 6 小时静脉滴注肝素 50mg（稀释于 5% 葡萄糖溶液中），24 ~ 48 小时后体温即可下降，肝素须继续应用 10 天。或尿激酶 40 万 U 加 0.9% 氯化钠溶液或 5% 葡萄糖溶液 500ml 中，静脉滴注 10 日，用药期间监测凝血功能如肝素治疗无效，则需进一步检查有无脓肿存在。

5. 手术治疗 子宫的严重感染，经积极治疗无效，炎症继续扩展，出现不能控制的败血症或脓毒血症时，应当机立断做子宫切除术，切断感染源，挽救患者生命。

6. 中医治疗 治疗产褥感染仍以辨证施治为原则，并可配合饮食疗法以期病情早日康复。

六、预　　防

1. 积极治疗妊娠合并症与并发症，纠正贫血，加强营养，增强体质。

2. 加强孕期卫生宣传，保持全身清洁，妊娠晚期避免盆浴及性交，治疗急性外阴、阴道炎及宫颈炎等合并症。

3. 避免胎膜早破、滞产、产道损伤与产后出血。消毒产妇用物。

4. 严格无菌操作，正确掌握手术产指征。产后严密观察，对可能发生产褥感染和产褥病率者，应用广谱抗生素预防感染。

（王敬民）

第二节　产褥期抑郁症

一、定　　义

产褥期抑郁症（postpartum depression）是指产妇在产褥期内出现抑郁症状，为产褥期精神综合征中最常见的一种类型。妊娠对孕产妇来说，是一次巨大的生理变化和心理应激过程。她们在经历妊娠、分娩、产后恢复及哺乳等一系列生理过程中会产生各种心理、生理的改变，一旦某些改变的程度和性质超越了正常改变的界限，则成为病理性改变。有关发病率国内资料极少，国外报道发生率高达 30%。通常在产后 2 周出现症状，表现为易激惹、恐怖、焦虑、沮丧和对自身及婴儿健康过度担忧，常失去生活自理及照料婴儿的能力，有时还会陷入错乱或嗜睡状态。

二、病　　因

产褥期抑郁症的病因比较复杂，总的来说主要有生物学、躯体、心理、社会、遗传等因素。

（一）生物学因素

在妊娠分娩的过程中，体内内分泌环境发生了很大变化，尤其是产后 24 小时内，体内激素水平的急剧变化是产褥期抑郁症发生的生物学基础。研究发现，临产前胎盘类固醇的释放达到最高值，患者表现为情绪愉快，分娩后胎盘类固醇分泌突然减少时患者表现为抑郁。研究显示，产后第 1 天，游离雌三醇的水平相比产前急剧下降，产后第 2 ~ 3 天抑郁症产妇雌三醇的水平比非抑郁症产妇高，雌二醇没有明显的改变。

（二）躯体因素

产时产后的并发症、难产、滞产、手术产是产后抑郁症不可忽视的诱因。由于分娩带来的疼痛与不适使产妇感到紧张恐惧，出现滞产、难产时，产妇的心理准备不充分，紧张、恐惧的程度增加，导致躯体和心理的应激增强，从而诱发产褥期抑郁症。其次，有躯体疾病或残疾的产妇易发病，感染、发热尤其对产褥期抑郁症的促发有一定影响。

（三）心理因素

产后抑郁症多见于以自我为中心、成熟度不够、敏感、情绪不稳定、好强求全、固执、社交能力不良、与人相处不融洽和内倾性格等个性特点的人群。有经前期紧张综合征者发生产后抑郁症比例增高。产褥期妇女情感处于脆弱阶段，心理处于严重不稳定状态，特别是产后 1 周情绪变化更为明显。由于产妇对即将承担母亲角色的不适应，造成心理压力而出现抑郁焦虑情绪。而产妇的过度焦虑和抑郁是产后抑郁症的促发因素。

（四）社会因素

支持系统被认为是一个重要因素，它包括丈夫、家人支持及其本人对婚姻的满意度等。产后抑郁症患者多存在支持系统不利、夫妻关系不合、家庭不和睦、产后亲属关心较少等；不良的分娩结局如死胎、死产、畸形儿及产妇家庭对婴儿性别的反感等，均是产褥期抑郁症的诱发因素。

（五）遗传因素

遗传因素是精神障碍的潜在因素。有精神病家族史，特别是有家族抑郁症病史的产妇发病率高。

三、临床表现

目前普遍接受的观点认为，此组疾病不是基于一定的临床症状、病程而独自成立的疾病单元，而是以产褥期为转机发生的一组疾病。

产褥期抑郁症的临床表现主要有以下方面。

1. 情绪方面，常感到压抑、沮丧，情绪淡漠，表现为孤独、害羞、不愿见人或伤心、流泪，甚至焦虑、恐惧、易怒，每到夜间加重。

2. 自我评价降低，自暴自弃、自责、自罪，或表现对身边的人充满敌意、戒心，与家人关系不协调。

3. 创造性思维受损，主动性降低，行为上反应迟钝，注意力难以集中，工作效率和处理事物的能力下降。

4. 对生活缺乏信心，觉得生活无意义，出现厌食、睡眠障碍、易疲倦、性欲减退，还可能伴有一些躯体症状，如头晕头痛、恶心、胃部烧灼感、便秘、呼吸心率加快、泌乳减少等。病情严重者甚至绝望，出现自杀或杀婴的倾向，有时陷于错乱或昏睡状态。

产妇患产褥期抑郁症后，常表现出不愿抱婴儿或不能正常地给婴儿喂食，不注意婴儿的反应，婴儿的啼哭不能唤起母亲注意；由于母亲不正常抚摸，婴儿有时变得难以管理；母亲与婴儿相处不融洽，由于母婴关系不能正常建立，婴儿的心理发育也受到影响。

四、诊　　断

产褥期抑郁症至今尚无统一的诊断标准。目前多数医院采用美国精神病学会（1994）制定的产褥期抑郁症的诊断标准（表13-1）。

表 13-1　产褥期抑郁症的诊断标准

1. 在产后 2 周内出现下列 5 条或 5 条以上的症状，但必须具备（1）（2）两条：
（1）情绪抑郁
（2）对全部或多数活动明显缺乏兴趣或愉悦
（3）体重显著下降或增加
（4）失眠或睡眠过度
（5）精神运动性兴奋或阻滞
（6）疲劳或乏力
（7）遇事皆感毫无意义或有自罪感
（8）思维力或注意力减退
（9）反复出现死亡想法
2. 在产后 4 周内发病

五、治　　疗

产后抑郁症在治疗原则上与一般抑郁症无显著差异，包括心理治疗及药物治疗。

（一）心理治疗

通过心理咨询、心理治疗，提供个体化的心理辅导，解除致病的心理因素（如婚姻关系紧张、想生男孩却生女孩、既往有精神障碍史等。人际心理治疗能有效减少抑郁症状，改进社会关系，这种非药物性的心理治疗非常重要，尤其对哺乳期妇女更适合。对产褥期妇女多加关心和给予无微不至照顾，尽量调整好家庭关系，指导其养成良好睡眠习惯。

（二）药物治疗

应选用不进入乳汁的抗抑郁症药，主要是选择性 5- 羟色胺再吸收抑制剂、三环类抗抑郁药等，目前常用的有以下几种。

1. 盐酸帕罗西汀 每日 20mg，1 次口服，连续用药 3 周后，根据病情增减剂量，1 次增减 10mg，间隔不得少于 1 周。肝肾不全者慎用，注意不宜骤然停药。

2. 氟西汀 开始剂量为每日 20mg，分 1 ～ 2 次口服，根据病情可增加至每日 80mg。

3. 舍曲林 以每日 50mg 为开始剂量，数周后可增加至每日 100 ～ 200mg。

4. 阿米替林 为常用的三环类抗抑郁药，每日 25mg，分 2 次口服，渐增至每日 150mg，分 2 ～ 3 次服。维持量每日 50 ～ 100mg。此外，雌激素治疗也有一定效果。对于有感染、贫血的产妇应及时给予抗生素、铁剂、维生素等药物治疗，增强机体抵抗力。

六、预　后

产褥期抑郁症预后良好，约 70% 患者 1 年内治愈，极少数患者持续 1 年以上。但再次妊娠，约有 20% 复发率。

七、预　防

产褥期抑郁症的发生，受许多因素如社会因素、心理因素及妊娠因素等的影响，因此，加强对孕妇的精神关怀，了解孕妇的生理特点及性格特点，运用医学心理学，社会学知识在其孕期和分娩过程中给予人文关怀，积极开展分娩镇痛，且医护人员动作轻柔、言语和蔼，对于预防产褥期抑郁症具有积极意义。孕妇本人及家人避免孕期过度紧张，多了解分娩知识，可以缓解分娩时紧张情绪。

（王敬民）

第十四章　妇科病史及检查

第一节　妇科病史

一、病史采集方法

病史采集是诊疗过程中的重要步骤，女性患者特有的疾病及其相应的症状、体征使妇科病史具有不同于其他科的特殊之处。

强调采集病史时注意态度和蔼，耐心细致，可以采用启发式，但要避免暗示和臆测。询问亦应有确切的目的，有条理性及时间性，要了解月经史、生育史，避免造成漏误诊。妇科病与家庭、婚姻关系密切，应注意隐私权；遇有患者隐瞒与性生活有关的情节时，不可盲目信任，也不宜马上当众强行求证。对危急患者，初步了解病情后即行抢救，不可贻误治疗。外院转诊者，应索阅资料用作参考。遇到不能亲自口述的重症患者，可向最了解其病情的亲友询问。

二、病史采集内容

（一）一般项目

一般项目包括患者的姓名、性别、年龄、民族、婚姻状况、籍贯、职业、教育程度、宗教信仰、联系地址、入院方式、诊断及日期等。若非患者陈述，应注明陈述者与患者的关系。

（二）主诉

主诉指患者就诊的主要症状或体征及持续时间，文字力求简明，一般不超过20个字。

妇科患者的主诉常为外阴瘙痒、阴道流血、白带异常、腹部肿块、腹痛、闭经、不孕或与妇科手术相关的症状。主诉应按症状出现的时间顺序书写，如患者有停经、腹痛及阴道流血3种主要症状，可按症状出现的顺序写成：停经×天，腹痛×天，阴道流血×天；又如患者就诊无任何自觉症状，仅在3天前体检发现子宫肌瘤，主诉应为：普查发现"子宫肌瘤"3天。

（三）现病史

现病史为病史的主要部分，包括发病原因、时间、主要表现及发展变化和治疗经过。除疾病的发生发展及变化过程外，还需了解患者有无伴随症状及其出现的时间、特点和演变过程，特别是与主要症状的关系。此外详细询问患者相应的情况如睡眠、饮食、体重、二便，一般情况的变化以及与鉴别诊断有关的阳性或阴性资料等。

（四）月经史

月经史为妇科病史中的重要内容，包括初潮年龄，带经时间（持续最短时间至最长时间）、月经周期（间隔最短时间至最长时间），经量及经期伴随症状等。

每次经量多少（可询问每次经期用卫生纸若干包，或每晚换月经垫若干次），经血性状（主要指颜色如何、有无血块），经前有无不适（乳房胀痛、水肿、精神抑郁、易激动等），有无痛经及疼痛发生于经前、经期或经后。应常规询问末次月经（LMP）及其经量和持续时间，必要时还应询问末次月经前一次月经的日期（PMP）。

已绝经者，应询问绝经年龄，有无不适，绝经后有无流血或者白带增多；如有白带增多时，注意有无恶臭以及颜色、性质的改变。

（五）婚育史

婚育史即婚姻史和生育史。婚姻史包括结婚年龄、婚次、男方健康情况、是否近亲结婚、有无性病及双方性生活情况等；生育史需询问与受孕、妊娠、分娩及产褥等相关情况并应正确记录。足月产、早产、流产次数及现存子女数可简写为：足 - 早 - 流 - 存，如足月产2次、无早产、流产1次、现存2个孩子，可简写为2-0-1-2，或写孕3产2（G_3P_2）表示。此外，需了解其分娩方式、采用的避孕措施及效果。

（六）既往史

既往史指患者过去的健康和患病情况，包括以往健康状况、疾病史、预防接种史、手术外伤史、输血史、药物过敏史等。

（七）个人史

个人史包括生活和居住情况，出生地和曾居留地区，有无烟、酒等嗜好，有无毒品使用史。

（八）家族史

家族史包括父母、兄弟姐妹及子女健康情况，家族成员中有无遗传性疾病、可能与遗传有关的疾病（如糖尿病、高血压、癌症等）以及传染病（特别是结核）。

第二节　体格检查

一、一般检查

妇科病并不局限于盆腔器官的病变，如生殖器结核多来源于肺部的病灶，子宫肌瘤常引起贫血等。故必须对于患者做全面的了解。

应常规测量体温、脉搏、呼吸及血压，必要时测量体重和身高。其他检查项目包括患者神志、精神状态、面容、体态、全身发育及毛发分布情况、皮肤、浅表淋巴结、头部器官、颈、乳房、心、肺、脊柱及四肢。但不要千篇一律，因为没有必要对所有的患者毫无选择地都做详尽的检查，如因异位妊娠而出现内出血征象的患者，就得及时做出迅速而简要的检查，不必一开始就去了解其毛发或者脊柱等；然而在决定任何手术治疗时，却不能忽略做全面的检查。

二、腹部检查

在妇科检查前宜进行腹部的"视、触、叩、听"四诊。视诊，观察腹部是否隆起或呈蛙腹状，腹壁有无瘢痕、静脉曲张、妊娠纹、腹壁疝等。触诊，腹壁厚度，肝、脾、肾有无增大及压痛，腹部是否有压痛、反跳痛或肌紧张，能否扪到包块；有包块时应描述包块部位、大小（以 cm 为单位表示或相当于妊娠月份表示）、形状、质地、活动度、表面是否光滑或凹凸不平或有结节感以及有无压痛等。叩诊，注意鼓音和浊音的分布范围，有无移动性浊音。必要时听诊，了解肠鸣音情况。

腹部检查应包括胃肠、肝脾、胆囊、肾及输尿管区的检查。

若合并妊娠，还应按产科要求检查腹围、宫底高度、胎位、胎心及胎儿大小等。

三、盆腔检查

盆腔检查又称为妇科检查，包括外阴、阴道、宫颈、宫体及双侧附件。盆腔检查是妇科特有的检查手法，未婚患者不宜做双合诊及阴道窥器检查。男医师实施妇科检查时，则需有其他医护人员在场，以减轻患者紧张心理和避免发生误会。

（一）基本要求

1. 应体贴患者，做到态度严肃、语言亲切、动作轻柔。检查前告知检查会引起不适，尽可能让患者合作。

2. 除尿失禁者外，检查前应嘱先排空小便，必要时导尿。大便充盈者应在排便或灌肠后检查。

3. 每检查一人，应更换置于臀部的一次性垫单，以防交叉感染。

4. 取膀胱截石位，两手平放于身旁，以使腹肌松弛。检查者面向患者，站立在患者两腿之间。危重患者不宜搬动时可在病床上检查。

5. 避免经期做盆腔检查。但若为阴道异常流血则必须检查，检查前应消毒外阴，以防发生感染。

6. 对未婚患者应限于示指直肠 - 腹部诊（也称肛诊）。若确有必要行阴道检查，应先征得患者及其家属同意后，方可以示指缓慢放入阴道内进行内诊。

7. 疑有盆腔内病变的腹壁肥厚、高度紧张不合作或未婚患者，在盆腔检查不满意时，可行超声检查。

（二）检查方法及步骤

1. 外阴部检查　观察外阴发育及阴毛分布情况，有无畸形、皮炎、溃疡、赘生物或肿块，了解皮肤和黏膜色泽、质地，有无增厚、变薄或萎缩。分开小阴唇，暴露阴道前庭及尿道口和阴道口，查看尿道口周围黏膜色泽及有无赘生物。无性生活的女性处女膜完整未破，其阴道口勉强可容示指；已有性生活女性的阴道口能容两指通过；经产妇阴道口可见处女膜瘢痕或会阴侧切瘢痕。检查时还应让患者屏气用力向下，观察有无阴道前后壁脱垂、子宫脱垂等。

2. 阴道窥器检查

（1）放置和取出：临床常用鸭嘴形阴道窥器，阴道窥器有大小之分，根据阴道宽窄选用。当放置窥器时，应先将其前后两叶前端合并以便于插入，动作轻柔，避免损伤。放置窥器时，检查者用左手将两侧阴唇分开，右手将窥器斜行沿着阴道后侧壁缓慢插入阴道内，缓慢张开两叶，暴露宫颈、阴道壁及穹隆部，然后旋转窥器，充分暴露阴道各壁（图14-1）。未婚者未经本人同意，禁用窥器检查。

（2）视诊：①检查阴道：观察阴道前后壁和侧壁及穹隆黏膜颜色、皱襞多少、是否有阴道隔或双阴道等先天畸形，有无溃疡、赘生物或囊肿等。注意阴道内分泌物的量、颜色、性质，有无臭味。阴道分泌物异常者应做滴虫、假丝酵母菌、淋病奈瑟菌及线索细胞等检查。②检查宫颈：充分暴露宫颈，观察宫颈大小、颜色、外口形状，有无出血、肥大、糜烂样改变、撕裂、外翻、腺囊肿、息肉、赘生物，宫颈管内有无出血或分泌物，可采集宫颈脱落细胞做细胞学检查和HPV检测。

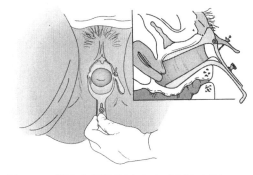

图14-1　阴道窥器的放置（正面及侧面观）

3. 双合诊　是妇科检查中最重要项目。检查者一只手的两指或一指放入阴道，另一只手在腹部配合检查，称双合诊。目的在于了解阴道、宫颈、宫体、输卵管、卵巢及宫旁结缔组织及盆腔内壁有无异常。

检查方法：检查者戴无菌手套，一只手示、中两指蘸滑润剂，顺阴道后壁轻轻插入，检查阴道通畅度和深度，再扪及宫颈大小、形状、硬度及外口情况，有无接触性出血。正常子宫位置一般是前倾略前屈。"倾"指宫体纵轴与身体纵轴的关系。若宫体朝向耻骨称前倾、朝向骶骨称后倾。"屈"指宫体与宫颈间的关系。两者间纵轴形成的角度朝向前方为前屈，形成的角度朝向后方为后屈。随后将阴道内两指放在宫颈后方，另一只手的手掌心朝下且手指平放在患者腹部平脐处，当阴道内手指向上向前方抬举宫颈时，腹部手指向下向后按压腹壁，并逐渐向耻骨联合部移动，通过内、外手指同时抬举和按压，相互协调，即可扪清子宫的位置、大小、形状、软硬度、活动度以及有无压痛（图14-2）。将阴道内两指由宫颈后方移至一侧穹隆部，尽可能往上向盆腔深部扪触；与此同时，另一手从同侧下腹壁髂嵴水平开始，由上往下按压腹壁，与阴道内手指相互对合，以触摸该侧子宫附件区有无肿块、增厚或压痛（图14-3），随后同法检查另一侧附件区。若扪及肿块，应查清其位置、大小、形状、软硬度、活动度、与子宫的关系以及有无压痛等。正常卵巢偶可扪及，触之稍有酸胀感。正常输卵管不能扪及。

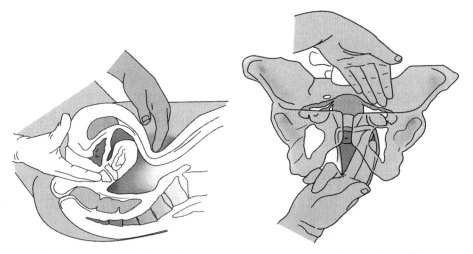

图14-2　双合诊（检查子宫）　　　　图14-3　双合诊（检查附件）

4. 三合诊　经直肠、阴道、腹部联合检查称为三合诊。检查方法：一只手示指放入阴道，中指插入直肠，其余检查步骤与双合诊相同（图14-4），是对其检查不足的重要补充。三合诊检查能更清楚地扪及位于骨盆后部及直肠子宫陷凹部肿物及其与子宫或直肠的关系，也可扪清极度后屈的子宫、阴道直肠隔、宫颈旁、宫骶韧带的病变。所以三合诊在生殖器官肿瘤、结核、子宫内膜异位症、炎症的检查时尤显重要。

5. 直肠 - 腹部诊　一只手示指伸入直肠，另一只手在腹部配合检查，称直肠 - 腹部诊。适用于无性生活史、阴道闭锁或有其他原因不宜行双合诊的患者。

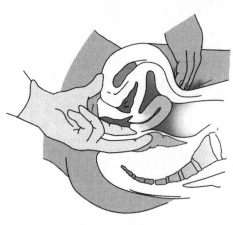

图 14-4　三合诊

为顺利进行检查，妇科检查时还需注意以下几点：①当两手指放入阴道后，患者感疼痛不适时，尤其是绝经后患者，可单用示指替代双指进行检查；②三合诊时，在将中指伸入肛门时，嘱患者像解大便一样同时用力向下屏气，以使肛门括约肌自动放松，可减轻患者疼痛和不适感；③若患者腹肌紧张，可边检查边与患者交谈，分散其注意力，或让患者张口呼吸而使腹肌放松。

（三）记录

宜将检查的结果按解剖部位的先后顺序，做如下记录。

1. 外阴　发育情况及婚产式。有异常发现时，应详细描述。

2. 阴道　是否通畅，黏膜情况，分泌物的量、色、性状及有无气味。

3. 子宫颈　大小、硬度，有无糜烂样改变、撕裂、息肉、腺囊肿，有无接触性出血、举痛及摆痛等。

4. 子宫体　位置、大小、硬度、活动度，表面光滑与否、有无压痛等。

5. 附件　有无肿块、增厚或压痛。若扪及肿块，记录其位置、大小、硬度，表面光滑与否，活动度，有无压痛以及与子宫和盆壁关系。

第三节　妇科疾病常见症状的鉴别要点

一、阴道流血

阴道流血为妇产科最常见症状，女性生殖道任何部位均可发生出血，包括输卵管、子宫体、子宫颈、阴道等。虽然绝大多数的阴道出血均来自子宫体，但不论其源自何处，除非属于正常月经来潮，其余均称为"阴道流血"。

（一）病因

1. 卵巢内分泌功能失调　主要包括无排卵性和排卵性异常子宫出血两类。月经间期卵泡破裂致雌激素水平短暂下降所致排卵期出血。在排除妊娠及器质性疾病后，方可考虑由卵巢内分泌功能失调导致的异常子宫出血。

2. 与妊娠有关的子宫出血　常见的有流产、异位妊娠、葡萄胎、产后胎盘残留和子宫复旧不全等。

3. 生殖器炎症　如阴道炎、宫颈炎、宫颈息肉和子宫内膜炎等。

4. 生殖器肿瘤　子宫肌瘤是引起阴道流血的常见良性肿瘤；有分泌雌激素功能的卵巢肿瘤亦可引起阴道流血；其他如宫颈癌、子宫内膜癌、子宫肉瘤、妊娠滋养细胞肿瘤等也可引起阴道流血。

5. 损伤、异物和外源性性激素　生殖道创伤如外阴或阴道骑跨伤、性交所致处女膜或阴道损伤可引发出血；放置宫内节育器可并发子宫损伤出血；使用雌激素或孕激素不当可引起不规则子宫出血。

6. 与全身疾病有关的阴道流血　如血小板减少性紫癜、再生障碍性贫血、白血病、肝功能损害等，均可导致异常子宫出血。

（二）临床表现

1. 经量增多　月经量多（＞80ml）或经期延长，但周期基本正常，多见于子宫肌瘤。子宫腺肌病、排卵性异常子宫出血、宫内置节育器亦有月经量增多。

2. 不规则阴道流血　出血无周期性。多为无排卵性异常子宫出血，但应注意排除早期子宫内膜癌。间歇性阴道排出血性液体，应注意有输卵管癌的可能。

3. 持续性阴道流血　出血无周期性。多为生殖道恶性肿瘤所致，首先应考虑宫颈癌或子宫内膜癌的可能。

4. 点滴状出血　在经前数日或经后数日持续少量阴道流血，暗红色或褐红色，可见于排卵性异常子宫出血或宫内置节育器后的不良反应。子宫内膜异位症患者亦可能有此症状。

5. 停经后阴道流血　若发生在育龄妇女应首先考虑与妊娠有关的疾病，如流产、异位妊娠、葡萄胎等；若发生在围绝经期妇女多为无排卵性异常子宫出血，但应排除生殖道恶性肿瘤。

6. 经间出血　若发生在下次月经来潮前 14～15 日，历时 3～4 日，且血量少，多为排卵期出血。

7. 接触性出血　性交后或阴道检查后立即阴道流血或有血性分泌物，色鲜红，应考虑急性宫颈炎、宫颈癌、宫颈息肉或子宫黏膜下肌瘤的可能。

8. 绝经后阴道流血　若血量如月经量或持续流血不止或反复阴道流血，应考虑子宫内膜癌的可能；若血量极少，历时 2～3 日即净，多为萎缩性阴道炎。

9. 外伤后阴道流血　常见于骑跨伤后，血量可多可少。

年龄在阴道流血鉴别诊断中有重要的参考价值。新生女婴出生后数日有少量阴道流血，多为离开母体后雌激素水平下降致子宫内膜脱落。幼女出现阴道流血，应考虑有性早熟或生殖道恶性肿瘤的可能。青春期少女的阴道流血多为无排卵性异常子宫出血，育龄妇女出现阴道流血，可考虑与妊娠相关的疾病。围绝经期女性阴道流血以无排卵性异常子宫出血为多见，但应首先排除生殖道恶性肿瘤。

二、异常白带

白带（leucorrhea）由阴道黏膜渗出物、宫颈管及子宫内膜腺体分泌物混合组成，其形成与雌激素水平相关，分为生理性白带和病理性白带。生理性白带是指白带呈白色稀糊状或蛋清样，黏稠，量少，无腥臭味。病理性白带指生殖道出现炎症如阴道炎、急性宫颈炎或发生癌变时，白带的量和性状发生改变。临床常见的有以下几种。

1. 黏性白带　外观与正常白带相似，但量多，多见于慢性宫颈炎、卵巢功能失调、阴道腺病或宫颈高分化腺癌等。

2. 凝乳块状或豆渣样白带　为外阴阴道假丝酵母菌病的特征，常伴严重外阴瘙痒或灼痛。

3. 泡沫状稀薄白带　为滴虫阴道炎的特征，呈灰黄色或黄白色，可伴外阴瘙痒。

4. 脓样白带　色黄或黄绿，黏稠，多有臭味，为细菌感染所致。常见于急性阴道炎、宫颈炎、宫颈管炎，需排除阴道内异物残留的可能。也应注意排查宫腔积脓、宫颈癌、阴道癌合并感染。

5. 鱼腥味白带　常见于细菌性阴道病，白带呈灰白色匀质，伴外阴轻度瘙痒。

6. 血性白带　白带中混有血液，血量多少不一，应考虑宫颈癌、子宫内膜癌，宫颈息肉、宫颈炎或子宫黏膜下肌瘤等。放置宫内节育器亦可引起血性白带。

7. 水样白带　持续性淘米水样白带且伴奇臭，常应排除晚期宫颈癌、阴道癌或黏膜下肌瘤伴感染。间断性排出清澈、黄红色或红色水样白带，应考虑输卵管癌的可能。

三、下 腹 痛

下腹痛亦为妇科病的常见症状。应根据下腹痛的部位、性质和临床特点进行鉴别诊断。

1. 起病缓急　起病缓慢而逐渐加剧者，多为内生殖器炎症或恶性肿瘤所引起；急骤发病，应考虑卵巢囊肿蒂扭转或破裂，或子宫浆膜下肌瘤蒂扭转；遇突然发生撕裂样剧痛，应考虑输卵管妊娠破裂可能。

2. 下腹痛部位　下腹正中部位的疼痛多为子宫病变；一侧下腹痛应考虑为该侧附件病变，如卵巢肿瘤蒂扭转、输卵管卵巢急性炎症、异位妊娠等；右侧下腹痛还应除外急性阑尾炎；双侧下腹痛常见于盆腔炎性病变；卵巢肿瘤破裂、输卵管妊娠破裂或盆腔腹膜炎时，可引起整个下腹痛甚至继发全腹疼痛。

3. 下腹痛性质　持续性钝痛多为炎症或腹水所致；难以忍受的顽固性疼痛应排除晚期生殖器癌肿可能；阵发性绞痛多为子宫或输卵管等空腔器官收缩所致；输卵管妊娠或卵巢肿瘤破裂可引起撕裂性锐痛；宫腔内有积血或积脓常导致下腹坠痛。

4. 与月经的关系　在月经周期中间出现一侧下腹隐痛，应考虑为排卵性疼痛；经期出现腹痛，多为原发性痛经或子宫内膜异位症的可能；周期性下腹痛但无月经来潮，应考虑先天性生殖道畸形或宫腔及宫颈管粘连等。

5. 下腹痛放射部位　放射至肩部，可考虑腹腔内出血；放射至腰骶部，多是宫颈和子宫的病变；放射至腹股沟及大腿内侧，多是该侧附件病变所引起。

6. 伴随症状　下腹痛同时有停经史，多为妊娠合并症；伴恶心、呕吐考虑有卵巢囊肿蒂扭转的可能；有畏寒、发热常为盆腔炎性疾病；有休克症状应考虑有腹腔内出血；有肛门坠胀，一般为直肠子宫陷凹内积液所致；伴有恶病质为生殖器晚期癌肿的表现。

四、下腹肿块

下腹肿块是妇科患者就诊时常见主诉之一。肿块可能是患者或其家属无意中发现，或因其他症状（如下腹痛、阴道流血等）做妇科检查或超声时发现。

（一）根据肿块质地分类

1. 囊性　一般为良性病变，如卵巢囊肿、输卵管积水等。

2. 实性　除妊娠子宫、子宫肌瘤、卵巢纤维瘤、盆腔炎性包块等为良性外，其他实性肿块应首先考虑为恶性肿瘤。

3. 囊实性　多考虑卵巢或输卵管恶性肿瘤。

（二）根据发病器官或部位分类

1. 子宫增大

（1）妊娠子宫：育龄妇女有停经史，且子宫增大、质软，应首先考虑为妊娠子宫；停经后不规则阴道流血，且子宫增大超过停经周数，可能为葡萄胎。

（2）子宫肌瘤：子宫均匀增大，或表面有单个或多个球形隆起。子宫肌瘤的典型症状为月经过多。带蒂的浆膜下肌瘤仅以蒂与宫体相连，一般无症状，故检查时有可能将其误诊为卵巢实性肿瘤。

（3）子宫腺肌病：子宫均匀增大、质硬，一般不超过妊娠 12 周子宫大小。患者多伴有逐年加重的痛经、经量增多及经期延长。

（4）子宫阴道积血或子宫积脓：青春期无月经来潮，伴有周期性腹痛，可扪及下腹部肿块，考虑为处女膜闭锁或阴道无孔横隔。子宫积脓或积液也可见于子宫内膜癌、老年性子宫内膜炎等。

（5）子宫恶性肿瘤：绝经后女性子宫增大且伴有不规则阴道流血，应考虑子宫内膜癌。有生育或流产史，尤其是有葡萄胎病史者，有子宫增大，甚至外形不规则，伴有异常子宫出血时，可考虑妊娠滋养细胞肿瘤。

2. 附件肿块　附件包括输卵管和卵巢，在正常情况下均难以扪及。当附件扪及肿块时，多属病理现象。临床常见于以下的类型。

（1）输卵管妊娠：肿块位于子宫旁，大小和形状不一，有明显触痛。患者多有短时间的停经、阴道持续少量出血及下腹痛。

（2）附件炎性肿块：肿块多为双侧性，与子宫有粘连，压痛明显。急性附件炎症患者有发热、腹痛。慢性附件炎症患者有不孕及下腹部隐痛史，部分患者表现为反复发作的急性盆腔炎。

（3）卵巢肿瘤：卵巢良性肿物多为囊性，表面光滑、边界清，可活动。而恶性肿物多为实性或囊实性，表面不规则，活动受限，盆腔内可扪及无痛性结节，常伴有胃肠道症状。

（4）卵巢非赘生性囊肿：多为单侧可活动的囊性包块，直径一般不超过 8cm。黄体囊肿可出现在妊娠早期。葡萄胎常并发一侧或双侧卵巢黄素化囊肿。卵巢子宫内膜异位囊肿多为与子宫有粘连、活动受限且有压痛的囊性肿块。

（5）卵巢赘生性肿块：无论肿块大小，只要为表面光滑、囊性且可活动者，均可考虑为良性肿瘤；反之亦然。

3. 泌尿系统肿块　包括充盈膀胱和盆腔异位肾。

（1）充盈膀胱：位于下腹正中、耻骨联合上方，囊性，表面光滑，不活动，导尿后囊性肿块可消失。

（2）盆腔异位肾：先天异位肾可位于髂窝部或盆腔内，形状类似正常肾，但略小，多无症状，静脉尿路造影可确诊。

4. 腹腔肿块　包括腹水和直肠子宫陷凹脓肿等。

（1）腹水：腹水易与巨大卵巢囊肿相混淆。腹部两侧浊音，脐周鼓音为腹水特征，但腹水若合并卵巢肿瘤，腹部冲击触诊法可发现潜在的肿块；结核性包裹性积液：肿块为囊性，表面光滑，界线不清，固定不活动。囊肿可随患者病情加剧而增大或好转而缩小。

（2）直肠子宫陷凹脓肿：肿块呈囊性，向后穹隆突出，触痛明显，伴发热、肛门下坠感及急性盆腔腹膜炎体征，后穹隆穿刺抽出脓液即可确诊。

5. 腹壁或腹腔肿块　包括腹壁血肿和腹膜后肿瘤等，其具体内容不再展开做详细的介绍。

（谭季春）

第十五章 女性生殖系统炎症

女性生殖系统炎症是常见的妇科疾病，主要有外阴阴道炎症、宫颈炎及盆腔炎性疾病。病情轻者可无症状，严重者可引起败血症甚至感染性休克。

第一节 阴道微生态

阴道微生态是阴道微生物群、宿主的内分泌系统、阴道解剖结构和阴道局部免疫系统共同构成的生态系统。

一、阴道正常微生物群

正常阴道寄居的微生物为维持正常阴道内环境起着极为重要的作用，包括①革兰氏阳性需氧菌及兼性厌氧菌，如乳杆菌、棒状杆菌、非溶血性链球菌、肠球菌及表皮葡萄球菌；②革兰氏阴性需氧菌及兼性厌氧菌，如加德纳菌、大肠埃希菌及摩根菌；③专性厌氧菌，如消化球菌、消化链球菌、类杆菌及梭杆菌；④支原体及假丝酵母菌（念珠菌）。虽然正常阴道内有多种微生物存在，但由于阴道与这些微生物之间形成动态生态平衡并不致病。

二、阴道微生态平衡及影响因素

在维持阴道生态平衡中，雌激素、乳杆菌及阴道 pH 起重要作用。正常阴道微生物群中，以产生过氧化氢（H_2O_2）的乳杆菌为优势菌。生理情况下，雌激素使阴道上皮增生变厚并富含糖原，糖原在阴道乳杆菌作用下分解为乳酸，维持阴道正常的酸性环境（pH ≤ 4.5，多为 3.8 ~ 4.4），抑制其他病原体的生长，称为阴道自净作用。乳杆菌除维持阴道的酸性环境外，其产生的过氧化氢及其他抗微生物因子可抑制或杀灭其他细菌。阴道生态平衡一旦被打破或有外源病原体侵入，即可导致阴道炎。如绝经后血清雌激素水平下降或频繁性交和反复的阴道灌洗等均可使阴道 pH 升高，不利于乳杆菌生长。另外，长期应用抗生素，可抑制乳杆菌生长，使其他致病菌成为优势菌，导致阴道炎症。

生殖道黏膜聚集有不同数量的淋巴组织及散在的淋巴细胞，包括 T 细胞、B 细胞。此外，中性粒细胞、巨噬细胞、补体及一些细胞因子均在局部有重要的免疫功能，发挥抗感染作用。当自然防御功能遭到破坏，或机体免疫功能下降可导致炎症发生。

三、女性生殖器官的自然防御功能

女性生殖道的解剖学特点，使之也有自然的防御功能，增强了女性防御生殖道感染的能力。

1. 女性两侧大阴唇自然合拢，遮掩阴道口、尿道口。

2. 由于盆底肌的作用，阴道口闭合，阴道前后壁紧贴，可以防止外界的微生物侵入，避免导致炎症的发生。

3. 子宫颈内口紧闭；子宫颈管为分泌黏液的单层高柱状上皮覆盖，子宫颈管分泌大量黏液形成黏液栓构成机械性屏障，宫颈黏液内含溶菌酶、局部抗体（抗白细胞蛋白酶），可以阻止病原体进入上生殖道。

4. 育龄妇女子宫内膜周期性剥脱，有利于消除宫腔感染。此外，子宫内膜分泌液也含有乳铁蛋白、溶菌酶，可消除少量进入宫腔的病原体。

5. 输卵管黏膜上皮细胞的纤毛向宫腔方向摆动以及输卵管的蠕动，可以阻止病原体的侵入。输卵管液与子宫内膜分泌液一样，含有乳铁蛋白、溶菌酶，可清除偶然进入上生殖道的病原体。

四、阴道微生态评价及应用

阴道微生态评价系统包括形态学检测和功能学检测两部分，形态学检测包括：阴道菌群密集度、优势菌、病原微生物、Nugent 评分及白细胞等；功能学检测指标包括：pH、乳杆菌功能检测（乳杆菌、H_2O_2 等）、厌氧菌、需氧菌、白假丝酵母菌和机体炎症反应标志物白细胞酯酶等。

阴道感染时大多存在阴道微生态的失衡，阴道微生态评价系统可以诊断单一或混合病原体的阴道感染，恢复阴道微生态的平衡对治疗阴道感染具有指导意义。

（刘丽丽）

第二节　外阴及阴道炎症

外阴及阴道炎症是妇科最常见的疾病，它可以发生于任何年龄，但育龄期妇女更为常见。由于外阴及阴道前与尿道、后与肛门毗邻，局部潮湿，易受污染；生育年龄妇女性活动较频繁、经历阴道分娩以及宫腔操作；绝经后妇女及婴幼儿雌激素水平低，局部抵抗力下降，均为易受感染的因素。外阴炎和阴道炎可单独存在，也可两者同时存在。

> **案例 15-1**
>
> 　　患者，女性，34 岁。因外阴瘙痒伴豆渣样白带 3 天门诊就诊。患者于半个月前因肺炎静脉滴注抗生素治疗 14 天，近 3 天自觉外阴奇痒、坐卧不宁，白带增多呈豆渣样，用水清洗外阴无效。平素月经规则，G_1P_1，宫内节育器避孕。
>
> 　　妇科检查：外阴发育正常，充血红肿，双侧小阴唇内侧、阴道前庭和阴道壁附有白色膜状分泌物，豆渣样、不易擦拭；阴道壁可见明显充血；宫颈光滑；子宫前位，大小正常，质中，无压痛。双侧附件未见异常。
>
> **问题：**
>
> 　　1. 根据症状和体征，首先应考虑何种疾病？
>
> 　　2. 在明确诊断之前，应做哪些实验室检查？
>
> 　　3. 如何明确诊断？处理建议如何？

一、非特异性外阴炎

（一）病因

外阴皮肤不洁、穿紧身化纤内裤、经期使用不良卫生巾导致局部通透性差或潮湿，糖尿病患者糖尿的刺激、粪瘘或尿瘘患者粪便或尿液的长期刺激，均可引起非特异性外阴炎（non-specific vulvitis）。

（二）临床表现

外阴部位瘙痒、疼痛、烧灼感，于活动、性交、排尿及排便时加重。检查见局部充血、肿胀、糜烂，常有抓痕，严重者形成溃疡或湿疹。慢性炎症可使皮肤增厚、粗糙、皲裂，甚至苔藓样变。

（三）治疗

治疗原则为保持局部清洁、干燥，局部应用抗生素，消除病因。

1. 病因治疗　积极寻找病因，若发现糖尿病应及时治疗，若有尿瘘、粪瘘应及时行修补术。

2. 局部治疗　保持外阴局部的清洁和干燥，可用 0.1% 聚维酮碘液或 1 : 5000 高锰酸钾液坐浴，每日 2 次，每次 15 ～ 30 分钟。坐浴后涂抗生素软膏。此外，可选用中药局部治疗。

二、前庭大腺炎

前庭大腺位于两侧大阴唇后 1/3 深部，腺管开口于处女膜与小阴唇之间，正常情况下看不到也触不到。当性交、分娩等情况污染外阴时，病原体侵入前庭大腺可引起炎症称前庭大腺炎（bartholinitis）。多见于育龄妇女，临床表现为前庭大腺导管炎或前庭大腺脓肿。

（一）病因及临床表现

1. 病因　主要病原体为葡萄球菌、大肠埃希菌、链球菌和肠球菌等的混合感染。随着性传播疾病发病率升高，淋病奈瑟菌及沙眼衣原体已成为常见病原体。

2. 临床表现

（1）前庭大腺导管炎：急性炎症时，病原体首先侵犯腺管，导致前庭大腺导管炎。临床表现为外阴部一侧疼痛、灼热感，行动不便。检查见局部皮肤红肿、发热、压痛明显，患侧腺体开口处充血，有时可见白色小点。

（2）前庭大腺脓肿：当腺管开口因肿胀或渗出物凝聚发生阻塞时，脓液不能外流则形成脓肿，称为前庭大腺脓肿（abscess of bartholin gland）。临床表现为外阴部一侧疼痛加剧，部分患者出现发热等全身症状，腹股沟淋巴结可呈不同程度增大。检查时见脓肿直径可达 3～6cm，局部可触及波动感。腺体开口明显充血及有脓液渗出。当脓肿内压力增大时，表面皮肤变薄，脓肿自行破溃，若破孔大，可自行引流，炎症较快消退而痊愈；若破孔小，引流不畅，则炎症持续不消退，并可反复急性发作。

（二）治疗

急性炎症发作时，需卧床休息，局部保持清洁。可取前庭大腺开口处分泌物做细菌、淋菌及衣原体培养，确定病原体。根据病原体选用抗生素。此外，可选用清热、解毒中药局部热敷或坐浴。脓肿形成后需沿内侧黏膜面行脓肿切开引流及造口术，并放置引流条。

三、前庭大腺囊肿

（一）病因

前庭大腺囊肿（bartholin cyst）系因前庭大腺管开口部阻塞，分泌物积聚于腺腔而形成。原因：①前庭大腺脓肿消退过程中，因腺管开口阻塞，囊腔内的脓液吸收后由腺体分泌物代替而形成囊肿；②先天性腺管狭窄或腺腔内黏液浓稠，分泌物排出不畅；③前庭大腺管损伤，如分娩时会阴与阴道裂伤后瘢痕阻塞腺管口，或会阴侧切开术损伤腺管。前庭大腺囊肿可继发感染形成脓肿并反复发作。

（二）临床表现

前庭大腺囊肿多为单侧，也可为双侧，囊肿大小不等，若囊肿小且无感染，患者可无自觉症状，往往在妇科检查时被发现；若囊肿大，患者可有外阴坠胀感或性交不适。检查见大阴唇后部下方囊肿，可向大阴唇外侧突起，呈椭圆形。

（三）治疗

多采用前庭大腺囊肿造口术，该术式简单，损伤小，术后还能保留腺体功能。

四、滴虫阴道炎

滴虫阴道炎（trichomonal vaginitis，TV）是由阴道毛滴虫引起的常见阴道炎。阴道毛滴虫适宜在温度 25～40℃、偏碱性（pH 5.2～6.6）的潮湿环境中生长，在 pH 5 以下或 pH 7.5 以上的环境中则不生长。月经前、后阴道 pH 发生变化，经后接近中性，故隐藏在腺体及阴道皱襞中的滴虫于月经前、后常得以繁殖，引起炎症发作。滴虫能消耗或吞噬阴道上皮细胞中的糖原，阻碍乳酸生成，使阴道 pH 升高。滴虫不仅寄生于阴道，还可侵入尿道或尿道旁腺，甚至膀胱、肾盂以及男方的包皮皱褶、尿道或前列腺。

（一）传播方式

1. 经性交直接传播　由于男性感染滴虫后常无症状，易成为感染源。

2. 间接传播　经公共浴池、浴盆、浴巾、游泳池、坐式便器、衣服、污染的器械及敷料等传播。

（二）临床表现

潜伏期为 4～28 日，25%～50% 患者感染初期无症状，主要症状和体征如下。

1. 外阴瘙痒　瘙痒部位主要为阴道口及外阴，间或有灼热、疼痛、性交痛等。

2. 阴道分泌物增多　分泌物典型特点为稀薄脓性、黄绿色、泡沫状、有臭味。

3. 其他症状　若合并尿道感染，可有尿频、尿痛，有时可见血尿。阴道毛滴虫能吞噬精子，并能阻碍乳酸生成，影响精子在阴道内存活，可致不孕。

4. 体征　妇科检查见阴道黏膜充血，严重者有散在出血点，宫颈甚至有出血斑点，形成"草莓样"宫颈，后穹隆有多量白带，呈灰黄色、黄白色稀薄液体或黄绿色脓性分泌物，常呈泡沫状。带虫者阴道黏膜无异常改变。

（三）诊断

典型病例容易诊断，若在阴道分泌物中找到滴虫即可确诊。最简便的方法是生理盐水悬滴法，取 1 滴 0.9% 氯化钠溶液于载玻片上，于阴道后壁取典型分泌物混于其中，立即低倍光学显微镜下检查，可见到呈波状运动的滴虫及增多的白细胞被推移。此方法的敏感性为 60% ～ 70%。对可疑患者，若多次悬滴法未能发现滴虫时，可送病理培养，准确性达 98% 左右。取分泌物前 24 ～ 48 小时避免性交、阴道灌洗或局部用药，取分泌物时窥器不涂润滑剂，分泌物取出后应及时送检并注意保暖，否则滴虫活动力减弱，造成辨认困难。

（四）治疗

因滴虫阴道炎可同时有尿道、尿道旁腺、前庭大腺滴虫感染，治愈此病应以全身用药为主，辅助局部治疗。主要治疗药物为硝基咪唑类。

1. 全身用药　初次治疗可选择甲硝唑 2g，单次口服；或替硝唑 2g，单次口服；或甲硝唑 400mg，每日 2 次，连服 7 日。口服药物的治愈率为 90% ～ 95%。服药后偶见胃肠道反应，如食欲减退、恶心、呕吐。此外，偶见头痛、皮疹、白细胞减少等，一旦发现应停药。甲硝唑能通过乳汁排泄，若在哺乳期用药，用药期间及用药后 24 小时内不宜哺乳。妊娠期滴虫阴道炎能否口服甲硝唑仍存在争议。目前认为甲硝唑虽可通过胎盘，但未发现妊娠期应用甲硝唑会增加胎儿畸形和（或）体细胞突变的风险，治疗方案为甲硝唑 400mg，每日 2 次，连服 7 日。

2. 局部用药　不能耐受口服药物或不适宜全身用药者，可选择阴道局部用药，或可以与全身用药同时使用。单独局部用药疗效不如全身用药，单纯局部用药的治愈率≤ 50%。方法：甲硝唑阴道泡腾片 200mg，每晚 1 次，阴道内用，连用 7 日。

3. 随访　部分滴虫阴道炎可于月经后复发，治疗后检查滴虫阴性时，仍应每次月经后复查白带，若 3 次检查均阴性，方为治愈。对治疗失败者增加甲硝唑疗程及剂量仍有效。

4. 注意事项　有复发症状的病例多数为重复感染。应注意避免重复感染，内裤及洗涤用的毛巾，应煮沸 5 ～ 10 分钟以消灭病原体，同时应对其性伴侣进行治疗。治疗期间避免性生活。

五、外阴阴道假丝酵母菌病

外阴阴道假丝酵母菌病（vulvovaginal candidiasis，VVC）是常见外阴、阴道炎症，也称外阴阴道念珠菌病。国外资料显示，约 75% 女性一生中至少患过 1 次外阴阴道假丝酵母菌病。

（一）病原体及诱发因素

80% ～ 90% 病原体为白假丝酵母菌，非白假丝酵母菌类占 10% ～ 20%，包括光滑假丝酵母菌、近平滑假丝酵母菌、热带假丝酵母菌等。假丝酵母菌适宜酸性环境生长，阴道 pH 适宜在 4.0 ～ 4.7，通常＜ 4.5。白假丝酵母菌为双相菌，有酵母相及菌丝相，酵母相为芽生孢子，在无症状寄居及传播中起作用；菌丝相为芽生孢子伸长成假菌丝，侵袭组织能力加强。假丝酵母菌对热的抵抗力不强，加热至 60℃ 1 小时即死亡；但对干燥、日光、紫外线及化学制剂等抵抗力较强。白假丝酵母菌为条件致病菌，当阴道内菌量极少时，呈酵母相，并不引起症状。在全身及阴道局部细胞免疫能力下降，假丝酵母菌大量繁殖，并转变为菌丝相，才出现症状。

常见发病诱因：①妊娠及糖尿病时阴道组织内糖原增加，酸度增高，有利于假丝酵母菌生长；②大量应用免疫抑制剂如皮质类固醇激素或免疫缺陷综合征，使机体抵抗力降低；③长期应用抗生素，抑制乳杆菌生长，破坏了阴道生态环境，有利于假丝酵母菌的繁殖；④胃肠道假丝酵母菌的感染，也可同时传染阴道；⑤其他诱因，如穿紧身化纤内裤及肥胖，也可使会阴局部温度及湿度增加，假丝酵母菌易于繁殖引起感染。

（二）传染途径

主要为内源性传染，假丝酵母菌作为条件致病菌，除了寄生阴道外，也可寄生于人的口腔、肠道，一旦条件适宜可引起感染。这三个部位的假丝酵母菌可互相传染；小部分患者可通过性交直接传染；也可通过接触感染的衣物间接传染。

（三）临床表现

主要表现为外阴瘙痒和阴道分泌物增多。①外阴瘙痒、灼痛，严重时坐卧不宁，异常痛苦，还可伴有尿频、尿痛及性交痛。②阴道分泌物增多，分泌物特征为白色稠厚呈凝乳状或豆渣样。③体征：妇科检查示外阴可见红斑、水肿，常伴有抓痕。阴道黏膜可见水肿、红斑，小阴唇内侧及阴道黏膜上附有白色块状物，擦除后露出红肿黏膜面，急性期还可见糜烂及浅表溃疡。目前根据其流行情况、临床表现、微生物学、宿主情况、治疗效果而分为单纯性外阴阴道假丝酵母菌病（uncomplicated VVC）和复杂性外阴阴道假丝酵母菌病（complicated　VVC），见表 15-1。

表 15-1　VVC 临床分类鉴别表

鉴别点	单纯性 VVC	复杂性 VVC
发生频率	散发或非经常发作	复发性或经常发作
临床表现	轻到中度	重度
真菌种类	白假丝酵母菌	非白假丝酵母菌
宿主情况	免疫功能正常	免疫力低下、应用免疫抑制剂、糖尿病、妊娠
治疗效果	好	欠佳

（四）诊断

典型病例不难诊断。若在分泌物中找到白假丝酵母菌的芽生孢子或假菌丝即可确诊。若有症状而多次涂片检查为阴性，或为顽固病例，为确诊是否为非白假丝酵母菌感染，可采用培养法。pH 测定具有重要鉴别意义，若 pH < 4.5，可能为单纯假丝酵母菌感染，若 pH > 4.5，并且涂片中有多量白细胞，可能存在混合感染。VVC 合并细菌性阴道病或滴虫性阴道炎是常见的混合感染，实验室分泌物检测具有鉴别意义。

（五）治疗

消除诱因，根据患者情况选择局部或全身应用抗真菌药物。停用广谱抗生素、雌激素及皮质类固醇激素。勤换内裤，用过的内裤、盆及毛巾均应用开水烫洗。

1. 局部用药　可选用下列药物放置阴道内：①咪康唑栓剂，每晚 1 粒（200mg），连用 7 日；或每晚 1 粒（400mg），连用 3 日；②克霉唑栓剂，每晚 1 粒（150mg），连用 7 日；或 1 粒（500mg），单次给药；③制霉菌素栓剂，每晚 1 粒（10 万 U），连用 10 ~ 14 日。

2. 全身用药　对不能耐受局部用药者、未婚妇女及不愿采用局部用药者可选用口服药物。常用药物：氟康唑 150mg，顿服；或伊曲康唑每次 200mg，每日 1 次，连服 3 ~ 5 日。对于单纯性 VVC，全身用药与局部用药的疗效相似，治愈率 80% ~ 90%；对于复杂性 VVC，如临床表现严重的 VVC，不良宿主的 VVC，无论局部用药还是口服药物，均应延长治疗时间，若为局部用药，延长至 7 ~ 14 日；若为口服氟康唑，则 72 小时后加服 1 次。

3. 复发性 VVC 的治疗　由于 VVC 容易在月经前复发，故治疗后应在月经前复查。若患者经治疗临床症状及体征消失，且真菌学检查阴性后又出现症状，真菌学检查阳性则称为复发。若一年内发作 ≥ 4 次则称复发性 VVC。抗真菌治疗分为初始治疗及维持治疗，对于反复复发的患者主张维持治疗：氟康唑 150mg，每周 1 次，共 6 个月；或克霉唑栓剂 500mg，每周 1 次，连用 6 个月；伊曲康唑 400mg，每月 1 次，连用 6 个月。在治疗前应做真菌培养确诊，治疗期间定期复查监测疗效及药物副作用，一旦发现副作用，立即停药。

4. 性伴侣治疗　约 15% 男性与女性患者接触后患有阴茎头炎，对有症状男性进行假丝酵母菌检查及治疗，以预防女性重复感染。无症状者无须治疗。

5. 妊娠期 VVC 的治疗　以局部治疗为主，禁用口服唑类药物。可选用克霉唑栓剂、硝酸咪康唑栓剂、制霉菌素栓剂，以 7 日疗法效果好。

案例 15-1 分析

病史特点：患者因肺炎，静脉滴注抗生素治疗 14 天，近 3 天觉外阴瘙痒，难以忍受，坐卧不宁。白带增多且呈豆渣样，用水清洗外阴无效。

临床特点：妇科检查发现外阴红肿，小阴唇内侧、阴道前庭和阴道壁附有白色膜状分泌物，不易擦拭，阴道壁充血明显。

临床分析：有明显诱因（因肺炎用抗生素治疗 14 日），外阴及阴道呈现炎症表现。白带增多豆渣样疑似外阴阴道假丝酵母菌病，应取阴道分泌物涂片检查以明确诊断。

辅助检查：阴道分泌物涂片找到白假丝酵母菌芽孢和假菌丝。

临床诊断：外阴阴道假丝酵母菌病。

处理：①消除诱因。根据病情停用或更换或减量抗生素应用，内裤、洗盆及毛巾用开水烫洗。②局部用药。如咪康唑栓剂每晚 1 粒（400mg），塞入阴道深部，连用 3 日。③可加口服抗真菌药物如氟康唑 150mg，顿服；或伊曲康唑每次 200mg，每日 1 次，连服 3 ~ 5 日。

六、细菌性阴道病

细菌性阴道病（bacterial vaginosis，BV）为阴道内正常菌群失调所致的一种混合感染。临床特征是阴道内有大量稀薄、腥臭味的分泌物，但阴道黏膜病理上无炎症改变。

（一）病因

正常阴道内以乳杆菌占优势。当为细菌性阴道病时，阴道内乳杆菌减少而其他细菌大量繁殖，主要有加德纳菌、动弯杆菌、普雷沃菌、消化链球菌等厌氧菌及人型支原体，其中以厌氧菌居多，厌氧菌数量可增加 100～1000 倍。其原因仍不清楚，推测可能与频繁性交、多个性伴侣或阴道灌洗使阴道碱化有关。

（二）临床表现

10%～40% 患者无临床症状，有症状者主要表现为阴道分泌物增多，有腥臭味，尤其性交后加重，可伴有轻度外阴瘙痒或烧灼感。分泌物有腥臭味的原因为厌氧菌繁殖过程中产生多量的胺类物质如尸胺、腐胺、三甲胺等所致。检查见阴道黏膜无充血的炎症表现，分泌物特点为灰白色、均匀一致、稀薄，常黏附于阴道壁，但黏度很低，容易将分泌物从阴道壁拭去。

（三）诊断

下列 4 项中有 3 项阳性即可临床诊断为细菌性阴道病：①匀质、稀薄、白色阴道分泌物，常黏附于阴道壁。②阴道 pH > 4.5。③胺臭味试验（Whiff test）阳性。取少许分泌物放在玻片上，加入 10% 氢氧化钾 1～2 滴，产生一种烂鱼肉样腥臭气味为阳性。④线索细胞阳性：取少许分泌物放在玻片上，加 1 滴生理盐水混合，在高倍镜下寻找线索细胞，线索细胞数量占鳞状上皮细胞比例大于 20%，即为线索细胞阳性，可诊断为细菌性阴道病。线索细胞是阴道脱落的表层细胞，在其边缘贴附颗粒状物，使细胞边缘不清。这些颗粒为各种厌氧菌，尤其是加德纳菌。细菌性阴道病是正常的菌群失调，因此，做细菌定性培养在诊断中意义不大。目前，已有细菌性阴道病试剂盒供临床应用，如细菌性阴道病定性检测。本病应与其他阴道炎相鉴别（表 15-2）。

表 15-2　细菌性阴道病与其他阴道炎的鉴别诊断

鉴别点	细菌性阴道病	外阴阴道假丝酵母菌病	滴虫阴道炎
症状	分泌物增多，无或轻度瘙痒	重度瘙痒，烧灼感	分泌物增多，烧灼感
分泌物特点	白色，匀质，腥臭味	白色，豆渣样	稀薄，脓性，泡沫状
阴道黏膜	正常	水肿，红斑	散在出血点
阴道 pH	> 4.5（4.7～5.7）	< 4.5	> 5.0（5.0～6.5）
胺臭味试验	阳性	阴性	阳性
显微镜检查	线索细胞	芽孢及假菌丝	阴道毛滴虫
	极少白细胞	少量白细胞	多量白细胞

（四）治疗

治疗原则为选用抗厌氧菌药物，主要有甲硝唑、克林霉素。甲硝唑抑制厌氧菌生长，而不影响乳杆菌生长，是较理想的治疗药物。

1. 全身用药　首选甲硝唑 400mg，每日 2 次，口服，共 7 日；或替硝唑 2g，单次口服；或克林霉素 300mg，每日 2 次，连服 7 日。

2. 局部药物治疗　2% 克林霉素软膏阴道涂布，每次 5g，每晚 1 次，连用 7 日；或甲硝唑阴道泡腾片 200mg，每晚 1 次，连用 7～10 日。口服药物与局部用药疗效相似，治愈率在 80% 左右。配合阴道用乳杆菌制剂可以重建阴道微生态，提高疗效。

3. 性伴侣的治疗　本病虽与多个性伴侣有关，但对性伴侣给予治疗并未改善治疗效果及降低其复发，因此，性伴侣不需常规治疗。

4. 妊娠期细菌性阴道病的治疗　由于本病与不良妊娠结局有关，可能与羊膜绒毛膜炎、胎膜早破、早产有关。因此对任何有症状的细菌性阴道病孕妇及无症状的高危孕妇（有胎膜早破、早产史）均需治疗。

由于细菌性阴道病可导致子宫内膜炎、盆腔炎性疾病等，拟行宫腔操作、子宫切除或经阴道手术的患者均应行细菌性阴道病检测，阳性结果患者无论有无症状均应给予治疗。

七、萎缩性阴道炎

萎缩性阴道炎（atrophic vaginitis）为雌激素水平降低、阴道局部抵抗力下降引起。

（一）病因

自然绝经及卵巢去势后妇女，因卵巢功能衰退，雌激素水平降低，阴道壁萎缩，黏膜变薄，上皮细胞内糖原减少，阴道内 pH 增高，常接近中性，局部抵抗力降低，致病菌容易入侵繁殖引起炎症。

（二）临床表现

主要症状为阴道分泌物增多及外阴瘙痒、灼热感。阴道分泌物稀薄，呈淡黄色，感染严重者出现脓血性白带，可伴有性交痛。检查见阴道呈老年性改变，阴道壁皱襞消失、菲薄。阴道黏膜充血，有散在小出血点或点状出血斑，有时见浅表溃疡。溃疡面可发生粘连，严重时造成狭窄甚至闭锁，炎症分泌物引流不畅形成阴道积脓或宫腔积脓。

（三）诊断

根据绝经、手术切除卵巢史或盆腔放射治疗史及临床表现，诊断一般不难，但它是排除性诊断，应注意排除其他类型的阴道炎症、子宫恶性肿瘤及阴道癌。老年性阴道炎患者阴道分泌物检查，显微镜下见大量基底层细胞及白细胞，无滴虫及假丝酵母菌。对有血性白带者，需常规做子宫颈防癌筛查，必要时行分段诊刮术；对阴道壁肉芽组织及溃疡需排除阴道癌，必要时行局部活组织检查。

（四）治疗

治疗原则为抑制细菌生长，增加阴道抵抗力。

1. 抑制细菌生长　应用抗生素如甲硝唑 200mg 或诺氟沙星 100mg，放于阴道深部，每日 1 次，7～10 日为一疗程。

2. 增加阴道抵抗力　针对病因给予雌激素制剂，可局部给药，也可全身给药。雌三醇软膏局部涂抹，每日 1～2 次，连用 14 天。全身用药可口服替勃龙 1.25～2.5mg，口服，每日 1 次。也可选用其他雌激素制剂，有不明原因阴道流血、乳癌或子宫内膜癌患者慎用口服雌激素制剂。

八、婴幼儿外阴阴道炎

婴幼儿外阴阴道炎（infantile vaginitis）是因婴幼儿外阴皮肤黏膜薄、雌激素水平低或阴道内异物引起，常见于 5 岁以下婴幼儿。

（一）病因

由于婴幼儿的解剖、生理特点，其外阴阴道容易发生炎症。①婴幼儿外阴未完全发育成熟，大小阴唇不能遮盖尿道口及阴道前庭，细菌容易侵入；②婴幼儿阴道环境与成人不同，新生儿出生后 2～3 周，母体来源的雌激素水平下降，自身雌激素水平低，阴道上皮薄，糖原少，乳杆菌没有成为优势菌，阴道抵抗力差，易受其他细菌感染；③如果婴幼儿卫生习惯不良，外阴不洁、尿液及粪便污染、外阴损伤或蛲虫感染，均可引起炎症；④阴道内误放异物，造成继发感染。

（二）临床表现

主要症状为阴道分泌物增多，呈脓性。临床上多由监护人发现婴幼儿内裤有脓性分泌物而就诊。大量分泌物刺激引起外阴瘙痒，患儿哭闹、烦躁不安或用手搔抓外阴。部分患儿伴有下泌尿道感染，出现尿急、尿频、尿痛，检查可见外阴、阴蒂、尿道口、阴道口黏膜充血、水肿，有时可见脓性分泌物自阴道口流出，小阴唇可发生粘连。粘连的小阴唇有时遮盖阴道口及尿道口，粘连的上、下方可各有一裂隙，尿自裂隙排出。

（三）诊断

婴幼儿语言表达能力差，采集病史常需详细询问患者监护人。结合症状及查体所见，通常可做出初步诊断。可用细棉拭子或吸管取阴道分泌物作病原学检查，以明确病原体；必要时做细菌及真菌培养。必要时还应做肛诊排除阴道异物及肿瘤。对有小阴唇粘连者，应注意与外生殖器畸形鉴别。

（四）治疗

1. 保持外阴清洁、干燥，减少摩擦。

2. 针对病原体选择相应口服抗生素治疗，或用吸管将抗生素溶液滴入阴道。

3. 对症处理。有蛲虫者，给予驱虫治疗；若阴道内有异物，应及时取出；小阴唇粘连者外涂雌激素软膏后，多可松解，严重者应分离粘连，并涂以抗生素软膏。

（刘丽丽）

第三节　子宫颈炎症

子宫颈炎症（简称宫颈炎）是妇科常见疾病之一。它包括子宫颈阴道部炎症及子宫颈管黏膜炎症。由于子宫颈管黏膜上皮为单层柱状上皮，易受分娩、性交及宫腔操作的损伤，抗感染能力较差，容易发生感染，并且子宫颈管黏膜皱襞多，一旦发生感染，很难将病原体完全清除，故容易导致慢性宫颈炎。

案例 15-2

患者，女性，33 岁，因阴道分泌物增多 2 个月，性交后出血 2 次就诊。患者于 5 年前足月顺产分娩 1 男婴，产后阴道分泌物较分娩前增多，多为乳白色黏液，偶有淡黄脓性；近 2 个月阴道分泌物增多呈黄色脓性、伴有腥臭味，近 2 次性交后出现少许阴道出血，2018 年 11 月 25 日来门诊就诊。平素月经规则，末次月经 2018 年 11 月 1 日，量如常，经期持续 6 天。宫内避孕器避孕 3 年。

妇科检查：外阴正常，阴道内见黄色分泌物；子宫颈肥大，上唇呈糜烂样外观，有触血，子宫颈管可见黄色脓性分泌物；于 5 点、8 点各有一个直径 0.3cm 的囊肿，呈青白色；子宫前位，正常大小，质实，无压痛，活动；双附件未见异常。

问题：

1. 根据病史和检查，首先应考虑什么诊断？

2. 应注意排除什么疾病？

3. 如何明确诊断？如何给出处理建议？如何预防？

一、急性宫颈炎

急性宫颈炎（acute cervicitis）指子宫颈发生的急性炎症，表现为局部充血、水肿，上皮变性、坏死，黏膜、黏膜下组织、腺体周围见大量中性粒细胞浸润，可见脓性分泌物。

（一）病因及病原体

急性宫颈炎主要病原体为葡萄球菌、链球菌、肠球菌等一般化脓性细菌。随着性传播疾病的增加，急性宫颈炎已成为常见疾病，且以黏液脓性宫颈炎（mucopurulent cervicitis，MPC）最常见。其病原体主要为淋病奈瑟菌及沙眼衣原体。但部分 MPC 的病原体不清。病原体首先感染子宫颈管柱状上皮，沿黏膜面扩散引起浅层感染，病变以子宫颈管明显。淋病奈瑟菌除子宫颈管柱状上皮外，还常侵袭尿道移行上皮、尿道旁腺及前庭大腺。葡萄球菌、链球菌更易累及宫颈淋巴管，侵入子宫颈间质深部。

（二）病理

子宫颈红肿，子宫颈管黏膜充血、水肿，子宫颈外口可见脓性分泌物流出。镜下见子宫颈黏膜及黏膜下组织、腺体周围大量中性粒细胞浸润，腺腔内可见脓性分泌物，血管充血。

（三）临床表现

部分患者无症状。有症状者表现为阴道分泌物增多，呈黏液脓性，因阴道分泌物的刺激，可出现外阴瘙痒及灼热感，也可有经间期出血、性交后出血等症状。此外，常伴有下泌尿道症状，如尿急、尿频、尿痛。妇科检查见子宫颈充血、水肿、黏膜外翻，有脓性分泌物从子宫颈管流出，子宫颈触痛，质脆，触之易出血。若为淋病奈瑟菌感染，因尿道旁腺、前庭大腺受累，可见尿道口、阴道口黏膜充血、水肿以及多量脓性分泌物。

（四）诊断

根据临床表现做出初步诊断。擦去子宫颈外口表面分泌物后，用小棉拭子插入子宫颈管内取出，肉眼看到白色棉拭子上有黄色或黄绿色黏液脓性分泌物，子宫颈管分泌物涂片革兰氏染色，显微镜检中性粒细胞 > 30/HP，或阴道分泌物湿片镜检白细胞 > 10/HP，可诊断 MPC。对 MPC 者应做子宫颈分泌物的淋病奈瑟菌及沙眼衣原体检测，以明确病原体。同时应注意是否有上生殖道的感染。

（五）治疗

主要为抗生素药物治疗。可根据不同情况采用针对病原体的抗生素。

1. 单纯急性淋病奈瑟菌性宫颈炎　主张大剂量、单次给药，常用的药物有第三代头孢菌素，如头孢曲松钠 250mg，单次肌内注射；或头孢克肟 400mg，单次口服；或氨基糖苷类的大观霉素 4g，单次肌内注射。由于淋病奈瑟菌感染常伴有衣原体感染，因此，若为淋菌性宫颈炎，治疗时除选用抗淋病奈瑟菌的药物外，同时应用抗衣原体感染药物。

2. 沙眼衣原体感染所致宫颈炎　治疗药物有：四环素类如多西环素；大环内酯类如红霉素类和阿奇霉素；或喹诺酮类如氧氟沙星。①四环素类：如多西环素 100mg，每日 2 次，连服 7 日；米诺环素 0.1g，每日 2 次，连服 7 ～ 10 日。②大环内酯类：主要有阿奇霉素 1g，单次顿服；克拉霉素 0.25g，每日 2 次，连服 7 ～ 10 日；红霉素 500mg，每日 4 次，连服 7 日。③氟喹诺酮类：主要有氧氟沙星 300mg，每日 2 次，连服 7 日；左氧氟沙星 500mg，每日 1 次，连服 7 日；莫西沙星 400mg，每日 1 次，连服 7 日。

3. 合并细菌性阴道病　同时治疗细菌性阴道病，否则将导致宫颈炎持续存在。

4. 性伴侣的处理　若宫颈炎患者的病原体为淋病奈瑟菌或沙眼衣原体，应对其性伴进行相应的检查及治疗。

二、慢性宫颈炎

慢性宫颈炎（chronic cervicitis）可由急性宫颈炎未治疗或治疗不彻底转变而来，部分患者无急性宫颈炎病史，直接表现为慢性宫颈炎。主要病原体为葡萄球菌、链球菌、大肠埃希菌及厌氧菌，常因分娩、流产或手术损伤宫颈后，病原体侵入而引起感染。其次为性传播疾病的病原体，如淋病奈瑟菌、沙眼衣原体。卫生不良或雌激素缺乏，局部抗感染能力差，也易引起慢性宫颈炎。

（一）病理

慢性宫颈炎是一个慢性病理过程，常见的病理改变如下。

1. 慢性宫颈管黏膜炎　病变局限于宫颈管黏膜及黏膜下组织，宫颈阴道部外观光滑，宫颈外口可见有脓性分泌物，有时子宫颈管黏膜增生向外突出，可见子宫颈口充血、发红。由于宫颈管黏膜及黏膜下组织炎症反应和结缔组织增生，可使子宫颈肥大。

2. 宫颈息肉　由于宫颈管局部长期慢性炎症刺激，子宫颈管黏膜增生且向宫颈外口突出而形成息肉。可一个或多个不等，色红，呈舌形，直径一般约 1cm，质软而脆，易出血，息肉蒂细长，根部多附着于宫颈外口，少数在宫颈管壁。光镜下见息肉表面覆盖单层高柱状上皮，中心为结缔组织伴有充血、水肿及炎症细胞浸润。子宫颈息肉极少恶变，但若炎症存在则易复发。

3. 宫颈肥大　由于慢性炎症的长期刺激，宫颈组织充血、水肿，腺体和间质增生，还可能在腺体深部有黏液潴留形成囊肿，使宫颈呈不同程度肥大、硬度增加，但表面多光滑，有时可见到宫颈腺囊肿突起。

（二）临床表现

慢性宫颈炎多无症状，少数患者表现为阴道分泌物增多。呈淡黄色或脓性，可有血性白带或接触性出血（妇检或性交后）。若炎症沿宫骶韧带扩散到盆腔，可有腰骶部疼痛、下腹坠痛等。宫颈黏稠脓性分泌物不利于精子穿过，可造成不孕。妇科检查时可见宫颈有不同程度糜烂样改变、肥大、充血、水肿，有时质较硬，或可见宫颈息肉及宫颈囊肿。

（三）诊断

根据临床表现做出慢性宫颈炎的诊断并不困难，但需要分泌物中查找病原体，对有性传播疾病的高危妇女，应做淋病奈瑟菌及衣原体的相关检查。还应注意与宫颈的常见病理生理改变相鉴别。

1. 宫颈柱状上皮异位　除慢性宫颈炎外，宫颈生理性的柱状上皮异位也表现为子宫颈的糜烂样外观。生理性柱状上皮异位是宫颈管内的柱状上皮生理性外移至子宫颈阴道部，由于柱状上皮菲薄，其下间质透出而成肉眼所见的红色。曾将此种情况称为"宫颈糜烂"，并认为是慢性宫颈炎最常见的病理类型之一。目前已明确"宫颈糜烂"并不是病理学上的上皮溃疡、缺失所致的真性糜烂，也与慢性宫颈炎的定义即间质中出现慢性炎症细胞浸润并不一致。因此，宫颈糜烂样改变只是一个临床征象，可为生理性改变，也可为病理性改变。生理性柱状上皮异位多见于青春期、生育期妇女雌激素分泌旺盛者、口服避孕药或妊娠期，由于雌激素的作用，鳞柱交界部外移，宫颈局部呈糜烂样改变外观。

2. 宫颈腺囊肿（Naboth cyst） 宫颈腺囊肿绝大多数情况下是宫颈的生理性变化。子宫颈转化区内鳞状上皮取代柱状上皮过程中，新生的鳞状上皮覆盖子宫颈腺管口或伸入腺管，将腺管口阻塞，导致腺体分泌物引流受阻，潴留形成囊肿。宫颈局部损伤或宫颈性慢性炎症使腺管口狭窄，也可导致宫颈腺囊肿形成。浅部的子宫颈腺囊肿检查见宫颈表面突出单个或多个青白色小囊泡，容易诊断。深部的子宫颈腺囊肿，宫颈表面无异常，表现为子宫颈肥大，应与宫颈癌鉴别。

3. 宫颈鳞状上皮内病变（squamous intraepithelial lesion，SIL） SIL 及早期宫颈癌时，宫颈也可呈糜烂样外观，因此，对于子宫颈糜烂样改变者需进行子宫颈细胞学检查和（或）HPV 检测，必要时行阴道镜及子宫颈活组织检查。宫颈息肉应与子宫颈及子宫体的恶性肿瘤相鉴别，因为后两者也可呈息肉状，从子宫颈口突出。鉴别方法：行阴道镜子宫颈活组织检查或宫颈息肉切除，病理组织学检查确诊。除慢性炎症外，内生型宫颈癌尤其腺癌也可引起宫颈肥大，因此对宫颈肥大者，需行子宫颈细胞学检查，必要时行子宫颈管搔刮术，病理诊断鉴别。

案例 15-2 分析（1）

患者 5 年前足月顺产分娩一男婴，阴道分泌物明显较分娩前增多，多为乳白色黏液间淡黄脓性，考虑有子宫颈炎症可能。近 2 个月阴道分泌物增多、呈黄色脓性，伴有腥臭味，近 2 次性交后出现少许阴道出血，可能是宫颈炎的表现。妇科检查：阴道见黄色分泌物，宫颈肥大，上唇呈颗粒状糜烂样外观，触之易出血，子宫颈管可见黄色脓性分泌物；子宫前位，正常大小，质实，无压痛，活动；双侧附件未见异常。

该患者诊断首先应考虑为宫颈炎的可能。

应进一步做宫颈管分泌物的白细胞检测、微生物学检查及药物敏感试验，查找病原体；做 HPV 和宫颈细胞学检查，排除子宫颈鳞状上皮内病变或宫颈癌。

（四）治疗

慢性宫颈炎以局部治疗为主，根据病理类型采用不同的治疗方法。对于无症状的生理性柱状上皮异位所形成的糜烂样改变无须处理。对于有乳头状增生或接触出血等症状的可以物理治疗，包括激光、冷冻、微波等方法。也可应用阴道栓剂作为物理治疗前后的辅助治疗。

物理治疗注意事项：①治疗前，应常规做宫颈癌筛查；②急性生殖器炎症为物理治疗禁忌证；③治疗时间选择在月经干净后 3～7 日进行；④物理治疗后有阴道分泌物增多，甚至有大量水样排液，在术后 1～2 周脱痂时可有少许出血；⑤在创面尚未完全愈合期间（8 周内）禁盆浴、性交和阴道冲洗；⑥物理治疗有引起术后出血、子宫颈管狭窄、不孕、感染的可能。治疗后需定期复查，观察创面愈合情况直到痊愈，同时应注意有无子宫颈管狭窄。

1. 慢性子宫颈管黏膜炎 持续性感染应根据宫颈管分泌物培养及药敏试验结果，采用相应抗感染药物。对于沙眼衣原体及淋病奈瑟菌感染者需注意性伴侣的治疗。病原体不清者，可试用物理治疗。

2. 子宫颈息肉 行子宫颈息肉摘除术，将切除息肉送病理组织学检查。

3. 子宫颈腺囊肿 对小的子宫颈腺囊肿，无任何临床症状可不予处理；若囊肿大，或合并感染，可用微波治疗，或采用激光照射将囊肿刺破，把囊内液放出。

（五）预防

积极治疗急性宫颈炎；定期妇科检查，发现宫颈炎症应予以积极治疗；避免分娩时或器械损伤宫颈；产后发现子宫颈裂伤应及时缝合。

案例 15-2 分析（2）

宫颈管分泌物涂片革兰氏染色，显微镜检中性粒细胞 5～10/HF；分泌物检测报告为沙眼衣原体感染；宫颈细胞学检查示："未见宫颈鳞状上皮内瘤变"，HPV（-）。

可确诊：慢性宫颈炎。

治疗可以应用阴道栓剂治疗，同时口服阿奇霉素或克拉霉素，炎症消退后若无症状，可以观察；若仍有接触出血可以选择微波或冷冻等物理治疗。

（刘丽丽）

第四节　盆腔炎性疾病

盆腔炎性疾病（pelvic inflammatory disease，PID）指女性上生殖道及其周围组织的炎症，可局限，也可同时累及多个部位。常见的如输卵管炎、输卵管卵巢脓肿、子宫内膜炎、盆腔腹膜炎等，易发于性活跃的育龄期妇女。

急性盆腔炎性疾病若不及时医治或者未能治愈，易转为慢性盆腔炎，导致不孕、异位妊娠、慢性盆腔痛等；疾病进展则可引起弥漫性腹膜炎、败血症、感染性休克，重者危及生命。因此，盆腔炎性疾病的不良预后将会给患者、患者家庭以及社会带来一系列的问题。

一、病原体及其致病特点

约85%的盆腔炎性疾病由细菌性阴道病或宫颈病原体导致，约15%归因于呼吸道或消化道微生物异位于下生殖道。盆腔炎性疾病的病原体按来源可分为两类。

1. 内源性病原体　寄居于阴道内的菌群，包括单纯厌氧菌、单纯需氧菌，或厌氧菌及需氧菌混合感染。70%～80%的盆腔脓肿可培养出厌氧菌；同时，厌氧菌感染易造成盆腔脓肿及感染性血栓静脉炎，脓液有粪臭和气泡。主要的厌氧菌包括脆弱类杆菌、消化球菌等；需氧菌或兼性厌氧菌包括金黄色葡萄球菌、溶血性链球菌等。

2. 外源性病原体　主要为经性传播途径的病原体，如淋病奈瑟菌、衣原体、支原体，其他还有铜绿假单胞菌、结核分枝杆菌等。

二、感染途径

1. 沿生殖道黏膜上行蔓延　病原体侵入外阴、阴道，或阴道内菌群沿宫颈黏膜、子宫内膜、输卵管黏膜蔓延至卵巢、腹腔，此为非妊娠期非产褥期女性盆腔感染的最主要途径（图15-1）。淋病奈瑟菌、衣原体及葡萄球菌等亦常沿此途径扩散。性传播的衣原体已被确定为导致宫颈炎、子宫内膜炎、输卵管炎和不孕的原因，来自前瞻性研究的数据表明，约15%未经治疗的衣原体感染进展为临床诊断的盆腔炎。淋球菌感染后盆腔炎的风险可能更高。

2. 经淋巴系统蔓延　病原体经外阴、阴道、宫颈或宫体创伤处淋巴管侵入盆腔结缔组织及内生殖器其他部分，此为产褥感染、流产后感染及放置宫内节育器后感染的主要途径（图15-2）。厌氧菌、链球菌及大肠埃希菌多沿此途径蔓延。

3. 经血液循环传播　病原体侵入人体其他系统后经血液循环感染生殖器官。此途径多为结核分枝杆菌感染（图15-3）。

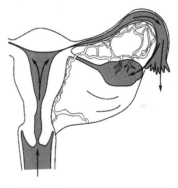

图15-1　炎症经黏膜上行蔓延

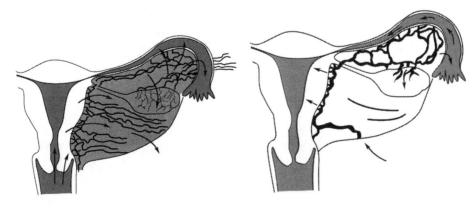

图15-2　炎症经淋巴系统蔓延　　　　　图15-3　炎症经血液循环传播

4. 直接蔓延　腹腔其他脏器感染后直接蔓延至内生殖器官，如阑尾炎可引起右输卵管炎等。

三、诱发因素

1. 宫腔操作后感染 在行人工流产、刮宫术、放置宫内节育器、输卵管通液术等过程中，若消毒不严格或术前适应证选择不当，可导致下生殖道内源性病原体沿生殖道黏膜上行感染；生殖器官原有炎症经手术干扰亦可引起扩散。

2. 感染性疾病 下生殖道性传播疾病，如淋菌性宫颈炎、衣原体性宫颈炎及细菌性阴道病均与盆腔炎性疾病密切相关。

3. 性生活不洁 盆腔炎性疾病多发生在女性性活跃期，性生活过早、多个性伴侣、性生活过频、性伴侣有性传播疾病者尤为高发。

4. 经期卫生不良 使用不洁月经垫、经期性交等均可导致病原体侵入而引起炎症；此外，经常做阴道冲洗者其盆腔炎性疾病发生率也较高。

5. 邻近器官炎症 阑尾炎、腹膜炎等可蔓延至盆腔，病原体主要为大肠埃希菌。

四、病理及发病机制

1. 急性子宫内膜炎及急性子宫肌炎 子宫内膜充血、水肿，伴炎症渗出物；严重者可发生内膜坏死、脱落，形成溃疡。

2. 急性输卵管炎、输卵管积脓、输卵管卵巢脓肿 急性输卵管炎因传播途径不同而有不同的病变特点。

（1）炎症沿生殖道黏膜上行蔓延，首先引起输卵管黏膜炎，造成黏膜肿胀、间质水肿、充血、中性粒细胞浸润。感染导致输卵管上皮表面、输卵管和卵巢腹膜表面的纤维素性或化脓性炎症损伤，导致瘢痕形成、粘连；并可引起输卵管部分或全部阻塞，从而使脓液积聚于管腔内，导致输卵管积脓。除直接引起输卵管上皮损伤外，致病菌释放的内毒素可引起输卵管纤毛大量脱落，最终导致输卵管运输功能减退、丧失。此外，感染后引起的交叉免疫反应可损伤输卵管，造成输卵管纤毛上皮细胞选择性丢失，输卵管黏膜功能、结构严重破坏，盆腔广泛粘连，导致配子运输障碍，从而引起输卵管因素不孕或异位妊娠。

（2）病原菌通过宫颈的淋巴播散到宫旁结缔组织，首先侵及浆膜层，然后累及肌层，而输卵管黏膜层可不受累或受累极轻，增厚的肌壁压迫管腔，导致宫腔变小。

（3）卵巢单侧炎症少见，输卵管炎症导致伞端粘连，波及卵巢而发生卵巢周围炎，称输卵管卵巢炎。白膜是卵巢良好的防御屏障，但当卵巢排卵时，炎症可通过卵巢排卵的破孔侵入卵巢实质形成卵巢脓肿，脓肿壁与输卵管积脓粘连并穿通，形成输卵管卵巢脓肿。输卵管卵巢脓肿可为一侧或两侧病变，多位于子宫后方或子宫阔韧带后叶及肠管间粘连处，可破入直肠或阴道，若破入腹腔则引起弥漫性腹膜炎。

3. 急性盆腔腹膜炎 盆腔内器官发生严重感染时，往往蔓延到盆腔腹膜，炎症使腹膜充血、水肿，并有少量纤维素的渗出液，导致盆腔脏器粘连。当有大量脓性渗出液积聚于粘连的间隙内，可形成散在小脓肿；积聚于直肠子宫陷凹处则形成盆腔脓肿，较多见。脓肿的前面为子宫，后方为直肠，顶部为粘连的肠管及大网膜，脓肿可破入直肠而使症状突然减轻，也可破入腹腔引起弥漫性腹膜炎。

4. 急性盆腔结缔组织炎 病原体经淋巴管进入盆腔结缔组织而引起充血、水肿及中性粒细胞浸润。宫旁结缔组织出现局部增厚，边界不清，且逐渐向两侧盆壁呈扇形浸润，若组织化脓则形成盆腔腹膜外脓肿，可自发破入直肠或阴道。

5. 败血症及脓毒血症 当病原体毒性强、数量多、患者抵抗力降低时，常发生败血症。若控制不及时，有可能发展成感染性休克，甚至死亡。发生感染后，若身体其他部位发现多处炎症病灶或脓肿者，应考虑有脓毒血症存在，但需经血培养证实（图 15-4）。

6. 肝周围炎（Fitz-Hugh-Curtis 综合征） 指肝脏包膜炎症而无肝实质损害的肝周围炎。淋病奈瑟菌及衣原体感染均可引起。

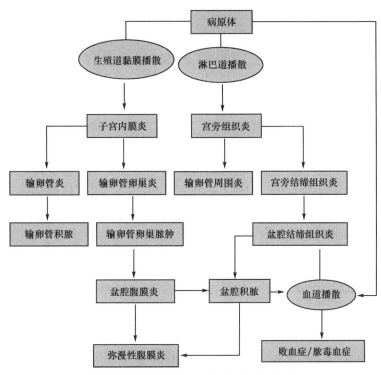

图 15-4 急性盆腔炎的病理生理示意图

五、临床表现

（一）症状

月经期间或月经后不久突然出现严重的下腹疼痛一直是用于识别急性盆腔炎的典型症状。常见下腹痛、发热、阴道分泌物增多，可呈脓性。下腹痛多为持续性，活动或性交后加重。月经期发病可出现经量增多、经期延长。严重者可有寒战、高热、头痛、食欲缺乏等症状。若有腹膜炎，则出现消化系统症状如恶心、呕吐、腹胀、腹泻等。若有脓肿形成，可有下腹包块及局部压迫刺激症状：如子宫前方的包块可出现膀胱刺激症状；子宫后方的包块可有直肠刺激症状；腹膜外的包块可致腹泻、里急后重感和排便困难。若有输卵管炎的症状及体征并同时有右上腹疼痛者，应怀疑有 Fitz-Hugh-Curtis 综合征。腹痛突然加剧、寒战、高热、恶心、呕吐、腹胀或有中毒性休克表现，应考虑脓肿破裂。随着淋球菌感染率的下降，非典型、较温和的临床表现已变得更加常见。

（二）体征

急性病容，体温升高，心率加快，下腹部有压痛、反跳痛及肌紧张，严重者可出现腹胀、肠鸣音减弱或消失。盆腔检查：①阴道可有充血，有大量脓性臭味分泌物；②宫颈充血、水肿、举摆痛，可见脓性分泌物从宫口流出；③穹隆触痛明显，盆腔脓肿形成则后穹隆饱满。若位置较低，可扪及后穹隆或侧穹隆有肿块且有波动感；④宫体稍大，有压痛，活动受限；⑤子宫两侧压痛明显，若为单纯输卵管炎，可触及增粗的输卵管，压痛明显；若为输卵管积脓或输卵管卵巢脓肿，则可触及包块且压痛明显，包块不活动；宫旁结缔组织炎时，可扪及宫旁一侧或两侧片状增厚，或两侧宫骶韧带高度水肿、增粗，压痛明显；三合诊常能协助进一步了解盆腔情况。

六、诊断及鉴别诊断

根据病史、症状和体征可做出初步诊断。由于盆腔炎性疾病的临床表现变异较大，临床诊断准确性不高。2015 年美国疾病预防控制中心（Center for Disease Control and Prevention，CDC）推荐的盆腔炎症疾病的诊断标准（表 15-3）。

表 15-3 盆腔炎性疾病的诊断标准（美国 CDC 诊断标准，2015 年）

最低标准：
宫颈举、摆痛，或子宫压痛或附件区压痛

附加标准：
　体温超过 38.3℃（口腔测量）
　宫颈异常黏液脓性分泌物或脆性增加
　阴道分泌物涂片出现大量白细胞
　红细胞沉降率升高
　血 C 反应蛋白升高

特异标准：
　子宫内膜活检组织学证实子宫内膜炎
　阴道超声或磁共振检查显示输卵管增粗，输卵管积液，伴或不伴有盆腔积液、输卵管卵巢肿块，腹腔镜检查发现盆腔炎疾病
　　征象

诊断上采用 3 个标准，即最低标准、附加标准和特异标准。治疗以采用广谱、经验性抗生素为主。

1. 最低标准（minimum criteria） 提示在性活跃的年轻女性或者具有性传播疾病的高危人群，若出现下腹痛，并可排除其他原因引起下腹痛的原因，妇科检查符合最低诊断标准，即可给予经验性抗生素治疗。

2. 附加标准（additional criteria） 可增加最低诊断标准的特异性，多数盆腔炎性疾病患者有子宫颈黏液脓性分泌物，或阴道分泌物 0.9% 氯化钠溶液涂片中见到大量白细胞，若子宫颈分泌物正常并且镜下见不到白细胞，盆腔炎性疾病的诊断需慎重，应考虑其他引起腹痛的疾病。阴道分泌物检查还可同时发现是否合并阴道感染，如细菌性阴道病及滴虫阴道炎。

3. 特异标准（special criteria） 基本可诊断盆腔炎性疾病，但由于除超声检查及磁共振检查外，均为有创检查，特异标准仅适用于一些有选择的病例。腹腔镜诊断盆腔炎性疾病标准：①输卵管表面明显充血；②输卵管壁水肿；③输卵管伞端或浆膜面有脓性渗出物。腹腔镜诊断准确，并能直接采取感染部位的分泌物做细菌培养，但临床应用有一定局限性。

所有疑似盆腔炎的患者都应接受宫颈或阴道核酸扩增检测淋球菌和沙眼衣原体感染；如果结果为阳性，则盆腔炎存在的可能性大大增加。应该评估阴道液中白细胞数量的增加（每个上皮细胞超过一个中性粒细胞）和细菌性阴道病的迹象，包括细胞边缘被附着的细菌（即线索细胞）遮蔽的阴道上皮细胞，pH 升高，以及添加氢氧化钾后有胺味（"嗅觉"试验阳性）。正常情况下，细菌性阴道病是一种非炎症状态，如果白细胞伴随线索细胞，这表明是盆腔炎。应常规进行妊娠试验以排除异位妊娠。HIV 会增加输卵管卵巢脓肿的风险，因此应完善 HIV 的血清学检测。红细胞沉降率或 C 反应蛋白水平升高可以提高盆腔炎诊断的特异性。

完成盆腔炎性疾病诊断后，需进一步明确是由何种病原体引起；建议以子宫颈管分泌物及后穹隆穿刺液涂片、培养及进行核酸扩增检测。

盆腔炎性疾病需要与急性阑尾炎、输卵管妊娠流产或破裂、卵巢囊肿蒂扭转或破裂等急腹症加以鉴别。

七、治 疗

盆腔炎的治疗原则为使用广谱抗菌药物联合方案来覆盖可能的病原体，足量用药。抗生素治疗可清除病原体，改善症状及体征，减少后遗症。经恰当抗生素积极治疗，多可治愈。

1. 支持疗法 卧床休息，应选择半卧位，目的是使脓液积聚于直肠子宫陷凹避免炎症向上腹部扩散。补充营养，进食高热量、高蛋白、高维生素的流食或半流食物；补充液体，注意纠正电解质紊乱及酸碱失衡。高热时采用物理降温。尽量避免不必要的妇科检查以免引起炎症扩散，若有腹胀应行胃肠减压。

2. 药物治疗 抗生素的治疗原则：经验性、广谱、及时和个体化。较为理想的用药是根据药敏试验选择抗生素，但临床上通常需要尽早用药。因此，初始治疗往往根据病史、临床特点初步判断病原体的类型，按医生的经验选择抗生素。由于急性盆腔炎的病原体多为需氧菌、厌氧菌及衣原体的混合感染，且又有革兰氏阴性及革兰氏阳性之分，所以以多采用多种抗生素联合应用。

若患者一般状况好，症状轻，能耐受口服抗生素，常用的配伍方案如下。方案 1：头孢曲松钠或头孢西丁钠，为覆盖厌氧菌，加用硝基咪唑类药物，为覆盖沙眼衣原体或支原体，可加用多西环素或米诺环素或阿奇霉素。方案 2：氧氟沙星或左氧氟沙星同时加用甲硝唑。抗菌药物的剂量应足量，

疗程宜较长，一般 10 ～ 14 天，以免病情反复发作转成慢性。

若患者一般状况差，病情严重，给药途径以静脉滴注收效快，常用的配伍方案如下。方案 1：头霉素或头孢菌素类药物加多西环素。方案 2：克林霉素与氨基糖苷类联合方案。方案 3：青霉素类与四环素类联合方案。方案 4：氟喹诺酮类药物与甲硝唑联合方案。

3. 手术治疗　主要用于经抗生素治疗控制不满意的输卵管卵巢脓肿或盆腔脓肿患者。手术指征如下。

（1）有盆腔脓肿形成时：经药物治疗 48 ～ 72 小时，体温持续不降，患者中毒症状加重或包块增大者，应及时手术，以免发生脓肿破裂。

（2）疑脓肿持续存在：经药物治疗病情有好转，继续控制炎症数日（2 ～ 3 周），包块仍未消失但已局限化，应手术治疗。

（3）脓肿破裂：突然腹痛加剧，寒战、高热、恶心、呕吐、腹胀，检查腹部拒按或有中毒性休克表现，均应怀疑脓肿破裂，需立即剖腹探查。

手术可根据患者情况选择经腹手术或腹腔镜手术。手术范围应根据病变范围、患者年龄、一般状态等全面考虑。年轻妇女应尽量保留卵巢功能，以采用切除病灶手术为主；年龄大、双侧附件受累或附件脓肿屡次发作者，可行全子宫及双附件切除术。若盆腔脓肿位置低、贴近阴道后穹隆时，可经阴道切开排脓，同时放置引流管。另外，有条件的医院，可以在超声引导下穿刺脓肿，将脓液吸出，用甲硝唑等冲洗脓腔，效果会更好。

4. 中医药治疗　主要为活血化瘀、清热解毒药物，如银翘解毒汤、安宫牛黄丸或紫雪丹等。

5. 性伴侣的治疗　对于盆腔炎症疾病患者出现症状前 60 日内接触过的性伴侣进行检查和治疗。如果最近一次性交发生在 6 个月前，则应对最后的性伴侣进行检查和治疗。在女性盆腔炎性疾病患者治疗期间应避免无保护性性交。

八、预　　防

1. 公共卫生教育，提高公众对生殖道感染的认识及预防感染的重要性。

2. 预防盆腔炎最重要的公共卫生措施是预防和控制性传播感染沙眼衣原体或淋球菌。根据随机对照试验的证据表明，筛查和治疗宫颈沙眼衣原体感染可以在 1 年内将妇女患盆腔炎的风险降低 30% ～ 50%。

3. 注意性生活卫生，减少性传播疾病。全面进行性教育，推广使用避孕套，提供避孕套是全球防止性传播感染的基石，对预防盆腔炎也有好处。对患有盆腔炎或宫颈感染女性的男性性伴进行及时评估和经验性治疗是必不可少的。

4. 严格掌握产科、妇科手术指征；术时注意无菌操作，包括人工流产、放置宫内节育器、诊断性刮宫等常用手术；术后预防感染。

5. 盆腔炎性疾病应及时治疗，实现彻底治愈。

（谭季春）

第五节　生殖器结核

生殖器结核（genital tuberculosis），又称为结核性盆腔炎，是由结核分枝杆菌侵入人体引起的输卵管、子宫内膜、卵巢、盆腔腹膜及子宫颈等部位的女性生殖器官炎症性病变；多见于 20 ～ 40 岁女性，亦见于绝经后。

生殖器结核是全身性结核的表现之一，常继发于身体其他部位结核，如肺结核、肠结核、腹膜结核等，约 10% 肺结核患者伴生殖器结核。由于耐多药结核杆菌和艾滋病患者的显著增加，生殖器结核发病率亦呈现升高趋势。

一、传　染　途　径

生殖器结核常见的传染途径如下。

1. 血行传播　为最主要的传播途径。青春期是发育旺盛时期，生殖器官血供丰富，结核菌易经血行传播。结核杆菌首先侵及输卵管，依次扩散到子宫内膜、卵巢；但较少侵犯外阴、阴道及宫颈。

2. 直接蔓延 肠结核、腹膜结核可直接蔓延到内生殖器。

3. 淋巴传播 较少见，消化道结核可经淋巴管感染内生殖器。

4. 性交传播 较罕见，患有泌尿系统结核的男性可经性交传播至女性内生殖器。

二、病 理

生殖器结核主要病理改变如下。

1. 输卵管结核 几乎所有的生殖器结核均可累及输卵管，常累及双侧，但双侧的病变程度可有差异。输卵管结核的特征表现是输卵管增粗肥大，伞端外翻；也可表现为伞端封闭，管腔内充满干酪样坏死物质。输卵管管壁内有结核结节，或峡部有多个结节隆起是引起输卵管增粗的主要原因。此外，输卵管浆膜面可见多个粟粒结节，盆腔腹膜、卵巢表面、肠道表面也可布满类似结节，或并发腹水型结核性腹膜炎。输卵管常与邻近器官如卵巢、子宫、肠管广泛粘连。输卵管管腔内见到干酪样物质，有助于与非结核性炎症相鉴别。

2. 子宫内膜结核 占生殖器结核的 50% ～ 80%，常由输卵管结核蔓延而来；约 50% 的输卵管结核患者同时有子宫内膜结核。早期病变仅累及两侧宫角，子宫形状、大小无显著变化。随着病情发展，子宫内膜被结核病变破坏，形成瘢痕组织，使宫腔粘连、变形、缩小。

3. 卵巢结核 占生殖器结核的 20% ～ 30%，常由输卵管结核蔓延而来（图 15-5）。因卵巢表面有白膜，所以病变较少侵犯卵巢深层，一般仅表现为卵巢周围炎。若卵巢结核由血液循环传播所致，则卵巢深部可形成结节和干酪样坏死。

4. 宫颈结核 较少见，仅占生殖器结核的 10% ～ 20%，常由子宫内膜结核蔓延而来或经血液循环、淋巴传播。病变可表现为乳头状增生或溃疡，外观易与宫颈癌相混淆。

5. 盆腔腹膜结核 常合并输卵管结核（图 15-6）。根据病变特征不同分渗出型及粘连型。渗出型以渗出为主，特点为腹膜及盆腔脏器浆膜面密布灰黄色结节，结节散在、大小不等；渗出物为浆液性草黄色澄清液体，积聚于盆腔，可因粘连形成多个包裹性囊肿。粘连型以粘连为主，特点为腹膜增厚，与邻近脏器粘连紧密；粘连间的组织常发生干酪样坏死，易形成瘘管。

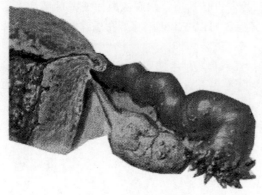
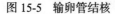
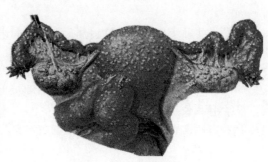

图 15-5 输卵管结核　　　　　　　　图 15-6 盆腔腹膜结核

三、临床表现

（一）症状

1. 不孕 由于输卵管黏膜纤毛被粘连、破坏，造成管腔狭窄、阻塞，输卵管僵硬、蠕动受限，丧失运输功能。此外，子宫内膜结核也可干扰受精卵的着床与发育，从而导致不孕。

2. 月经异常 早期因子宫内膜充血、溃疡，可有经量过多；晚期因子宫内膜被破坏而表现为月经稀少或闭经。

3. 下腹坠痛 由于盆腔炎症和粘连，可有不同程度的下腹坠痛；经期加重。

4. 全身症状 经期发热是生殖器结核典型的临床表现；若处于活动期，可伴有结核病的其他一般症状，如盗汗、乏力、食欲缺乏等。轻者全身症状不明显，有时仅有经期发热，但重者可有高热或全身中毒症状。

（二）体征

患者可无自觉症状和明显体征，多因不孕行诊断性刮宫、子宫输卵管碘油造影及腹腔镜检查时才发现。合并腹膜结核时，腹部查体有柔韧感或腹水征。有包裹性积液时，可触及边界不清的囊性肿块，因肿块表面与肠管粘连，所以位置相对固定，叩诊为鼓音。子宫发育一般较差，活动受限。若附件受累，在子宫两侧则可触及条索状的输卵管；当输卵管与卵巢等粘连形成大小不均、形态不规则的肿块时，触之则质硬、表面不平、呈结节状突起，或可触及钙化结节。

四、诊　　断

患者多缺乏明显症状，阳性体征较少，易被漏诊。应详细询问病史，若出现以下情况，则要考虑到生殖器结核的可能：①原发不孕、月经稀少或闭经；②未婚女青年有低热、盗汗、盆腔炎或腹水；③本人既往有肺结核、结核性胸膜炎、肠结核，或有结核病接触史。找到病原学或组织学证据即可确诊。

常用的辅助诊断方法如下。

（一）子宫内膜病理检查

通过诊断性刮宫进行病理检查是诊断子宫内膜结核最可靠的依据。刮宫的时机应选择在经前 1 周或月经来潮 6 小时内；术前 3 日及术后 4 日应用抗结核药物以预防刮宫引起结核病灶扩散。子宫内膜结核多由输卵管蔓延而来，刮宫时应注意刮取子宫角部内膜。将刮出物送病理检查，在病理切片上找到典型结核结节，即可确诊。但阴性结果并不能排除结核的可能。若可疑宫颈结核，应做组织活检明确诊断。

（二）X 线检查

子宫输卵管碘油造影可见到下列征象：①宫腔呈不同程度和形态的狭窄或变形，边缘呈锯齿状；②输卵管管腔有多个部分狭窄，呈典型串珠状，管腔细小、僵直；③在相当于输卵管、卵巢、盆腔淋巴结等处有钙化灶；④若碘油进入子宫一侧或两侧静脉丛，则提示有子宫内膜结核的可能。在造影前后应用抗结核药物，以防止操作过程中将结核菌及输卵管管腔中的干酪样物质带到腹腔。胸部、泌尿系统、消化系统和盆腔 X 线检查有助于发现原发病灶。

（三）腹腔镜检查

可直接观察输卵管浆膜面、子宫有无粟粒结节，取腹腔液进行结核菌培养，或在病变处做组织活检。

（四）结核菌检查

取月经血或宫腔刮出物或腹水做结核菌检查，可选用：涂片抗酸染色查找结核菌、分子生物学方法、结核菌培养、动物接种等。

（五）结核菌素试验

结核菌素试验结果强阳性说明目前仍有活动性病灶，但不能说明病灶部位；结果阴性一般情况下表示未有过结核菌感染。

（六）γ- 干扰素释放试验

γ- 干扰素释放试验（interferon gamma release assays，IGRAs）为诊断结核病的新方法，其原理是当体内曾经受到结核杆菌抗原刺激而致敏的 T 淋巴细胞再次遇到同类抗原时能产生 γ- 干扰素，可通过检测 γ- 干扰素浓度或从单细胞水平检测分泌 γ- 干扰素细胞数目来诊断肺结核及肺外结核，具有很高的敏感性和特异性。

（七）其他

白细胞计数不高，分类计数中淋巴细胞增多，此点有助于鉴别化脓性盆腔炎；红细胞沉降率（ESR）对结核活动期的阳性预测值较高，但 ESR 正常不能除外结核。这些血生化检查缺乏特异性，只作诊断参考。

五、治　　疗

治疗原则：以抗结核药物治疗为主，休息营养为辅。

1. 药物治疗　抗结核药物治疗对 90% 的女性生殖器结核有效。药物治疗应遵循早期、联合、规律、适量、全程的原则。联合使用异烟肼、利福平、乙胺丁醇、链霉素及吡嗪酰胺等抗结核药物，可将疗程缩短为 6～9 个月。

2. 支持疗法 急性患者应至少休息 3 个月，慢性患者可以从事部分轻体力的工作和学习，但要注意劳逸结合，加强营养，适当参加体育锻炼，增强体质。

3. 手术治疗 下列情况应考虑手术治疗：①盆腔包块经药物治疗后缩小，但不能完全消退；②治疗无效或治疗后又复发；③盆腔结核形成较大的包块或较大的包裹性积液；④子宫内膜结核严重，内膜被广泛破坏，药物治疗无效。围手术期应用抗结核药物治疗，可降低手术时感染扩散的风险，减轻粘连，提高手术治疗效果。术式建议以全子宫及双侧附件切除术为宜。对年轻妇女应尽量保留卵巢功能；对病变局限于输卵管而又迫切希望生育者，可行双侧输卵管切除术，保留卵巢及子宫。虽然生殖器结核经药物治疗取得良好疗效，但治疗后的妊娠成功率极低，可行辅助生殖技术助孕。此外，由于生殖器结核所致的粘连常较紧密而广泛，术前可口服肠道消毒药物并清洁灌肠，术时应注意解剖关系，避免损伤肠管。

六、预 防

增强体质，做好卡介苗接种，积极防治肺结核、淋巴结核和肠结核等。

（谭季春）

第十六章　女性生殖系统肿瘤

第一节　外阴鳞状上皮内病变及外阴恶性肿瘤

一、外阴鳞状上皮内病变

外阴鳞状上皮内病变（vulvar squamous intraepithelial lesion）是指与 HPV 感染相关的临床和病理改变，或有进展为浸润癌潜在风险的局限于鳞状上皮内的一组外阴病变。多见于 45 岁左右妇女，近年在年轻妇女中的发生率有所增加。仅 2%～4% 患者发展为浸润癌，但 60 岁以上或伴有免疫抑制的年轻患者可能转变为浸润癌。

（一）病因

不完全清楚。研究发现 80% 患者伴有 HPV 感染。一些因素如性传播疾病、肛门 - 生殖道瘤变、免疫抑制及吸烟等可能与其发病有关。

（二）临床表现

症状无特异性，主要为外阴瘙痒、皮肤破损、烧灼感、溃疡等，部分患者也可无症状。体征可表现为外阴任何部位的皮疹、丘疹、斑点、斑块或乳头状赘疣，单个或多个，融合或分散，灰白或粉红色；少数为略高出表面的色素沉着。

（三）诊断

1. 活组织检查　对任何可疑病变均应作多点活组织检查。为排除浸润癌，取材时需根据病灶情况决定取材部位和深度，局部涂抹 3%～5% 醋酸有助于提高病灶活检的准确性。阴道镜下观察外阴、会阴及肛周皮肤，在血管不典型处取材。

2. 病理学诊断与分级　2014 年，WHO 女性生殖器官肿瘤分类将外阴鳞状上皮内病变分为：低级别鳞状上皮内病变、高级别鳞状上皮内病变和分化型外阴上皮内瘤变。

（1）低级别鳞状上皮内病变（low-grade squamous intraepithelial lesion，LSIL）：以往称为外阴上皮内瘤变（VIN）、轻度不典型增生等。与低危型和高危型 HPV 感染均有关，进展为浸润癌的风险极低。

（2）高级别鳞状上皮内病变（high-grade squamous intraepithelial lesion，HSIL）：以往称为 VIN Ⅱ、VIN Ⅲ、中度不典型增生、重度不典型增生、原位癌、鲍文病等。大部分为高危型 HPV16 感染所致，其复发或进展为浸润癌的风险较高。

（3）分化型外阴上皮内瘤变：以往称为分化型 VIN、单纯性原位癌。与 HPV 感染无关，可能系 *p53* 基因突变所致。常伴有硬化性苔藓、扁平苔藓。此病损常伴随鳞癌出现，一旦病变进展，常在半年内发展为浸润癌。

（四）治疗

1. 低级别鳞状上皮内病变　若无明显症状定期随访即可。有症状者，可选择：①药物治疗，咪喹莫特软膏、5- 氟尿嘧啶（5-FU）软膏，外阴病灶涂抹；②激光治疗，适用于病灶广泛的年轻患者，治疗后定期随访。

2. 高级别鳞状上皮内病变

（1）局灶性高级别鳞状上皮内病变，采用病灶局部表浅切除术，切缘超过病灶外至少 0.5cm。

（2）较大病灶或多灶性病变，尤其是可疑早期浸润者，考虑行外阴局部广泛切除术。病变累及阴蒂周围或肛周者可采用 CO_2 激光消融术。

3. 分化型外阴上皮内瘤变　对于老年、病灶广泛者可采用单纯外阴表浅切除术，手术范围包括外阴皮肤及部分皮下组织，不需切除至会阴筋膜。若合并外阴浸润癌，则按外阴恶性肿瘤处理。

二、外阴恶性肿瘤

（一）概述

外阴恶性肿瘤包括许多不同组织结构的恶性肿瘤，但并不常见，约占女性全身恶性肿瘤的 1%，占女性生殖道恶性肿瘤的 3%～5%。常好发于 60 岁以上妇女。外阴恶性肿瘤以鳞状上皮细胞癌最常见，其他包括恶性黑色素瘤、基底细胞癌、汗腺癌、前庭大腺癌、肉瘤等。绝大多数肿瘤生长在外阴皮肤表面，多生长较缓慢，易见到或扪及。本节重点介绍外阴鳞状细胞癌。

（二）外阴鳞状细胞癌

外阴鳞状细胞癌（vulvar squamous cell carcinoma）是最常见的外阴恶性肿瘤，占 80%～90%。多见于绝经后尤其是 70 岁以上的妇女，近年年轻妇女发生率有所上升。

1. 病因　尚不完全清楚。可能与 HPV 病毒感染有关，其中年轻女性的高危型 HPV 感染，特别是 HPV16 型感染率超过 50%。若并发分化型外阴上皮内瘤变，常发展为外阴恶性肿瘤。其他如外阴乳头瘤、尖锐湿疣、慢性溃疡等也可发生癌变；外阴癌可与宫颈癌、阴道恶性肿瘤合并存在。

2. 临床表现

（1）症状：主要为顽固性外阴瘙痒，不易治愈；外阴局部出现各种不同形态的肿物，如结节状、菜花状、溃疡状，肿物合并感染或较晚期出现疼痛、渗液、出血。

（2）体征：癌灶可生长在外阴任何部位，但大阴唇最多见，其次为阴蒂、会阴、尿道口、小阴唇、肛门周围等。早期局部丘疹、结节或小溃疡；晚期为不规则肿块，伴或不伴破溃或呈不规则的乳头样肿瘤。若癌灶已转移至腹股沟淋巴结，可扪及一侧或双侧腹股沟有增大、质硬、固定的淋巴结。

3. 转移途径　直接浸润、淋巴转移较常见，血运转移多发生在晚期。

（1）直接浸润：癌灶逐渐增大，沿皮肤、黏膜向内侵及阴道和尿道，晚期还可累及肛门、直肠和膀胱等。

（2）淋巴转移：外阴淋巴管丰富，两侧相互交通组成淋巴管网。癌灶多向同侧淋巴结转移。最初转移至腹股沟淋巴结，再至股深淋巴结，并经此进入盆腔淋巴结，如髂总、髂内、髂外、闭孔淋巴结等，最后转移至腹主动脉旁淋巴结。浅淋巴结被癌灶侵犯后才转移至深淋巴结。若腹股沟浅深淋巴结无癌转移，一般不会侵犯盆腔淋巴结。阴蒂癌灶常向两侧侵犯并可绕过腹股沟浅淋巴结直接转移至股深淋巴结。外阴后部及阴道下段癌可直接转移至盆腔淋巴结。

4. 临床分期　目前采用国际妇产科联盟（FIGO）2021 年分期（表 16-1）。

表 16-1　外阴恶性肿瘤 FIGO 分期（2021 年）

FIGO	肿瘤累及范围
Ⅰ期	肿瘤局限于外阴
ⅠA	病灶≤ 2cm，间质浸润深度≤ 1.0mm[a]
ⅠB	肿瘤的最大径线＞ 2cm，间质浸润深度＞ 1.0mm[a]
Ⅱ期	任何大小肿瘤，侵及尿道、阴道、肛门下 1/3，且无淋巴结转移
Ⅲ期	任何大小肿瘤，侵及会阴邻近结构上部，或伴任意数量非溃疡性淋巴结累及
ⅢA	任何大小肿瘤，侵及尿道、阴道、膀胱黏膜、直肠黏膜的上 2/3，或区域淋巴结转移≤ 5mm
ⅢB	区域[b]淋巴结转移＞ 5mm
ⅢC	区域[b]淋巴结转移伴包膜外扩散
Ⅳ期	任意大小的肿瘤，伴骨转移、溃疡性淋巴结转移或远处转移
ⅣA	盆腔骨转移或区域[b]溃疡性淋巴结转移
ⅣB	远处转移

a. 浸润深度指测量从邻近最表浅的真皮乳头处的表皮 - 间质交界到最深浸润点的距离。

b. 区域性指腹股沟和股骨淋巴结。

5. 诊断　除极早期病变较难诊断外，根据活组织检查，外阴恶性肿瘤诊断一般不难。但应仔细检查外阴部，若有可疑病变应及时做活检，确诊后再予治疗。临床上可采用 1% 甲苯胺蓝涂抹外阴病变皮肤，待干后用 1% 醋酸擦洗脱色，在蓝染部位做活检，或用阴道镜观察外阴指示定位活检，可以提高活检阳性率。

6. 预防

（1）注意外阴清洁卫生，每日清洗外阴；积极治疗外阴瘙痒，但禁用刺激性药物擦洗外阴。

（2）当外阴出现结节、溃疡或白色病变，应及时就医，及时进行活检，确诊后对症治疗。

7. 治疗　手术治疗为主，辅以放射治疗与化学药物治疗。但外阴恶性肿瘤治疗方案的制定应充分考虑原发病变和腹股沟淋巴结的情况，治疗方案应当个体化，没有标准的手术，强调以最保守的手术治愈疾病。

（1）手术治疗

ⅠA 期：外阴局部广泛切除，手术切缘距肿瘤边缘 1cm，深度至少 1cm，需达皮下组织。

ⅠB 期：外阴局部广泛切除，手术切缘距肿瘤边缘 1cm，深度应达生殖膈筋膜；如果癌灶位于阴蒂部位及其附近，应切除阴蒂。同时行病灶同侧腹股沟淋巴结清扫术。若病灶位于中线则行双侧腹股沟淋巴结清扫术。

Ⅱ 期：手术范围同ⅠB 期，并切除受累的尿道、阴道、肛门皮肤及行双侧腹股沟淋巴结清扫术，必要时切除盆腔淋巴结；若有腹股沟淋巴结转移，术后应补充腹股沟与盆腔淋巴结区域放疗，放疗同时也可加用化疗。

Ⅲ 期：手术范围同Ⅱ期或伴尿道前部切除与肛门皮肤切除。

Ⅳ 期：外阴广泛切除、直肠下段和血管切除、人工肛门形成术及双侧腹股沟、盆腔淋巴结清扫术，癌灶浸润尿道上段与膀胱处黏膜，则需做相应切除术。

（2）放射治疗：外阴鳞癌虽对放射线敏感，但外阴正常组织对放射线耐受性差，使外阴恶性肿瘤病灶接受剂量难以达到最佳放射剂量。外阴恶性肿瘤放射治疗可用于：术前局部照射以缩小病灶，术后淋巴结转移区域、手术切缘阳性、脉管有癌栓或复发癌的治疗。

（3）化学药物治疗：可作为较晚期癌或复发癌的综合治疗手段。为提高局部药物浓度，也可采用盆腔动脉灌注给药。

8. 预后　预后与病灶大小、部位、细胞分化程度、有无淋巴结转移、治疗措施等有关。无淋巴结转移的Ⅰ、Ⅱ期手术治愈率＞90%，有淋巴结转移者，仅为 30%～40%。

9. 随访　治疗后的外阴恶性肿瘤应进行定期随访。第 1 年 1～6 个月每月 1 次，7～12 个月每 2 个月 1 次；第 2 年：每 3 个月 1 次；第 3～4 年每半年 1 次；第 5 年及以后每年 1 次。

（甘晓玲　胡丽娜）

第二节　宫颈肿瘤

一、子宫颈鳞状上皮内病变

子宫颈鳞状上皮内病变（cervical squamous intraepithelial lesion，SIL）是与宫颈癌密切相关的一组癌前病变，从正常的宫颈鳞状上皮发展为 SIL，再由 SIL 发展为宫颈癌，它反映了宫颈癌发生发展中的连续过程（图 16-1）。研究发现 SIL 的发展并非是单向的病理生理学过程，它具有两种不同的生物学行为：一种是由病毒诱发的病变，常自然消退，很少发展为浸润癌；另一种是多因素（包括病毒）诱发的病变，具有癌变潜能，可发展为浸润癌。

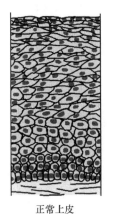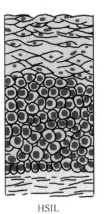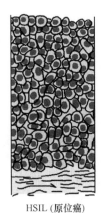

| 正常上皮 | LSIL | HSIL | HSIL（原位癌） |

图 16-1　宫颈正常上皮及上皮内病变

（一）病因及病理

流行病学调查发现 SIL 与 HPV 感染、性生活活跃、吸烟等密切相关。其他的危险因素包括性生活过早（＜16 岁）、性传播疾病、经济状况低下、口服避孕药和免疫抑制剂等。

90% 以上 SIL 有 HPV 感染。早期 HPV 感染时，病变的宫颈上皮变成典型的挖空细胞，在这些细胞中可见大量的 HPV-DNA 和病毒壳抗原（capsid antigen），HPV 不适应在未成熟的细胞中生长，随着 SIL 病变加重，HPV 复制减少，病毒壳抗原消失。但具有转录活性的 HPV-DNA 片段可整合到宿主细胞，导致宿主细胞的恶性转化。HPV 感染多不能持久，常自然被抑制或消失。许多 HPV 感染妇女并无临床症状。当 HPV 感染持久存在时，在一些其他因素（如性传播疾病、吸烟、使用避孕药等）作用下，可诱发 SIL 的发生。LSIL 主要与 HPV 6、HPV11、HPV31 和 HPV35 等型别有关；HSIL 主要与 HPV16、HPV18 和 HPV52 及 HPV58 有关。目前已知 HPV 6、HPV11、HPV42、HPV43、HPV44 属低危型病毒，一般不诱发癌变；而 HPV16、HPV18、HPV31、HPV33、HPV35、HPV39、HPV45、HPV51、HPV52、HPV56 或 HPV58 属高危型病毒，可诱发癌变。

（二）宫颈组织学

宫颈上皮是由宫颈阴道部鳞状上皮和宫颈管柱状上皮组成。

1. 宫颈鳞状上皮　由深至浅可分为 3 个带（基底带、中间带及浅表带）。基底带由基底细胞和旁基底细胞组成。基底细胞为储备细胞，无明显细胞增殖表现。但在某些因素刺激下可以增生，可增生为成熟鳞状细胞，或异常增生为不典型鳞状细胞（atypical squamous cells of undetermined signification，ASCUS）。旁基底细胞为增生活跃的细胞，偶见核分裂象。但中间带及浅表带的细胞不发生增生，这些细胞渐趋死亡。从宫颈鳞状上皮 3 个带细胞的不同生物学特性，可解释宫颈上皮内瘤变的细胞起源。

2. 宫颈管柱状上皮　柱状上皮为分化良好细胞，而柱状上皮下细胞为储备细胞，具有分化或增殖能力，一般病理切片中见不到。

3. 转化区（transformation zone）及其形成　宫颈鳞状上皮与柱状上皮交界区称为鳞 - 柱状交界区或鳞柱交界。根据其形态发生学变化，鳞 - 柱状交界区又分为原始鳞 - 柱状交界区和生理鳞 - 柱状交界区。

胎儿期，宫颈阴道部的鳞状上皮与宫颈管的柱状上皮交界区位于宫颈外口，形成原始鳞 - 柱状交界区。青春期后，在雌激素作用下，宫颈发育增大，宫颈管黏膜组织外翻，即宫颈管柱状上皮及其下的间质成分到达宫颈阴道部，导致原始鳞 - 柱状交界区外移；在阴道酸性环境或致病菌的作用下，其外翻的柱状上皮被鳞状上皮替代，形成新的鳞 - 柱状交界区，称为生理鳞 - 柱状交界区。原始鳞 - 柱状交界区和生理鳞 - 柱状交界区之间的区域称移行带区，绝经后雌激素水平下降，宫颈萎缩，原始鳞 - 柱状交界区退回至宫颈管内。

在转化区形成过程中，其表面被覆的柱状上皮逐渐被鳞状上皮所替代。替代的机制如下。

（1）鳞状上皮化生：当鳞 - 柱状交界区位于宫颈阴道部时，暴露于阴道的柱状上皮受阴道酸性影响，柱状上皮下方的未分化储备细胞（reserve cell）开始增生，并逐渐转化为鳞状上皮，继之柱状上皮脱落，而被复层鳞状细胞所替代，此过程称鳞状上皮化生（squamous metaplasia）。化生的鳞状上皮偶可分化为成熟的角化细胞，但一般大小形态均一致，圆形且核大的未成熟鳞状细胞，无明显表层、中层、底层三层之分，也无核深染、异型或异常分裂象。化生的鳞状上皮既不同于宫颈阴道部的正常鳞状上皮，镜检时见到两者间的分界线；又有别于鳞状上皮内病变，因而不应混淆。宫颈管腺上皮也可鳞化而形成鳞化腺体。

（2）鳞状上皮化：宫颈阴道部鳞状上皮直接长入柱状上皮与其基底膜之间，直至柱状上皮完全脱落而被鳞状上皮替代，称鳞状上皮化（squamous epithelization）。

转化区成熟的化生鳞状上皮对致癌物的刺激相对不敏感。但未成熟的化生鳞状上皮代谢活跃，在一些物质（如精子、精液组蛋白及 HPV 等）的刺激下，可发生细胞分化不良，排列紊乱，细胞核异常，有丝分裂增加，形成 SIL。

（三）病理学诊断与分级

SIL 既往称为"子宫颈上皮内瘤变"（cervical intraepithelial neoplasia，CIN），分为 3 级。WHO 女性生殖器肿瘤分类（2014）建议采用与细胞学分类相同的二级分类法，即 LSIL 和 HSIL，LSIL 相当于 CIN Ⅰ，HSIL 包括 CIN Ⅲ 和大部分 CIN Ⅱ。CIN Ⅱ 可用 P16 免疫组化染色进行分流，P16 染色阴性者按 LSIL 处理，阳性者按 HSIL 处理。LSIL 较少发展为浸润癌，而 HSIL 则有可能发展为宫颈癌。

LSIL：上皮下 1/3 层细胞核增大，核质比例略增大，核染色稍加深，核分裂象少，P16 染色阴性或在上皮内散在点状阳性（图 16-2）。

HSIL：病变细胞几乎或全部占据上皮全层，细胞核异常增大，核质比例显著增大，核形不规则，染色较深，核分裂象增多，细胞拥挤，排列紊乱，无极性，P16 在上皮＞2/3 层面内呈弥漫连续阳性（图 16-3）。

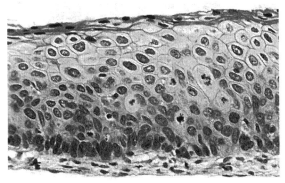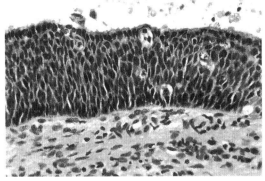

| 图 16-2　LSIL | 图 16-3　HSIL |

（四）临床表现

SIL 无特殊症状。偶有阴道排液增多，伴或不伴臭味，也可有接触性出血，常发生在性生活或妇科检查（双合诊或三合诊）后。体征上宫颈可无明显病灶，光滑或仅见局部红斑、白色上皮，或宫颈柱状上皮异位（columnar ectopy）。

（五）诊断

主要依靠病理检查，但一些辅助检查有助于提高病理学诊断的准确性。

1. 宫颈刮片细胞学检查　为最常用的 SIL 辅助检查方法，可发现早期病变。凡 21 岁以上有性生活史的女性应常规做宫颈刮片细胞学检查，并定期复查。同时应告诉患者宫颈刮片细胞学检查有一定的漏诊及误诊率，约有 20% 假阴性率。炎症也可导致宫颈鳞状上皮不典型增生，故应按炎症治疗 3～6 个月后再重复检查。若发现异常细胞，可做阴道镜检查，进一步明确诊断。

2. 阴道镜检查　可了解病变区血管情况。注意宫颈转化区内无血管的醋酸白色上皮，毛细血管形成的极细红点、异形血管以及由血管网围绕的镶嵌白色或黄色的上皮块。在上述病变区域进行活检，可以提高诊断的准确性。因为阴道镜不能了解宫颈管的病变情况，所以应行颈管搔刮（endocervical curettage，ECC）取颈管细胞做病理学检查。

3. HPV 检测　敏感性较高，特异性较低。可与细胞学检查联合应用于 29 岁以上女性的宫颈癌筛查；也可用于 21～25 岁女性细胞学初筛为轻度异常的分流，当细胞学为意义未明的不典型鳞状细胞（ASCUS）时进行高危型 HPV 检测，阳性者行阴道镜检查，阴性者 12 个月后行细胞学检查；也可作为 30 岁以上女性的宫颈癌初筛，阳性者用细胞学分流，阴性者常规随访。

4. 宫颈活检　为确诊 SIL 的最可靠方法。任何肉眼可见病灶均应做单点或多点活检。如无明显病灶，可在阴道镜指导下进行活检，或在碘试验（又称 Schiller test）不染色区取材活检以提高确诊率。

（六）治疗

根据细胞学、阴道镜及宫颈活检结果决定治疗方法。

LSIL：约 70% 的 LSIL 可自然消退。细胞学检查为 LSIL 及以下者可仅观察随访。在随访过程中病变发展或持续存在 2 年者宜进行治疗。当细胞学为 HSIL，活检为 LSIL 时，阴道镜检查充分者可采用冷冻和激光等消融治疗；若阴道镜检查不充分、或不能排除 HSIL、或 ECC 阳性者，采用子宫颈锥切术。

HSIL：可发展为浸润癌，需要治疗。阴道镜检查充分者可用子宫颈锥切术或消融术治疗；阴道镜检查不充分者宜采用子宫颈锥切术，包括子宫颈环形电切除术（loop electrosurgical excision procedure，LEEP）和冷刀锥切术。经子宫颈锥切术确诊、年龄较大、无生育要求、合并有其他妇科良性疾病手术指征的 HSIL 也可行筋膜外全子宫切除术。

（七）妊娠合并宫颈鳞状上皮内病变

妊娠期间，雌激素过多使柱状上皮外移至宫颈阴道部，转化区的基底细胞出现不典型增生，可类似原位癌病变；妊娠合并宫颈鳞状上皮内病变由 HPV 感染所致。大部分患者为 LSIL，仅约 14% 为 HSIL。目前无依据表明妊娠期间 SIL 比非孕期更易发展为宫颈癌，因此妊娠期 SIL 仅作观察，建议产后复查再处理。

二、宫 颈 癌

（一）概述

宫颈癌（cervical cancer）又称子宫颈浸润癌（invasive carcinoma of cervix uteri），在全球妇女癌症中，发生率仅次于乳腺癌排名第二位。在发展中国家的妇女中，则为最常见的妇科恶性肿瘤。患者年龄分布呈双峰状，为 35～39 岁和 60～64 岁；平均患病年龄为 52.2 岁。近 40 年来，国内外均已普遍开展宫颈脱落细胞学筛查，使宫颈癌的发病率及死亡率明显下降。

> **案例 16-1**
>
> 　　患者，女性，34 岁。因性交后出血 1 年多，加重 2 个月于 2016 年 3 月 12 日入院。患者于 1 年多前开始出现反复性交后阴道流血，呈点滴状，量少，色鲜红，持续 1～2 天后阴道流血自行停止，无腹痛、腹胀，无腰痛或下肢肿痛，未予诊治，2 个月前开始每次性交后均有阴道流血，色鲜红，量较多，持续 3～4 天，每日可湿透 2～3 片日用卫生巾，偶有下腹隐痛不适，无腰痛，无排血尿或血便，遂于医院门诊就诊。
>
> 　　患者无性病史，无慢性病史；14 岁月经初潮，周期 27～30 天，经期 5～7 天，经量中等，无痛经，LMP：2016 年 3 月 1 日。24 岁结婚，丈夫体健，夫妻关系好，G$_4$P$_2$A$_2$，顺产 2 次，产后行腹式双侧输卵管结扎术。
>
> 　　妇科查体：外阴：已婚已产型；阴道：通畅，壁光滑柔软，见少量血性分泌物；宫颈：明显肥大，直径约 4.5cm，重度颗粒型糜烂样改变，以前唇为主，质硬，有接触性出血；子宫：前位，正常大小，形态规则，活动，无压痛，宫旁组织无增厚；双附件：无包块。三合诊检查：主、骶韧带无增厚。
>
> **问题：**
> 　　1. 该患者诊断为何种疾病的可能性大？
> 　　2. 要明确诊断还需做哪些检查？
> 　　3. 临床上如何处理该患者？

（二）病因

病因同"子宫颈鳞状上皮内病变"。

（三）组织发生和发展

SIL 为宫颈癌的癌前病变，但并非所有 SIL 均发展为宫颈癌。SIL 有三个不同的转归：①部分逆转为正常宫颈上皮；②部分长期停留不发展；③部分缓慢进展，发展为子宫颈原位癌或浸润癌。当导致 SIL 的病因持续存在时，位于宫颈转化区的 SIL 可继续发展为原位癌。当癌细胞突破上皮下基底膜，浸润间质，则形成子宫颈微小浸润癌和宫颈癌。

（四）病理学诊断

1. 鳞状细胞癌（squamous cell carcinoma）　占 75%～80%。

（1）巨检：子宫颈原位癌、微小浸润癌及早期浸润癌肉眼观察可无明显异常，或类似子宫颈柱状上皮异位，随病变发展，有以下 4 种类型（图 16-4）。

1）外生型：最常见。病灶向外生长，形如菜花，又称菜花型。组织脆，初起为息肉样或乳头状隆起，继而发展为向阴道内突出，形成菜花状赘生物，触之易出血。这种外生型癌较少侵犯宫颈旁组织，故预后相对较好。

2）内生型：癌灶向宫颈深部组织浸润，使宫颈扩张、肥大而硬，表面光滑或仅见子宫颈柱状上皮异位，整个宫颈段膨大如桶状，并侵犯子宫峡部或宫颈旁组织。

3）溃疡型：上述两种类型癌灶继续发展，癌组织坏死脱落形成凹陷性溃疡或空洞，形如火山口。

4）颈管型：癌灶隐蔽在宫颈管，侵入子宫颈及子宫峡部供血层以及转移到盆壁的淋巴结。不同于内生型，是由特殊的浸润性生长扩散到宫颈管。

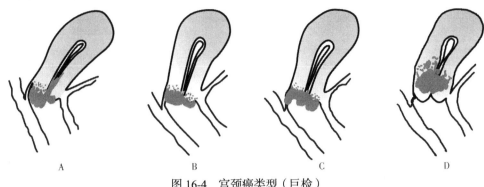

图 16-4　宫颈癌类型（巨检）

A. 外生型；B. 内生型；C. 溃疡型；D. 颈管型

（2）显微镜检

1）子宫颈镜下早期浸润癌：在原位癌基础上，镜下发现癌细胞团突破基底膜，呈泪滴状、锯齿状或间质膨胀性浸润，但浸润深＜5mm（图 16-5）。

2）宫颈癌：指癌灶浸润间质的范围已超出可测量的早期浸润癌，呈网状或团块状间质浸润。根据细胞分化程度分 3 级。Ⅰ级：高分化鳞癌，分化较好，癌巢中有多数角化现象，可见癌珠，核分裂象＜2/HP，即角化性大细胞型（图 16-6）；Ⅱ级：中分化鳞癌，细胞大小不一，癌巢中无明显角化现象，核分裂象 2～4/HP，即非角化性大细胞型；Ⅲ级：低分化鳞癌，多为未分化的小细胞，核分裂象＞4/HP，即小细胞型。

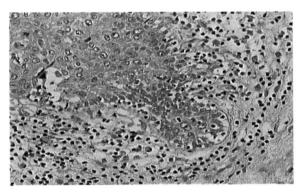

图 16-5　癌灶呈泪滴状浸润间质

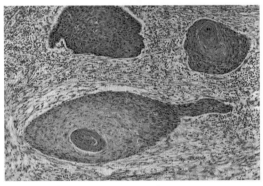

图 16-6　癌巢中见癌珠及角化现象

2. 腺癌　近年来子宫颈腺癌的发病率呈上升趋势，占 20%～25%。

（1）巨检：癌灶来自宫颈管，呈乳头状、芽状、溃疡或浸润型生长，并浸润宫颈管壁，癌灶也可突向宫颈外口，但常侵犯宫旁组织。当癌灶向宫颈管内生长时，宫颈外观可完全正常，但宫颈管膨大如桶状。

（2）显微镜检

1）普通型宫颈腺癌：为最常见的组织学亚型，约占子宫颈腺癌的 90%。虽然来源于子宫颈管柱状黏液细胞、偶尔间质内可见黏液池形成，但肿瘤细胞内见不到明确黏液，胞质双嗜性或嗜酸性。镜下见腺体结构复杂、呈筛状和乳头状，腺上皮细胞增生呈复层，核异型性明显，核分裂象多见。该亚型绝大部分呈高 - 中分化。

2）黏液性腺癌：该亚型的特征是细胞内可见明确黏液，又进一步分为胃型、肠型、印戒细胞样和非特指型。其中，高分化的胃型腺癌，既往称为微偏癌（minimal deviation adenocarcinoma，MDA），虽然分化非常好，但几乎是所有宫颈腺癌中预后最差的一种亚型，5 年生存率仅为普通宫颈腺癌的一半。

3. 其他　少见类型如腺鳞癌、腺样基底细胞癌、绒毛状管状腺癌、内膜样癌等上皮性癌，神经内分泌肿瘤，间叶性肿瘤等。

（五）转移途径

宫颈癌以直接蔓延及淋巴转移为主，血行转移极少见。

1. 直接蔓延 最常见。癌组织局部浸润，向邻近器官及组织扩散。外生型常向阴道壁蔓延，宫颈管内病灶使宫颈管扩张并可向上累及子宫峡部或宫腔。癌灶向两侧蔓延至主韧带、阴道旁组织，甚至可延伸至骨盆壁，晚期可引起输尿管阻塞。癌灶向前后蔓延可侵犯膀胱或直肠，甚至可造成生殖道瘘。

2. 淋巴转移 宫颈癌经局部病灶侵入淋巴管，形成瘤栓，随淋巴液引流到达局部淋巴结，并在淋巴管内扩散。淋巴转移一级组包括子宫旁、闭孔、髂内、髂外、髂总、骶前淋巴结；二级组包括腹股沟深浅淋巴结、腹主动脉旁淋巴结。

3. 血行转移 很少见。晚期可转移至肺、肾或脊柱等。

（六）临床分期

采用国际妇产科联盟（FIGO，2018 年）的分期标准（表 16-2）。初治患者手术前后的分期可以改变，复发、转移时不再分期。

表 16-2　宫颈癌临床分期（FIGO，2018 年）

Ⅰ期	肿瘤局限在子宫颈（扩展至子宫体应被忽略）
Ⅰ A	镜下浸润癌，浸润深度 ≤ 5mm[a]
Ⅰ A1	间质浸润深度 ≤ 3mm
Ⅰ A2	间质浸润深度 > 3mm，≤ 5mm
Ⅰ B	肿瘤局限于宫颈，镜下最大浸润深度 > 5mm[b]
Ⅰ B1	癌灶浸润深度 > 5mm，最大径线 ≤ 2cm
Ⅰ B2	癌灶最大径线 > 2cm，≤ 4cm
Ⅰ B3	癌灶最大径线 > 4cm
Ⅱ期	肿瘤超越子宫，但未达阴道下 1/3 或未达骨盆壁
Ⅱ A	侵犯上 2/3 阴道，无宫旁浸润
Ⅱ A1	癌灶最大径线 ≤ 4cm
Ⅱ A2	癌灶最大径线 > 4cm
Ⅱ B	有宫旁浸润，未达骨盆壁
Ⅲ期	肿瘤累及阴道下 1/3 和（或）扩展到骨盆壁和（或）引起肾盂积水或肾无功能和（或）累及盆腔和（或）主动脉旁淋巴结[c]
Ⅲ A	肿瘤累及阴道下 1/3，没有扩展到骨盆壁
Ⅲ B	肿瘤扩展到骨盆壁和（或）引起肾盂积水或肾无功能（除非已知由其他原因引起）
Ⅲ C	不论肿瘤大小和扩散程度，累及盆腔和（或）主动脉旁淋巴结 [注明 r 或 p][c]
Ⅲ C1	仅累及盆腔淋巴结
Ⅲ C2	主动脉旁淋巴结转移
Ⅳ期	肿瘤侵犯膀胱黏膜或直肠黏膜（活检证实）和（或）超出真骨盆（泡状水肿不分为Ⅳ期）
Ⅳ A	侵犯盆腔邻近器官
Ⅳ B	远处转移

注：当有疑问时，应归入较低的分期。

a. 所有分期均可用影像学和病理学资料来补充临床发现，评估肿瘤大小和扩散程度，形成最终分期。

b. 淋巴脉管间隙浸润不改变分期。浸润宽度不再作为分期标准。

c. 对用于诊断Ⅲ C 期的证据，需注明所采用的方法是 r（影像学）还是 p（病理学）。例：若影像学显示盆腔淋巴结转移，分期为Ⅲ C1r；若经病理证实，分期为Ⅲ C1p。所采用的影像学类型或病理技术需始终注明。

（七）临床表现

1. 症状 宫颈癌患者在早期多无症状，也可无明显体征，有时甚至见宫颈光滑。尤其宫颈已萎缩的老年妇女或部分宫颈管癌患者，因癌灶位于宫颈管内，宫颈阴道部外观正常，故易被忽略而漏

笔记栏

诊或误诊。糜烂型容易与慢性宫颈炎相混淆。患者一旦出现症状，主要表现如下。

（1）阴道流血：年轻患者常表现为接触性出血，多在性生活后或妇科检查后出血。出血量可多可少，根据病灶大小、侵及间质内血管的情况而定。早期出血量少，晚期病灶较常表现为多量出血，一旦侵蚀较大血管可能引起致命性大出血。部分年轻患者也可表现为经期延长、周期缩短、经量增多等。老年患者主要表现为绝经后不规则阴道流血。一般外生型癌出血较早，出血量也多；内生型癌出血较晚。

（2）阴道排液：患者常诉阴道排液量增多，白色或血性，稀薄如水样或米泔状，有较明显的腥臭味。晚期因癌组织破溃、坏死，继发感染，有大量脓性或米汤样恶臭白带。

（3）晚期症状：根据病灶侵犯范围和部位，可出现相应的继发症状。病灶波及盆腔结缔组织、骨盆壁，压迫输尿管或直肠、坐骨神经时，可有肛门坠胀、尿频、尿急、血尿、大便秘结、里急后重、下肢肿痛等症状；严重时可导致输尿管梗阻、肾盂积水，最后引起尿毒症。到疾病晚期，患者出现贫血及恶病质等全身衰竭症状。

2. 体征 镜下早期浸润癌时，宫颈光滑或轻度糜烂样改变，进一步发展为浸润癌时，根据其大体病理类型的不同，局部体征亦不同。外生型见宫颈赘生物向外生长，呈息肉状或乳头状突起，继而形成菜花状赘生物，表面不规则，灰白色，质脆，触之易出血。内生型可见宫颈肥大，宫颈管膨大如桶状，质硬，宫颈表面光滑或有浅表溃疡。晚期由于癌组织坏死脱落，形成溃疡，整个宫颈有时呈空洞状，并覆盖有灰褐色坏死组织，恶臭。癌灶如浸润阴道壁可见阴道穹窿变浅或消失，阴道壁增厚变硬，甚至有赘生物；若向两侧旁组织侵犯，妇科检查可扪及两侧增厚，结节状，质硬，有时浸润达盆壁，形成"冰冻骨盆"。

（八）诊断

根据病史和临床表现，结合详细的全身检查及妇科三合诊检查，对肉眼可疑病灶进行活检即可确诊。但宫颈癌的诊断关键在于早期诊断，检查方法同本章第一节"子宫颈鳞状上皮内病变"。子宫颈有明显病灶者，可直接在癌灶取材。

对子宫颈活检为 HSIL 但不能除外浸润癌者或活检为可疑微小浸润癌需要测量肿瘤范围或除外进展期浸润癌者，需行子宫颈锥切术。切除组织应作连续病理切片（24 ~ 36 张）检查。

确诊后根据具体情况选择胸部 X 线或 CT 平扫、静脉肾盂造影、膀胱镜检查、直肠镜检查、超声检查及盆腔或腹腔增强 CT 或磁共振、PET-CT 等检查。

（九）鉴别诊断

宫颈癌通常有接触性出血和阴道排液，临床上应与下列疾病相鉴别。

1. 宫颈糜烂或宫颈息肉 均可引起接触性出血，外观难与ⅠA期宫颈癌相区别，但可做宫颈刮片、阴道镜、活检以鉴别。

2. 宫颈结核 偶表现为不规则阴道出血和白带增多，局部见多个溃疡，甚至菜花样赘生物，宫颈活检是唯一可靠的鉴别方法。

3. 宫颈乳头状瘤 为良性病变，多见于妊娠期，表现为接触性出血和白带增多，外观呈乳头状或菜花状，经宫颈活检即可确诊。

4. 子宫内膜异位症 有时宫颈有多个息肉样病变，甚至波及穹窿部，肉眼较难鉴别，需经病理检查才可确诊。

5. 子宫内膜癌 宫颈转移必须与原发性宫颈腺癌相鉴别。

（十）治疗

常用的治疗方法有手术、放疗及化疗等。原则上手术治疗仅适用于早期宫颈癌患者，而放疗适用于各期患者。应根据患者的临床分期、年龄、全身情况、就诊医院的医疗技术水平和设备条件而决定治疗方案。

1. 手术治疗 优点是年轻患者可保留卵巢及阴道功能。主要用于早期宫颈癌（ⅠA~ⅡA期）患者。

（1）ⅠA1期：无淋巴脉管间隙浸润者行筋膜外全子宫切除术，有淋巴脉管间隙浸润者按ⅠA2期处理。

（2）ⅠA2期：行改良广泛或广泛性子宫切除术及盆腔淋巴结切除术或考虑前哨淋巴结绘图活检（sentinel lymphnode mapping）。

（3）ⅠB1、ⅠB2期和ⅡA1期：行广泛性子宫切除术及盆腔淋巴结切除术或考虑前哨淋巴结绘图活检，必要时行腹主动脉旁淋巴取样。未绝经、＜45 岁的鳞癌患者可保留卵巢。要求保留生育功能的年轻患者，ⅠA1 期无淋巴脉管间隙浸润者可行子宫颈锥切术（至少 3mm 阴性切缘）；ⅠA1 期有淋巴脉管间隙浸润和ⅠA2 期可行子宫颈锥切术加盆腔淋巴结切除术或考虑前哨淋巴结绘图活检，或与ⅠB1 期处理相同；一般推荐ⅠB1 期行广泛性子宫颈锥切术及盆腔淋巴结切除术或考虑前哨淋巴结绘图活检，但若为经腹途径手术，手术指征也可扩展至ⅠB2 期。

（4）部分ⅠB3 期和ⅡA2 期：行广泛性子宫切除术及盆腔淋巴结切除术和选择性腹主动脉旁淋巴结取样；或同期放、化疗后行全子宫切除术；也有采用新辅助化疗后行广泛性子宫切除术及盆腔淋巴结切除术和选择性腹主动脉旁淋巴结取样。

2. 放射治疗

（1）根治性放疗：适用于部分ⅠB3 期和ⅡA2 期和ⅡB ～ⅣA 期患者和全身情况不适宜手术的ⅠA1 ～ⅠB2 期或ⅡA1 期患者。

（2）辅助放疗：适用于手术后病理检查发现有中、高危因素的患者。

（3）姑息性放疗：适用于晚期患者局部减瘤放疗或对转移病灶姑息放疗。放射治疗包括体外照射和腔内放疗。体外照射以三维适形放疗及调强放疗为主，主要针对子宫、宫旁及转移淋巴结。腔内放疗多采用铱 -192（^{192}Ir）高剂量腔内及组织间插值放疗，主要针对宫颈、阴道及部分宫旁组织给予大剂量照射。体外照射和腔内放疗的合理结合，使病变部位的剂量分布更符合肿瘤生物学特点，可提高局部控制率。

3. 全身治疗　包括全身化疗和靶向治疗、免疫治疗。化疗主要用于晚期、复发转移患者和根治性同期放化疗，也可用于手术前后的辅助治疗。常用抗癌药物有顺铂、卡铂、紫杉醇、拓扑替康等，多采用静脉联合化疗，也可用动脉局部灌注化疗。靶向药物主要是贝伐珠单抗，常与化疗联合应用。方案如顺铂 / 紫杉醇 / 贝伐珠单抗、顺铂 / 紫杉醇、拓扑替康 / 紫杉醇 / 贝伐珠单抗、卡铂 / 紫杉醇方案等。免疫治疗如抗 PD-1/PD-L1 抑制剂等也被推荐用于晚期和复发宫颈癌。

案例 16-1 分析

　　患者性交后阴道出血，宫颈肥大，重度颗粒型糜烂，接触性出血明显，宫颈癌的可能性大。应进一步行宫颈刮片细胞学检查进行宫颈癌的筛查；液基细胞检查（TCT）提示 HSIL。即行阴道镜检查及宫颈活检或同时行宫颈管诊刮以明确病变的部位和性质，活检病理为"子宫颈高分化浸润鳞癌"，行盆腔磁共振平扫＋增强检查示宫颈前唇近颈管处见一病灶，范围约 1cm×0.5cm，增强后见强化声像，盆腔未见明显肿大淋巴结。

　　诊断：子宫颈高分化鳞癌ⅠB1 期。

　　处理：由于患者较年轻，无生育要求，分期为ⅠB1 期，故首选行广泛性子宫切除＋盆腔淋巴结切除术，患者为高分化鳞癌，年龄＜45 岁，可保留卵巢。术后病理证实有淋巴结转移或宫旁转移或阴道残端转移等高危因素或中危因素者则应追加放射治疗。若患者不能耐受手术或分期ⅡB 及ⅡB 以上的患者，可直接选择放射治疗。

（十一）预后

宫颈癌的预后与临床期别、病理类型及治疗方法有关。早期患者手术与放疗效果相近。淋巴结无转移者，预后较好。

（十二）随访

宫颈癌患者手术治疗后复发率为 5% ～ 20%，且大部分发生于 2 年内，所以应向其说明随访的重要性。治疗后 2 年内应每 3 ～ 6 个月复查 1 次；3 ～ 5 年内每 6 个月复查 1 次；第 6 年开始每年复查 1 次。随访内容包括妇科检查、阴道脱落细胞学检查、胸部 X 线摄片、血常规及子宫颈鳞状细胞癌抗原（SCCA）、超声、CT 或磁共振等检查。

（十三）宫颈癌合并妊娠

宫颈癌合并妊娠较少见。国内报道占宫颈癌 9.2‰ ～ 70.5‰。早期妊娠或妊娠期出现阴道流血均需常规做阴道窥器检查，若宫颈有可疑病变应做宫颈刮片细胞学检查、阴道镜检查、宫颈活检，以免漏诊和误诊。妊娠时子宫颈锥切术可导致孕妇与胎儿的不良后果，因此仅用于阴道镜检查异常和子宫颈细胞学检查高度怀疑宫颈癌者，且手术时间应选择在妊娠中期。

治疗方案的选择取决于患者期别、孕周和本人及家属对维持妊娠的意愿，采用个体化治疗。对于不要求维持妊娠者，其治疗原则和非妊娠期宫颈癌患者基本相同。对于要求维持妊娠者，妊娠 20 周之前经锥切术确诊的 I A1 期可以延迟治疗，一般不影响孕妇的预后，其中锥切切缘阴性可延迟到产后治疗；妊娠 20 周之前诊断的 I A2 期及其以上患者应终止妊娠并立即接受治疗。妊娠 28 周后诊断的各期宫颈癌可以延迟至胎儿成熟再行治疗。对于妊娠 20 ～ 28 周诊断的患者，可以根据患者及其家属的意愿采用延迟治疗或终止妊娠立即接受治疗，延迟治疗至少不明显影响 I A2 期至 I B2 期子宫颈癌的预后。 I B3 期及以上期别决定延迟治疗者，建议采用新辅助化疗来延缓疾病进展。在延迟治疗期间，应密切观察病情，如肿瘤进展，应及时终止妊娠。除 I A1 期外，延迟治疗应在妊娠 34 周前终止妊娠。分娩方式一般采用子宫体剖宫产。

（十四）预防

1. 推广 HPV 疫苗接种，开展性卫生教育是减少宫颈癌发病率的有效措施。

2. 普及防癌知识，凡已婚妇女，特别是围绝经期妇女有月经异常或性交后出血者，应警惕宫颈癌的可能，及时就医。

3. 发挥妇女防癌保健网作用，定期开展宫颈癌的普查普治，做到早发现、早诊断和早治疗。及时诊断和治疗 SIL，阻断宫颈癌的发生。

案例 16-1 小结

1. 持续性的高危型 HPV 感染可能是宫颈癌的诱因之一。
2. 临床以阴道排液和不规则流血为宫颈癌的主要表现。
3. 宫颈刮片细胞学检查是宫颈癌筛查的重要手段，碘试验或阴道镜指示下多点宫颈活检是宫颈癌的确诊方法。
4. 手术和放射治疗是宫颈癌的主要治疗方法。

【拓展知识】

一、子宫颈脱落细胞 HPV 检测

人乳头瘤病毒（human papilloma virus，HPV）的感染已被证实能够引起女性生殖道鳞状上皮内病变及癌变，其中高危型 HPV 的持续感染是导致外阴、阴道及宫颈部位发生高度鳞状上皮内病变及癌变的最主要原因。因此，早期发现 HPV 感染及病毒分型检测对宫颈癌的防治有重要意义，临床上已推荐将 HPV 检测纳入宫颈癌及癌前病变的常规筛查项目。

（一）HPV 的生理特性

1974 年，德国病毒学家豪森发现了 HPV，指出 HPV 是 DNA 病毒，并从宫颈癌患者体内克隆出 HPV16 型和 HPV18 型，首次提出宫颈癌与 HPV 感染关系密切。经研究发现，HPV 为无包膜的小型双链环状 DNA 病毒，属于乳头多瘤空泡病毒科（papovaviridae），有高度的宿主特异性及对人体特定部位的上皮细胞具有亲和力，病毒颗粒由对称的十二面体构成球形，直径 55nm，分子质量约为 5.4kDa。

目前已鉴定出 100 多种 HPV 基因型，不同型别的 HPV 感染可导致不同的临床病变，根据与宫颈癌发生危险性高低分为高危型和低危型。高危型包括 HPV16、HPV18、HPV31、HPV33、HPV35、HPV39、HPV45、HPV51、HPV52、HPV56、HPV58、HPV59 和 HPV68 等 15 型，与生殖道鳞状上皮癌前病变及癌变密切相关。低危型包括 HPV1、HPV6、HPV11、HPV81、HPV42 及 HPV43 等 11 型，与轻度鳞状上皮内病变及生殖道疣等良性病变有关。HPV 感染的亚型分布具有一定的地域性差异，在亚洲国家中，除了 HPV16 和 HPV18 型之外，HPV58 和 HPV52 型引起的宫颈癌所占比例较西方国家及非洲国家多。HPV 分型还与宫颈癌的病理类型有关：HPV18 型占 56%，以子宫颈腺癌为主，HPV16 型占 51%，多见于子宫颈鳞癌，子宫颈腺鳞癌中 HPV18 型占 39%。

流行病学调查表明 HPV 主要通过性行为传播，也可以通过直接或间接接触污染物品传播，也不能排除分娩时母婴直接传播的可能性。性活跃妇女的 HPV 感染率最高，感染的高峰年龄在 18 ～ 28 岁，但大多数为一过性的感染，通常在 8 ～ 10 个月便可自行消失，只有 10% ～ 15% 的 35 岁以上妇女出现持续性感染，而持续的高危型 HPV 感染导致宫颈癌变的风险明显升高。

（二）HPV 的检测

HPV 感染引起的宫颈上皮内病变并不是单向的病理生理学发展过程，会随各种影响因素改

变而出现消退、持续不变或继续发展。从 HPV 感染开始至发展为宫颈癌的时间间隔为 10～15 年，宫颈上皮内病变缓慢的发展过程为早期诊断提供机会。临床上有 HPV 抗原检测、HPV 抗体检查、HPV-DNA 检测及 HPV-RNA 检测等各种不同方法。

1. HPV 抗原及抗体的检测　免疫酶染色可检测感染组织细胞内的 HPV 抗原成分，判断有无 HPV 感染。HPV 抗原阳性对诊断 HPV 感染或尖锐湿疣具有重要意义。随着 HPV 感染时间延长，HPV 诱导产生抗 HPV 抗体，并可在血清中检测到，且抗体阳性亦可反映曾感染该病毒。

2. PCR 法检测 HPV-DNA　PCR 技术采用 DNA 聚合酶催化特异性引物选择性扩增 HPV 的 DNA，既可检出 HPV 已知序列，亦可检出未知序列。结合直接测序法不仅能对 HPV-DNA 分型，还可发现 HPV 少见和变异类型。缺点是 PCR 扩增产物检测通常用琼脂糖凝胶电泳，该法敏感性较差且结果不易保存。实时荧光定量 PCR 法通过探针杂交可进一步提高 HPV-DNA 检测的特异性，具有快速、简便、敏感性高、特异性强等优点，适用于临床工作和大规模筛查。缺点是该法主要针对 HPV6、HPV11、HPV16 和 HPV18 型感染，易漏诊其他 HPV 亚型。

3. 杂交捕获检测 HPV-DNA　二代杂交捕获法（hybrid capture 2，HC2）是现在临床上常用的 HPV-DNA 检测方法。HC2 技术利用特异性识别 HPV-DNA 序列的 RNA 探针对待测样本中的 HPV-DNA 进行捕获，然后通过标记的抗体识别 RNA/DNA 杂交链，最终采用化学发光法对杂交链进行信号放大，通过测定光信号对 13 种高危型 HPV（16、18、31、33、35、39、45、51、52、56、58、59 和 68 型）进行半定量检测。该方法的检测灵敏度较低，存在漏检风险，且无法判断感染的具体型别，不利于追踪随访 HPV 感染类型的变化情况。

4. 低密度基因芯片导流杂交技术　该方法省时、样本和试剂量较少，降低了检验成本，提高了检测效率，操作方便，背景干净，且不发生常见的交叉污染现象。还可一次性检测出 21 种 HPV 亚型，包括 13 种高危型 HPV、5 种低危型 HPV 和 3 种中国人群常见的 HPV 病毒类型（HPV53、HPV66、CP8304 型），同时能检测出混合型感染，最终给出 HPV 病毒感染分型结果。HPV 检测的敏感性和特异性均在 95% 以上，阴性预测值和阳性预测值分别为 94.80% 和 98.27%。

5. 基于核酸侵入反应的 HPV 检测技术　美国 FDA 批准了两个基于该技术的 HPV 检测试剂盒，分别为 Cervista HPV HR 检测和 Cervista HPV16/18 检测，前者能对 14 种型别的 HPV（16、18、31、33、35、39、45、51、52、56、58、59、66、68）进行检测，后者可单独分型检测 16 型和 18 型 HPV。这两种试剂盒均可用于对具有非典型宫颈病变的患者进行辅助确诊以及对 30 岁以上的女性进行 HPV 感染筛查。

6. 反转录扩增法检测 HPV-RNA　反转录扩增法（aptima-mRNA）是经美国 FDA 批准的第一个 HPV mRNA 检测技术，是基于 E6、E7 mRNA 的新一代 HPV 检测技术，可直接检测出基于 HPV 的 2 个致癌基因 E6、E7 mRNA，降低传统 HPV-DNA 检测对一过性 HPV 感染的检出率，可识别出真正有癌变风险的 HPV 感染。

（三）HPV 检测的临床应用

HPV 的检测主要用于宫颈癌筛查的以下几个方面。

1. 在宫颈癌的初筛中，联合宫颈细胞学检查，可有效降低细胞学检查的假阴性发生率。

2. 对于宫颈细胞学正常的人群，利用 HPV 检测结果进一步分析，若为 HPV16 型或 18 型阳性，由于以上两型发生宫颈癌前病变及癌变的风险明显升高，则直接转诊阴道镜检查，若为其他型别感染，推荐一年后复查宫颈细胞学及 HPV。

3. 若宫颈细胞学初筛结果为 ASCUS，行 HPV 检测进行分流，以识别高危患者及避免过度治疗。

4. 用于宫颈癌及癌前病变患者术后的随访复查，通过 HPV 的变化情况判断病情复发与否，必要时转诊阴道镜检。

二、HPV 疫苗

2007 年，HPV 宫颈癌疫苗通过美国 FDA 认证上市，称为人类历史上首个预防肿瘤的疫苗，宫颈癌也成为首个有望被免疫预防的恶性肿瘤。

HPV 预防性疫苗主要以具有天然空间结构的合成 L1 蛋白病毒样颗粒为靶抗原，诱发机体产生高滴度的血清中和性抗体，以中和病毒，并协助肿瘤特异性杀伤 T 淋巴细胞清除病毒感染。目前，全球上市的HPV预防性疫苗有3种，即二价疫苗Cervarix、四价疫苗Gardasil和九价疫苗Gardasil 9。二价疫苗是拥有两种HPV（16、18型）型别上的L1蛋白组成的病毒样颗粒，这种蛋白不能自我复制，无法进一步感染活细胞，较安全。四价疫苗则是拥有HPV16、18、6、11型L1蛋白的颗粒；九价疫苗则包含HPV16、18、6、11、31、33、45、52、58型在内的9种L1蛋白颗粒。理论上，九价HPV疫苗覆盖的HPV型别最多，预防保护范围更广泛，效果也最好。

　　HPV疫苗作为宫颈癌的一级预防措施，首选推荐用于无性生活的年轻女性，根据疫苗的类别及接种者年龄的不同，接种次数为2～3次。

　　HPV疫苗接种后可出现全身反应：发热（>37.5℃）、乏力、肌痛、头痛、过敏性反应。局部反应常见：注射局部疼痛、发红、肿胀。以上大部分不良反应程度为轻至中度，且短期内可以自行缓解。HPV疫苗不宜用于对其他疫苗有严重过敏史者或孕期女性，急性病患者应推迟接种。

（林仲秋）

第三节　子宫肿瘤

一、子宫肌瘤

　　子宫肌瘤（myoma of uterus）是发生在子宫的由平滑肌细胞增生形成、其间伴有少量纤维结缔组织的良性肿瘤，为女性生殖器最常见的良性肿瘤，也是人体最常见的肿瘤。常见于30～50岁妇女，其中以40～50岁最常见，20岁以下少见。其在人群中的发病率较难统计，根据尸检资料，35岁以上妇女约20%患有子宫肌瘤，因大部分肌瘤很小，患者常无症状，因此临床报道的发病率较其真实的发病率明显偏低。

案例16-2

　　患者，女性，48岁，因发现子宫增大7年，月经量增多3个月于2017年11月20日入院。

　　患者7年前外院体检发现子宫增大，B超示"多发性子宫肌瘤声像，较大者位于右侧壁肌层43mm×41mm，向外突出"，无月经改变，未予特殊处理，定期复查B超，自诉肌瘤逐渐增大。近3个月出现月经量增多，较前约增加1倍，有血块，周期规律，经期无延长，伴腰酸痛，白带增多，色白，无腹胀，无腹痛，无排便困难，无阴道排液，无头晕，无体重减轻等。20余天前外院复查妇科彩超示"多发性子宫肌瘤（壁间、部分黏膜下及浆膜下），后壁肌瘤8mm×8mm（约2/3向宫腔突出），左侧壁肌瘤59mm×55mm（边缘向内膜贴近，稍向宫腔隆起），右侧壁肌瘤（81mm×56mm）"，今为手术治疗收入科室。发病以来，食欲尚可，大小便正常，睡眠一般。

　　既往史无特殊。月经16岁初潮，周期30天，持续7天，末次月经2017年11月6日，量较多，用卫生巾3包多/月，色暗红，无痛经。白带正常。G_3P_3。

　　体格检查：体温36.4℃，脉搏80次/分，呼吸20次/分，血压109/68mmHg，轻度贫血貌，心肺听诊未发现异常。腹部平软，无压痛，无反跳痛，未触及包块，肝脾肋下未触及。

　　妇科检查：外阴示发育正常，无炎症。阴道：无炎症。宫颈示光滑，肥大。子宫前倾前屈位，增大如孕3个多月大小，表面呈多个结节状，质硬，活动好，无压痛；双侧附件无增厚，无压痛，未触及包块。

　　血常规：RBC $2.3×10^{12}$/L，Hb 88g/L，WBC $7.2×10^9$/L，中性粒细胞 $0.68×10^9$/L。

问题：

　　1. 该患者应考虑哪些诊断及鉴别诊断？

　　2. 如何治疗？

■（一）病因

　　确切病因尚不清楚。雌激素水平或受体功能异常及细胞遗传学异常可能与子宫肌瘤的发生有一定关系，有以下证据：子宫肌瘤细胞中雌激素受体和组织中雌二醇含量较正常子宫组织高；且雌激素可刺激子宫肌瘤体积增大，故子宫肌瘤多发生于生育年龄妇女，绝经后肌瘤停止生长甚至萎缩；

孕激素可刺激子宫肌瘤细胞核分裂，也可促进肌瘤生长。细胞遗传学研究显示25%～50%的子宫肌瘤存在细胞遗传学的异常，包括12号和14号染色体长臂片段相互换位、12号染色体长臂重排及7号染色体长臂部分缺失等。

（二）子宫肌瘤的分类

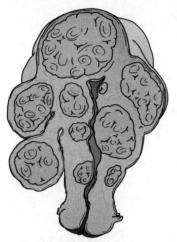

图16-7　子宫肌瘤的分类

按其生长部位分为子宫体肌瘤（占92%）和子宫颈肌瘤（占8%）。按肌瘤与子宫壁的关系分为3类（图16-7）。

1. 肌壁间肌瘤（intramural myoma）　肌瘤位于子宫肌壁内，周围均为肌层所包围，占60%～70%。

2. 浆膜下肌瘤（subserous myoma）　肌瘤向子宫浆膜面生长，突起于子宫表面，约占20%。肌瘤表面仅由子宫浆膜覆盖。若瘤体继续向浆膜外生长，仅有一蒂与子宫肌壁相连，形成带蒂浆膜下肌瘤，营养由蒂部血管供应。当肌瘤继续增大时，可因血供不足导致瘤体变性、坏死。若蒂部扭转而断裂，肌瘤脱落至腹腔或盆腔，形成游离性肌瘤。若肌瘤生长在宫体侧壁并向宫旁延伸，突入阔韧带前后叶之间称阔韧带内肌瘤。

3. 黏膜下肌瘤（submucous myoma）　肌瘤突向子宫黏膜方向生长，突出于宫腔，其表面仅由黏膜覆盖，称为黏膜下肌瘤。占10%～15%。单个或多个，使宫腔变形增大，子宫内膜面积增大，但子宫外形多无明显变化。黏膜下肌瘤易形成蒂，在宫腔内生长，常引起子宫收缩，致使肌瘤被挤至宫颈甚至突入阴道。

（三）子宫肌瘤病理

1. 巨检　肌瘤为实质性球形结节，表面光滑，与周围肌层组织有明显界线。虽无包膜，因肌瘤周围的子宫肌层受瘤体的长期挤压形成假包膜，故肌层与肌瘤间便有一层疏松间隙区域，手术切开包膜后肿瘤容易剥出。血管由肌层穿入假包膜供给肌瘤营养，假包膜中的血管呈放射状，血管壁缺乏外膜，受压后易引起循环障碍而使肌瘤发生退行性变；肌瘤越大，血管越多越粗。肌瘤常为白色，质硬，切面为旋涡状结构。肌瘤颜色与硬度随纤维组织含量的多少而变化：若含平滑肌多，色略黄，质较软；若纤维组织多则色较白，质较硬。

2. 镜检　因子宫肌瘤为来自于子宫肌层的平滑肌细胞或肌层血管壁的平滑肌细胞。因此肌瘤在镜下常为皱纹状排列的平滑肌纤维相互交叉而成，呈旋涡状，其间掺有多少不等的纤维结缔组织。但细胞大小均匀，呈卵圆形或杆状，核染色较深。

（四）肌瘤变性

肌瘤失去其原有的典型结构时称为子宫肌瘤变性，常见的变性如下。

1. 玻璃样变（hyaline degeneration）　最多见。变性组织局部见均匀的透明样物质，色苍白，肌瘤剖面原有的旋涡状结构消失。镜下见病变区域肌细胞消失，为均匀粉红色无结构区，变性区与非变性区界线清楚。

2. 囊性变（cystic degeneration）　常继发于玻璃样变，因肌瘤组织坏死、液化可形成大小不等的囊腔，其间由结缔组织相隔，也可融合成一个大的囊腔，囊内包含清澈无色液体，也可自然凝固成胶冻状物。镜下见囊腔壁由玻璃样变的肌瘤组织构成，囊腔内壁无上皮衬托。

3. 红色变（red degeneration）　是肌瘤的一种特殊类型的坏死，其原因尚不清楚。多见于妊娠期或产褥期。肌瘤内血管发生破裂，出血弥散于组织内，致肌瘤体积迅速增大。肌瘤剖面呈暗红色，如半熟的烤牛肉状，腥臭，质软，旋涡状结构消失。镜下见假包膜内大静脉及瘤体内小静脉栓塞，并伴有溶血，肌细胞减少，较多脂肪小球沉积。

4. 肉瘤变（sarcomatous change）　肌瘤恶变即为肉瘤变。少见，国内资料发病率为0.4%～0.8%。多见于年龄偏大妇女。因无明显症状，易被忽略。若肌瘤在短期内体积迅速增大或伴有不规则阴道流血，应考虑有肉瘤变的可能；另外，绝经后妇女肌瘤增大，更应警惕恶变的发生。肉瘤变的组织变软，质脆，切面灰黄色，似生鱼肉状。

5. 钙化（degeneration with calcification）　多见于蒂部狭小、血供不足的浆膜下肌瘤及绝经后妇女的肌瘤。常因脂肪变后，分解的三酰甘油与钙盐结合成碳酸钙石，形成营养不良性钙化。镜下见钙化区为层状沉积，呈圆形或不规则形，苏木精染色有深蓝色微细颗粒浸润。

（五）临床表现

1. 症状　大多无明显症状，仅在盆腔检查时偶被发现。症状出现与肌瘤部位、生长速度及肌瘤变性关系密切，但与肌瘤大小、数目多少关系不大。常见有以下症状。

（1）月经改变：为最常见症状。大的肌壁间肌瘤可使内膜面积增大、宫缩不良导致月经量增多、周期缩短、经期延长或不规则阴道流血等。黏膜下肌瘤常为月经量过多，随肌瘤体积的增大，可出现经期延长，若肌瘤发生坏死、溃疡、合并感染时，则有持续性或不规则阴道流血或脓血性液体排出。浆膜下肌瘤及肌壁间小肌瘤常无明显月经改变。若合并子宫内膜增生过长，也可引起月经紊乱。

（2）腹部肿块：肌瘤逐渐增大，子宫超过妊娠3个月大时，下腹可扪及肿块。当清晨膀胱充盈时，子宫往向上方推移，更易扪及质硬、形态不规则的下腹肿块。

（3）白带增多：肌瘤使宫腔面积增大，内膜腺体分泌增多，或伴有盆腔充血等可致白带增多；暴露于阴道内的黏膜下肌瘤，当合并感染及坏死时，可产生大量脓血性排液及腐肉样组织排出，伴臭味。

（4）腹痛、腰痛、下腹坠胀：子宫肌瘤常无腹痛，但当浆膜下肌瘤蒂扭转时出现急性下腹痛，伴恶心、呕吐；肌瘤红色变时可出现腹痛剧烈、发热及肌瘤迅速增大等症状。较大的肌瘤引起下腹坠胀、腰痛背痛等症状。

（5）压迫症状：当肌瘤增大时，若向子宫前方压迫膀胱，可引起尿频、排尿障碍、尿潴留等；若向侧旁压迫输尿管，可致肾盂积水。若向子宫后方压迫直肠，可致排便困难。

（6）不孕：文献报道占25%～40%。可能的原因：黏膜下肌瘤或肌壁间肌瘤可使宫腔变形，妨碍受精卵着床或压迫输卵管使之扭曲而导致不孕。

（7）继发性贫血：长期月经过多致继发性贫血。

2. 体征　与肌瘤数目、大小、位置及有无变性有关。肌瘤较大时可在腹部扪及质硬、不规则、结节状肿物。妇科检查：肌壁间肌瘤时子宫常增大，表面不规则、质硬、单个或多个结节状突起；浆膜下肌瘤可扪及质硬、球状或半球形肿物，且与子宫相连；黏膜下肌瘤子宫多为均匀增大，有时宫口扩张，肌瘤堵塞于宫口内或脱出在阴道内，表面呈红色、光滑、质硬；合并感染时表面有渗出或溃疡形成，排液增多伴臭味。

案例 16-2 分析（1）

　　患者发现子宫增大7年，月经量增多3个月，较既往月经增加1倍，轻度贫血体征。考虑为多发性子宫肌瘤引起宫腔扩大及合并黏膜下肌瘤所致，患者伴腰酸痛为子宫肌瘤引起的压迫症状。妇检宫颈光滑，肥大。子宫前倾前屈位，增大如妊娠3个多月大小，表面呈多个结节状。患者有多发性子宫肌瘤的典型症状及体征，B超检查示子宫内多个实性低回声光团，部分贴近内膜，突向宫腔。初步诊断：①多发性子宫肌瘤；②继发性贫血（轻度）。

（六）诊断及鉴别诊断

根据病史、症状和体征，诊断多无困难。若症状不明显或有囊性变的肌瘤有时诊断困难。通常借助B超、宫腔镜、腹腔镜、子宫输卵管造影、CT或MRI等辅助检查协助确诊。子宫肌瘤需与下列疾病相鉴别。

1. 妊娠子宫　肌瘤囊性变可误诊为妊娠子宫，而先兆流产也可误诊为子宫肌瘤。可借助尿或血 β-hCG 测定、多普勒超声、盆腔B型超声检查以协助诊断。

2. 子宫腺肌病或子宫腺肌瘤　多有继发性痛经，进行性加重；经量过多、子宫常均匀增大，子宫很少超过妊娠3个月大小，具有经期子宫增大、经后缩小的特征。而子宫肌瘤患者子宫呈局限性、质硬的结节状突起。可借超声及MRI协助诊断，但有时两者鉴别较困难，须借助病理学检查方可确诊。

3. 卵巢肿瘤　一般无月经改变，多为单侧的囊性肿块，能与子宫分开。但实质性卵巢肿瘤常误诊为有蒂浆膜下肌瘤；而肌瘤囊性变可误诊为卵巢囊肿。此时应详细询问病史，仔细行三合诊检查，注意肿块与子宫的关系。B型超声可协助诊断；对鉴别有困难者可应用腹腔镜检查明确诊断。

4. 盆腔炎性块物 常有盆腔感染病史。肿物边界不清，与子宫粘连或不粘连，有压痛，抗炎治疗后症状体征好转。有时 B 型超声检查可协助鉴别。

5. 子宫畸形 子宫畸形自幼即有，无月经改变等。借助 B 型超声检查、子宫输卵管造影、腹腔镜检查可协助诊断。

（七）治疗

子宫肌瘤的治疗必须根据患者年龄、有无生育要求、症状、肌瘤大小等情况综合考虑。

1. 随访观察 对于无症状的肌瘤，通常不需治疗，尤其近绝经年龄妇女，每 3～6 个月随访 1 次。若在随访期间发现肌瘤增大或症状明显，再考虑进一步治疗。

2. 药物治疗 临床意义不大，只适用于症状较轻、接近绝经年龄及全身情况不能手术者。

（1）促性腺激素释放激素类似物（gonadotrophin releasing hormone analogue，GnRH-a）：抑制垂体及卵巢功能，降低雌激素水平，连续用药 3 个月可使瘤体缩小 50%。

1）适应证：术前缩小肌瘤，减少术中出血；绝经过渡期子宫肌瘤伴经量多、继发性贫血的患者。

2）常用药物：亮丙瑞林（leuprorelin），每支 3.75mg，每 4 周皮下注射 1 次，连续使用 3～6 个月。用药期间闭经，使贫血逐渐纠正，肌瘤缩小，可减少手术中的出血，有利于腔镜下手术。部分绝经过渡期的患者可顺利过渡到绝经。但停药后肌瘤又逐渐增大至原来大小，且 GnRH-a 制剂不宜长期持续使用，长期应用可因雌激素缺乏导致骨质疏松。其不良反应主要是围绝经期综合征症状。

（2）其他药物：米非司酮（mifepristone），每日 10mg 或 12.5mg 口服，可作为术前用药或提前绝经使用。但不宜长期使用，因其拮抗孕激素后，子宫内膜长期受雌激素刺激，增加子宫内膜病变的风险。

3. 手术治疗 适用于有明显腹痛、腰痛、尿频、尿急或排便困难等压迫症状；月经过多继发贫血者，肌瘤导致的不孕或反复流产，可疑有肉瘤变者。手术方式如下。

（1）肌瘤切除术（myomectomy）：适用于希望保留生育功能的患者。可经腹或经腹腔镜下切除肌瘤。突出宫颈口或阴道内的黏膜下肌瘤经阴道或经宫腔镜切除。术后有残留或复发风险。

（2）子宫切除术（hysterectomy）：适用于经药物治疗无效、无须保留生育功能或疑有恶变者。术前行宫颈细胞学检查排除宫颈病变，发生于围绝经期的子宫肌瘤要注意排除内膜病变。50 岁以下、卵巢外观正常者可保留卵巢。

案例 16-2 分析（2）

患者多发性子宫肌瘤，肌瘤逐渐增大，子宫体积＞妊娠 12 周大小，有明显的经量增多，同时合并继发性贫血，有明确的手术指征。术前应排除宫颈癌及子宫内膜癌的可能，术前先纠正贫血。患者近绝经期，无生育要求，在知情同意的前提下，可选择子宫切除手术，卵巢外观正常者可考虑保留，双侧输卵管建议切除。根据医院条件和医生技术水平，可选择经腹、经腹腔镜或经阴道手术。

（八）子宫肌瘤合并妊娠

子宫肌瘤合并妊娠的发病率占肌瘤患者的 0.5%～1.0%，占妊娠者 0.3%～0.5%。因肌瘤小又无症状，在妊娠分娩过程中易被忽略，故肌瘤合并妊娠的实际发病率远较上述统计高。

妊娠合并子宫肌瘤时，对妊娠和分娩均有一定影响。黏膜下肌瘤可阻碍受精卵着床致不孕或早期流产。较大的肌壁间肌瘤由于机械性阻碍或宫腔变形易导致流产。妊娠期的子宫充血，组织水肿，平滑肌细胞肥大，肌瘤明显增大，但分娩后肌瘤逐渐缩小。妊娠期易发生红色变，出现剧烈腹痛伴恶心、呕吐、发热、白细胞计数升高，肌瘤迅速增大，确诊后应采用保守治疗，包括卧床休息、纠正水电解质失衡，冰袋冷敷下腹部及适当应用镇静药和止痛药，多数患者不需手术治疗即可好转。浆膜下肌瘤可发生慢性或急性蒂扭转，导致肌瘤坏死、感染、化脓等。较大肌瘤于妊娠期可使胎位异常，致使胎儿生长受限、胎盘低置或前置等；在分娩过程中可发生产道阻塞、胎先露部下降困难而难产，还可引起子宫收缩乏力而导致产程延长、产后出血等。妊娠合并肌瘤多能自然分娩，但应预防产后出血。若肌瘤阻碍胎儿下降，应行剖宫产术。一般不建议在剖宫产同时切除肌瘤，是否切除需根据肌瘤大小、部位和患者情况决定。

二、子宫内膜癌

子宫内膜癌（carcinoma of endometrium）是指一组原发于子宫内膜的恶性肿瘤，大多数为起源于子宫内膜腺体的腺癌。为女性生殖道常见三大恶性肿瘤之一，高发年龄为 58 ～ 61 岁，约占女性肿瘤总数的 7%，占女性生殖道恶性肿瘤的 20% ～ 30%，近年发病率有上升趋势。

案例 16-3

患者，女性，53 岁，因绝经 5 年余，阴道流血 3 个多月于 2017 年 11 月 12 日入院。

患者 5 年前自然绝经，平素无体检，3 个多月前无明显诱因反复出现少许阴道流血，点滴状，持续 3 ～ 5 天后自行停止。无腹痛、腰痛或大小便异常，未予诊治。2017 年 10 月 7 日妇科 B 超示"子宫内膜线居中，厚约 18mm，回声不均"。起病以来无头痛、头晕，无胸闷、气促，无腹痛、腰痛，大小便正常，近期体重无明显变化。

有高血压病史 10 年，一直服药，血压控制良好。无糖尿病病史，无服用激素类药物。自然绝经 5 年，既往月经规律。22 岁结婚，$G_4P_3A_1$，顺产 3 次，丈夫及子女均体健。

体格检查：T 36.7℃，P 72 次 / 分，R 20 次 / 分，BP 145/80mmHg，身高 159cm，体重 63kg，浅表淋巴结无肿大，心肺无异常，腹平软，肝脾肋下未触及。

妇科检查：外阴发育正常，无潮红和赘生物。阴道通畅，见少量血性分泌物。宫颈光滑，常大，无举痛。宫体前位，常大，质偏软，活动好，无压痛。双侧附件无增厚，未及包块，无压痛。

问题：

1. 患者初步诊断是什么？诊断依据是什么？

2. 需做哪些进一步的检查？

3. 需行何种治疗？

（一）病因

确切病因仍不清楚，可能与下列因素有关。

1. 雌激素的长期持续刺激　子宫内膜受雌激素的长期持续刺激、又无孕激素拮抗，可发生子宫内膜增生症，甚至癌变。单纯型增生者发展为子宫内膜癌约占 1%；复杂型增生约为 3%；而不典型增生约为 30%。长期雌激素的持续刺激临床上常见于无排卵性疾病（如无排卵性功血，多囊卵巢综合征，排卵障碍的不孕症）、分泌雌激素的卵巢肿瘤（颗粒细胞瘤、卵泡膜细胞瘤）、长期使用单一雌激素的绝经后妇女及长期服用他莫昔芬的患者。

2. 体质因素　内膜癌易发生于肥胖、高血压、糖尿病的妇女。目前认为肥胖者雄烯二酮在脂肪组织中经芳香化酶作用转化成雌酮的转换率增加，长期过多的雌酮刺激可导致内膜癌的发生。一般将肥胖、高血压和糖尿病称为子宫内膜癌三联征。

以上病因多与雌激素持续刺激相关，称为Ⅰ型子宫内膜癌，又称雌激素依赖型（estrogen-dependent），Ⅰ型子宫内膜癌多见，均为子宫内膜样腺癌，肿瘤分化较好，雌孕激素受体阳性率高。*PTEN* 基因失活和微卫星不稳定是常见的分子事件。另一类为Ⅱ型子宫内膜癌，为非雌激素依赖型（estrogen-independent），发病与雌激素无明确关系。属高危类型子宫内膜癌，包括子宫内膜浆液性癌、透明细胞癌及癌肉瘤等，较少见。多见于老年妇女，雌孕激素受体多呈阴性或低表达，预后不良。*p53* 基因突变和 *HER2* 基因过度表达是常见的分子事件。

案例 16-3 分析

患者为绝经后阴道流血，较肥胖，有高血压病史，具有子宫内膜癌的高危因素。

（二）病理

1. 巨检　子宫内膜癌的组织学类型虽然很多，但各种不同组织类型癌的肉眼表现没有明显区别。病变多见于宫底部内膜，以两子宫角附近居多。依病变形态和范围分为以下几种。

（1）弥漫型：子宫内膜大部或全部被癌组织侵犯，癌灶常呈菜花样从内膜层向宫腔突出，充满宫腔甚至脱出于宫口外。癌组织呈灰白或淡黄色，可伴有出血、坏死或溃疡灶（图 16-8）。虽广泛累及内膜，但较少浸润肌层，晚期可侵犯肌壁全层及宫颈管，癌灶阻塞宫颈管可致宫腔积脓。

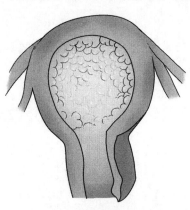

图 16-8　弥漫型子宫内膜癌

（2）局限型：癌灶局限于宫腔的某部分，多见于宫底部或宫角部，呈息肉或菜花状，表面有溃疡，易出血。极早期病变很小，诊刮时可能将其刮净。局限型癌灶易侵犯肌层，有时病变虽小，但却已浸润深肌层。

2. 镜检　最常见为内膜样腺癌，其他有腺癌伴鳞状上皮分化；还有浆液性腺癌、透明细胞癌等高危类型。

（1）内膜样腺癌（endometrioid carcinoma）：最常见，约占 80%。内膜腺体高度异常增生，上皮复层，并形成筛孔状结构。癌细胞异型性明显，核大、深染、不规则，核分裂活跃，分化差的腺癌腺体少，腺结构消失，成实性条索或片状癌巢。1988年国际妇产科联盟（FIGO）提出内膜样腺癌按分化程度，以结构分级法分为 3 类。Ⅰ级（高分化腺癌）：非鳞状或桑葚状实性生长区域≤ 5%；Ⅱ级（中分化腺癌）：非鳞状或桑葚状实性生长区域占 6% ～ 50%；Ⅲ级（低分化腺癌）：非鳞状或桑葚状实性生长区域＞ 50%。

（2）浆液性腺癌（serous carcinoma）：是癌细胞向输卵管上皮分化而形成，其形态特征与输卵管癌和卵巢浆液性癌十分相似。癌细胞形成复杂分支的乳头，核异型性较大，约 1/3 患者伴沙粒体。恶性程度很高，易广泛累及肌层、脉管及出现淋巴转移；无明显肌层浸润时，也可能发生腹膜播散。常见于老年患者。

（3）透明细胞癌（clear cell carcinoma）：癌细胞呈实性片状、腺管状或乳头状排列，癌细胞胞质丰富、透亮，核异型性居中，或由靴钉状细胞组成，恶性程度较高，易发生早期转移。

（4）黏液性癌（mucinous carcinoma）：肿瘤半数以上由胞质内充满黏液的细胞组成，大多腺体结构分化良好，生物学行为与内膜样腺癌相似，预后较好。

（5）癌肉瘤（carcinosarcoma）：较少见，是一种由恶性上皮和恶性间叶成分混合组成的子宫恶性肿瘤，也称恶性米勒管混合瘤（malignant mixed Müllerian tumor，MMMT）。常见于绝经后妇女，恶性程度高。

（三）转移途径

内膜癌生长缓慢，局限在内膜时间较长，但也有极少数发展较快。转移途径主要为直接蔓延、淋巴转移，晚期有血行转移。

1. 直接蔓延　癌灶可沿子宫内膜蔓延生长，向上经宫角至输卵管，向下至宫颈管及阴道。也可向肌层浸润，穿透子宫肌壁层累及浆膜层并延至输卵管和卵巢。亦可广泛种植在盆腔腹膜、直肠子宫陷凹及大网膜。

2. 淋巴转移　当癌肿浸润至深肌层，或扩散到宫颈管，或癌组织分化不良时，易发生淋巴转移。其转移途径与癌灶生长部位有关。宫底部癌灶沿阔韧带上部淋巴管网，经骨盆漏斗韧带至卵巢，向上至腹主动脉旁淋巴结；宫角部癌灶沿圆韧带至腹股沟淋巴结；子宫下段及宫颈管癌灶与宫颈癌淋巴转移途径相同，可至宫旁、髂内、髂外及髂总淋巴结；子宫后壁癌灶可沿宫骶韧带扩散到直肠淋巴结。内膜癌也可向子宫前方扩散到膀胱淋巴，亦可通过淋巴逆行引流累及阴道前壁。

3. 血行转移　少见。晚期患者可经血行转移至全身各器官，常见部位为肺、肝、骨等。

（四）分期

子宫内膜癌的分期采用 FIGO 2009 手术 - 病理分期（表 16-3）。

表 16-3　子宫内膜癌手术 - 病理分期（FIGO，2009 年）

分期	定义
Ⅰ	肿瘤局限于子宫体
ⅠA	肿瘤局限于内膜层或浸润深度＜ 1/2 肌层
ⅠB	肿瘤浸润深度≥ 1/2 肌层
Ⅱ	肿瘤侵犯宫颈间质，但无宫体外蔓延
Ⅲ	肿瘤局部和（或）区域扩散

续表

分期	定义
ⅢA	肿瘤累及浆膜层和（或）附件
ⅢB	阴道或宫旁受累
ⅢC	盆腔淋巴结和（或）腹主动脉旁淋巴结转移
ⅢC1	盆腔淋巴结阳性
ⅢC2	腹主动脉旁淋巴结阳性和（或）盆腔淋巴结阳性
Ⅳ	肿瘤侵及膀胱和（或）直肠黏膜，和（或）远处转移
ⅣA	肿瘤侵及膀胱和（或）直肠黏膜
ⅣB	远处转移，包括腹腔内和（或）腹股沟淋巴结转移

（五）临床表现

1. 症状 极早期常无症状，一旦出现症状则表现如下。

（1）阴道流血：可表现为绝经后阴道流血或围绝经期月经紊乱，量不多，大量出血者少见，呈持续性或间歇性，未绝经者则表现为经量增多，经期延长或经间期出血。

（2）阴道排液：为癌瘤渗出液或感染坏死的表现，早期为浆液性或血性液体，晚期合并感染则为脓血性排液，伴有恶臭。

（3）疼痛：早期不引起疼痛。晚期癌瘤浸润周围组织或压迫神经可引起下腹及腰骶部疼痛，并向下肢及足部放射。若癌灶侵犯宫颈并堵塞宫颈管导致宫腔积脓，可出现下腹胀痛及阵发性腹痛。

（4）全身症状：晚期患者可出现贫血、消瘦、发热及恶病质等全身症状。

2. 体征 早期患者妇科检查无明显异常。当病情逐渐发展，子宫增大、质软；由于绝经后妇女子宫已萎缩，如果扪及正常大小的子宫应视为异常。晚期偶见癌组织自宫口脱出，质脆，触之易出血。若合并宫腔积脓，子宫明显增大，质极软。癌灶向周围浸润，则子宫固定或在宫旁或盆腔内扪及不规则结节状块物。

案例16-3分析（1）

患者绝经5年余，阴道流血3个多月，妇科检查子宫正常大小，质偏软。具有子宫内膜癌的部分症状和体征。

（六）诊断

除根据上述病史、症状和体征外，确诊需依靠分段诊刮病理检查。

根据患者上述症状及体征，应考虑子宫内膜癌的可能，对于绝经后出现不规则阴道流血或绝经过渡期妇女月经紊乱或应用性激素治疗3个疗程后无效，均应进行相应的辅助检查排除子宫内膜癌。应注意以下高危因素：如肥胖、高血压、糖尿病、长期服用雌激素或他莫昔芬药物、绝经延迟、不育及有肿瘤家族史等。诊断步骤如图16-9。

辅助诊断：

（1）B型超声检查：早期见子宫正常大，仅见宫腔线紊乱、中断。典型内膜癌声像为子宫增大或绝经后子宫相对增大，宫腔内见实质不均回声区，形态不规则，宫腔线消失，有时可见肌层内不规则回声紊乱区，边界不清，可做出肌层浸润的诊断。

（2）分段诊刮：是确诊内膜癌最常用最可靠的方法。先用小刮匙环刮宫颈管，再用探针探测宫腔深度，最后进行宫腔搔刮，刮出物分瓶标记送病理检查。分段刮宫操作要小心，当刮出多量豆渣样组织疑为子宫内膜癌时，只要刮出物足够送病理检查，即应停止操作，以免子宫穿孔。

（3）细胞学检查：从阴道后穹窿或宫颈管吸取分泌物涂片找癌细胞，阳性率不高。用特制的宫腔吸管或宫腔刷置宫腔内，吸取分泌物涂片找癌细胞，阳性率可达90%，但只有筛查的作用，不能作为诊断依据，最后确诊仍需根据病理检查结果。

（4）宫腔镜检查：能直接观察宫颈、宫腔的情况，发现病灶并定位活检，可提高活检确诊率，避免常规诊刮漏诊，并可观察病变范围、宫颈管有无受累等，协助术前进行临床分期。

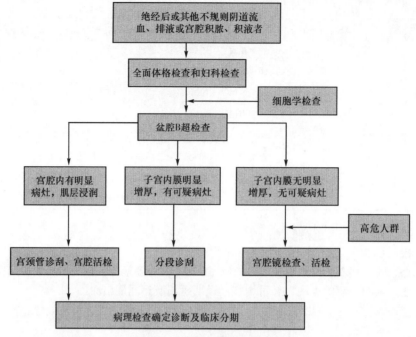

图 16-9　子宫内膜癌诊断步骤

（5）CT、MRI、淋巴造影等检查：有条件者可选用 CT 或 MRI 检查了解宫腔、宫颈病变，肌层浸润深度，淋巴结有无肿大等。淋巴造影可用于术前检查预测淋巴结有无转移，但操作较复杂，穿刺困难，临床上难以推广应用。

（七）鉴别诊断

1. 老年性阴道炎　主要表现为血性白带，需与内膜癌鉴别。前者见阴道壁充血或散在出血点，后者则阴道壁正常，排液来自宫颈管内。老年妇女还须注意两种情况并存的可能。

2. 子宫黏膜下肌瘤或内膜息肉　主要表现为月经过多及经期延长，需与内膜癌相鉴别。及时行分段诊刮、宫腔镜检查及 B 型超声检查等可确诊。

3. 原发性输卵管癌　主要表现为阵发性阴道排液、阴道流血和下腹疼痛。分段诊刮阴性，宫旁扪及块物，而内膜癌刮宫阳性，宫旁无肿块扪及。B 型超声检查有助于鉴别。

4. 老年性子宫内膜炎合并宫腔积脓　常表现为阴道排液增多，呈浆液性、脓性或脓血性。子宫正常大或增大变软，扩张宫颈管及诊刮即可明确诊断。扩张宫颈管后即见脓液流出，刮出物见炎症细胞，无癌细胞。内膜癌合并宫腔积脓时，需刮出组织物，病理检查即能确诊。

5. 宫颈管癌、子宫肉瘤　均可表现为不规则阴道流血及排液。宫颈管癌病灶位于宫颈管内，宫颈管扩大形成桶状宫颈。子宫肉瘤一般多在宫腔内导致子宫增大。分段诊刮及宫颈活检即能鉴别。

> **案例 16-3 分析（2）**
>
> 　　根据以上临床特点初步诊断为子宫内膜癌，但不能排除子宫黏膜下肌瘤或内膜息肉及子宫肉瘤等，应即行分段诊刮术以明确诊断。分段诊刮术：宫颈管刮出少量组织，探宫深 8cm，刮出约 4g 豆渣样组织，即停止刮宫。病理报告：宫颈管少量黏膜组织，宫腔：低分化子宫内膜样腺癌。确诊为子宫内膜样腺癌ⅠA 期（G3）。可行盆腔 MRI 检查、X 线胸片检查了解有无转移病灶。

（八）治疗

治疗应根据子宫大小、浸润肌层的深度、是否累及宫颈管、癌细胞分化程度及患者全身情况等制定最佳的治疗方案。主要的治疗方法为手术治疗、放疗、激素治疗及化疗，可单独或综合应用。

1. 手术治疗　为首选治疗方法。肿瘤局限于子宫体的患者行筋膜外全子宫及双侧附件切除术。存在以下任何一种高危因素均应行盆腔及腹主动脉旁淋巴结切取样和（或）切除术：①高危类型如透明细胞癌、浆液性癌、癌肉瘤；②G3 的内膜样癌；③侵犯肌层深度＞1/2；④癌肿直径＞2cm；⑤疑有盆腔淋巴结、附件、腹主动脉旁淋巴结转移者。肿瘤侵犯宫颈管应行筋膜外全子宫或广泛子宫切除术及双侧盆腔淋巴和腹主动脉旁淋巴切除术。

2. 放疗　腺癌虽对放射线不敏感，但有以下情况者可选择放疗：①子宫深肌层已有癌浸润，淋巴结可疑或已有转移，手术后均需加用放射治疗；②老年或有严重合并症不能耐手术及晚期不宜手术者均可考虑放疗。放疗应包括腔内照射及体外照射。

3. 激素治疗　对晚期或复发不能手术患者或年轻、早期、要求保留生育功能者，可考虑激素治疗。激素治疗推荐用药包括醋酸甲羟孕酮（300～500mg/d）、醋酸甲地孕酮（160～320mg/d）、芳香化酶抑制剂、依维莫司等，仅适用于分化好、雌激素/孕激素受体阳性的子宫内膜样腺癌，尤其是肿瘤病灶较小且生长缓慢的患者。至少用药10～12周才能评价效果，不良反应为水钠潴留、水肿、体重增加、药物性肝炎等，停药后逐渐好转。

4. 化疗　术后有复发高危因素、晚期不能手术或治疗后复发者可考虑使用化疗，常用的化疗用药方案有卡铂/紫杉醇、卡铂/紫杉醇/贝伐珠单抗、顺铂/多柔比星、异环磷酰胺/紫杉醇（用于癌肉瘤）、顺铂/异环磷酰胺（用于癌肉瘤）、依维莫司/来曲唑（用于内膜样腺癌）。单药如顺铂、卡铂、多柔比星、脂质体阿霉素、紫杉醇、白蛋白紫杉醇、拓扑替康、贝伐珠单抗、替西罗莫司、多烯紫杉醇、异环磷酰胺及帕姆单抗（适用于存在微卫星高度不稳定/错配修复缺陷的肿瘤）等。

> **案例 16-3 分析（3）**
>
> 患者诊断为低分化子宫内膜样腺癌 I 期，盆腔 MRI、X 线胸片检查未发现转移病灶。做各项全身检查了解有无手术禁忌证。一般情况好，选择全子宫切除、双侧附件切除及盆腔和腹主动脉旁淋巴结切除术。

（九）随访和预防

1. 随访　完成治疗后应定期随访，及时发现有无复发。随访时间：术后2年内，每3～6个月1次；术后3～5年，每6个月至1年1次，此后每年复查一次。随访检查内容：①盆腔检查（三合诊）；②胸片（6个月～1年）；③晚期患者，可进行血清 CA125 检查，根据不同情况可选用 CT、MRI 等。

2. 预防　预防及早期发现内膜癌的措施：①普及防癌知识，定期防癌检查；②正确使用雌激素；③绝经过渡期妇女月经紊乱或不规则阴道流血、绝经后妇女出现阴道流血者应高度警惕内膜癌；④注意高危因素，重视高危患者。

三、子宫肉瘤

子宫肉瘤（sarcoma of uterus）罕见，是恶性程度高的女性生殖器肿瘤，来源于子宫肌层或肌层内结缔组织和子宫内膜间质，约占女性生殖道恶性肿瘤的1%，子宫恶性肿瘤的3%～7%。好发于围绝经期妇女，多发年龄为50岁左右。

（一）组织发生及病理

根据不同的组织发生来源，主要分为三大类。

1. 子宫平滑肌肉瘤（leiomyosarcoma，LMS）　最多见，约占子宫肉瘤的63%，来自子宫肌层或子宫血管壁平滑肌纤维，也可来自子宫肌瘤肉瘤变。易发生盆腔血管、淋巴结及肺转移。巨检：肉瘤呈弥漫性生长，与子宫肌层无明显界线。若为肌瘤肉瘤变常从中心开始向周围播散。剖面失去旋涡状结构，常呈均匀一片或鱼肉状，色灰黄或黄红相间，半数以上见出血坏死。镜下见平滑肌细胞增生，细胞大小不一，排列紊乱，核异型性，染色质多、深染且分布不均，核仁明显，有多核巨细胞，核分裂象＞5/10HP。许多学者认为核分裂象越多者预后越差（生存率：5～10/10HP 为42%，＞10/10HP 为15%）。

2. 子宫内膜间质肉瘤（endometrial stromal sarcoma，ESS）　来自子宫内膜间质细胞，占21%，分为两类。

（1）低级别子宫内膜间质肉瘤：有宫旁组织转移倾向，较少发生淋巴、肺转移。巨检：子宫球状增大，有多发性颗粒样、小团状突起，质如橡皮富弹性，用镊夹起后能回缩，似拉橡皮筋感觉。剖面见子宫内膜层有息肉状肿块，黄色，表面光滑，切面均匀，无旋涡状排列。镜下见子宫内膜间质细胞侵入肌层束间，细胞质少，细胞异型少，核分裂象少（＜10/10HP），细胞周围有网状纤维围绕，很少出血坏死。

（2）高级别子宫内膜间质肉瘤：恶性程度较高。巨检见肿瘤向腔内突起呈息肉状，质软，切面呈灰黄色，鱼肉状，局部有出血坏死，向肌层浸润。镜下见内膜间质细胞高度增生，腺体减少、消失。瘤细胞致密，圆形或纺锤状，核大，分裂象多（> 10/10HP），细胞异型程度不一。

（3）未分化子宫肉瘤：大体见侵入宫腔内息肉状肿块，伴有出血坏死。肿瘤细胞分化程度差，细胞大小不一致，核异型明显，核分裂活跃，多伴脉管侵犯，恶性度高。

3. 腺肉瘤（adenosarcoma） 指含有良性腺上皮成分及肉瘤样间叶成分的恶性肿瘤。多见于绝经后妇女，也可见于青春期或育龄期女性。腺肉瘤呈息肉样生长，突入宫腔，较少侵犯肌层，切面常呈灰红色，伴出血坏死，可见小囊腔。镜下可见被间质挤压呈裂隙状的腺上皮成分，周围间叶细胞排列密集，细胞轻度异型，核分裂不活跃（2 ~ 4/10HP）。

子宫癌肉瘤归入子宫内膜癌章节。

（二）临床表现

早期症状不明显。最常见的症状是不规则阴道流血，量或多或少，出血来自向宫腔生长的肿瘤表面溃破。若合并感染坏死可有大量脓性分泌物排出，内含组织碎片，味臭。患者常诉下腹部包块迅速增大，晚期肿瘤向周围组织浸润，压迫周围组织，出现下腹痛、腰痛等。当肿瘤压迫直肠、膀胱时出现相关脏器压迫症状。癌肿转移腹膜或大网膜时出现血性腹水。晚期出现恶病质、消瘦、继发性贫血、发热等全身衰竭现象。

妇科检查：子宫增大，质软，表面不规则。有时宫口扩张，宫口内见赘生物或经宫口向阴道脱出息肉样或葡萄状赘生物，暗红色，质脆，触之易出血。

（三）转移途径

有血行播散、直接蔓延及淋巴转移。

（四）诊断

根据病史、症状及体征，应疑有子宫肉瘤的可能。对于恶性中胚叶混合瘤和多数子宫内膜样间质肉瘤，分段刮宫是有效的辅助诊断方法。刮出物送病理检查可确诊。因子宫肉瘤组织复杂，刮出组织太少易误诊为腺癌。有时取材不当仅刮出坏死组织可以误诊或漏诊。若肉瘤位于肌层内，尚未侵犯子宫内膜，单靠刮宫无法诊断。B 型超声、盆腔磁共振及 CT 等检查可协助诊断，但最后确诊必须根据病理切片检查结果。术前怀疑肉瘤者，禁用子宫粉碎器。手术切除的子宫肌瘤标本应逐个详细检查，有可疑时即做冷冻切片以确诊。子宫肉瘤易转移至肺部，故应常规行胸部 CT 平扫。

（五）分期

子宫平滑肌肉瘤及子宫内膜间质肉瘤采用国际妇产科联盟（FIGO，2009 年）制定的手术 - 病理分期（表 16-4），子宫腺肉瘤采用国际妇产科联盟（FIGO，2015 年）制订的手术 - 病理分期（表 16-5）。

表 16-4 子宫平滑肌肉瘤和子宫内膜间质肉瘤手术病理分期（FIGO，2009 年）

分期	定义
I	肿瘤局限于子宫
I A	肿瘤最大直径≤ 5cm
I B	肿瘤最大直径> 5cm
II	肿瘤扩散到盆腔
II A	侵犯附件
II B	侵犯子宫外的盆腔内组织
III	肿瘤扩散到腹腔
III A	一个病灶
III B	多个病灶
III C	侵犯盆腔和（或）主动脉旁淋巴结
IV	肿瘤侵犯膀胱和（或）直肠或有远处转移
IV A	肿瘤侵犯膀胱和（或）直肠
IV B	远处转移

表 16-5 子宫腺肉瘤手术 - 病理分期（FIGO，2015 年）

FIGO 分期	定义
I	肿瘤局限于子宫
I A	局限于子宫内膜 / 宫颈管内膜，无肌层浸润
I B	≤ 1/2 肌层浸润
I C	> 1/2 肌层浸润
II	肿瘤扩散到盆腔
II A	累及附件
II B	累及子宫外的盆腔组织
III	肿瘤侵犯腹腔组织（并非仅突向腹腔）
III A	一个病灶
III B	多个病灶
III C	转移到盆腔和（或）主动脉旁淋巴结
IV	肿瘤侵犯膀胱和（或）直肠，和（或）远处转移
IV A	肿瘤侵犯膀胱和（或）直肠
IV B	远处转移

注：III 期是指肿瘤病灶浸润腹腔内组织而不仅仅是宫底突向腹腔；子宫癌肉瘤的分期和子宫内膜癌相同。

（六）治疗

治疗原则应以手术为主。局限于子宫者行全子宫及双侧附件切除术。早期，雌激素/孕激素受体阴性的绝经前子宫平滑肌肉瘤患者可保留卵巢。淋巴结切除术有争议，扩散到子宫外者行减瘤术。术后根据分期加用内分泌治疗、化疗或放疗。内分泌治疗主要为去雌激素治疗，适用于低级别子宫内膜间质肉瘤或雌激素/孕激素阳性的子宫平滑肌肉瘤，可选择芳香化酶抑制剂、醋酸甲羟孕酮、醋酸甲地孕酮及 GnRH 类似剂。化疗用药方案可选多柔比星、多西他赛＋吉西他滨、多柔比星＋拉特鲁沃（Olaratumab）等。

（七）预后

子宫肉瘤的 5 年存活率仅为 20%～30%。

（谢玲玲　林仲秋）

【拓展知识】

一、子宫内膜癌分子分型

《2020NCCN 子宫肿瘤临床实践指南》首次将子宫内膜癌分子分型纳入推荐，详细应用流程如图 16-10 所示。综合肿瘤组织基因测序及免疫组织化学检测方法，将子宫内膜癌分为 4 种分子亚型，包括 POLE 突变型、高度微卫星不稳定型（microsatellite instability-high，MSI-H）、低拷贝型及高拷贝型。该分子分型不仅是对子宫内膜癌肿瘤组织病理学分型的完善和补充，更有助于及早评估疾病预后，选择合适的治疗措施。不同分子亚型的肿瘤生物学行为显著不同，如 POLE 突变型的淋巴结转移率极低，而高拷贝型的淋巴结转移率可高达 27.7%，由此导致各亚型的临床预后有较大差别，其中，POLE 突变型预后最好，其次是高度微卫星不稳定型和低拷贝型，高拷贝型预后最差，即使是早期患者，也需要积极的辅助治疗。POLE 突变型和高度微卫星不稳定型也是肿瘤免疫治疗和靶向治疗的潜在患者。另外，分子分型通过对子宫内膜癌患者进行错配修复蛋白/微卫星不稳定检测，可筛查出遗传性非息肉病性结直肠癌患者，是肿瘤遗传咨询及早期预防干预的重要手段。

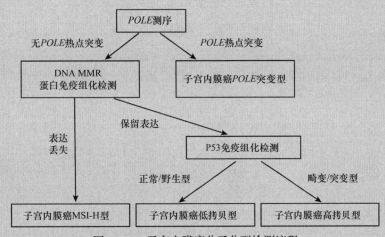

图 16-10　子宫内膜癌分子分型检测流程

二、子宫内膜癌保留生育功能的方法及指征

随着子宫内膜癌发病年龄的下降，越来越多的早期内膜癌患者有保留生育功能的需求，《2014年 NCCN 子宫肿瘤临床实践指南（第 1 版）》首次提出了早期内膜癌保留生育功能的指征及方法，随后每年更新指南推荐，已逐渐形成一套实践规范广泛应用于临床。

（一）子宫内膜癌保留生育功能的指征

1. 分段诊刮标本经病理专家核实，病理类型为子宫内膜样腺癌，G1 级。

2. MRI 检查（首选）或经阴道超声检查发现病灶局限于子宫内膜。

3. 影像学检查未发现可疑的转移病灶。

4. 无药物治疗或妊娠的禁忌证。

5. 经充分解释，患者了解保留生育功能并非子宫内膜癌的标准治疗方式并在治疗前咨询生殖专家。

6. 推荐进行肿瘤基因检测和遗传性癌症风险评估。

（二）子宫内膜癌保留生育功能的方法

1. 可选择甲地孕酮、醋酸甲羟孕酮和左炔诺孕酮宫内缓释系统治疗。

2. 治疗期间每3～6个月经分段诊刮或子宫内膜活检行内膜评估，若子宫内膜癌持续存在6～12个月，则行全子宫切除＋双附件切除＋手术分期，部分绝经前患者可考虑保留卵巢，术前可考虑行MRI检查；若6个月后病变完全缓解，鼓励患者受孕，孕前持续每6个月进行内膜取样检查；若患者暂无生育计划，予孕激素维持治疗及定期监测。

3. 完成生育后或内膜取样发现疾病进展，即行全子宫切除＋双附件切除＋手术分期，部分绝经前患者可考虑保留卵巢。

（三）子宫内膜癌保留生育功能的疗效

临床发现，高分化的早期内膜样腺癌经孕激素治疗的总体缓解率为57%～75%，完全持久缓解率为50%，19%的患者最初治疗有缓解，但随后出现复发，23%的患者对孕激素治疗从无缓解。这类患者孕激素治疗有缓解的中位持续时间为12～24周，中位复发时间为19个月（6～44个月）。

（四）大剂量孕激素治疗的副作用

1. 血栓性静脉炎。
2. 体重增加。
3. 情绪或性欲改变。
4. 头痛、乳房胀痛。
5. 睡眠障碍。
6. 下肢痉挛。
7. 肝功能损害等。

因此，在临床上，我们需做好充分的病情风险告知，在患者及家属完全了解知情的情况下行保留生育功能的治疗，并且做好随访工作。

三、生殖道脱落细胞学检查

女性生殖道细胞一般是指来自阴道、宫颈、子宫和输卵管的上皮细胞，其中以阴道上段、宫颈阴道部的上皮细胞为主。受卵巢激素的影响，阴道上皮细胞会出现周期性变化，因此检查女性生殖道脱落细胞既可对卵巢功能做出初步评估，还可协助诊断生殖道不同部位的恶性肿瘤，但生殖道脱落细胞检查找到恶性细胞并不能定位，只能作为初步筛选，需要进一步检查才能明确诊断。

（一）正常女性生殖道细胞类型及其形态特征

1. 鳞状上皮细胞　阴道和宫颈阴道部的上皮细胞，均为鳞状上皮细胞，其结构、功能及细胞形态均极相似，分为表层、中层及底层，其周期性变化均受卵巢性激素调控。细胞由底层向表层逐渐成熟。这一过程具有以下特点：①细胞由小逐渐变大；②细胞形态由圆形变为舟形，再至多边形的大细胞，胞质巴氏染色由蓝染变为红染；③胞质由厚变薄；④胞核由大变小，由疏松变为致密（图16-11）。

（1）底层细胞　相当于组织学的深棘层，又分为内底层细胞和外底层细胞。

1）内底层细胞：又称生发层，只含一层基底细胞，是鳞状上皮再生的基础。其细胞学表现为：圆形或卵圆形，为中性粒细胞的4～5倍，核质比为1：1，巴氏染色胞质蓝染。育龄妇女的阴道细胞学涂片中无内底层细胞。仅在哺乳期、闭经后，阴道高度萎缩、糜烂、创伤时方能见到。

2）外底层细胞：细胞圆形或椭圆形，细胞大于内底层细胞，为中性粒细胞的8～10倍，巴氏染色胞质淡蓝，核质比为1：2～1：4。卵巢功能正常时，涂片中很少出现。在雌激素低下或宫颈炎明显时可出现。

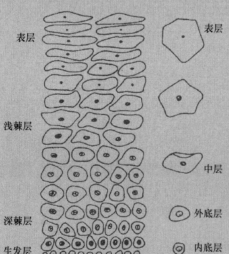

图16-11　鳞状上皮细胞

（2）中层细胞：相当于组织学的浅棘层，是鳞状上皮中最厚的一层，是底层逐渐向表层发育的移行层，呈多边形镶嵌排列，核小，偏位，可有小空泡。胞质较丰富，巴氏染色淡蓝，内含糖原。中层细胞由下而上趋于成熟，胞核逐渐略见缩小，胞质逐渐增多，细胞形态逐渐拉长，细胞极性逐渐向水平方向排列。在某些生理或病理的情况下，涂片中以中层细胞为主，如妊娠期、绝经期雌激素缺乏。

（3）表层细胞：相当于组织学上的角质层。细胞大，为扁平多边形，胞质薄，透明；胞质巴氏染色粉染或淡蓝，核居中、小、圆、致密。表层细胞是育龄妇女宫颈涂片中最常见的细胞。

2. 柱状上皮细胞　又分为宫颈黏膜细胞及子宫内膜细胞。

（1）宫颈黏膜细胞：有黏液细胞和带纤毛细胞两种。黏液细胞呈高柱状或立方状，核呈圆形或卵圆形，居底部，染色质细颗粒状，分布均匀，有时可见小核仁。胞质内有空泡，易分解而留下裸核，细胞可排列成栏栅状或蜂窝状。带纤毛细胞呈细长形、立方形或矮柱状，带有纤毛，因细胞退化时纤毛首先消失，故一般见不到。涂片内纤毛柱状细胞常成群，很少重叠，排列整齐。多见于绝经后。

（2）子宫内膜细胞：子宫内膜的脱落细胞也包括纤毛柱状细胞和黏液细胞。常成群脱落，互相重叠，形态大小一致。根据其雌激素水平可分为周期型和萎缩型两型。

1）周期型：增生期脱落细胞呈扁平、低柱或高柱状。细胞边界清楚、嗜碱性。核居底部，呈卵圆形，形态、大小规则一致，染色质均匀致密，可见面1～2个核仁。分泌期脱落细胞胞质透明，出现空泡。核仁大，核偏中位，圆形较小，淡染透亮。间质细胞排列紧密成堆，胞质少，大小一致。

2）萎缩型：涂片内细胞数量少，松散排列。胞核形态大小规则，淡染而嗜碱。

3. 非上皮成分　如吞噬细胞、白细胞、淋巴细胞、红细胞等。

（二）女性生殖道脱落细胞内分泌检查指标

阴道鳞状上皮细胞的成熟程度与体内雌激素水平成正比，雌激素水平越高，阴道上皮细胞分化越成熟。临床上表达细胞成熟的几种指数有以下几个。

1. 成熟指数（maturation index，MI）　是阴道细胞学卵巢功能检查最常用的一种。计算方法是在低倍显微镜下观察计算300个鳞状上皮细胞，求得各层细胞的百分率，并按底层/中层/表层顺序写出，如底层0、中层70、表层30，MI应写成0/70/30。若雌激素水平增高，表层细胞增多，则右侧数字增大，称为右移，若雌激素水平低落，左侧数字增大，即底层细胞增大，称为左移。一般有雌激素影响的涂片，基本上无底层细胞；如果这三层细胞百分率相近，常提示有炎症，应治疗后重检。卵巢功能低落与影响的划分标准见表16-6及表16-7。

表 16-6　卵巢功能低落与底层细胞计数划分标准	
雌激素水平	细胞数
高度低落	底层细胞约占40%
中度低落	底层细胞占20%～40%
轻度低落	底层细胞占20%～40%

表 16-7　卵巢功能影响与表层细胞计数划分标准	
卵巢功能	表层细胞/%
轻度雌激素影响	＜20
中度雌激素影响	20～60
高度雌激素影响	＞60

2. 致密核细胞指数（karyopyknotic index，KI）　即鳞状上皮细胞中表层致密核细胞的百分率。从视野中数100个表层细胞，有40个致密核细胞，则KI为40%。KI越高，表明细胞越成熟，雌激素水平越高。

3. 嗜伊红细胞指数（eosinophilic index，EI）　即鳞状上皮细胞中表层红染细胞的百分率。只有在雌激素影响时才出现红染表层细胞，故EI表示雌激素水平，指数越高，提示上皮细胞越成熟，雌激素越高。当有阴道炎时，红染细胞亦可增多。

4. 角化指数（cornification index，CI）　即计算鳞状上皮细胞中表层嗜伊红致密核细胞的百分率，即鳞状上皮细胞中最成熟细胞的百分率，用以表示雌激素的水平。

（三）女性生殖道脱落细胞涂片检查

1. 涂片种类及标本采集

（1）注意事项：采取标本前24小时内应禁止性生活、阴道灌洗、坐浴、阴道检查及阴道用药。有阴道炎者应在治疗后检查为宜。

（2）检查方法

1）阴道涂片：主要目的是了解卵巢或胎盘功能。对已婚妇女，可从阴道侧壁上1/3处用干燥无菌小刮板轻轻刮取浅层细胞，薄而均匀地涂于玻片上；切勿用力，以免将深层细胞混入。对未婚阴道分泌物极少的女性，可将卷紧的已消毒棉签先经生理盐水浸湿，然后伸入阴道，在其侧壁上1/3处轻轻卷取细胞，取出棉签，在玻片上向一个方向涂片。涂片置固定液内固定后显微镜下观察。

2）宫颈刮片：是筛查早期宫颈癌的重要方法。用木质铲形小刮板绕宫颈外口鳞-柱状上皮交界区旋转1～2周，轻轻刮取宫颈细胞，取出刮板，在玻片上向一个方向涂片，涂片经固定液固定后镜检。注意应避免损伤组织引起出血而影响检查结果。若白带过多，应先用无菌干棉球轻轻擦净黏液，再刮取标本。因取材方法获取细胞数目不全面，故目前多推荐涂片法。

3）宫颈管涂片：先将宫颈表面分泌物拭净，用小戟式刮板或塑料毛刷进入宫颈管内，轻刮一周做涂片，或塑料毛刷在宫颈管内旋转360°后做涂片。

近年问世的细胞制片新技术——液基薄层细胞学（liquid-based cytology）技术，是制片技术的重大改革，即去掉涂片上的杂质，直接制成观察清楚的薄层涂片，诊断准确性比传统法涂片高。目前有两种设施：

Thinprep cytology test（TCT）系统：1996年获美国FDA通过并应用于临床。主要方法：将刮取宫颈脱落细胞的刮片毛刷放入含有细胞保存液的特制小瓶中，在小瓶内搅动数10秒，再通过过滤器过滤，使标本中的杂质分离，将滤后的上皮细胞制成直径为20mm的薄层细胞于载玻片上，95%乙醇固定，巴氏染色、封片。此方法一次只能处理一份标本。

Autocyte prep cytology test 系统，又称 liquid-based cytology test（LCT）系统：1999年获美国FDA通过并应用于临床。基本方法：将刮取宫颈脱落细胞的刮片毛刷取下，放在含有细胞保存液的小瓶中数小时，使毛刷中大部分细胞转移到保存液中，此法收集的细胞比前者多，将收集的细胞保存液通过比重液离心后，使标本中的黏液、血液及炎症细胞分离，收集余下的上皮细胞制成直径为13mm超薄层细胞于载玻片上；此方法每次可同时处理48份标本，并在全自动制片过程中同时完成细胞染色，达到更高质量更高效率。

4）宫腔吸片：疑有宫腔内恶性病变时，用宫腔吸片检查阳性率较阴道涂片及诊刮高。选用直径1～5mm不同型号塑料管，轻轻放入宫腔直达宫底部，另一端连接无菌注射器，上下左右移动塑料管，吸取标本制作成涂片。取出过程中经宫颈管时停止抽吸，防止将宫颈管内容物吸入。取出的标本进行涂片、固定、染色。宫腔吸片标本中可能含有输卵管、卵巢或盆腹腔上皮细胞成分。

5）局部印片：用清洁玻片直接在病灶处贴按作印片，经固定、染色后镜检。常用于外阴及阴道的可疑病灶。

2. 染色方法　细胞学染色方法有巴氏染色（papanicolaou stain）法、邵氏染色法及其他改良染色法。巴氏染色法既可用于检查雌激素水平，也可用于查找癌细胞，我国多数医院常用此法。

3. 辅助诊断技术　辅助诊断技术包括免疫组织化学、影像分析、原位杂交技术、流式细胞仪测量及自动筛选或人工智能系统协助诊断等。

（四）阴道涂片在妇科疾病诊断中的应用

1. 闭经　涂片检查有正常周期性变化，提示患者卵巢具有正常排卵功能，闭经原因在子宫及其以下部位，如子宫内膜结核、宫颈或宫腔粘连等；涂片中见中层和底层细胞，无表层细胞和周期性变化，提示卵巢功能低下；涂片无周期性变化，以中层细胞多，表层细胞极少，有时可见底层、中层、表层细胞，MI稍有波动但较恒定，提示无排卵，下丘脑-垂体调节功能紊乱。

2. 异常子宫出血

（1）无排卵性异常子宫出血：涂片缺乏孕激素作用，以雌激素影响为主，或长期波动在低至中雌激素水平，无周期变化，一旦雌激素水平降低则出现阴道流血。

（2）排卵性异常子宫出血：涂片有周期性变化，部分患者MI右移明显，中期出现高度雌激素影响，EI可达90%左右。排卵后细胞堆积和皱褶不明显，EI有下降但仍高于正常周期片。

3. 卵巢病变　卵巢发育不全、卵巢早衰、双侧卵巢切除后、放射治疗后、绝经后雌激素缺乏时，涂片以底层、中层细胞为主，仅少量表层细胞。

4. 流产

（1）先兆流产：由黄体功能不足引起的先兆流产涂片见细胞分散，MI右移。

（2）稽留流产：EI升高，舟形细胞少，可出现圆形致密核细胞，较大的多边形细胞增多，且细胞分散。

5. 生殖道感染性疾病

（1）细菌性阴道病：涂片见线索细胞，表现为阴道脱落的表层细胞边缘附着颗粒状物，即加德纳菌等各种厌氧菌，细胞边缘不清。

（2）滴虫性阴道炎：涂片内可见阴道滴虫，滴虫感染时，鳞状上皮的各层细胞都可脱落。绝经后患者涂片内可见较多的表层细胞；青年患者常可见底层细胞。细胞常常发生退化变性，细胞膜模糊不清。背景中有多量黏液和中性粒细胞，有污浊感。

（3）衣原体性宫颈炎：涂片上可见化生的细胞胞质内有散在型、帽型、桑葚型、堵塞型的包涵体，感染细胞肥大多核。

（4）病毒性感染：常见的有单纯疱疹病毒Ⅱ型（HSV-Ⅱ）和HPV。

1）HSV感染：早期表现为细胞呈集结状，有多个胞核，核大，染色质变得很细而呈水肿样退变，散布在整个胞核中，呈淡的嗜碱性染色，均匀如毛玻璃状。晚期可见特征性的多核巨细胞或核内嗜酸性包涵体。

2）HPV感染：鳞状上皮细胞被HPV感染后具有典型的细胞学改变。在涂片标本中见挖空细胞、角化不良细胞及湿疣外底层细胞。涂片内可见中层和表层成熟鳞状上皮细胞核周有大空泡，靠近细胞膜处胞质致密，常呈嗜双色性。有1～2个核，染色深，染色质致密，核内或胞质内无包涵体，看不到核仁。角化不良细胞胞质内有角化现象，巴氏染色呈橘黄色，细胞呈卵圆形或梭形，似小型角化细胞。核染色质深染致密。湿疣外底层细胞涂片内可见化生型外底层细胞。胞质呈嗜双色性。有1～2个核，染色质致密深染。

（五）女性生殖脱落细胞在妇科肿瘤检查上的应用

阴道涂片中脱落的恶性细胞以鳞状上皮细胞癌最常见。从阴道脱落细胞找到恶性细胞是诊断癌的重要依据，但不能明确癌的部位，且脱落细胞容易变形，故最终确诊应以活组织病理检查为依据。

1. 癌细胞特征　主要表现在细胞核、细胞及细胞间关系的改变。

（1）细胞核的改变：表现为核增大，一般比正常胞核增大1～4倍，少数可大10多倍。且出现胞核大小不等和极性消失。核染色质深染、粗糙，有的胞核深蓝色成墨水滴状。核畸形，可呈长形、方形、三角形，有时核凹陷成为不规则分叶状。核质比失常，可达1:0.5或以下。核仁增大，数目增多，可有2～3个核仁。核分裂增多及病理性核分裂，以及出现畸形裸核。

（2）细胞形态改变：细胞形态不等，大小不等，失去极性。癌细胞繁殖快，互相挤压，呈堆叠状或镶嵌状。胞质减少，染色较浓，若变性则内有空泡或出现畸形。

（3）细胞间关系改变：癌细胞可单独或成群出现，排列紊乱。涂片中常见较多红细胞和坏死组织，如继发感染，可见数量不等的中性粒细胞。

2. 宫颈/阴道细胞学诊断的报告形式　主要为分级诊断及描述性诊断两种。目前我国多数医院仍采用分级诊断，临床常用巴氏五级分类法。近年来更推荐应用TBS分类法及其描述性诊断。

（1）巴氏分级法

巴氏Ⅰ级：为正常阴道细胞涂片。

巴氏Ⅱ级：发现不典型但无恶性特征细胞。

巴氏Ⅲ级：发现可疑恶性细胞。或性质不明，细胞可疑，或怀疑恶性细胞。

巴氏Ⅳ级：发现不典型的癌细胞，待证实。

巴氏Ⅴ级：发现癌细胞，形态典型。

目前我国多数医院仍采用该分类法。

巴氏分级法的缺点：①以级别来表示细胞学改变的程度易造成假象，似乎每个级别之间有严格的区别，使临床医生仅根据分类级别来处理患者，实际四个级别之间的区别并无严格的客观标准，主观因素较多；②对癌前病变无明确规定，可疑癌是指可疑浸润癌还是SIL，尚不能明确，不典型细胞作为良性细胞学改变也不恰当，因为偶尔也见到LSIL伴微小浸润癌的病例；③与病理诊断无对应关系；④有较高的假阴性率。因此巴氏分级法正逐步被新的分类法所取代。

（2）TBS（the Bathesda system）分类法：除巴氏五级分类法外，FIGO 建议推广应用 TBS 分类法，TBS（2001 年版）包括三部分：标本质量评估、概述（总诊断范围）和描述性诊断。

（林仲秋）

第四节　卵巢肿瘤

一、概　　述

卵巢肿瘤是女性生殖器常见肿瘤，可发生于任何年龄。卵巢体积虽小，但组织结构复杂，所以其肿瘤类型复杂且繁多。卵巢恶性肿瘤以上皮性卵巢癌最常见，占卵巢恶性肿瘤的 85% ～ 90%，是女性生殖器三大恶性肿瘤之一，由于卵巢位于盆腔深处，症状隐匿，难以早期发现，至今仍缺乏有效的早期诊断方法，约 70% 的卵巢恶性肿瘤患者确诊时已为中、晚期，治疗效果差。总 5 年生存率徘徊在 25% ～ 30%，其死亡率居妇科恶性肿瘤的首位。

案例 16-4

患者，女性，26 岁，因发现盆腔包块半年余，右下腹剧痛伴呕吐 1 小时于 2019 年 4 月 6 日入院。

患者于半年多前体检发现右侧盆腔包块，B 超提示右侧附件区 55mm×50mm×45mm 的囊性包块，因无自觉不适，一直未做特殊诊治。4 月 6 日清晨起床时突觉右下腹剧痛，呈牵拉样，伴恶心，呕吐 3 次，为胃内容物，无发热、腹泻及阴道出血排液，无排尿、排便困难等，急诊来院。既往史无特殊。月经初潮 13 岁，周期 25 ～ 28 天，持续 4 ～ 5 天，无痛经，末次月经 2019 年 3 月 11 日。未婚，无性生活史。

查体：T 36.8℃，P 97 次 / 分，R 25 次 / 分，BP 110/72mmHg，急性病容，强迫体位，无贫血貌，心肺听诊未发现异常。腹部平坦，右下腹局部肌紧张，压痛（＋），反跳痛（＋＋），未触及包块，肝脾肋下未触及。

妇科检查：外阴发育正常，无红肿。肛门内诊：子宫后倾后屈位，大小正常，质中，活动受限，无触痛；右侧附件区可触及囊性包块，径约 8cm，边界清，张力大，略可活动，包块与子宫之间的部位明显触痛；左侧附件区无增厚，无压痛，未触及包块。

问题：

1. 该患者应考虑哪些诊断及鉴别诊断？

2. 为明确诊断，应做哪些辅助检查？

3. 如何明确诊断？应如何处理？

案例 16-5

患者，女性，51 岁，因腹胀伴食欲减退 1 个月，发现盆腔包块 1 天入院。

患者 1 个月前自觉腹胀，食欲减退，自服"胃舒平"无缓解，3 天前就诊中医，服用中药，仍觉上腹部饱胀感加重，昨晚开始出现气促，不能平卧，伴少量阴道流血，色淡红，无血块，无异味。无发热、呕吐、腹泻及排黏液血样便等，今因症状加重就诊内科，行腹部 B 超检查，示中量腹水，肝脾正常。盆腔 B 超提示右侧附件区 80mm×66mm×50mm 的囊实混合性包块，囊内见不规则实性光团。以"盆腔包块性质待查"收入院。发病以来，食欲差，体重减轻 6kg，大小便如常，睡眠差。

既往史无特殊，绝经 2 年余，既往月经正常。24 岁结婚，$G_3P_1A_2$。无肿瘤及其他家族遗传史。

查体：T 36.8℃，P 87 次 / 分，R 21 次 / 分，BP 112/62mmHg，慢性病容，贫血貌，全身浅表淋巴结无肿大。心肺听诊无特殊。腹部膨隆，无压痛、反跳痛，未触及包块，肝脾无肿大，移动性浊音（＋）。

妇科检查：外阴略萎缩，阴道黏膜菲薄，见少量淡血性分泌物。宫颈光滑，萎缩变短，宫口见极少量淡红色液体流出。子宫后倾后屈位，缩小，界线不清，质中，活动受限，无压痛。右侧附件区可触及囊实性包块，径约 8cm，边界欠清，不活动，与子宫界线不清；左侧附件区未触及包块，无压痛；右骶韧带及右侧盆壁触及多个质韧结节，无触痛。

问题：

1. 该患者应首先考虑什么诊断及鉴别诊断？
2. 为明确诊断，应做哪些辅助检查？
3. 诊断依据？
4. 如何制订治疗方案？

二、组织学分类

根据世界卫生组织（WHO）制定的女性生殖器肿瘤组织学分类（2014 版），卵巢肿瘤主要组织学类型分为上皮性肿瘤、生殖细胞肿瘤、性索 - 间质肿瘤及转移性肿瘤（图 16-12）。

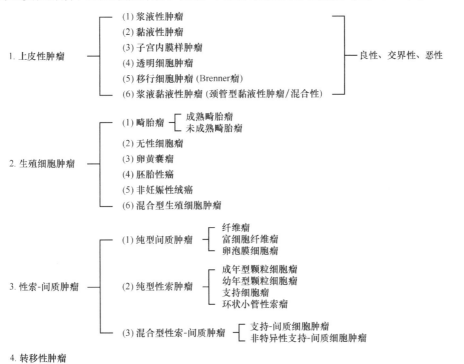

图 16-12　卵巢肿瘤组织学分类（WHO，2014，部分内容）

三、发病的高危因素及预防因素

卵巢肿瘤的病因仍不清楚。有学者提出持续排卵假说及促性腺激素假说。排卵次数多，卵巢生发上皮反复损伤修复是上皮性肿瘤发病的高危因素，如促排卵药物（氯米芬）及促性腺激素的应用是卵巢癌发生促进因素，而足月妊娠、哺乳及口服避孕药则具有保护作用。此外，遗传因素如 *BRCA1* 和 *BRCA2* 基因突变、遗传性非息肉性结直肠癌综合征等也为其发病的高危因素。

四、常见卵巢肿瘤的病理及临床特点

（一）卵巢上皮性肿瘤

卵巢上皮性肿瘤（epithelial ovarian tumor）为最常见的卵巢肿瘤，占原发性卵巢肿瘤 50% ～ 70%，有良性、交界性、恶性之分。癌与交界肿瘤主要以有无浸润及浸润程度而定，浸润灶最大径小于 5mm 定义为微小浸润，归类于交界性肿瘤，适用于所有组织类型上皮性肿瘤，预后好于癌。交界性肿瘤中交界性成分应占全体肿瘤的 10% 以上，10% 以下时仍分类为良性腺瘤，注明腺瘤伴局灶性增生（adenoma with focal proliferation）。

传统上认为卵巢上皮性肿瘤均来源于卵巢表面的生发上皮，目前倾向于多途径起源学说，认为卵巢癌非单一疾病，而是一种异质性疾病，由一组肿瘤组成，每个肿瘤都具有不同的前期病变、发病机制、扩散模式、分子谱、化疗反应和预后。组织学亚型及相关分子特征对临床个体化决策至关重要。WHO（2014 年版）女性生殖器肿瘤组织学分类对浆液性癌诊断分级采用二级分类法，分为高级别浆液性癌（high grade serous carcinoma，HGSC）和低级别浆液性癌（low grade serous carcinoma，LGSC），将黏液性肿瘤定义为仅指肠型黏液性肿瘤，而既往的宫颈型黏液性肿瘤（Müller 管型）新定义为浆液黏液性肿瘤。HGSC 的输卵管起源学说受到重视，认为绝大多数 HGSC 来源于输卵管远端绒毛末端的浆液性输卵管上皮内癌前期病变；几乎所有的 LGSC 经由卵巢内的良性或浆液性交界性肿瘤发展而成，后者被认为是子宫内膜样癌的一种亚型，二者具有类似的分子特征；子宫内膜异位症性上皮可能是卵巢透明细胞癌、子宫内膜样癌、浆黏液性癌的组织学来源；而黏液性腺癌可能由包含囊肿经黏液性囊腺瘤、黏液性交界性肿瘤进展而来，部分黏液性肿瘤则可能与胚细胞起源学说及 Brenner 瘤起源学说有关，均有待证实。

1. 良性上皮性肿瘤

（1）浆液性囊腺瘤（serous cystadenoma）：占卵巢良性肿瘤 25%，多为单侧，囊性，大小不等，表面光滑，壁薄，囊内充满淡黄色清亮液体。镜下见囊壁为纤维结缔组织，内衬浆液性单层柱状上皮。

（2）黏液性囊腺瘤（mucinous cystadenoma）：占卵巢良性肿瘤的 20%，多为单侧，圆形或卵圆形，表面光滑，灰白色，体积较大或巨大。常为多房，囊腔内充满胶冻状黏液，很少有乳头生长。镜下见囊壁为纤维结缔组织，内衬单层黏液柱状上皮，有时可见杯状细胞及嗜银细胞。

2. 交界性上皮性肿瘤

（1）浆液性交界性肿瘤（serous borderline tumor，SBT）：30% 呈双侧，囊性，囊内壁至少局部呈乳头状生长，少数可有乳头向卵巢表面生长。镜下见逐级分支的乳头，浆液性上皮复层化不超过 3 层，细胞核低级别，核分裂象少见，无间质浸润或仅有微小浸润。若肿瘤中出现直径≥ 5mm 融合区的细长 HGSC 微乳头结构，且细胞核的非典型性更明显为特征的微乳头变异（micropapillary variant），则称为非浸润性低级别浆液性癌，多为双侧性，更易出现腹膜种植性病变，复发率高，预后较差，与 LGSC 相似。

（2）黏液性交界性肿瘤（mucinous borderline tumor）：几乎均为单侧，瘤体较大，通常直径 > 10cm，切面常为多房或海绵状，囊壁增厚，可有细小质软乳头形成。镜下见胃肠型细胞复层排列，细胞有轻至中度异型，可形成绒毛状或纤细丝状乳头。无间质浸润或仅有微小浸润灶。

3. 恶性上皮性肿瘤

（1）浆液性癌（serous carcinoma）：占卵巢癌 75%，多为双侧，体积较大，囊实性或实性。表面呈结节状或分叶状，灰白色，或有乳头状增生，囊内液浑浊，充满质脆乳头，出血坏死。根据组织学形态和分子特征，可分为高级别和低级别浆液性癌两类，二者具有完全不同的形态和分子特征。高级别癌最常见，约占卵巢癌的 70%，镜下以特征性的充实性蜂窝状乳头状腺癌为主，细胞核级别高，核分裂象常见（> 12/10HP），以 TP53 突变（> 97%）和 BRCA 突变为典型突变，预后极差。低级别浆液性癌仅占卵巢浆液性癌的 5%，镜下以伴间质浸润的乳头状生长为主，细胞核级别低，以 BRAF 或 KRAS 突变为特征，预后远好于高级别癌（图 16-13）。

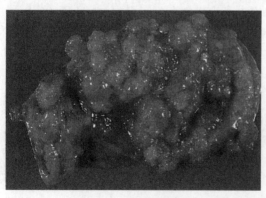

（2）黏液性癌（mucinous carcinoma）：绝大多数为转移性癌，占卵巢癌 3%~4%。单侧多见，瘤体巨大，表面光滑，囊实性或实性，可有出血、坏死。镜下见异型黏液性上皮排列成腺管状或乳头状，出现融合性或毁损性间质浸润。WHO（2014 年）病理分类按肿瘤生长方式将黏液性癌分为膨胀型和浸润型，膨胀型预后较浆液性癌好，Ⅰ期复发率为 6%，浸润型肿瘤侵袭性强，淋巴结转移风险高，Ⅰ期复发死亡率高达 17% ～ 30%，预后极差。

（3）子宫内膜样癌（endometrioid carcinoma）：占卵巢癌的 10% ～ 15%，单侧多见，较大，多为单房，囊性或实性，有乳头生长，囊液多为血性。镜下特点与子宫内膜癌极相似，多为高分化腺癌，常伴鳞

图 16-13　卵巢浆液性癌

状分化。与子宫内膜异位症或子宫内膜样交界性肿瘤相关，或子宫上同步并有子宫内膜样癌，5 年存活率为 40% ～ 50%。

（4）透明细胞癌（clear cell carcinoma）：占卵巢癌的 10%，多为单侧，囊实性，常含有子宫内膜异位症病灶。镜下表现为乳头状、管状和实体多种模式。肿瘤细胞胞浆清晰、嗜酸性，核大而不

典型，核仁明显，有丝分裂少见（＜5/10HP）。特征性改变：多发性复合乳头；密集透明的基底膜或黏液样间质扩大的乳头中心；透明体。传统上被认为是高度恶性肿瘤，对铂类化疗耐药，晚期预后较同期 HGSC 更差。但Ⅰ期肿瘤预后相对较好，5 年生存率 80%~90%。MMR 缺失和 /Lynch 综合征相关的透明细胞癌即使晚期生存期也相对较长。

（二）卵巢生殖细胞肿瘤

卵巢生殖细胞肿瘤（ovarian germ cell tumor）为一组来源于不同分化阶段的生殖细胞肿瘤，占卵巢肿瘤 30%，其结构成分复杂，常有各种成分不同程度混合存在，以成熟畸胎瘤占绝大多数。好发于年轻妇女及幼女，青春期前发病率占 60%～90%，绝经后仅占 4%。原始生殖细胞有分化为三个胚层组织的潜能，其不同的分化阶段可发生不同种类的肿瘤（图 16-14）。

1. 畸胎瘤（teratoma）　为最常见的生殖细胞肿瘤，由多胚层组织构成，多数成熟、囊性，少数未成熟、实性。

（1）成熟畸胎瘤（mature teratoma）：属良性肿瘤，又称皮样囊肿，占生殖细胞肿瘤 85%～97%，占卵巢畸胎瘤的 95% 以上。可发生在任何年龄，以 20～40 岁居多。单侧多见，圆形或卵圆形，中等大，壁光滑、质韧。多为单房，腔内可充满油脂和毛发，有时可见牙齿或骨质。囊腔内突出物形成"头节"，头节的上皮易恶变，恶变率为 2%～4%，恶变多见于绝经期后妇女。肿瘤可含外、中、内三个胚层组织。偶见向单一胚层分化的高度特异性畸胎瘤如卵巢甲状腺肿，分泌甲状腺激素，甚至引起甲亢。

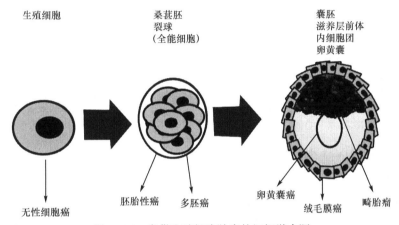

图 16-14　卵巢生殖细胞肿瘤的组织学来源

（2）未成熟畸胎瘤（immature teratoma）：属恶性肿瘤，占卵巢畸胎瘤 1%～3%。好发于青少年。多为实性，局部可有囊性区域。可含 2～3 个胚层，由分化程度不同的未成熟胚胎组织构成，主要为原始神经组织。肿瘤恶性程度根据未成熟组织所占比例、分化程度及神经上皮含量而定。复发及转移率高，但复发后再次手术时可见肿瘤组织有向成熟转化的特点，称恶性程度"逆转现象"。

2. 无性细胞瘤（dysgerminoma）　属中度恶性肿瘤，占卵巢恶性肿瘤的 5%，好发于青春期及生育期妇女。多为单侧，圆形或椭圆形，实性，表面光滑或分叶状，切面淡棕色。对放疗极度敏感，预后好，纯无性细胞瘤 5 年生存率可达 90%。

3. 内胚窦瘤（endodermal sinus tumor）　又名卵黄囊瘤，占卵巢恶性肿瘤的 1%。多见于儿童及年轻妇女。常为单侧，圆形或卵圆形，表面光滑。切面部分囊性，组织质脆，多有出血坏死区，呈灰红或灰黄色，易破裂。镜下见疏松网状和内皮窦样结构。瘤细胞产生甲胎蛋白（AFP），恶性程度高，生长迅速，易早期转移，对化疗十分敏感。

（三）卵巢性索间质肿瘤

卵巢性索间质肿瘤（ovarian sex cord stromal tumor）来源于原始性腺中的性索及间质组织，占卵巢肿瘤 5%～8%。肿瘤也可由不同细胞成分混合构成。此类肿瘤常有内分泌功能。

1. 颗粒细胞瘤（granulosa cell tumor）　分为成年型和幼年型两种病理类型。成年型占颗粒细胞瘤的 95%，为低度恶性肿瘤，发生于任何年龄，高峰年龄为 45～55 岁。肿瘤能分泌雌激素，出现雌激素的相应症状。肿瘤多为单侧，圆形或椭圆形，呈分叶状，表面光滑，实性或部分囊性，切面组织脆而软，伴出血坏死灶。镜下见颗粒细胞环绕成小圆形囊腔，菊花样排列，中心含嗜伊红物质及核碎片，即 Call-Exner 小体，瘤细胞具典型的核纵沟、呈咖啡豆样，核分裂少。预后较好，但

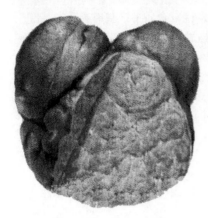

图 16-15　卵泡膜细胞瘤

有晚期复发倾向。幼年型仅占颗粒细胞瘤的 5%，好发于青少年，45% 发生在 10 岁以下，可出现性早熟。绝大多数为单侧。镜下呈卵泡样结构或结节，瘤细胞核分裂较多，10% ～ 15% 呈明显核异型，缺乏核纵沟。早期预后良好，如肿瘤包膜不完整则术后复发快，扩散广泛。

2. 卵泡膜细胞瘤（theca cell tumor）　常与颗粒细胞瘤合并存在，能分泌雌激素。多为良性，单侧，圆形、卵圆形或分叶状，表面被覆有光泽、薄的纤维包膜。切面实性，灰白色。镜下见瘤细胞短梭形，胞质富含脂质，细胞交错排列呈旋涡状。常合并子宫内膜增生症，甚至子宫内膜癌。恶性少见，预后较卵巢上皮性癌好（图 16-15）。

3. 纤维瘤（fibroma）　属良性肿瘤，占卵巢肿瘤 2% ～ 5%，多见于中年妇女。多为单侧，实性、坚硬，表面光滑或呈结节状，切面灰白色。镜下见梭形瘤细胞组成，排列呈编织状。纤维瘤合并腹水或胸腔积液，称梅格斯综合征（Meigs syndrome），手术切除肿瘤后，胸腔积液、腹水可自行消失。

（四）卵巢转移性肿瘤

由体内其他部位原发性癌转移到卵巢，占卵巢肿瘤的 5% ～ 10%，最常见的是库肯勃瘤（Krukenberg tumor），原发部位最多为胃和结肠。肿瘤以双侧常见，中等大，多保持卵巢原状或呈肾形，包膜完整，无粘连，切面实性，胶质样。镜下肿瘤细胞为黏液细胞，可见典型的印戒细胞。转移途径认为可能有血行转移、淋巴转移和种植转移，并可能是通过多种途径转移至卵巢。临床表现缺少特异性，常有以转移灶为首发症状，原发灶微小或发病隐匿而漏诊，也可伴有恶病质等晚期肿瘤征象。治疗效果不佳，预后极差（图 16-16）。

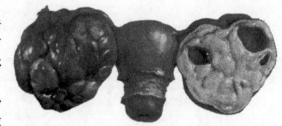

图 16-16　卵巢转移性肿瘤

五、临床表现

（一）卵巢良性肿瘤

病程发展缓慢。肿瘤较小时多无症状，肿瘤增大时，常感腹胀或腹部扪及肿块，肿瘤继续增大可出现压迫症状，如尿频、便秘等。妇科检查在子宫一侧或双侧触及球形肿块，多为囊性，表面光滑，边界清楚，与子宫无粘连。

（二）卵巢恶性肿瘤

早期常无症状。晚期症状为腹胀、腹部肿块及腹水等，部分患者可有消瘦、贫血等恶病质表现。功能性肿瘤可出现不规则阴道流血或绝经后出血。妇科检查可扪及肿块多为双侧，实性或囊实性，表面凹凸不平，活动差，常伴腹水。三合诊检查可在直肠子宫陷凹处触及质硬结节，有时可在腹股沟或锁骨上触及肿大的淋巴结。

六、并发症

1. 蒂扭转　为常见的妇科急腹症，约 10% 卵巢肿瘤并发蒂扭转。好发于瘤蒂长、中等大、活动度良好、重心偏于一侧的肿瘤（如成熟畸胎瘤）。常在突然改变体位，或妊娠期、产褥期子宫位置改变时发生。蒂扭转后蒂部由骨盆漏斗韧带、卵巢固有韧带和输卵管组成（图 16-17），初期静脉回流受阻，瘤内充血或血管破裂致瘤内出血，瘤体急剧增大，后期动脉血流受阻，肿瘤发生坏死、破裂和继发感染。典型症状是突发患侧下腹剧痛，常伴恶心、呕吐甚至休克。妇科检查可扪及压痛的肿块，

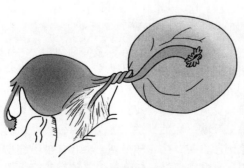

图 16-17　卵巢肿瘤蒂扭转

笔记栏

以蒂部最明显。有时不全扭转可自然复位，腹痛随之缓解。蒂扭转一经确诊，应尽快行手术治疗。

2. 破裂 约3%卵巢肿瘤会发生破裂。外伤性破裂常因腹部重击、分娩、性交、妇科检查及穿刺等引起；自发性破裂常因肿瘤过速生长所致。小囊肿或单纯浆液性囊腺瘤破裂时，患者仅有轻度腹痛；大囊肿或畸胎瘤破裂时，常剧烈腹痛伴恶心呕吐，有时可致内出血、腹膜炎及休克。查体见腹部压痛、腹肌紧张或腹水征，原有的肿块摸不到或体积缩小。疑诊肿瘤破裂应立即手术探查，术中尽量吸净囊液，行细胞学检查，彻底清洗盆腹腔，标本送病理检查确定肿瘤性质。

3. 感染 较少见，多继发于蒂扭转或破裂，也可来自邻近器官感染灶（如阑尾脓肿）的扩散。可表现为发热、腹痛、腹部压痛、反跳痛、肌紧张及白细胞升高等。治疗原则是抗感染后手术切除肿瘤。

4. 恶变 短期内肿瘤迅速生长，尤其双侧性，应考虑恶变可能，并尽早手术。

七、恶性肿瘤临床分期

多采用国际妇产科联盟（FIGO，2014版）的手术病理分期（表16-8）。

表16-8 卵巢癌、输卵管癌、原发性腹膜癌的手术病理分期（FIGO，2014版）

Ⅰ期	病变局限于卵巢或输卵管
ⅠA	肿瘤局限于单侧卵巢（包膜完整）或输卵管，卵巢和输卵管表面无肿瘤；腹水或腹腔冲洗液未找到癌细胞
ⅠB	肿瘤局限于双侧卵巢（包膜完整）或输卵管，卵巢和输卵管表面无肿瘤；腹水或腹腔冲洗液未找到癌细胞
ⅠC	肿瘤局限于单侧或双侧卵巢或输卵管，并伴有如下任何一项：
ⅠC1	手术导致肿瘤破裂
ⅠC2	手术前包膜已破裂或卵巢、输卵管表面有肿瘤
ⅠC3	腹水或腹腔冲洗液发现癌细胞
Ⅱ期	肿瘤累及单侧或双侧卵巢，伴盆腔内扩散（在骨盆入口平面以下）或原发性腹膜癌
ⅡA	蔓延或种植到子宫和（或）输卵管和（或）卵巢
ⅡB	蔓延至其他盆腔内组织
Ⅲ期	肿瘤累及单侧或双侧卵巢、输卵管或原发性腹膜癌，伴细胞学或组织学证实的盆腔外腹膜转移或证实存在腹膜后淋巴结转移
ⅢA1	仅有腹膜后淋巴结转移（细胞学或组织学证实）
ⅢA1（i）	淋巴结转移最大直径≤10mm
ⅢA1（ii）	淋巴结转移最大直径>10mm
ⅢA2	显微镜下盆腔外腹膜受累，伴或不伴腹膜后淋巴结转移
ⅢB	肉眼盆腔外腹腔转移，病灶最大直径≤2cm，伴或不伴腹膜后淋巴结转移
ⅢC	肉眼盆腔外腹腔转移，病灶最大直径>2cm，伴或不伴腹膜后淋巴结转移（包括肿瘤蔓延至肝包膜和脾，但未转移到脏器实质）
Ⅳ期	超出腹腔外的远处转移
ⅣA	胸腔积液细胞学阳性
ⅣB	腹膜外器官实质转移（包括肝实质转移和腹股沟淋巴结及腹腔外淋巴结转移）

八、卵巢恶性肿瘤转移途径

主要通过直接蔓延及腹腔种植，瘤细胞可直接侵犯包膜，累及邻近器官，并广泛种植于腹膜、大网膜表面。另外淋巴转移也是重要的转移途径，有3种方式：①沿卵巢血管经卵巢淋巴管向上至腹主动脉旁淋巴结；②沿卵巢门淋巴管达髂内、髂外淋巴结，经髂总至腹主动脉旁淋巴结；③沿圆韧带进入髂外及腹股沟淋巴结。横膈为转移的好发部位，尤其右膈下淋巴丛密集，最易受侵犯。血行转移少见，晚期可转移到肺、胸膜及肝实质。

九、诊 断

根据病史及体征，辅以必要的检查可以初步判断是否为卵巢肿瘤，并鉴别良、恶性。常用以下辅助检查协助诊断。

（一）影像学检查

1. 超声检查　了解肿块部位、大小、形态、囊性或实性、囊内有无乳头，判断肿块性质。诊断符合率＞90%。彩色多普勒超声扫描可测定肿块血流变化，利于诊断。

2. 磁共振、CT、PET检查　磁共振可判断肿块性质及其与周围器官关系；CT可判断周围侵犯、肠管受累、淋巴结转移及远处转移情况；PET或PET-CT可判断全身转移特别是复发情况（图16-18，图16-19）。

（二）血清肿瘤标志物

1. CA125　80%卵巢上皮性癌患者CA125水平升高，临床上多用于病情检测和疗效评估。

2. AFP　对卵巢卵黄囊瘤特异性高，对含卵黄囊成分的未成熟畸胎瘤、混合性无性细胞瘤也有协助诊断价值。

3. β-hCG　对非妊娠性绒毛膜癌特异性高。

4. 性激素　卵巢颗粒细胞瘤、卵泡膜细胞瘤可产生较高水平雌激素，浆液性、黏液性囊腺瘤或Brenner瘤有时也可分泌一定量雌激素。睾丸母细胞瘤分泌雄激素。

5. HE4　与CA125联合应用来判断盆腔肿块的良、恶性，有助于卵巢癌的早期诊断。

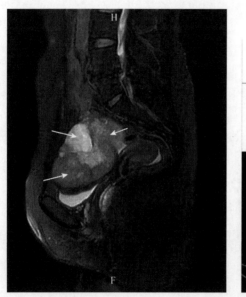

图16-18　卵巢恶性肿瘤在T_2加权像上呈不均质高信号，增强扫描实性部分明显强化（MRI图像）

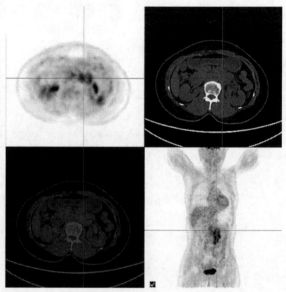

图16-19　卵巢癌术后复发，可见腹主动脉旁转移的淋巴结（PET-CT）

（三）腹腔镜检查

可直接观察肿块外观以及盆、腹腔及横膈等部位，对可疑部位行多点活检，抽吸腹腔液行细胞学检查，并进行术前评估，判断满意减瘤术的可行性。

（四）细胞学检查

抽取腹水或腹腔冲洗液以查找癌细胞，有助于确定分期。

十、鉴别诊断

（一）卵巢良性肿瘤与恶性肿瘤的鉴别（表16-9）

表16-9　卵巢良性肿瘤和恶性肿瘤的鉴别

鉴别内容	良性肿瘤	恶性肿瘤
病史	病程长，逐渐增大	病程短，迅速增大
体征	多为单侧，活动，囊性，表面光滑，常无腹水	多为双侧，固定，实性或囊实性表面结节感，常有腹水，多为血性，可查到癌细胞
一般情况	良好	恶病质
超声	液性暗区，可有间隔光带，边缘清晰，无或少量血流，分布在囊壁或分隔上	液性暗区内有杂乱光团、隔粗细不均，肿块界线不清，血流丰富分布在囊壁、分隔及实性部分上

（二）卵巢良性肿瘤的鉴别诊断

1. 卵巢瘤样病变　滤泡囊肿和黄体囊肿最常见。多为单侧，直径≤8cm，壁薄。观察2～3个月可自行消失，若持续存在或增大，应考虑为卵巢肿瘤。

2. 输卵管卵巢囊肿　为炎性包块。常有不孕或盆腔炎性疾病病史。两侧附件区形成囊性包块，边界较清或不清，活动受限。

3. 子宫肌瘤　浆膜下肌瘤或肌瘤囊性变。肌瘤常为多发性，与子宫相连，检查时随宫体及宫颈移动。超声检查可协助鉴别。

4. 腹水　与巨大卵巢肿瘤鉴别，见表16-10。

表 16-10　腹水与巨大卵巢肿瘤鉴别

鉴别内容	巨大卵巢肿瘤	腹水
肝病、心脏病史	无	有
腹部视诊	平卧时腹部中间隆起	平卧时腹部两侧突出呈蛙腹
腹部触诊	下腹部可触及边界清楚的肿物	腹部无肿物感
腹部叩诊	中间浊音、两侧鼓音、移动性浊音阴性	中间鼓音、两侧浊音、移动性浊音阳性
B超检查	见圆球形液性暗区，边界整齐光滑，液平面不随体位移动	见不规则液性暗区，有肠曲光团浮动，液平面随体位改变，无占位性病变

（三）卵巢恶性肿瘤的鉴别诊断

1. 子宫内膜异位症　盆腔检查异位症形成的粘连性肿块和直肠子宫陷凹结节有时与卵巢恶性肿瘤难以鉴别。但前者常有进行性痛经、月经改变。结合血清 CA125 和 HE4 水平及超声、MRI 检查有助于鉴别。

2. 盆腔结缔组织炎　盆腔检查附件区组织增厚，包块边界不清，易与卵巢恶性肿瘤混淆。但前者常有流产或产褥感染病史，表现为发热、下腹痛，妇科检查附件区压痛、片状块物达盆壁。用抗生素治疗症状缓解，块物缩小。若治疗后症状、体征无改善，块物反而增大，应考虑为卵巢恶性肿瘤。超声、CT 及 MRI 检查有助于鉴别。

3. 结核性腹膜炎　因合并腹水和盆腹腔内粘连性肿块与卵巢恶性肿瘤混淆。多发生于年轻、不孕妇女，多有肺结核病史。常有月经稀少或闭经史，低热、盗汗等全身症状。影像学检查有助于鉴别，必要时行剖腹探查或腹腔镜检查取活检确诊。

4. 生殖道以外的肿瘤　需与直肠癌、乙状结肠癌、腹膜后肿瘤等相鉴别。超声检查、肠镜、静脉肾盂造影及盆腔 MRI 等有助于鉴别。

十一、预　　防

1. 预防　口服避孕药可降低卵巢癌风险。预防性输卵管切除推荐用于实施保留卵巢的子宫切除术患者。

2. 筛查　目前主要应用血清 CA125 检测联合经阴道超声检查进行卵巢肿瘤筛查，但尚无理想的适用于普通人群的卵巢癌筛查方案。

3. 遗传咨询和相关基因检测　建议有卵巢癌、输卵管癌、腹膜癌或乳腺癌家族史的妇女，进行遗传咨询和 BRCA 基因检测，确定有基因突变者，自 30 岁始每半年一次筛查，也可建议在生育后进行预防性双附件切除，降低卵巢癌风险。有非息肉性结直肠癌、子宫内膜癌或卵巢癌家族史的妇女行 Lynch 综合征相关错配修复基因检测，有基因突变的妇女行严密监测。

十二、治　　疗

（一）良性肿瘤

治疗原则：一经确诊，应手术治疗。根据患者年龄、生育要求及对侧卵巢情况决定手术范围。年轻、单侧肿瘤应行卵巢肿瘤剥除术或患侧附件切除术，双侧者应行卵巢肿瘤剥除术。围绝经期妇女可行患侧附件切除或全子宫及双侧附件切除术。

（二）恶性肿瘤

初次治疗原则是以手术为主，辅以化疗、靶向治疗、放疗等综合治疗。

1. 手术治疗 初次手术的彻底性是卵巢癌预后最重要决定因素。早期患者应行全面分期手术，包括腹水或腹腔冲洗液细胞学检查；全面探查腹膜和腹腔脏器表面，活检和（或）切除任何可疑病灶；正常腹膜随机盲检；全子宫及双附件切除；结肠下网膜切除；系统切除盆腔淋巴结及腹主动脉旁淋巴结；黏液性癌如阑尾外观有异常应行阑尾切除。

对于年轻、希望保留生育功能的临床ⅠA和ⅠC期低级别卵巢癌患者，在全面手术分期的基础上仅行患侧附件切除术；Ⅰ期膨胀型黏液癌、交界性肿瘤、临床明确的早期儿童/青春期恶性生殖细胞肿瘤，以及恶性性索间质肿瘤可不切除淋巴结；儿童恶性生殖细胞肿瘤可完整切除受累卵巢，而保留子宫及正常卵巢和双侧输卵管。

晚期患者行肿瘤细胞减灭术，尽可能切除所有原发灶和转移灶，必要时可切除部分肠管、膀胱、脾脏等，淋巴结如无受累可以不切除。肉眼无残余病灶或最大残余病灶直径＜1cm称满意或理想的肿瘤细胞减灭术。

2. 化学药物治疗 为主要的辅助治疗。上皮性癌对化疗敏感，即使已发生广泛转移者也能取得一定疗效。除经过全面分期手术的ⅠA和ⅠB期低级别浆液性癌/子宫内膜样癌、黏液性癌不需化疗外，其他卵巢恶性肿瘤需要化疗，高级别浆液性癌6个疗程，其他3～6个疗程。化疗主要用于术后辅助化疗以杀灭残余癌灶、控制复发；经术前评估无法达到满意减灭术的晚期患者，在获得明确的细胞学（且CA125/CEA＞25）或组织学诊断后，可先行3～4个疗程的新辅助化疗获得缓解后行中间型减瘤术（interval debulking surgery），再继续化疗，前后相加共6个疗程。低级别浆液性癌和高分化子宫内膜样癌亦可选择抗雌化激素治疗（如芳香化酶抑制剂类药物）。常用联合化疗方案见表16-11。

表16-11 卵巢恶性肿瘤常用化疗方案

方案	用法	肿瘤类型
静脉化疗方案（适用于Ⅱ～Ⅳ期）		
TC	紫杉醇175mg/m² ＞3小时+卡铂AUC 5～6＞1小时，q3周	上皮性，癌肉瘤，性索间质类
AC	卡铂AUC5＞1小时+脂质体多柔比星30mg/m²，q4周	
DC	多西紫杉醇60～75mg/m²＞1小时+卡铂AUC 5～6＞1小时，q3周	
BEP	博来霉素15mg/m²×2天+依托泊苷100mg/m²+顺铂30mg/m²×3d，q3周	生殖细胞及性索间质类
EC	依托泊苷120mg/m²，×3天+卡铂400mg/m²，D1，q4周	
静脉腹腔联合：紫杉醇135mg/m²＞24小时静脉滴注，D1+顺铂75～100mg/m² D2腹腔注射+紫杉醇60mg/m² D8腹腔注射，q3周		上皮性（Ⅱ～Ⅲ期）
TC联合靶向：紫杉醇175mg/m²＞3小时静脉滴注+卡铂（AUC 5～6）＞1小时静脉滴注+贝伐单抗7.5mg/kg，静脉滴注30～90分钟，q3周，5～6个疗程后，继续贝伐单抗12个疗程		

注：AUC指曲线下面积（area under the curve），根据患者的肌酐清除率计算卡铂剂量。

3. 靶向治疗 用于初次化疗的联合用药和维持治疗。血管内皮生长因子（VEGF）抑制剂贝伐单抗；PARP抑制剂尼拉帕利、奥拉帕利应用于Ⅱ～Ⅳ期有BRCA突变，以及铂敏感高级别浆液癌的一线维持治疗已成为标准方案；靶向免疫治疗如PD-1抑制剂帕姆单抗用于微卫星不稳定（MSI-H）或错配修复缺失（dMMR）的铂耐药复发卵巢癌。

4. 放射治疗 无性细胞瘤对放疗最敏感，颗粒细胞瘤中度敏感，复发的上皮性癌可选用姑息性局部放疗。

案例16-4分析

1. 患者既往有盆腔包块病史，变换体位时突发右下腹剧痛伴恶心呕吐，腹部检查有右下腹局限性腹膜刺激征，肛查触及右侧附件区囊性包块，张力大，包块与子宫之间的部位明显压痛。诊断考虑右卵巢肿瘤合并蒂扭转可能性大，鉴别诊断应考虑输卵管妊娠、卵巢囊肿或黄体囊肿破裂、卵巢肿瘤合并感染、盆腔炎性包块及卵巢子宫内膜异位囊肿破裂等。

2. 为明确诊断，应进一步行彩色多普勒超声扫描，测定血CA125、HE4、AFP、β-hCG及血常规等，必要时行CT或MRI检查，以明确肿瘤的性质。

3. 患者无性生活史，通过β-hCG测定可除外异位妊娠；患者无明显炎症病史，体格检查腹痛局限于一侧下腹，盆腔内对侧未及水肿增厚和触痛，结合血常规及超声检查可除外炎性包块；结合超声、CT 或 MRI 检查可明确右附件区囊肿大小变化及腹水、囊壁及血流情况、囊内液性质、有无钙化灶及回声光团等，可除外卵巢囊肿或黄体破裂及卵巢子宫内膜异位囊肿破裂等。该患者病史和临床表现符合右卵巢囊肿蒂扭转，如超声及 MRI 提示囊肿增大、无囊内出血、有囊壁淤血水肿，囊内液非黏稠血性而是符合脂液性或有钙化灶或团块回声，则可诊断有卵巢畸胎瘤合并蒂扭转。

一旦确诊应尽早手术治疗。立即做好术前准备，尽快行腹腔镜下右侧卵巢肿瘤剔除术，如术中探查发现患侧卵巢有显著淤血坏死，为避免卵巢血管内的栓子脱落造成栓塞，可行患侧附件切除术，术时应先在蒂根下方钳夹，再将肿瘤和扭转的瘤蒂一并切除，台下检查肿物性状，必要时送冷冻病理检查排除恶性肿瘤。

案例 16-5 分析

1. 患者为绝经后妇女，短期内出现消化道症状，检查发现右附件区囊实混合性不规则包块伴中量腹水。初步诊断考虑右侧卵巢浆液性癌可能性大。需与盆腔子宫内膜异位症、盆腔结核、慢性盆腔结缔组织炎、直肠癌及转移性卵巢肿瘤相鉴别。

2. 应进一步行血清 CA125、HE4、AFP、CA199、CEA 和 β-hCG 检查鉴别卵巢肿瘤类型及卵巢以外的肿瘤；彩色多普勒超声扫描、盆腔及腹部 CT 或 MRI 检查，明确肿瘤的性质，并确定有无远处转移；穿刺腹水找癌细胞；便常规和胃肠镜检查排除消化道肿瘤。

3. 右卵巢浆液性癌诊断依据

（1）绝经后妇女短期内出现消化道症状，检查发现右附件区囊实混合性不规则包块伴中量腹水。

（2）妇科检查：右侧附件区触及囊实性包块，径约 8cm，边界欠清，不活动，与子宫粘连界线不清；盆底可触及多个结节，质韧，无压痛。

（3）辅助检查：血清 CA125、HE4 及 ROMA 阳性，CA125/CEA ＞ 25；彩色多普勒超声提示右附件区不规则囊实性肿物 80mm×66mm×50mm，囊内见不规则实性光团，有中量腹水。在肿物的囊壁、分隔及实性部分均可见到丰富的血流信号；盆腔及腹部 CT 或 MRI 检查提示右卵巢浆液癌可能性大，大网膜受累。

（4）腹水穿刺液见腺癌细胞；胃肠镜检查除外消化道原发肿瘤。

4. 处理 术前评估满意减瘤术可能性后，剖腹进行全面的盆腹腔及膈面的探查＋肿物活检病理确诊，若为卵巢浆液癌ⅢC 期，则同时行卵巢肿瘤细胞减灭术。术后行以铂类为主的联合化疗 6 个疗程。建议 BRCA 基因检测，对 BRCA 突变阳性或铂敏感高级别浆液癌可用 PARP 抑制剂维持治疗。术后长期随访，随访时间：术后 1 年内每 1～2 个月 1 次；术后第 2 年每 3 个月 1 次；术后第 3 年每 6 个月 1 次；3 年以上每年 1 次。监测内容：症状、全身及盆腔检查、超声检查，血清 CA125、HE4 等肿瘤标志物测定，必要时做 CT 或 MRI 检查。

十三、妊娠合并卵巢肿瘤

卵巢良性肿瘤合并妊娠较常见，以成熟囊性畸胎瘤及浆液性囊腺瘤居多。早期妊娠可通过妇科检查发现，妊娠中期以后主要靠超声诊断。妊娠中期时易发生蒂扭转；晚期妊娠时可导致胎位异常；分娩时肿瘤位置低可梗阻产道导致难产或肿瘤破裂。合并卵巢良性肿瘤，发现于早期妊娠者可期待至妊娠 12 周后手术，发现于晚期妊娠者可期待至妊娠足月行剖宫产同时切除肿瘤。疑为卵巢恶性肿瘤者，应尽早手术，处理原则同非孕期。

（石 红）

第五节 原发性输卵管癌

输卵管良性肿瘤极少见，主要为腺瘤样瘤。肿瘤体积小，无症状，术前难以诊断，多于盆、腹腔手术时发现，行肿瘤切除或患侧输卵管切除，预后良好。

输卵管恶性肿瘤有原发和继发两种。绝大多数为继发性癌，多继发于子宫内膜癌和卵巢癌，少数由宫颈癌、直肠癌或乳腺癌转移而来。转移途径主要有直接蔓延及淋巴转移。病灶首先侵犯输卵管浆膜层，组织形态与原发灶相同。症状、体征和治疗取决于原发癌的类型，预后不良。

原发性输卵管癌是少见的女性生殖道恶性肿瘤，占妇科恶性肿瘤的 0.1% ～ 1.8%。多发生于绝经后妇女。

一、病　理

原发性输卵管癌以单侧居多，好发于壶腹部，病灶始于黏膜层。早期呈结节状增大，病程逐渐进展，输卵管增粗似腊肠。外观类似输卵管积水。剖面见输卵管管腔扩大，壁薄，腔内见乳头状或菜花状赘生物。伞端有时封闭，内有血性液体。镜下多为腺癌。

二、转移途径

1. 局部及腹腔内转移　脱落的癌细胞经开放的伞端转移至腹腔，种植于腹膜、卵巢、大网膜、肠表面，也可直接蔓延至邻近器官。

2. 淋巴转移　子宫、卵巢与输卵管间有丰富的淋巴管沟通，常可转移至腹主动脉旁淋巴结和（或）盆腔淋巴结。

3. 血行转移　仅发生于晚期，经血行转移至肺、肝、脑及阴道等器官。

三、临床分期

采用国际妇产科联盟（FIGO，2014 版）的手术病理分期（见本章第四节）。

四、临床表现

早期无症状，体征常不典型，易被忽视或延误诊断。典型表现为阴道排液、腹痛及盆腔肿块，称输卵管癌三联征。

1. 阴道排液　间歇性阴道排液，为浆液性黄水，量或多或少，有时为血性，一般无臭味。当癌灶坏死或浸润血管时，可出现阴道流血。

2. 腹痛　多发生于患侧，为钝痛，以后逐渐加剧，呈痉挛性绞痛。阴道排水样或血性液体后，疼痛常随之缓解。

3. 盆腔肿块　妇科检查可扪及肿块位于子宫一侧或后方，活动受限或固定不动。

4. 腹水　较少见，呈淡黄色，有时呈血性。

五、诊断及鉴别诊断

因少见常被忽略，常用的辅助检查方法有以下几种。

1. 影像学检查　包括超声、CT 及 MRI 等，可确定肿块部位、大小、性状及有无腹水等。涂片中见不典型腺上皮纤毛细胞，提示有输卵管癌可能。

2. 血清 CA125 测定　可作为诊断及判断预后的参考指标，无特异性。

3. 细胞学检查　宫颈和宫腔脱落细胞学检查见不典型腺细胞，排除宫颈癌和子宫内膜癌后，应高度怀疑为输卵管癌。

4. 腹腔镜检查　见输卵管增粗，外观似输卵管积水，有时可见到赘生物。

六、治疗及预后

处理原则参照卵巢上皮性癌，以手术为主，辅以化疗、放疗的综合治疗。早期患者行分期手术，晚期患者行肿瘤细胞减灭术。除了 I_a、I_b、G_1 患者术后不需化疗外，其他术后均需辅以铂类为基础的联合化疗。原发性输卵管癌的预后相关因素与卵巢上皮性癌相似，但预后更差。

（石　红）

第十七章　妊娠滋养细胞疾病

妊娠滋养细胞疾病（gestational trophoblastic disease，GTD）是一组来源于胎盘绒毛滋养细胞的疾病，主要包括葡萄胎、侵蚀性葡萄胎、绒毛膜癌（简称绒癌）。胎盘部位滋养细胞肿瘤也属本范畴，但少见。葡萄胎属于良性病变，而侵蚀性葡萄胎、绒毛膜癌及胎盘部位滋养细胞肿瘤属妊娠滋养细胞肿瘤。滋养细胞疾病绝大部分继发于妊娠，非妊娠性绒毛膜癌极少见，不属本章讨论范围。

案例 17-1（1）

患者，女性，27岁，因停经12周余，反复不规则阴道流血18天，于2017年9月6日入院。患者末次月经2017年6月9日，停经40余天出现明显的食欲下降，伴恶心、呕吐，自验妊娠试纸阳性。遂到当地医院诊治，诊断为"早孕，妊娠剧吐"予以输液，维生素B及镇静药物（具体药名不详）等对症治疗，但症状无明显改善。于8月18日无明显诱因出现阴道流血，量少，色鲜红，即到当地医院就诊，疑诊"先兆流产"予以安胎治疗。阴道流血量时多时少，多时伴有血块，下腹隐隐作痛，头晕，无组织排出，无晕厥、发热、里急后重、腹泻等。因反复不规则阴道流血未愈遂来院就诊。门诊验血β-hCG 150.6kU/L，妇科检查发现子宫异常增大，质软，疑诊"葡萄胎"收入院。发病以来，食欲欠佳，大小便正常，睡眠一般。既往史无特殊。月经13岁初潮，周期25～28天，持续4～5天，末次月经2017年6月9日，量中，色暗红，无痛经。白带正常。结婚1年余，孕0产0。查体：T 36.6℃，P 97次/分，R 21次/分，BP 110/62mmHg，贫血面容，心肺听诊未发现异常。腹部平软，肝脾肋下未触及。子宫增大，宫底脐耻之间，质软，无胎块感，未闻胎心。双下肢无水肿。妇科检查：外阴发育正常，无炎症；阴道通畅，无炎症；子宫前位，增大如孕16周大小，质软，无胎块感，活动可，无压痛；右侧附件区可触及囊性包块，约60mm×55mm×50mm，边界清，活动，无压痛；左侧附件区无增厚，无压痛，未触及包块。血象：RBC 2.53×10^{12}/L，Hb 82g/L。

问题：

1. 该患者应考虑哪些临床诊断？
2. 在明确诊断之前，应做哪些实验室检查？
3. 如何明确诊断？应如何处理？

第一节　葡　萄　胎

葡萄胎是指妊娠后胎盘绒毛滋养细胞异常增生，形成大小不等的水泡，水泡间由蒂相连成串，形如葡萄而得名，亦称水泡状胎块（hydatidiform mole）。葡萄胎分为完全性葡萄胎和部分性葡萄胎两类，其中大多数为完全性葡萄胎，恶变概率为15%～25%；而部分葡萄胎发病率较低，为5%～10%。两类葡萄胎的发病原因及临床经过均有不同之处。

一、流　行　病　学

葡萄胎发生有明显的地域差异，亚洲和拉丁美洲国家葡萄胎的发生率较高，如日本500次妊娠中有1次，而欧美国家发生率较低，1000次妊娠中仅0.6～1.1次。根据我国的一次全国性调查，平均每1000次妊娠中有0.78次，其中浙江省最高为1.39次，山西省最低为0.29次。造成这种地域差异的原因除种族外，尚有多方面原因。

二、病　　　因

葡萄胎的发病原因不明。研究发现：葡萄胎的发生和营养状况、社会经济及年龄有关。食物中维生素A、胡萝卜素和动物脂肪缺乏者，发生葡萄胎的概率升高。年龄＞40岁者葡萄胎发生率比年轻者高7.5倍，年龄＜20岁也是发生完全性葡萄胎的高危因素，可能与这两个年龄阶段妇女易发生受精缺陷有关。有1次或2次葡萄胎妊娠者，再次葡萄胎的发病率分别为1%和15%～20%。另外，葡萄胎的发生可能与遗传因素有关。

三、病　理

（一）巨检

葡萄样水泡大小不一，直径自数毫米至数厘米不等，水泡壁薄、透亮，其间由纤细的纤维素相连成串，常混有血液、凝血块或蜕膜碎片。完全性葡萄胎时整个宫腔内充满水泡状组织，胎盘绒毛全部受累，胎儿及其附属物消失（图17-1）；部分性葡萄胎仅部分胎盘绒毛发生水泡状变，胎儿多已死亡，极少有足月婴诞生。胎儿与部分性葡萄胎并存时，可伴有胎儿宫内发育迟缓、多发性先天性畸形，如并指（趾）和脑积水。

（二）组织学特点

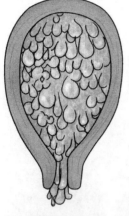

完全性葡萄胎呈弥漫性病变，主要组织学特征：①滋养细胞不同程度的增生；根据增生程度分为轻度、中度和重度。重度增生和非典型增生者，发生恶变的可能性较大。滋养细胞增生是重要的病理特征，并与葡萄胎的预后紧密相关。②绒毛间质水肿、扩大，并有水泡形成。③间质内胎源性血管消失。无胚胎和胎膜的组织结构（图17-2）。

部分性葡萄胎呈局灶性病变，即部分绒毛水肿，而其他绒毛基本正常；滋养细胞增生程度较轻，常限于合体滋养细胞；间质内可见胎源性血管及有核红细胞；此外，还可见胚胎和胎膜的组织结构。染色体核型的检查有助于完全性和部分性葡萄胎的鉴别诊断。完全性葡萄胎为二倍体，而部分性葡萄胎为三倍体。

图17-1　葡萄胎

（三）卵巢黄素化囊肿

卵巢黄素化囊肿多为双侧，大小不等，可小至仅在光镜下检出，大的囊肿直径可超过20cm。囊肿表面光滑，色黄，壁薄，内衬2～3层黄素化细胞，切面多房，囊液呈清亮或琥珀色（图17-3）。部分性葡萄胎一般不伴有黄素化囊肿。

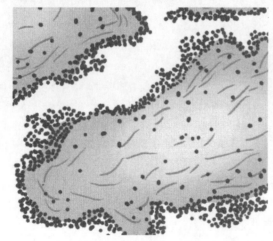

图17-2　葡萄胎镜下病理

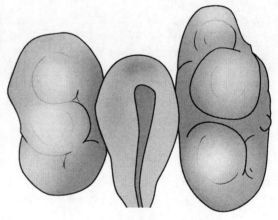

图17-3　双侧卵巢黄素化囊肿

四、临床表现

（一）停经后阴道流血

停经后阴道流血为最常见症状，多数在停经8～12周后发生不规则阴道流血，开始量少，以后逐渐增多，可伴有葡萄胎组织排出，当排出前或排出组织物时常伴有多量流血，若葡萄胎组织自蜕膜剥离，使母体血管破裂，此时腹痛并不十分明显，而出血往往汹涌，可导致休克甚至死亡。流血时间长又未及时治疗者，可继发贫血及感染。

（二）子宫异常增大、变软

由于葡萄胎迅速增长及宫腔内积血，约半数葡萄胎患者的子宫体积大于停经月份，质地变软。约1/3的患者子宫体积与停经月份相符，少数患者因水泡状组织发生退行性变而使子宫体积小于停经月份。部分性葡萄胎的症状往往较轻，子宫大小与停经相符或小于停经月份，容易误诊为不全流产或稽留流产。

（三）腹痛

由于葡萄胎迅速增长，子宫快速扩张，可出现下腹阵发性疼痛，一般可以忍受，常发生于阴道流血前。若发生卵巢黄素化囊肿扭转或破裂，可出现急性腹痛，伴恶心、呕吐。

（四）妊娠呕吐

由于子宫增大和血 hCG 水平异常升高，葡萄胎患者出现妊娠呕吐较正常妊娠为早，持续时间长，且症状严重。发生严重呕吐且未及时纠正时，可导致水、电解质紊乱。

（五）妊娠期高血压疾病征象

葡萄胎在妊娠 24 周前即可发生高血压、水肿、蛋白尿等妊娠期高血压疾病征象，子宫增大迅速者尤易发生，且症状严重，容易发展为子痫前期，但子痫罕见。

（六）卵巢黄素化囊肿

由于滋养细胞显著增生，产生大量的 hCG，刺激卵巢卵泡内膜细胞发生黄素化而形成囊肿，称卵巢黄素化囊肿（theca lutein ovarian cyst）。一般不产生症状，偶因急性扭转或破裂而致急性腹痛。黄素化囊肿在葡萄胎清除后，随着 hCG 水平下降，于 2 ~ 4 个月自行消退。

（七）甲状腺功能亢进现象

约 7% 葡萄胎患者合并轻度甲亢症状，表现为心动过速、多汗及震颤等，血浆 T_3、T_4 浓度上升。葡萄胎清除后这些症状可迅速消失。

案例 17-1 分析（1）

该患者为生育年龄妇女，停经后不规则阴道流血，首先考虑异常妊娠的可能性大。患者妊娠呕吐症状较重，出现阴道流血的时间较晚，子宫体积比相应孕周增大，子宫如妊娠 16 周大小，但无胎块感，血 β-hCG 水平 > 100 000kU/L，应考虑葡萄胎的可能性大，需与流产、异位妊娠鉴别。

五、诊　　断

根据停经后不规则阴道流血，子宫异常增大、变软；宫体 5 个月妊娠大小时尚摸不到胎体，听不到胎心、胎动，应疑诊为葡萄胎。若妊娠剧吐、妊娠 28 周前出现子痫前期征象、双侧卵巢囊肿等均支持诊断。若在阴道排出血液中查见水泡状组织，临床可确诊为葡萄胎。诊断有疑问时应行下列辅助检查，其中 B 型超声检查和 hCG 检测是最主要和最重要的辅助诊断手段。

（一）B 型超声检查

B 型超声检查为诊断葡萄胎的重要辅助诊断方法。完全性葡萄胎的超声影像学表现：子宫明显大于相应孕周，无妊娠囊或胎心搏动，宫腔内充满不均质密集状或短条状回声，呈"落雪状"，若水泡较大而形成大小不等的无回声区，则呈"蜂窝状"。子宫壁薄但回声连续，肌层回声均匀。常可见到两侧或一侧卵巢囊肿，多房，囊壁薄，内见部分纤细分隔。彩色多普勒超声检查可见子宫动脉血流丰富，但子宫肌层内无血流或仅稀疏"星点状"血流信号。

（二）hCG

测定正常妊娠时，受精卵着床后数天滋养细胞开始分泌 hCG，随着妊娠周数增加血清 hCG 滴度逐渐升高，在妊娠 8 ~ 10 周达高峰，血清 β-hCG 达 50 ~ 100kU/L，以后滴度逐渐下降，以 10kU/L 持续至足月妊娠。由于葡萄胎患者滋养细胞高度增生，产生大量 hCG，血清中 hCG 浓度通常显著高于相应孕周的正常妊娠值，到了妊娠 12 周以后血 hCG 水平不下降，反而继续升高。利用血或尿 hCG 浓度的变化可帮助诊断。葡萄胎时血清 β-hCG 在 100kU/L 以上，常超过 1000kU/L，且持续不降。但有部分葡萄胎患者，尤其部分性葡萄胎因绒毛退化变性，这种变化可能不明显。

六、鉴 别 诊 断

（一）流产

流产有停经史及阴道流血症状，妊娠试验可阳性，而葡萄胎患者子宫体积多大于相应孕周，孕期超过 12 周时 hCG 水平仍高。B 型超声图像显示葡萄胎特点。

（二）双胎妊娠

双胎妊娠子宫体积较同期单胎妊娠大，hCG 水平亦稍高于正常，但双胎妊娠无阴道流血，B 型超声显像可确诊。

（三）羊水过多

羊水过多常发生于妊娠后期，但若发生在妊娠中期需与葡萄胎鉴别。羊水过多时不伴阴道流血，hCG 水平在正常范围，B 型超声显像可确诊。

> **案例 17-1 分析（2）**
>
> 患者应进行 B 超检查以明确诊断，有条件者可行彩色多普勒超声检查。B 超提示：子宫增大如妊娠 16 周大小，无妊娠囊或胎心搏动，内充满大小不等的无回声区，呈"蜂窝状"。疑诊"葡萄胎"。根据患者的临床症状和体征，血清 hCG 水平和 B 超检查结果，临床诊断为"葡萄胎"。

七、自然转归

完全性葡萄胎具有局部侵犯或远处转移的潜在危险，葡萄胎清除后发生侵蚀性葡萄胎或转移概率分别为 15% 及 4%，其中存在高危因素发生的概率约高 10 倍。

葡萄胎恶变的高危因素：①血清 β-hCG > 1000kU/L；②子宫明显大于相应妊娠月份；③卵巢黄素化囊肿直径 > 6cm；④葡萄胎清除后，hCG 下降曲线不呈进行性下降，即降至一定水平后持续不降，或始终处于高值；⑤年龄超过 40 岁者；⑥重复葡萄胎的患者。葡萄胎清理宫腔后 hCG 的消退规律对预测预后极重要，血清 β-hCG 正常回归曲线稳定下降，平均在清宫后 9 周降至非妊娠的正常范围，最长不超过 14 周。葡萄胎完全排空后 3 个月，hCG 仍持续阳性，未降至正常范围，称为持续性葡萄胎（persistent mole）。其中少数患者经过一定时期可自行转为正常，但多数在不久后即可见 hCG 浓度上升，出现肺或阴道转移，则可确定其为恶变。

部分性和完全性葡萄胎的预后区别是这两种病变的恶性倾向的差异，完全性葡萄胎清除后发生侵蚀性葡萄胎为 15% ～ 25%；而部分性葡萄胎仅为 4% ～ 5%，且一般极少发生远处转移。

八、处　理

（一）清除宫腔内容物

葡萄胎确诊后应及时清除宫腔内容物。由于葡萄胎子宫大而软，容易发生子宫穿孔，一般采用吸刮术。手术应在输液、配血的条件进行，术中充分扩张子宫颈管，选用大号吸管吸取宫内物，待子宫缩小后轻柔刮宫，刮出物选取宫腔内及近种植部位组织分别送病理检查。术时使用缩宫素静脉滴注加强宫缩，可减少失血及子宫穿孔，但需在宫口扩大后给药，以防滋养细胞挤入宫壁血窦诱发肺栓塞或转移。子宫大于妊娠 12 周者，一般行两次吸刮术。1 周后行第二次刮宫，刮出物均需送病理检查。

（二）子宫切除术

年龄超过 40 岁者，葡萄胎恶变率较年轻妇女高 4 ～ 6 倍，因此，对于年龄大于 40 岁、有高危因素、无生育要求者可考虑行全子宫切除，但应保留附件；若子宫超过妊娠 14 周大小，应先吸出葡萄胎组织再切除子宫。然而，单纯切除子宫只能去除病变侵入局部的危险，不能防止转移的发生。

（三）黄素化囊肿的处理

因囊肿可自行消退，一般不需处理，即使并发扭转，在 B 型超声或腹腔镜下穿刺吸液后多可自然复位。若扭转时间较长，血运恢复不良，则行患侧附件切除术。

（四）预防性化疗

不常规推荐。研究显示，预防性化疗可降低高危葡萄胎发生妊娠滋养细胞肿瘤的概率，因此预防性化疗仅适用于有高危因素和随访困难的完全性葡萄胎患者，但也非常规。预防性化疗应在葡萄胎排空前或排空时实施，选用甲氨蝶呤、氟尿嘧啶或放线菌素 D 等单一药物，一般采用多疗程化疗至 hCG 阴性。部分性葡萄胎不做预防性化疗。

（五）随访

葡萄胎患者清宫后必须定期随访，以便尽早发现滋养细胞肿瘤并及时处理。随访应包括以下内容：①定期 hCG 测定，葡萄胎清宫后每周 1 次，直至连续 3 次阴性，以后每个月 1 次，共 6 个月，然后再每 2 个月 1 次，共 6 个月，自第一次阴性后共计 1 年。②询问病史，包括月经状况，有无阴道流血、咳嗽、咯血等症状。③妇科检查，必要时可选择 B 型超声、X 线胸片或 CT 检查等。葡萄胎患者随访期间应可靠避孕 1 年。hCG 成对数下降者阴性后 6 个月可以妊娠，但对 hCG 下降缓慢者应延长避孕时间。妊娠后，应在妊娠早期作 B 型超声和 hCG 测定，以明确是否正常妊娠，产后也需

hCG 随访至正常。避孕方法：可选用避孕套或口服避孕药。不选用宫内节育器，以免混淆子宫出血的原因或造成穿孔。

案例 17-1 分析（3）

患者已确诊葡萄胎，应首先完善相关检查。因患者较长时间的呕吐，进食量少，反复不规则阴道流血 18 天，验血结果提示轻度贫血，低血钾、低血钠，尿酮体（+），应先予补液、补碱，纠正水、电解质及酸碱平衡的紊乱。改善全身情况后，配血，做好输血的准备，在静脉输液的状态下行清宫术。由于患者子宫增大 > 12 孕周，故 1 周后行第二次清宫术。两次清宫均选择小水泡或靠近宫壁的宫内组织物送病理检查。术后给予预防感染和铁剂治疗。术后必须定期随访，以便尽早发现滋养细胞肿瘤并及时处理。

随访应包括以下内容：①定期 hCG 测定，葡萄胎清宫后每周 1 次，直至连续 3 次阴性，以后每个月 1 次，共 6 个月，然后再每 2 个月 1 次，共 6 个月，自第一次阴性后共计 1 年；②询问病史，包括月经状况，有无阴道流血、咳嗽、咯血等症状；③妇科检查，必要时可选择 B 型超声、X 线胸片或 CT 检查等。

第二节 侵蚀性葡萄胎及绒毛膜癌

侵蚀性葡萄胎（invasive mole）指葡萄胎组织侵入子宫肌层引起组织破坏或并发子宫外转移的妊娠滋养细胞肿瘤。多数在葡萄胎排空后 6 个月内发生，具有恶性行为，但恶性程度一般不高，多数仅发生局部侵犯，仅 4% 发生远处转移，预后较好。

案例 17-1（2）

患者于第二次清宫术后随访至第 4 周时血清 β-hCG 水平下降至 2.1kU/L，随后血 β-hCG 水平持续不降，仍有不规则阴道流血，量时多时少，伴恶心，无呕吐、腹痛、咯血和胸痛等。随访第 9 周血清 β-hCG 2000kU/L，B 超显示"子宫增大，宫内异常回声"，于 2017 年 11 月 9 日再次入院。

查体：T 36.6℃，P 87 次/分，R 21 次/分，BP 106/64mmHg，贫血面容，心肺听诊未发现异常。腹部平软，无压痛，无反跳痛，肝脾肋下未及。双下肢无水肿。

妇科检查：外阴发育正常，无炎症；阴道通畅，无炎症，未见紫蓝色结节；子宫前位，增大如孕 6 周大小，质软，活动可，无压痛；右侧附件区可触及囊性包块，约 60mm×55mm×50mm，边界清，活动，无压痛；左侧附件无增厚，无压痛，未触及包块。

问题：

1. 随着病程进展应考虑什么临床诊断？
2. 在明确诊断之前应做哪些实验室检查？
3. 如何明确诊断？应如何处理？

绒毛膜癌（choriocarcinoma）为一种继发于正常或异常妊娠的高度恶性的滋养细胞肿瘤。其中 50% 继发于葡萄胎（多在胎块清除后 1 年以上）；25% 继发于流产；22.5% 继发于足月产；2.5% 继发于异位妊娠（图 17-4）。20 世纪 60 年代前，绒毛膜癌的死亡率高达 90% 以上，此后由于诊断技术的进展和化疗的发展，使绒毛膜癌患者的预后有了显著改观。

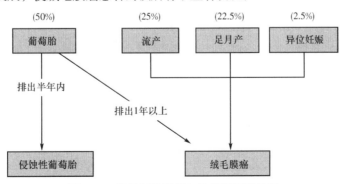

图 17-4 滋养细胞肿瘤与先行妊娠的关系

一、病　理

（一）侵蚀性葡萄胎

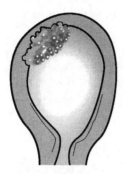

图 17-5　侵蚀性葡萄胎

大体检查可见子宫肌层内有大小不等、深浅不一的水泡状组织，当侵蚀接近子宫浆膜层时，子宫表面可见紫蓝色结节。当侵犯较深时可穿透子宫浆膜层或阔韧带内。镜检时有绒毛结构，滋养细胞过度增生及不典型增生，具有高度的侵蚀能力，并造成血管壁坏死和出血（图 17-5）。

（二）绒毛膜癌

多数原发癌灶发生在子宫，但也有未发现子宫内原发灶者。可形成单个或多宫壁肿瘤，直径 2 ～ 10cm，肿瘤可侵犯宫壁、突入宫腔或突出于浆膜层。癌灶表面呈紫色而切面为暗红色结节，质软脆，极易出血，常伴出血、坏死及感染。镜下只见增生的滋养细胞侵犯子宫肌层及血管，伴有大量出血、坏死，肿瘤不含间质和自身血管，未见绒毛及水泡状结构。

二、临床表现

由于侵蚀性葡萄胎与绒毛膜癌在临床表现、诊断和处理原则等方面基本相同，故本章节合并叙述。

（一）阴道流血

阴道流血为最主要的症状。由子宫病灶侵蚀血管或阴道转移结节破溃所致。多数在葡萄胎清除后、流产或足月产后出现持续不规则阴道流血，量多少不定，长时间出血可继发贫血。有时子宫原发灶已消失而继发灶发展，则无阴道流血症状。

（二）子宫复旧不全或不均匀增大

妇科检查子宫复旧延迟，葡萄胎排空后 4 ～ 6 周子宫未恢复正常大小，质偏软。但也因肌层内病灶部位和大小的影响，表现为子宫不均匀增大。

（三）卵巢黄素化囊肿

当葡萄胎排空、流产、足月产或异位妊娠后，因滋养细胞肿瘤分泌的 hCG 的作用，可使一侧或双侧的卵巢黄素化囊肿持续存在。

（四）腹痛

一般无腹痛，若肿瘤组织穿破子宫，则表现为腹痛及腹腔内出血症状。若子宫病灶坏死合并感染时，可引起下腹痛和脓性白带；若卵巢黄素化囊肿发生扭转或破裂可引起急性下腹痛，伴恶心、呕吐等。

（五）假孕征象

由于滋养细胞肿瘤分泌的 hCG 及雌、孕激素的作用，表现为乳房增大、乳头和乳晕着色，甚至有初乳样分泌，宫颈着色，子宫体变软。

（六）转移灶征象

转移灶多见于绒毛膜癌，尤其是继发于非葡萄胎后的绒毛膜癌。侵蚀性葡萄胎以原发灶症状为主，少数可发生远处转移。肿瘤主要经血行播散，转移发生早且广泛。最常见转移部位是肺，依次为阴道、盆腔、脑和肝脏等。由于滋养细胞的生长特点是破坏血管，所以转移灶的共同特征是局部出血。可同时有原发灶和转移灶的症状，但也有不少的患者仅有转移灶的症状，临床上易造成误诊。

1. 肺转移　当肺转移病灶小时，可无任何症状，仅靠胸部 X 线摄片或 CT 做出诊断。若癌肿侵及支气管，多有咳嗽、咳血痰或反复咯血症状；若阻塞支气管可导致肺不张；转移灶侵犯胸膜，可出现胸痛及血胸；个别病例也可出现急性肺栓塞症状，表现为肺动脉高压及呼吸循环功能障碍。

2. 阴道转移　为宫旁静脉逆行性转移所致，转移处多位于阴道前壁，呈紫蓝色结节，破溃后可引起阴道流血甚至大出血。

3. 脑转移　常继发于肺转移后，是绒毛膜癌致死的主要原因。临床病程分为三期。

（1）瘤栓期：因脑组织缺血出现一过性症状，如猝然跌倒、暂时性失明或失语等。

（2）脑瘤期：因瘤组织的增生侵入脑组织形成脑瘤。患者出现头痛、喷射样呕吐、偏瘫、抽搐直至昏迷。

（3）脑疝期：病情逐渐加重，脑瘤增大及周围组织出血水肿，颅压不断升高，脑疝形成致死。

4. 肝转移　常同时有肺或阴道转移，是预后不良因素之一。往往出现黄疸、肝区疼痛、消化道症状或肝包膜破裂、出血。

案例 17-1（2）分析（1）

患者葡萄胎排空 9 周后，仍有妊娠反应，不规则阴道流血，血清 β-hCG 水平持续不下降，子宫仍增大，复旧不良，右侧卵巢黄素化囊肿不消失，B 超显示"宫内异常回声"。由于患者先行妊娠为葡萄胎，而且发病于葡萄胎排空后半年内，因此，初步诊断为"侵蚀性葡萄胎"。应与葡萄胎持续状态、绒毛膜癌、胎盘部位滋养细胞肿瘤和再次妊娠鉴别。应行彩色多普勒超声检查，有条件者可行盆腔 MRI 检查，了解是否侵犯子宫肌壁层；X 线摄片了解有无肺转移，对于小的肺部转移病灶需行胸部 CT 检查方可确诊；可疑脑转移时行脑 CT 检查。以确定临床诊断和临床分期。

三、诊　断

（一）临床诊断

大部分的滋养细胞肿瘤以临床诊断为主。根据葡萄胎排空后或流产、足月产、异位妊娠后出现阴道流血和（或）转移灶及相应症状和体征，应考虑滋养细胞肿瘤的可能。结合 hCG 和超声检查等辅助检查可以临床诊断。葡萄胎排空后半年内发病诊断为侵蚀性葡萄胎；葡萄胎流产后 1 年以上发病者，临床可诊断为绒毛膜癌；半年至 1 年内发病则侵蚀性葡萄胎和绒毛膜癌均有可能，间隔时间越长绒毛膜癌的可能性越大。而继发于流产、足月产、异位妊娠后者临床诊断为绒毛膜癌。常用的辅助诊断方法有：

1. 血清 β-hCG 测定　葡萄胎排空后 9 周以上，流产、足月产、异位妊娠后 4 周以上，血清 β-hCG 仍持续高水平，或 hCG 曾一度下降后又上升，临床已排除妊娠物残留或再次妊娠，可诊断为滋养细胞肿瘤。当疑有脑转移时，可测定脑脊液 β-hCG，并与血清 β-hCG 比较，当血清：脑脊液 β-hCG 小于 20∶1 时，有脑转移的可能，应动态观察。

2. B 型超声检查　子宫正常大小或不同程度增大，宫壁显示局灶性或弥漫性强光点或高回声光团，边界不清且无包膜，也可表现为整个子宫呈弥漫性增高回声，内部伴不规则低回声或无回声。彩色多普勒超声主要显示丰富血流信号和低阻抗血流频谱。

3. X 线胸片　诊断肺转移有价值。肺转移最初 X 线征象为肺纹理增粗，以后发展为片状或小结节阴影，典型表现为棉球状或团块状阴影。肺转移以右侧及中下部较多见。

4. CT 和磁共振检查　CT 主要用于诊断 X 线胸片难以发现的早期肺部病灶。磁共振检查主要用于诊断脑和盆腔病灶。

（二）组织学诊断

单凭刮宫标本不能作为侵蚀性葡萄胎的诊断依据，但在侵入子宫肌层或子宫外转移的切片中，见到绒毛结构或绒毛退变痕迹，即可诊断为侵蚀性葡萄胎。若原发灶与转移灶诊断不一致，只要任一标本中有绒毛结构，即应诊断为侵蚀性葡萄胎。

四、鉴别诊断

绒毛膜癌易与其他滋养细胞疾病以及合体细胞子宫内膜炎、胎盘残留等混淆，鉴别要点见表 17-1。

表 17-1　绒毛膜癌与其他疾病的鉴别

鉴别内容	葡萄胎	侵袭性葡萄胎	绒毛膜癌	胎盘部位滋养细胞肿瘤	合体细胞子宫内膜炎	胎盘残留
先行妊娠	无	葡萄胎	各种妊娠	各种妊娠	各种妊娠	流产、足月产
潜伏期	无	≤ 6 个月	＞ 6 个月	≤ 1 年	无	无
绒毛	有	有	无	无	无	有、退化
滋养细胞	轻→重	轻→重，成团	重，成团	中间型滋养细胞	散在，不增生	无增生
浸润深度	蜕膜层	肌层	肌层	肌层	浅肌层	蜕膜层
转移	无	有	有	少	无	无
肝、脑转移	无	少	较易	少	无	无
hCG	阳性	阳性	阳性	阳性或阴性	阴性	阳性或阴性

五、临 床 分 期

滋养细胞肿瘤分期参照 2000 年 FIGO 的解剖学分期（表 17-2）及预后评分系统（表 17-3）。

表 17-2 滋养细胞肿瘤解剖学分期

期别	肿瘤范围
I 期	病变局限于子宫
II 期	病变扩散，但仍局限于生殖器官（附件、阴道、阔韧带）
III 期	病变转移至肺，有或无生殖系统病变
IV 期	病变转移至脑、肝、肠、肾等处（全身转移）

表 17-3 改良 FIGO 预后评分系统

评分	0	1	2	4
年龄 / 岁	< 40	≥ 40	—	—
距前次妊娠时间 / 月	< 4	4 ~ 7	7 ~ 13	≥ 13
治疗前血 hCG/（U/L）	< 103	$10^3 \sim 10^4$	$10^4 \sim 10^5$	$\geq 10^5$
最大肿瘤大小（包括子宫）	—	3 ~ 4m	≥ 5cm	—
转移部位	肺	脾、肾	肠道	肝、脑
转移病灶数目	—	1 ~ 4	5 ~ 8	> 8
先前化疗失败	—	—	单药	联合化疗

六、预 后

绒毛膜癌死亡率已由过去无化疗年代的 90% 左右降至 20% ~ 30%，其中多数死于脑转移。以下情况提示预后不良：①葡萄胎发展为恶性滋养细胞肿瘤的间隔时间 > 4 个月；②治疗前血清 hCG 水平 > 40kU/L；③有脑或肝转移者；④患者前期已接受过化疗或出现耐药者。

七、治 疗

治疗原则以化疗为主，手术为辅，尤其是侵蚀性葡萄胎，化疗几乎已完全替代了手术，仅在出现严重的、难以控制的出血或感染等并发症，或经化疗后病灶孤立持续存在或已出现耐药的病灶的情况下选择手术治疗。

1. 化疗 所用药物：5- 氟尿嘧啶（5-FU）、放线菌素 D（Act-D）、甲氨蝶呤（MTX）及其解救药四氢叶酸钙（CF）、环磷酰胺（CTX）、长春新碱（VCR）、足叶乙苷（VP16）、顺铂（DDP）等。

（1）用药原则：根据预后评分将患者评定为低危或高危（低危通常包括 ≤ 6 分的 I ~ III 期患者，高危通常包括 ≥ 7 分的 I ~ III 期和 IV 期患者）。低危患者选择单一药物化疗，高危患者选择联合化疗。

（2）常用的单一化疗药物：① 5-FU 28 ~ 30mg/（kg·d）静脉滴注连续 8 ~ 10 日，疗程间隔 3 周；② Act-D 8 ~ 10μg/（kg·d）静脉滴注 8 ~ 10 日，疗程间隔 2 周；③ MTX 0.4mg/（kg·d）肌内注射，连续 5 日，疗程间隔 2 周。

（3）常用的联合化疗方案：① 5-FU+Act-D：5-FU 26 ~ 28mg/（kg·d）静脉滴注 8 日 +Act-D 6μg/（kg·d）静脉滴注 8 日，疗程间隔 3 周；② ACM 方案：Act-D 400μg 静脉滴注，D1、D4、D7、D10、D13+ CTX 400mg 静脉滴注，D2、D5、D8、D11、D14+MTX 20mg，D3、D6、D9、D12、D15，疗程间隔 4 周；③ EMA-CO 方案：为国外首选方案。

（4）不良反应：以造血功能障碍为主，其次为消化道不良反应，脱发、肝功能损害也常见。所以用药前应先做血尿常规、肝肾功能检查，以了解骨髓及肝、肾功能。用药期间要严密观察，注意不良反应的防治。一般这些不良反应停药后可逐渐恢复。

（5）疗效判定：在每疗程结束后，hCG 每周监测 1 次，结合盆腔检查、B 超、胸片、CT 等检查综合评价疗效。每疗程结束至 18 日内，血 β-hCG 下降至少 1 个对数称为有效。

（6）停药指征：hCG 正常后，低危患者至少巩固化疗 1 疗程，通常为 2 ～ 3 疗程；高危患者继续化疗 3 个疗程，其中第一疗程必须为联合化疗。

2. 手术　病变在子宫、化疗无效者可切除子宫，手术应在化疗的基础上，手术范围主张行全子宫或次广泛子宫切除及卵巢动静脉高位结扎术，需切除宫旁静脉丛。年轻未育者尽可能不切除子宫，以保留生育功能；必须切除子宫时，仍应保留一侧或双侧卵巢。经多次化疗未能吸收的肺部孤立耐药病灶，可考虑做肺叶切除术。

3. 耐药复发病例的治疗

案例 17-1（2）分析（2）

　　确诊"侵蚀性葡萄胎"后，应完善相关检查，及时进行化疗。化疗首选 5-FU+Act-D 方案，如有脑转移者应加用 MTX 鞘内注药，化疗原则：应足量，规范疗程，间隔期 3 周，注意预防化疗的严重不良反应。停药后严密随访 5 年。

八、随　　访

患者治疗结束后应严密随访，第一次在出院后 3 个月，然后每 6 个月 1 次至 3 年，此后每年 1 次直至 5 年，以后可每 2 年 1 次。也可 I ～Ⅲ期低危患者随访 1 年，高危患者包括Ⅳ期随访 2 年。随访内容同葡萄胎。随访期间应严格避孕，一般于化疗停止≥ 12 个月后方可妊娠。

（杨丽华）

第十八章 生殖内分泌疾病

第一节 异常子宫出血

正常子宫出血即月经（menstruation）。评价月经的指标至少包括周期的频率（21～35天）、规律性、经期时长（3～7天）和经期出血量（5～80ml）4个要素。凡是与上述四项指标任一项不符、源自子宫腔的出血即为异常子宫出血（abnormal uterine bleeding，AUB）。

> **案例 18-1**
>
> 　　患者，女，15岁，学生，未婚。因不规则阴道流血40余天，量多1天入院。12岁初潮，平素月经周期不规则，周期37～45天，经期5～7天，量中，无痛经。末次月经2018年10月13日，开始时量少，无须用卫生垫，11月20日开始，量增多似月经量，4天后渐减少，但一直淋漓不尽。入院前一天突然经量增多，有大量血块，伴头晕、心悸，急诊入院。既往体健，平素无牙龈出血等病史，无多饮多食及消瘦等情况。否认性生活史。无肝炎等病史。
>
> 　　查体：T 37.2℃，P 112次/分，R 24次/分，BP 112/70mmHg，发育正常，营养良好，贫血貌，神志清，精神可，查体合作，皮肤黏膜无黄染、无皮疹及出血点，甲状腺不大；心肺听诊无异常，腹平软，未触及压痛及反跳痛。
>
> 　　妇科检查：外阴示发育正常，未婚式；肛查：子宫后倾后屈位，大小正常，质正常，活动好，无压痛；双附件未触及异常。
>
> 　　辅助检查：血常规示 RBC 2.94×10^{12}/L，HB 57g/L，Hct 37.1%，WBC 4.62×10^9/L，PLT 253×10^9/L，凝血功能及血生化正常。B超示子宫形态正常，双侧附件未见异常。尿 hCG 阴性。
>
> **问题：**
>
> 　　1. 初步应考虑什么诊断？
>
> 　　2. 下一步处理的方案是什么？

一、异常子宫出血相关术语及病因分类系统

异常子宫出血是妇科常见的症状和体征。国际妇产科联盟（FIGO）2011年提出了"正常和异常子宫出血相关定义和术语"以及"育龄期非妊娠妇女异常子宫出血病因分类系统"用以指导临床治疗及研究，中华医学会妇产科学分会内分泌学组也分别于2014年及2018年发布了《异常子宫出血诊断与诊疗指南》和《排卵性异常子宫出血诊疗指南》。异常子宫出血作为总的术语，是指发生于育龄期非妊娠妇女、与正常月经的周期频率、规律性、经期时长、经期出血量任何1项不符的、源自子宫腔的出血，需排除妊娠和产褥期相关的出血，也不包括青春期前和绝经后出血。

▎（一）异常子宫出血术语

我国暂定的正常子宫出血和推荐的异常子宫出血的术语标准见表18-1。其他还应有经期有无不适，如痛经、腰酸、下坠等。

表 18-1　异常子宫出血术语范围

月经的临床评价指标	术语	范围
周期频率	月经频发	＜21天
	月经稀发	＞35天
周期规律性（近1年的周期之间的变化）	规律月经	＜7天
	不规律月经	≥7天
	闭经	≥6个月无月经
经期时长	经期延长	＞7天
	经期过短	＜3天
月经量	月经过多	＞80ml
	月经过少	＜5ml

（二）其他名词与术语

1. 经间期出血（intermenstrual bleeding，IMB） 指在有规律、可预期的月经之间发生的出血，一般出血量少、出血时间短，偶尔有较长时间的大量出血。可随机出现或在每个周期固定时间出现出血。按出血时间可分为卵泡期出血（postmenstrual spotting）、围排卵期出血（periovulation spotting）、黄体期出血（premenstrual spotting）以及无规律的 IMB。

2. 不规则子宫出血 完全无规律可循的出血。

3. 突破性出血（breakthrough bleeding，BTB） 出血量较多者为出血（bleeding），量少者为点滴出血（spotting）。

（三）慢性异常子宫出血与急性异常子宫出血的概念

慢性 AUB 指近 6 个月内至少出现 3 次 AUB，不需要紧急临床处理、但需进行规范诊疗的 AUB。

急性 AUB 指发生了严重的大出血，需要紧急处理以防进一步失血的 AUB，可见于有或无慢性 AUB 病史的患者。

（四）异常子宫出血的病因分类

FIGO 将异常子宫出血按病因分为两大类共 9 个类型，按英语首字母缩写为 "PALM-COEIN"（表 18-2），"PALM" 存在结构性改变、可采用影像学技术和（或）组织病理学方法明确诊断，而 "COEIN" 无子宫结构性改变。具体为子宫内膜息肉（polyp）所致 AUB（AUB-P）、子宫腺肌病（adenomyosis）所致 AUB（AUB-A）、子宫平滑肌瘤（leiomyoma）所致 AUB（AUB-L）、子宫内膜恶变和不典型增生（malignancy and hyperplasia）所致 AUB（AUB-M）；全身凝血相关疾病（coagulopathy）所致 AUB（AUB-C）、排卵障碍（ovulatory dysfunction）相关的 AUB（AUB-O）、子宫内膜局部异常（endometrial）所致 AUB（AUB-E）、医源性（iatrogenic）AUB（AUB-I）、未分类（not yet classified）的 AUB（AUB-N）。任一患者可有 1 个或多个引起 AUB 或与 AUB 有关的病因。

表 18-2 FIGO 异常子宫出血 PALM-COEIN 分类

结构性病因（PALM）	非结构性病因（COEIN）
子宫内膜息肉（AUB-P）	凝血功能异常（AUB-C）
子宫腺肌病（AUB-A）	排卵障碍（AUB-O）
子宫平滑肌瘤（AUB-L）	子宫内膜局部异常（AUB-E）
子宫内膜恶变和不典型增生（AUB-M）	医源性因素（AUB-I）
	未分类（AUB-N）

既往所称 "功能失调性子宫出血"（dysfunctional uterine bleeding，DUB）一词，因为不同地区的定义和所用诊断检查的资源不同，因此内涵不一致，它包括了排卵障碍性异常子宫出血及子宫内膜局部异常性异常子宫出血等病理情况，因此，国际妇产科联盟 2011 年强烈建议废用 "功能失调性子宫出血" 这一诊断术语，这一建议也被中华医学会妇产科学分会所接受。

二、排卵障碍性异常子宫出血

排卵障碍包括从无排卵、稀发排卵到黄体功能不足等情况。大多数排卵障碍无法确证病因，是下丘脑 - 垂体 - 卵巢轴功能紊乱所致，也有一部分排卵障碍可以追溯到病因，如多囊卵巢综合征，高催乳素血症、甲状腺疾病、肥胖、厌食、精神紧张等。排卵异常所导致的异常子宫出血可有各种表现，经量、经期时长、周期频率、规律性均可异常，有时会有不可预测的严重大出血和重度贫血，后者常常需要紧急医疗干预。本节主要讨论由下丘脑 - 垂体 - 卵巢轴功能紊乱所致的排卵障碍性异常子宫出血（ovulatory disorders，AUB-O）。

（一）无排卵或稀发排卵性异常子宫出血

无排卵可以是持续的，也可以是间断或暂时的；稀发排卵如不超过 60 天，可以随访观察，但更长时间稀发排卵的处理与无排卵相似。

1. 病理生理 下丘脑 - 垂体 - 卵巢轴的正常调控是月经发生的基础。任一环节功能紊乱都会影响排卵，并随之影响子宫内膜由增生期向分泌期的转化及正常脱落，引发异常子宫出血。无排卵性异常子宫出血常见于青春期和绝经过渡期，但也可以发生于生育年龄。在青春期，下丘脑-垂体-卵巢轴激素间的反馈调节尚未成熟，大脑中枢对雌激素的正反馈作用存在缺陷，FSH 呈持续低水平，无促排卵性 LH 陡直高峰形成而不能排卵；在绝经过渡期，卵巢功能不断衰退，卵巢对垂体促性腺激素的反应性低下，卵泡发育受阻而不能排卵；生育年龄妇女有时因应激等因素干扰，也可发生无排卵。

无排卵时卵巢无黄体形成和孕激素分泌，导致子宫内膜受单一雌激素刺激处于增生状态。期间可能因卵泡退化闭锁，雌激素水平下降，内膜因失去雌激素支持而剥脱出血，称雌激素撤退性出血（withdrawal bleeding）。低水平雌激素维持在阈值水平，也可发生间断性少量出血，称雌激素突破性出血（breakthrough bleeding），有时，高水平雌激素维持在有效浓度，引起长时间闭经，因无孕激素参与，内膜增厚但不牢固，容易发生急性突破性出血，血量汹涌，是急性异常子宫出血的典型表现，需要紧急医疗干预。

无排卵性异常子宫出血时，由于子宫内膜受单一雌激素刺激腺体持续增生，间质缺乏孕激素作用反应不足，致使子宫内膜组织及血管脆性增加，容易自发破溃出血；同时由于雌激素水平波动，子宫内膜脱落不规则和不完整。子宫内膜某一区域在雌激素作用下修复，而另一区域发生脱落和出血，这种持续性增生子宫内膜的局灶性脱落，缺乏足够的组织丢失量，使内膜再生和修复困难，因此，出血特点表现为无周期性、无规律性与自限性，出血量时多时少。

2. 子宫内膜病理改变 无排卵性异常子宫出血患者的子宫内膜受雌激素持续作用而无孕激素拮抗，可有以下表现。

（1）增殖期子宫内膜：在月经周期后半期甚至月经期仍表现为增殖期形态。

（2）子宫内膜增生（endometrial hyperplasia）：世界卫生组织（WHO）2014 年发布的第 4 版女性生殖器官肿瘤分类中将子宫内膜增生分为两类。

1）子宫内膜无不典型增生（hyperplasia without atypia）：指子宫内膜腺体过度增生，腺体间质比例增高，但细胞无不典型性，发生子宫内膜癌的风险极低。

2）子宫内膜不典型增生（atypical hyperplasia，AH）/子宫内膜样上皮内瘤变（endometrial intraepithelial neoplasia，EIN）：子宫内膜增生伴有细胞不典型性，发生子宫内膜癌的风险较高，是子宫内膜癌的癌前病变，对于病史长、绝经过渡期患者尤其需要注意。

（3）萎缩性子宫内膜：内膜萎缩菲薄，腺体少而小，腺管狭而直，间质少而致密，胶原纤维相对增多。

3. 临床表现 无排卵性异常子宫出血可有各种异常子宫出血的表现，月经频率、规律性、经期时长和出血量均可异常。周期不规律、常常发生不可预知的出血，或在闭经一段时间后发生出血，经期长短不一，经量不定或增多，甚至大量出血。出血期间一般无腹痛或其他不适，但出血量多或时间长时常继发贫血，大量出血可导致休克。

4. 诊断与鉴别诊断 无排卵性异常子宫出血的诊断应采用排除法。通过详尽的病史询问、体格检查及相应的辅助检查首先排除妊娠相关出血、确定出血源自子宫腔。病史询问中应详细了解异常子宫出血的类型、发病时间、病程经过、出血前有无停经史及以往治疗经过。注意患者的年龄、月经史、婚育史和避孕措施，近期有无服用干扰排卵的药物或抗凝药物等，是否存在引起月经失调的全身或生殖系统相关疾病如肝病、血液病、糖尿病、甲状腺功能异常等。

同时需排除结构性病因、凝血系统疾病及一些可能引起异常子宫出血的医源性因素，加上稀发月经或不可预知的出血等出血模式，即可考虑为无排卵引发的异常子宫出血。这时可在开始止血纠正贫血的同时，进一步检查有无排卵或查找导致无排卵的原因。如果通过以上排查没有发现病因，排卵功能正常，可以考虑异常子宫出血是原发于子宫内膜局部异常所致。

辅助检查在无排卵性异常子宫出血中的目的主要是鉴别诊断、确定病情严重程度、判断有无排卵及是否有合并症。常用辅助检查如下。

（1）尿妊娠试验或血 hCG 检测：有性生活史者，应除外妊娠及妊娠相关疾病。

（2）全血细胞计数：确定有无贫血及血小板减少。

（3）凝血功能检查：凝血酶原时间、部分促凝血酶原激酶时间、血小板计数、出凝血时间等，排除凝血功能障碍性疾病。

（4）盆腔 B 型超声检查：了解子宫内膜厚度及回声，以明确有无宫腔占位性病变及其他生殖道器质性病变等。同时可用于监测排卵。

（5）基础体温测定（basal body temperature，BBT）：有助于判断有无排卵并可判断黄体功能。有排卵时基础体温呈双相型表现，而无排卵时基础体温呈单相型表现（图 18-1，图 18-2）。

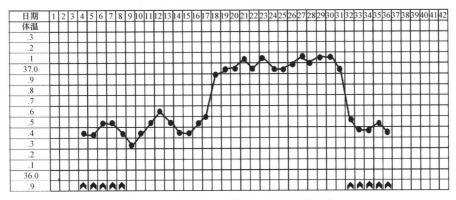

图 18-1　排卵时基础体温（双相型表现）

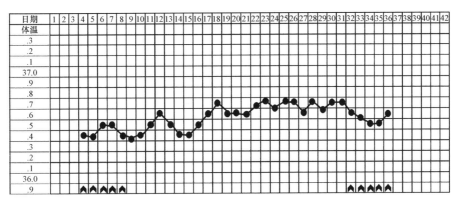

图 18-2　无排卵时基础体温（单相型表现）

（6）血清性激素测定：在月经前 5～9 天测定孕酮水平可确定有无排卵及黄体功能，但常因出血模式改变，难以选择测定孕激素的时间。测定血睾酮、催乳素水平及甲状腺功能可以排除其他内分泌疾病。在月经中期用 LH 试纸条检测尿液促黄体生成素，也可帮助判断有无排卵。

（7）子宫内膜活组织检查：可以获得子宫内膜病理诊断，一方面可以确定卵巢排卵和黄体功能，另一方面可以判断有无子宫内膜病变（如子宫内膜增生或子宫内膜癌等）。子宫内膜取样（sampling）的方法有以下几种。

1）诊断性刮宫（dilation & curettage，D & C）：除了可明确子宫内膜病理诊断外，重要的是诊断性刮宫还起到止血的作用。为确定卵巢排卵和黄体功能，应在经前期或月经来潮 6 小时内刮宫。不规则阴道流血或大量出血时，可随时刮宫。诊刮时必须搔刮整个子宫腔，尤其是两宫角，并注意宫腔大小、形态，宫壁是否平滑，刮出物性质和数量。疑子宫内膜癌时，应行分段诊刮。无性生活史患者，若激素治疗失败或疑有器质性病变应经患者或其家属知情同意后行诊刮术。

2）子宫内膜取样器取材：创伤小，无须麻醉，在大部分情况下能获取足够的内膜标本，得到较高的阳性诊断率，因此目前国外比较推荐应用此方法筛查内膜病变。常用的取样器有 Endo 套管如 Karman 套管和环状刮刷（Endoscann）。不同的取样器会影响到诊断的准确性。

3）宫腔镜检查：在宫腔镜直视下，选择病变区进行活检，可提高诊断阳性率，还可诊断各种宫腔内病变，如子宫内膜息肉、子宫黏膜下肌瘤、子宫内膜癌等。

案例 18-1 分析（1）

该患者为青春期女性，初潮后 3 年，月经尚未规则，即下丘脑 - 垂体 - 卵巢轴的调节尚未成熟，表现为不规则阴道流血 40 余天，量多 1 天。血常规提示 Hb 57g/L，提示贫血存在。其他结果均无异常。B 超结果提示子宫、双附件无明显器质性病变，尿 hCG 阴性，可基本排除生殖器官器质性疾病、妊娠相关疾病及全身凝血功能障碍性疾病等。此病例根据其发病年龄、病史及辅助检查结果，不难诊断为①青春期排卵障碍性异常子宫出血；②失血性贫血。

5. 治疗 无排卵性异常子宫出血的治疗原则是，急性出血期维持一般状况和生命体征，积极支持给予疗法（输液、输血），尽快止血并纠正贫血；血止后调整周期，预防子宫内膜增生和 AUB 复发。有生育要求者行诱导排卵治疗，完成生育后应长期随访。由于 AUB-O 涉及从初潮到绝经的各年龄段，治疗措施的选择应综合考量患者的年龄、出血量、出血速度、贫血严重程度、是否耐受、是否有生育要求等。

（1）出血期止血：性激素治疗对大多数急性异常子宫出血有效。需根据出血量选择合适的制剂和使用方法。对少量出血患者，使用最低有效量以减少药物副作用。对大量出血患者，要求性激素治疗 8 小时内见效，24 ～ 48 小时出血基本停止。若 96 小时以上仍不止血，应考虑无排卵性异常子宫出血诊断是否成立。

1）孕激素：也称"子宫内膜脱落法"或"药物刮宫"，停药后短期即有撤退性出血，子宫内膜脱落较完全。适用于一般情况较好，血红蛋白≥ 90g/L 者。对于急性 AUB 建议肌内注射黄体酮 20mg/d×3d；对于出血淋漓不净、不愿意肌内注射的患者选用口服孕激素制剂，如地屈孕酮 10 ～ 20mg/d、微粒化黄体酮胶囊 200 ～ 300mg/d、甲羟孕酮（安宫黄体酮）6 ～ 10mg/d，连用 7 ～ 10 天。停药后 1 ～ 3 天发生撤退性出血，约 1 周内血止。

2）复方短效口服避孕药（combination oral contraception，COC）：止血效果好、止血速度快、价格低、使用方便，但有避孕药应用禁忌证的患者不能使用。常用的短效 COC 包括炔雌醇环丙孕酮片、屈螺酮炔雌醇片、去氧孕烯炔雌醇片、复方左炔诺孕酮（左炔诺孕酮炔雌醇）等。方法为 1 片 /次，急性 AUB 多使用每日 2 ～ 3 次，淋漓出血者多使用每日 1 ～ 2 次，大多数出血可在 1 ～ 3 天完全停止；继续维持原剂量治疗 3 天以上仍无出血可开始减量，每 3 ～ 7 天减少 1 片，仍无出血，可继续减量到每日 1 片，维持至血红蛋白含量≥ 80 ～ 90g/L、希望月经来潮，停药即可。

3）高效合成孕激素：也称为"内膜萎缩法"。适用于血红蛋白含量较低者。使用大剂量高效合成孕激素，如炔诺酮（妇康片）5 ～ 10mg/d、甲羟孕酮 10 ～ 30mg/d，连续用药 10 ～ 21 天，血止、贫血纠正后停药。也可在出血完全停止后，维持原剂量治疗 3 天后仍无出血即开始减量，减量以不超过原剂量的 1/3 为原则，每 3 天减量 1 次，直至每天最低剂量而不再出血为维持量，维持至血红蛋白含量≥ 80 ～ 90g/L、希望月经来潮，停药即可。

4）手术治疗：刮宫可迅速止血，并具有诊断价值。对于绝经过渡期及病程长的生育年龄患者诊刮（或宫腔镜检查直视下活检）、子宫内膜病理检查可作为首次止血的治疗选择，同时可发现或排除子宫内膜病变；对于近期已行子宫内膜病理检查、除外恶变或癌前病变者不必反复刮宫。对无性生活史青少年，仅适于大量出血且药物治疗无效需立即止血或检查子宫内膜组织学者，不轻易做刮宫术。对于难治的、无生育要求的患者，可考虑子宫全切除术，不推荐子宫内膜切除术。

子宫全切除术：适合药物治疗无效、无生育要求者；持续性子宫内膜增生规范化药物治疗无效，出血不能控制者；药物治疗中子宫内膜增生进展为不典型增生，或不能耐受药物治疗者；或有药物治疗禁忌证的患者。不推荐子宫内膜切除术。

除上述方法以外，应用大剂量雌激素可迅速促使子宫内膜生长，短期内修复创面而止血，适用于急性大量出血时的止血，但目前，国内因无静脉或肌内注射的雌激素制剂，且口服制剂起效慢，不建议在急性 AUB 止血期常规使用大剂量雌激素内膜修复法。

（2）调整周期：应用性激素止血后，必须调整月经周期。青春期及生育年龄无排卵性异常子宫出血患者，需恢复正常的内分泌功能，以建立正常月经周期；绝经过渡期患者需控制出血及预防子宫内膜增生症的发生，防止 AUB-O 再次发生。常用方法有以下几种。

1）孕激素定期撤退法：适用于青春期或活组织检查为增生期内膜的患者。可于月经周期后半期（或撤药性出血的第 16 ～ 25 日）加用孕激素，选用对下丘脑 - 垂体 - 卵巢轴无抑制或抑制较轻的天然孕激素或地屈孕酮。月经周期第 11 ～ 15 天起，使用地屈孕酮 10 ～ 20mg/d 或微粒化黄体酮胶囊 200 ～ 300mg/d，共 10 ～ 14 天，酌情应用 3 ～ 6 个周期。

2）短效复方口服避孕药：可以很好地控制周期，尤其适用于有避孕需求的患者。一般在止血周期撤药性出血后周期性使用 COC 3 个周期，病情反复者酌情延长使用周期。生育期、有长期避孕需求、无避孕药禁忌证者可长期应用。

3）左炔诺孕酮宫内缓释系统（levonorgestrel releasing intrauterine system，LNG-IUS）：在子宫腔内局部释放左炔诺孕酮（20μg/d），抑制子宫内膜生长，既有非常好的避孕作用，又可长期保护子宫内膜、显著减少出血量，有时甚至出现闭经，可预防不排卵导致的子宫内膜增生，对子宫内膜增生也有治疗作用。特别适合病程长、病情反复发作、肥胖和围绝经期患者。同时由于外周血中的药物浓度很低，对全身的副作用较小。LNG-IUS 的应用过程中有一些常见的不良反应（如点滴出血等），建议放置前充分告知患者以增加放置后的依从性。

　　4）促排卵：希望尽快妊娠的患者可予促排卵，包括口服氯米芬、来曲唑、人绒毛膜促性腺激素（hCG）、尿促性素（HMG）、中药等。如能排卵，即使暂时不能妊娠，排卵后产生的孕激素可以调整月经，促使增生内膜转化。

　　5）雌孕激素序贯治疗：在少数青春期或生育期患者，如孕激素治疗后不出现撤退性出血，考虑是内源性雌激素水平不足；或绝经过渡期有雌激素缺乏症状的患者，可使用雌孕激素序贯治疗，即人工周期。模拟自然月经周期中卵巢的内分泌变化，序贯应用雌、孕激素，使子宫内膜发生相应变化，引起周期性脱落。从撤药性出血第 5 天开始，生理替代全量为结合雌激素 1.25mg 或戊酸雌醇 2mg，每晚 1 次，连服 21 天，服雌激素 11 天起加用孕激素，连用 10 天。连续 3 个周期为一疗程。若正常月经仍未建立，应重复上述序贯疗法。若患者体内有一定雌激素水平，雌激素可采用半量或 1/4 量（图 18-3）。也可使用复合制剂，如戊酸雌二醇 / 雌二醇环丙孕酮片、雌二醇 / 雌二醇地屈孕酮片。

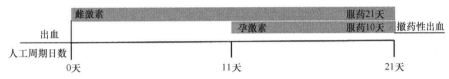

图 18-3　雌孕激素序贯疗法示意图

　　（3）其他治疗：对于维持一般状况和生命体征非常重要，配合性激素治疗可达到更好的止血效果，可酌情同时进行。

　　1）一般止血药：氨甲环酸 1g，每日 2～3 次，或酚磺乙胺、维生素 K 等。

　　2）丙酸睾酮：具有对抗雌激素作用，减少盆腔充血和增加子宫血管张力，以减少子宫出血量，起协助止血作用，每个周期肌内注射 75～300mg，酌情平分为多天多次使用。

　　3）矫正凝血功能：出血严重时可补充凝血因子，如纤维蛋白原、血小板、新鲜冷冻血浆或新鲜血。

　　4）矫正贫血：对中重度贫血患者在上述治疗的同时给予铁剂和叶酸治疗，必要时输血。

　　5）抗感染治疗：出血时间长，贫血严重，抵抗力差，或有合并感染的临床征象时应及时应用抗生素。

案例 18-1 分析（2）

　　该患者为青春期无排卵性异常子宫出血，急性出血期，治疗原则是积极支持疗法（输液、输血），维持一般状况和生命体征，尽快止血并纠正贫血；血止后调整周期，预防 AUB 复发。

　　1. 监测生命体征，输血、输液。

　　2. 性激素止血：采用复方 COC，1 片 / 次，每日 3 次，入院第 2 天阴道流血量明显减少，第 3 天完全停止；第 7 天 COC 减为每日 2 次，第 14 天减为每日 1 次，持续用药至血止后 21 天停药。

　　3. 同时口服硫酸亚铁、叶酸纠正贫血，门诊随访。

　　4. 调整周期：撤药性出血后周期性使用 COC 3 个周期。

（二）黄体功能异常所致异常子宫出血

　　下丘脑 - 垂体 - 卵巢轴功能异常除了引起不排卵外，还可能导致排卵后黄体功能异常，引起两种常见的经间期出血（IMB）：黄体期出血（premenstrual spotting）和卵泡期出血（postmenstrual spotting），系黄体功能不足和子宫内膜不规则脱落（黄体萎缩不全）所致。

　　1. 黄体功能不足（luteal phase defect，LPD）　月经周期中有卵泡发育及排卵，但黄体期孕激素分泌不足或黄体过早衰退，导致黄体期缩短，不能维持子宫内膜稳定而提前少量出血（黄体期出血），子宫内膜分泌反应不良。

　　（1）发病机制：卵泡的正常发育及其相应的内分泌调节是日后黄体健全发育的基础。神经内分泌调节功能紊乱可导致卵泡期 FSH 缺乏，使卵泡发育缓慢，雌激素分泌减少，从而对垂体及下丘脑正反馈不足；LH 脉冲峰值不高及排卵峰后 LH 低脉冲缺陷，使排卵后黄体发育不全，孕激素分泌减少。另外，卵巢本身发育不良，卵泡期颗粒细胞 LH 受体缺陷，也可使排卵后颗粒细胞黄素化不良，孕激素分泌减少。有时黄体分泌功能正常，但维持时间短。部分黄体功能不足可由高催乳素血症引起。此外，生理性因素如初潮分娩后、绝经过渡期，以及内分泌疾病、代谢异常等，也可导致黄体功能不足。

（2）病理：孕激素分泌不足，使子宫内膜分泌反应不足，子宫内膜形态一般表现为分泌期内膜，腺体分泌不良，间质水肿不明显或腺体与间质发育不同步。内膜活检显示分泌反应落后 2 日。

（3）临床表现：主要表现为月经周期缩短。有时月经周期虽在正常范围内，但卵泡期延长、黄体期缩短，以致患者不易受孕或在妊娠早期流产。

（4）诊断：根据月经周期缩短、不孕或早孕时流产，妇科检查无引起异常子宫出血的生殖器官器质性病变；基础体温双相型，但高温相小于 11 日（图 18-4）；子宫内膜活检显示分泌反应至少落后 2 日，可做出诊断。

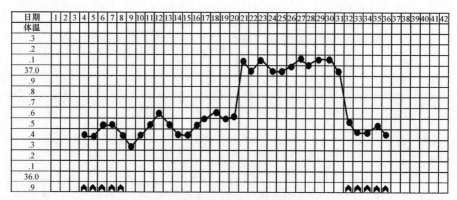

图 18-4　基础体温双相型（黄体期短）

（5）治疗：治疗原则是促进黄体发育，增进黄体功能。

1）促进卵泡发育：①卵泡期使用低剂量雌激素。低剂量雌激素能协同 FSH 促进卵泡发育，月经第 5 日起每日口服结合雌激素 0.625mg 或戊酸雌二醇促进卵泡发育，月经第 5 日起每日口服结合雌激素 0.625mg 或戊酸雌二醇 1mg，连续 5 ～ 7 日。②氯米芬。氯米芬通过与内源性雌激素受体竞争性结合，促使垂体释放 FSH 和 LH，达到促进卵泡发育的目的。月经第 3 ～ 5 日每日开始口服氯米芬 50mg，连服 5 日。

2）促进月经中期 LH 峰形成：当卵泡成熟后，给予绒促性素 5000 ～ 10 000U 一次或分两次肌内注射，以加强月经中期 LH 排卵峰，达到不使黄体过早衰退和提高其分泌黄体酮的目的。

3）黄体功能刺激疗法：于基础体温上升后开始，隔日肌内注射绒促性素 1000 ～ 2000U，共 5 次，可使血浆黄体酮明显上升，延长黄体期。

4）黄体功能补充疗法：一般选用天然黄体酮制剂，自排卵后开始每日肌内注射黄体酮 10mg，共 10 ～ 14 日，以补充黄体酮分泌不足。

5）黄体功能不足合并高催乳素血症的治疗：使用溴隐亭每日 2.5 ～ 5.0mg，可使催乳素水平下降，并促进垂体分泌促性腺激素及增加卵巢雌、孕激素分泌，从而改善黄体功能。

6）口服避孕药：尤其适用于有避孕需求的患者。一般周期性使用口服避孕药 3 个周期，病情反复者酌情延至 6 个周期。

2. 子宫内膜不规则脱落（irregular shedding of endometrium）　月经周期有排卵，黄体发育良好，但萎缩过程延长，导致子宫内膜不规则脱落，卵泡期出血。

（1）发病机制：由于下丘脑 - 垂体 - 卵巢轴调节功能紊乱，或溶黄体机制失常，引起黄体萎缩不全，内膜受孕激素延长，以致不能如期完整脱落。

（2）病理：正常月经第 3 ～ 4 日时，分泌期子宫内膜已全部脱落。黄体萎缩不全时，月经期第 5 ～ 6 日仍能见到呈分泌反应的子宫内膜。常表现为混合型子宫内膜，即残留的分泌期内膜及新增生的内膜混合共存。

（3）临床表现：表现为月经周期正常，但经期延长，长达 9 ～ 10 日，且出血量多。

（4）诊断：具有经期延长的临床表现，基础体温也呈双相型，但下降缓慢（图 18-5）。在月经第 5 ～ 6 日内膜取材，病理检查见混合型子宫内膜可作为确诊依据。

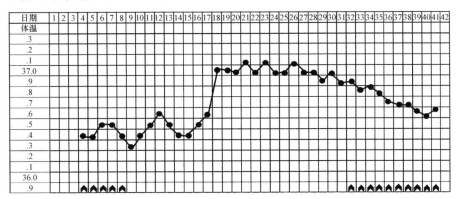

图 18-5　基础体温双相型（黄体萎缩不全）

（5）治疗

1）孕激素：通过调节下丘脑 - 垂体 - 卵巢轴的反馈功能，使黄体及时萎缩，内膜按时完整脱落。方法：排卵后第 1 ～ 2 日或下次月经前 10 ～ 14 日开始，每日口服甲羟孕酮 10mg，连服 10 日。有生育要求者肌内注射黄体酮注射液。无生育要求者也可口服复方口服避孕药，自月经周期第 5 日始，每日 1 片，连续 21 日为一周期。

2）绒促性素：用法同黄体功能不足，有促进黄体功能的作用。

3）复方短效口服避孕药：抑制排卵，控制周期。

三、子宫内膜局部异常所致异常子宫出血

当异常子宫出血发生在有规律且有排卵的周期，特别是经排查未发现其他原因可解释时，可能是原发于子宫内膜局部异常所致。症状如仅是月经过多（月经量＞ 80ml），可能为调节子宫内膜局部凝血纤溶功能的机制异常；此外，还可仅表现为经间期出血（intermenstrual bleeding，IMB）或经期延长，可能是子宫内膜修复的分子机制异常，包括子宫内膜炎症、感染、炎性反应异常和子宫内膜血管生成异常。IMB 中围排卵期出血的原因也可能与排卵前后激素水平波动有关。

尽管发现子宫内膜局部异常会导致异常子宫出血，目前仍没有相应的、可靠的检测手段应用于临床。主要是在有排卵月经的基础上排除其他明确异常后而确定。

对此类非器质性疾病引起的月经过多，建议先行药物治疗，推荐的药物治疗顺序为：①左炔诺孕酮的宫内缓释系统（LNGIUS），适合于近 1 年以上无生育要求者；②氨甲环酸抗纤溶治疗或非甾体抗炎药（non-steroidalanti-inflammatory drug，NSAID），可用于不愿或不能使用性激素治疗或想尽快妊娠者；③短效口服避孕药；④孕激素子宫内膜萎缩治疗，如炔诺酮 5mg/ 次，每日 3 次，从周期第 5 天开始，连续服用 21 天。刮宫术仅用于紧急止血及病理检查。对于无生育要求者，当药物治疗失败或有其他子宫病理改变时可考虑保守性手术治疗，如子宫内膜切除术。

（周红林）

第二节　闭　经

闭经（amenorrhea）为常见的妇科症状，表现为无月经或月经停止，分为原发性和继发性两类。原发性闭经（primary amenorrhea）指年龄超过 14 岁尚无月经来潮，女性第二性征发育缺乏；或年龄超过 16 岁，第二性征已发育，无月经来潮。继发性闭经（secondary amenorrhea）指正常月经建立后月经停止 6 个月，或按自身原来月经周期计算停经 3 个周期以上者。青春期前、妊娠期、哺乳期及绝经后的无月经来潮属生理现象，本节不展开讨论。

一、病　因

正常月经的建立和维持依赖于下丘脑 - 垂体 - 卵巢轴的神经内分泌调节，以及靶器官子宫内膜对

性激素的周期性反应和下生殖道通畅性，其中任何一个环节发生障碍均可导致闭经。

（一）原发性闭经

原发性闭经较少见，往往由于遗传学原因或先天性发育缺陷引起。根据第二性征的发育情况，分为第二性征存在和第二性征缺乏两类。

1. 第二性征存在的原发性闭经

（1）米勒管发育不全综合征（Müllerian agenesis syndrome 或 Mayer-Rokitansky- Küster-Hauser syndrome）：由副中肾管发育障碍引起的先天性畸形，可能与基因突变及半乳糖代谢异常有关，在青春期原发性闭经中约占20%。染色体核型正常，为46，XX。促性腺激素正常，有排卵，外生殖器、输卵管、卵巢及女性第二性征均正常，主要异常为始基子宫或无子宫、无阴道。约30%伴肾异常，40%有双套尿液集合系统，5%～12%伴骨骼畸形。

（2）雄激素不敏感综合征（androgen insensitivity syndrome）：又称睾丸女性化完全型。为男性假两性畸形，染色体核型为46，XY，性腺为睾丸，但位于腹腔内或腹股沟。虽睾酮水平在男性范围，但由于X染色体上的雄激素受体基因缺陷，靶细胞缺乏睾酮受体，故睾酮不发挥生物学效应，只能通过芳香化酶转化为雌激素，因此表型为女型。青春期乳房隆起丰满，但乳头发育不良，乳晕苍白，阴毛、腋毛稀少，阴道为盲端，较短浅，子宫及输卵管缺如。

（3）对抗性卵巢综合征（savage syndrome）：或称卵巢不敏感综合征。①卵巢内多数为始基卵泡及初级卵泡，但极少见卵泡进入窦卵泡期及成熟期；②内源性促性腺激素水平升高，特别是FSH升高；③卵巢对外源性促性腺激素不敏感；④临床表现为原发性闭经，但女性第二性征发育接近正常。

（4）生殖道闭锁：因生殖道闭锁导致的横向阻断，均可导致闭经，如阴道横隔、无孔处女膜等。

（5）真两性畸形：非常少见，同时存在男性和女性生殖腺，染色体核型可为XX，XY或嵌合体。女性第二性征存在。

2. 第二性征缺乏的原发性闭经

（1）低促性腺激素性腺功能减退（hypogonadotropic hypogonadism）：多因下丘脑分泌GnRH不足或垂体分泌促性腺激素不足而导致原发性闭经。最常见为体质性青春发育延迟。其次是嗅觉缺失综合征（Kallmann syndrome），是下丘脑先天性GnRH分泌缺乏同时伴嗅觉丧失或减退。临床表现为原发性闭经，女性第二性征缺如，嗅觉减退或丧失，但女性内生殖器分化正常。

（2）高促性腺激素性腺功能减退（hypergonadotropic hypogonadism）：性腺衰竭致使性激素分泌减少导致FSH、LH反馈性升高，常伴有生殖道异常。

1）特纳综合征（Turner syndrome, TS）：属于性腺先天性发育不全（gonadal dysgenesis），是最常见的染色体异常疾病之一，也是人类唯一能生存的单体综合征，核型为X染色体单体（45，XO）或嵌合体（45，XO/46，XX 或 45，XO/47，XXX）。卵巢呈索条性腺，无卵泡，不分泌雌激素。临床表现为原发性闭经、女性第二性征发育不良、身材矮小、躯体畸形，常有蹼颈、盾胸、后发际低、鱼样嘴、肘外翻等临床特征，也可伴发一系列内分泌异常如糖代谢紊乱、甲状腺疾病等。

2）46，XX单纯性腺发育不全（pure gonadal dysgenesis）：染色体为46，XX，卵巢呈条索状；临床表现为原发性闭经、女性第二性征发育差，有输卵管、子宫及阴道，神经性耳聋发生率较高。

3）46，XY单纯性腺发育不全：又称 Swyer 综合征。染色体为46，XY，条索状性腺；主要表现为原发性闭经、女性第二性征发育不良，具有女性生殖系统。由于存在Y染色体，患者在10～20岁时易发生性腺母细胞瘤或无性细胞瘤，诊断确定后应切除条索状性腺。

（二）继发性闭经

继发性闭经发生率显著高于原发性闭经。根据控制正常月经周期的5个主要环节，依次分为下丘脑性闭经、垂体性闭经、卵巢性闭经、子宫性闭经及下生殖道发育异常性闭经。

1. 下丘脑性闭经 为最常见的闭经，以功能性为主。

（1）功能性下丘脑性闭经

1）精神应激性：突然的精神压抑、紧张忧虑、环境改变等诱因均可引起神经内分泌障碍而导致闭经。机制与应急状态下下丘脑分泌的促肾上腺皮质激素释放激素和糖皮质激素分泌增加有关。

2）体重下降和神经性厌食：中枢神经对体重急剧下降极为敏感。持续进行性消瘦可使GnRH降至青春期前水平，使促性腺激素和雌激素水平低下。严重的神经性厌食通常为强迫节食后发生，当体重减轻 10%～15%，或体脂丢失 30% 时将出现闭经。

3）运动性闭经（strenuous exercise）：初潮及月经维持需要 17%～20% 的机体脂肪，长期剧烈运动或芭蕾舞、现代舞等训练易致肌肉 / 脂肪比率增加或总体脂肪减少而使月经异常。剧烈运动会使 GnRH 的释放受抑制，引起闭经。

（2）药物性闭经（drugs cause）：抗精神病药物、口服甾体类避孕药及利血平、地西泮和阿片等，可引起继发性闭经，其机制是药物抑制下丘脑分泌 GnRH 或通过抑制下丘脑多巴胺使垂体分泌催乳素增加所致。药物性闭经通常是可逆的，一般在停药后 3～6 个月月经可自然恢复。

（3）颅咽管瘤（craniopharyngioma）：较为罕见，为先天性、生长缓慢的肿瘤。最常见的部位为蝶鞍上的垂体柄漏斗部前方，因瘤体增大可压迫下丘脑和垂体柄引起闭经、生殖器萎缩、肥胖、颅内压增高、视力障碍等症状，也称肥胖生殖无能营养不良症。

2. 垂体性闭经 腺垂体器质性病变或功能失调使促性腺激素的分泌异常，导致卵巢功能受到影响而引起闭经。

（1）垂体梗死：Sheehan 综合征最为常见。由于产后大出血休克，导致垂体尤其是腺垂体促性腺激素分泌细胞缺血坏死，引起腺垂体功能低下而出现一系列症状：闭经、无乳、性欲减退、毛发脱落、女性第二性征衰退、生殖器官萎缩，以及其他内分泌功能减退，如畏寒、嗜睡、低血压等症状及基础代谢率降低。

（2）垂体肿瘤：常见为催乳素细胞肿瘤引起闭经溢乳综合征，闭经程度与 PRL 对下丘脑 GnRH 分泌的抑制程度有关。

（3）空蝶鞍综合征（empty sella syndrome）：蝶鞍隔因先天性发育不全、肿瘤或手术破坏，使脑脊液流入蝶鞍的垂体窝，使蝶鞍扩大，垂体受压缩小，称空蝶鞍。当垂体柄因受脑脊液压迫而使下丘脑与垂体间的门脉循环受阻时，出现闭经和高催乳素血症。X 线检查仅见蝶鞍稍增大，CT 或 MRI 检查可精确显示在扩大的垂体窝中可见萎缩的垂体和低密度的脑脊液。

3. 卵巢性闭经 指卵巢本身功能衰竭或继发性病变，卵巢分泌的性激素水平低下，子宫内膜不发生周期性变化而导致闭经。

（1）卵巢早衰（premature ovarian failure）：是指卵巢功能衰竭所导致的 40 岁之前即闭经的现象。特点是原发性或继发性闭经伴随血促性腺激素水平升高和雌激素水平降低，并伴有不同程度的一系列低雌激素症状，如潮热多汗、面部潮红、性欲低下等。可能与遗传因素、自身免疫性疾病、医源性损伤（放疗、化疗、手术对性腺的破坏或手术所致的卵巢血液供应受影响）有关，但大多数的患者找不到明显的诱因，称为特发性卵巢早衰。主要特征为低雌激素及高促性腺激素，FSH > 40U/L。

（2）卵巢功能性肿瘤：卵巢支持 - 间质细胞瘤，因分泌过量的雄激素，可抑制下丘脑 - 垂体 - 卵巢轴功能而闭经。颗粒 - 卵泡膜细胞瘤分泌雌激素，持续分泌的雌激素可抑制排卵，使子宫内膜持续增生而闭经。

（3）多囊卵巢综合征：以长期无排卵及高雄激素为特征。临床表现为闭经、不孕、多毛和肥胖。

4. 子宫性闭经 闭经原因在于子宫。由于子宫内膜受破坏或对卵巢激素不能产生正常的反应而出现闭经。月经调节功能正常，第二性征发育也正常。

（1）宫腔粘连：也称 Asherman 综合征，为子宫性闭经中最常见的原因。90% 宫腔粘连与宫内手术操作直接相关，子宫内膜基底层损伤后，干细胞数量缺失，异常修复出现纤维化病理改变。此外，子宫内膜结核及流产或产褥感染所致的子宫内膜炎症，也可导致宫腔粘连而闭经。仅宫颈管粘连者可引起阻塞性闭经；宫腔完全粘连者则无月经。

（2）子宫切除后或宫腔放射治疗后：手术切除子宫或放疗破坏子宫内膜而闭经。

（3）其他内分泌功能异常：甲状腺、肾上腺、胰腺等功能紊乱也可引起闭经。如甲状腺功能减退或亢进、肾上腺皮质功能亢进、肾上腺皮质肿瘤等。

二、诊 断

闭经只是一种症状，诊断时必须先寻找闭经原因，排除生理性闭经，确定病变环节，然后再确定是何种疾病所引起。

（一）病史

详细询问月经史，包括初潮年龄、月经周期、经期时长、月经量和闭经期限及伴随症状等。发病前有无任何导致闭经的诱因如精神因素、环境改变、体重增减、剧烈运动、各种疾病、手术史及用药情况等。对于已婚妇女应询问其生育史及产后并发症史。原发性闭经应了解生长发育史，有无先天性缺陷或其他疾病及家族史。

（二）体格检查

观察精神状态、智力发育、营养和健康情况；检查全身发育状况，有无畸形。妇科检查应注意内、外生殖器的发育，有无先天性缺陷、畸形，女性第二性征如毛发分布、乳房发育是否正常，乳房有无乳汁分泌等。其中第二性征的检查有助于鉴别原发性闭经的病因，缺乏女性第二性征提示该患者从未受过雌激素的刺激。

（三）辅助检查

已婚妇女闭经须首先排除妊娠，通过病史及体格检查对闭经的病因及病变部位有初步了解，在此基础上再通过有选择的辅助检查明确诊断。

1. 功能试验

（1）药物撤退试验：用于评估体内雌激素水平以确定闭经程度。

1）孕激素试验：黄体酮注射液，每日肌内注射 20mg，连续 5 日；或口服甲羟孕酮，每日 10mg，连用 5 日。停药后 3～7 日出现撤药性出血（孕激素试验阳性），提示子宫内膜已受一定水平的雌激素影响，为 I 度闭经。若停药后无撤药性出血（孕激素试验阴性），应进一步行雌、孕激素序贯试验。

2）雌、孕激素序贯试验：适用于孕激素试验阴性的闭经患者。每晚睡前服戊酸雌二醇 2mg 或妊马雌酮 1.25mg，连续 20 日，最后 10 日加用地屈孕酮 10～20mg/d 或甲羟孕酮 6～10mg/d，停药后发生撤药性出血者为阳性，提示子宫内膜功能正常，可排除子宫性闭经，引起闭经的原因是患者体内雌激素水平低落，为 II 度闭经，应进一步寻找原因。无撤药性出血者为阴性，应重复一次试验，若仍无出血，提示子宫内膜有缺陷或已被破坏，可诊断为子宫性闭经。

（2）垂体兴奋试验：又称 GnRH 刺激试验，了解垂体对 GnRH 的反应性。典型方法：将 LHRH 100μg 溶于生理盐水 5ml 中，30 秒内静脉注射完毕。于注射前及注射后 15、30、60、120 分钟分别采血测定 LH 含量。若注射后 15～60 分钟 LH 高峰值较注射前升高 2～4 倍，说明垂体功能正常，病变在下丘脑；若经多次重复试验，LH 值无升高或升高不显著，说明垂体功能减退，如希汉综合征。

2. 激素测定　停用雌孕激素药物至少两周后行 FSH、LH、PRL、TSH 等激素测定，协助诊断。

1）血清甾体激素测定：包括雌二醇、孕酮及睾酮测定。血孕酮水平升高，≥10ng/ml 提示排卵。若雌激素浓度低，结合 FSH 判断；若睾酮值高，提示有多囊卵巢综合征或卵巢支持 - 间质细胞瘤等可能。

2）催乳素（PRL）及促甲状腺激素（TSH）测定：PRL ＞ 25μg/L 时称高催乳素血症。PRL、TSH 水平同时升高，提示甲状腺功能减退；若 TSH 正常，而 PRL 大于 100μg/L 时应行头颅 MRI 检查，以排除垂体肿瘤。

3）FSH、LH 的测定：FSH ＞ 40U/L（相隔 4 周，两次以上测定），提示卵巢功能衰竭；FSH ＞ 25U/L，提示早发性卵巢功能不全；FSH、LH 均 ＜ 5U/L，提示病变环节在下丘脑或者垂体。若 LH 升高或 LH/FSH 比例 ≥ 2～3 时，应怀疑为多囊卵巢综合征。

4）其他激素的测定：对存在肥胖、多毛、痤疮体征的患者尚需测定胰岛素、雄激素（血睾酮、硫酸脱氢表雄酮，尿 17- 酮等），以确定是否存在胰岛素抵抗、高雄激素血症或先天性 21- 羟化酶缺陷。

3. 影像学检查　盆腔 B 型超声检查：观察盆腔有无子宫，子宫大小、形态及内膜情况，卵巢大小、形态及卵泡数目等。子宫输卵管造影：了解有无宫腔病变和宫腔粘连。CT 或 MRI：用于盆腔及头部蝶鞍区检查，了解盆腔肿块性质，诊断垂体微腺瘤、空蝶鞍等。

4. 宫腔镜检查　能了解宫腔粘连情况。

5. 腹腔镜检查　能直视下观察卵巢、子宫大小、形态，也可协助诊断多囊卵巢综合征。

6. 染色体检查　对鉴别性腺发育不全病因及指导临床处理有重要意义。

7. 其他检查　主要为靶器官反应检查，包括基础体温测定、宫颈黏液评分、阴道脱落细胞检查、子宫内膜活检或诊断性刮宫，了解排卵等情况。

（四）闭经的诊断步骤

首先区分是原发性闭经还是继发性闭经。若原发性闭经，首先检查乳房及女性第二性征、子宫的发育情况，然后查垂体及卵巢激素水平及染色体等；继发性闭经发生率明显高于原发性闭经，若为继发性闭经，则按图18-6、图18-7闭经的诊断步骤进行。

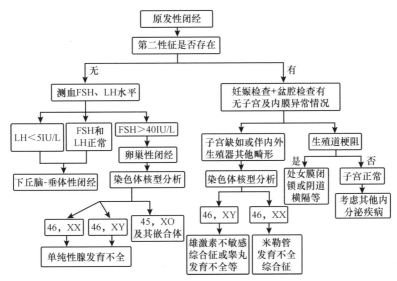

图 18-6 原发性闭经的病因诊断流程

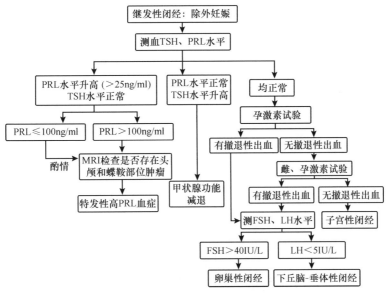

图 18-7 继发性闭经诊断流程

三、治 疗

（一）全身治疗

注意饮食调节，调节饮食结构，保持标准体重。运动性闭经者应适当减少运动量或强度，增加营养。闭经因应激或精神因素所致者，应进行耐心的心理疏导，消除精神紧张和焦虑。肿瘤、多囊卵巢综合征引起的闭经，应对因治疗。

（二）激素治疗

明确病变环节及病因后，若卵巢早衰和先天性卵巢发育不全等高促性腺激素性闭经应用性激素替代治疗。

1. 性激素替代治疗 目的：①维持女性全身健康及生殖健康，包括心血管系统、骨骼、神经系统等；②维持第二性征和月经。主要治疗方法有以下几种。

（1）雌激素替代治疗：适用于无子宫患者，戊酸雌二醇 1mg/d，妊马雌酮 0.625mg/d 或微粒化 17-β- 雌二醇 1mg/d，连用 21 日，停药 1 周后重复给药。

（2）雌、孕激素序贯疗法：对于有子宫的患者，选用上述雌激素连服 21 日，服药的最后 10 日同时加服地屈孕酮 10 ～ 20mg/d 或甲羟孕酮 6 ～ 10mg/d。

（3）孕激素疗法：适合于体内有一定内源性雌激素水平的 I 度闭经患者，可于月经周期后半期（或撤退性出血第 16 ～ 25 日）口服地屈孕酮 10 ～ 20mg/d 或甲羟孕酮 6 ～ 10mg/d。

2. 促排卵 适用于有生育要求妇女。

（1）氯米芬：是最常用的促排卵药物。适用于有一定内源性雌激素水平的无排卵者。作用机制为氯米芬与下丘脑细胞内的雌激素受体竞争性结合，从而阻断内源性雌激素对下丘脑的负反馈作用，促使下丘脑分泌更多的 GnRH，从而诱发排卵。给药方法为月经第 5 日开始，每日 50 ～ 100mg，连用 5 日，需依据患者体重或 BMI、年龄和不孕原因选择治疗剂量。主要不良反应包括黄体功能不足、对宫颈黏液的抗雌激素影响、黄素化未破裂卵泡综合征、卵子质量欠佳及内膜薄。

（2）来曲唑（letrozole）：属于芳香化酶抑制剂，可抑制雄激素向雌激素转化，低雌激素水平负反馈作用于垂体分泌促性腺激素，使卵泡发育。适应证和用法与氯米芬相同，剂量一般为 2.5 ～ 5mg/d。

（3）促性腺激素：适用于低促性腺激素闭经及用氯米芬促排卵失败者，促卵泡发育的制剂有：①尿促性腺激素（human menopausal gonadotropin，HMG）；②卵泡刺激素，包括尿提取 FSH、纯化 FSH、基因重组 FSH。促成熟卵泡排卵的制剂为 hCG。常用 HMG 或 FSH 和 hCG 联合用药促排卵。HMG 或 FSH 一般每日剂量 75 ～ 150U，撤药出血后第 3 ～ 5 日开始，若卵巢无反应，每隔 7 ～ 14 日增加 37.5U，最大剂量 225U/d，待优势卵泡达成熟标准时，再使用 hCG 5000 ～ 10 000U 促排卵。并发症为多胎妊娠和卵巢过度刺激综合征（ovarian hyperstimulation syndrome，OHSS）。

（4）促性腺激素释放激素（GnRH）：利用其天然制品促排卵是用脉冲皮下注射或静脉给药，适用于下丘脑性闭经。

3. 溴隐亭（bromocriptine） 为多巴胺受体激动剂。通过与垂体多巴胺受体结合，直接抑制垂体 PRL 分泌，恢复排卵；溴隐亭还可直接抑制垂体分泌 PRL 肿瘤细胞生长。单纯高 PRL 血症患者，每日 2.5 ～ 5mg，一般在服药的第 5 ～ 6 周能使月经恢复。垂体催乳素瘤患者，每日 5 ～ 7.5mg，敏感者在服药 3 个月后肿瘤明显缩小。

4. 其他激素治疗

（1）肾上腺皮质激素：适用于先天性肾上腺皮质增殖症所致的闭经，一般用泼尼松或地塞米松。

（2）甲状腺素：适用于甲状腺功能减退引起的闭经。

（三）辅助生育技术

见不孕症章节。

（四）手术治疗

针对各种器质性病因，采用相应的手术治疗。

1. 生殖器畸形 如处女膜闭锁、阴道横隔、阴道斜隔或阴道闭锁，均可行手术切开或成形术，手术矫正可使经血流出道畅通。

2. Asherman 综合征 行宫腔镜下分离粘连，术后宫内放置节育器或球囊以及羊膜、透明质酸等防止粘连复发。手术后可用雌、孕激素序贯疗法重复 3 ～ 6 个周期。对于难治性宫腔粘连可以采用干细胞治疗。

3. 肿瘤 卵巢肿瘤一经确诊应予手术治疗。垂体肿瘤患者，应根据肿瘤部位、大小及性质确定治疗方案。高促性腺激素闭经、含 Y 染色体性腺者具有恶变潜能，一旦诊断必须手术切除性腺。

闭经涉及病种繁多，不同疾病诊断与处理方法也不同，需要系统的检查与分析，才能做出正确的诊断与治疗。

（谭季春）

第三节 多囊卵巢综合征

多囊卵巢综合征（polycystic ovarian syndrome，PCOS）是一种以雄激素过高的临床或生化表现、持续无排卵（chronic anovulation）以及卵巢多囊样改变为临床主要特征的内分泌代谢异常的症候群。临床表现为月经失调、多毛、肥胖、不孕和卵巢多囊样改变。它是导致生育期妇女月经紊乱最常见的原因之一。其发病原因至今尚未阐明。

> **案例 18-2**
>
> 患者，女性，25岁，已婚，职员。月经稀发5年，结婚2年未孕。患者16岁月经初潮，月经周期35～40天，经期4～5天，无明显痛经。近5年来月经稀发，月经周期延长至60～70天，最长闭经5个月，月经量时多时少，应用黄体酮肌内注射后有撤药性出血。雌、孕激素序贯周期疗法有效，但停止治疗后仍月经稀发。近4年来体重增加8kg，并伴有毛发浓密现象。2年前结婚，夫妻生活正常，未避孕，至今未孕。既往史：无特殊。
>
> **问题：** 该患者的诊疗思路是怎样的？

一、内分泌特征与病理生理

PCOS的主要内分泌特征：①高雄激素血症和雄激素抵抗；②高胰岛素血症和胰岛素抵抗（insulin resistance，IR）；③促性腺激素的比率失常；④雌酮过多。其机制尚未明了。可能的机制涉及以下几方面：

（一）下丘脑-垂体-卵巢轴调节功能异常

由于垂体对GnRH敏感性增加，使LH分泌量增加，卵巢内促雄激素合成的细胞色素P450c17（cytochrome-P450c17）酶的功能失调，导致卵巢间质、卵泡膜细胞产生过量雄激素。卵巢内高雄激素抑制卵泡成熟，引起发育中的卵泡闭锁，不能形成优势卵泡。PCOS时过多的雄激素主要是雄烯二酮和睾酮，尤其是游离睾酮增加；雌激素以雌酮（E_1）增高为主，雌酮主要来源于雄烯二酮在周围组织中芳香化酶转化，而雌二醇（E_2）处于早卵泡期水平。持续分泌的雌酮和卵巢小卵泡分泌的一定水平的雌二醇作用于下丘脑及垂体，使LH分泌幅度及频率增加，LH呈持续高水平，而FSH水平相对降低。LH水平上升又促进卵巢分泌雄激素，进一步形成雄激素过多、持续无排卵的恶性循环。约2/3 PCOS患者LH高值、LH/FSH > 3。

（二）高胰岛素血症和胰岛素抵抗

胰岛素抵抗指外周组织对胰岛素敏感性降低，使胰岛素的生物效能低于正常。研究证明，肥胖的PCOS患者中有30%～45%存在胰岛素抵抗和高胰岛素血症。过量的胰岛素作用于卵巢内相应受体，加之局部雄激素的过量分泌，导致卵泡成熟障碍，无优势卵泡形成。高胰岛素血症可抑制肝脏性激素结合球蛋白（SHBG）的合成，使体内游离雄激素增加。严重的胰岛素抵抗患者可发生雄激素过多、胰岛素抵抗和黑棘皮综合征。

（三）肾上腺内分泌功能异常

50% PCOS患者中存在脱氢表雄酮（DHEA）及脱氢表雄酮硫酸盐（DHEAS）升高，可能与PCOS患者肾上腺中合成甾体激素的关键酶活性增加，以及肾上腺细胞对促肾上腺皮质激素（ACTH）敏感性增加及功能亢进有关。

二、病理

（一）卵巢的变化

双侧卵巢均匀性增大，为正常妇女的2～5倍，包膜增厚，呈灰白色，切面可见卵巢白膜均匀性增厚，其下可见许多直径＜1cm的囊性卵泡。镜下见白膜增厚、硬化，皮质表层纤维化，血管显著较多。白膜下含有很多闭锁卵泡和处于不同发育期卵泡，但无成熟卵泡生成及排卵迹象（图18-8）。

（二）子宫内膜变化

PCOS患者因无排卵，子宫内膜长期受雌激素刺激，呈现不

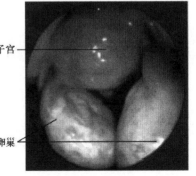

子宫

卵巢

图18-8 卵巢多囊样改变

同程度的增生。当卵泡发育不良时，子宫内膜呈增生期表现，当卵泡持续分泌雌激素时，子宫内膜呈单纯型或复杂型增生，甚至呈不典型增生；长期持续无排卵可增加子宫内膜癌的发生概率。

三、临床表现

1. 月经失调 为 PCOS 患者主要症状，常表现为闭经或月经稀发，闭经多为继发性，闭经前常有月经稀发或过少。也有少数患者表现为月经过多或不规则异常子宫出血。

2. 不孕 生育期妇女因排卵障碍及月经失调而导致不孕。

3. 多毛、痤疮 由高雄激素引起，可出现不同程度的多毛，表现为体毛密集、变粗，尤其是阴毛，分布常呈男性型。油脂性皮肤及痤疮也常见，与体内雄激素积聚刺激皮脂腺分泌有关。

4. 肥胖 50% 以上 PCOS 患者肥胖（体重指数 $\geq 25kg/m^2$），以腹部肥胖型为主。肥胖的产生与雄激素过多、未结合睾酮比例增加及雌激素长期刺激有关。

5. 黑棘皮症 由雄激素过多引起，常在阴唇、颈背部、腋下、乳房下和腹股沟等处皮肤出现灰褐色色素沉着，呈对称性，皮肤增厚，质地柔软。

四、辅助检查

1. 基础体温测定 多表现为单相。

2. B 型超声检查 双侧卵巢增大，包膜回声增强，轮廓较光滑，间质增生回声增强，两侧卵巢各有 12 个以上 2 ～ 9mm 直径的无回声区围绕卵巢边缘，称为项链征。连续监测未见优势卵泡发育及排卵迹象。

3. 诊断性刮宫 由于 PCOS 患者约 85% 的子宫内膜病理表现为不同程度增生，无分泌期变化。因此，对于 B 超显示子宫内膜增厚的有性生活患者，应行诊断性刮宫，以早期发现子宫内膜不典型增生或子宫内膜癌。诊刮手术时间应选择在月经前数日或月经来潮 6 小时内进行。

4. 腹腔镜检查 直接窥视，可见卵巢增大，包膜增厚，表面光滑，呈灰白色，有新生血管。包膜下显露多个卵泡，但无排卵征象（排卵孔、血体或黄体）。腹腔镜下取卵巢组织送病理检查，可明确诊断。

5. 激素测定

（1）血清 FSH、LH 测定：血清 FSH 值偏低，LH 值升高，LH/FSH $\geq 2 ～ 3$。无周期性的排卵前 LH 峰值出现。

（2）血清睾酮、双氢睾酮、雄烯二酮浓度测定：睾酮水平升高，但通常不超过正常范围上限 2 倍，DHEA、DHEAS 浓度正常或轻度升高。

（3）尿 17- 酮类固醇：正常或轻度升高，正常时提示雄激素来源于卵巢，升高时提示肾上腺功能亢进。

（4）血清雌激素测定：雌二醇为正常值或稍增高，其水平恒定，缺乏周期性变化，E_1/E_2 高于正常周期。

（5）血清 PRL 测定：部分患者血清 PRL 轻度增高。

（6）其他：PCOS 尤其肥胖患者，应测定空腹血糖及口服葡萄糖耐量试验（OGTT），有条件时测定空腹胰岛素水平（正常＜20mU/L）及葡萄糖负荷后血清胰岛素最高浓度（正常＜150mU/L）。

五、诊　断

根据临床表现和辅助检查不难诊断。根据 2003 年鹿特丹标准，目前认为诊断 PCOS 的主要标准为以下 3 项中符合两项即可诊断：①稀发排卵或无排卵；②有高雄激素血症的临床和（或）生化特征（排除其他高雄激素的病因）；③超声检查表现为多囊卵巢。多囊卵巢的超声诊断为：卵巢内可见到 ≥ 12 个直径在 2 ～ 9mm 的卵泡，或卵巢的体积增大＞10ml。

六、鉴别诊断

1. 卵泡膜细胞增殖症 临床和内分泌征象与 PCOS 相仿但更严重，肥胖和男性化明显，睾酮水平高达 5.2 ～ 6.9nmol/L，而 DHEAS 正常。镜下表现为卵巢皮质有一群卵泡膜细胞增生。

2. 卵巢男性化肿瘤 如睾丸母细胞瘤、门细胞瘤、肾上腺残迹肿瘤等均可产生过量雄激素，男性化肿瘤多为单侧性实性肿瘤，进行性增大明显，B型超声、CT或MRI可行协助诊断。

3. 肾上腺皮质增生或肿瘤　血清DHEAS＞18.2mol/L时，应与肾上腺皮质增生或肿瘤相鉴别。肾上腺皮质增生患者ACTH兴奋试验反应亢进，过夜地塞米松抑制试验时抑制率≤0.70；肾上腺皮质肿瘤患者则对这两项试验均无明显反应。

七、治　　疗

治疗原则：强调多学科管理、综合治疗。

（一）长期健康管理

对肥胖的PCOS患者，应通过加强锻炼、控制饮食及减轻体重，有利于降低胰岛素、睾酮及SHBG水平，并有可能恢复排卵及生育功能。

（二）药物治疗

1. 调整月经周期

（1）口服避孕药：使卵巢和肾上腺产生的雄激素降低。避孕药中孕激素成分通过反馈作用抑制LH的异常分泌，减少卵巢产生雄激素，而雌激素成分使性激素结合球蛋白浓度增加，使游离睾酮减少。常用短效口服避孕药，用药6～12个周期可抑制毛发生长并治疗痤疮。

（2）孕激素后半期疗法：可保护子宫内膜、调节月经周期。对LH也有抑制作用。

2. 降低血雄激素水平

（1）糖皮质激素：适用于PCOS雄激素过多为肾上腺来源或混合性来源者。常用药物为地塞米松，每晚0.25mg口服，可有效抑制脱氢表雄酮硫酸盐浓度。

（2）醋酸环丙孕酮（cyproterone acetate，CPA）：可合成17-羟孕酮衍生物，与睾酮和双氢睾酮竞争受体，并诱导肝酶加速血浆雄激素的代谢廓清，从而降低雄激素的生物效应。目前常用达英-35，每片含CPA 2mg、炔雌醇（EE）35μg，行周期疗法，即于出血第1日起，每日口服1片，连续21日，停药7日后重复，共3～6个月。

3. 改善PCOS的胰岛素抵抗　二甲双胍为治疗2型糖尿病药物，可通过降低血胰岛素，纠正PCOS患者的高雄激素状态，改善卵巢排卵功能，提高促排卵治疗的效果。

4. 诱发排卵　由于PCOS患者诱发排卵时易发生卵巢过度刺激综合征，仅适用于代谢紊乱改善后仍未恢复排卵的患者，常用药物有来曲唑及氯米芬等，使用促排药物后需严密监测卵泡发育情况。

（三）手术治疗

作用二线治疗，适用于严重PCOS对促排卵药物治疗无效者。

在腹腔镜下对多囊卵巢应用电凝或激光技术穿刺打孔，可获得一定的排卵率和妊娠率，同时又能减少粘连形成。但须注意避免过度打孔而致卵巢损伤，导致卵巢早衰。

总之，在治疗PCOS过程中，需注意生育和功能的保护，当应用药物治疗及手术治疗失败时，应积极考虑辅助生殖技术，孕期注意流产的预防与治疗，改善患者预后。

案例18-2分析

诊疗思路：在诊断上最重要的是必须明确PCOS是一种综合征，其诊断应采用排除法。首先注意区别多囊卵巢（polycystic ovaries，PCO）与PCOS，PCO仅指卵巢的形态学改变，任何引起体内雄激素分泌过多的疾病，如皮质醇增多症、卵巢分泌雄激素的肿瘤皆可引起PCO；而PCOS是一种复杂的内分泌代谢疾病，近期它可引起闭经、多毛、肥胖、不孕等临床后果；而远期的高雄激素血症和胰岛素抵抗的影响，也可影响脂蛋白及胆固醇的代谢，导致高脂血症、冠心病等远期合并症。子宫内膜长期受雌激素刺激而缺乏孕激素的影响可以诱发子宫内膜癌。因此，患者不论有无不孕，都应该治疗其内分泌失衡，积极改善肥胖、高雄激素血症和胰岛素抵抗/高胰岛素血症。对不需要生育的妇女，最好的治疗是短效口服避孕药。

在诱发排卵方面特别应注意排卵方案的选择、卵巢过度刺激综合征的预防和治疗。

（甘晓玲　胡丽娜）

第四节 痛 经

痛经（dysmenorrhea）为妇科最常见的症状之一，是指行经前后或月经期出现下腹疼痛、坠胀，伴腰酸或其他不适，影响生活和工作质量者。痛经可分为原发性和继发性两大类，前者是指生殖器官无器质性病变的痛经，后者是指盆腔器质性疾病所引起的痛经。本节仅叙述原发性痛经。

一、病 因

原发性痛经的发生与月经时子宫内膜前列腺素（prostaglandin，PG）含量增高有关。研究表明痛经患者子宫内膜和月经血中 $PGF_{2\alpha}$ 和 PGE_2 含量较正常妇女明显升高，尤其是 $PGF_{2\alpha}$ 含量增高是造成痛经的主要因素。痛经也与子宫平滑肌不协调收缩，造成子宫供血不足，导致厌氧代谢物储积，刺激疼痛神经元有关。原发性痛经的发生还受精神、神经因素影响，疼痛的主观感受与个体痛阈有关。无排卵性子宫内膜因无孕酮刺激，所含 PG 浓度甚低，一般不发生痛经。

二、临 床 表 现

主要特点：①原发性痛经在青少年期常见，多在初潮后 1～2 年发病。②疼痛多自月经来潮后开始，以行经第 1 日疼痛最剧，持续 2～3 日后缓解。疼痛常呈痉挛性，通常位于下腹部耻骨上，可放射至腰骶部和大腿内侧。③可伴发恶心、呕吐、腹泻、头晕、乏力等症状，严重时面色发白、出冷汗。④妇科检查无异常发现。

三、诊断与鉴别诊断

根据月经期下腹坠痛，妇科检查无阳性体征，临床即可诊断。诊断时必须与子宫内膜异位症、子宫腺肌病等疾病引起的继发性痛经相鉴别。继发性痛经常在初潮后数年出现症状，多有月经过多、不孕、放置宫内节育器或盆腔炎病史，妇科检查有异常发现，必要时可行腹腔镜检查加以鉴别。

四、治 疗

（一）一般治疗

应重视精神心理治疗，阐明月经时轻度不适是生理反应。疼痛不能忍受时可行非麻醉性镇痛治疗，适当应用镇痛、镇静、解痉药。

（二）非激素类药物治疗

前列腺素合成酶抑制剂：通过抑制前列腺素合成酶，减少 PG 的产生，防止出现过强或痉挛性子宫收缩，从而减轻或消除痛经。该类药物治疗的有效率可达 80%。主要药物：①苯基丙酸类，如布洛芬（ibuprofen）400mg，每日 3～4 次，或酮洛芬（ketoprofen）20～50mg，每日 3～4 次。②灭酸类，如氟芬那酸（flufenamic acid）200mg，每日 3 次；或甲芬那酸（mefenamic acid）250mg，每日 3 次，月经来潮即开始服药，连续 2～3 日。

（三）激素治疗

1. 复合型激素避孕药 通过抑制子宫内膜生长，减少月经量及抑制排卵，减少月经中 PG。主要适用于要求避孕的痛经妇女，疗效可达 90% 以上。

2. 孕激素治疗 醋酸甲羟孕酮、黄体酮胶丸及左炔诺孕酮宫内缓释系统通过抑制排卵使子宫内膜发生萎缩，从而缓解疼痛，副作用更少。目前有一种新药地诺孕素在治疗子宫内膜异位症引起的痛经时疗效确切，对于没有避孕要求的女性是一种有效的经验性治疗方法。

（四）其他

对上述常用方法治疗后疗效仍不佳者，亦可于月经来潮时，用氢可酮（hydrocodone）或可待因（codeine）。另外，2017 年发布的加拿大产科医师协会（SOGC）的原发性痛经临床实践指南还推荐了以下治疗方法和建议：规律的健身活动可改善痛经引起的相关症状；使用加热垫或加热片进行局部加热可以作为痛经的补充治疗方法；对于不能或不愿使用传统治疗方法的女性，高频经皮电刺激可以作为补充治疗；穴位刺激（针灸治疗）适用于有意愿使用补充治疗或替代治疗的女性。

（王雨艳）

第五节 围绝经期综合征

围绝经期（perimenopausal period）指围绕绝经的一段时期，包括从接近绝经出现与绝经有关的内分泌、生物学和临床特征起至最后一次月经后1年，即绝经过渡期至最后一次月经后1年。绝经期综合征（menopause syndrome）指妇女绝经前后由于性激素减少所致的一系列躯体及精神心理症状。绝经分为自然绝经和人工绝经，前者指卵巢内卵泡生理性耗竭所致绝经，后者是指两侧卵巢经手术切除或受化疗药物及放射线毁坏导致的绝经。人工绝经者更易发生围绝经期综合征。

一、围绝经期内分泌变化

围绝经期的最早变化是卵巢功能衰退，表现为卵泡对FSH敏感性下降，然后才表现为下丘脑和垂体功能退化。

（一）雌激素

在围绝经期，不同阶段雌激素水平是有差异的。绝经过渡期早期雌激素水平呈波动状态，其原因是因FSH升高对卵泡过度刺激引起雌二醇分泌过多，导致雌激素水平高于正常卵泡期水平。在整个绝经过渡期，雌激素水平不呈逐渐下降趋势，而只是在卵泡停止生长发育时，雌激素水平才下降。绝经后卵巢不再分泌雌激素，妇女体内低水平的雌激素主要是由来自肾上腺皮质及来自卵巢的雄烯二酮经周围组织中芳香化酶作用转化为雌酮，转化的部位主要在肌肉和脂肪，肝、肾、脑等组织也可促使转化。雌酮在周围组织也与雌二醇互相转化，但与生育期妇女相反，雌酮（E_1）高于雌二醇（E_2）。

（二）孕酮

绝经过渡期卵巢尚可有排卵功能，但因卵泡期延长，黄体功能不全，导致孕酮分泌减少。绝经后无孕酮分泌。

（三）雄激素

绝经后雄激素来源于卵巢间质细胞及肾上腺，总体雄激素水平下降。其中雄烯二酮主要来源于肾上腺，量约为绝经前的一半。卵巢主要产生睾酮，由于升高的LH对卵巢间质细胞的刺激增加，使睾酮水平较绝经前增高。

（四）促性腺激素

绝经过渡期FSH水平升高，呈波动型，LH仍可在正常范围，但FSH/LH仍＜1。绝经后由于雌激素水平下降，诱导下丘脑分泌促性腺激素释放激素增加，进而刺激垂体释放FSH和LH增加；同时，由于卵泡产生抑制素（inhibin）减少，使FSH和LH水平升高，其中FSH升高较LH更显著，FSH/LH＞1，绝经后2～3年达最高水平，约持续10年，然后下降。

二、临床表现

表现为月经紊乱及一系列雌激素下降引起的相关症状。

（一）月经紊乱

月经紊乱是绝经过渡期的常见症状，由于稀发排卵或无排卵，表现为月经周期不规则、持续时间长及月经量增多或减少。此期症状的出现取决于卵巢功能状态的波动变化。

（二）雌激素下降的相关症状

1. 血管舒缩症状 主要表现为潮热，是雌激素下降的特征性症状。其特点是反复出现短暂的面部和颈部皮肤阵阵发红，伴有轰热，继之出汗。持续时间一般不超过1～3分钟，症状轻者每日发作数次，重者十余次或更多，夜间或应激状态易促发。此种血管功能不稳定可历时1年，有时长达5年或更长。自然绝经者潮热发生率超过50%，人工绝经者发生率更高。

2. 自主神经失调症状 常出现如心悸、眩晕、头痛、失眠、耳鸣等自主神经失调症状。

3. 精神神经症状 主要包括情绪、记忆及认知功能症状。围绝经期妇女往往出现激动易怒、焦虑不安或情绪低落、抑郁寡欢、不能自我控制等情绪症状。记忆力减退及注意力不集中也较常见。雌激素缺乏对发生阿尔茨海默病（Alzheimer's disease，AD）可能有潜在危险，表现为老年痴呆、记忆丧失、失语失认、定向计算判断障碍及性格行为情绪改变。

4. 泌尿生殖道症状 主要表现为泌尿生殖道萎缩症状，出现阴道干燥、性交困难及反复发生的阴道炎，排尿困难、尿急及反复发生的尿路感染。尿道缩短，黏膜变薄，括约肌松弛，常有张力性尿失禁。

5. 心血管疾病　包括冠状动脉及脑血管病变。雌激素对女性心血管系统有保护作用，雌激素通过对脂代谢的良性作用改善心血管功能并抑制动脉粥样硬化。绝经后妇女易发生动脉粥样硬化、心肌缺血、心肌梗死、高血压和脑出血，冠心病发生率及并发心肌梗死的死亡率也随年龄而增加。

6. 骨含量改变及骨质疏松　雌激素具有保护骨矿含量的作用，是妇女一生维持骨矿含量的关键激素，其机制主要与雌激素对骨生成的直接作用以及对抗甲状旁腺的骨吸收作用有关。绝经后妇女雌激素下降，骨质吸收速度快于骨质生成，促使骨质丢失变疏松，围绝经期约 25% 妇女患有骨质疏松。骨质疏松可引起骨骼压缩、身材变矮，严重者可致骨折，常见于桡骨远端、股骨颈、椎体等部位。

三、诊　断

根据病史及临床表现，不难诊断。实验室检查有助于诊断。

1. FSH 值测定　FSH > 10U/L，提示卵巢储备功能下降。闭经、FSH > 40U/L 且 E_2 < 10 ～ 20pg/ml，提示卵巢功能衰竭。

2. 抗米勒管激素（AMH）测定　AMH 低至 1.1ng/ml 提示卵巢储备功能下降；若低于 0.2ng/ml 提示绝经；绝经后一般 AMH 测不到。

3. 超声检查　卵巢体积缩小，卵巢的窦卵泡数减少，子宫内膜变薄；阴道不规则流血者应排除器质性病变。

四、治　疗

治疗目标：应能缓解近期症状，并能早期发现、有效预防骨质疏松、动脉硬化等老年性疾病。

（一）一般治疗

通过心理疏导，使绝经过渡期妇女了解绝经过渡期的生理过程，并以乐观的心态去适应。必要时可选用适量的镇静药以助睡眠，如夜晚服用艾司唑仑 2.5mg。谷维素有助于调节自主神经功能，口服 20mg，每日 3 次。老年妇女应坚持体育锻炼，增加日晒时间，摄入足量蛋白质及含钙丰富食物。

（二）绝经期激素治疗或 HT

有适应证且无禁忌证时选用。绝经期激素治疗（menopause hormone therapy，MHT）是针对绝经相关健康问题而采用的一种医疗措施，可有效缓解绝经相关症状，从而改善生活质量。

1. 适应证　主要包括因雌激素缺乏所致各种症状，预防存在高危因素的骨质疏松及心血管疾病等，并排除禁忌证。

2. 禁忌证　①绝对禁忌证：已知或疑有妊娠、不明原因子宫出血、血栓性静脉炎、胆囊疾病及肝脏疾病。②相对禁忌证：乳腺癌病史、复发性血栓性静脉炎病史或血栓、血管栓塞性疾病。

3. 制剂及剂量的选择　主要药物为雌激素，常同时使用孕激素。对有子宫者，标准的激素替代治疗应同时使用雌激素及孕激素，单纯雌激素治疗仅适用于子宫已切除者。剂量应个体化，以最小有效量为佳。

（1）雌激素制剂：应用雌激素原则上应选择天然制剂。常用的雌激素有：①戊酸雌二醇（estradiol valerate），每日口服 0.5 ～ 2mg；②结合雌激素（conjugated estrogen），每日口服 0.3 ～ 0.625mg；③ 17β- 雌二醇经皮贴膜，有每周更换两次和每周更换一次剂型；④尼尔雌醇（nylestriol），为合成长效雌三醇衍生物，每周服 1 ～ 2mg。

（2）组织选择性雌激素活性调节剂：替勃龙（tibolone），根据靶组织不同，其在体内 3 种代谢产物分别表现出雌激素、孕激素及弱雄激素活性。每日口服 1.25 ～ 2.5mg。

（3）孕激素制剂：最常用醋酸甲羟孕酮（medroxyprogesterone acetate，MAP），每日口服 2 ～ 6mg。近年来倾向于用天然孕激素制剂，如微粒化黄体酮（micronized progesterone），每日口服 100 ～ 300mg。

4. 用药途径及方案

（1）口服：主要优点是血药浓度稳定，改善血脂。口服方案：①单用雌激素，适用于子宫已切除的妇女。②雌、孕激素联合，适用有完整子宫的妇女，包括序贯用药和联合用药，前者模拟生理周期，在用雌激素的基础上，每月后 10～14 日加用孕激素，每周期停用 5～7 日，模拟自然月经周期，可预测撤药性出血，适用于年龄较轻、绝经早期或愿意有月经样定期出血的妇女；后者连续用药：每日同时口服雌激素及孕激素。不发生撤药性出血，但可发生不规则淋漓出血。适用于绝经多年的妇女。

（2）胃肠道外途径：能解除潮热，防止骨质疏松，能避免肝脏的首过效应，对血脂影响小。①经阴道给药：常用药物有 E_3 栓和 E_2 阴道环以及结合雌激素霜。主要用于泌尿生殖道局部低雌激素症状。②经皮肤给药：包括皮肤贴膜及涂胶，主要药物为 17β- 雌二醇，每周使用 1～2 次。可提供恒定的雌激素水平，方法简便。

5. 用药时间

（1）短期用药：用药目的主要是解除围绝经期症状，待症状消失后即可停药。

（2）长期用药：用于防治骨质疏松，有人主张 MHT 至少持续 5～10 年。

6. 不良反应及危险性

（1）子宫出血：多为突破性出血所致，但必须高度重视，查明原因，必要时做诊断性刮宫以排除子宫内膜病变。

（2）性激素不良反应：①雌激素。剂量过大时可引起乳房胀、白带多、头痛、水肿、色素沉着等，应酌情减量，或改用雌三醇。②孕激素。不良反应包括抑郁、易怒、乳房痛和水肿，患者常不易耐受。③雄激素。有发生高血脂、动脉粥样硬化、血栓栓塞性疾病危险，大量应用出现体重增加、多毛及痤疮，口服时影响肝功能。

（3）子宫内膜癌：单一雌激素的长期应用，可使子宫内膜异常增生和子宫内膜癌危险性增加，此种危险性依赖于用药持续时间长短及用药剂量的大小。目前对有子宫者强调雌孕激素联合使用，可降低风险。

（4）乳腺癌：应用天然或接近天然雌孕激素可使增加乳腺癌的发病风险减小，但乳腺癌患者仍是 MHT 的禁忌证。

（三）非激素类药物

1. 钙剂　可减缓骨质丢失，如氨基酸螯合钙胶囊，每日口服 1 粒（含 1g）。

2. 维生素 D　适用于围绝经期妇女缺少户外活动者，每日口服 400～500U，与钙剂合用有利于钙的吸收完全。

3. 降钙素（calcitonin）　是作用很强的骨吸收抑制剂，用于骨质疏松症。有效制剂为鲑降钙素（salcatonin）。用法：100U 肌内或皮下注射，每日或隔日 1 次，2 周后改为 50U，皮下注射，每月 2～3 次。

4. 双磷酸盐类（biphosphates）　可抑制破骨细胞，有较强的抗骨吸收作用，用于骨质疏松症。常用氯甲双磷酸盐（clodronate），每日口服 400～800mg，间断或连续服用。

（赵　琳）

第六节　高催乳素血症

一、定　　义

各种原因导致血清催乳素（PRL）异常升高，> 1.14nmol/L（25μg/L），称为高催乳素血症（hyperprolactinemia）。溢乳为乳房于停止哺乳或结束妊娠 1 年后，或出现与妊娠、哺乳无关的持续或间断性分泌乳液。溢乳伴有闭经者，称为闭经溢乳综合征。溢乳的程度从双乳挤压时溢出至自然溢乳，其量多少不一。

案例 18-3

　　患者，女性，30 岁，干部。因结婚 2 年未孕，继发性闭经 4 个多月，溢乳 3 个多月而来院门诊就诊。患者于 2 年前结婚，婚后夫妻同居，至今未孕，婚后不久月经延期，周期 40～60 天，近 4 个月出现闭经，3 个月前无意中发现双乳房溢乳，曾在当地医院就诊未愈。月经 14 岁初潮，周期 28 天，持续 5 天左右，经量中。孕 0 产 0。

> **问题：**
> 　1. 初步诊断是什么？
> 　2. 下一步应做什么检查？
> 　3. 可考虑用什么方法治疗？

二、病　　因

1. 下丘脑疾病　颅咽管瘤、神经胶质瘤、炎症等病变可影响催乳素抑制因子（PIF）的分泌，导致血催乳素升高。下丘脑邻近部位疾病，如头部外伤引起的垂体柄切断、下丘脑功能失调如假孕等，也可引起 PRL 增高。

2. 垂体疾病　是引起高催乳素血症最常见的原因，1/3 以上患者存在垂体微腺瘤（瘤体直径＜1cm）。空蝶鞍综合征也可使血催乳素增高。

3. 特发性高催乳素血症　诊断前应排除器质性疾病，该类患者血催乳素多为 2.73～4.55nmol/L，部分患者数年后发现存在垂体微腺瘤。

4. 其他　除上述常见原因外，一些内科疾病也可以引起血清 PRL 的升高。原发性甲状腺功能减低，TRH 水平升高引起 PRL 细胞的增生；慢性肾功能不全，PRL 清除减慢；肝硬化、肝性脑病；异位 PRL 分泌，如支气管癌、肾癌及卵巢畸胎瘤等；胸壁疾病或乳腺慢性刺激，如创伤、带状疱疹、神经炎、乳腺手术等；多发性内分泌瘤病 I 型及多囊卵巢综合征（PCOS）、子宫内膜异位症等。

三、临床表现

1. 月经紊乱　生育年龄患者可不排卵或黄体期缩短，表现为月经少、稀发甚至闭经。

2. 不育　因高水平的催乳素对下丘脑和垂体的抑制作用，导致排卵障碍而引起不育。

3. 溢乳　是本病的特征之一。闭经 - 溢乳综合征患者中约 2/3 存在高催乳素血症，溢乳通常表现为双乳自然流出或挤压乳房时挤出乳白色或透明液体。

4. 头痛、眼花及视觉障碍　垂体瘤增大明显时，可导致脑脊液回流障碍并压迫视神经，出现头痛、眼花、呕吐、视野缺损及动眼神经麻痹等症状。

5. 性功能改变　由于高催乳素血症使垂体 LH 与 FSH 的分泌受抑制，可出现低雌激素的临床表现，如阴道壁变薄或萎缩，分泌物减少，性欲减退，性交痛等。

四、诊　　断

1. 临床症状　对生育年龄的妇女出现月经紊乱、不育、溢乳、头痛、眼花及视觉障碍、性功能改变者，应考虑是否存在高催乳素血症，并寻找病因。

2. 血液学检查　血 LH、FSH 水平持续增高，血 PRL ＞ 1.14nmol/L（25μg/L）可确诊为高催乳素血症。

3. 影像学检查　当血清 PRL ＞ 4.55nmol/L（100μg/L）时，应行蝶鞍 CT 或 MRI 检查，明确是否存在微腺瘤或腺瘤，同时也可用于排除下丘脑肿瘤及空蝶鞍综合征。

4. 眼底检查　蝶鞍腺瘤可侵犯和（或）压迫视交叉，因而眼底视野检查可了解垂体腺瘤的大小、部位，是一种简单、低廉、有价值的检查方法。

五、治　　疗

确诊后应及时治疗，治疗方法有药物治疗、手术治疗及放射治疗。

（一）药物治疗

1. 降 PRL 治疗　目前最常用的药物为溴隐亭（bromocryptine）。溴隐亭是多巴胺受体激动剂，能有效降低 PRL。溴隐亭对功能性或肿瘤引起的 PRL 水平升高均能产生抑制作用。另外溴隐亭治疗后能缩小肿瘤体积，使之恢复月经和生育功能。在治疗垂体微腺瘤时，常用的使用方法为：第 1 周 1.25mg，每晚 1 次；第 2 周 1.25mg，每日 2 次；第 3 周每日晨服 1.25mg，每晚服 2.5mg；第 4 周及以后，2.5mg，每日 2 次，3 个月为一疗程。主要不良反应有恶心、头痛、眩晕、疲劳、嗜睡、便秘、直立性低血压等，用药数日至 1 周后可自行消失。新型溴隐亭长效注射剂（parlodel）可克服口服造成的胃肠功能紊乱。用法为 50 ～ 100mg，每 28 日注射 1 次，起始剂量为 50mg。

2. 药物治疗时的随诊　治疗 1 个月起要定期测定血 PRL 及雌二醇水平，观察 PRL 下降情况和卵泡情况；每 1 ～ 2 年，复查鞍区 MRI；对于视野缺损、大腺瘤患者初始治疗时每周复查 2 次视野。

3. 药物的减量及维持　如果治疗后血 PRL 至正常，症状好转或消失，可考虑减量。减量应缓慢分次，每 1 ～ 2 个月减少溴隐亭 1.25mg/d，至最小剂量维持。治疗中一旦症状再次出现或 PRL 升高，应查找原因、复查 MRI，必要时增量。

4. 维生素 B$_6$　可缓解溴隐亭引起的消化道及眩晕等不良反应，与溴隐亭类药物同时使用可产生协同作用。

（二）手术治疗

手术切除肿瘤。手术指征：①垂体肿瘤产生明显压迫症状者；②合并有神经系统症状者；③药物治疗无效者。术前短期服用溴隐亭能使垂体肿瘤缩小、术中出血减少，也有利于手术，可能提高治疗效果。

（三）放射治疗

放疗用于不能坚持或耐受药物治疗，不愿手术或不能耐受手术者。放射治疗显效慢，可能引起垂体功能低下、视神经损伤、诱发肿瘤等并发症，不主张单纯放疗。

（四）长期随访

高催乳素血症患者应长期随访。药物治疗及手术、放疗治疗后的患者，均应严密随访血清 PRL 水平。

（五）高催乳素血症与妊娠

高催乳素血症大腺瘤患者应先治疗待肿瘤缩小到鞍内后再妊娠。目前，也尚无证据提示哺乳会刺激肿瘤生长，故分娩后仍然可以哺乳。溴隐亭可以通过胎盘，原则上妊娠期应尽量缩短胎儿药物暴露的时间。但对于孕期服用溴隐亭的孕妇，不推荐终止妊娠。

案例 18-3 分析

辅助检查结果：血清 PRL 6.83nmol/L（150ng/ml）；蝶鞍 CT 检查发现垂体占位病变直径 0.9cm。诊断：①垂体微腺瘤；②继发性闭经；③原发性不孕症。

治疗方法：口服溴隐亭，3 个月为一疗程。因有恶心、头痛等不良反应，故主张餐中或睡前服药。剂量如上所述，服药过程应监测排卵情况，定期复查血清 PRL 水平，一般 3 ～ 4 周血清 PRL 恢复正常，恢复月经和排卵，随后则进行受孕指导。

（王雨艳）

第十九章　子宫内膜异位症和子宫腺肌病

子宫内膜异位症（endometriosis，EMT）和子宫腺肌病（adenomyosis）两者都是由于具有生长功能的子宫内膜异位于子宫腔以外所致的疾病。临床上两者常可并存，但是在发病机制及组织发生学上不尽相同，临床表现以及对卵巢激素敏感性略有不同。

第一节　子宫内膜异位症

> **案例 19-1**
>
> 　　患者，女性，31 岁，因继发性、渐进性痛经 1 年余，发现右侧盆腔包块 7 天于 2017 年 8 月 21 日入院。近 1 年来出现痛经，经期第 1～2 天尤其明显，月经前后 2～3 天点滴状出血，伴肛门坠胀，大便次数增加。近 3 个月痛经加重，需服用止痛药（具体不详），伴有性交痛，7 天前在本院盆腔 B 超检查发现"右侧盆腔囊性包块"。月经 13 岁初潮，周期 26～28 日，持续 5～6 日，量中，无痛经。结婚两年余，孕 2 产 1，两年前人工流产一次，随后无避孕，一直未再孕，既往史及家族史无特殊。
>
> 　　全身体检：未发现异常。
>
> 　　妇科检查：外阴示发育正常，无炎症；阴道通畅，未见结节，分泌物色清；子宫颈：光滑，肥大，见一约 0.2cm 直径的腺体囊肿；子宫体：后位固定，略大，质正常，无压痛，活动差，后壁下方有触痛性结节，如黄豆大，双侧宫骶韧带增粗，触痛（＋）；右侧附件区可以触及 5cm 直径的囊性包块，与子宫右后侧粘连固定，活动差，触痛明显。左侧附件无增厚，无压痛，未触及包块。
>
> 　　B 超显示：子宫后倾、正常大，子宫内膜 4mm，宫壁回声欠均匀，于后壁探及一约 1.2cm³ 低回声，右卵巢 4.1cm×5.0cm×4.5cm 囊性包块，有分隔，于子宫颈后方左侧探及一约 1.8cm×1.4cm×1.1cm 囊性包块，子宫后壁血流丰富。提示：①子宫肌瘤；②右卵巢囊性肿块；③左宫颈后方囊性暗区。
>
> **问题：**
>
> 　　1. 对这位患者应如何诊断？为什么不能怀孕？
>
> 　　2. 还需要做什么检查来证实诊断？
>
> 　　3. 应该选用何种方法对她进行治疗？

子宫内膜异位症，简称内异症，是指具有生长功能的子宫内膜组织在子宫腔以外的部位出现、生长、浸润、周期性出血，或引发疼痛、不孕及结节包块等。异位的子宫内膜可以侵犯全身任何部位（图 19-1），但绝大多数位于盆腔内，以宫骶韧带、直肠子宫陷凹及卵巢为最常见的发病部位，其

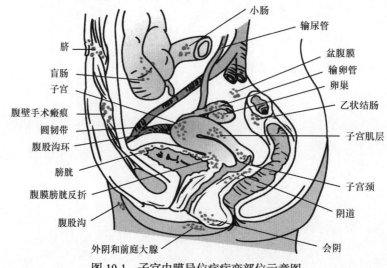

图 19-1　子宫内膜异位症病变部位示意图

次为子宫浆膜、输卵管、乙状结肠、腹膜脏面、直肠阴道隔等。异位的子宫内膜也可出现在身体的其他部位如脐、膀胱、肾、输尿管、肺、胸膜、乳腺、淋巴结等。

内异症的发生近年来有明显增高趋势。高发年龄段在 25 ～ 45 岁育龄期妇女，发病率约为 76%。该症可引起继发性的痛经、慢性盆腔疼痛和不孕，治疗后反复复发，因此，是困扰患者和妇科医生的难题之一。

一、病　因

早在 1860 年 von Rokitansky 首先描述了内异症，但是本病的发病机制至今尚未完全阐明。关于异位子宫内膜的来源目前主要有以下几种学说。

（一）种植学说

种植学说由 Sampson 在 1921 年首次提出，该学说目前仍是主导的学说之一。认为内异症是由于子宫内膜随经血逆流，通过输卵管进入盆腔而种植于卵巢或盆腔其他部位引起的疾病。临床上也发现医源性种植，如剖宫手术后所形成的腹壁瘢痕部位的内异症。另外，淋巴及静脉播散，子宫内膜也可以通过淋巴及静脉向远处播散，出现异位种植。但是种植学说不能解释盆腔以外的内异症，也无法解释多数的经血逆流妇女并不发生内异症的现象。

（二）诱导学说

虽然经血逆流是发生内异症的重要原因，不是所有经血逆流的人都会发生内异症。提示可能还有其他原因。该学说认为种植的内膜组织可能释放某种未知物质诱导未分化的间充质形成内膜组织。

（三）体腔上皮化生学说

卵巢表面上皮、盆腔腹膜均来源于具有高度化生潜能的体腔上皮，在卵巢激素、经血及慢性炎症浸润的刺激下，这些上皮可被激活而转化成内膜组织，形成内异症病灶。

（四）其他

内异症的形成可能还与下列因素有关。

1. 免疫与炎症因素　在内异症的发生、发展各环节中，免疫调节异常起到很重要的作用，表现为免疫监视功能、免疫杀伤细胞的细胞毒作用减弱而不能有效清除异位内膜。内异症与某些自身性疾病如系统性红斑狼疮有关，患者的 IgG 及抗子宫内膜抗体明显增加；内异症也与亚临床腹膜炎有关，临床发现这些患者腹水中巨噬细胞、炎症细胞因子、生长因子、促血管生成物质增加。

2. 遗传因素　研究发现，内异症具有一定的家族遗传性。患者一级亲属的发病风险是无家族史者的 7 倍，研究发现单卵双胎姐妹中一方患有内异症时，另一方发生率达 75%。此外，有研究发现内异症与谷胱甘肽转移酶、半乳糖转移酶和雌激素受体的基因多态性有关，提示该病存在遗传易感性。

3. 其他因素　国内学者提出"在位内膜决定论"，认为在位子宫内膜的生物学特性是内异症发生的决定因素，局部微环境是影响因素，是病变的在位内膜经逆流进入盆、腹腔，经过黏附、侵蚀和血管形成三部曲，使得内异症得以发生、发展。环境因素也与内异症之间存在潜在联系，二噁英在内异症发病中有一定作用。血管生成因素也可能参与内异症的发生，患者腹水中 VEGF 等血管生长因子增多，使盆腔微血管生长增加，易于异位内膜种植生长。

不论异位子宫内膜来源如何，其生长均与卵巢内分泌有关，为雌激素依赖性疾病。此病多发生在生育期妇女（25 ～ 45 岁占 76% 以上），常伴有卵巢功能失调。切除卵巢后，则异位内膜萎缩。妊娠期组织孕激素分泌较多，异位内膜即受到抑制。长期口服合成孕激素如炔诺孕酮，可使异位内膜萎缩。

二、病理改变

内异症的主要病理变化为异位种植的子宫内膜随卵巢激素的变化而发生周期性出血，病灶局部反复出血和缓慢吸收导致周围纤维组织增生、粘连，出现紫褐色斑点或小疱，最后发展为大小不等的实质性瘢痕结节或形成囊肿。

（一）病理类型

绝大多数内异症发生在盆腔，根据发生的部位不同，大体病理分为以下类型：

1. 腹膜型内异症（peritoneal endometriosis） 分布于盆腔腹膜和各脏器表面，以子宫骶骨韧带、直肠子宫陷凹和子宫后壁下段浆膜最为常见。在病变早期，病灶局部有散在紫褐色出血点或颗粒状散在结节。随病变发展，子宫后壁与直肠前壁粘连，直肠子宫陷凹变浅，甚至完全消失。输卵管内异症多累及管壁浆膜层，累及黏膜者较少。输卵管常与周围组织粘连，可因粘连和扭曲而影响其正常蠕动，严重者可致管腔不通，是内异症导致不孕的原因之一。腹膜型内异症亦分为两型：①色素沉着型，即典型的蓝紫色或褐色腹膜异位结节，术中较易辨认。②无色素沉着型，为异位内膜的早期病变，较色素沉着型更常见，也更具生长活性。表现形式多种多样，依其外观又可分为红色病变和白色病变。无色素沉着病灶发展成典型的病灶需 6～24 个月。

2. 卵巢型或卵巢内异症（ovarian endometriosis） 卵巢内异症囊肿大小不一，约 80% 病变累及一侧，累及双侧占 50%。卵巢的异位内膜病灶分为两种类型。①微小病变型：位于卵巢浅表层的红色、蓝色或棕色等斑点或小囊，病灶只有数毫米大小，常导致卵巢与周围组织粘连，手术中刺破后有黏稠咖啡色液体流出。②典型病变型：又称囊肿型。异位内膜在卵巢皮质内生长，形成单个或多个囊肿，称为卵巢子宫内膜异位囊肿。囊肿表面呈灰蓝色，大小不一，直径多在 5cm 左右，大至 10～20cm。典型情况下，陈旧性血液聚集在囊内形成咖啡色黏稠液体，似巧克力样，俗称"卵巢巧克力囊肿"（chocolate cyst of ovary）。因囊肿周期性出血，囊内压力增大，囊壁易反复破裂，破裂后囊内容物刺激腹膜发生局部炎性反应和组织纤维化，导致卵巢与邻近器官、组织紧密粘连，造成囊肿固定、不活动，手术时囊壁极易破裂。

3. 深部浸润型内异症（deep infiltrating endometriosis，DIE） 指病灶浸润深度 ≥5mm 的内异症，累及部位包括宫骶韧带、直肠子宫陷凹、阴道穹窿、阴道直肠隔、直肠或者结肠壁等，也可侵犯至膀胱壁和输尿管。

4. 其他型内异症 肠道型、泌尿道型、肺型及瘢痕型。

（二）镜检

内异症组织在显微镜下可见到 4 种成分，子宫内膜腺体、子宫内膜间质、纤维素和红细胞内有含铁血黄素。传统上，病理学家要求腺体和间质都存在并伴有月经周期的证据才能做出诊断。现在认为确诊需要有 2 种以上的成分。但典型的组织结构会因异位内膜反复出血被破坏，难以发现，常会出现临床所见与病理报告不一致现象。内异症显微镜下诊断要点如下。

1. 子宫腔及肌层以外发现子宫内膜腺体或间质或两者都存在，伴或不伴有含铁血黄素的巨噬细胞。

2. 内膜间质细胞有时较腺体更具有确诊意义。

3. 卵巢表面的异位内膜组织见到腺体组织。

4. 卵巢内膜异位囊肿除典型者外，由于囊壁受压严重，内层上皮结构常被破坏，不易获得组织学证据。甚至镜下看不到内膜上皮及间质，仅见到内有含铁血黄素细胞，此时也应考虑为内膜异位囊肿。

5. 肉眼正常的盆腔腹膜，在镜下发现子宫内膜的腺体和间质称为镜下内异症。其在内异症的发生和治疗后复发方面起重要作用。

6. 异位内膜极少发生恶变，恶变率不到 1%。

三、临床表现

（一）症状

常见症状为痛经或慢性盆腔痛、性交痛、月经异常和不孕。

1. 痛经和慢性盆腔痛 内异症最典型的症状为继发性痛经，随病变的进展而渐进性加重。痛经多于月经前 1～2 日开始，月经第一天最剧烈，以后逐渐减轻，持续至整个月经期。随月经结束痛经症状则消失。疼痛部位主要是下腹深部和腰骶部，同时可向会阴、肛门、大腿放射，部分患者伴有直肠刺激症状。疼痛程度与病灶大小不一定成正比。有的患者长期下腹痛，形成慢性盆腔痛，经期加重。但约 25% 内异症患者无痛经症状。

2. 性交痛 约 30% 患者出现性交痛。多见于直肠阴道隔的内异症及子宫后倾固定的患者，往往因性交时碰撞及子宫收缩所致，且月经前期性感不快加重。

3. 月经异常　15%～30% 患者有月经量增多、经期延长或经前点滴出血。月经异常可能与内异症造成卵巢组织的破坏、黄体功能不全或同时合并子宫腺肌病或子宫肌瘤有关。

4. 不孕　内异症患者常伴有不孕。原因可能与下列因素有关。

（1）盆腔内膜异位症常可引起输卵管周围粘连影响卵母细胞的捡拾或导致管腔堵塞。

（2）盆、腹腔内环境改变：内异症患者腹腔液中含有异常物质可能引起不孕。

（3）免疫功能异常：异位的内膜被体内的免疫系统识别为"异物"，激活体内免疫系统，产生抗原抗体反应，激活补体系统，细胞因子增多。

（4）腹腔液中前列腺素 PGs 升高影响卵泡的发育；另外，未破裂卵泡黄素化综合征（luteinized unruptured follicle syndrome，LUFS）发生率高。

5. 急腹症　卵巢内膜异位囊肿常会发生破裂。若破裂口小破裂后很快被周围组织粘连而造成一过性下腹部或盆腔深部疼痛。若破裂口大，大量的囊内液流入盆腔会引发剧烈的腹痛，伴恶心、呕吐和肛门坠胀。破裂多发生在经期前后、经期及排卵期，是妇科急腹症之一。

6. 盆腔以外内异症的临床表现　出现病变局部周期性疼痛、出血、肿块的相应症状。

（1）肠道内异症：腹痛、腹泻、便秘或周期性少量便血，严重者出现直肠阴道瘘。

（2）泌尿系内异症：发生在膀胱，会引起经期尿痛、尿频等，侵犯膀胱黏膜时，则可发生周期性血尿。盆腔的内异症病灶和瘢痕会导致输尿管狭窄或慢性阻塞，严重者可能引发肾盂积水、继发性肾萎缩。

（3）手术后腹壁瘢痕异位症：手术后数月或者数年出现周期性瘢痕疼痛和逐渐增大。

■（二）体征

子宫常后倾固定，典型的病例可在直肠子宫陷凹或子宫骶韧带触及一个或多个韧性结节，如绿豆或黄豆大小，有明显触痛。在子宫的一侧或双侧可扪及与子宫粘连的肿块，囊性，不活动，往往有轻压痛。

三合诊更为明显。偶然在阴道后穹隆可见到黑紫色大出血点或结节。如直肠有较多病变时，可触及一硬块，甚至误诊为直肠癌。腹壁瘢痕异位症病灶可在切口瘢痕内触及结节状肿块。

> **案例 19-1 分析（1）**
> 　　该患者表现为继发性、进行性加重的经期下腹痛，肛门坠胀，大便次数增加，有性交痛；流产后 2 年未能再次妊娠。妇科检查发现：子宫后位固定，子宫后壁下方有触痛性结节，右侧附件区可以触及 5cm 大的囊性包块，与子宫相粘连，活动差，明显的触痛。初步诊断："内异症"？

四、诊　　断

■（一）腹腔镜检查及开腹探查术

腹腔镜检查及开腹探查术是诊断的准确方法。确诊依据主要基于腹腔镜下病灶的形态及病理学的检查。

■（二）非手术诊断指标

非手术诊断指标包括疼痛（痛经、慢性盆腔疼痛、性交痛）、不孕、盆腔检查、超声波检查以及血清 CA125 检测 5 项，任何 3 项指标阳性都有很高的阳性预测值。

■（三）诊断标准

1. 病史　重点询问月经史、孕产史、家族史及手术史。特别注意疼痛或痛经的发生发展与月经或剖宫产、人工流产、输卵管检查及手术的关系。

2. 妇科检查　子宫多后位，活动不良或固定，子宫骶韧带或子宫颈后壁可触及结节，触痛明显。卵巢内膜样囊肿存在时，双合诊可触及一侧或双侧囊性或囊实性肿块，一般在 10cm 直径以内，与周围有粘连感。应常规做三合诊检查，发现子宫后壁或直肠阴道陷凹的异位病灶。

3. 腹腔镜检查　是诊断内异症的最佳方法。镜检所见最新鲜的种植灶为黄色小水疱；生物活性最强的为火焰状出血灶；多数散在病灶融合成咖啡色斑块，并向深部植入；骶韧带增粗、硬化、缩短；盆底腹膜瘢痕形成，使直肠子宫陷凹变浅或完全封闭；一侧或双侧卵巢巧克力囊肿，表面呈灰蓝色，倒向直肠子宫陷凹，与子宫、直肠及周围组织广泛粘连。

4. 辅助检查

（1）影像学检查：超声检查是诊断卵巢异位囊肿和膀胱、直肠内异症的重要方法，其诊断敏感性和特异性均在 96% 以上，可确定异位囊肿位置、大小和形状。囊肿呈圆形或椭圆形，与周围特别是与子宫粘连，囊壁厚而粗糙，囊内有细小的絮状光点。因囊肿回声图像无特异性，不能单纯依靠超声图像确诊。盆腔 CT 及磁共振对盆腔内异症有诊断价值。

（2）血清 CA125 和人附睾蛋白 4（HE4）测定：血清 CA125 水平可能升高，重症患者更为明显但变化范围很大，多用于重度内异症和疑有深部异位病灶者。但 CA125 在其他疾病如卵巢癌、盆腔炎性疾病中也可能出现升高，CA125 诊断内异症的敏感性和特异性均较低，不作为独立的诊断依据。但有助于监测病情变化、评估疗效和预测复发。内异症中 HE4 多在正常水平，可用于与卵巢癌的鉴别诊断。

（3）腹腔镜检查：是确诊盆腔内异症的标准方法，也是目前国际公认的内异症诊断的最佳方法，除了阴道或其他部位可直视的病变外。对在腹腔镜下见到大体病理所述的典型病灶或可疑病变进行活组织检查即可确诊。只有在腹腔镜检查或剖腹探查直视下才能确定内异症临床分期。首选腹腔镜检查的指征：①疑为内异症的不孕症患者；②妇科检查及超声检查无阳性发现的慢性腹痛及痛经进行性加重者；③有症状特别是血清 CA125 水平升高者。

> **案例 19-1 分析（2）**
> 根据病史：继发性痛经、经期出现下腹坠胀，2 年不孕史；体检发现子宫后位固定，子宫后壁下方有触痛性结节，右侧附件区可以触及 5cm 大的囊性包块，与子宫相粘连，活动性差，明显的触痛；B 超显示：子宫后倾、正常大小，子宫内膜 4mm，宫壁回声欠均匀，于后壁探及一约 1.2cm³ 低回声，右卵巢 4.1cm×5.0cm×4.5cm 囊性包块，有分隔，囊性，于宫颈后方左侧探及一约 1.8cm×1.4cm×1.1cm 囊性包块，子宫后壁血流丰富。

（四）临床分期

依照目前美国生育学会（AFS）提出的"修正子宫内膜异位症分期法"。该分期对于评估疾病严重程度及选择治疗方案，比较和评价不同疗法的疗效等方面有一定的作用（表 19-1，表 19-2）。

表 19-1　子宫内膜异位症的分期（修正的 AFS 分期法）

	病灶大小			粘连范围		
	＜ 1cm	1～3cm	＞ 3cm	＜ 1/3 包入	1/3～2/3 包入	＞ 2/3 包入
腹膜						
浅	1	2	4			
深	2	4	6			
卵巢						
右浅	1	2	4	薄膜　1	2	4
深	4	16	20	致密　4	8	16
左浅	1	2	4	薄膜　1	2	4
深	4	16	20	致密　4	8	16
输卵管						
右				薄膜　1	2	4
				致密　4	8	16
左				薄膜　1	2	4
				致密　4	8	16
直肠子宫陷凹封闭				部分　4	全部	40

注：①若输卵管全部包入应改为16分；②Ⅰ期（微型）1～5分；Ⅱ期（轻型）6～15分；Ⅲ期（中型）16～40分；Ⅳ期（重型）＞40分。

表 19-2　分期与临床

分期	点数	部位	自然怀孕概率
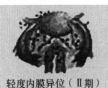 轻微内膜异位（Ⅰ期）	1～5点	表浅的在腹腔、骨盆腔	不变，与常人同
 轻度内膜异位（Ⅱ期）	6～15点	或深或浅的附着于腹腔、骨盆腔、两侧卵巢、子宫后穹隆处	70%
中度内膜异位（Ⅲ期）	16～40点	深度的附着在腹腔、骨盆腔、两侧卵巢、子宫后穹隆处并有粘连现象	40%～50%
 重度内膜异位（Ⅳ期）	40点以上	卵巢深部的内膜异位瘤、重度粘连、子宫后穹隆完全阻塞或卵巢粘连	＜30%但经过治疗可提升至40%

五、鉴别诊断

（一）卵巢恶性肿瘤

早期无症状，病情发展迅速，持续性腹痛、腹胀，盆腔触及包块，伴有腹水，直肠子宫陷凹触及较粗大结节，B超实性或囊实性包块。CA125 和 HE4 的表达水平明显升高，腹腔镜检或剖腹探查可确诊。

（二）盆腔炎性包块

多有急性盆腔感染史或反复感染发作史。子宫活动差，双附件区囊性包块。可伴有发热、血象白细胞增高，抗炎治疗有效。

（三）子宫腺肌病

痛经症状与内异症相似，但更严重，多位于下腹正中且更剧烈。子宫均匀增大，质较硬。经期子宫增大及触痛明显，常与内异症并存。

六、治　疗

治疗目的：缩减和去除病灶，减轻和控制疼痛，治疗和促进生育，预防和减少复发。治疗的基本考虑：①年龄；②生育要求；③症状的严重性；④既往治疗史；⑤病变范围；⑥患者的意愿。治疗措施个体化。对盆腔疼痛、不孕以及盆腔包块的治疗要分别对待。治疗方法分为手术治疗、药物治疗、介入治疗、中药治疗以及辅助治疗如辅助生育治疗等。

（一）手术治疗

1. 手术目的　①恢复解剖结构；②切除病灶。

2. 手术种类及选择原则　腹腔镜手术是首选的手术方法，目前认为腹腔镜确诊、手术＋药物为内异症治疗的"金标准"。

（1）保守性手术：保留患者的生育功能，手术尽量切净病灶及分离粘连。适合年龄较轻，病情较轻或需要保留生育功能者。

（2）根治性手术：切除全子宫及双侧附件以及所有病灶。适合年龄较大（45岁以上）、无生育要求、症状重或复发经保守手术或药物治疗无效者。

（3）半保守手术：切除子宫，保留卵巢。适合无生育要求、症状重或复发、经保守手术或药物治疗无效但年龄较轻希望保留卵巢内分泌功能者。

（二）药物治疗

1. 治疗目的 抑制卵巢功能，阻止内异症的发展。

2. 选择原则 应用于基本确诊的病例，不主张长期"试验性治疗"；各种方案疗效基本相同，但是不良反应不同，所以选择药物要考虑不良反应、患者意愿及经济能力。

3. 可供选择的药物 主要有非甾体抗炎药、口服避孕药、高效孕激素、雄激素衍生物、促性腺激素释放激素激动剂（GnRH-a）及孕激素受体拮抗剂等。

4. 常用的药物治疗方案、作用机制及不良反应

（1）非甾体抗炎药：是一类不含糖皮质激素的抗炎、解热、镇痛药物，主要作用机制是通过抑制前列腺素的合成减轻疼痛。用法：根据需要应用，间隔不少于 6 小时。副作用主要为胃肠道反应，偶有肝肾功能异常。长期应用要警惕胃溃疡的可能。

（2）口服避孕药

1）用法：连续或周期用药，共 6～9 个月。

2）作用机制：抑制排卵。

3）不良反应：较少，偶有消化道症状或肝功能异常。

（3）甲羟孕酮（安宫黄体酮）

1）用法：20～30mg/d，分 2～3 次口服，连服 6 个月。

2）作用机制：合成高效孕激素，引起内膜蜕膜样变，最终导致萎缩，同时反馈性抑制下丘脑 - 垂体 - 卵巢轴。

3）不良反应：主要是突破性出血、乳房胀痛、体重增加、消化道症状及肝功能异常。

（4）达那唑（danazol）

1）用法：400～600mg/d，分次口服，共 6 个月。

2）作用机制：是一种雄激素甾体衍生物，可抑制月经中期黄体生成素（LH）峰从而抑制排卵；增加血液中游离睾酮水平。

3）不良反应：男性化表现如毛发增多、情绪改变、声音变粗。可能影响脂蛋白代谢、肝功能损害及体重增加等。

（5）内美通（nemestran）：即孕三烯酮。

1）用法：2.5mg，2～3 次 / 周，共 6 个月。

2）作用机制：为合成的 19- 去甲睾酮衍生物，是抗孕激素甾体激素。减少雌孕激素受体浓度、降低血中雌激素水平，降低性激素结合蛋白水平。

3）不良反应：基本同达那唑。

（6）促性腺激素释放激素激动剂（GnRH-a）

1）用法：依不同的制剂有皮下注射或肌内注射，每 28 日注射 1 次，共 3～6 个月。

2）作用机制：下调垂体功能，造成暂时性药物卵巢去势。

3）不良反应：低雌激素血症引起的更年期症状如潮热、阴道干燥、头痛、性欲减退、失眠及抑郁等。长期应用有增加骨质丢失的可能。

（7）孕激素受体拮抗剂：米非司酮（mifepristone）与子宫孕酮受体的亲和力是孕酮的 5 倍，具有强抗孕激素作用，每日口服 25～100mg，可造成闭经，使病灶萎缩。副作用较轻，无雌激素样影响，亦无骨质丢失危险，长期疗效有待证实。

（三）特殊情况处理原则

1. 内异症相关不孕

（1）首先排除其他不孕因素，按照不孕症的诊疗路径进行全面的不孕症检查。

（2）首选腹腔镜作为手术治疗方式。年轻、轻中度患者，术后可期待自然妊娠 6 个月，并给予生育指导。

（3）有高危因素者（年龄在 35 岁以上、不孕年限超过 3 年，尤其是原发性不孕者；重度内异症、盆腔粘连、病灶切除不彻底者；输卵管不通者），应积极进行辅助生殖技术助孕。

（4）单纯药物治疗无助于自然妊娠。

2. 内异症相关疼痛

（1）附件包块或合并不孕者：首选手术治疗。手术指征：①卵巢子宫内膜异位囊肿直径≥4cm；②合并不孕；③痛经药物治疗无效。手术方式首选腹腔镜。但手术后症状复发率较高，年复发率高达 10%。手术后应辅助药物治疗并定期复诊。根据病情选择一线或二线药物用于术后治疗，以减少卵巢子宫内膜异位囊肿和疼痛复发，但停药后症状常会很快再出现。

（2）无附件包块未合并不孕者：首选一线药物治疗包括非甾体抗炎药、口服避孕药及高效孕激素。二线药物包括 GnRH-a、左炔诺孕酮宫内缓释系统（LNG-IUS）。一线药物治疗无效改二线药物，若依然无效，应考虑手术治疗。所有的药物治疗停药后复发率都很高。

（3）不建议术前药物治疗，但对病变较重、估计手术困难者，术前可应用 GnRH-a 3 个月，以减少手术难度，提高手术的安全性。

3. 内异症恶变　主要恶变部位在卵巢，其他部位少见。临床有以下情况应警惕内异症恶变：①绝经后内异症患者，疼痛节律改变；②卵巢囊肿直径＞10cm；③影像学检查有恶性征象；④血清 CA125 水平＞200U/ml。治疗应按照卵巢癌的治疗原则进行，预后一般比非内异症恶变的卵巢癌好。

> **案例 19-1 分析（3）**
>
> 　　对该患者的治疗选择：因为她需要尽快怀孕，我们最好选择腹腔镜，既可以明确诊断，同时又可以兼顾治疗，如切除右侧卵巢囊肿，分离盆腔内粘连，在输卵管通液检查下了解双侧输卵管通畅情况，手术后尽快指导患者受孕。

七、预　防

内异症病因不明确、多因素起作用，并且其组织学发生复杂，因此预防作用有限。预防减少子宫内膜异位症的发生应注意下列几点。

1. 尽量避免多次的子宫腔手术操作　避免在临近月经期及经期进行不必要的、重复的或过于粗暴的妇科双合诊及妇科手术操作如放置或取出 IUD、输卵管通畅试验（通气、通液）造影和宫腔镜检查等，以免将子宫内膜碎屑挤入输卵管，引起腹腔种植。进入子宫腔内的手术，缝合子宫壁时避免缝线穿过子宫内膜层，手术结束后应冲洗腹壁切口。人工流产吸宫术时，子宫腔内负压不宜过高，避免突然将吸管拔出。

2. 防止经血逆流　及时发现并治疗引起经血潴留的疾病，如先天性梗阻性生殖道畸形和继发性宫颈粘连、阴道狭窄；及时矫正过度后屈子宫及宫颈管狭窄，使经血引流通畅，避免淤滞引起倒流。

3. 药物避孕　口服避孕药可抑制排卵、促使子宫内膜萎缩，降低内异症的发病风险。特别是对于有高发家族史，容易带器妊娠者，可以选择避孕药治疗。

第二节　子宫腺肌症

当子宫内膜腺体及间质侵入子宫肌层时，称子宫腺肌病（adenomyosis）。多发生于 30～50 岁经产妇，约 15% 同时合并内异症，约 50% 合并子宫肌瘤。

子宫内膜可以两种形式侵入子宫肌壁层，即弥漫型和局限型。前者为异位内膜侵入整个子宫的肌壁内，在不同部位其侵入范围和深浅可不同；后者异位内膜在子宫肌层局限性生长形成结节或包块，形同子宫肌瘤，但其与周围正常组织并无分界。

一、病　因

子宫腺肌病患者部分子宫肌层中的内膜病灶与宫腔内膜直接相连，故认为是由基底层子宫内膜侵入肌层生长所致，多次妊娠及分娩、人工流产、慢性子宫内膜炎等造成子宫内膜基底层损伤，与腺肌病发病密切相关。由于内膜基底层缺乏黏膜下层，内膜直接与肌层接触，在解剖结构上子宫内膜易于侵入肌层。腺肌病常合并子宫肌瘤和子宫内膜增生，提示高水平雌、孕激素刺激，也可能是促进内膜向肌层生长的原因之一。

二、病理改变

子宫大体观：病变在子宫肌层呈弥漫性生长，子宫均匀性增大，前后径增大，呈球形。少数腺肌症病灶呈局限性生长，形成结节或包块：类似肌壁间肌瘤，故称腺肌瘤（adenomyoma），但是与周围正常子宫肌层无明显界线，手术时难以剥离。病变子宫剖面见子宫肌层明显增厚，达 3 ～ 5cm 且很硬，病变处呈现交错的粗条状肌纤维带和纤维带，组织切片可见在子宫肌层内有岛状分布的异位内膜腺体和间质。肌层内的内膜是不成熟内膜，只对雌激素起反应，对孕激素无反应，腺体呈增生期改变，病灶可能达到浆膜面，甚至穿透子宫与直肠粘连。

三、临床表现

35% 患者无典型症状。

（一）继发性、逐渐加重的进行性的痛经

痛经发生在年龄较长妇女，即年近 40 岁时，痛经逐渐加重，往往是痉挛性，以致不能坚持日常工作。疼痛位于下腹正中，常于经前 1 周开始，直至月经结束。子宫腺肌病痛经的发生率为 15% ～ 30%。妇科检查：子宫呈均匀增大或有局限性结节隆起，质硬且有压痛，经期压痛更甚。无症状者有时与子宫肌瘤不易鉴别。

（二）月经异常

月经量增多，经期延长，月经过多发生率为 40% ～ 50%，表现为连续数个月经周期中月经量增多，一般大于 80ml，并影响女性身体、心理、社会和经济等方面的生活质量。月经过多主要与子宫内膜面积增加、子宫肌层纤维增生使子宫肌层收缩不良、子宫内膜增生等因素有关。少数可有月经前后点滴出血，这是子宫体积增大，子宫腔内膜面积增加，以及子宫肌壁间异位子宫内膜影响子宫肌纤维收缩之故。

（三）其他症状

合并子宫肌瘤时，增大的子宫刺激和压迫膀胱而出现尿频，瘤体在子宫后壁时压迫直肠出现里急后重、便秘等症状。70% 患者性欲减退。

四、诊　断

病史中有典型的继发性、进行性加重的痛经、月经过多史。疼痛位于下腹正中，常于经前 1 周开始，直至月经结束。有 35% 患者无典型症状，子宫腺肌病患者中月经过多发生率为 40% ～ 50%，表现为连续数个月经周期中月经量增多，一般大于 80ml，并影响女性身体、心理、社会和经济等方面的生活质量。月经过多主要与子宫内膜面积增加、子宫肌层纤维增生使子宫肌层收缩不良、子宫内膜增生等因素有关。子宫腺肌病痛经的发生率为 15% ～ 30%。妇科检查：子宫呈均匀增大或有局限性结节隆起，质硬且有压痛，经期压痛更甚。无症状者有时与子宫肌瘤不易鉴别。B 超检查：子宫增大，边界清楚，肌层增厚，肌层回声不均。

五、治　疗

（一）药物治疗

应视患者症状、年龄和生育要求而定。目前无根治性的有效药物，对于症状较轻、有生育要求及近绝经期患者可试用达那唑、孕三烯酮、GnRH-a 或左炔诺酮宫内缓释系统（LNG-IUS）治疗，均可缓解症状，但需要注意药物的副作用，并且停药后症状可复发。在 GnRH-a 治疗时应注意患者骨丢失的风险，可以给予反向添加治疗和钙剂补充。

（1）达那唑（danazol）：为弱雄激素。兼有蛋白同化作用和抗孕激素作用，而无孕激素和雌激素活性。口服胶囊制剂有每粒 100mg、每粒 200mg。

（2）孕三烯酮：用法及注意事项同子宫内膜异位症。

（3）GnRH-a 或左炔诺酮宫内缓释系统（LNG-IUS）：用法及注意事项同子宫内膜异位症。

（二）手术治疗

年轻或希望生育的子宫腺肌瘤患者，可试行病灶切除术，但术后有复发风险。症状严重、年龄偏大无生育要求或药物治疗无效者可行全子宫切除术，是否保留卵巢，取决于卵巢有无病变和患者年龄。

（王　浩）

第二十章　女性生殖器官发育异常

女性生殖器官的形成和发育有赖于胚胎发育过程中细胞分化、复制、迁移、融合、吸收等功能的协调一致，受遗传、环境以及激素等多因素影响，若分化发育改变，可导致各种发育异常。临床表现多样，可以无症状，也可有原发闭经、复发流产以及早产等。

第一节　女性生殖器官的发育

一、生殖器官发育分化的决定因素

1. 性染色体　是决定性别的遗传学基础。精子 Y 染色体携带有睾丸决定因子（testis determining factor，TDF），睾丸决定因子促使原始性腺分化成睾丸。定位于 Y 染色体短臂上的性别决定区（sex determining region of Y，SRY）具有调节睾丸发生的特异性作用，因此 SRY 基因最终被认为是睾丸决定因子的最佳候选基因。SRY 基因产物能诱导未分化性腺向睾丸分化，并产生雄激素。

2. 性腺与性激素　胎儿睾丸产生雄激素，促进胚胎男性化表现。个体发育成男性内外生殖器，必须具备的激素条件是：睾丸分泌的睾酮、睾丸支持细胞（sertoli cell）产生的抗米勒管激素（anti-Müllerian hormone，AMH）靶器官上雄激素受体以及 5α- 还原酶。抗米勒管激素抑制米勒管的发育，参与男性生殖管道的发生，睾酮需通过外阴局部靶器官组织中 5α- 还原酶的作用，衍化为二氢睾酮，其再与外阴细胞中相应的二氢睾酮受体相结合，才能使外阴向雄性分化。

如果胎儿染色体为 46，XX，缺乏 Y 染色体，也就意味着缺乏 SRY 基因，不能形成睾丸，男性生殖管道因缺少睾酮而退化，胚胎向女性化方向分化，女性化表型无须在性激素作用下产生。

二、女性生殖器官的发生

（一）生殖腺的发生

在人胚第 3 ～ 4 周，卵黄囊内胚层内出现原始生殖细胞（primordial germ cell）。人胚第 5 ～ 6 周，体腔背面肠系膜基底部两侧各出现两个由体腔上皮（中胚层）增生形成的隆起，称为泌尿生殖嵴（urogenital ridge），泌尿生殖嵴被中央出现的纵沟分为内侧的生殖嵴和外侧的中肾嵴。生殖嵴是性腺的发生部位。生殖嵴表面上皮长入其下方的间质，形成许多不规则的上皮细胞索，称初级性索。同时原始生殖细胞自第 10 胸椎水平沿着后肠的背系膜迁入初级性索。性索渗入原始生殖细胞周围而成为支持和调节生殖细胞发育的组织，原始性腺形成。若无 SRY 基因的存在，在胚胎第 8 周，原始生殖腺分化为卵巢。

（二）生殖管道的发生

1. 输卵管、子宫、子宫颈和阴道上段的发育　人胚第 6 周左右，生殖嵴外侧的中肾嵴分化出两对纵行管道，一对为中肾管（mesonepHric duct，又称午菲管，Wolffian duct），为男性生殖管道的始基，另一对为副中肾管（paramesonepHric ducts，又称米勒管，Müllerian duct），为女性生殖管道的始基。如果生殖腺分化为睾丸，睾丸间质细胞分泌雄激素促进中肾管发育形成附睾、输精管和精囊，同时，睾丸支持细胞产生抗米勒管激素，抑制米勒管的发育。当性腺分化为卵巢时，由于缺乏睾酮和米勒管抑制因子，中肾管退化消失，副中肾管继续发育。两侧副中肾管头段形成两侧输卵管，头端开口成为输卵管伞端。中段和尾段在中线处融合形成一 Y 形结构（约 10 周时），是子宫、子宫颈及阴道上段的始基。Y 形结构的中隔在妊娠 13 ～ 20 周再吸收消失，成为单一内腔。融合部分的最尾段形成阴道上 2/3。残留的中肾管及中肾小管分别形成卵巢冠及卵巢旁体。

2. 下生殖道的发育　阴道下段由起源于内胚层的泌尿生殖窦（urogenital sinus）形成。副中肾管最尾端与泌尿生殖窦相连，并同时分裂增殖，先形成一实性圆柱状体，称为阴道板。阴道板逐渐生长和延伸，同时将泌尿生殖窦分为上部和下部，上部发育为膀胱和尿道。在 20 ～ 22 周时阴道板下部贯通腔化，形成阴道腔（下 1/3）。来自副中肾管与来自泌尿生殖窦的阴道部分融合，形成完整的阴道。末段有一层薄膜为处女膜，该膜性组织胎儿时期部分被重吸收形成孔隙，使阴道与外界相通。

（三）外生殖器的发生

外生殖器由泌尿生殖窦发育而来（而后者来源于胚胎初期的泄殖腔）。从胚胎第5周开始，泌尿生殖窦两侧隆起为泌尿生殖褶（urogenital fold），泌尿生殖褶间的凹陷为尿道沟。在胚胎第9周以前男女外生殖器结构相同，不能分辨性别。当性腺为卵巢时，因无睾酮的作用，未分化的外生殖器向女性发育（不需雌激素作用）。两侧泌尿生殖褶在腹侧汇合并在头侧出现一隆起，称生殖结节，以后增大称初阴，并在约12周时发育成阴蒂，两侧泌尿生殖褶不合并，形成双侧小阴唇，褶外侧隆起为左右阴唇阴囊隆起，两侧阴唇阴囊隆起在阴蒂前方汇合形成阴唇前联合，后方汇合形成阴唇后联合。左右两侧阴唇阴囊隆起不合并则形成双侧大阴唇。

若生殖腺为睾丸，在雄激素作用下，初阴发育成男性生殖管道。男性外生殖器的发育，需要外阴局部靶器官组织中5α-还原酶将睾酮转化为二氢睾酮，二氢睾酮再与外阴细胞中相应的二氢睾酮受体结合，才能使外阴向雄性分化，如5α-还原酶或二氢睾酮受体异常，都将引起男性外生殖器的女性化分化畸形。

第二节　常见女性生殖器官发育异常

女性生殖器官在胚胎发育异常过程中因正常管道形成受阻、副中肾衍生物发育不全或副中肾衍生物融合或融合后中隔吸收障碍等可导致各种女性内外生殖器官畸形发生。既可以是单独的局部异常，也可以是多部位的组合畸形。生殖系统和泌尿系统有共同的组织起源，肾脏和中轴骨的部分发育与生殖系统的发育在空间上有短暂的关联，因此生殖系统的结构异常常伴发这些器官的异常。

欧洲人类生殖与胚胎学会（European Society of Human Reproduction and Embryology，ESHRE）及欧洲妇科内镜学会（European Society for Gynecological Endoscopy，ESGE）（2013年）以解剖学为基础，将最常见也最重要的子宫畸形分为7个主型，各主型根据临床意义又分为不同亚型，并按严重程度从轻到重进行排序，见图20-1及表20-1。子宫颈/阴道畸形根据临床意义也分为不同亚型，见表20-1。子宫颈及阴道畸形可分别单独发生，也可能与子宫畸形伴发。

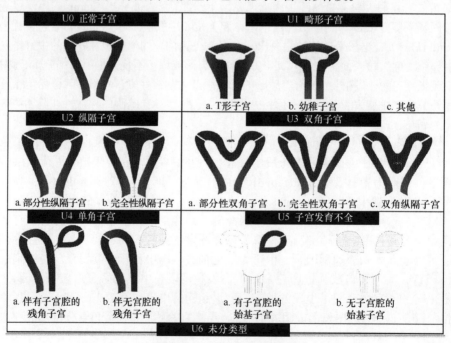

图20-1　ESHRE/ESGE子宫异常分类示意图（2013年）

U2 纵隔子宫：指子宫底内部陷入子宫腔大于子宫壁厚度的50%，子宫底外部轮廓呈直线或外壁下陷小于子宫壁厚度的50%

U3 双角子宫：子宫底外壁下陷大于子宫壁厚度的50%

U3b：子宫底中线处下陷部分宽度大于子宫壁厚度的150%

 笔记栏

表 20-1 欧洲人类生殖与胚胎学会（ESHRE）及欧洲妇科内镜学会（ESGE）子宫畸形以及子宫颈/阴道畸形分型（2013 年）

子宫异常			伴发宫颈/阴道异常
主型		亚型	
U0	正常子宫		宫颈：
U1	畸形子宫	a. T 形子宫	C0：正常子宫颈
		b. 幼稚子宫	C1：纵隔子宫颈
		c. 其他	C2：双（正常）子宫颈
U2	纵隔子宫	a. 部分性纵隔子宫	C3：一侧子宫颈发育不全
		b. 完全性纵隔子宫	C4：（单个）子宫颈发育全
U3	双角子宫	a. 部分性双角子宫	阴道：
		b. 完全性双角子宫	V0：正常阴道
		c. 双角纵隔子宫	V1：非梗阻性阴道纵隔
U4	单角子宫	a. 对侧伴有子宫腔的残角子宫（与单角子宫相通或不通）	V2：梗阻性阴道纵隔
		b. 对侧为无子宫腔的残角子宫或缺如	V3：阴道横隔和（或）处女膜闭锁
U5	子宫发育不全	a. 有子宫腔的始基子宫（双侧或单侧）	V4：阴道发育不全
		b. 无子宫腔的始基子宫（双侧或单侧）	
U6	未分类型		

一、处女膜闭锁

处女膜在胎儿时期部分被重吸收形成孔隙，可分为有孔形、半月形、筛状、隔状、微孔形。如完全无孔隙，则为处女膜闭锁（imperforate hymen），是女性外生殖器发育异常中最常见的类型。

由于无孔处女膜使阴道与外界隔绝，故阴道分泌物或月经初潮的经血排出受阻，积聚在阴道内。在青春期前常无任何症状，偶有幼女因大量黏液积聚在阴道内，导致处女膜向外膨出而被发现。初潮后，如子宫及阴道发育正常，经血积存于阴道内，继之扩展到子宫，形成阴道子宫积血，积血过多可流入输卵管，通过伞部进入腹腔，伞部附近的腹膜受经血刺激发生水肿、粘连，致使输卵管伞部闭锁，形成阴道、子宫、输卵管积血。

处女膜闭锁临床多表现为青春期后无月经初潮，逐渐加重的周期性下腹痛，严重时伴有便秘、尿频或尿潴留，便秘、肛门坠胀等症状。检查可见处女膜突出而膨胀，膜后呈紫蓝色（月经血潴留）；肛诊可扪及阴道膨隆，凸向直肠；并可扪及盆腔肿块（经血潴留的子宫），用手按压肿块可见处女膜向外膨隆更明显。盆腔超声检查可见子宫腔内和阴道内均有积液。确诊后应及时手术治疗，以免造成宫腔积血，甚至输卵管积血。先用粗针穿刺处女膜中部膨隆处，以定位并证实诊断，然后行 X 形切开，排出积血，常规检查子宫颈是否正常，切除多余的处女膜瓣，修剪处女膜，再缝合切口边缘，使缝合缘呈锯齿状，不在一个平面以避免日后挛缩而再狭窄。

二、阴道发育异常

来自于副中肾管与来自于泌尿生殖窦的阴道部分，两者融合共同形成完整的阴道。副中肾管、泌尿生殖窦发育不良以及副中肾管融合异常均可导致不同的阴道发育异常。

（一）MRKH 综合征

MRKH 综合征（Mayer-Rokitansky-Küster-Hauser syndrome）是双侧副中肾管发育不全或其尾端发育停滞而未向下延伸所致的无阴道表现，过去称为"先天性无子宫无阴道"。患者染色体 46，XX，表现为原发闭经，女性第二性征发育正常，先天性无阴道或短浅阴道盲端，伴先天性无子宫或仅有始基子宫，通常输卵管和卵巢外观正常，由于长期无月经或直至婚后因性交困难就诊而检查发现。可伴有泌尿道发育异常，个别伴有骨骼和（或）心脏畸形。

对近期有性生活意愿的先天性无阴道患者可行阴道再造治疗。常用的方法有模具顶压扩张法及阴道成形术（采用各种方法在膀胱直肠间造穴）。阴道成形术方法较多，但各有利弊。

（二）阴道闭锁（atresia of vagina）

因泌尿生殖窦发育不良，未参与形成阴道下段所致。此类患者通常具有发育良好的子宫，或有功能正常的子宫内膜，合并部分或完全性阴道闭锁畸形，伴或不伴子宫颈发育异常，可分为两型。①阴道下段闭锁：有发育正常的阴道上段、子宫颈及子宫。②阴道完全闭锁：多合并子宫颈发育异常，子宫体发育正常或虽有畸形但内膜有功能。

一般在患者进入青春期建立月经周期后，才会发现无月经来潮，阴道积血、周期性腹痛并呈进行性加剧，肛诊盆腔可扪及包块。盆腔B超、磁共振等影像学检查可以协助诊断。注意与处女膜闭锁相鉴别。治疗应及时切开阴道闭锁段，引流经血，尽量扩开腔隙，利用已游离的阴道黏膜覆盖创面，如果创面较大，也可放置羊膜铺垫。术后定期扩张阴道，或佩戴模具。阴道完全闭锁应充分评价子宫颈发育不良的状况，根据情况采用子宫切除术、子宫阴道贯通术或宫颈端端贯通术。

（三）阴道横隔

阴道横隔（transverse vaginal septum）系副中肾管在垂直方向融会贯通异常所引起：向下生长的副中肾管尾端与向上生长的泌尿生殖窦相接处完全或部分未贯通腔化所致。横隔可位于阴道的任何部位，但更常见于阴道中、上段交界部，其厚度约为1cm，可分为完全性阴道横隔和不完全性阴道横隔。完全性阴道横隔又称阻塞性横隔，症状与阴道闭锁相似，有原发性闭经伴周期性腹痛。妇科检查发现阴道较短或仅见盲端，可在经血潴留于阴道横隔的上方触及阴道上段积血的块状物。不完全性阴道横隔又称非阻塞性阴道横隔，在隔中央或侧方有小孔可排出经血，隔位于阴道上段者多无症状；位于阴道中段者可影响性生活，一般不影响生育；位置较低者少见，隔膜也较薄，有时需与处女膜闭锁相鉴别。

完全性阴道横隔应将横隔切开并切除多余部分以解决经血阻塞的问题，并防止术后粘连或瘢痕挛缩。不完全性阴道横隔如影响性生活，也应切除。若分娩过程中发现，可于先露部下降压迫阴道横隔并使其变薄时切断，以便于胎儿娩出，横隔厚者应行剖宫产。

（四）阴道纵隔

阴道纵隔（longitudinal vaginal septum）系两侧副中肾管在侧面融合异常或融合后消失异常所致，常伴有双子宫、双宫颈、同侧肾脏发育不良。两侧副中肾管完全融合异常导致双阴道畸形，称完全性阴道纵隔，可发生于发育完全正常的子宫或与双子宫双宫颈或子宫纵隔同时存在。患者多无症状，不影响性生活、生育和阴道分娩，往往在妇科检查时发现阴道被纵行黏膜分割成两条纵行通道，上达子宫颈，下至阴道外口。部分融合异常不完全性阴道纵隔。不完全性阴道纵隔患者可有性生活困难或不适，妇科检查时发现阴道纵行黏膜未达阴道外口，分娩时胎头下降可能受阻。若不完全性阴道纵隔影响性生活，应行纵隔切除。若分娩过程中发现，可于先露部下降压迫阴道纵隔时切断，待胎儿娩出后再切除。

（五）阴道斜隔综合征

阴道斜隔综合征（oblique vaginal septum syndrom，OVSS）系两侧副中肾管垂直-侧面融合异常所导致，又称Herlyn-Werner-Wunderlich综合征（HWWS）。疾病特点：①具有双子宫双宫颈，个别的可有单宫颈合并子宫纵隔。②阴道斜隔，一侧源于两个子宫颈之间，另一侧斜行附着于一侧的阴道壁，造成一侧阴道部分或完全阻塞，隔的后方与子宫颈之间有一个腔为隔后腔。③泌尿系畸形：常合并斜隔同侧的肾脏、输尿管缺失。

阴道斜隔可分为3型。①无孔斜隔型（Ⅰ型）：斜隔上没有孔，一侧阴道完全被阻隔，隔后子宫与外界及对侧子宫完全隔离，两子宫间和两阴道间无通道，子宫腔积血聚积在隔后阴道腔。Ⅰ型患者多以痛经为主诉，发病年龄较小。②有孔斜隔型（Ⅱ型）：隔上有一个小孔，一侧阴道不完全被阻隔，隔后子宫与对侧子宫隔绝，经血可通过小孔滴出，但引流不畅。③无孔斜隔合并宫颈瘘管型（Ⅲ型）：一侧阴道完全被阻隔，在两侧子宫颈之间或隔后阴道腔与对侧子宫颈之间有一小瘘管，隔后腔积血可通过另一侧子宫颈排出，但引流亦不畅。Ⅱ型和Ⅲ型（尤其是Ⅱ型）主要以阴道脓性或血性分泌物为主诉，易被误诊为青春期排卵障碍性异常子宫出血、阴道炎、盆腔炎、阴道壁囊肿、盆腔包块等。

经阴道斜隔切除是解除生殖道梗阻最有效且简易的方法，切除后充分暴露隔后子宫颈，预防切口回缩粘连，保持术后生殖道的开放。保留患侧子宫能提高今后受孕能力。

三、宫颈发育异常

子宫颈发育异常包括纵隔宫颈（septate cervix）、双宫颈（double cervix）、一侧宫颈发育不全（unilateral cervical aplasia）以及宫颈发育不全（cervical aplasia 或 cervical dysgenesis），包括宫颈组织完全缺失（cervical agenesis）或宫颈组织有严重缺陷，如条索状宫颈（cervical cord）、宫颈完全闭锁（cervical atresia）、先天性宫颈延长症伴宫颈管狭窄、宫颈外口闭塞（external cervical os obstruction）、宫颈残迹（fragment of cervix）等。

四、子宫发育异常

两侧副中肾管中段和尾段融合发育，随后中隔吸收形成子宫。副中肾管发育不全或融合、中隔吸收受阻，子宫会出现偏离胚胎正常发育过程的各种解剖异常。

（一）不同程度的子宫发育不全或缺失

1. 先天性无子宫（congenital absence of uterus） 两侧副中肾管中段及尾段未发育，则无子宫形成。常合并先天性无阴道，但可有正常的输卵管与卵巢，第二性征发育不受影响。经直肠双合诊扪不到子宫，盆腔超声未能发现子宫影像。

2. 始基子宫（rudimentary uterus） 双侧副中肾管融合后不久即停止发育，子宫极小，多数无子宫腔或为一实体肌性子宫；无子宫内膜，因此亦无月经来潮。

3. 幼稚子宫（hypoplastic uterus，infantile uterus） 双侧副中肾管融合形成子宫后发育停止所致，有子宫内膜。这类子宫的宫颈相对较长，多呈锥形，外口小；子宫体比正常小，可造成痛经、月经过少、闭经或不孕。

（二）纵隔子宫

纵隔子宫（septate uterus）两侧副中肾管汇合后，纵隔未被吸收或吸收不全所致。2013 年欧洲人类生殖与胚胎协会和欧洲妇科内镜协会关于女性生殖道先天性发育异常的分类共识认为若子宫外部轮廓正常，但子宫底中线部向子宫腔突出的厚度超过子宫壁厚度的 50%，则该突出的部分称为子宫纵隔，该类型子宫称为纵隔子宫。纵隔可部分或完全将子宫腔隔开，部分病例甚至可将子宫颈和（或）阴道分开。纵隔子宫可细分为以下两个亚类。①部分性纵隔子宫（partial septate uterus）：是指纵隔将子宫腔部分分开，纵隔未达子宫颈内口水平。②完全性纵隔子宫（complete septate uterus）：是指纵隔将子宫腔完全分开，纵隔达到甚至超过子宫颈内口水平，患者可以有或没有宫颈发育异常（如双宫颈纵隔子宫），也可有或没有阴道发育异常。纵隔子宫容易发生不孕、流产、早产和胎位异常，可经超声、子宫输卵管造影以及宫腔镜检查确诊，有不孕或反复流产者可通过宫腔镜切除。

有一种特殊类型的分隔子宫称 Robert 子宫，子宫分隔偏于宫腔一侧，将该侧宫腔完全封闭，使之成为与阴道或对侧宫腔不相通的盲腔，是一种罕见的子宫畸形。

（三）双角子宫

双角子宫（bicorporeal uterus）是因双侧副中肾管融合缺陷所导致的异常子宫。ESHRE/ESGE 分类共识定义双角子宫是指子宫底的外形发育异常，其子宫底中线部凹陷的厚度超过子宫壁厚度的 50%。该凹陷可部分或完全将子宫体分开，部分病例甚至可将子宫颈和（或）阴道分开。还可以同时合并子宫底中线部向子宫腔的突出，与纵隔子宫类似。双角子宫可表现为：①部分性双角子宫（partial bicorporeal uterus），是指子宫底中线部的凹陷在子宫颈水平以上，将两个子宫体部分分开，又称双角子宫（uterus bicornis）；②完全性双角子宫（complete bicorporeal uterus），子宫底中线部的凹陷在子宫颈水平以下，将两个子宫体完全分开，又称双子宫（uterus didelpHys），可以同时合并或不合并子宫颈发育异常（如双宫颈）和（或）阴道发育异常（如梗阻性或非梗阻性阴道纵隔）；③双角纵隔子宫（bicorporeal septate uterus），其产生原因主要是在融合缺陷的基础上发生吸收缺陷。双角纵隔子宫的宫底中线部向子宫腔内的凹陷超过子宫壁厚度的 150%，可通过宫腔镜对纵隔部分行横切术治疗。

（四）单角子宫与残角子宫

单角子宫（uterus unicornis）又称半子宫（hemi-uterus），一侧副中肾管发育完好，形成一发育较好的单角子宫伴有一发育正常输卵管、卵巢。单角子宫的功能可能正常，如妊娠，则妊娠及分娩经过可正常，但也可能引起流产或难产。若对侧副中肾管发育停止，则对侧子宫缺如（同侧的卵巢、输卵管、肾常同时缺如），若对侧副中肾管发育不全，则形成残角子宫（rudimentary horn of uterus）。残角子宫内膜可能有功能，也可能无功能，与对侧单角子宫可能相通也可能不通。若残角子宫有功能，则与并发症相关，如宫腔积血或异位妊娠，因此在这种情况下，即使双侧宫角相通，仍然推荐

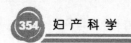

腹腔镜下切除残角子宫。

五、输卵管发育异常

常见输卵管发育异常有：①输卵管缺失，单侧输卵管缺失系因该侧副中肾管未发育，常伴有同侧子宫缺如；双侧输卵管缺失见于无子宫或始基子宫患者；②双输卵管或副输卵管，单侧多见，偶有双侧。可能都通入子宫腔，也可能有一条较细小不通子宫腔，为输卵管分支，具有伞部，内腔与卵管相通或不通；③输卵管发育不全、闭锁或中段缺失类似结扎术后的输卵管、输卵管憩室等。

输卵管发育异常是不孕原因之一，也容易导致输卵管妊娠，因临床罕见，几乎均为手术时发现。除输卵管部分节段缺失可整形吻合外，其他均无法手术。希望生育者需借助辅助生殖技术。

六、卵巢发育异常

卵巢发育异常有：①卵巢未发育或发育不良：双侧卵巢缺失常为先天性性腺发育不良所致，可表现为低促性腺激素及低性腺激素，其中部分系 Kallmann 综合征；也可有高促性腺激素及低性腺激素的表现伴性染色体异常，如 45，X 染色体核型异常导致的卵巢不发育，卵巢外观细长而薄，色白质硬，甚至仅为条状痕迹。单侧卵巢缺失见于单角子宫。②副卵巢，罕见，一般副卵巢远离卵巢部位，可位于腹膜后。③卵巢异位，卵巢在发育中受阻，仍停留在胚胎期的位置而未下降至盆腔。④偶尔卵巢可分裂为几个部分。

（周红林）

第二十一章 盆底功能障碍性及生殖器损伤性疾病

女性盆底由封闭骨盆出口的多层肌肉和筋膜组成，而尿道、阴道和直肠贯通其中。盆底肌肉群、筋膜、韧带及其神经构成了复杂的盆底支持系统，其相互作用，支持、承托并保持子宫、膀胱和直肠等盆腔脏器在正常位置。盆底支持结构因缺陷、退化、损伤及功能障碍等多种因素可造成盆腔脏器移位及盆腔器官功能异常等一组疾病，称盆底功能障碍性疾病（female pelvic floor dysfunction，PFD），又称盆底缺陷（pelvic floor defects）或盆底支持组织松弛（relaxation of pelvic supports），如盆腔器官脱垂、尿失禁及性功能障碍等。

当损伤导致女性生殖器与相邻的泌尿道或肠道之间出现异常通道时，则形成尿瘘或粪瘘。

第一节 盆腔器官脱垂

> **案例 21-1**
>
> 患者，女性，67 岁，因外阴块状物脱出 2 年余，排尿困难 7 天，于 2018 年 4 月 6 日入院。患者 50 岁绝经，近 2 年发现阴道块状物脱出，逐渐加重，开始时睡觉后自然回纳，没有特殊诊治，近 1 个多月阴道块状物不能自然回纳，需徒手还纳肿物；近 1 周觉会阴部不适及下坠感，时有肿物不能还纳，伴排尿困难，白带增多，色淡黄，无异味，无阴道流血，无腹痛，无外阴疼痛、腰痛，无咳嗽时漏尿、无排便困难等。每次需还纳阴道块状物后才能排尿。妇科检查发现阴道块状物脱出，疑诊"子宫脱垂"收入院。发病以来，食欲欠佳，睡眠一般。既往史无特殊。月经 14 岁初潮，周期 25～28 天，持续 4～5 天。白带正常。结婚 43 年余，孕 5 产 4，均顺产，流产 1 次，末次分娩 33 年前。
>
> 体格检查：T 36.6℃，P 97 次 / 分，R 21 次 / 分，BP 110/62mmHg，贫血面容，心肺听诊未发现异常。腹部平软，肝脾肋下未触及。双下肢无水肿。妇科检查：外阴萎缩，双侧小阴唇后联合分离，舟状窝消失，会阴体变短，长约 1cm；阴道前壁全部及后壁大部分膨出于处女膜缘外，阴道右侧壁下 1/3 处见一溃疡，约 2cm×1.5cm×1cm，表面见少量淡黄色分泌物；子宫颈光滑，肥大，子宫颈及部分子宫体膨出于处女膜缘外，子宫体萎缩，约 5cm×3cm×2cm，质中，无压痛；双侧附件区未触及包块，无增厚，无压痛。
>
> **问题：**
> 1. 该患者应考虑哪些临床诊断？
> 2. 如何明确诊断？应如何处理？

由于盆底组织先天性发育不良、退化、创伤或某些疾病导致盆底张力减低、支持功能减弱，使女性生殖器官和相邻脏器向下移位称盆腔器官脱垂（pelvic organ prolapse，POP），包括阴道前壁脱垂、子宫脱垂、阴道后壁脱垂和阴道穹隆脱垂，可伴有膀胱膨出、肠膨出和肠疝。各种脱垂可单独发生，但多见联合发生。

阴道前壁膨出（anterior vaginal prolapse）：阴道前壁向阴道腔内或阴道口下降突出（图 21-1）。由于膀胱底部和尿道紧贴阴道前壁，常伴有膀胱膨出（cystocele）和尿道膨出（urethrocele），以膀胱膨出为主。

子宫脱垂（uterine prolapse）：子宫从正常位置沿阴道下降，子宫颈外口达坐骨棘水平以下，甚至子宫全部脱出于阴道口以外（图 21-2）。子宫切除术后若阴道顶端支持结构损伤，则发生阴道穹隆脱垂（vault prolapse）（图 21-3）。

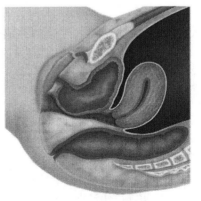

图 21-1 阴道前壁膨出

阴道后壁膨出（posterior vaginal prolapse）：阴道后壁向阴道腔内或阴道口下降突出，常伴有直肠膨出（rectocele）（图21-4）。常伴随直肠子宫陷凹疝，如内容为肠管，称为肠疝（enterocele）（图21-5）。

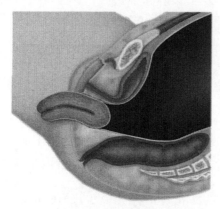

图21-2 子宫脱垂

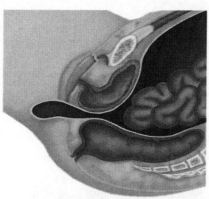

图21-3 阴道穹隆脱垂

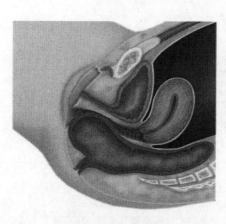

图21-4 阴道后壁膨出

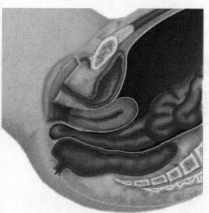

图21-5 肠疝

一、病 因

（一）分娩损伤

多产及分娩时的损伤为女性生殖道损伤最主要的病因。分娩时，尤其是第二产程延长或经阴道手术助产者，盆底肌、筋膜以及子宫韧带发生过度伸展或撕裂。加上产后过早参加体力劳动，特别是重体力劳动，可导致子宫脱垂和（或）阴道前、后壁膨出。

（二）长时间腹压增加

长期慢性咳嗽、直肠狭窄致排便困难、经常超重负荷（肩挑、举重、蹲位、长期站立）、盆腔内巨大肿瘤或大量腹水等，长时间的腹内压力增加，并直接作用于子宫，迫使子宫及邻近器官向下移位，导致子宫脱垂。

（三）盆底组织发育不良或退行性变

先天性盆底组织发育不良或老年妇女盆底组织萎缩退化，盆底支持组织薄弱，导致子宫脱垂或器官脱垂的程度加重。

（四）医源性原因

包括没有充分纠正手术在内的医源性原因可造成盆腔支持结构的缺损。

二、临床表现

（一）症状

轻症患者一般无症状，随脱垂加重可有以下表现。

1. 阴道口块状物膨出 患者可以感觉到或借助镜子看到阴道口有组织脱出，在长久站立、行走、劳动、下蹲或排便等导致腹压增加的情况时症状加重，块状物增大，轻者块状物经平卧休息后可变小或消失，重者休息后块状物仍不能自行回缩，通常需徒手向上推送才能将其纳回至阴道内。

2. 排便异常 阴道前壁膨出常伴有尿频、排尿困难、残余尿增加，膀胱重度膨出时，尿道膀胱后角变锐，常导致排尿困难而出现尿潴留，甚至继发尿路感染。阴道前壁下 1/3 段缺陷合并尿道膨出时，在咳嗽、用力屏气等增加腹压时有尿液溢出，称压力性尿失禁（stress urinary incontinence），但随着膨出的加重，压力性尿失禁症状可消失，甚至需要手助压迫帮助排尿。阴道后壁膨出常有便秘，有时需手助压迫帮助排便。

3. 腰骶部疼痛或下坠感 由于盆腔器官位置下降牵拉引起。

4. 子宫颈和阴道黏膜与衣裤摩擦可发生出血，合并感染有脓性分泌物。

（二）体征

阴道前后壁组织和（或）子宫颈及子宫体（或阴道穹隆）沿阴道下降或脱出于阴道口外，脱垂的阴道前后壁、宫颈黏膜常增厚角化，可有溃疡和出血，较多的患者合并子宫颈延长。阴道后壁膨出肛查时指端向前可进入凸向阴道的盲袋内，位于阴道后穹隆的球形突出是肠膨出，指诊可触及疝囊内的小肠。

三、临床分度

盆腔器官脱垂程度的评估，需在患者排空膀胱、平卧最大用力向下屏气（Valsalva 动作）时脱垂的程度为准。

国际应用最多的临床分度是 1996 年国际尿控协会（International Continence Society）发布的盆腔器官脱垂定量分期（pelvic organ prolapse quantitation，POP-Q）。

POP-Q 以处女膜为参照（0 点），以阴道前壁、后壁和顶部的 6 个点为指示点（前壁两点 Aa、Ba，后壁两点 Ap、Bp，顶部两点 C、D），以六点相对于处女膜的位置变化为尺度（指示点位于处女膜缘内侧记为负数，位于处女膜缘外侧记为正数），对脱垂做出量化。同时记录阴道全长（total vaginal length，TVL）、生殖道裂孔（genital hiatus，gh）长度、会阴体（perineal body，pb）长度（图 21-6，表 21-1 和表 21-2）。

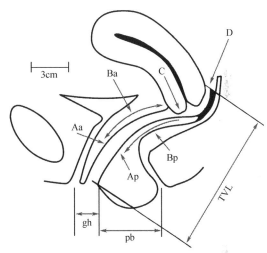

图 21-6 POP-Q 分类法盆腔脏器脱垂评估指示点

Aa、Ba：前壁点；Ap、Bp：后壁点；C、D：顶点；gh：生殖道裂孔长度；pb：会阴体长度；TVL：阴道全长

表 21-1 盆腔脏器脱垂评估指示点及范围（POP-Q 分类法）

指示点	内容描述	范围
Aa	阴道前壁中线距处女膜缘 3cm 处	−3，+3
Ba	阴道前穹隆的反褶或阴道残端距离 Aa 点最远处	−3，+TVL
C	宫颈外口或阴道残端最远处	± TVL
D	阴道后穹隆或直肠子宫陷凹的位置	± TVL，或空缺
Ap	阴道后壁中线距处女膜缘 3cm 处	−3，+3
Bp	阴道后穹隆的反褶或阴道残端距离 Ap 点最远处	−3，+TVL

表 21-2 盆腔器官脱垂分度（POP-Q 分类法）

分度	内容
0	无脱垂。Aa、Ap、Ba、Bp 均在 −3cm 处，C 点或 D 点位置在 −TVL ～ −（TVL−2cm）之间
I	脱垂的最远端在处女膜缘内，距处女膜缘 > 1cm 处
II	脱垂的最远端在处女膜缘内侧或外侧，距处女膜缘 1cm
III	脱垂的最远端在处女膜缘外侧，距处女膜缘 > 1cm，但 <（TVL−2cm）
IV	全部脱出，脱垂的最远端超过处女膜缘 ≥（TVL−2cm）

笔记栏

我国根据1981年全国部分省、自治区、市"两病"科研协作组的意见,将阴道前、后壁膨出及子宫脱垂分别分为3度(图21-7)。

1. 子宫脱垂分度

Ⅰ度:轻型,宫颈外口距处女膜缘<4cm,未达处女膜缘。重型,宫颈已达处女膜缘,阴道口可见子宫颈。

Ⅱ度:轻型,子宫颈脱出阴道口,子宫体仍在阴道内。重型,部分子宫体脱出阴道口。

Ⅲ度:子宫颈与子宫体全部脱出阴道口外。

2. 阴道前壁膨出分度

Ⅰ度:阴道前壁形成球状物,向下突出,达处女膜缘,但仍在阴道内。

Ⅱ度:阴道壁展平或消失,部分阴道前壁突出于阴道口外。

Ⅲ度:阴道前壁全部突出于阴道口外。

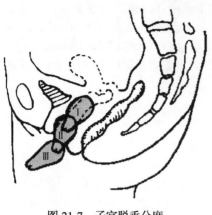

图21-7 子宫脱垂分度

3. 阴道后壁膨出分度

Ⅰ度:阴道后壁达处女膜缘,但仍在阴道内。

Ⅱ度:阴道后壁部分脱出阴道口。

Ⅲ度:阴道后壁全部脱出阴道口外。

四、诊　断

根据病史和妇科检查基本可确诊。妇科检查时需判断子宫脱垂程度并予以分度,同时了解阴道前、后壁脱垂及会阴陈旧性撕裂程度。还应判断有无合并张力性尿失禁。

五、鉴别诊断

1. 阴道壁囊肿 多位于侧壁,壁薄,呈囊性,囊肿界线清楚,位置固定不变,不能移动。

2. 子宫黏膜下肌瘤 为阴道内鲜红球状物,质硬,表面找不到宫颈口,但在其周围或一侧可扪及扩张变薄的宫颈边缘。

3. 子宫颈延长 子宫颈尚未外露者应行阴道指诊,测量子宫颈距阴道口距离,以cm计。还应注意子宫颈是否延长,用子宫探针探测至子宫颈内口距离,即可确诊。子宫颈延长患者子宫体位置多无明显下移。

六、治　疗

盆腔器官脱垂的处理可分为随诊观察、非手术治疗和手术治疗。对于无自觉症状的轻度脱垂(POP-Q Ⅰ~Ⅱ度,尤其是脱垂最低点位于处女膜之上)患者,可以选择随诊观察,也可以辅以非手术治疗。治疗分为非手术治疗和手术治疗。

(一)非手术疗法

盆腔器官脱垂的中国诊治指南(草案)推荐非手术治疗为所有POP患者的一线治疗方法。通常非手术治疗用于POP-Q Ⅰ~Ⅱ度有症状的患者,也适用于希望保留生育功能、不能耐受手术治疗或者不愿意手术治疗的重度脱垂患者。非手术治疗的目标为缓解症状,增加盆底肌肉的强度、耐力和支持力,预防脱垂加重,避免或延缓手术干预。目前的非手术治疗方法包括应用子宫托、盆底康复治疗(pelvic floor rehabilitation)和行为指导。

1. 子宫托 是一种支持子宫和阴道壁,使其维持在阴道内的工具。常用的有支撑型和填充型。适用于各度子宫脱垂和阴道前、后壁膨出者,尤其适用于患者不愿意手术治疗或者全身状况不能耐受手术治疗、孕期或未完成生育者。但重度子宫脱垂伴盆底肌明显萎缩以及子宫颈或阴道壁有炎症和溃疡者均不宜使用,经期和妊娠期停用(图21-8)。

2. 盆底康复治疗 盆底肌肉锻炼(pelvic

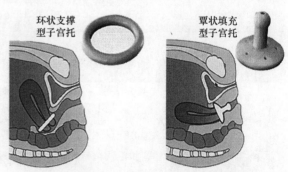

图21-8 支撑型子宫托与填充型子宫托示意图

笔记栏

floor muscle training，PFMT）即 Kegel 运动。通过自主的反复盆底肌肉群收缩和舒张，增强支持尿道、膀胱、子宫和直肠的盆底肌张力，达到预防和治疗生殖器官脱垂和压力性尿失禁的目的。患者行收缩尿道、肛门和会阴的动作，避免用腹压，每次收缩 5 ～ 10 秒后放松，间隔 5 ～ 10 秒，每次 10 ～ 15 分钟，每日 2 ～ 3 次。训练强度和时间可以逐渐增加。也可以阴道内放置压力感受器，指导患者正确的训练方法。盆底肌肉锻炼和物理疗法可增加盆底肌肉群的张力，改善并预防轻、中度脱垂及其相关症状的进一步发展，但是当脱垂超出处女膜水平以外，其有效率降低。对于训练效果不满意者可辅以生物反馈治疗或电刺激等物理疗法来增强锻炼效果。

（二）手术治疗

当患者器官脱垂超出处女膜且有症状时，可以考虑手术治疗。手术的主要目的是缓解症状，恢复正常的解剖位置和脏器功能，有满意的性功能。

1. 封闭手术　阴道封闭术或半封闭术，又称阴道纵隔形成术、LeFort 手术，该术式将阴道前和后壁各切除相等大小的黏膜瓣，然后将阴道前后壁剥离创面相对缝合以封闭大部分阴道，阴道管腔部分或全部关闭从而使脱垂的器官回放至阴道内，属于非生理性恢复，但具有创伤小、手术时间短、恢复时间快、成功率高等优点，对无阴道性生活要求且有合并症、手术风险大的高龄人群尤为适合。

2. 重建手术　利用自身组织、吊带、网片或缝线修补缺陷组织，恢复解剖结构，手术途径可以经阴道、开腹和腹腔镜，必要时可以联合手术。

（1）自身组织修复重建手术：阴道前后壁修补术、骶棘韧带缝合固定术、宫骶韧带悬吊术。

（2）阴道 / 子宫骶骨固定术：可经腹或腹腔镜完成，通过将阴道穹隆顶端或子宫悬吊于骶骨前纵韧带上。

（3）经阴道网片置入手术。

（4）曼氏手术（Manchester 手术）：包括阴通前后壁修补、主韧带缩短及宫颈部分切除术，适用于年龄较轻、宫颈延长的 Ⅱ、Ⅲ 度子宫脱垂患者。

此外，对 Ⅱ、Ⅲ 度子宫脱垂伴阴道前后壁膨出、年龄较大、无须考虑生育功能的患者也可行经阴道子宫全切除及阴道前、后壁修补术。

（三）术后处理及随诊

绝经后阴道黏膜萎缩者建议术后开始局部使用雌激素制剂，每周 2 次，至少维持半年。术后 3 个月内避免增加腹压及负重。禁止性生活 3 个月，或者确认阴道黏膜修复完好为止。术后建议规律随访终身，及时发现复发、处理手术并发症。

七、预　　防

1. 提倡晚婚晚育，防止生育过多、过频。

2. 正确处理产程，避免滞产和第二产程延长，提高阴道助产技术，减少会阴撕裂伤，必要时行会阴侧切开术；有产科指征者应及时行剖宫产终止妊娠。

3. 产妇产后要注意休息，避免重体力劳动，提倡做产后保健操。

4. 积极治疗慢性咳嗽、习惯性便秘。

案例 21-1 分析

　　患者老年妇女，绝经 17 年，有阴道块状物脱出，已不能自然回纳；伴会阴部不适及下坠感，排尿困难，白带增多，色淡黄。经阴道分娩 4 次。妇科检查发现双侧小阴唇后联合分离，舟状窝消失，会阴体变短，长约 1cm；阴道前壁全部及后壁大部分膨出于处女膜缘外，阴道右侧壁下 1/3 处见一溃疡，约 2cm×1.5cm×1cm，表面见少量淡黄色分泌物；子宫颈及部分子宫体膨出于处女膜缘外。

　　临床诊断：①子宫脱垂 Ⅱb；②阴道前壁重度膨出和后壁中度膨出，合并阴道壁溃疡；③会阴陈旧裂伤 Ⅱ 度。

　　需行三合诊排除肠膨出及了解会阴陈旧裂伤程度，也需进一步行压力性尿失禁的相关检查，明确有无同时合并压力性尿失禁。因患者为老年妇女，应首先局部治疗阴道壁溃疡，待溃疡修复后，如果患者可耐受手术，则行阴道子宫全切除及阴道前、后壁修补术或补片修补术。若不能耐受手术，则选择上子宫托。

第二节　压力性尿失禁

尿失禁指客观存在的不自主的尿液排出，并对社会活动和卫生造成不良影响。尿失禁的发生率随着妇女年龄增加而增加。常见的女性尿失禁类型有压力性尿失禁、急迫性尿失禁、充盈性尿失禁和混合性尿失禁，其中以压力性尿失禁（stress urinary incontinence，SUI）最常见，约占70%。女性压力性尿失禁是指当腹压增加时，尿液不自主地从尿道内溢出。

一、病　　因

1. 分娩、产伤造成膀胱颈、尿道肌肉及筋膜、组织完整性受破坏，老年妇女结缔组织弹性下降等，导致尿道周围结缔组织损伤和松弛，尿道活动度过大。患者常同时合并有阴道前壁膨出和尿道膨出。

2. 先天发育异常或创伤等导致尿道内括约肌功能缺陷，使尿道不能正常关闭。

二、临床表现

轻者在咳嗽、大笑、打喷嚏或举重物时有尿液溢出，症状加重时，可表现为步行时溢尿，严重者在休息时也有尿液溢出，甚至长期需用尿垫。常伴有阴道前壁膨出。

三、临床分度

临床症状主观分度：采用 Ingelman-Sundberg 分度法。轻度：尿失禁发生在咳嗽、喷嚏时，不需使用尿垫；中度：尿失禁发生在跑跳、快步行走等日常活动时，需要使用尿垫；重度：轻微活动、平卧体位改变时发生尿失禁。

四、诊　　断

根据病史、患者对尿失禁症状特点的描述及特殊检查项目可初步做出诊断。在诊断压力性尿失禁前应注意排除急迫性尿失禁和混合性尿失禁。注意排除尿瘘。常用检查有以下几种。

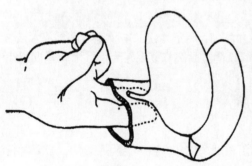

图 21-9　膀胱颈抬高试验

1. 压力试验（stress test）　膀胱充盈时取膀胱截石位或站立位，观察咳嗽时有无尿液自尿道口溢出，若有尿液溢出，则为压力试验（又称诱发试验）阳性。

2. 膀胱颈抬高试验（Mashall-Marchetti 试验） 检查者将中指和示指放入阴道前壁的尿道两旁，指尖位于膀胱与尿道交界处，向前上方将膀胱颈抬高，再嘱患者咳嗽，若尿液不再溢出，则膀胱颈抬举试验阳性，提示患者有压力性尿失禁（图 21-9）。

3. 棉签试验（Q-tip test）　患者取膀胱截石位，外阴消毒；取一光滑消毒长棉签，蘸局麻药（丁卡因或利多卡因），轻轻插入尿道内约 4cm，观察外露部分与水平线的夹角；嘱患者用力屏气增加腹压（Valsalva 动作），再观察棉签外露部分与水平线的夹角，并与屏气前比较。尿道位置及活动度正常时，插入尿道的棉签仅轻微上下摆动，棉签与躯体水平线所成的角度为 –5º ～ +10º，若加压前后摆动幅度很大，大于 30º 时，表示膀胱颈及尿道活动度较大，说明解剖学支持薄弱，有压力性尿失禁可能（图 21-10）。

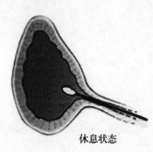

休息状态

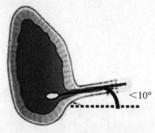

<10º

Valsalva动作

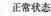

正常状态

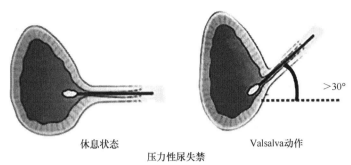

休息状态　　　　　　　　　　　　Valsalva动作

压力性尿失禁

图 21-10　棉签试验示意图

4. 尿动力学检查（urodynamic）　　在膀胱充盈和排空过程中测定表示膀胱和尿道功能的各种生理指标。其中膀胱内压测定主要观察逼尿肌的反射以及患者控制或抑制这种反射的能力，膀胱内压的测定可以区别患者是因为非抑制性逼尿肌收缩还是压力性尿失禁而引起的尿失禁。尿流率测定可以了解膀胱排尿速度和排空能力。

5. 其他　　尿道膀胱镜检查（cystoscopy）和超声检查可帮助诊断。

五、治　疗

（一）非手术治疗

1. 盆底肌锻炼　　通过自主的反复盆底肌肉群收缩和舒张，增强支持尿道、膀胱、子宫和直肠的盆底肌张力，达到预防和治疗压力性尿失禁和生殖器官脱垂的目的。

2. 生物反馈治疗　　通过生物反馈仪器测定表面肌电信号对盆底肌肉收缩和舒张的功能状况进行精确测量和分析，再以声音或视觉信号反馈告知医生和患者，指导患者进行正确的盆底肌锻炼，建议每周两次，连续 6～8 周。

3. 阴道锤　　用大小相同但重量不同（20～70g）的阴道锤，插入阴道后，锻炼至能保留在阴道10 分钟以上，在咳嗽、大笑、跑步等情况下仍不会脱出。阴道锤的重量从小逐渐加大，直到 70g 为止。经过 3 个月以上的锻炼，约 80% 患者能改善症状。

4. 电刺激治疗　　是一种被动性盆底康复方法，通过不同强度和不同脉冲频率的电流经皮或经阴道刺激，可刺激尿道括约肌收缩，加强控尿能力；还可刺激阴部神经，使盆底肌肉收缩，增强盆底肌力。用于伴有或不伴有压力性尿失禁的盆底肌薄弱者和尿道括约肌功能缺陷者。

5. 药物治疗　　药物治疗可减少患者的漏尿次数，改善生活质量多选用肾上腺素 α 受体药物，它能刺激尿道和膀胱颈部的平滑肌收缩，增大尿道出口阻力，提高控尿能力。该药物的不良反应是使血压升高。故高血压、甲状腺功能亢进及哮喘患者禁用。常用药物有丙咪嗪（imipramine）、麻黄碱（ephedrine）等。阴道局部雌激素治疗，对绝经后妇女，阴道局部雌激素治疗可以缓解部分绝经后压力性尿失禁症状及下尿路症状。另外，经膀胱镜直视下在尿道旁注射硬化剂，可使尿道腔变窄，以提高尿道阻力，但价格昂贵，且需多次注射。

（二）手术治疗

适用于中、重度压力性尿失禁患者，或同时合并尿道括约肌功能缺陷，非手术治疗无效者。手术方法有多种，目前常用的手术方式有 4 类。

1. 尿道中段吊带悬吊术　　用复合医用材料聚丙烯吊带（polypropylene mesh tape），经阴道前壁尿道后方 1.5cm 处做一约 1.5cm 小切口。利用穿刺针穿过耻骨后间隙或闭孔膜，引出吊带，将吊带放置在尿道中段。手术远期有效率为 85%～95%。目前已公认是治疗女性压力性尿失禁手术的金标准。

2. 耻骨后膀胱尿道悬吊术 Marshall-Marchetti-Krantz（MMK）　　包括将尿道旁组织固定于耻骨联合后方术和尿道旁组织固定于 Cooper 韧带上的 Burch 术。可行剖腹或腹腔镜下手术，远期有效率为 70%～90%。

3. 尿生殖膈成形术　　包括阴道前壁修补术和尿道折叠术，但手术远期有效率为 35%～65%，目前已不再作为压力性尿失禁的有效术式。

4. 其他悬吊术　　可取患者自身组织如阔筋膜、腹直肌筋膜或圆韧带等，经阴道用长针将膀胱颈和尿道固定在腹前壁筋膜或其他支持组织，将尿道悬吊。

六、预 防

1. 提倡晚婚晚育，防止生育过多，过密。

2. 正确处理产程，避免滞产和第二产程延长，提高阴道助产技术，减少会阴撕裂伤，必要时行会阴侧切开术；有产科指征者应及时行剖宫产终止妊娠。

3. 产妇产后要注意休息，避免重体力劳动，提倡做产后保健操。

4. 积极治疗慢性咳嗽、习惯性便秘。

第三节 生殖器官瘘

生殖器官瘘是指生殖道与其邻近器官间有异常通道，临床上以尿瘘最多见，其次为粪瘘。此外尚有子宫腹壁瘘，但极罕见。本节仅介绍尿瘘和粪瘘。

一、尿 瘘

尿瘘（urinary fistula）是指生殖道与泌尿道之间形成的异常通道。根据尿瘘的发生部位，可分为膀胱阴道瘘、膀胱宫颈瘘、尿道阴道瘘、膀胱尿道阴道瘘、膀胱宫颈阴道瘘及输尿管阴道瘘（图21-11）。临床上以膀胱阴道瘘最多见，有时两种类型尿瘘同时并存。

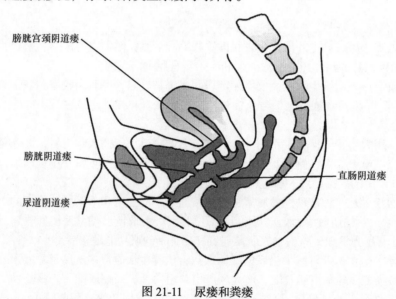

图 21-11 尿瘘和粪瘘

（一）病因

以产伤和妇科手术损伤为主。

1. 产伤 以往产伤引起的尿瘘在我国农村最常见。1981年国内资料显示，90%以上尿瘘的原因是产伤，产伤所致的尿瘘均为难产处理不当所致。随着农村医疗条件的不断改善，产伤引起的尿瘘明显减少。产伤引起的尿瘘分坏死型和创伤型两类。①坏死型尿瘘：因骨盆狭窄或轻度头盆不称，产程过长，阴道前壁、膀胱、尿道长时间受胎先露部挤压，引起局部组织缺血、坏死脱落导致尿瘘。②创伤型尿瘘：为产科助产手术或剖宫产手术时操作不当直接损伤导致尿瘘。

2. 妇科手术损伤 ①由于手术时盆腔组织粘连误伤输尿管；②输尿管末端游离过度，局部缺血坏死，导致输尿管阴道瘘；③因分离膀胱时误伤膀胱造成膀胱阴道瘘；④阴式手术时误伤膀胱或尿道导致膀胱阴道瘘或尿道阴道瘘。

3. 其他 膀胱结核、生殖器放射治疗后、晚期生殖道或膀胱癌肿、长期放置子宫托、膀胱结石以及先天性输尿管口异位畸形等，均能导致尿瘘，但并不多见。

（二）临床表现

1. 漏尿 出现的时间因导致尿瘘的原因不同而有区别。分娩时压迫及手术时组织剥离过度所致坏死型尿瘘，多在产后或手术后3～7日开始漏尿。手术时直接损伤者多在术后立即出现漏尿。瘘孔部位不同漏尿的表现形式各异，如膀胱阴道瘘通常不能控制排尿，尿液均由阴道流出；尿道阴道瘘仅在膀胱充盈时才漏尿；一侧输尿管阴道瘘因健侧尿液仍可进入膀胱，在发生漏尿同时仍可自主排尿；膀胱内瘘孔极小或瘘管曲折迂回者漏尿与体位直接相关。

2. 外阴皮炎 由于长期尿液浸渍刺激，外阴部甚至臀部及大腿内侧常出现皮炎，范围较大，继发感染后，患者感外阴灼痛，行动不便。

3. 尿路感染 伴有膀胱结石者多有尿路感染，出现尿痛、尿急症状。

4. 闭经 不少患者长期闭经或月经稀发，其原因尚不清楚，可能与精神创伤有关。

（三）诊断

通过询问病史，可追溯导致尿瘘的原因，在妇科检查时着重了解瘘孔的部位、大小及其周围瘢痕情况，还应了解有无合并阴道狭窄，尿道是否通畅，以及膀胱容积大小等，制订相应的治疗方案。对特殊病例需进行下列辅助检查。

1. 亚甲蓝试验 目的在于鉴别患者为膀胱阴道瘘、膀胱宫颈瘘抑或输尿管阴道瘘，并可协助辨认位置不明的极小瘘孔。方法：将200ml稀释亚甲蓝（methylthioninium chloride）溶液经尿道注入膀胱，若见到有蓝色液体经阴道壁小孔溢出者为膀胱阴道瘘；蓝色液体自子宫颈外口流出者为膀胱宫颈瘘；阴道内流出清亮尿液，说明流出的尿液来自肾脏，则属输尿管阴道瘘。

2. 靛胭脂试验 亚甲蓝试验瘘孔流出清亮液的患者，应进一步行靛胭脂试验。静脉注射靛胭脂5ml，10分钟内见到瘘孔流出蓝色尿液，确诊为输尿管阴道瘘。

3. 膀胱镜、输尿管镜检查 了解膀胱内情况，排除炎症、结石、憩室；明确瘘孔位置和数目。必要时行双侧输尿管逆行插管或输尿管镜检查，明确输尿管瘘的位置。

4. 静脉肾盂及尿路造影 在限制饮水12小时及肠道充分准备下，静脉注射67%泛影葡胺溶液20ml后，分别于注射后5、15、30、45分钟摄片，以了解双侧肾功能及输尿管有无异常，用于诊断输尿管阴道瘘、结核性尿瘘和先天性输尿管异位。

5. 肾显像 能了解双侧肾功能和上尿路通畅情况。若初步诊断为输尿管阴道瘘，肾显像显示患侧肾功能减退和上尿路排泄迟缓。

（四）治疗

所有原因所致尿瘘均需手术治疗。但对结核、癌肿所致者，应先针对病因进行治疗。产后和妇科手术后7日内发生的尿瘘，经放置膀胱内保留导尿管和（或）输尿管导尿管后，偶有自行愈合的可能。年老体弱不能耐受手术者，考虑采用尿收集器保守治疗。

1. 手术时间的选择 术中发现的器械损伤所致瘘孔一经发现立即手术修补。坏死型尿瘘或瘘孔伴感染应等待3～6个月，待炎症消除、瘢痕软化、局部血供恢复正常后再行手术。瘘管修补失败后至少应等待3个月再行手术。膀胱内有结石伴炎症者，应在控制炎症后行取石和修补术。对月经定期来潮者，应在月经干净后3～7日手术。

2. 手术途径的选择 手术有经阴道、经腹和经阴道腹部联合途径之分。原则上应根据瘘孔类型和部位选择不同途径。绝大多数膀胱阴道瘘和尿道阴道瘘经阴道手术，输尿管阴道瘘多需经腹手术。

3. 术前准备 目的是为手术创造有利条件，促进伤口愈合。

（1）术前3～5日用1∶5000高锰酸钾溶液坐浴。有外阴湿疹者在坐浴后局部涂擦氧化锌油膏，待痊愈后再行手术。

（2）老年妇女或闭经患者，术前应口服雌激素制剂半个月，促进阴道上皮增生，有利于伤口愈合。

（3）常规尿液检查，有尿路感染者应先控制感染，再行手术。

（4）术前数小时开始应用抗生素预防感染。

（5）必要时术前给予地塞米松，促使瘢痕软化。

4. 术后护理 术是手术成败的重要环节。术后留置导尿管或耻骨上膀胱造瘘，应保证膀胱引流持续通畅，发现阻塞必须及时处理。停留导尿管7～14日。术后每日进液量不应少于3000ml，大量尿液冲洗膀胱，防止发生尿路感染。外阴部应每日擦洗干净。术后继续给予广谱抗生素预防感染。已服用雌激素制剂者，术后继续服用1个月。

（五）预防

绝大多数尿瘘是可以预防的，重点在于预防产伤所致的尿瘘。

1. 正确处理异常分娩，防止第二产程延长和滞产。行阴道助产手术时，术前必先导尿，避免术中损伤膀胱。术后常规检查生殖泌尿道有无损伤。

2. 对产程长、膀胱及阴道受压过久、疑有损伤可能者，产后应留置导尿管持续开放 10～14 日，保持膀胱空虚，有利于改善局部血运和防止尿瘘形成。

3. 妇科手术损伤所致的尿瘘多为子宫全切除术时损伤输尿管，对于盆腔广泛粘连的患者应先充分暴露输尿管，明确解剖关系后再行切除术，以免伤及输尿管。若术时发现有输尿管或膀胱损伤，应及时修补以防尿瘘形成。

二、粪　瘘

粪瘘（fecal fistula）是指人体肠道与生殖道之间有异常沟通，致使粪便由阴道后壁排出，以直肠阴道瘘居多。

（一）病因

1. 产伤　分娩时胎头停滞在阴道内时间过长，压迫阴道后壁及直肠，造成缺血坏死而形成粪瘘是最常见的病因。

2. 手术损伤　会阴切开缝合时，缝线穿透直肠黏膜未被发现，Ⅲ度会阴撕裂，修补后直肠未愈合，或妇科手术严重盆腔分离时损伤直肠，均可导致直肠阴道瘘。

3. 长期放置子宫托不取出；生殖道癌肿晚期破溃或放疗不当，均可发生粪瘘。

4. 新生儿先天性直肠阴道瘘常合并肛门闭锁。

（二）临床表现

直肠阴道瘘孔较大者，多量粪便经阴道排出，稀便时更是持续外流，无法控制。若瘘孔极小，当粪便成形时，阴道内可无粪便污染；若为稀粪时则由阴道流出。阴道内可时有阵发性排气现象。

（三）诊断

详细的病史询问，多能找到明确的病因。大的直肠阴道瘘在阴道窥器检查时能直接观察瘘孔。瘘孔极小者往往在阴道后壁只见到一颜色鲜红的小肉芽样组织，若从此处用探针探测，同时用另一手的示指放入直肠内能直接接触到探针即可确诊。小肠或结肠阴道瘘需经钡剂灌肠方能确诊。

（四）治疗

手术修补为主要治疗方式。手术损伤者应术中立即修补，压迫坏死造成的粪瘘，应等待 3～6 个月，炎症完全消退后再行手术。瘘修补术主要是切除瘘管，游离多层组织后进行多层缝合。高位巨大直肠阴道瘘、瘢痕严重或前次手术失败者，应暂时行乙状结肠造瘘，之后再行修补术。

术前 3 日进少渣饮食，每日用 1∶5000 高锰酸钾溶液坐浴 1～2 次。口服诺氟沙星或链霉素、庆大霉素、甲硝唑控制肠道细菌。术前清洁灌肠。术后应保持局部清洁；进少渣饮食 4 日，控制 4～5 日不排便。术后第 5 日口服缓泻剂。

（五）预防

产时注意缩短第二产程，避免第二产程延长；杜绝会阴Ⅲ度撕裂伤的发生；缝合会阴切口后常规做肛查，发现有缝线穿透直肠黏膜，应立即拆除重缝。避免长期放置子宫托不取。生殖道癌肿放射治疗时，应注意控制放射剂量和掌握操作技术，防止放射性损伤引起的粪瘘。

（周红林）

第二十二章 不孕症与辅助生殖技术

第一节 不 孕 症

女性有正常的性生活、未避孕1年未受孕者称为不孕症（infertility），对男性则称为不育症。既往从未有过妊娠，未避孕、正常性生活1年而未妊娠者称原发不孕；曾有过妊娠，而后未避孕1年不孕者称继发不孕。最近有权威资料认为，我国不孕不育发病率为12%～15%，不孕不育者已达5000万人。

不孕不育并非致命，但造成的个人痛苦、夫妇感情破裂以及家庭不和却不可等闲视之，现已在世界范围内成为极其重要的医学和社会问题。出于鼓励生育的考量，近年国内多次调整了生育政策，故对不孕不育须予以高度关注。

一、病 因

（一）女性不孕因素

1. 排卵障碍 占女性不孕因素的25%～33%。常见病因：①下丘脑、垂体性无排卵，如低促性腺激素性无排卵、高泌乳素血症等；②卵巢病变，如多囊卵巢综合征、早发性卵巢功能不全、卵巢功能性肿瘤、卵巢促性腺激素不敏感综合征等；③先天性肾上腺皮质增生症、甲状腺功能异常等内分泌疾病。

2. 输卵管因素 约占女性不孕因素的33%。任何影响输卵管功能的因素，如输卵管炎症（结核分枝杆菌、淋病奈瑟菌、沙眼衣原体等）可导致不孕；输卵管发育不全、盆腔手术后粘连等也可导致不孕。

3. 子宫内膜异位症 典型症状为盆腔痛和不孕，而导致不孕的确切机制目前尚不完全清楚。可能的原因如盆腔环境改变影响精子和卵子的结合、黄体形成、子宫内膜容受性改变等，使盆腔、输卵管、卵巢造成粘连亦可影响受精卵或胚胎的输送。

4. 其他 诸如子宫先天畸形、子宫黏膜下肌瘤、子宫内膜炎、内膜结核、内膜息肉、宫腔粘连等，可影响受精卵着床；宫颈黏液功能异常、宫颈病变等，影响精子进入子宫腔；阴道损伤后形成的粘连瘢痕性狭窄，或先天性外阴阴道发育异常、外阴阴道炎症等均可影响受孕。

（二）男性不育因素

1. 精液异常 由于先天性或后天性原因导致精液异常，如无精子或精子数过少，活力减弱，形态异常或精液液化不全等。

2. 性功能异常 外生殖器发育不良或阳痿、早泄等致性交困难，使精子不能正常排入阴道内。

3. 其他 如免疫因素，目前临床尚无明确的诊断标准。

（三）不明原因性不孕

不明原因性不孕是一种低生育力状态，男女双方因素均不能排除，占不孕症人群的10%～20%，可能病因有免疫因素、隐性输卵管因素、卵母细胞异常、遗传缺陷等，但目前临床缺乏可明确病因的有效检测手段。

二、诊 断

（一）男方检查

1. 病史采集 询问既往有无慢性疾病，如结核、腮腺炎、糖尿病等；了解性生活情况，有无性交困难或射精障碍；有无手术史，如输精管结扎术；个人史，如接触高温环境、酗酒、吸烟吸毒史等。

2. 体格检查 包括全身检查和生殖系统检查。

3. 精液常规检查 出于诊断需要，可根据2010年出台的《世界卫生组织人类精液检查与处理实验室手册》（第5版）进行；这里需指出，做2～3次精液检查已经足够。

4. 其他 如激素检测、生殖系统超声、遗传筛查等。

（二）女方检查

1. 病史采集 不孕年限、性生活频率、有无避孕及其方式如何、体重变化、有无泌乳多毛或者痤疮等；月经史、有无痛经；婚育史，了解以往流产或分娩经过，有无盆腔感染史等；既往史（有无结核病、内分泌疾病、性传播疾病等，手术史），家族史。

2. 体格检查 注意第二性征及内外生殖器的发育情况，有无畸形、炎症、包块及乳房泌乳等。

3. 不孕相关辅助检查

（1）卵巢功能检查：主要包括超声检查和激素检测。经阴道超声检查明确子宫和卵巢大小、位置及有无异常回声的同时，可评估卵巢储备、监测优势卵泡发育情况及子宫内膜厚度和形态。激素检测多于月经周期第2～4天进行，排卵期测定 LH 水平以预测排卵时间，黄体期检测 P 水平以评估有无排卵及黄体功能。

（2）输卵管通畅检查：常用方法有输卵管通液术、子宫输卵管碘剂造影（图22-1）或超声造影。输卵管通液术准确性较差，但可分离轻度输卵管腔粘连，有一定治疗作用。子宫输卵管造影可明确输卵管通畅程度、阻塞部位和子宫腔形态。

（3）其他检查：①基础体温测定。双相型体温变化可提示排卵存在，但不能作为独立的诊断依据。②宫腔镜检查。了解子宫腔情况，能发现是否存在宫腔粘连、黏膜下肌瘤、内膜息肉、子宫畸形等（图22-2）。③腹腔镜检查。上述检查均未见异常者，可行腹腔镜检查了解盆腔情况，探查子宫、输卵管、卵巢有无病变或粘连，并可结合输卵管通亚甲蓝液，直视下确定输卵管是否通畅，必要时在病变处取活检。部分患者通过腹腔镜可发现术前未能诊断的病变，同时可行盆腔粘连分离术和输卵管整形或造口术。

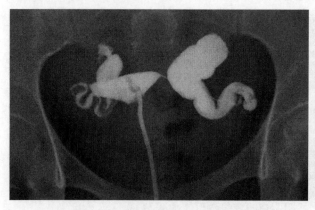 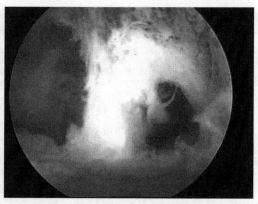

图 22-1　子宫输卵管碘剂造影（双侧输卵管积水）　　　图 22-2　宫腔镜检查（宫腔粘连）

三、治　疗

引起不孕的原因虽多，但首先是要关注患者的一般状况，要劝导患者适当户外活动，调整情绪，使自己精神愉快；对于肥胖、消瘦、有不良生活习惯或环境中有害物质接触史的患者，需建议其改变生活方式，杜绝有害物质；积极治疗内外科疾病；帮助其了解性生活知识，以增加受孕机会。

对于病因明确者，可针对其病因选择相应的治疗方案；中医药的手段亦应当予以足够的重视。

（一）诱发排卵

用于无排卵的患者。

1. 氯米芬（clomiphene） 竞争性结合垂体雌激素受体，模拟低雌激素状态，负反馈刺激垂体促性腺激素的分泌，促进卵泡生长。适用于体内有一定雌激素水平，下丘脑 - 垂体 - 卵巢轴反馈机制健全的患者。用法：月经周期第3～5日起，每日口服50mg（最大剂量达150mg/d），连用5天。3个周期为一疗程。排卵率可达70%～80%，每个周期的受孕率为20%～30%。可联合应用人绝经期促性腺激素（human menopausal gonadotropin, HMG）和人绒毛膜促性腺激素（human chorionic gonadotropin, hCG）诱发排卵。排卵后可进行黄体功能支持。

2. 来曲唑（letrozole） 属于芳香化酶抑制剂，可抑制雄激素向雌激素转化，低雌激素水平负反馈作用于垂体分泌促性腺激素，使卵泡发育。适应证和用法同氯米芬，剂量一般为2.5～5mg/d。

3. HMG 75U 制剂中含有 FSH 和 LH 各75U，可促使卵泡生长发育成熟。用法：月经周期第3～5日起，每日或隔日肌内注射 HMG 75～150U，用药期间需超声监测卵泡发育，可同时检测血清雌激素水平，待卵泡发育成熟，加用 hCG 促进排卵及黄体形成。

4. hCG 具有类似 LH 作用，常用以模拟内源性 LH 峰在卵泡发育成熟时诱发排卵，用法：4000～10 000U，一次性肌内注射。也可用以黄体支持。

（二）治疗生殖器器质性疾病

1. 输卵管慢性炎症及阻塞的治疗

（1）一般疗法：男方精液指标正常、女方卵巢功能良好、不孕年限比较短的年轻夫妇，可先试行期待治疗，特别注意可采用中医药手段配合调整。

（2）输卵管内注药：地塞米松、庆大霉素等药物加于生理盐水中，在适当压力下，缓慢注入，有减轻局部充血、水肿，抑制纤维组织形成，达到溶解或软化粘连的目的。

（3）输卵管成形术：应用腹腔镜微创技术对输卵管周围粘连、远端梗阻和轻度积水等进行造口术、粘连松解术等，以恢复输卵管正常解剖结构，改善通畅程度及其功能。介入输卵管再通术因其创伤小、治疗时间较短、费用相对较低，越来越多地应用于输卵管梗阻治疗。对于严重的输卵管积水，作为一种治疗选择，还曾主张过做输卵管结扎或栓堵，旨在为下一步辅助生殖技术助孕去除影响因素。

2. 其他 肿瘤、炎症、结核、子宫内膜异位症等按相应疾病治疗。

（三）不明原因性不孕的治疗

对于年轻、卵巢功能良好女性可采用期待治疗。卵巢储备功能开始减退者，作为一种诊断性治疗，可试行 3 个周期左右的宫腔内丈夫精液人工授精。但如果依旧未受孕，须及时转向高级生殖医疗——体外受精 - 胚胎移植等，不宜过久地局限于这种技术手段的应用。

（四）辅助生殖技术

详见本章第二节。

（谭季春）

第二节 辅助生殖技术

辅助生殖技术（assisted reproductive techniques，ART）指在体外对配子和胚胎采用显微操作等技术，帮助不孕夫妇受孕的治疗手段，包括人工授精、体外受精 - 胚胎移植及其衍生技术等。

一、人工授精

人工授精（artificial insemination，AI）是将精子通过非性交方式注入女性生殖道内，使其受孕的一种技术。按精液来源分为两类。①丈夫精液人工授精（artificial insemination with husband sperm，AIH）：适应证包括子宫颈因素导致的不孕症、男性少弱精子症、性功能障碍、因心理因素导致的性交不能、免疫性不孕以及不明原因不孕。②供精者精液人工授精（artificial insemination by donor，AID）：适用于男方无精症、不良遗传基因携带者等。按我国辅助生殖技术法规规定，AID 精子来源必须由国家卫生健康委员会认定的人类精子库提供和管理。

目前最常用的人工授精方法为宫腔内人工授精（IUI）：将精液洗涤处理后，通过导管注入宫腔内授精。IUI 可采用自然月经周期或联合药物促排卵周期进行，在促排卵周期中应控制优势卵泡数目，当有 3 个及以上优势卵泡发育时，可能增加多胎妊娠发生率，建议取消本周期。人工授精的时机非常重要，排卵前后进行 IUI 妊娠率最高。

二、体外受精 - 胚胎移植

体外受精 - 胚胎移植（in vitro fertilization and embryo transfer，IVF-ET）即"试管婴儿"。指从妇女体内取出卵子，在体外与精子受精并培养 3～5 天，将发育到卵裂期或囊胚期阶段的胚胎移植到妇女宫腔内，使其着床发育成胎儿的全过程。1978 年世界第一例"试管婴儿"在英国诞生，我国大陆第一例"试管婴儿"于 1988 年在北京诞生。

适应证：主要适用于导致配子运送障碍的输卵管性因素、排卵障碍、子宫内膜异位症、原因不明的不孕、男性少弱精子症及免疫因素等。

IVF-ET 的主要步骤：①控制性超促排卵（controlled ovarian hyperstimulation，COH），指应用促排药物在可控制的范围内诱发多个卵泡，同时发育和成熟，以获得更多高质量卵子，从而获得更多可选择移植的优质胚胎，以提高妊娠率；超声监测卵泡的发育，当有 3 个优势卵泡直径达到 18mm 左右大小，注射 hCG 或 GnRH 激动剂诱发排卵。②取卵。注射 hCG 或 GnRH 激动剂 34～38 小时后 B 超引导下经阴道穹隆处穿刺，抽吸卵泡液，显微镜下找出卵母细胞。③体外受精。将卵母细胞放入培养液中培养，使卵子进一步成熟，达到与排卵时相近状态，与经过处理的精子混合在一起受精。受精卵在体外培养 3～5 天，形成卵裂期或囊胚期胚胎。④胚胎移植。将卵裂期胚胎或囊胚期胚胎移植入宫腔内。⑤黄体支持。取卵后或移植胚胎日开始使用黄体酮进行黄体支持。移植 2 周后测定尿或血清 hCG 水平确定妊娠，移植 4～5 周后超声检查确定临床妊娠。加强孕期监护。

三、辅助生殖技术的衍生技术

1. 卵母细胞质单精子注射　1992 年 Palermo 等将精子直接注射到卵母细胞质内，结果发现被注射的卵子受精，且卵裂正常，由此诞生了人类首例卵母细胞质单精子注射法（ICSI）试管婴儿。

ICSI 的适应证：主要用于严重少、弱、畸精子症，不可逆的梗阻性无精子症，体外受精失败，精子顶体异常以及需行植入前胚胎遗传学诊断 / 筛查的患者夫妇。

ICSI 的主要步骤：刺激排卵、卵泡监测及取卵过程同 IVF 过程，去除卵丘颗粒细胞，在高倍倒置显微镜下行卵母细胞质内单精子显微注射授精，胚胎体外培养、胚胎移植及黄体支持同 IVF 技术。

2. 胚胎植入前遗传学诊断 / 筛查（PGD/PGS）　从体外受精第 3 日卵裂期胚胎或第 5 日的囊胚取 1～2 个卵裂球或 3～5 个滋养层细胞，进行细胞和分子遗传学检测，检出带致病基因和异常核型的胚胎，将正常基因和核型的胚胎移植到妇女宫腔内，得到健康后代。

适应证：主要用于单基因相关遗传病、染色体病、性连锁遗传病、不明原因反复自然流产、反复种植失败及可能生育异常患儿的高风险人群。

3. 胚胎冷冻保存技术　如果实施助孕夫妇有剩余的胚胎或因某种因素不能新鲜周期移植，可用玻璃化冷冻技术将胚胎保存在液氮中。

（谭季春）

第二十三章　计划生育

计划生育（family planning）措施包括避孕和人工流产，是女性生殖健康的重要内容。做好避孕方法的知情选择是计划生育优质服务的主要内容。我国常用的女性避孕方法包括工具避孕、药物避孕、外用避孕方法以及输卵管结扎。男性避孕的主要方法包括男用避孕套以及输精管结扎。人工流产是人为地采取措施终止妊娠，可作为避孕失败的补救措施。

第一节　避　孕

避孕（contraception）是一种不妨碍正常性生活与身体健康而能暂时阻止受孕的科学方法，主要通过以下环节达到避孕目的：①干扰受精卵着床，使子宫内环境不适宜孕卵生长发育，如宫内节育器；②阻止卵子与精子相遇，如使用避孕套、阴道隔膜或输卵管结扎术等；③抑制排卵，如避孕药物的使用；④改变阴道内环境，不利于精子生存和获能，如使用外用杀精剂等。

一、宫内节育器

宫内节育器（intrauterine device，IUD）是一种相对安全、有效、简便、经济的可逆性避孕方法。

（一）种类（图 23-1）

1. 惰性宫内节育器　为第一代 IUD，由惰性原料如金属、硅胶、塑料等制成。我国主要为不锈钢单环，由于其脱落率及带器妊娠率高，现已停产。

2. 活性宫内节育器　为第二代 IUD，其内含有活性物质如金属、激素及药物等，可以提高避孕效果，减少不良反应。主要包括含铜宫内节育器和含药宫内节育器。

（1）含铜宫内节育器：在子宫内持续释放具有生物活性的铜离子，铜离子具有较强的抗生育作用，避孕效果随着铜的表面积增大而增强，但表面积过大时，不良反应也相应增多，主要为点滴出血。从形态上分为 T 形、V 形、宫形、母体乐等。根据铜暴露于子宫腔的面积不同亦可分为不同类型，如 TCu-220（T 形，含铜表面积 220mm^2）、TCu-380A、VCu-200 等。TCu-IUD 以聚乙烯为支架，支架上绕铜丝或套以铜管。VCu-IUD 用不锈钢作支架，外套硅橡胶管，横壁及斜壁绕有铜丝或铜套。含铜无支架 IUD（又称吉妮环）为 6 个铜套串在一根尼龙绳上，顶端有一个结固定在子宫肌层。

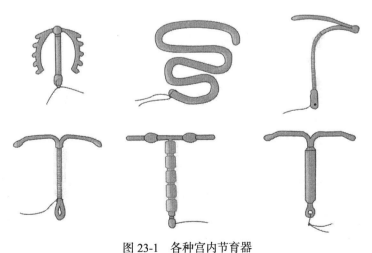

图 23-1　各种宫内节育器

（2）含药宫内节育器

1）左炔诺孕酮（levonorgestrel）宫内节育器（LNG-IUD）：又称左炔诺孕酮宫内节育系统（levonorgestrel intrauterine system，LNG-IUS），以聚乙烯作为 T 形支架，左炔诺孕酮储存在纵杆药管中，管外包有聚二甲基硅氧烷膜，控制药物释放。主要不良反应为点滴出血，经量减少甚至闭经，取器后恢复正常。

2）含其他活性物的 IUD：如含锌、磁、前列腺素合成酶抑制剂（吲哚美辛）及抗纤溶药物等的节育器。

（二）宫内节育器的避孕原理

大量研究认为宫内节育器的避孕原理是多方面的，主要是：①子宫内膜受异物刺激而引起无菌性炎性反应，白细胞及巨噬细胞增多，吞噬精子及影响胚胎发育，并能影响受精卵着床；②异物反应可损伤子宫内膜而产生前列腺素，前列腺素又可改变输卵管蠕动，使受精卵的运行与子宫内膜发育不同步，从而影响着床；③子宫内膜受压缺血，激活纤溶酶原，局部纤溶活性增强，致使囊胚溶解吸收；④对抗机体囊胚着床的免疫耐受性，使囊胚崩解，有免疫性抗着床作用；⑤铜离子具有使精子头尾分离的毒性作用，影响精子获能；⑥铜的长期缓慢释放，并被子宫内膜吸收，局部浓度增高后改变内膜酶系统活性，并影响 DNA 合成、糖原代谢及雌激素的摄入，使子宫内膜的细胞代谢受到干扰，不利于受精卵着床及囊胚发育；⑦LNG-IUD 中的孕酮引起子宫内膜腺体萎缩和间质蜕膜化，不利于受精卵着床，同时使宫颈黏液变稠，不利于精子穿透。

（三）宫内节育器的放置

1. 适应证 凡有性生活女性，要求放置宫内节育器而无禁忌证者均可放置。

2. 禁忌证 ①妊娠或可疑妊娠者；②生殖道急性炎症；③生殖器肿瘤；④子宫畸形；⑤宫颈内口过松、重度陈旧性宫颈裂伤或子宫脱垂；⑥严重全身性疾病。

3. 放置时间 ①常规为经后无性生活，月经干净后 3～7 天放置；②LNG-IUD 在月经第 4～7 天放置；③人工流产后立即放置；④产后 42 天恶露干净、子宫恢复正常者，但目前推荐无并发症者可于产后立即放置；⑤哺乳期者应在排除早孕后放置。

4. 放置方法 外阴阴道常规消毒铺巾，双合诊复查子宫大小、位置及附件情况。阴道窥器暴露子宫颈，再次消毒，以宫颈钳夹持宫颈前唇，用子宫探针探测子宫腔深度。用放置器将节育器推送入子宫腔，IUD 的上缘必须抵达宫底部，带有尾丝者在距宫口 2cm 处剪断。观察无出血即可取出宫颈钳及阴道窥器。

5. 术后注意事项 术后休息 3 天，2 周内忌性交及盆浴，3 个月内每次经期或大便时注意有无 IUD 脱落，定期随访。

（四）宫内节育器的取出

1. 适应证 ①因不良反应治疗无效或出现并发症者；②拟改用其他避孕措施或绝育者；③带器妊娠者；④计划再生育者；⑤放置期限已满需更换者；⑥绝经 1 年者。

2. 禁忌证 ①有生殖道感染时，应控制感染后再取出；②全身状况不好或疾病的急性期，应控制病情后再取出。

3. 取器时间 一般以经后 3～7 日为宜；因子宫出血而需取器者，随时可取，应同时行诊断性刮宫术；带器早期妊娠者在人工流产术同时取器。

4. 取器方法及注意事项 常规消毒，有尾丝者用血管钳夹住后轻轻牵引取出。无尾丝者按照宫腔操作程序操作，用取环钩或取环钳将宫内节育器取出。取器困难者可在超声引导下操作或用宫腔镜取出。取器前应做超声或 X 线检查了解宫内节育器情况。取器后核对节育器是否完整。

（五）宫内节育器的副作用

出血是放置宫内节育器的常见副作用，主要表现为经量过多、经期延长或不规则阴道出血。一般不需要治疗，3～6 个月后逐渐恢复。少数妇女可能出现白带增多或者伴有腰酸腹坠，应根据具体情况明确诊断后对症处理。

（六）宫内节育器的并发症

1. 节育器异位 原因：①操作不当导致子宫穿孔，将节育器放置到宫腔外；②节育器过大、过硬或子宫壁薄而软，子宫收缩导致节育器逐渐移位至宫腔外。确诊节育器异位后，应经腹或腹腔镜下将节育器取出。

2. 节育器嵌顿 由于节育器放置过程损伤宫壁，或带器时间过长致部分节育器嵌入子宫肌壁。一经诊断应及时取出，若取出困难应在超声下或宫腔镜下取出。

3. 感染 因放置时无菌操作不严或节育器尾丝导致上行性感染。发生感染时应使用抗生素治疗。

4. 节育器下移或脱落 原因：①操作不规范，节育器未放至宫底部；②节育器与子宫腔大小、形状不符；③宫颈内口松弛；④月经过多。多发生于节育器安放后第 1 年，因此应定期随访。

5. 带器妊娠 多与节育器异位、下移或脱落有关。发现后应人工终止妊娠，同时取出节育器。

二、激素药物避孕

1956 年 Pincus 等首先临床应用人工合成的甾体激素避孕，1963 年我国开始应用。目前常用的几乎全是女用避孕药，大多由雌激素和孕激素配伍而成。

（一）避孕原理

1. 抑制排卵 雌、孕激素负反馈抑制下丘脑释放 GnRH，使垂体分泌 FSH 和 LH 减少，同时直接影响垂体对 GnRH 的反应，从而不形成排卵前 LH 峰，故抑制排卵。

2. 阻碍受精 孕激素使宫颈黏液量变少而黏稠度增加，拉丝度减小，不利于精子穿透。

3. 阻碍着床 药物抑制子宫内膜增殖变化，使子宫内膜分泌不良，不适于受精卵着床。药物影响输卵管上皮纤毛运动、肌肉节段运动和输卵管液的组成，改变受精卵在输卵管中的正常运动，不利于受精卵着床。

（二）禁忌证和慎用情况

禁忌证和慎用情况：①严重心血管疾病，如高血压、冠心病等；②急、慢性肝炎或肾炎；③血液病或血栓性疾病；④内分泌疾病，如糖尿病需用胰岛素控制者、甲状腺功能亢进者；⑤恶性肿瘤、癌前期病变；⑥哺乳期不宜使用复方口服避孕药；⑦年龄＞35 岁的吸烟妇女不宜长期服用，以免增加心血管疾病的风险；⑧精神病患者；⑨严重偏头痛反复发作者。

（三）药物不良反应及处理

1. 类早孕反应 雌、孕激素刺激胃黏膜引起头晕、乏力、食欲缺乏以至恶心、呕吐等类早孕反应。一般不需特殊处理，数个周期后可自然消失。症状严重者可以考虑更换药物或停药。

2. 不规则阴道出血及闭经 服药期间发生不规则少量出血，称突破性出血。多发生在漏服后，少数人虽未漏服也能发生。若前半周期发生出血，可每晚加服雌激素，与避孕药同时服至停药。若在后半周期出血，可每晚加服避孕药 1/2 ～ 1 片，同服至停药。若出血量多如月经，应停药，作为月经来潮，于下一周期开始用药。若出现闭经，需除外妊娠，连续停经 3 个月，应停药并检查闭经原因。

3. 体重增加及皮肤变化 早期研制的避孕药中的孕激素有弱雄激素活性，可促进体内合成代谢，也可因雌激素使水钠潴留导致体重增加。极少数妇女的颜面部皮肤出现淡褐色色素沉着。新型避孕药应用新的孕激素，减少了这方面的副作用，而且能改善皮肤痤疮。

4. 其他影响 ①长期服用甾体激素避孕药对部分使用者的胰岛功能有一定影响，可出现糖耐量异常，停药后可恢复。②雌激素使低密度脂蛋白（LDL）降低、高密度脂蛋白（HDL）升高，三酰甘油升高。孕激素可对抗三酰甘油升高，降低 HDL。因此长期服用可对心血管系统产生一定影响，增加卒中和心肌梗死的风险。对于年龄＞35 岁、长期吸烟，有高血压病史的妇女不宜长期服用甾体激素避孕药。③目前使用的低剂量雌激素的甾体避孕药不增加血栓性疾病的风险。④长期服用避孕药不增加生殖器恶性肿瘤的发生率，还可减少子宫内膜癌、卵巢上皮癌的发生。是否增加乳腺癌的发生，还存在争议。⑤复方短效口服避孕药停药后即可妊娠。长效避孕药建议停药 6 个月后再妊娠较安全。

（四）避孕药的种类

甾体激素避孕药根据药物作用时间分为短效、长效、速效和缓释类。根据给药途径分为口服、注射、经皮肤、经阴道和经宫腔（宫内节育系统）。目前常用的激素避孕药见表 23-1 和表 23-2。

1. 口服避孕药（oral contraception）

（1）复方短效口服避孕药（combination oral contraception，COC）：由雌激素和孕激素配伍而成，雌激素主要为炔雌醇，孕激素成分各不相同，构成不同配方及制剂。目前常用的孕激素有炔诺酮、甲地孕酮、去氧孕烯、环丙孕酮、左炔诺孕酮、屈螺酮等。单相片在整个周期中雌、孕激素含量是固定的。除单相片外，还有双相片和三相片。三相片模仿正常月经周期中内源性雌、孕激素水平变化，将一个周期分成 3 个阶段，各阶段中雌、孕激素剂量均不相同。只要按规定服用且无漏服，避孕成功率可接近 100%。

使用方法及注意事项：一般雌、孕激素制剂用法基本相同，月经周期第 1 天或者第 5 天开始，每晚 1 片，连服 21～24 天，停药 5～7 天开始服用下个周期药物。若漏服可于次晨补服 1 片。若停药 7 日尚无月经来潮，则于第 8 日开始服用下一周期药物。若再次无月经出现，应停药检查原因。

表 23-1 女性常用的复方短效口服避孕药

名称	雌激素含量（mg）	孕激素含量（mg）	剂型
复方炔诺酮片（避孕片 1 号）	炔雌醇 0.035	炔诺酮 0.6	22 片 / 板
复方甲地孕酮片（避孕片 2 号）	炔雌醇 0.035	甲地孕酮 1.0	22 片 / 板
复方避孕片（0 号）	炔雌醇 0.035	炔诺酮 0.3	22 片 / 板
		甲地孕酮 0.5	
复方去氧孕烯片	炔雌醇 0.03	去氧孕烯 0.15	21 片 / 板
	炔雌醇 0.02	去氧孕烯 0.15	
炔雌醇环丙孕酮片	炔雌醇 0.035	环丙孕酮 2.0	21 片 / 板
屈螺酮炔雌醇片	炔雌醇 0.03	屈螺酮 3.0	21 片 / 板
屈螺酮炔雌醇片 Ⅱ	炔雌醇 0.02	屈螺酮 3.0	(24+4) 片 / 板
左炔诺孕酮 / 炔雌醇三相片			21 片 / 板
第一相（1～6 片）	炔雌醇 0.03	左炔诺孕酮 0.05	
第二相（7～11 片）	炔雌醇 0.04	左炔诺孕酮 0.075	
第三相（12～21 片）	炔雌醇 0.03	左炔诺孕酮 0.0125	

表 23-2 其他女性常用甾体激素避孕药

类别	名称	雌激素含量（mg）	孕激素含量（mg）	剂型	给药途径
探亲避孕片	炔诺酮探亲片		炔诺酮 5.0	片	口服
	甲地孕酮探亲避孕片 1 号		甲地孕酮 2.0	片	口服
	炔诺孕酮探亲避孕片		炔诺孕酮 3.0	片	口服
	53 号避孕药		双炔失碳酯 7.5	片	口服
长效避孕针	醋酸甲羟孕酮避孕针		醋酸羟孕酮 150	针	肌内注射
	庚炔诺酮注射液		庚炔诺酮 200	针	肌内注射
	复方庚酸炔诺酮（避孕 1 号针）	戊酸雌二醇 5	庚酸炔诺酮 50	针	肌内注射
皮下埋植剂	左炔诺孕酮硅胶棒 Ⅰ 型		左炔诺孕酮 36/ 根	6 根	皮下埋植
	左炔诺孕酮硅胶棒 Ⅱ 型		左炔诺孕酮 75/ 根	2 根	皮下埋植
	依托孕烯植入剂		依托孕烯 68/ 根	1 根	皮下埋植
阴道避孕环	甲地孕酮硅胶环		甲地孕酮 200 或 250	只	阴道放置
	左炔诺孕酮阴道避孕环		左炔诺孕酮 5	只	阴道放置
	依托孕烯炔雌醇阴道环	炔雌醇 2.7	依托孕烯 11.7	只	阴道放置

（2）复方长效口服避孕药：由长效雌激素和人工合成的孕激素配伍制成。这类药物主要是利用长效雌激素炔雌醇环戊醚（简称炔雌醚），从胃肠吸收后，储存于脂肪组织内缓慢释放起长效避孕作用。服药 1 次可避孕 1 个月，避孕有效率达 96%～98%。由于其副作用大，目前已少有销售。

2. 长效避孕针（injectable hormonal contraceptives） 有单纯孕激素类和雌、孕激素混合类。有效率达 98%。尤其适用于对口服避孕药有胃肠道反应者。单纯孕激素类可用于哺乳期避孕。其副作用有月经紊乱、点滴出血及闭经等。

3. 缓释避孕药 又称缓释避孕系统，是将甾体激素（主要是孕激素）与具有缓慢释放性能的高分子化合物制成多种剂型，在体内持续恒定进行微量释放，达到长效避孕作用。

（1）皮下埋植剂（subdermal implants）：含孕激素，有效率＞ 99%。第一代产品称 Norplant Ⅰ，有 6 个硅胶囊管，每根含左炔诺孕酮（LNG）36mg，使用年限 5～7 年。第二代称 Norplant Ⅱ，有

2根硅胶囊管，每根含LNG 70mg，使用年限3～5年。依托孕烯单根皮埋剂含依托孕烯68mg，使用年限3年。用法：于月经周期7日内在上臂内侧埋入硅胶棒。不良反应是不规则少量阴道流血，少数人出现闭经、情绪变化、头痛。大部分可逐步改善，若流血时间长可使用雌激素治疗。

（2）缓释阴道避孕环（contraceptive vaginal ring）：以硅胶或者塑料为载体，内含激素。甲地孕酮硅胶环放置一次避孕1年，月经期不需取出，有效率达98%～99%。依托孕烯炔雌醇阴道避孕环月经第一日放置，3周后取出，停用1周后再放下一个。

（3）透皮贴剂：含雌激素和孕激素储存区，可从药膜中按一定量及比例释放。贴于皮肤，经皮肤吸收。每周1片，连用3周，停药1周。

4. 探亲避孕药 适用于短期探亲夫妇。由于其剂量较大，副作用较多，目前已很少使用。

三、其他避孕方法

1. 阴茎套（condom） 也称避孕套，为筒状薄型乳胶制品，顶端呈小囊状，筒径规格有29mm、31mm、33mm、35mm四种。排精时精液潴留于小囊内，不能进入子宫腔而达到避孕目的。此工具必须在每次性交时男方使用，射精后阴茎尚未软缩时，即捏住套口和阴茎一起取出，正确使用避孕有效率可达93%～95%。阴茎套还有防止性传播疾病的作用，故应用广泛。

2. 女用避孕套（female condom） 又称阴道套（vaginal pouch）既能避孕又具有防止性传播疾病的作用，我国无该产品。

3. 紧急避孕（postcoital contraception） 是指在无保护性性生活后或避孕失败后几小时或几日内，为防止非意愿性妊娠的发生而采用的避孕方法。其主要通过阻止或延迟排卵，干扰受精或阻止着床达到避孕的目的。

（1）适应证：①在性生活中未使用任何避孕方法；②避孕失败，包括避孕套破裂、滑脱，体外排精未能做到，安全期计算错误，漏服避孕药，宫内节育器脱落；③遭到性暴力。

（2）方法

1）宫内节育器：一般在无保护性生活后5天（120小时）内放入带铜宫内节育器，其有效率可达95%以上。特别适合那些希望长期避孕而且符合放置宫内节育器或对激素应用有禁忌证者。

2）紧急避孕药：①雌、孕激素复方制剂。复方左炔诺孕酮片，无保护性性生活72小时内服4片，12小时后再服4片。②单孕激素制剂。左炔诺孕酮片，无保护性性生活72小时内服1片，12小时后再服1片。③抗孕激素制剂。米非司酮，无保护性性生活后5日（120小时）内服米非司酮10mg。

（3）不良反应：可出现恶心、呕吐、不规则阴道流血、月经紊乱，一般不需特殊处理。米非司酮的不良反应少而轻。

4. 外用避孕药 由阴道给药，以杀精或改变精子功能达到避孕。目前常用的避孕药膜以壬苯醇醚为主药，聚乙烯醇为水溶性成膜材料制成。房事前5分钟将药膜揉成团置阴道深处，待其溶解后即可性交。一般对局部黏膜无刺激或损害，少数妇女感阴道灼热或分泌物增多。如果未能正确使用，失败率可达20%以上，因此不作为避孕首选。

5. 安全期避孕 采用安全期内进行性生活而达到避孕目的，称为安全期避孕，又称自然避孕，包括日历表法、基础体温测定和宫颈黏液检查。日历表法根据卵子排出通常在下次月经来潮前14天，因此排卵前后4～5天为易受孕期，其余时间为安全期。基础体温测定与排卵时间关系不恒定，宫颈黏液观察需要经过培训才能掌握，因此安全期避孕并不十分可靠，失败率达20%。

四、其他类避孕

黄体生成激素释放激素类似物避孕、免疫避孕法的导向药物和抗生育疫苗，均在研究中。

第二节 输卵管绝育术及吻合术

一、输卵管绝育术

通过结扎或者完全阻塞输卵管，阻断精子与卵子相遇而达到绝育的手术称为输卵管绝育术。绝育方式可经腹、腹腔镜下或经阴道进行。目前常用的是经腹或腹腔镜下输卵管结扎术。

■（一）经腹输卵管结扎术（tubal sterilization operation）

1. 适应证 自愿接受绝育手术且无禁忌证者；患有严重全身疾病不宜生育者。

2. 禁忌证 ①各种疾病的急性期；②全身情况不良不能胜任手术者，如心力衰竭、多器官功能衰竭等；③24 小时内两次体温在 37.5℃或以上者；④腹部皮肤感染或患急、慢性盆腔炎者；⑤患严重的神经症状者。

3. 手术时间 非孕妇女在月经干净后 3～4 天。人工流产或分娩后立即或在 48 小时内施术。哺乳期或闭经妇女应排除早孕后再行绝育术。

4. 术前准备 与一般妇科腹部手术相同。

5. 麻醉 采用局部浸润或硬膜外麻醉。

6. 手术过程 ①取下腹正中耻骨联合上 2 横指（约 4cm）处做 2cm 长纵或横切口，产后则在宫底下 2cm 做纵切口；②采用卵圆钳、指板或吊钩取管法提取输卵管，直至暴露出伞端，证实为输卵管无误，并检查卵巢；③采用抽心包埋法结扎输卵管。此外还有输卵管银夹法和输卵管折叠结扎切除法。

7. 并发症 极少发生。①出血或血肿：可因过度牵拉、钳夹而损伤输卵管或其系膜造成，或因创面血管未结扎或结扎不紧引起腹腔内积血或血肿。②感染：包括局部和全身感染，一是体内原有感染灶未控制，二是手术操作过程中无菌观念不强。③损伤：如膀胱、肠管等损伤，因解剖关系辨认不清或操作粗暴所致。④绝育失败；手术失败以致再孕。可因绝育措施本身缺陷，也可因施术时技术误差引起。其结果多发生宫内妊娠，尚需警惕形成输卵管妊娠可能。

（二）腹腔镜下输卵管结扎术

1. 禁忌证 主要为腹腔粘连、心肺功能不全、膈疝等，余同经腹输卵管结扎术。

2. 术前准备 同经腹输卵管结扎术，受术者取头低臀高仰卧位。

3. 手术过程 ①局部麻醉、硬膜外麻醉或全身麻醉；②穿刺建立气腹；③在腹腔镜直观下将弹簧夹（spring clip）或硅胶环（falope ring）环套于输卵管峡部，以阻断输卵管通道。也可采用双极电凝烧灼输卵管峡部 1～2cm。比较各种方法的绝育失败率，电凝术为 1.9‰，硅胶环为 3.3‰，弹簧夹为 27.1‰，但机械性绝育术与电凝术相比，因毁损组织少，可提供更高的复孕概率。

二、输卵管吻合术

输卵管吻合术（sterilization reversal）又称输卵管复通术，指输卵管绝育术后，由于各种原因要求恢复生育功能而行手术者。术中将结扎的输卵管切除，然后将两个断端吻合。适合于夫妻双方身体健康有生育功能者。目前采用的有经腹结合手术显微镜复通和腹腔镜下复通两种方式。

第三节　避孕失败后的补救措施

因避孕失败而致意外妊娠，人为地采取措施终止妊娠，称人工流产（artificial abortion）。人工流产对妇女的生殖健康有一定影响，因此应做好避孕措施。终止早期妊娠的人工流产方法包括药物流产和手术流产。

一、药物流产

药物流产（medical abortion or medical termination）是用非手术措施终止早孕的方法。目前最常用的药物是米非司酮（mifepristone）配合米索前列醇。米非司酮是一种合成类固醇，具有抗孕酮和糖皮质醇的作用。米索前列醇能促进子宫收缩及宫颈软化，两者协同作用，可提高终止妊娠效果。

1. 适应证 ①妊娠试验阳性，B 超证实为宫内妊娠且在妊娠 7 周内者；若大于 7 周，可酌情考虑。②有人工流产高危因素者：如哺乳期子宫、瘢痕子宫。

2. 禁忌证 ①使用米非司酮的禁忌证：肾上腺疾病、糖尿病、肝肾功能异常、妊娠期皮肤瘙痒、血液疾病、血管栓塞等病史。②使用前列腺素类药物的禁忌证：高血压、青光眼、哮喘、癫痫等。③其他：带器妊娠、异位妊娠、过敏体质等。

3. 用药方法 顿服法为 200mg 一次口服。分服法总量为 150mg，分 2 日口服。两者都于服药的第 3 日早上口服米索前列醇 0.6mg。

4. 注意事项

（1）不良反应包括恶心、呕吐、腹泻等消化道症状；下腹痛、阴道出血及感染。

（2）因药物流产可出现大量出血，因此需在有医护人员严密观察下，具有抢救条件的正规医院进行。如出血较多需要及时行清宫术。

二、手 术 流 产

手术流产（surgical abortion）是指妊娠 14 周以内采用人工方法终止妊娠的手术，包括负压吸引术（vacuum aspiration）和钳刮术。

▰ （一）负压吸引术

利用负压吸引的原理，将妊娠物从宫腔内吸出，称为负压吸引术（图 23-2）。

1. 适应证 ①适用于妊娠 10 周内要求终止妊娠者；②因各种疾病不宜继续妊娠者。

2. 禁忌证 ①各种疾病的急性期或严重的全身性疾患；②生殖器官急性炎症；③术前相隔 4 小时的两次体温在 37.5℃ 或 37.5℃ 以上。

3. 术前准备 ①详细询问病史及查体；②完善相关辅助检查：如血常规、白带常规、B 超检查等；③签署手术知情同意书。

4. 手术方法和步骤

（1）患者排空膀胱，取膀胱结石位。

（2）外阴部常规消毒铺巾，双合诊复查子宫大小、位置及附件情况。阴道窥器暴露子宫颈后，再次消毒。

（3）以宫颈钳夹持宫颈前唇，用子宫探针探测子宫腔深度，根据子宫腔大小选择吸管。

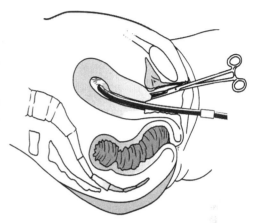

图 23-2 负压吸引术

（4）用宫颈扩张器依次扩张宫颈管，但比选用吸头大半号或一号。扩张时用力要均匀，不宜用力过猛，以防宫颈口裂伤或子宫穿孔。

（5）将吸管通过橡皮管连接到吸引器，按子宫位置的方向将吸管头部送入宫底部，控制负压为 400 ～ 500mmHg，按顺时针方向吸子宫腔 1 ～ 2 周。当感觉子宫腔缩小，子宫壁粗糙时，折叠橡皮管，慢慢取出吸管。

（6）用小号刮匙轻刮子宫腔 1 周，尤其子宫底及两侧宫角部，检查是否吸刮干净。全部吸出物过滤，检查有无绒毛，如为无绒毛组织应送病理检查。

▰ （二）钳刮术

钳刮术适用于妊娠 11 ～ 14 周。步骤与负压吸引术相同，改负压吸引管为卵圈钳钳取胎儿和胎盘。因胎儿较大，应先作扩张宫颈准备，可用药物或机械方法扩张子宫颈。钳刮术易造成出血多、宫颈裂伤、子宫穿孔、流产不全等并发症，应尽量避免大月份钳刮术。

▰ （三）人工流产术并发症及其防治

1. 子宫穿孔 是人工流产术的严重并发症。与操作者操作水平及子宫异常有关（如哺乳期子宫、瘢痕子宫、子宫过度倾曲或发育畸形）。当器械进入子宫腔突然出现落空感，或其深度明显超过检查时子宫的大小，或将腹腔内组织（如大网膜或肠管等）吸出或钳出，应考虑子宫穿孔，立即停止手术，给予缩宫素和抗生素，严密观察患者的生命体征、有无腹痛、阴道流血及腹腔内出血征象。若患者情况稳定，可待 1 周后清除子宫腔内容物；发现内出血增多或疑有脏器损伤者，应立即行腹腔镜检查或剖腹探查。

2. 人工流产综合反应 指受术者在人工流产中或手术结束时出现心动过缓、心律紊乱、血压下降、面色苍白、出汗、头晕、胸闷，甚至发生昏厥和抽搐。其发生主要由于子宫颈和子宫遭受机械性刺激引起迷走神经反射所致，并与患者精神紧张，不能耐受宫颈扩张、牵拉和过高的负压有关。术前应予精神安慰，操作力求轻柔，扩张子宫颈不可施用暴力，吸宫时负压要适当，吸净后勿反复吸刮子宫壁。术前可应用松弛子宫颈药物，一旦出现心率过缓，可注射阿托品 0.5 ～ 1mg。

3. 吸宫不全 为常见并发症，指人工流产后部分组织物残留。与子宫位置异常或操作者技术不熟练有关。术后流血超过 10 天，血量过多，或流血停止后又有多量流血，应考虑为吸宫不全，B 超检查有助于诊断。若无明显感染征象，应行刮宫术，刮出物送病理检查，术后用抗生素预防感染。若伴有感染，应控制感染后再行刮宫术。

4. 漏吸 指人工流产时未吸到绒毛或胚胎。往往因孕囊过小、子宫过度屈曲或子宫畸形造成。若发生漏吸，应复查子宫位置、大小及形状，并重新探查子宫腔，再次行负压吸引术。

5. 术中出血 多发生于妊娠月份较大者，因子宫收缩较差而引起出血。应立即给予缩宫素子宫颈注射或肌内注射。若是漏诊的瘢痕妊娠，可引起严重出血甚至危及生命。

6. 术后感染 主要表现为子宫内膜炎、子宫肌炎以及盆腔炎。应用抗生素治疗。

7. 羊水栓塞 偶可发生在妊娠月份较大的钳刮术，由于宫颈损伤、胎盘剥离使血窦开放，为羊水进入创造了条件，其症状及严重性不如晚期妊娠发病凶猛。治疗见"羊水栓塞"章节。

8. 远期并发症 包括宫颈或宫腔粘连、慢性盆腔炎、月经失调、继发不孕等。

第四节　避孕节育措施的选择

医务工作者应根据每对夫妇的具体情况，指导其选择适宜的避孕方法，以达到节育的目的。

1. 新婚夫妇 一般要求短期避孕，首选复方短效口服避孕药，其次为避孕套，不适宜用安全期、体外排精及长效口服避孕药。

2. 已有子女的夫妇 选择长效、可逆、安全、可靠的避孕方法，同时结合个人身体状况进行选择，包括宫内节育器、皮下埋植剂、复方口服避孕药、避孕针和阴茎套。已生育子女且有妊娠禁忌证者，可考虑采取绝育手术。

3. 哺乳期妇女 首选避孕套，其次可选单孕激素制剂的长效避孕针或皮下埋植剂，不影响乳汁质量。不宜选用复方口服避孕药或避孕针及安全期避孕。

4. 绝经过渡期妇女 此期妇女仍可能排卵，必须坚持避孕。如原来使用宫内节育器者可继续使用直至停经后半年内取出。可选用避孕套或外用避孕药。不宜选用口服避孕药和安全期避孕。

案例 23-1

患者，女性，30岁，因产后9个月，停经45天，要求终止妊娠就诊。9个月前患者顺产一活女婴，产后哺乳6个月，产后2个月恢复月经。停经40天自测尿妊娠试验（+），要求终止妊娠并咨询避孕方法。既往史：无特殊。月经史：13岁初潮，经期4～5天，周期30天，量中，无痛经，白带不多。婚姻史：25岁结婚，孕1产1，丈夫体健。查体：T 36.8℃，P 84次/分，R 20次/分，BP 120/70mmHg，心肺听诊无异常。妇科检查：外阴阴道无异常发现。子宫颈：光滑，无举痛摇摆痛。子宫体：前位，增大如孕6周多，质软，活动好，无压痛。附件：双侧无增厚，无压痛。

问题：

1. 该患者终止妊娠前需要做哪些检查？

2. 采用何种方法终止妊娠？

3. 如何指导患者采用适合的避孕方法？

案例 23-1 分析

1. 生育期女性，停经45天，尿妊娠试验阳性，妇科检查示子宫增大如孕6周余，质软，初步诊断"早期妊娠"。应做B超确诊宫内妊娠。终止妊娠前应做检查：血常规、凝血象、血型、白带常规、B超检查。

2. 孕6周余终止妊娠可采用药物流产或人工负压吸引术。

3. 已有子女，要求长期避孕，无放置宫内节育器的禁忌证，首选宫内节育器作为避孕措施。可以在人工负压吸引术终止妊娠后立即放置宫内节育器。也可于行负压吸引术或药物流产终止妊娠后，采用口服避孕药或者皮下埋植剂。

拓展知识　终止中期妊娠的方法

妊娠14周以后者可考虑药物或水囊引产。最常用的药物是依沙吖啶，通常采用的是经腹壁羊膜腔注射法。

（一）依沙吖啶引产

依沙吖啶是一种强力杀菌剂，它能引起离体与在体子宫的收缩。将依沙吖啶注入羊膜腔内（图23-3）或宫腔内，都能引起子宫收缩，并能达到排出胎儿和胎盘的引产目的。

1.适应证 ①妊娠14～28周，要求终止妊娠而无禁忌证者；②因某种疾病不宜继续妊娠者；③产前诊断胎儿畸形者。

2.禁忌证 ①有急慢性肝肾疾病和肝肾功能不良者；②各种疾病的急性期；③生殖器官急性炎症；④子宫壁上有手术瘢痕。

3.术前准备 ①必须住院，详细询问病史，全身检查和妇科检查。②辅助检查：血尿常规、凝血象、血型、肝肾功能、心电图、白带常规、传染病相关检查、B超。③术前咨询，签署手术知情同意书。

4.手术步骤及注意事项

（1）将子宫固定在下腹部正中，在子宫底下方2～3横指，中线或中线两侧，选择囊性最强的部位作为穿刺点（目前多以超声定位羊水较多，易穿刺部位为穿刺点）。

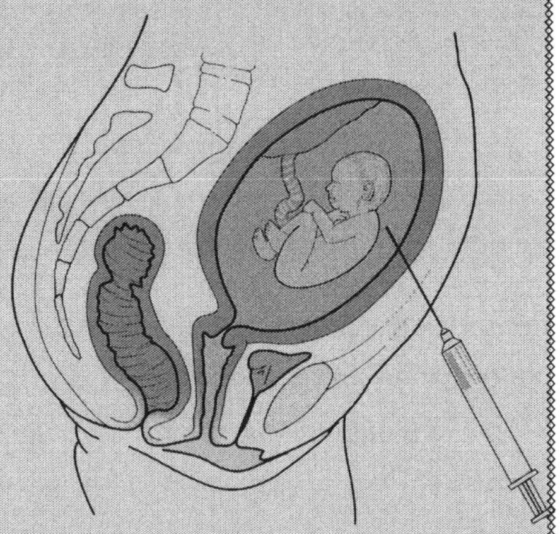

图23-3 依沙吖啶羊膜腔引产

（2）用7～9号有针芯的腰椎穿刺针，从选择好的穿刺点垂直刺入。有两次落空感后（即肌鞘、子宫壁），即进入羊膜腔内。穿刺针确切进入羊膜腔后，拔出针芯即有羊水溢出。

（3）先往注射器内回抽少许羊水，然后再注入药液。一般注入1%依沙吖啶液10ml（100mg）。

（4）如回抽时有血液，可能刺入胎盘，应试向深部进针，如仍有血液或穿刺时感觉刺入胎体，应另选穿刺点，穿刺不得超过3次。术毕详细填写手术记录。

（5）引产术后医务人员应严密观察有无不良反应、体温、宫缩等情况。规律宫缩后，应严密监护孕妇状态。胎儿娩出前应送入产房待产。

（6）胎儿娩出后处理同正常分娩后观察与处理（见正常分娩相关章节）。

（7）注射药物72～120小时后（即3～5日）尚未发动子宫收缩者，可再注药1次，用药剂量仍为100mg。如两次引产失败，应改用其他方法终止妊娠。

（二）水囊引产

水囊引产是将水囊放置在子宫壁和胎膜之间，诱发和引起子宫收缩，促使胎儿和胎盘排出的终止妊娠方法。其引产成功率可达90%以上。

1.适应证 同依沙吖啶引产。

2.禁忌证 ①急性传染病；②慢性疾病的急性发作期（如心力衰竭）；③妊娠期反复有阴道流血者；④生殖器官急性炎症或全身其他处有感染者；⑤前置胎盘；⑥有剖宫产史或子宫上有瘢痕者需十分慎重。

3.术前准备

（1）必须住院，详细询问病史，全身检查和妇科检查。

（2）辅助检查：血尿常规、凝血象、血型、肝肾功能、心电图、白带常规、传染病相关检查、B超。

（3）术前阴道擦洗2～3次。

（4）备好无菌水囊（将18号导尿管插入双层避孕套内，排出套内及夹层间的空气，用丝线将避孕套口结扎于导尿管上）。

（5）术前咨询，签署知情同意书。

4.手术步骤及注意事项

（1）排空膀胱，取膀胱截石位。

（2）常规消毒外阴阴道，铺无菌巾。窥阴器扩开阴道，消毒阴道穹隆、子宫颈及宫颈管。

（3）钳夹宫颈前唇或后唇。将水囊顶端涂以无菌润滑剂，徐徐放入子宫腔，如遇出血则从另一侧放入，使水囊处于胎囊与子宫壁之间。水囊结扎处最好放在子宫颈内口以上。

（4）经导尿管注入生理盐水。注入量根据妊娠月份大小酌情增减，一般在300～500ml，缓慢注入，如有阻力立即停止。

（5）导尿管末端用丝线扎好。将导尿管置于阴道后穹隆处，阴道内填塞纱布。

（6）放置水囊后可在室内自由活动，鼓励起床，以利子宫颈扩张。定时测体温、脉搏，观察宫缩，注意有无阴道流血或发热。

（7）水囊引产应特别注意预防感染，如有寒战、发热，应立即取出水囊，并静脉给予广谱抗生素。如发现破水，应立即取出水囊，同时静脉滴注缩宫素，如破水超过 12 小时，应尽快终止妊娠，以免引起感染；如阴道流血多，腹部张力尚不能放松，子宫底有上升，应考虑有胎盘早剥的可能，要取出水囊，如确诊为胎盘早剥，应及早终止妊娠；如发现宫缩过强，可提前取出水囊。

（8）放置水囊后如无异常，24 小时后取出，取水囊后静脉滴注缩宫素。胎儿、胎盘娩出后，检查胎盘及胎膜是否完整，必要时行清宫术。

（9）水囊引产失败后，如无异常，观察 72 小时后改用其他方法终止妊娠。

（董晓静）

第二十四章 妇产科常用特殊检查

第一节 羊水检查

羊水检查是应用多种实验室检测技术对羊水成分进行分析的一种产前检查方法。羊水细胞可用于遗传学检测；羊水中的酶学分析可用于先天性遗传代谢病的筛查；羊水中病原体检测可用于判断宫内感染情况；羊水还可用于判断胎儿成熟度。

一、适应证

1. 遗传病产前诊断及先天性代谢病的产前筛查。

2. 孕妇在妊娠早期感染某些病原体，如风疹病毒、巨细胞病毒或弓形虫感染。

3. 胎儿成熟度的判定。处理高危妊娠需引产，在引产前需了解胎儿成熟度，以选择分娩的有利时机。

二、临床应用

1. 遗传病产前诊断及先天性代谢病的产前筛查

（1）染色体异常：通过羊水细胞培养作染色体核型分析，以诊断染色体（常染色体及性染色体）数目或结构异常。较常见的常染色体异常有 21 三体综合征、18 三体综合征，性染色体异常有先天性卵巢发育不全综合征（Turner syndrome，45，XO）等。

（2）先天性代谢病：经羊水细胞培养作某些酶的测定，诊断某种酶的异常或缺陷。如测定氨基己糖酶 A 活力诊断因类脂质蓄积引起的黑蒙性家族痴呆病；测定半乳糖 -1- 磷酸盐尿苷酰转移酶诊断半乳糖血症等。随着分子诊断技术的发展，目前临床已经很少通过酶活性检测遗传代谢疾病。

（3）基因病：从羊水细胞提取胎儿 DNA，针对某一基因做直接或间接分析或检测。近年已能应用 PCR、一代测序、二代测序等技术相互结合做遗传病的基因诊断。1979 年已成功地用于诊断血红蛋白结构基因缺失的疾病，如地中海贫血、血红蛋白-H 病。用限制性内切酶及 DNA 杂交的方法，成功地诊断核苷酸突变造成的遗传病，如镰形红细胞、苯丙酮尿症。目前可以常规进行产前诊断的遗传病有地中海贫血、苯丙酮尿症、甲型血友病、乙型血友病、假肥大型进行性肌营养不良症等。应用二代测序等技术可以检测目前已知明确致病的所有单基因遗传病，但需严格把握临床指征，谨慎应用。

2. 宫内感染的产前诊断 当高度怀疑孕妇有弓形虫、风疹病毒、巨细胞病毒、单纯疱疹病毒等感染时，可检测羊水中特异性免疫球蛋白、病毒 DNA 或 RNA 的含量，以帮助诊断是否存在胎儿宫内病毒感染。羊水细菌培养是诊断宫内细菌感染的可靠依据。绒毛膜羊膜炎的产前诊断可以通过羊水涂片革兰氏染色检查、葡萄糖水平测定、白细胞计数、白细胞介素 -6 检测等方法实现。如羊水中白细胞介素 -6 升高，可能存在亚临床的宫内感染，可导致流产或早产。

3. 胎儿成熟度的检查 目的是了解胎儿在宫内是否已具备出生后适应外界的生存能力，胎儿在宫内各脏器的功能已在运作，胎儿肺在宫内无正常呼吸运动，但娩出后呼吸功能的建立至关重要，因此监测胎儿成熟度重点在胎儿肺是否成熟。尤其在高危妊娠引产前，分娩时机的选择中，胎儿肺成熟度的评估非常重要。

1）卵磷脂与鞘磷脂比值（L/S）测定：胎儿肺泡 II 型上皮细胞可分泌使肺泡表面张力减低的表面活性物质，该物质有助于稳定新生儿的肺泡功能，缺少时可发生新生儿呼吸窘迫综合征（respiratory distress syndrome，RDS）。肺泡表面活性物质可通过胎儿肺泡、支气管、口腔直接进入羊水中，其主要成分是磷脂，因此羊水中 L/S 值可作为判断胎儿能否离开母体独立生活的肺成熟度检查。妊娠 34 周前卵磷脂与鞘磷脂含量相似，自妊娠 35 周开始卵磷脂迅速合成，至 37 周达高峰，羊水中含量随之急剧增多，但鞘磷脂含量在整个孕期无明显变化，导致羊水中 L/S 值不断增高。若羊水中 L/S 值≥2 时，提示胎儿肺已成熟；L/S 值＜1.5，提示胎儿肺尚未成熟，RDS 的发生率约为 73%；L/S 值在 1.5～1.9 为临界值，新生儿约 50% 可能发生 RDS。糖尿病孕妇的羊水中 L/S 值达 2.0 时仍有较多新生儿发生 RDS，故≥3.0 时表示胎儿肺成熟。

2）磷脂酰甘油（phosphatidyl glycerol，PG）测定：PG 占肺泡表面活性物质中总磷脂的 10%。它的出现极具特异性，妊娠 35 周后会突然出现，代表胎儿肺已成熟，以后继续增长至分娩，羊水中只要测到 PG 就不会发生 RDS，PG 测定判断胎儿肺成熟度明显优于 L/S 值法，糖尿病时，即使 L/S 值＞2 而未出现 PG，则胎儿肺仍未成熟。

（张　蕊）

第二节　女性生殖器官活组织检查

生殖器官活组织检查是取生殖器官病变处或可疑部位小部分组织做病理学检查，以明确病变性质，简称活检。通常情况下活检是诊断最可靠的依据。常用的取材方法有局部活组织检查、诊断性宫颈锥形切除、诊断性刮宫、组织穿刺检查等。

一、局部活组织检查

（一）外阴活组织检查

1. 适应证　①外阴部赘生物或久治不愈的溃疡需明确病变性质；②外阴色素减退疾病需明确类型及除外恶变者；③怀疑外阴结核、外阴尖锐湿疣、外阴阿米巴病等外阴特异性感染疾病，需明确诊断者。

2. 禁忌证　①月经期；②外阴急性化脓性感染；③疑为恶性黑素瘤者。

3. 方法　患者排尿后取膀胱截石位，常规消毒、铺巾，取材部位以 0.5% 利多卡因做局部浸润麻醉。小赘生物可自蒂部剪下或用活检钳钳取，病灶面积大者行部分切除。止血方法：局部压迫止血，或电凝止血，或缝扎止血。标本置于 10% 甲醛溶液固定后送病检。

（二）阴道活组织检查

1. 适应证　①阴道赘生物；②阴道溃疡灶。

2. 禁忌证　①急性外阴炎、阴道炎、宫颈炎、盆腔炎；②月经期。

3. 方法　患者排尿后取膀胱截石位。常规消毒铺巾，阴道窥器暴露活检部位再次消毒。活检钳咬取可疑部位组织，若病变处有坏死，应注意取至深层新鲜组织。可用无菌纱布压迫止血，或阴道内置无菌带尾纱布压迫止血，嘱患者 24 小时后自行取出。活检组织置于 10% 甲醛溶液固定后常规送病理检查。

（三）子宫颈活组织检查

1. 适应证　①宫颈脱落细胞学涂片检查巴氏Ⅲ级或Ⅲ级以上，宫颈脱落细胞学涂片检查巴氏Ⅱ级或治疗后仍为Ⅱ级；TBS 分类鳞状细胞异常者；②阴道镜检查发现宫颈异常图像者；③疑有宫颈癌或慢性特异性炎症，需明确诊断者；④判断宫颈癌有无早期浸润及湿疣有无恶变；⑤宫颈病变如不典型增生，经治疗后观察疗效者。

2. 方法

（1）患者排尿后取膀胱截石位，常规消毒铺巾，用阴道窥器暴露子宫颈，用干棉签擦净宫颈黏液及分泌物。局部消毒。

（2）在子宫颈外口鳞 - 柱状交界区或肉眼糜烂较深或特殊病变处用活检钳取组织。可疑癌者可选子宫颈 3、6、9、12 点四点取材。若宫颈癌诊断明确，为明确病理类型或浸润程度可单点取材。为提高取材准确性，可在阴道镜下可疑病变区或涂复方碘溶液不着色区取材。

（3）将取下组织放入 10% 甲醛或 95% 乙醇中固定，若为多点活检则分别送检。

（4）宫颈局部填带尾纱布压迫止血，嘱患者 24 小时后自行取出。

3. 注意事项

（1）患有阴道炎症（阴道滴虫及真菌感染等）者应治愈后再行活检。

（2）妊娠期慎做活检，以免发生流产、早产，但若高度怀疑为宫颈恶性病变者应在知情同意后进行检查。

（3）以月经干净后 3 ～ 7 天活检为佳，月经前期不宜做活检，以免经血与切口出血相混淆，月经来潮时切口未愈可增加内膜组织在切口种植机会。

（4）病变典型者取材应包括病灶及周围组织，病变不典型者可选柱状上皮与鳞状上皮交界部位，均应有一定深度，必须含有足够间质。

（5）疑有宫颈管内病变或宫颈癌诊断明确，但不明确宫颈管内是否累及，须同时做宫颈管搔刮术。

二、诊断性子宫颈锥切术

1. 适应证 ①宫颈脱落细胞学检查多次找到癌细胞或可疑癌细胞，但宫颈多处活检及分段诊刮病理检查均未发现癌灶；②宫颈活检已明确有重度不典型增生者；③宫颈活检为原位癌或镜下早期浸润癌，而临床疑为浸润癌，为明确病变累及程度与确定手术范围。

2. 禁忌证 ①阴道、子宫颈、子宫及盆腔急性或亚急性炎症；②月经期；③有血液病等出血倾向者。

3. 术前准备及注意事项

（1）血常规及凝血功能正常。

（2）阴道无明显炎症，无子宫颈、子宫及附件急性或亚急性炎症。

（3）术前连续 3 天阴道黏膜用 0.2% 聚维酮碘溶液消毒，每日 1 次。

（4）手术应选择在月经干净后 3 ～ 7 日进行。用于诊断者，避免应用电刀或激光刀，以免组织破坏影响诊断。

（5）育龄妇女移行带多位于宫颈阴道部，锥切时不必过深，但底部应宽。绝经后妇女底部不宽，但深底应增加。

4. 方法

（1）在骶麻或腰麻下取膀胱截石位，常规消毒、铺巾，导尿后，阴道窥器暴露子宫颈并消毒阴道、子宫颈、宫颈管。

（2）以宫颈钳钳夹宫颈前唇向外牵引，用 Hegar 扩张器扩张宫颈管并做宫颈管搔刮术。将刮出组织放入含 10% 甲醛溶液中固定后送病理检查。

（3）子宫颈涂碘液后在病灶外或碘不着色区外 0.5cm 处沿子宫颈外周做环形切口，斜向宫颈管呈锥形，根据不同指征，可深入宫颈管 1 ～ 2.5cm，呈锥形切除。残端可行开放法（局部用止血药或纱布压迫止血）或缝合法（行宫颈成形缝合或荷包缝合术缝合切口，术毕探查颈管）处理。将要行子宫切除者，手术最好在锥切术后 48 小时内进行，可行宫颈前后唇相对缝合封闭创面以止血。术毕探查宫颈管。

（4）切除标本的 12 点位置以丝线标示便于定位，标本于 10% 甲醛固定后送病理检查。

5. 术后处理

（1）术后注意有无阴道大量流血。阴道流血较多时应予处理。

（2）术后用广谱抗生素及甲硝唑预防感染。

（3）术后 2 个月内禁止性生活及盆浴。

（4）术后第 2 次月经干净后用 Hegar 扩张器扩张宫颈管。

三、诊断性刮宫

诊断性刮宫简称"诊刮"，是诊断宫腔疾病最常用的方法，其目的是获取宫腔内容物作病理检查协助诊断。当怀疑同时合并宫颈管病变时，需对宫颈管及子宫腔分两步进行诊断性刮宫，以明确病变部位，称分段诊断性刮宫，简称分段诊刮。

■（一）一般诊断性刮宫

1. 适应证

（1）月经异常者，如功能失调性子宫出血或闭经，需了解子宫内膜状况及其对性激素的反应。

（2）流产后出血：子宫出血较多或持续时间较长者，证实或排除流产不全者，既有助于诊断，又有止血效果。

（3）绝经后出血：查找出血原因，诊断或除外子宫内膜癌、宫颈癌等疾病。

（4）不孕症：需了解卵巢功能及子宫内膜状况。

（5）子宫内膜病变：证实或排除子宫内膜炎、子宫内膜结核、子宫内膜增生、子宫内膜息肉、子宫内膜癌等。

2. 禁忌证

（1）急性阴道炎，宫颈炎，急性或亚急性盆腔炎。

（2）急性严重全身性疾病。

（3）手术前体温＞37.5℃。

（4）出、凝血功能异常。

3. 方法　一般不需麻醉，对精神高度紧张，或宫颈内口过紧，酌情给予镇痛药、局部麻醉或静脉麻醉。

（1）患者排空膀胱后取膀胱截石位，常规消毒、铺巾，做双合诊了解子宫大小及位置。

（2）用阴道窥器暴露子宫颈，再次消毒子宫颈与宫颈管，钳夹宫颈前唇或后唇，以子宫探针探查子宫方向并测子宫腔深度，宫颈内口过紧者，可用 Hegar 扩张器扩张宫颈管至刮匙能进入。

（3）阴道后穹隆放置消毒纱布一块，以收集刮出物。用刮匙由内向外沿宫腔四壁及两侧宫角有次序地将内膜刮除，应注意子宫腔有无高低不平及变形。将刮出的全部组织固定于 10% 甲醛溶液中送病理检查。

（二）分段诊断性刮宫

1. 适应证　①有不规则阴道出血需证实或排除子宫内膜癌或宫颈管癌的患者；②可疑子宫内膜癌累及宫颈管的患者；③老年妇女子宫异常出血或大量阴道排液，原因待查者。

2. 方法　先不探查子宫腔深度，用小刮匙自宫颈管内口至外口顺时针刮取宫颈管黏膜一周，将所刮取宫颈管组织置于纱布上；用子宫探针探测子宫腔，明确子宫屈度和方向、深度后，刮匙进入子宫腔全面刮取子宫内膜组织并置于另一纱布上。刮出的宫颈管黏膜及子宫腔内膜组织分别装瓶、固定于 10% 甲醛溶液中送病理检查。若刮出物肉眼观察高度怀疑为癌组织时，不应继续刮宫，以防出血及癌扩散。若肉眼观察未见明显癌组织时，应全面刮宫以防漏诊。

3. 诊刮时注意事项

（1）不孕症患者，应选在月经前或月经来潮 12 小时内刮宫，以了解有无排卵。

（2）功能失调性子宫出血，怀疑为子宫内膜增生症，应于月经前 1～2 天或月经来潮 24 小时内刮宫；怀疑为排卵性月经失调的子宫内膜不规则脱落时，则应于月经第 5～7 天刮宫；不规则出血者随时可以刮宫。

（3）疑有子宫内膜癌者，随时可诊刮，应注意避免过度刮宫而造成子宫穿孔或癌症扩散。

（4）疑为子宫内膜结核者，应于经前 1 周或月经来潮 12 小时内诊刮，刮取子宫内膜前 3 日及术后 3 日每天肌内注射链霉素 0.75g 及异烟肼 0.3g，口服，以防诊刮操作引起结核病灶扩散。

（5）若为了解卵巢功能，术前至少 1 个月停用性激素，以免得出错误结论。

4. 并发症

（1）出血：一般出血较少，有些疾病如葡萄胎、稽留流产及不全流产等可能导致刮宫时大出血，应术前检测凝血功能、输液、配血并做好手术准备。

（2）子宫穿孔：是刮宫的主要并发症。哺乳期、绝经后子宫萎缩、子宫发育不良或畸形、子宫患有恶性肿瘤者容易发生子宫穿孔，均应谨慎小心操作，切忌粗暴过度刮宫，以防子宫穿孔。

（3）感染：长期有阴道出血者，子宫腔内常有感染，刮宫能促使感染扩散，甚至发展成败血症。术中严格无菌操作，术前术后应给予抗生素。若感染性流产或已有宫腔感染者，应先控制感染，纠正一般情况后再刮宫。刮宫患者术后 2 周内禁止性生活及盆浴，以防感染。

（4）宫颈管或宫腔粘连：术者在操作时唯恐不彻底，反复刮宫致子宫颈管内膜或子宫腔内膜基底层甚至子宫肌层损伤，从而造成宫颈管粘连或宫腔粘连，导致闭经，应注意避免。

（杨丽华）

第三节　输卵管通畅检查

输卵管通畅检查包括输卵管通液术、子宫输卵管造影术、腹腔镜直视下输卵管通液术、宫腔镜下经输卵管口插管通液术和宫腹腔镜联合检查等方法。其主要目的是检查输卵管是否畅通，在女性不孕症的诊断和治疗中具有重要作用。

一、输卵管通液术

1. 适应证　①对原发或继发不孕者，为明确输卵管是否通畅；②检查和评价输卵管绝育术、输卵管再通术或输卵管成形术的治疗效果；③治疗输卵管黏膜的轻度粘连。

2. 禁忌证 ①可疑妊娠者；②内外生殖器急性或亚急性炎症；③月经期或尚有阴道出血者；④严重的全身性疾病不能耐受手术者；⑤体温高于 37.5℃者。

3. 术前准备 ①月经干净 3～7 日，禁止性生活 3 天；②术前半小时肌内注射阿托品 0.5mg，用于减少输卵管痉挛；③患者排空膀胱。

4. 方法

（1）取膀胱截石位，常规消毒外阴、阴道及子宫颈，铺无菌巾，双合诊查清子宫的位置及大小。

（2）放置窥器，充分暴露子宫颈，再次消毒阴道及子宫颈，以宫颈钳钳夹宫颈前唇。沿子宫腔方向置入子宫气囊导管，将气囊下端超越宫颈内口水平，于气囊内注入生理盐水 2～3ml 并向外牵拉，堵塞整个宫颈管，防止液体外漏。

（3）将含有生理盐水或抗生素溶液（庆大霉素 8 万 U、地塞米松 5mg、生理盐水 20ml）的注射器与子宫气囊导管相连，缓慢推注，以每分钟进入 5ml 为宜。对于推注时阻力大小、经子宫腔注入液体是否回流、患者下腹部是否疼痛等予以观察。

（4）术毕，须取出子宫气囊导管，再次消毒子宫颈、阴道，取出窥器。

5. 结果评定

（1）输卵管通畅：注液无阻力，或开始稍有阻力，随后阻力消失，无液体回流，患者亦无下腹痛。

（2）输卵管阻塞：注入液体 5ml 后，存在阻力感，且有液体自注射器回流或自宫颈口外溢，同时患者诉下腹部疼痛。

（3）输卵管通而不畅：注入液体有阻力，或开始注入有较大阻力，随后阻力变小，有少量液体反流，患者有轻微腹痛。

6. 注意事项

（1）所用生理盐水温度应接近体温，避免过冷造成输卵管痉挛。

（2）术后 2 周禁止盆浴及性生活，酌情给予抗生素预防感染。

二、子宫输卵管造影

子宫输卵管 X 线造影是通过导管向子宫腔及输卵管注入造影剂，行 X 线下盆腔透视及摄片，根据造影剂在子宫腔、输卵管腔以及盆腔内的显影情况，了解输卵管是否通畅、阻塞部位以及子宫腔形态。

子宫输卵管超声造影是通过导管向子宫腔及输卵管注入造影剂，行超声下盆腔探查，根据造影剂在子宫腔、输卵管及盆腔内的显影情况，了解输卵管是否通畅、阻塞部位以及子宫腔形态。优点在于无辐射，避孕时间短。

1. 适应证 ①原发或继发不孕，为了解输卵管是否通畅及其形态、阻塞部位；②输卵管疏通治疗后的疗效观察；③确定生殖道畸形的类别，明确有无宫腔粘连、子宫黏膜下肌瘤及异物等；④内生殖器结核非活动期；⑤原因不明的习惯性流产，明确宫颈内口是否松弛、子宫颈及子宫有无畸形；⑥对碘过敏的患者，无法行 X 线下碘油或碘水输卵管造影者，适用子宫输卵管超声造影。

2. 禁忌证 ①可疑妊娠者；②内外生殖器急性或亚急性炎症；③月经期或尚有阴道出血者；④严重的全身性疾病不能耐受手术者；⑤碘过敏者禁忌 X 线子宫输卵管造影；⑥体温高于 37.5℃者；⑦流产、刮宫或产后 6 周内。

3. 术前准备 ①造影时间以月经干净 3～7 天为宜，术前 3 天禁止性生活；②碘过敏试验阴性者方可造影；③术前半小时肌内注射阿托品 0.5mg，以减少输卵管痉挛；④排空大小便，便秘者应提前应用泻药或灌肠，清除肠道内容物，为保证摄片清晰。

4. 方法

（1）子宫输卵管 X 线造影

1）设备及器械：X 线放射诊断仪、子宫气囊导管、阴道窥器、宫颈钳、妇科钳、20ml 注射器等。

2）造影剂：目前国内外均使用碘造影剂，分油溶性与水溶性两种。油剂（40% 碘化油）显影清晰，刺激性小，但检查时间长，残留油不易吸收，溢入静脉可引起油栓；水剂（76% 泛影葡胺溶液）

吸收快，检查需时短，但子宫输卵管边缘部分显影欠佳，且对腹膜有刺激，从而引起腹痛。

（2）子宫输卵管超声造影

1）采用具备特异性造影成像技术的彩色多普勒超声成像仪，需要经阴道三维超声造影探头。

2）超声造影剂（如六氟化硫微泡注射剂、全氟丙烷人血白蛋白微球注射液），造影时抽取 3ml 与生理盐水混合配制成 20ml 输卵管造影剂。

（3）操作步骤

1）患者取膀胱截石位，常规消毒外阴、阴道，铺无菌巾，双合诊检查子宫位置及大小。

2）以窥器扩张阴道，充分暴露子宫颈，再次消毒子宫颈及阴道穹隆，用宫颈钳钳夹宫颈前唇，探查子宫腔。

3）注入造影剂并摄片。

A. 应用碘油造影者：40% 碘化油充满子宫气囊导管，排出空气，沿子宫腔方向置入子宫气囊导管，将气囊下端超越宫颈内口水平，于气囊内注入生理盐水 2～3ml 并向外牵拉，堵塞整个宫颈管，防止造影剂外漏。向子宫腔缓慢注入碘油，在 X 线透视下观察碘油流经子宫腔及输卵管情况，并摄片。取出造影器械，拭净阴道造影剂。24 小时后再摄片，观察腹腔内有无游离碘油。

B. 应用泛影葡胺溶液造影者：注射造影剂的方法同前，造影剂注射完毕立即摄片，10～20 分钟后再次摄片，观察泛影葡胺溶液流入盆腔情况。

C. 注入造影剂并行盆腔超声检查：注射造影剂的方法同前。向子宫腔缓慢注入全氟丙烷人血白蛋白微球注射液，在超声下观察全氟丙烷人血白蛋白微球注射液流经子宫腔及输卵管情况并截图。取出造影器械，拭净阴道造影剂。

4）若注入碘油后子宫角圆钝并伴有子宫收缩时，输卵管不显影，可考虑输卵管痉挛，需立即肌内注射阿托品 0.5mg，20 分钟后再透视、摄片或采集图像；或停止操作，下次造影需事先应用解痉药物。

5. 结果评定

（1）正常子宫、输卵管：子宫腔呈倒三角形，边缘光滑，双侧输卵管显影良好，形态柔软，24 小时后摄片盆腔内有散在造影剂。

（2）宫颈管异常：宫颈内口较松、宽大，无宫颈内口生理狭窄影像，提示宫颈内口松弛；宫颈管内口有造影剂进入的小囊状空腔影像，提示宫颈管憩室。宫颈管明显充盈缺损，提示宫颈管息肉。

（3）宫腔异常：子宫内膜呈锯齿状不平或宫腔充盈缺损，多见于子宫腔结核、子宫黏膜下肌瘤。

（4）输卵管异常：输卵管形态不规则、僵直或呈串珠状，或伴有钙化点，提示输卵管结核；输卵管远端呈气囊状扩张提示输卵管积水；24 小时后盆腔 X 线摄片未见盆腔内散在造影剂，提示双侧输卵管不通；输卵管发育异常可见过长或过短的输卵管、异常扩张的输卵管、输卵管憩室等。

6. 注意事项

（1）碘油充盈导管时，须排尽空气，以免造成假性充盈缺损而误诊。

（2）导管须紧贴子宫内口，以防碘油流入阴道。

（3）注射压力不可过大，速度不宜快，透视下发现造影剂外溢伴患者频发呛咳，应警惕是否发生了油栓，此时须立即停止操作，拔出导管，取头低足高位，严密观察。

（4）造影后 2 周内禁止盆浴及性生活，伞端积水者可酌情给予抗生素。

（5）有时因输卵管痉挛而造成不通的假象，必要时可重复进行造影，再次造影时术前应肌内注射阿托品 0.5mg。

（6）造影后出现大汗淋漓、血压下降、晕厥，应考虑心脑缺血综合征，可能是术中牵拉子宫颈导致迷走神经兴奋所致。立即停止手术，平卧，心率减慢者给予阿托品 0.5mg 肌内注射。

三、妇科内镜输卵管通畅检查

近年，妇科内镜下通液试验的应用，为输卵管性不孕诊治提供了新方法。其方法包括：腹腔镜直视下输卵管通液术、宫腔镜下经输卵管口插管通液术和宫腹腔镜联合检查等。其中尤以腹腔镜直视下输卵管通液术检查准确率最高，业已成为判定输卵管是否通畅的"金标准"。与此同时，该方法可了解输卵管周围是否存在粘连，以及盆腔有无其他异常，并有疏通输卵管和分解粘连等治疗作用。然而，因该方法依旧属于有创性诊断技术，且内镜手术对器械要求亦较高，故不宜作为常规方法。此外，内镜检查时，亦照例施行输卵管通液（加用亚甲蓝染液）的检查。

（谭季春）

第四节　经阴道后穹隆穿刺检查手术

直肠子宫陷凹是腹腔最低部位，故腹腔内的积血、积液、积脓易积存于该处。阴道后穹隆顶端与直肠子宫陷凹贴接，选择经阴道后穹隆穿刺（culdocentesis）将抽出的液体进行肉眼观察、化验检查、病理检查，是妇产科临床常用的辅助诊断方法。

1. 适应证　①疑有腹腔内出血：如异位妊娠、卵巢黄体破裂等。②疑盆腔内有积液、积脓时：可做穿刺抽液检查，以了解积液性质，以及盆腔脓肿的穿刺引流及局部注射药物。③盆腔肿块位于直肠子宫陷凹内，经阴道后穹隆穿刺直接抽吸肿块内容物做涂片，行细胞学检查以明确性质；若高度怀疑恶性肿瘤，应尽量避免行穿刺手术，一旦穿刺诊断为恶性肿瘤，应及早施行进一步手术。④B型超声引导下行卵巢子宫内膜异位囊肿或输卵管妊娠部位注药治疗。⑤在B型超声引导下经阴道后穹隆穿刺取卵，用于各种助孕技术。

2. 禁忌证　①盆腔严重粘连，直肠子宫陷凹被较大肿块完全占据，并已凸向直肠；②疑有肠管与子宫后壁粘连；③临床高度怀疑恶性肿瘤；④异位妊娠准备采用非手术治疗时，应避免穿刺，以免引起感染。

3. 方法　患者排空膀胱，取膀胱截石位，外阴和阴道常规消毒，铺无菌巾。阴道检查了解子宫、附件情况，注意阴道后穹隆是否膨隆。阴道窥器充分暴露子宫颈及阴道后穹隆并再次消毒。宫颈钳夹持宫颈后唇中部，但避免钳入宫颈管内，向前提拉，充分暴露阴道后穹隆，再一次消毒阴道后穹隆。用22号长针头接5～10ml注射器，检查针头有无堵塞，在阴道后穹隆中央或稍偏患侧，在阴道后壁与宫颈阴道部交界处稍下方平行宫颈管刺入，当针穿过阴道壁，有落空感（进针深约2cm）后立即抽吸，必要时适当改变方向或深浅度，如无液体抽出，可边退边抽吸。针头拔出后，穿刺点如有活动性出血，可用棉球压迫片刻，血止后取出阴道窥器。

4. 穿刺液性质判断　基本同经腹壁腹腔穿刺术。

5. 注意事项

（1）穿刺方向应是阴道后穹隆中点进针与宫颈管平行的方向，深入至直肠子宫陷凹，不可过分向前或向后，以免针头刺入子宫体或直肠。

（2）一般情况下穿刺深度以进针2～3cm比较适当，过深可刺入盆腔器官或穿入血管。若积液量较少时，过深的针头可超过液平面而抽不出液体，造成延误诊断。

（3）有条件或病情允许时，先行B型超声检查，协助诊断直肠子宫陷凹有无液体及液体量。

（4）阴道后穹隆穿刺未抽出血液，不能完全除外异位妊娠，因为内出血量少或周围组织粘连时，均可造成假阴性。

（5）抽出液体时均应涂片，行常规及细胞学检查。

（王雨艳）

第五节　妇科肿瘤标志物检查

肿瘤标志物（tumor marker）是指产生于肿瘤组织并可反映肿瘤存在的一类物质，包括肿瘤相关抗原、酶、特异性蛋白、代谢产物和癌基因及其产物等。肿瘤标志物在恶性肿瘤患者的组织、血液或体液及排泄物中有大量分泌，而在正常组织和良性疾病不产生或产生量极少，因此，所测数值异常升高有助于肿瘤诊断、鉴别诊断及监测病情进展和判断预后。

一、相关抗原及胚胎抗原

（一）癌抗原125

1. 检测方法及正常值　癌抗原125（cancer antigen 125，CA125）检测方法多选用放射免疫测定方法（RIA）和酶联免疫法（ELISA）。常用血清检测阈值为35μg/L。

2. 临床意义　CA125 是一种类似黏蛋白的糖蛋白复合物,分子质量约为 200kDa,存在于上皮性卵巢肿瘤和患者血清中。临床上它被作为诊断卵巢上皮癌较为敏感和特异的肿瘤标志物,用于鉴别盆腔肿块,检测治疗后病情变化(好转或恶化)及判断预后等,监测疗效较敏感,治疗有效则血清 CA125 值明显下降,恶化则血清 CA125 值明显升高。患卵巢癌时,CA125 血清水平可明显增高(＞35μg/L)。对宫颈腺癌、子宫内膜癌也有辅助诊断价值。子宫内膜异位症时 CA125 可以增高,但很少超过 200μg/L。妊娠、盆腔炎、卵巢良性肿瘤有时也可能稍增高。

（二）人绒毛膜促性腺激素

1. 检测方法及正常值　血清人绒毛膜促性腺激素(human chorionic gonadotropin,hCG)目前多采用 ELISA 法,血清 hCG 正常(参考)值＜ 10μg/L,β-hCG 正常值＜ 3.1μg/L。

2. 临床意义　hCG 是胎盘合体滋养细胞分泌的一种糖蛋白激素,分子质量约为 40 kDa,结构中包括 α、β 两个非共价键结合的亚基。α 链的氨基酸数及其排列顺序与卵泡刺激素(FSH)和黄体生成素(LH)几乎完全相同,β 链为其特异部分。检测 β-hCG 是诊断滋养细胞肿瘤的重要辅助诊断指标。绒毛膜癌、葡萄胎时可见 β-hCG 急骤升高,动态观察血清 β-hCG 水平对指导诊断、估计预后有重要意义。

（三）糖链抗原 19-9

1. 检测方法及正常值　糖链抗原 19-9(carbohydrate antigen 19-9,CA19-9)测定方法有单抗或双抗 RIA 法,血清正常值为＜ 37U/L。

2. 临床意义　CA19-9 是胃肠癌细胞系的一种糖蛋白相关抗原,除表达于消化道肿瘤如胰腺癌、胆囊癌、结直肠癌、胃癌及肝癌外,在卵巢上皮性肿瘤也有约 50% 的阳性表达。卵巢黏液性囊腺癌 CA19-9 阳性表达率可达 76%,而浆液性囊腺癌的表达率为 29%。子宫内膜癌阳性表达率可达 27%,宫颈管腺癌也有一定阳性表达。对卵巢癌而言,检测的敏感性因卵巢癌组织类型的不同而有所区别,对卵巢非黏液性肿瘤的敏感性不如 CA125,但对卵巢黏液性肿瘤较敏感,阳性率可达 78.3% ～ 83.3%,比 CA125 敏感性高,其血清浓度与病情的转归有较好的相关性。急性胰腺炎、胆囊炎、胆石症及肝硬化等 CA19-9 也有一定程度升高,需注意与恶性肿瘤相鉴别。

（四）甲胎蛋白

1. 检测方法及正常值　甲胎蛋白(alpha fetoprotein,AFP)通常应用 RIA 或 ELISA 方法检测,检测阈值为 10 ～ 20μg/L。

2. 临床意义　AFP 是由胚胎肝细胞及卵黄囊产生的一种特异性糖蛋白,正常情况下,主要在胎儿组织中存在。但出生后部分器官恶性病变时可以恢复合成 AFP 的能力,如肝癌细胞和卵巢的生殖细胞肿瘤都有分泌 AFP 的能力。在肝癌、卵巢内胚窦瘤、卵巢胚胎癌、卵巢畸胎瘤等,血清 AFP 水平升高。卵巢内胚窦瘤,其血浆 AFP 水平常＞ 1000μg/L,卵巢胚胎性癌和未成熟畸胎瘤血浆 AFP 水平也可升高,部分也可＞ 1000μg/L。上述肿瘤患者经手术及化疗后,血浆 AFP 可转阴。AFP 持续一年保持阴性的患者在长期临床观察中多无复发;若 AFP 升高,即使临床上无症状,也可能有隐性复发或转移,应严密随访,及时治疗。因此,AFP 对卵巢恶性生殖细胞肿瘤尤其是内胚窦瘤的诊断及监测有较高价值。

（五）癌胚抗原

1. 检测方法及正常值　癌胚抗原(carcino-embryonic antigen,CEA)检测方法多采用 RIA 和 ELISA 测定法,也可用荧光偏振法和电化学发光法等。血浆正常(参考)值＜ 2.5μg/L,当 CEA ＞ 5μg/L 可视为异常。

2. 临床意义　CEA 属胚胎性癌抗原,是一种糖蛋白。分子质量为 200kDa,胚胎期在小肠、肝脏、胰腺合成。其基因表达至成人被抑制,仅表达于被致癌物、病毒激活及免疫监视失控时。成人血浆中 CEA 含量甚微。在多种恶性肿瘤如结直肠癌、胃癌、乳腺癌、宫颈癌、子宫内膜癌、卵巢上皮性癌、阴道及外阴癌等,CEA 均表达阳性,因此 CEA 对肿瘤无特异性标记功能。在妇科恶性肿瘤中,卵巢黏液性囊腺癌 CEA 阳性率最高;其次为 Brenner 瘤;子宫内膜样癌及透明细胞癌也有较高的 CEA 表达水平;浆液性肿瘤阳性率相对较低。肿瘤的恶性程度不同,其 CEA 阳性率也不同。实验室检测结果示,卵巢黏液性良性肿瘤 CEA 阳性率为 15%,交界性肿瘤为 80%,而恶性肿瘤为 100%。50% 的卵巢癌患者血浆 CEA 水平持续升高,尤其低分化黏液性癌最为明显。血浆 CEA 水平持续升高的患者常发展为复发性卵巢肿瘤,且生存时间短。血清 CEA 水平与卵巢肿瘤手术分期、组织学分类、病理学类型及患者预后均呈正相关。

（六）鳞状细胞癌抗原

1. 检测方法及正常值　通常用的测定方法为 RIA 和 ELISA，也可采用化学发光方法，其敏感度明显提高。血浆鳞状细胞癌抗原（squamous cell carcinoma antigen，SCCA）正常阈值为 2μg/L。

2. 临床意义　SCCA 是一种分子质量为 48kDa 的糖蛋白，是从宫颈鳞状细胞癌组织中分离出来的，存在于子宫、子宫颈、肺等鳞状细胞胞质内，特别是在非角化大细胞中含量丰富。SCCA 是外阴、阴道和宫颈鳞状上皮细胞癌的有效和敏感的标志物，SCCA 异常升高见于 68% 宫颈鳞癌，宫颈腺癌仅 21% 升高。对外阴及阴道的原发癌，敏感性为 40%～50%。SCCA 升高还见于其他鳞状上皮细胞癌，如肺癌阳性率为 40%～46%。食管鳞状上皮细胞癌、口腔鳞状上皮细胞癌也可见血清 SCCA 升高。

二、雌孕激素受体

1. 检测方法及正常值　雌激素受体（estrogen receptor，ER）和孕激素受体（progesterone receptor，PR）多采用单克隆抗体组织化学染色定性测定，如果从细胞或组织匀浆进行测定，则定量参考阈值 ER 为 20pmol/L，PR 为 50pmol/L。

2. 临床意义　ER 和 PR 主要分布于子宫、子宫颈、阴道及乳腺等靶器官的雌、孕激素靶细胞表面，能与相应激素特异性结合，进而产生生理或病理效应。ER 和 PR 在体内的含量和分布有一定的规律。在生殖周期和胚泡着床的过程中，在雌、孕激素的调控下，雌、孕激素受体的含量也随之发生周期性变化。激素与受体的结合特点：专一性强、亲和力高、结合容量低等。研究表明，雌激素有刺激 ER、PR 合成的作用，而孕激素则有抑制雌激素受体合成并间接抑制孕激素受体合成的作用。ER、PR 在正常组织中表现为生理作用，在恶性组织中表现为致癌作用，且与激素依赖性肿瘤的进展有关。在子宫内膜癌患者中有 48% 的人其组织标本中可同时检测到 ER 和 PR，31% 的人 ER 和 PR 均为阴性，7% 的人只检到 ER，14% 的人只检到 PR；ER 和 PR 的含量与子宫内膜癌的分化程度有关，癌细胞分化程度越差，ER 和 PR 的含量越低，甚至无法检出；ER（+）/PR（+）和 ER（−）/PR（+）的患者 5 年生存率明显高于 ER（−）/PR（−）和 ER（+）/PR（−）的患者。PR 阳性的子宫内膜癌患者对孕激素治疗的效果较好。卵巢恶性肿瘤中随着分化程度的降低，PR 阳性率也随之降低；宫颈癌 ER 和 PR 阳性率在高分化肿瘤中阳性率明显较高。约 50% 乳腺癌患者的癌组织中可检测到 ER，45%～60% 可检测到 PR。

三、妇科肿瘤相关的癌基因和肿瘤抑制基因

近年分子生物学研究表明，人体肿瘤的发生是由于癌基因、生长因子及受体活化以及肿瘤抑制基因失活或丢失所致。目前人们可以从基因水平对癌症诊断预示癌变、耐药性分析、制订治疗方案以及观测预后等方面做临床分析，并逐步发展为新的肿瘤标志。

（一）*Myc* 基因

Myc 基因家族属核蛋白类，位于核内。其核苷酸编码含有 DNA 结合蛋白的基因组分，参与细胞增殖、分化及凋亡的调控，特别是细胞周期 G0 期过渡到 G1 期的调控过程，所以认为 *Myc* 基因是细胞周期的正性调节基因。*Myc* 基因主要通过扩增和染色体易位重排的方式激活，与某些组织肿瘤的发生、发展和演变转归有密切的关系。在卵巢恶性肿瘤、宫颈癌和子宫内膜癌等妇科恶性肿瘤可发现有 *Myc* 基因的扩增或过度表达。*Myc* 基因表达水平的高低与卵巢癌细胞生长的强度或抑制密切相关。由此可通过检测 *Myc* 基因判断卵巢癌患者的预后。

（二）*ras* 基因

癌基因 *ras* 属于 GTP 结合基因，编码分子质量为 21kDa 的蛋白，通常称 P21 蛋白，此蛋白具有高度特异性和同源性，包括 *H-ras*、*K-ras*、*N-ras* 等家族成员。*ras* 基因通过点突变（第 12、13 和 16 密码子）、mRNA 水平或 P21 水平增加等机制参与多种肿瘤的发生。有报道 *K-ras* 基因点突变在卵巢上皮性交界瘤和黏液性囊腺癌中突变发生率为 75%，另有报道 *K-ras* 基因突变在子宫内膜癌的发展是一个早期事件，并发现其突变可能与淋巴结转移有关。宫颈癌 *ras* 基因异常发生率为 40%～100% 不等。

（三）*C-erbB₂* 基因

C-erbB₂ 基因也称 *neu* 或 *HER-2* 及 *NGL* 基因，属 *src* 基因家族的成员，基因位置在人体第 17 号

染色体（17q21），其编码蛋白为一种糖蛋白，分子质量为185kDa（P185蛋白）。人体中 *C-erbB₂* 的活化主要表现在基因扩增及其产物的高表达。与卵巢癌和子宫内膜癌的发生密切相关。一些研究表明 *C-erbB₂* 的过度表达与不良预后相关。据报道，20%～30%的卵巢肿瘤患者有 *C-erbB₂* 基因的异常表达，10%～20%的子宫内膜癌患者 *C-erbB₂* 过度表达。晚期患者中 *C-erbB₂* 过度表达者生存时间明显缩短。

（四）*p53* 基因

p53 基因是与人类肿瘤相关性最高的基因，也是当今研究最为广泛的人类肿瘤抑制基因。*p53* 基因全长20kb，位于17号染色体短臂p13.1位点处，有异常相似的基因结构，由11个外显子和10个内含子组成，其位点突变多发生在外显子5和7上，*p53* 基因可分为突变型和野生型，突变型 *p53* 基因为癌基因，野生型 *p53* 基因为抑癌基因。突变型 *p53* 基因可广泛地存在于人体肿瘤中，尤其是在肺癌、肠癌、卵巢癌及乳腺癌等恶性肿瘤中。在这些肿瘤中的突变率分别为56%、50%、44%、22%。据报道检测其突变与子宫内膜癌相关，且其高表达与内膜癌细胞向宫外转移相关，大量的研究工作认为 *p53* 杂合子丢失在卵巢癌中占相当大的比例。可见其突变与卵巢癌的发生有联系。在妇科肿瘤中，近年来的研究结果，在卵巢中表达率为34.3%，在各期卵巢恶性肿瘤中均发现有 *p53* 异常突变，这种突变在晚期患者中远远高于早期患者，提示预后不良。

（五）肿瘤转移相关基因及分子标志

已发现多种基因与肿瘤的转移的预后相关，如肿瘤抑制基因 *nm23*、基质金属蛋白酶及其激活因子、黏附分子CD44、组织多肽抗原（TPA）等。肿瘤抑制基因 *nm23*，也称肿瘤转移抑制基因，其基因产物为核苷酸二磷酸激酶（NDPK），主要针对肿瘤转移。*nm23* 的表达水平与卵巢恶性肿瘤的转移侵蚀性呈负相关。*C-erbB₂* 基因过度表达可使 *nm23* 基因失活，*nm23* 表达受抑制的结果则伴随卵巢癌淋巴结转移和远处转移。基质金属蛋白酶与癌的浸润、转移过程关系密切。CD44与多种肿瘤的生长和转移有关。

（杨丽华）

第六节　影像学检查

现代科技的飞速发展给传统的影像学注入了巨大的活力，影像学在妇产科疾病的诊断和治疗领域不断开拓，水平不断提高。超声检查以其对人体无损伤、可重复性、诊断准确的优点已在妇产科领域起主导作用，特别在产科方面已是一项基本检查方法。其他影像学检查如X线、计算机体层成像（CT）、磁共振成像（MRI）、放射免疫定位检查等，也逐渐成为妇产科领域的重要检测方法。

一、超声检查概述

超声检查具有方便、价廉、无损伤、重复性好的优点，已在妇产科领域广泛应用。缺点主要是操作者个人的技术和判断能力对诊断的影响很大。

（一）超声检查

超声检查是应用二维超声诊断仪，在荧屏上以强弱不等的光点、光团、光带或光环，显示探头所在部位脏器或病灶的断面形态及其与周围器官的关系，并可做实时动态观察和照相。检查途径为经腹壁、经阴道或经会阴3种。

1. 经腹壁超声检查　选用弧阵探头和线阵探头，常用频率为3.0～6.0MHz。检查前适度充盈膀胱，形成良好的"透声窗"，便于观察盆腔内脏器和病变。探测时患者取仰卧位，暴露下腹部，检查区皮肤涂耦合剂。检查者手持探头以均匀适度的压力滑行探测观察。根据需要做纵断、横断和斜断等多断层面扫查。

2. 经阴道超声检查　选用高频探头（7.0～10.0MHz）可获得高分辨图像。检查前，探头需常规消毒，套上一次性使用的橡胶套（常用避孕套），套内外涂耦合剂。患者需排空膀胱，取膀胱截石位，将探头轻柔地放入患者阴道内，根据探头与监视器方向标记，把握探头的扫描方向。经阴道超声检查，患者不必充盈膀胱，操作简单易行，无创无痛，尤其对急诊、肥胖患者或盆腔深部器官的观察，阴道超声效果更佳。而对超出盆腔的肿物，无法获得完整图像。无性生活史者不宜选用。

3. 经会阴超声检查　可将凸阵超声探头置于会阴部，检查阴道下段及盆底疾病。

（二）彩色多普勒超声检查

彩色多普勒和频谱多普勒同属于脉冲多普勒，彩色多普勒是一种面积显像技术，在同一面积内有很多的声束发射和被接收回来。利用靶识别技术经过计算机的编码，朝向探头编码为红色，背离探头编码为蓝色，构成一幅血流显像图。而频谱多普勒的曲线纵向表示血流的方向，朝向探头的血流曲线显示在基线之上，背离探头的血流曲线显示在基线之下。

1. 母体血流　子宫动脉血流是评价子宫胎盘血液循环的一项良好指标。在妊娠早期，子宫动脉的血流与非孕期相同，呈高阻力低舒张期血流型。从妊娠 14～18 周开始逐渐演变成低阻力并伴有丰富舒张期血流。子宫动脉的阻力指数（resistance index，RI）、搏动指数（pulsation index，PI）和收缩期最高流速 / 舒张末期最低流速（systolic phase /diastolic phase，S/D）均随孕周的增加而降低，具有明显相关性。无论是单胎或双胎妊娠胎盘侧子宫动脉的血流在整个孕期均较对侧丰富。此外还可测定卵巢和滋养层血流。

2. 胎儿血流　目前可以对胎儿脐带、大脑中动脉、主动脉及肾动脉等进行监测。尤其是测定脐带血流变化已成为常规检查手段。在正常妊娠期间，脐动脉血流的 RI、PI 和 S/D 与妊娠周数密切相关。

在判断胎儿宫内是否缺氧时，脐动脉血流波形具有重要意义，若脐动脉舒张末期血流消失进而出现舒张期血流逆流，提示胎儿处于濒危状态。

3. 胎儿心脏超声　彩色多普勒可以从胚胎时期原始心管一直监测到分娩前的胎儿心脏，一般认为妊娠 24 周后利用超声多普勒可较清楚地观察到胎儿心脏结构。

（三）三维超声诊断法

三维超声诊断法（3-dimension ultrasonography imaging，3-DUI）可显示出超声的立体图像，构成立体图像的方法有数种，目前应用的仪器多为在二维图像的基础上利用计算机进行三维重建，即用探头对脏器进行各种轴向的扫查，将二维图像加以储存然后由计算机合成立体图像，有静态三维超声和动态三维超声两种。静态三维超声以空间分辨力为主，动态三维超声以时间分辨力为主，目前三维超声主要用于胎儿体表及骨骼畸形、子宫畸形的诊断（图 24-1）。

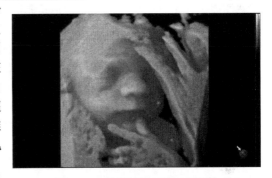

图 24-1　胎儿面部三维超声图像

（四）超声检查在产科领域的应用

1. 妊娠早期超声检查

（1）妊娠早期，停经后 B 型超声检查的目的是：①确定宫内妊娠；②排除异位妊娠；③双胎妊娠类型的评估；④合并盆腔器官疾病。妊娠子宫随停经周数相应增大。妊娠 5 周时可见增大的子宫腔内妊娠囊图像呈圆形光环，中间为无回声区。妊娠 6 周时妊娠囊检出率达 100%。妊娠 6 周，妊娠囊内出现强光团，是胚芽的早期图像并可见心管搏动。妊娠 8 周初具人形，可测量从头至臀的数值，即顶臀径（crown-rump length，CRL），以估计胚胎的孕周，即孕周 = 顶臀长 + 6.5，或通过查表得出相应孕周。

（2）妊娠 11～13^{+6} 周的超声检查：①再次评估胎龄。②检查胎儿解剖结构。早期妊娠筛查对严重畸形的敏感性较高，但一些胎儿结构异常在妊娠后期才会形成，所以未必能在妊娠早期发现。③胎儿遗传标记物检查，根据早期妊娠非整倍体筛查的策略，测量 NT，选择性观察是否存在鼻骨缺失、静脉导管 a 波倒置及三尖瓣反流。NT 测量作为筛查手段，只有受过训练和认证的医师可以操作。④双侧子宫动脉血流是评价子宫胎盘血液循环的一项良好指标，RI、PI 和 S/D 均随孕周增加而减低并具有明显相关性，阻力升高预示子宫 - 胎盘血流灌注不足，血流波形在舒张期初出现切迹与子痫前期的发生相关。

2. 妊娠中晚期超声检查

（1）胎儿主要生长径线测量：胎头表现为边界完整、清晰的圆形强回声光环，并可见大脑半球中线回声以及脑组织。测量垂直于中线的最大径线即双顶径（biparietal diameter，BPD），该值于妊娠 31 周前平均每周增长 3mm，妊娠 31～36 周平均每周增长 1.5mm，妊娠 36 周后平均每周增长 1mm。若 BPD ≥ 8.5cm，提示胎儿成熟。在妊娠中晚期，胎儿脊柱、四肢、胸廓、心脏、腹部及脐带均明显显示，可发现有无异常。根据胎儿生长的各种参数，如双顶径、头围、腹围、股骨长及各参数间的比例关系，连续动态观察，其值低于正常，或推算出的体重小于孕周的第 10 百分位数，即可诊断胎儿宫内生长受限（FGR）。根据胎头、脊柱及下肢的位置可确定胎产式、胎先露及胎方位。

（2）估计胎儿体重：是判断胎儿成熟度的一项重要指标。超声仪器中带有很多参数，包括头围（HC）、腹围（AC）、双顶径（BPD）、股骨长（FL）及胎儿腿部皮下脂肪厚度（FTH）等。操作者仅需将有关测量值输入估计胎儿体重的公式，即可直接预测胎儿的体重，十分方便。一般出生时的实际体重与预测体重会有 ±（10% ～ 15%）的误差。可通过下列方式计算胎儿体重：

公式 1：胎儿体重（g）= － 4973.72 ＋ 260.69×HC（cm）

公式 2：胎儿体重（g）= － 2686.60 ＋ 171.48×AC（cm）

公式 3：胎儿体重（g）= － 2232.56 ＋ 747.42×FL（cm）

公式 4：胎儿体重（g）= － 2513.51 ＋ 1049.90×FTH（cm）

公式 5：胎儿体重（g）= － 5168.32 ＋ 100.97×HC（cm）＋ 110.86×AC（cm）＋ 143.09×FL（cm）＋ 331.43×FTH（cm）

公式 6：胎儿体重（g）= 900×BPD（cm）－ 5200。

（3）胎盘定位：妊娠 12 周后，胎盘轮廓清楚，显示为一轮廓清晰的半月形弥漫光点区，通常位于子宫的前壁、后壁和侧壁。胎盘位置的判定对临床有指导意义。如行羊膜腔穿刺术时可避免损伤胎盘和脐带，判断前置胎盘和胎盘早剥等。随着孕周增长，胎盘逐渐发育成熟。根据胎盘的绒毛板、胎盘实质和胎盘基底层 3 部分结构变化将胎盘成熟过程进行分级：0 级为未成熟，胎盘切面均匀，多见于中孕期；Ⅰ级为开始趋向成熟，胎盘切面见强光点，多见于妊娠 29 ～ 36 周；Ⅱ级为成熟期，胎盘切面见强光带，多见于 36 周以后；Ⅲ级为胎盘已成熟并趋向老化，胎盘切面见强光光圈（或光环），多见于 38 周以后。

（4）探测羊水量：妊娠早、中期羊水量相对较多，为无回声暗区。妊娠晚期，羊水中有胎脂，表现为在无回声暗区中有稀疏的点状回声漂浮，妊娠晚期羊水量逐渐减少。最大羊水深度（AFV）≥ 8cm 时为羊水过多；AFV ≤ 2cm 为羊水过少。若用羊水指数法，则为测量 4 个象限 AFV，4 个值相加之和称为羊水指数（AFI），AFI ≥ 25cm 为羊水过多；≤ 5cm 为羊水过少。

（5）宫颈测量：利用超声测量宫颈长度是预测早产的重要方法之一，常用截断值为妊娠中期宫颈长度小于 2.5cm。推荐经阴道测量。

（6）生物物理评分：连续检测胎儿呼吸样运动、胎动、胎儿肌张力及羊水量，从而评估胎儿宫内健康状况。

（7）胎儿超声软指标检查：主要包括 NT 增厚、NF 增厚、肠管强回声、单脐动脉、脉络膜丛囊肿、心内强回声光斑、脑室扩张、肾盂扩张或肾盂分离等。

3. 异常妊娠

（1）葡萄胎：典型的完全性葡萄胎的声像特点是子宫增大，多数大于孕周；宫腔内无胎儿及其附属物；宫腔内充满弥漫分布的蜂窝状大小不等的无回声区，其间可见边缘不整、境界不清的无回声区，是合并宫腔内出血的图像。当伴有卵巢黄素囊肿时，可在子宫一侧或两侧探到大小不等的单房或多房的无回声区。

（2）鉴别胎儿是否存活：若胚胎停止发育则妊娠囊变形，不随孕周增大反而缩小，胚芽枯萎，超声探查原有胎心者，复诊时胎心搏动消失。胎死宫内的声像图表现为胎体萎缩，可见胎儿轮廓不清，颅骨重叠，无胎心及胎动，脊柱变形，肋骨排列紊乱，胎儿颅内、腹内结构不清，羊水暗区减少等。

（3）判断异位妊娠：宫腔内无妊娠囊，附件区探及边界不十分清楚、形状不规则的包块。若在包块内探及圆形妊娠囊，其内有胚芽或心管搏动，则能在流产或破裂前得到确诊。若已流产或破裂，直肠子宫陷凹或腹腔内可见液性暗区。

（4）判断前置胎盘：胎盘组织回声部分或全部覆盖宫颈内口。

（5）判断胎盘早剥：胎盘与子宫肌壁间出现形状不规则的强回声或无回声区。

（6）探测多胎妊娠：应用超声检查可以确定胎儿数量和孕龄、评估绒毛膜性和羊膜性。妊娠早期准确评估绒毛膜性非常重要，绒毛膜性与围生儿结局密切相关。通过确定的绒毛膜性来指导妊娠管理，决定胎儿监测开始的时机和频率、根据监测情况选择治疗措施及分娩方式。如单绒毛膜双胎，则需每 2 周随访一次超声，以观察是否有双胎输血综合征等疾病发生。

4. 胎儿畸形

（1）脑积水：双顶径与头围明显大于孕周，头体比例失调，头围大于腹围；侧脑室与颅中线的距离大于颅骨与颅中线距离的 1/2；颅中线偏移，颅内大部分为液性暗区。

（2）无脑儿：在胎儿颈部上方探不到胎头光环（图 24-2）；胎头轮廓可呈半月形弧形光带；眼眶部位可探及软组织回声，似青蛙眼；常伴羊水过多或脊柱裂。

（3）脊柱裂：超声扫查脊柱时，应注意脊柱的连续性与生理性弯曲。开放性脊柱裂可见两排串珠状回声，但不对称，或一排不整齐，或串珠样回声形状不规则，不清晰或中断。纵切时，脊柱裂部位呈不规则"八"字形，横切呈"V"形（图 24-3）。

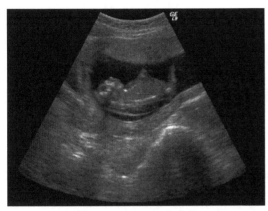

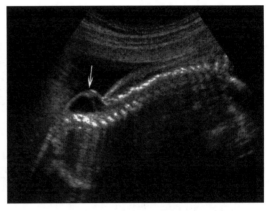

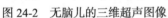

图 24-2　无脑儿的三维超声图像　　　　图 24-3　脊柱裂脊膜膨出脊柱纵切面

（4）多囊肾：多为双侧，肾体积明显增大，外形不规则呈多囊状，肾实质内见多个大小不等的蜂窝状无回声区，常看不清正常结构，可合并羊水过少，膀胱不显示。另一种多囊肾为弥漫性小囊，肉眼看不清，超声不能显示无回声区，而表现为肾脏体积增大，回声增强，表现为"白肾"，确诊需要显微镜下的病理诊断。

（五）超声检查在妇科领域的应用

1. 子宫肌瘤　是妇科最常见的良性肿瘤，其声像图为子宫体积增大，形态不规则，肌瘤常为低回声、等回声或中强回声，边界清。目前腹部超声能分辨直径 0.5cm 子宫前壁肌瘤，并可对肌瘤进行较精确定位。肌壁间肌瘤可挤向子宫腔，使子宫内膜移位或变形；黏膜下肌瘤，子宫可见增大，轮廓光滑，但肌瘤突向宫腔内，子宫内膜被肌瘤压迫及推移（图 24-4）。

2. 子宫腺肌病和腺肌瘤　子宫腺肌病的声像特点是子宫均匀性增大，子宫断面回声不均，有低回声和强回声区；子宫腺肌瘤的声像学特点是子宫呈不均匀增大，子宫肌内散在小蜂窝状无回声区，边界欠清。

3. 盆腔炎　盆腔炎性包块与周围组织粘连，境界不清；积液或积脓时为无回声区或回声不均。

4. 卵巢肿瘤　表现为卵巢增大，内为单房或多房的液性无回声区或混合性回声区团。若肿块边缘不整齐、欠清楚，囊壁增厚或有乳头，内部回声强弱不均或无回声区中有不规则强回声团，常累及双

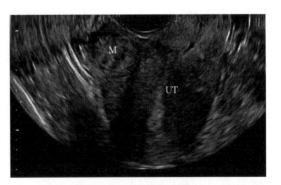

图 24-4　浆膜下肌瘤

侧卵巢并伴腹水者，应考虑为卵巢癌。经阴道超声发现盆腔深部小肿块，显示其内部细微结构方面有明显优势，已成为早期筛选卵巢癌的重要辅助项目。

5. 监测卵泡发育　通常从月经周期第 10 日开始监测卵泡大小，正常卵泡每日增长 1.6mm，排卵前卵泡约达 20mm。

6. 探测宫内节育器　通过对宫体的扫查，能准确地诊断宫内节育器在子宫腔的位置及显示节育器的形状。可发现节育器位置下移。当节育器嵌顿、穿孔或外游时，可在子宫肌壁间或子宫外发现

节育器的强回声。嵌顿的节育器最好在超声引导下取出。

7. 介入超声的应用　在阴式超声引导下可对成熟卵泡进行采卵；对盆腔囊性肿块穿刺，判断囊肿性质，并可注入药物进行治疗。随着助孕技术的发展，介入超声还可用于减胎术。

二、超声造影

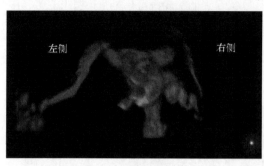

图 24-5　输卵管造影

利用造影剂增强"后散射"回声，提高图像分辨力的一种超声诊断技术。超声造影可用于妇科肿瘤的早期诊断，卵巢良恶性肿瘤、子宫肌瘤与腺肌病的鉴别诊断等。

宫腔超声造影通过向宫腔内注入对比剂（生理盐水或过氧化氢）将子宫腔扩张，超声下可清晰观察到子宫内膜息肉、黏膜下肌瘤、子宫内膜癌和子宫畸形等病变以及观察输卵管腔是否通畅（图 24-5）。

三、X 线检查

X 线检查借助造影剂可了解子宫和输卵管的腔内形态，因此在诊断先天性子宫畸形和输卵管通畅程度上仍是首选检查。此外，X 线片对骨性产道的各径线测定，以及在骨盆入口的形态、骶骨的屈度、骶坐切迹的大小等方面的诊断可为临床判断有无自然分娩可能性提供重要参考。目前 X 线盆腔动脉造影及介入治疗技术发展很快，已在妇产科疾病治疗领域中占有一席位。

（一）诊断先天性子宫畸形

1. 单角子宫　造影仅见一个梭形子宫腔，只有一个子宫角和输卵管，偏于盆腔一侧。

2. 双子宫　造影见两个子宫，每个子宫有一个子宫角和输卵管。两个子宫颈可共有一个阴道，或有纵隔将阴道分隔为二。

3. 双角子宫　造影见一个子宫颈和一个阴道，两个子宫腔（图 24-6）。

4. 弓形子宫　造影见子宫底凹陷，犹如弓形。

5. 纵隔子宫　可分为完全性纵隔和部分性纵隔子宫。完全性纵隔子宫造影子宫腔形态为两个梭形单角子宫，但位置很靠近；部分性纵隔子宫造影显示子宫腔大部分被分隔成二，呈分叉状，宫体部仍为一个腔。

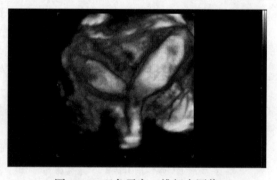

图 24-6　双角子宫三维超声图像

（二）骨盆测量

X 线摄片测量评估骨盆的大小和形态虽然准确，但由于辐射的影响原因，目前已很少应用，骨盆大小和形态的估计仍然依靠临床测量。

1. 仰卧侧位片　可了解骨盆的前后径、中骨盆及盆腔深度、骶骨长度和曲度及耻骨联合长度。

2. 前后位片　可观察中骨盆横径、耻骨弓横径、骨盆侧壁集合度。

3. 轴位片　观察骨盆入口的形态、左右斜径及耻骨联合后角。

4. 耻骨弓片　可测量耻骨弓角度。

（三）盆腔血管造影和介入治疗

应用塞丁格（Seldinger）技术，经皮穿刺股动脉插管，将导管置于腹主动脉分叉、髂总动脉或髂内动脉，而后注射造影剂显示盆腔各级动脉及其分支。

适应证：①盆腔血管疾病的诊断，动脉瘤、血管畸形；②盆腔血管栓塞，产后出血的栓塞治疗（宫缩乏力、胎盘植入）、妇科肿瘤栓塞治疗；③高选择性药物治疗，多用于盆腔恶性肿瘤的治疗。

（四）计算机体层扫描检查

盆腔内脂肪组织含量丰富，各器官之间具有良好的天然对比，盆腔器官受呼吸和肠蠕动影响少，计算机体层扫描（computerized tomography，CT）能清楚显示盆腔器官的形态和结构。CT 的特点是

笔记栏

分辨率高，能显示肿瘤的结构特点、肿瘤定位、囊实性、周围侵犯及远处转移情况，对妇科肿瘤诊断准确性可达 90% 以上，可用于各种妇科肿瘤治疗方案的制订、预后估计、疗效观察及术后复发的诊断。但对卵巢肿瘤定位诊断特异性不如磁共振成像（图 24-7）。

（五）磁共振检查

磁共振成像（magnetic resonance imaging，MRI）是利用人体组织中氢原子核（质子）在磁场中受到射频脉冲的激励而发生磁共振现象，产生磁共振信号，经过电子计算机处理，重建出人体某一层面图像的成像技术。

1. 磁共振检查在产科领域的应用 磁共振检查无辐射损伤，可在产科领域使用，但其检查过程应用的是射频磁场，有产热使局部升温的作用，故在妊娠 18 周以后使用较为安全。目前，磁共振只用于产前超声诊断的辅助和补充，多用于胎儿畸形、胎盘植入的诊断。首选指征和诊断价值最大的是胎儿中枢神经系统异常：如脑发育不良、侧脑室或颅后窝明显增宽、Dandy-Walker 畸形、胼胝体发育不良、脑积水等。

2. 磁共振检查在妇科领域的应用 MRI 能清晰地显示肿瘤信号与正常组织的差异，故能准确判断肿瘤大小及转移情况和直接区分流空的血管和肿大的淋巴结，在恶性肿瘤术前分期方面属最佳影像学诊断手段（图 24-8）。对浸润性宫颈癌的分期精确率可达 95%。

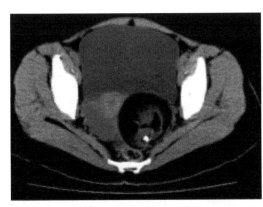
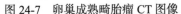

图 24-7　卵巢成熟畸胎瘤 CT 图像

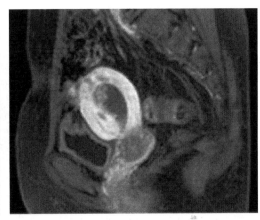

图 24-8　子宫内膜癌 MRI 图像

（六）正电子发射体层显像

正电子发射体层显像（positron emission tomography，PET）是通过示踪原理，显示体内脏器或病变组织生化和代谢信息的影像技术，为一种功能成像。PET 最常用的示踪剂是 ^{18}F 标记的脱氧葡萄糖（^{18}F-FDG），其在细胞内的浓聚量与细胞内糖代谢水平呈正相关。由于恶性肿瘤细胞内糖酵解代谢率明显高于正常组织和良性肿瘤细胞，因此 PET 可发现直径 10mm 以下的肿瘤，诊断各种实体瘤的准确率达 90% 以上，明显优于传统的结构成像技术。但 PET 不能良好显示解剖结构，也存在假阳性，主要见于子宫内膜异位症、盆腔急性炎症等。PET-CT 是 PET 与 CT 两种不同成像原理的扫描设备融为一体，一次扫描 PET 和 CT 同时成像，再由图像处理工作站对 PET 图像和 CT 图像进行融合，最终图像可以显示病灶的精确解剖定位及病灶的功能变化，具有灵敏、准确、特异性强等特点。

（张　蕊）

第二十五章　妇产科内镜

第一节　阴道镜检查

阴道镜检查（colposcopy）是利用阴道镜在强光源照射下将宫颈阴道部上皮放大 10～40 倍直接观察，借以观察肉眼看不到的较微小病变，并在可疑部分行定位活检，能提高确诊率。同时还具备摄像系统和电脑图像显示。

一、适应证

1. 子宫颈细胞学检查示 LSIL 及以上、或 ASCUS 伴有高危型 HPV 阳性或 AGC 者。

2. HPV 检测 16 型或 18 型阳性者，或其他高危 HPV 阳性持续 1 年以上者。

3. 子宫颈锥切术前确定切除范围。

4. 可疑外阴皮肤病变，可疑阴道鳞状上皮病变、阴道恶性肿瘤。

5. 子宫颈、阴道及外阴病变治疗后复查和评估。

二、检查方法

阴道镜检查前应排除急性、亚急性生殖器炎症或盆腔炎性疾病，若有不宜进行检查，应先治疗。检查前 24 小时避免性生活、阴道冲洗或上药、子宫颈刷片和妇科双合诊。

1. 取膀胱截石位用阴道窥器充分暴露宫颈阴道部，用棉球轻轻擦净宫颈分泌物。打开光源，调整物镜位置和焦距，观察被检部位的外形、颜色及血管分布等。

2. 用 3%～5% 醋酸棉球涂擦宫颈阴道部 1 分钟，正常或异常组织中核质比增加的细胞会出现暂时的白色（醋酸白），周围的正常鳞状上皮则保留原有的粉红色。醋酸效果出现或消失的速度随病变类型不同而不同。通常情况下，病变级别越高，醋酸白出现得越快，持续时间越长。

3. 必要时用绿色光滤光片并放大 20 倍观察，可使血管图像更清晰，进行更精确的血管检查。

4. 在宫颈阴道部涂以复方碘溶液，富含糖原的成熟鳞状上皮细胞被染成棕褐色。柱状上皮、未成熟化生上皮、角化上皮及不典型增生上皮不含糖原，涂碘后往往不着色。

三、结果判断

1. 正常宫颈阴道部鳞状上皮　上皮光滑呈粉色。涂 3% 醋酸后上皮不变色。碘试验阳性。

2. 宫颈阴道部柱状上皮　宫颈管内的柱状上皮下移，取代宫颈阴道部的鳞状上皮，肉眼见表面绒毛状，色红。涂 3% 醋酸后迅速肿胀呈葡萄状。碘试验阴性。

3. 转化区　即鳞 - 柱状上皮交界区，含新生的鳞状上皮及尚未被鳞状上皮取代的柱状上皮。阴道镜下见树枝状毛细血管；由化生上皮环绕柱状上皮形成葡萄岛；开口于化生上皮之中的腺体及被化生上皮遮盖的潴留囊肿（宫颈腺囊肿）。涂 3% 的醋酸后化生上皮与圈内的柱状上皮形成明显对比。涂碘后，碘着色深浅不一。病理学检查为鳞状上皮化生。

4. 异常阴道镜所见　碘试验均为阴性。

（1）一般描述：即病变描述（病变部位与转化区关系，用时钟方向描述病变位置、病变累及的子宫颈象限数及病变面积占据子宫颈表面积的百分率）。

（2）1 级病变（次要病变）：薄醋白上皮、边界不规则地图样、细小镶嵌、细小点状血管。

（3）2 级病变（主要病变）：厚醋白上皮，边界锐利、粗大镶嵌、粗大血管、袖口状腺体开口、病变内部醋白分届、嵴状隆起、快速醋酸反应等。

（4）非特异性病变：白斑（角化或过度角化）、糜烂、碘试验染色或不染色。

5. 可疑浸润癌　异型血管，其他：脆性血管、表面不规则、外生型病变、坏死、溃疡、肿瘤和（或）新生肿物。

6. 杂类　先天性转化区、湿疣、息肉、炎症、狭窄、先天异常、子宫颈治疗后改变、子宫颈内异症等。

（赵　琳）

第二节　宫腔镜检查与治疗

宫腔镜检查（hysteroscopy）是采用膨宫介质扩张子宫腔，通过纤维导光束和透镜将冷光源经宫腔镜导入宫腔内，直视下观察宫颈管、宫颈内口、宫内膜及输卵管开口，以便针对病变组织直观准确取材并送病理检查；同时也可以在直视下行宫腔内的手术治疗。目前比较广泛应用的宫腔镜为电视宫腔镜，经摄像装置把宫腔内图像直接显示在电视屏幕上观看，使宫腔镜检查更方便。

一、适　应　证

1. 宫腔镜检查的适应证　①异常子宫出血；②可疑宫腔粘连及畸形；③可疑妊娠物残留；④影像学提示宫腔占位性病变；⑤原因不明的不孕或反复流产；⑥宫内节育器异常；⑦宫腔内异物；⑧宫腔镜术后相关评估。

2. 宫腔镜治疗的适应证　①子宫内膜息肉；②子宫黏膜下肌瘤及部分影响子宫腔形态的肌壁间肌瘤；③宫腔粘连；④子宫纵隔；⑤子宫内膜切除；⑥宫腔内异物取出，如嵌顿节育器及流产残留物等；⑦宫腔镜引导下输卵管插管通液、注药及绝育术。

二、禁　忌　证

1. 绝对禁忌证　①急性、亚急性生殖道感染；②心、肝、肾衰竭急性期及其他不能胜任手术者。

2. 相对禁忌证　①体温＞ 37.5℃；②宫颈瘢痕，不能充分扩张者；③近 3 个月有子宫穿孔史或子宫手术史；④浸润性宫颈癌、生殖道结核未经系统抗结核治疗者。

三、术前准备及注意事项

1. 检查时间以月经干净后 1 周内为宜，此时子宫内膜处于增生早期，薄且不易出血，黏液分泌少，宫腔病变易见。

2. 仔细询问病史，进行全身检查、妇科检查、宫颈脱落细胞学及阴道分泌物检查。

3. 宫腔镜检查　宫颈局部麻醉或无须麻醉。

4. 宫腔镜手术　脊椎麻醉或静脉麻醉。

四、操作步骤

1. 准备　受检者排空膀胱，取膀胱截石位，消毒外阴、阴道，铺无菌巾，阴道窥器暴露子宫颈，再次消毒阴道、子宫颈，宫颈钳夹持子宫颈，探针探明子宫腔深度和方向，扩张子宫颈至大于镜体外鞘直径半号。接通光源、显示器、膨宫泵，插入宫腔镜，导入膨宫液，扩张子宫腔，调整压力至 100mmHg 左右，调节光源亮度，即可看清子宫颈和宫颈管。

2. 观察子宫腔　先观察子宫腔全貌，子宫底、子宫腔前后壁、输卵管开口，在退出过程中观察宫颈内口和宫颈管。

3. 手术处理　短时间、简单的手术操作可以在确诊后立即施行，如节育环嵌顿、易切除的息肉、内膜活检等。不宜在局麻下进行的宫腔内手术，要根据宫腔内病变，安排在手术室进行。手术前，安装好能源，在体外测试后，再进入宫腔内操作。

4. 能源　选择高频电发生器，单极、双极电切及电凝常被用于宫腔镜手术治疗。用于宫腔镜手术的能源还有激光和微波。

5. 膨宫液的选择　使用单级电凝或电切时，膨宫液体必须为非导电的液体，如 5% 葡萄糖或 5% 甘露醇，双极电凝或电切时则选择生理盐水，后者可减少过多低渗液体灌注导致的过度水化综合征。糖尿病的患者避免使用 5% 葡萄糖。

五、并发症及预防处理措施

1. 出血　子宫出血的高危因素包括子宫穿孔、动静脉瘘、子宫颈妊娠、剖宫产瘢痕妊娠、凝血功能障碍等。当切割病灶过深，达到黏膜下 5 ～ 6mm 的子宫肌壁血管层易导致出血。出血处理方案应根据出血量、出血部位、范围和手术种类确定，如使用缩宫素、米索前列醇等宫缩剂，留置球囊压迫子宫腔，子宫动脉栓塞等。

2. 子宫穿孔　引起子宫穿孔的因素包括子宫颈狭窄，子宫颈手术史，子宫过度屈曲，子宫腔过小，扩宫力量过强、哺乳期子宫等。一旦发生穿孔，立即查找穿孔部位，确定邻近脏器有无损伤，决定处理方案。如生命体征平稳，穿孔范围小，无活动性出血，可使用缩宫素和抗生素保守观察治疗；如穿孔范围大、可能伤及血管或有脏器损伤时，应立即手术处理。

3. 过度水化综合征 由灌流介质大量吸收引起液体超负荷和（或）稀释性低钠血症所致，如诊断不及时，将迅速出现急性肺水肿、脑水肿、心肺功能衰竭甚至死亡。相应的处理措施包括吸氧、纠正电解质紊乱和水中毒（利尿、限制入液量、治疗低钠血症）、处理急性左心衰竭、防治肺和脑水肿。

4. 其他 如气体栓塞、感染、子宫腔和（或）宫颈粘连等。若有发生做相应处理。

（赵 琳）

第三节 腹腔镜检查与治疗

腹腔镜的出现是医学上的一大进步。20世纪20年代其开始作为一种有价值的诊断工具运用于临床，20世纪70年代开始用于一些简单的手术操作，近10年由于腹腔镜设备、器械不断更新，许多经典的剖腹手术已被腹腔镜手术所取代。

一、适 应 证

1. 诊断性腹腔镜 ①不孕症；②盆腔肿块；③不明原因急、慢性下腹痛；④代替二次探查手术。

2. 手术性腹腔镜 ①异位妊娠；②输卵管系膜囊肿；③不孕症行分离粘连整形、输卵管造口，输卵管端端吻合术；④卵巢良性肿瘤行肿瘤剥离术、患侧卵巢或附件切除术；⑤多囊卵巢行打孔手术；⑥子宫肌瘤剥除、子宫切除及腹腔镜辅助的阴式子宫切除、子宫动脉阻断等手术；⑦盆腔子宫内膜异位症行病灶电凝或切除，剥除卵巢巧克力囊肿，分离粘连等；⑧盆腔脓肿引流；⑨双侧输卵管结扎术；⑩广泛性全子宫切除及盆腔淋巴结切除术。

二、禁 忌 证

禁忌证包括：①严重心肺功能不全；②盆腔肿块过大，超过脐水平者；③凝血系统功能障碍；④膈疝；⑤腹腔内广泛粘连；⑥弥漫性腹膜炎或腹腔内大出血。

三、术 前 准 备

1. 详细采集病史 准确掌握诊断性或手术性腹腔镜指征。

2. 术前检查 同一般妇科腹部手术。

3. 肠道、阴道准备 同妇科腹部手术。

4. 腹部皮肤准备 同妇科腹部手术，尤应注意脐孔的清洁。

5. 体位、麻醉 体位在手术时需头低臀高并倾斜15°～25°，使肠管滑向上腹部，以暴露盆腔手术野。麻醉可选用局麻、硬膜外麻醉加静脉辅助用药或气管内插管全麻。

四、操 作 步 骤

1. 准备 常规消毒腹部及外阴、阴道，上导尿管和举宫器（无性生活者不用举宫器）。

2. 人工气腹 沿脐孔下缘切开皮肤，用气腹针穿刺进入腹腔，连接自动 CO_2 气腹机，充入 CO_2，腹腔压力达 12mmHg 左右，拔去气腹针。

3. 放置腹腔镜 根据套管针外鞘直径，切开脐孔下缘皮肤 10～12mm，布巾钳提起腹壁，与腹部皮肤成 90° 用套管针从切开处穿刺进入腹腔，去除套管管芯，将腹腔镜自套管置入腹腔，连接好 CO_2 气腹机，打开冷光源，即可见盆腔视野。

4. 腹腔镜观察 按顺序常规检查盆腔。检查后根据盆腔疾病进行输卵管通液、卵巢活检等进一步检查。

5. 需行腹腔镜手术 在腹腔镜的指导下，避开下腹壁血管在耻骨联合上3cm做第2、3或4穿刺点，插入必要的器械操作。

6. 手术操作基础 必须具备以下操作技术方可进行腹腔镜手术治疗：①用腹腔镜跟踪、暴露手术野；②熟悉镜下解剖；③组织分离、切开、止血；④套圈结扎；⑤腔内打结、腔外打结、腔内缝合；

笔记栏

⑥应用电器械或超声切割器械。

7. 手术操作原则 按经腹手术的操作步骤进行镜下手术。

8. 手术结束 用生理盐水冲洗盆腔，检查无出血，无内脏损伤，停止充入 CO_2 气体，并放尽腹腔内 CO_2，取出腹腔镜及各穿刺点的套管针鞘，缝合穿刺口。

五、并发症及预防处理措施

1. 腹膜后大血管损伤 妇科腹腔镜手术穿刺部位邻近后腹膜腹主动脉、髂血管，损伤这些血管，患者预后差，应避免此类并发症发生。一旦发生应立即开腹止血，修补血管。腹膜后大血管损伤主要与闭合式穿刺有关，开放式或直视下穿刺损伤概率减少。

2. 腹壁血管损伤 腹壁下动脉损伤是较严重的并发症。第 2 或第 3 穿刺点应在腹腔镜直视下避开腹壁血管进行。对腹壁血管损伤应及时发现并进行缝合或用气囊导尿管压迫止血。

3. 术中出血 出血是手术性腹腔镜手术中最常见的并发症，特别是进行腹腔镜全子宫切除时容易发生。手术者应熟悉手术操作和解剖，熟练使用各种腹腔镜手术能量器械。

4. 脏器损伤 主要指与内生殖器邻近的脏器损伤，如膀胱、输尿管及直肠损伤，多在手术操作不熟练或由于组织粘连导致解剖结构异常时容易发生。应用微小腹腔镜观察粘连情况，避开粘连部位可减少损伤。

5. 与气腹相关的并发症 皮下气肿、气胸和气栓。皮下气肿时由于腹膜外充气或由于套管针切口太大或进出腹壁次数多使气体进入皮下所致。避免上述因素可减少皮下气肿的发生。如手术中发现胸壁上部及颈部皮下气肿，应立即停止手术。术后常见的上腹部不适及肩痛是 CO_2 对膈肌刺激的缘故，术后数日内会减轻消失。气栓少见，一旦发生，有生命危险。预防关键是气针必须正确穿入腹腔内。

6. 其他并发症 腹腔镜手术中电凝、切割等能量器械引起的相应并发症。

（王雨艳）

第四节 胎 儿 镜

胎儿镜检查（fetoscopy）是用直径 2mm 的光纤内镜，以套管针经母体腹壁穿刺，经子宫壁进入羊膜腔，观察胎儿、取胎儿组织活检或对胎儿进行宫腔内治疗的方法。随着产前检查手段的提高，现胎儿镜主要用于宫内治疗。由于胎儿镜设备昂贵，技术要求高且为有创检查，目前临床尚未普及应用。近年来胎儿镜主要用于以下疾病的治疗。

一、双胎输血综合征

双胎输血综合征（twin-to-twin transfusion syndrome，TTTS）是单绒毛膜性双胎妊娠特有的严重并发症，占单绒毛膜性双胎并发症的 10% ～ 15%。未及时治疗的 TTTS，其胎儿病死率可达 90% 以上，存活胎儿中 17% ～ 33% 发生神经系统后遗症。目前 TTTS 的首选治疗方法是应用胎儿镜激光凝固胎盘吻合血管术，也是胎儿镜应用最广泛、效果最确切的一项适应证。

胎儿镜激光术治疗 TTTS 的最佳孕周为妊娠 16 ～ 26 周。

（一）适应证
TTTS 的 Quintero 分期 Ⅱ～Ⅳ期及部分 Quintero Ⅰ 期的病例。

（二）禁忌证
禁忌证包括：①先兆流产；②一胎结构异常；③完全性前壁胎盘无穿刺路径；④孕妇存在各系统急性感染，尤其怀疑宫内感染者；⑤孕妇合并严重疾病不适合手术。

（三）术前检查及手术步骤

1. 术前准备

（1）向孕妇及其家属解释手术方法和过程、手术的必要性及其风险以及可能的并发症，并签署知情同意书。

（2）进行血尿常规、肝肾功能、心电图、凝血功能、阴道清洁度和细菌学检查，排除急性炎症，测量子宫颈长度。

（3）确认手术方式和方法，前壁胎盘建议使用弧形胎儿镜或 30° 胎儿镜等。

（4）术前预防性使用抗生素，必要时术前预防性使用宫缩抑制剂。

2. 手术步骤

（1）术前按下腹部手术常规备皮，排空膀胱，多采用局部麻醉（利多卡因局部浸润麻醉），如手术时间较长可选择椎管内麻醉，必要时可使用镇静药。

（2）超声引导下选择穿刺点，以不损伤胎盘、胎儿，且易于宫内操作为原则。尽可能避开胎盘及孕妇腹壁血管。

（3）消毒、铺孔巾。局部麻醉，穿刺点处做皮肤切口。超声引导下在皮肤切口处置入穿刺套管。必要时羊水取样进行产前诊断。

（4）胎儿镜进入受血胎儿羊膜腔。胎儿镜下寻找两胎儿间的隔膜、双胎脐带胎盘插入部位、供血胎儿以及血管交通支（动脉 - 动脉交通支、动脉 - 静脉交通支、静脉 - 静脉交通支）。

（5）应用激光行选择性血管交通凝固术（SLCPV）或 Solomon 技术。前者对经胎儿镜确定为双胎之间血管交通支的血管，根据其类型有序、依次进行激光凝固：首先是动脉 - 静脉交通支（供血胎儿动脉至受血胎儿静脉），然后是静脉 - 动脉交通支（供血胎儿静脉至受血胎儿动脉），最后是动脉 - 动脉交通支和静脉 - 静脉交通支。后者在选择性血管凝固的基础上，对凝固点之间的胎盘区域进行连续线状激光凝固，并连接各个凝固点，减少细小吻合支的残留。详细记录术中所见的胎盘及其表面血管形态、交通支类型和数量、凝固次序等。

（6）术后测量子宫颈长度，并根据孕妇具体情况，考虑是否行羊水减量术或宫颈环扎术。

（四）术后并发症

胎儿并发症主要包括胎死宫内（一胎或双胎）、胎儿体表灼伤、羊膜隔间隔瘘及假性羊膜束带综合征；母体并发症主要包括出血、羊水渗漏、感染、先兆子痫、胎膜早破、流产及早产。

二、后尿道瓣膜症

后尿道瓣膜症（PUV）是男童先天性下尿路梗阻中最常见的疾病。胎儿期 PUV 可导致羊水进行性减少、肺发育不良及肾发育不良。可于胎儿镜下手术治疗，但应慎重。产后 PUV 经尿道瓣膜切除术是治疗 PUV 的首选方法。

三、羊膜束带综合征

羊膜束带综合征（amniotic band syndrome）是指部分羊膜破裂产生纤维束或纤维鞘，使胚胎或胎儿与羊膜带粘连、束缚，压迫、缠绕胎儿，使胎儿受累器官出现分裂或发育畸形。常见于头部、躯干和四肢，从肢体完全离断或产生环形缩窄，也可缠绕脐带致胎死宫内。胎儿镜羊膜束带松解术，可以在产前诊断明确且在胎儿未发生损伤或严重畸形前缓解症状。

四、其他胎儿疾病

协助诊断胎儿有无白化病、进行性肌营养不良、血友病等单基因病。随着遗传病诊断技术的发展，胎儿镜应用于单基因病的诊断逐渐减少。目前应用胎儿镜治疗胎儿结构异常的探索不断增加，如胎儿镜下气管球囊阻塞术（FETO）对先天性膈疝（CDH）的治疗等，但其疗效有待于进一步评估。

（张　蕊）

第二十六章 妇产科常用特殊药物

第一节 雌激素类药物

一、种类和制剂

（一）天然雌激素

体内的天然雌激素主要由卵巢、胎盘和肾上腺皮质产生，包括雌二醇、雌酮及雌三醇。目前国内临床常用的雌激素多为其衍生物，它们在体内的代谢过程与天然雌激素相似。

1. 雌二醇（estradiol，E_2） 为天然雌激素。针剂有 2mg（1ml）/ 支，供肌内注射；雌二醇缓释贴片 2.5mg/ 片，供皮肤贴用。

2. 17β- 雌二醇 微粒化 17β- 雌二醇。商品名为诺坤复，系天然人 17β- 雌二醇。口服片剂有 1mg/ 片。

3. 苯甲酸雌二醇（estradiol benzoate） 为雌二醇的苯甲酸酯。雌激素效能强，作用时间维持 2 ～ 5 日，是目前最常用的雌激素制剂。为油溶剂，仅供肌内注射，针剂有 1mg（1ml）/ 支、2mg（1ml）/ 支。

4. 戊酸雌二醇（estradiol valerate） 为雌二醇的戊酸酯，是长效雌二醇衍生物，肌内注射后缓慢释放，作用维持时间在 2 ～ 4 周。针剂有 5mg（1ml）/ 支、10mg（1ml）/ 支两种。片剂商品名为补佳乐，1mg/ 片。

5. 环戊丙酸雌二醇（estradiol cypionate） 为雌二醇的环戊丙酸酯，是长效雌激素制剂，作用比戊酸雌二醇强而持久，维持时间在 3 ～ 4 周及以上。针剂有 1mg（1ml）/ 支、2mg（1ml）/ 支、5mg（1ml）/ 支 3 种。

6. 妊马雌酮（conjugated estrogens） 商品名为倍美力，是从孕马尿中提取的一种水溶性天然结合型雌激素，其中含 50% ～ 65% 雌酮硫酸钠和 20% ～ 35% 孕烯雌酮硫酸钠。片剂有 0.625mg/ 片、1.25m/ 片、2.5mg/ 片 3 种。针剂为 20mg（1ml）/ 支。

7. 雌三醇（estriol） 是体内雌二醇的代谢产物，为主要存在于尿中的一种天然雌激素。特点是对阴道和宫颈管具有选择性，而对于宫内膜并无影响。口服片剂有 1mg/ 片、5mg/ 片。针剂为 10mg（1ml）/ 支。

（二）半合成雌激素

1. 炔雌醇（ethinyl estradiol） 为强效口服雌激素，其活性为雌二醇的 7 ～ 8 倍、己烯雌酚的 20 倍。片剂有 5μg/ 片、12.5μg/ 片、50μg/ 片、500μg/ 片。

2. 尼尔雌醇（nilestriol） 是雌三醇衍生物，为长效口服雌激素，特点与雌三醇相同。片剂有 1mg/ 片、2mg/ 片、5mg/ 片。

（三）合成雌激素（非甾体雌激素）

1. 己烯雌酚（diethylstilbestrol） 曾是常用的雌激素制剂。作用强、价廉。因恶心、呕吐等不良反应近年已较少使用。片剂有 0.5mg/ 片、1mg/ 片、2mg/ 片。针剂有 0.5mg（1ml）/ 支、1mg（1ml）/ 支、2mg（1ml）/ 支。

2. 氯烯雌酚（chlorotrianisene） 雌激素活性比己烯雌酚弱，仅为其 1/10，但作用持久，耐受性较好。滴丸剂为 4mg/ 粒。

二、药理作用

雌激素制剂的药理作用如下。

1. 促使生殖器生长和发育，使子宫内膜增生和阴道上皮角化。

2. 增强子宫平滑肌的收缩，提高子宫对缩宫素的敏感性。

3. 抗雄激素作用。

4. 对下丘脑及腺垂体有正、负反馈调节，间接影响卵泡发育和排卵。

5. 促使乳腺导管发育增生，但较大剂量能抑制腺垂体化乳激素的释放，从而减少乳汁分泌。

6. 降低血中胆固醇，并能增加钙在骨质中的沉着。

7. 促进水钠潴留；促进肝脏高密度脂蛋白合成；抑制低密度脂蛋白合成。

对雌激素有无致癌作用的研究很多，但尚未能确定。雌激素合用的避孕药，经长期观察未证明有致癌作用。若妇女已患乳腺癌或子宫内膜癌，雌激素可加速其进展。但临床合理使用并无致癌危险。

三、适 应 证

雌激素的适应证主要有：卵巢功能低下、子宫发育不良、闭经、异常子宫出血、围绝经期综合征、原发性痛经、萎缩性阴道炎、回奶及绝经后妇女的替代治疗（一般加用孕激素）等。

第二节　孕激素类药物

一、种类和制剂

（一）黄体酮

黄体酮（progesterone）是天然的孕激素，为目前临床常用的孕激素。针剂有 10mg（1ml）/ 支、20mg（1ml）/ 支，胶囊 100mg/ 粒。复方黄体酮注射液 1ml/ 支含黄体酮 20mg 及苯甲酸雌二醇 2mg。

（二）孕酮衍生物

孕酮代谢产物 17α- 羟孕酮并无生物学效应，但其 17α 位上的羟基酯化后，其孕激素作用不但恢复且有所加强。常用制剂如下。

1. 甲羟孕酮（medroxyprogesterone acetate，MPA）　口服或肌内注射均有效。口服片剂有 2mg/ 片、4mg/ 片、10mg/ 片、100mg/ 片、200mg/ 片、500mg/ 片。针剂有 100mg（1ml）/ 支、150mg（1ml）/ 支。

2. 甲地孕酮（megestrol）　商品名为妇宁片，为高效口服孕激素。口服片剂有 1mg/ 片、4mg/ 片。

3. 羟孕酮（hydroxyprogesterone）　为长效孕激素，其孕激素活性为黄体酮的 7 倍。肌内注射后在局部沉积储存。缓慢释放，可维持 1～2 周及以上。针剂有 125mg（1ml）/ 支、250mg（1ml）/ 支、250mg（2ml）/ 支。

（三）19- 去甲基睾酮衍生物

睾酮在 19 位上去甲基后有强孕激素作用。常用制剂如下。

1. 炔诺酮（norethisterone）　商品名为妇康片，为强效口服孕激素。除有孕酮作用外，还具有轻微的雄激素和雌激素活性。口服片剂有 0.625mg/ 片、2.5mg/ 片。

2. 孕三烯酮（gestrinone）　商品名为内美通，为中等强度孕激素，具有较强的抗孕激素和抗雌激素活性，亦有很弱的雌激素和雄激素作用，口服片剂有 1.5mg/ 片、2.5mg/ 片。

3. 炔诺孕酮（norgestrel）　为强效口服孕激素，其孕激素作用为炔诺酮的 5～10 倍，并有雄激素、雌激素和抗激素活性。口服片剂有 0.3mg/ 片、3mg/ 片。

二、药 理 作 用

1. 孕激素有抑制子宫收缩和使子宫内膜由增生期转变为分泌期的作用，因此有安胎和调整月经的功能。应用时应注意选择制剂的种类，孕激素的衍生物具有溶黄体作用，用于安胎或黄体功能不足的月经紊乱时，最好使用天然的黄体酮。另外具有雄激素活性的制剂还可能引起女胎生殖器官男性化。

2. 长期使用孕激素可使内膜萎缩，特别是异位的内膜。大剂量孕激素可使分化良好的子宫内膜癌细胞退变，可能与其抗雌激素作用有关。

3. 孕激素通过抑制下丘脑 GnRH 的释放，使 FSH 及 LH 分泌受抑制，从而抑制排卵；孕激素使宫颈黏液减少、黏度增加。子宫内膜增生受抑制，腺体发育不良而不适于受精卵着床。

4. 促进水钠排泄；促进乳腺腺泡发育。

5. 降低子宫平滑肌兴奋性及其对缩宫素的敏感性，抑制子宫收缩。

三、适 应 证

孕激素的适应证：①闭经；②与雌激素合用进行性激素人工周期治疗；③痛经；④异常子宫出

血；⑤习惯性流产和先兆流产；⑥子宫内膜异位症及子宫内膜腺癌等。孕激素还是女性避孕药的主要成分。

第三节 雄激素类药物

一、种类和制剂

（一）雄激素

1. 丙酸睾酮（testosterone propionate） 是目前最常用的雄激素制剂，仅供肌内注射。作用时间较久，可维持 2～3 日。针剂有 10mg（1ml）/ 支、25mg（1ml）/ 支、50mg（1ml）/ 支。

2. 甲睾酮（methyltestosterone） 由于服用需经肝脏代谢失活，以舌下含化为宜。片剂有 5mg/ 片、10mg/ 片。

3. 三合激素 针剂 1ml/ 支含黄体酮 12.5mg、丙酸睾酮 25mg 和苯甲酸雌二醇 1.25mg。

（二）蛋白同化激素

1. 苯丙酸诺龙（nandrolone phenylpropionate） 为一种低雄激素活性高蛋白同化作用的激素，其雄激素作用仅为丙酸睾酮的 1.5 倍，而蛋白合成作用为丙酸睾酮的 12 倍。肌内注射后可维持 1～2 周。针剂有 10mg（1ml）/ 支、25mg（1ml）/ 支。

2. 达那唑（danazol） 为弱雄激素。兼有蛋白同化作用和抗孕激素作用，而无孕激素和雌激素活性。口服胶囊制剂有 100mg/ 粒、200mg/ 粒。

二、药理作用

（一）雄激素

雄激素对女性有拮抗雌激素、抑制子宫内膜增生及抑制卵巢、垂体功能。雄激素还有促进蛋白质合成、加速组织修复、逆转分解代谢过程等作用。应用不当可有女性男性化、肝损害、水肿等不良反应。

（二）达那唑

达那唑进入体内后，作用于下丘脑 - 垂体 - 卵巢轴。抑制促性腺激素的分泌和释放并作用于卵巢影响性激素的合成，使体内雌激素水平下降，抑制子宫内膜及异位子宫内膜组织的生长，使其失活萎缩。

三、适 应 证

雄激素的适应证主要有异常子宫出血、子宫肌瘤及子宫内膜异位症、绝经过渡期异常子宫出血的月经调节。达那唑的主要适应证为子宫内膜异位症。

第四节 子宫收缩药物

一、前 列 腺 素

前列腺素（PG）是一类具有广泛生理活性的不饱和脂肪酸，分布于身体各组织和体液。最早是从人精液和羊精液提取获得，故而得名，与生殖药理密切相关的是前列腺素 E_1（PGE_1）、前列腺素 E_2（PGE_2）和前列腺素 F_{2a}（PGF_{2a}）3 种。

（一）种类和制剂

1. 米索前列醇（misoprostol） PGE_1 衍生物。口服片剂有 200μg/ 片。

2. 吉美前列素（gemeprost） PGE_1 衍生物，选择性高，不良反应少。制剂为阴道栓剂，1mg/ 支。

3. 硫前列酮（sulprostone） PGE_2 衍生物，对子宫平滑肌选择性较高。有较强子宫收缩作用。且作用时间较长。针剂有 0.25mg 支、0.5mg/ 支、1mg/ 支。

4. 卡前列素（carboprost） PGF_{2a} 衍生物，有针剂、栓剂、海绵块等。针剂 2mg（1ml）/ 支。栓剂为 8mg/ 粒，海绵块为 6mg/ 块。

5. 卡前列甲酯（carboprost methylate） PGF_{2a} 衍生物，栓剂 1mg/ 粒。

（二）药理作用

PGF_{2a} 及 PGE_2 对妊娠各个时期的子宫均有收缩作用，以妊娠晚期的子宫最敏感。妊娠早期妇女阴道内给药可引起强烈宫缩而致流产。前列腺素还有使宫颈软化的作用。

（三）适应证

主要用于诱发流产、中期妊娠引产及产后出血。

二、缩 宫 素

（一）种类和制剂

神经垂体中有两种激素，一种是缩宫素，另一种是加压素（又称抗利尿激素）。它们均在下丘脑视上核合成，沿神经束储存在神经垂体，在一定条件和刺激下释放入血液循环。缩宫素为多肽类物质。临床应用的缩宫素制剂有：

1. 垂体后叶素（pituitrin） 由猪、牛、羊等动物神经垂体中提取的水溶性成分，内含缩宫素和加压素。针剂有 5U（1ml）/支、10U（1ml）/支。由于加压素有升血压作用，现产科已少用。

2. 缩宫素（oxytocin） 由动物的垂体后叶中提取或化学合成而得。针剂有 2.5U（0.5ml）/支、5U（1ml）/支、10U（1ml）/支。

（二）药理作用

缩宫素的主要作用是加强宫缩。在妊娠早、中期，缩宫素的作用仅产生局限性宫缩活动，不能传及整个子宫，也不能使宫颈扩张。接近足月妊娠时，子宫肌细胞趋于协调，缩宫素才能发挥其催产的作用。这可能是雌激素促进子宫对缩宫素的敏感性，也有学者认为孕酮可能控制缩宫素的敏感阈及传播能力。一般小剂量缩宫素能使子宫肌张力增加、收缩力增强、收缩频率增加。但仍保持节律性、对称性及极性。若缩宫素剂量加大，能引起肌张力持续增加。乃至舒张不全导致强直性收缩。此外，缩宫素还能刺激兴奋乳腺平滑肌，使乳腺导管收缩，有利于乳汁射出。缩宫素对其他脏器的作用，在一般剂量下甚微。由于缩宫素与加压素的结构相似，大剂量缩宫素可能引起血压升高、脉搏加速及出现水钠潴留现象。

（三）适应证

缩宫素在产科主要用于产后止血、引产及催产。具体用法参阅有关章节。

三、麦 角 新 碱

麦角新碱（ergometrine）为常用的子宫收缩药物。针剂有 0.25mg（1ml）/支、0.5mg（1ml）/支，口服片剂有 0.2mg/片、0.5mg/片。

（一）药理作用

麦角新碱直接作用于子宫平滑肌，作用强而持久。其作用的强弱与子宫的生理状态和用药剂量有关。妊娠子宫对麦角新碱比未孕子宫敏感，临产或产后子宫更敏感，而大剂量可引起子宫强直性收缩，对子宫体和子宫颈均有兴奋作用。大剂量时可使子宫肌强直性收缩，机械压迫肌纤维中的血管达到止血作用。

（二）适应证

麦角新碱主要用于治疗产后出血、子宫复旧不良、月经过多等。在胎盘未娩出之前禁用。

第五节 抑制子宫收缩抗早产药物

一、β₂肾上腺素受体激动剂

（一）种类和制剂

1. 利托君（ritodrine） 为 β_2 受体激动剂。片剂有 10mg/片，针剂有 50mg（5ml）/支。

2. 沙丁胺醇（salbutamol） 为选择性 β_2 受体激动剂。片剂有 2.4mg/片。

（二）药理作用

β_2 受体激动剂可激动子宫平滑肌中的 β_2 受体，抑制子宫平滑肌的收缩，减少子宫的活动而延长妊娠期。

（三）适应证

β_2 受体激动剂主要用于抑制早产，延长妊娠期。

二、硫 酸 镁

硫酸镁（magnesium sulfate）至今仍是广泛应用于抑制宫缩的传统药物。针剂有 1g（10ml）/支、

2g（20ml）/ 支、2.5g（10ml）/ 支。

（一）药理作用

镁离子能直接抑制平滑肌的动作电位；对子宫平滑肌的收缩产生抑制作用，使宫缩频率减少，强度减弱，可治疗早产。

（二）适应证

硫酸镁主要用于抗早产。

三、前列腺素合成抑制剂

（一）种类和制剂

1.吲哚美辛（indometacin）　肠溶片剂为 25mg/ 片，栓剂有 25mg/ 粒、50mg/ 粒、100mg/ 粒。

2.舒林酸（sulindac）　是吲哚美辛的衍生物，片剂有 100mg 片、200mg/ 片。

（二）药理作用

前列腺素合成抑制剂可使 PCF_{2a} 的代谢减少，间接减少宫缩。

（三）适应证

前列腺素合成抑制剂主要用于抗早产。

第六节　妇产科常用其他激素类药物

一、氯米芬

氯米芬（clomifene）为人工合成的非甾体制剂，化学结构与己烯雌酚相似。口服片剂，50mg/ 片。

（一）药理作用

氯米芬具有较强的抗雌激素作用和较弱的雌激素活性。小剂量能促进腺垂体分泌促性腺激素，从而诱发排卵。高剂量则明显抑制垂体促性腺激素的释放。

（二）适应证

主要用于体内有一定雌激素水平的功能性闭经；无排卵性异常子宫出血；多囊卵巢综合征及黄体功能不全等所致的不孕症。

二、溴隐亭

溴隐亭（bromocriptine）是多肽类麦角生物碱，为多巴胺受体激动剂。口服片剂为 2.5mg/ 片。

（一）药理作用

溴隐亭作用于下丘脑，增加催乳素抑制因子的分泌，抑制垂体合成和分泌催乳素，也直接作用于腺垂体。抑制催乳素细胞活性，使血中催乳素水平下降而达到终止泌乳目的；溴隐亭还能解除催乳素对促性腺素分泌的抑制，恢复卵巢排卵。

（二）适应证

主要用于闭经泌乳综合征、高催乳素血症、产后回奶及垂体微腺瘤等。

三、绒促性素与尿促性素

（一）种类和制剂

1.绒促性素（chorionic gonadotrophin）　从孕妇尿中提取制成。制剂为粉剂，500U/ 支，供肌内注射。

2.尿促性素（menotropin）　由绝经妇女尿中提取制成，国外制剂商品名为 Personal，75U/ 支，供肌内注射。国产尿促性素也已在临床广泛应用于治疗。

（二）药理作用

1.绒促性素　有类似黄体生成激素的作用，若垂体分泌足量如卵泡刺激素（FSH），而黄体生成素（LH）不足，于接近卵泡成熟时使用本药，可以诱发排卵。继续应用可维持黄体功能。

2.尿促性素　含有 FSH、LH 两种促性腺激素，主要具有 FSH 作用，而 LH 作用甚微。能促使卵泡发育成熟并分泌雌激素。若垂体和卵巢有一定功能，所产生的雌激素正反馈作用能间接使垂体分泌足量的 LH 而诱发排卵。若垂体功能低下则需加用绒促性素才能诱发排卵并维持黄体功能。

（三）适应证

上述两种药物主要用于无排卵性不孕症、异常子宫出血、黄体功能不良等。

四、黄体生成素释放激素

（一）种类和制剂

黄体生成素释放激素（LH-RH），又称促性腺激素释放激素（GnRH），既有 LH-RH 作用，又有 FSH-RH 作用。

1. 戈那瑞林（gonadorelin）　为 10 肽化合物，人工合成的药物结构与天然提取物完全相同。制剂为粉剂，100μg/ 支、500μg/ 支，供肌内注射或静脉滴注，临用时溶于生理盐水。

2. 促性腺激素释放激素类似物（GnRH-a）　为 9 肽化合物，其作用远比 GnRH 强，半衰期也比 GnRH 长。常用制剂有戈舍瑞林（goserelin），商品名为诺雷德，微囊注射剂为 3.6mg/ 支，腹部皮下注射；亮丙瑞林（leuprorelin）为微囊注射剂，3.75mg/ 支，皮下注射。

（二）药理作用

GnRH 能兴奋垂体合成和分泌 FSH 及 LH，大量的 GnRH 或 GnRH-a 的应用，可消耗效应器官组织中的本身受体而产生功能抑制状态，称降调作用。

（三）适应证

GnRH 主要用于垂体兴奋试验。GnRH-a 可用于子宫内膜异位症、子宫肌瘤等的治疗。

（王　浩）

妇产科常用的实验室检查项目参考值

一、内分泌激素

雌二醇（E₂）

CLIA 法

未孕女性：

卵泡中期*：27 ～ 122μg/L

黄体中期**：49 ～ 291μg/L

排卵周期***：95 ～ 433μg/L

绝经后女性（未使用激素治疗）：＜ 20 ～ 40μg/L

注：* 范围为从人体 LH 峰值（0 天）的 –8 ～ –6 天；** 范围为从人体 LH 峰值（0 天）的 +6 ～ +8 天；*** 范围为人体 LH 峰值（0 天）的 –1 天。

ECLIA 法

女孩：6.0 ～ 27.0ng/L

未孕女性：

卵泡期：12.5 ～ 166ng/L

排卵期：85.8 ～ 498ng/L

黄体期：43.8 ～ 211ng/L

绝经后女性：＜ 5.0 ～ 54.7ng/L

孕酮（P）

CLIA 法

未孕女性：

排卵中期：0.31 ～ 1.52μg/L

黄体中期：5.16 ～ 18.56μg/L

绝经期*：＜ 0.08 ～ 0.78μg/L

妊娠女性：

前 3 个月：4.73 ～ 50.74μg/L

中 3 个月：19.41 ～ 45.30μg/L

注：* 未使用激素治疗。

ECLIA 法

卵泡期：0.2 ～ 1.5μg/L

排卵期：0.8 ～ 3.0μg/L

黄体期：1.7 ～ 27μg/L

绝经后：0.1 ～ 0.8μg/L

睾酮（T）

CLIA 法

女性：

血清样本：＜ 0.1 ～ 0.75μg/L

血浆样本：＜ 0.1 ～ 0.90μg/L

ECLIA 法

女性：

20 ～ 49 岁：0.084 ～ 0.481μg/L

≥ 50 岁：0.029 ～ 0.408μg/L

黄体生成素（LH）

CLIA 法

卵泡期：2.12 ～ 10.89IU/L

排卵期：19.18 ～ 103.03IU/L

黄体期：1.20 ～ 12.86IU/L

绝经后：10.87 ～ 58.64IU/L

ECLIA 法

卵泡期：2.4 ～ 12.6IU/L

排卵期：14.0 ～ 95.6IU/L

黄体期：1.0 ～ 11.4IU/L

绝经后：7.7 ～ 58.5IU/L

卵泡刺激素（FSH）

CLIA 法

卵泡期：3.85 ～ 8.78IU/L

排卵期：4.54 ～ 22.51IU/L

黄体期：1.79 ～ 5.12IU/L

绝经后：16.74 ～ 113.59IU/L

ECLIA 法

卵泡期：3.5 ～ 12.5IU/L

排卵期：4.7 ～ 21.5IU/L

黄体期：1.7 ～ 7.7IU/L

绝经后：25.8 ～ 134.8IU/L

泌乳素（PRL）

CLIA 法

绝经前（＜ 50 岁）：3.34 ～ 26.72μg/L

绝经后（＞ 50 岁）：2.74 ～ 19.64μg/L

ECLIA 法

女性（未怀孕）：4.79 ～ 23.3μg/L

游离雌三醇（μE₃）

成年女性：＜ 7nmol/L

孕 24 ～ 28 周：104 ～ 594nmol/L

孕 29 ～ 32 周：139 ～ 763nmol/L

孕 33 ～ 36 周：208 ～ 972nmol/L

孕 37 ～ 40 周：278 ～ 1215nmol/L

人绒毛膜促性腺激素（hCG）

CLIA 法

未孕女性：＜ 0.5 ～ 2.90IU/L

妊娠女性：

0.2 ～ 1 孕周：5 ～ 50IU/L

1～2 孕周：50 ～ 500IU/L

2～3 孕周：100 ～ 5000IU/L

3～4 孕周：500 ～ 10 000IU/L

4～5 孕周：1000 ～ 50 000IU/L

5～6 孕周：10 000 ～ 100 000IU/L

6～8 孕周：15 000 ～ 200 000IU/L

8～12 孕周：10 000 ～ 100 000IU/L

ECLIA 法

未孕女性：

绝经前：0 ～ 5.3IU/L

绝经后：0 ～ 8.3IU/L

妊娠女性：

3 孕周：5.4 ～ 72.0IU/L

4 孕周：10.2 ～ 708IU/L

5 孕周：217 ～ 8245IU/L

6 孕周：152 ～ 32 177IU/L

7 孕周：4059 ～ 153 767IU/L

8 孕周：31 366 ～ 149 094IU/L

9 孕周：59 109 ～ 135 901IU/L

10 孕周：44 186 ～ 170 409IU/L

12 孕周：27 107 ～ 201 615IU/L

14 孕周：24 302 ～ 93 646IU/L

15 孕周：12 540 ～ 69 747IU/L

16 孕周：8904 ～ 55 332IU/L

17 孕周：8240 ～ 51 793IU/L

18 孕周：9649 ～ 55 271IU/L

性激素集合球蛋白（SHBG）

CLIA 法

女性：

20 ～ 46 岁：18.2 ～ 135.7nmol/L

47 ～ 91 岁（绝经后）：16.8 ～ 106.9nmol/L

ECLIA 法

女性：

17 ～ 50 岁：26.1 ～ 110nmol/L

绝经后女性（未治疗）：14.1 ～ 68.9nmol/L

硫酸脱氢表雄酮（DHEA-S）

CLIA 法

女性：

18 ～ 20 岁：51 ～ 321μg/dl

21 ～ 30 岁：18 ～ 391μg/dl

31 ～ 40 岁：23 ～ 266μg/dl

41 ～ 50 岁：19 ～ 231μg/dl

51 ～ 60 岁：8 ～ 188μg/dl

61 ～ 70 岁：12 ～ 133μg/dl

≥ 71 岁：7 ～ 177μg/dl

ECLIA 法

女性：

10 ～ 14 岁：0.92 ～ 7.60μmol/L

15 ～ 19 岁：1.77 ～ 9.99μmol/L

20 ～ 24 岁：4.02 ～ 11.0μmol/L

25 ～ 34 岁：2.68 ～ 9.23μmol/L

35 ～ 44 岁：1.65 ～ 9.15μmol/L

45 ～ 54 岁：0.96 ～ 6.95μmol/L

55 ～ 64 岁：0.51 ～ 5.56μmol/L

65 ～ 74 岁：0.26 ～ 6.68μmol/L

≥ 75 岁：0.33 ～ 4.18μmol/L

人胎盘生乳素（HPL）

成年女性＜ 0.5mg/L

孕 22 周：1.0 ～ 3.8mg/L

孕 30 周：2.8 ～ 5.8mg/L

孕 42 周：4.8 ～ 12mg/L

促甲状腺激素（TSH）

CLIA 法

成人：0.34 ～ 5.60mIU/L

ECLIA 法

成人：0.270 ～ 4.20mIU/L

三碘甲状腺原氨酸（T_3）

CLIA 法

成人：0.58 ～ 1.59μg/L

ECLIA 法

成人：1.3 ～ 3.1nmol/L

甲状腺素（T_4）

CLIA 法

成人：4.87 ～ 11.72ug/dl

ECLIA 法

成人：66 ～ 181nmol/L

游离三碘甲状腺原氨酸（FT_3）

CLIA 法

成人：1.71 ～ 3.71ng/L

ECLIA 法

成人：3.1 ～ 6.8pmol/L

游离甲状腺素（FT_4）

CLIA 法

成人：0.70 ～ 1.48ng/dl

ECLIA 法
　　成人：12 ～ 22pmol/L

甲状腺球蛋白（TG）
CLIA 法
　　成人：1.15 ～ 130.77μg/L
ECLIA 法
　　成人：1.4 ～ 78μg/L

甲状腺球蛋白抗体（TGAb）
CLIA 法
　　成人：＜ 4IU/ml
ECLIA 法
　　＜ 115IU/ml（妊娠妇女、儿童、青春期者
不适用）

甲状腺过氧化物酶抗体（TPOAb）
CLIA 法
　　＜ 9IU/ml
ECLIA 法
　　＜ 34IU/m（妊娠妇女、儿童、青春期者不
适用）

促甲状腺素受体抗体（TRAb）
ECLIA 法
　　成人：1.22 ～ 1.58IU/L

胰岛素（Ins）
CLIA 法
　　空腹时：1.9 ～ 23mIU/L（13.0 ～ 161pmol/L）
ECLIA 法
　　空腹时：2.6 ～ 24.9mIU/L（17.8 ～ 173pmol/L）

二、肿瘤标志物

甲胎蛋白（AFP）
　　ELISA 法：≤ 20.0ng/ml
　　CLIA 法：＜ 13.4ng/ml
　　ECLIA 法：≤ 7.0ng/ml
癌胚抗原（CEA）
　　ELISA 法：≤ 5.0ng/ml
　　CLIA 法：≤ 5.0ng/ml
　　ECLIA 法：≤ 3.4ng/ml
糖类抗原 199（CA199）
　　ELISA 法：＜ 37U/ml
　　CLIA 法：＜ 37U/ml
　　ECLIA 法：≤ 27U/ml

糖类抗原 125（CA125）
　　ELISA 法：＜ 35U/ml
　　CLIA 法：≤ 35U/ml
　　ECLIA 法：≤ 35U/ml
糖类抗原 153（CA153）
　　ELISA 法：＜ 30U/ml
　　CLIA 法：＜ 31.3U/ml
　　ECLIA 法：≤ 25U/ml
鳞癌相关抗原（SCC）
　　ELISA 法：≤ 1.5μg/L
　　CLIA 法：≤ 1.5μg/L

三、羊水胎儿成熟度相关检查

卵磷脂 / 鞘磷脂比值（L/S）
　　早期妊娠＜ 1∶1
　　足月妊娠＞ 2∶1

磷脂酰甘油（PG）
　　阳性：胎儿肺成熟
　　阴性：胎儿肺不成熟

四、胎盘功能检查

24 小时尿雌三醇值
　　≥孕 37 周
　　＜ 10mg（危险值）
　　＞ 15mg（正常）
　　10 ～ 15mg（警戒值）

尿雌激素 / 肌酐比值（E/C）
　　≥孕 37 周

　　＞ 15（正常）
　　10 ～ 15（警戒值）
　　＜ 10（危险值）

人胎盘生乳素（HPL）
　　≥孕 37 周
　　4 ～ 11mg/L（正常）
　　＜ 4mg/L（胎盘功能低下）

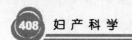

五、精 液

精液量：1.5～6.8ml

pH：7.2～8.0

精子总数：（39～802）×10^6/每次射精

精子计数：（15～213）×10^6/ml

精子总活动力：（PR+NP）40%～78%

前向运动精子：（PR）32%～72%

精子存活率：58%～91%

正常形态精子：4%～44%

精浆果糖：0.87～3.95g/L

（纪红景）